CIRURGIA BUCOMAXILOFACIAL

Diagnóstico e Tratamento

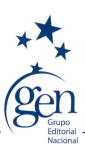

O GEN | Grupo Editorial Nacional – maior plataforma editorial brasileira no segmento científico, técnico e profissional – publica conteúdos nas áreas de ciências da saúde, exatas, humanas, jurídicas e sociais aplicadas, além de prover serviços direcionados à educação continuada e à preparação para concursos.

As editoras que integram o GEN, das mais respeitadas no mercado editorial, construíram catálogos inigualáveis, com obras decisivas para a formação acadêmica e o aperfeiçoamento de várias gerações de profissionais e estudantes, tendo se tornado sinônimo de qualidade e seriedade.

A missão do GEN e dos núcleos de conteúdo que o compõem é prover a melhor informação científica e distribuí-la de maneira flexível e conveniente, a preços justos, gerando benefícios e servindo a autores, docentes, livreiros, funcionários, colaboradores e acionistas.

Nosso comportamento ético incondicional e nossa responsabilidade social e ambiental são reforçados pela natureza educacional de nossa atividade e dão sustentabilidade ao crescimento contínuo e à rentabilidade do grupo.

CIRURGIA BUCOMAXILOFACIAL
Diagnóstico e Tratamento

Roberto Prado

Doutor e Mestre em Cirurgia Bucomaxilofacial — Universidade Federal do Rio de Janeiro (UFRJ).
Especialista em Cirurgia Bucomaxilofacial — Universidade do Estado do Rio de Janeiro (UERJ) —
e em Radiologia Odontológica — UFRJ.
Staff do Serviço de Cirurgia Bucomaxilofacial do Hospital Universitário Pedro Ernesto.
Professor-Associado de Cirurgia Bucomaxilofacial — UERJ.
Coordenador do curso de Aperfeiçoamento em Cirurgia Oral — Associação Brasileira de Odontologia (ABO-RJ).
Membro da Sociedade Brasileira de Traumatismo Dentário.
Membro Titular do Colégio Brasileiro de Cirurgia e Traumatologia Bucomaxilofacial.

Martha Salim

Doutora em Cirurgia Bucomaxilofacial — Universidade Estadual Paulista (UNESP).
Mestre em Patologia Bucodental — Universidade Federal Fluminense (UFF).
Especialista em Cirurgia Bucomaxilofacial — Universidade do Estado do Rio de Janeiro (UERJ).
Professora-Adjunta de Cirurgia Bucomaxilofacial — Universidade Federal do Espírito Santo (UFES).
Membro Titular do Colégio Brasileiro de Cirurgia e Traumatologia Bucomaxilofacial.

Segunda edição

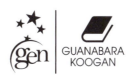

- Os autores deste livro e a EDITORA GUANABARA KOOGAN LTDA. empenharam seus melhores esforços para assegurar que as informações e os procedimentos apresentados no texto estejam em acordo com os padrões aceitos à época da publicação, *e todos os dados foram atualizados pelos autores até a data da entrega dos originais à editora*. Entretanto, tendo em conta a evolução das ciências da saúde, as mudanças regulamentares governamentais e o constante fluxo de novas informações sobre terapêutica medicamentosa e reações adversas a fármacos, recomendamos enfaticamente que os leitores consultem sempre outras fontes fidedignas, de modo a se certificarem de que as informações contidas neste livro estão corretas e de que não houve alterações nas dosagens recomendadas ou na legislação regulamentadora.

- Os autores e a editora se empenharam para citar adequadamente e dar o devido crédito a todos os detentores de direitos autorais de qualquer material utilizado neste livro, dispondo-se a possíveis acertos posteriores caso, inadvertida e involuntariamente, a identificação de algum deles tenha sido omitida.

- Direitos exclusivos para a língua portuguesa
Copyright © 2018 by
EDITORA GUANABARA KOOGAN LTDA.
Uma editora integrante do GEN | Grupo Editorial Nacional
Travessa do Ouvidor, 11
Rio de Janeiro – RJ – CEP 20040-040
Tels.: (21) 3543-0770/(11) 5080-0770 | Fax: (21) 3543-0896
www.grupogen.com.br | editorial.saude@grupogen.com.br

- Reservados todos os direitos. É proibida a duplicação ou reprodução deste volume, no todo ou em parte, em quaisquer formas ou por quaisquer meios (eletrônico, mecânico, gravação, fotocópia, distribuição pela Internet ou outros), sem permissão, por escrito, da EDITORA GUANABARA KOOGAN LTDA.

- Capa: Editorial Saúde
- Editoração eletrônica: R.O. Moura

- Ficha catalográfica

P92c
2. ed.

Prado, Roberto
Cirurgia bucomaxilofacial : diagnóstico e tratamento / Roberto Prado, Martha Salim. - 2. ed. - Rio de Janeiro : Guanabara Koogan, 2018.
:il.

ISBN 978-85-277-3243-7

1. Boca - Cirurgia. 2. Maxilares - Cirurgia. 3. Face - Cirurgia. I. Salim, Martha. II. Título.

17-46464   CDD: 617.522059
                             CDU: 617.52

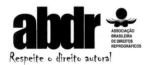

Colaboradores

Adriana Raymundo Bezerra
Mestre em Radiologia — Universidade Federal do Rio de janeiro (UFRJ). Especialista em Cirurgia e Traumatologia Bucomaxilofacial — Universidade do Estado do Rio de Janeiro (UERJ). Major-Dentista do Hospital Central da Polícia Militar do Estado do Rio de Janeiro. Professora e Coordenadora das disciplinas Cirurgia Bucal I e Cirurgia Bucal II da Universidade Veiga de Almeida (UVA).

Alexander Höhn
Mestre em Implantodontia — Faculdade São Leopoldo Mandic (SLM). Especialista em Implantodontia — Universidade Gama Filho (UGF). Professor Coordenador do Departamento de Implantodontia da Associação Brasileira de Odontologia (ABO-RJ e Teresópolis).

Antônio Renato Lenzi
Mestre em Endodontia — Universidade do Estado do Rio de Janeiro (UERJ). Especialista em Endodontia pelo Instituto de Especialização Odontológica da Policlínica Geral do Rio de Janeiro. Membro da International Association for Dental Traumatology.

Bianca Bravim
Graduada em Odontologia — Universidade do Estado do Rio de Janeiro (UERJ). Doutora em Cirurgia e Traumatologia Bucomaxilofacial — Universidade Estadual Paulista (UNESP). Mestre em Cirurgia e Traumatologia Bucomaxilofacial — Universidade do Grande Rio (UNIGRANRIO). Especialista em Estomatologia — UNIGRANRIO, e em Cirurgia e Traumatologia Bucomaxilofacial — UERJ. Professora-Adjunta de Cirurgia e Traumatologia Bucomaxilofacial da Universidade Federal Fluminense (UFF). Professora do curso de atualização em Cirurgia Bucal da Associação Brasileira de Odontologia (ABO-RJ).

Bruno Alvarez Quinta Reis
Graduado em Odontologia — Universidade Estadual Paulista (UNESP). Residência em Cirurgia e Traumatologia Bucomaxilofacial no Hospital das Clínicas da Faculdade de Medicina da Universidade de São Paulo (HCFM-USP). Especialista em Cirurgia e Traumatologia Bucomaxilofacial — Conselho Federal de Odontologia (CFO).

Cecília Pereira-Stabile
Graduada em Odontologia — Universidade Federal de Pelotas (UFPel). Mestre e Doutora em Clínica Odontológica, área de Cirurgia e Traumatologia — Universidade Estadual de Campinas (UNICAMP). PDEE/*Fellowship* no Departamento de Cirurgia Bucomaxilofacial da University of Pittsburgh (EUA). Especialista em Língua Inglesa — Universidade Estadual de Londrina (UEL). Professora da área de Cirurgia Bucomaxilofacial — UEL.

Daniela Nascimento Silva
Graduada em Odontologia — Universidade Federal de Alagoas (UFAL). Mestre e Doutora em Cirurgia e Traumatologia Bucomaxilofacial — Pontifícia Universidade Católica do Rio Grande do Sul (PUC-RS). Professora-Adjunta de Cirurgia Bucomaxilofacial da Universidade Federal do Espírito Santos (UFES).

Danielle Castex Conde
Mestre e Doutora em Patologia Oral — Universidade Federal Fluminense (UFF). Patologista Oral da Polícia Militar do Estado do Rio de Janeiro (PMERJ). Professora-Adjunta de Patologia Oral da UFF. Professora de Patologia Oral da Universidade Veiga de Almeida (UVA).

Danielle Camisasca
Graduada em Odontologia — Universidade Federal do Espírito Santo (UFES). Doutora e Mestre em Patologia — Universidade Federal Fluminense (UFF). Especialista em Estomatologia — Universidade Federal do Rio de Janeiro (UFRJ). Professora-Adjunta de Odontologia da UFES.

Eduardo Luiz Ferreira Pinto
Mestre em Cirurgia Bucomaxilofacial — Universidade do Estado do Rio de Janeiro (UERJ). Especialista em Cirurgia e Traumatologia Bucomaxilofacial — Universidade Federal do Rio de Janeiro (UFRJ).

Felipe Alexander Caldas Afonso
Graduado em Odontologia — Universidade Potiguar (UnP). Cirurgião Bucomaxilofacial com certificado de residência pelo Hospital Universitário da Universidade de São Paulo (HU-USP) e pela Faculdade de Odontologia da Universidade de São Paulo (FO-USP). *Fellow* do Laboratório de Planejamento Cirúrgico Virtual do Houston Methodist Research Institute, Houston, TX, USA.

Fernando Melhem Elias
Graduado em Odontologia — Universidade de São Paulo (USP). Residência em Cirurgia e Traumatologia Bucomaxilofacial pelo Hospital Municipal do Tatuapé Dr. Carmino Caricchio. Doutor em Diagnóstico Bucal — USP. Mestre em Cirurgia e Traumatologia Bucomaxilofacial — Universidade Paulista (UNIP). Livre-Docente em Cirurgia e Traumatologia Bucomaxilofacial da USP. Professor-Associado de Cirurgia Odontológica e Bucomaxilofacial da USP. Membro da Divisão de Odontologia do HU-USP.

Liliane Scheidegger Zanetti
Graduada em Odontologia — Universidade Federal do Espírito Santo (UFES). Doutora em Cirurgia e Traumatologia Bucomaxilofacial — Universidade Estadual Paulista (UNESP). Mestre em Cirurgia e Traumatologia Bucomaxilofacial — Universidade Estadual de Campinas (UNICAMP). Professora de Graduação e Pós-Graduação das Faculdades Integradas Espírito-Santenses (FAESA) e Associação Brasileira de Odontologia (ABO-ES).

Mário José Romañach
Mestre e Doutor em Estomatopatologia — Faculdade de Odontologia de Piracicaba da Universidade Estadual de Campinas (FOP/UNICAMP). Professor-Adjunto de Patologia Oral da Universidade Federal do Rio de Janeiro (UFRJ).

Maurício Albuquerque
Mestre em Morfologia — Universidade do Estado do Rio de Janeiro (UERJ) —, e em Implantodontia — São Leopoldo Mandic. Especialista em Estomatologia — Universidade do Grande Rio (UNIGRANRIO). Professor do departamento de Implantodontia da Associação Brasileira de Odontologia (ABO-RJ).

Murillo Torres (*in memoriam*)
Ex-Professor de Radiologia Odontológica — Universidade Federal do Rio de Janeiro (UFRJ).

Rafael Pereira de Mendonça
Especialista em Radiologia Oral — Universidade Estácio de Sá (UNESA). Membro da International Association of Dento-Maxillo-Facial Radiology. Chefe do Serviço de Radiologia Oral Dr. Murillo Torres.

Ramon Gavassoni
Graduado em Odontologia — Universidade Federal do Espírito Santo (UFES). Residência em Cirurgia Bucomaxilofacial no Hospital Meridional — ES.

Renata Lopes Sampaio
Mestre em Patologia Geral — Universidade Federal do Rio de Janeiro (UFRJ). Médica Patologista do Hospital Municipal Miguel Couto. Médica Perita do Instituto Nacional do Seguro Social (INSS).

Renato Kobler Sampaio
Livre-Docente e Doutor em Patologia Oral — Universidade Federal do Rio de Janeiro (UFRJ). Professor Titular aposentado de Patologia Oral da UFRJ. Professor-Adjunto aposentado de Patologia Oral da Universidade do Estado do Rio de Janeiro (UERJ).

Rossiene Motta Bertollo
Graduada em Odontologia — Universidade Federal do Espírito Santo (UFES). Mestre e Doutora em Cirurgia e Traumatologia Bucomaxilofacial — Pontifícia Universidade Católica do Rio Grande do Sul (PUC-RS). Professora-Adjunta de Cirurgia Bucomaxilofacial da UFES.

Sergio Gonçalves
Doutor em Odontologia — Universidade Federal do Rio de Janeiro (UFRJ). Mestre em Cirurgia e Traumatologia Bucomaxilofacial — UFRJ. Professor-Associado IV de Cirurgia e Traumatologia Bucomaxilofacial da Universidade Federal Fluminense. Membro Titular do Colégio Brasileiro de Cirurgia e Traumatologia Bucomaxilofacial.

Dedicatória

Gostaria de dedicar esta obra ao meu velho pai Getro Prado, homem de origem simples e autodidata, que aprendeu com os livros sua profissão e enriqueceu sua cultura. Em todos os momentos de sua vida me estimulava e dizia: "Todas as coisas materiais podem lhe ser confiscadas, porém o saber nem a morte lhe priva, pois você o leva com ela". Hoje, por ironia da vida, a velhice lhe roubou a visão e o entendimento, porém espero que um dia possamos ler esta obra juntos.

Gostaria também de agradecer a minha mãe Arlette Miguel Prado e a minha esposa Luciene Gonçalves Simões que tanto me ajudaram e apoiaram na confecção deste livro e compreenderam os meus momentos de ausência.

Dedico esta obra a minha filha Letícia Simões Prado, que sirva como estímulo em sua carreira médica.

Não poderia deixar de registrar minha admiração e meu carinho à professora Martha Salim por tantos anos de parceria.

Roberto Prado

Acredito que as grandes conquistas da vida estão relacionadas com as grandes pessoas que fazem parte dela.

Agradeço primeiramente a Deus por tantas bênçãos em minha vida e por ter colocado muitas pessoas especiais no meu caminho.

Toda a minha gratidão e todo o meu reconhecimento ao grande amigo Roberto Prado por tantos anos de amizade e parceria profissional. Obrigada por ter participado de todos os momentos de minha carreira profissional como um grande mestre e ter também estado ao meu lado como um verdadeiro amigo em minha vida pessoal.

Agradeço a toda minha família – meu pai, minha irmã e meu marido –, pelo apoio incondicional em todos os momentos, em especial a minha mãe Alayde Alcantara Salim, dedicada e zelosa, que venceu inúmeras batalhas e obstáculos, por quem tenho imensa admiração e me espelho em seus ensinamentos.

Dedico esta obra a minha filha Maitê Alcantara Salim Venancio, fonte de amor e inspiração, que me mostrou o verdadeiro sentido da vida.

Martha Salim

Agradecimentos

Nós, os autores, agradecemos em especial ao professor Paulo José Medeiros pela formação e pelos ensinamentos do mais alto nível técnico e científico que nos foram dados durante nossa residência no Hospital Universitário Pedro Ernesto — UERJ — até os dias de hoje, bem como nossa formação para o magistério. Sem tais ensinamentos essa obra não poderia ser realizada.

Gostaríamos ainda de agradecer os ensinamentos e aconselhamentos do nosso professor Paulo Pinho de Medeiros, que soube sempre nos passar sua vasta experiência de vida e de especialidade, para que pudéssemos aplicar nas nossas.

Gostaríamos de agradecer a participação do nosso eterno professor Dr. Renato Klober P. L. Sampaio pela preciosa colaboração, não apenas nesta obra, como também em nossas vidas profissionais.

Certamente, muitas pessoas influenciaram a confecção desta obra, algumas pelo apoio direto na execução deste livro, outras pelo exemplo e pela capacitação profissional, e muitas pelo convívio, pela amizade e pelo incentivo.

Nossos sinceros agradecimentos aos colegas de magistério da UERJ e da UFES pelo companheirismo e apoio.

Este livro não é apenas obra dos autores, mas um somatório de ideias e influências profissionais, devendo por isso ser dedicado a todos que direta ou indiretamente compartilharam conosco a conclusão do projeto.

Aos ilustres colaboradores desta obra, pelo empenho e pela dedicação.

Nossos agradecimentos aos professores e alunos dos diversos cursos de graduação e pós-graduação em Odontologia dos quais participamos, pois vários casos puderam ser concluídos com o precioso auxílio desses profissionais.

Agradecimentos especiais ao Sr. Wander Gonçalves pelo incentivo e pelo estímulo no início da primeira edição desta obra.

A todos os colaboradores desta obra e à Editora Guanabara Koogan, que confiou em nosso trabalho e atuou com competência e seriedade para que pudéssemos produzir este livro.

Nosso agradecimento principal a Deus pela oportunidade de realizar e concretizar esta obra.

Roberto Prado
Martha Salim

Apresentação à 1ª edição

A Cirurgia Bucomaxilofacial brasileira teve no professsor Mário Graziane um dos primeiros autores a publicar um livro-texto na área. Essa publicação foi, por muitos anos, a principal fonte nacional de consulta para o estudante de Odontologia e para o profissional iniciante. A fundação do Colégio Brasileiro de Cirurgia e Traumatologia Bucomaxilofacial em 1970, em Brasília, passou a congregar regularmente as reuniões dos profissionais da especialidade. Essa troca de conhecimentos, além do intercâmbio com outros centros estrangeiros, estimulou profissionais como os Drs. Antenor Araújo, Clóvis Marzolla, Silvio Zanine, Paulo José Medeiros e Paulo Pinho de Medeiros, a divulgarem suas realizações por meio de livros. Este último, o Prof. Paulo Pinho de Medeiros, foi mestre e mentor dos autores desta obra que ora se disponibiliza no mercado.

Os Drs. Roberto Prado e Martha Salim são ótimos frutos do Serviço de Cirurgia Bucomaxilofacial do Hospital Universitário Pedro Ernesto, cujos membros têm contribuído regularmente para a literatura por meio de artigos, livros e monografias. Cirurgia Bucomaxilofacial — Diagnóstico e Tratamento, escrito por esses competentes profissionais, certamente preencherá a lacuna de uma literatura abrangente, atualizada e produzida em nosso país.

Paulo José Medeiros
Professor Titular de Cirurgia Bucal da Faculdade de Odontologia da UERJ.
Doutor, Livre-Docente, Mestre e Especialista em Cirurgia Bucomaxilofacial.
Pós-Graduado em Cirurgia Bucomaxilofacial pela University of Texas, Dallas, EUA.

Apresentação à 2ª edição

Tivemos o prazer de lançar a primeira edição deste livro em 2004, que reuniu diversos professores colaboradores de cirurgia bucomaxilofacial e áreas afins. Nossa ideia era escrever um livro voltado para a área acadêmica, cirurgiões-dentistas e profissionais que tinham interesse ou atuavam em cirurgia bucomaxilofacial, visto que não havia na época um livro nacional recente que pudesse servir de base para esse público.

Depois de muitas reimpressões em 14 anos de publicação, vimos que nosso livro vem sendo muito utilizado como base bibliográfica também pelos diversos cursos de pós-graduação em várias especialidades da Odontologia.

Durante o ano de 2017, trabalhamos com muito empenho para revisarmos a primeira edição, incluindo não só a atualização dos temas já existentes como novos temas consagrados cientificamente.

Além dos professores colaboradores da primeira edição, convidamos outros com experiência reconhecida na comunidade acadêmico-científica, que se dedicaram e demonstraram seu interesse em ver a obra não apenas atualizada, mas totalmente renovada em sua apresentação gráfica e tecnológica.

Agradecemos a Deus e a todos os envolvidos na finalização desse projeto, inclusive à Editora Guanabara Koogan, que apostou na renovação desta obra.

A segunda edição é composta por 24 capítulos, totalizando 712 páginas, escritas pelos 22 professores colaboradores e por nós, os autores do livro, que participamos de 16 capítulos.

Esperamos que apreciem a leitura e que a obra sirva como base para muitos profissionais da área da saúde, principalmente da Odontologia.

Roberto Prado
Martha Salim

Prefácio à 1ª edição

Foi com muito prazer e satisfação que recebi o amável e honroso convite do meu amigo Prof. Dr. Roberto Prado para escrever o prefácio do livro Cirurgia Bucomaxilofacial — Diagnóstico e Tratamento.

Trata-se de um livro de texto abrangente sobre nossa especialidade, que vem suprir uma lacuna na literatura em nosso país e que tanto servirá ao estudante de odontologia, ao clínico geral, bem como ao especializando ou residente e ao especialista já formado.

Em língua portuguesa, ultimamente foram editados livros que entretanto diziam respeito a diversas especialidades em Cirurgia, mas não livros nos quais o leitor tivesse uma visão global da especialidade.

O Prof. Dr. Roberto Prado teve a felicidade de cercar-se de colaboradores os mais respeitados em nossas áreas como os Profs. Renato Kobler Pinto Lopes Sampaio, em Patologia, e Murillo Torres, em Radiologia, entre outros; isto sem mencionar a Profa. Martha Salim, autora e colaboradora em diversos capítulos da obra.

Realmente, em virtude de o número de colaboradores ser pequeno, este livro de texto expressa bem o pensamento dos autores, com uniformidade e pertinência, além de corroborar o que de melhor existe entre os cirurgiões bucomaxilofaciais brasileiros.

O livro é também fartamente ilustrado, tanto com desenhos como com fotos clínicas, enriquecendo o texto, seja em assuntos mais elementares ou em partes mais complexas, servindo, portanto, ao estudante de graduação e ao de pós-graduação.

O renomado cirurgião parisiense Alfred Velpeau (1795-1867) afirmava que "os dentes dominam toda a cirurgia da face" e é por isso que cabe a nós cirurgiões-dentistas, especialistas, marcar presença nessa área de conhecimento específico.

Antes de finalizar, não poderia deixar de mencionar o magnífico treinamento e a preparação do autor na UERJ (Faculdade de Odontologia) e no Hospital Universitário Pedro Ernesto, com os Profs. Paulo Pinho de Medeiros e Paulo José D´Albuquerque Medeiros, e fazendo Mestrado e Doutorado na UFRJ (Faculdade de Odontologia) e no Hospital Universitário Clementino Fraga Filho, conosco. Os frutos não tardaram a aparecer com sua intensa atividade docente na Faculdade de Odontologia da UERJ e no Hospital Universitário Pedro Ernesto, na Faculdade de Odontologia da UNIGRANRIO e na Escola de Aperfeiçoamento da ABO-RJ.

Por todo o exposto, fica o caro leitor entendendo o meu júbilo por ter tido o privilégio de prefaciar esse magnífico livro que recomendo a todos com interesse em Cirurgia.

Italo Honorato Alfredo Gandelmann
Doutor e Livre-Docente em Cirurgia Oral e Maxilofacial — UFRJ

Prefácio à 2ª edição

Quatorze anos após a publicação, com grande sucesso, da primeira edição, os cirurgiões-dentistas, especialistas em cirurgia bucomaxilofacial, professores Roberto Prado e Martha Salim, lançam a segunda edição da obra *Cirurgia Bucomaxilofacial | Diagnóstico e Tratamento.*

Trata-se de um livro que conta com 712 páginas, dividido em 24 capítulos bem sequenciados, escrito de maneira clara, objetiva e prática, pelos dois autores, que escrevem mais da metade do livro, e seus 22 colaboradores, que registram sua vasta experiência profissional em suas áreas de atuação, expondo os mais modernos conceitos, alicerçados em belas imagens, quadros e gráficos, que possibilitam ao leitor ótima leitura e fácil aprendizado.

Nesses 54 anos de vida profissional ativa, tanto no magistério quanto na clínica particular, em associações ou entidades de classe, em congressos e jornadas, posso testemunhar e comprovar a competência, a dedicação, o empenho, a atualização, a profissionalização e a dedicação ao paciente, de todos os autores e colaboradores, sempre em busca de uma Odontologia melhor.

Por isso, não tenho a menor dúvida em recomendar a leitura deste compêndio, que, por certo, agregará valores inestimáveis ao conhecimento da especialidade e, logo, ocupará seu lugar de destaque na biblioteca.

Ressalto, também, a perfeita coesão entre autores e colaboradores, de respeitáveis níveis técnico e profissional, proporcionando ao leitor a sensação de completa informação científica no âmbito da Saúde.

Parabéns a todos: autores, colaboradores, leitores e à Editora Guanabara Koogan, pelo belo trabalho gráfico e pela edição desta verdadeira obra-prima literária.

Agradeço o convite e sinto-me honrado por prefaciar este livro. Desejo aos autores o mais amplo, total e absoluto sucesso.

Almiro Reis Gonçalves (CD)
Professor-Adjunto da Faculdade de Odontologia — UFRJ

Material suplementar

Este livro conta com o seguinte material suplementar:

- Vídeos que demonstram de maneira dinâmica os procedimentos cirúrgicos descritos na obra.

O acesso ao material suplementar é gratuito. Basta que o leitor se cadastre e faça seu *login* em nosso *site* (www.grupogen.com.br), clicando no *menu* superior do lado direito e, após, em *GEN-IO*. Em seguida, clique no menu retrátil (☰) e insira o PIN de acesso localizado na primeira capa interna deste livro.

É rápido e fácil! Caso haja alguma mudança no sistema ou dificuldade de acesso, entre em contato conosco (sac@grupogen.com.br).

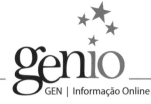

GEN-IO (GEN | Informação Online) é o ambiente virtual de aprendizagem do GEN | Grupo Editorial Nacional, maior conglomerado brasileiro de editoras do ramo científico-técnico-profissional, composto por Guanabara Koogan, Santos, Roca, AC Farmacêutica, Forense, Método, Atlas, LTC, E.P.U. e Forense Universitária. Os materiais suplementares ficam disponíveis para acesso durante a vigência das edições atuais dos livros a que eles correspondem.

Sumário

1 **Conceitos de Biossegurança em Cirurgia Bucomaxilofacial,** *1*
Roberto Prado • Martha Salim • Bianca Bravim

2 **Avaliação Pré e Pós-Operatória,** *33*
Cecília Pereira-Stabile

3 **Diagnóstico por Imagem,** *49*
Murillo Torres • Rafael Pereira de Mendonça

4 **Princípios de Anestesia Local na Prática Cirúrgica,** *79*
Roberto Prado • Martha Salim

5 **Anatomia Aplicada a Cirurgia,** *109*
Roberto Prado • Bianca Bravim • Martha Salim

6 **Técnica Cirúrgica e Instrumentais em Cirurgia Oral,** *125*
Martha Salim • Roberto Prado

7 **Extração de Dentes Irrompidos,** *143*
Martha Salim • Roberto Prado

8 **Cirurgia para Extração e Aproveitamento de Dentes Inclusos,** *169*
Roberto Prado • Martha Salim • Liliane Scheidegger Zanetti • Eduardo Luiz Ferreira Pinto

9 **Complicações em Exodontias,** *231*
Ramon Gavassoni • Roberto Prado • Martha Salim

10 **Traumatismo Alveolodentário,** *255*
Antônio Renato Lenzi

11 **Cirurgia Pré-Protética,** *279*
Daniela Nascimento Silva • Rossiene Motta Bertollo

12 **Conceitos Básicos de Implantodontia e Princípios de Reconstruções Ósseas,** *299*
Maurício Albuquerque • Alexander Höhn

13 **Infecções Odontogênicas,** *327*
Martha Salim • Roberto Prado

14 **Complicações Bucossinusais,** *357*
Martha Salim • Roberto Prado

15 **Princípios de Diagnóstico Diferencial e Biopsia,** *377*
Martha Salim • Roberto Prado • Danielle Camisasca

16 **Hiperplasias Reacionais Inflamatórias,** *397*
Renato Kobler Sampaio • Renata Lopes Sampaio • Roberto Prado

17 **Cirurgia dos Tumores Odontogênicos,** *419*
Renato Kobler Sampaio • Roberto Prado • Martha Salim • Mário José Romañach

18 **Cirurgia dos Cistos Odontogênicos e Não Odontogênicos,** *445*
Renato Kobler Sampaio • Roberto Prado • Martha Salim • Danielle Castex Conde

19 **Cirurgia das Glândulas Salivares,** *491*
Renato Kobler Sampaio • Renata Lopes Sampaio • Martha Salim • Danielle Castex Conde • Roberto Prado • Ramon Gavassoni

20 **Principais Lesões Ósseas Não Tumorais,** *517*
Renato Kobler Sampaio • Sergio Gonçalves • Roberto Prado • Mário José Romañach

21 **Noções Básicas de Cirurgia Hospitalar | Atendimento Inicial ao Politraumatizado,** *535*
Adriana Raymundo Bezerra

22 **Traumatologia Bucomaxilofacial,** *561*
Adriana Raymundo Bezerra

23 **Cirurgia Ortognática | Diagnóstico e Técnicas Cirúrgicas,** *629*
Roberto Prado • Martha Salim

24 **Protocolo Universal para Simulação Virtual 3D em Cirurgia Ortognática,** *681*
Fernando Melhem Elias • Bruno Alvarez Quinta Reis • Felipe Alexander Caldas Afonso

Índice Alfabético, *705*

1 Conceitos de Biossegurança em Cirurgia Bucomaxilofacial

Roberto Prado • Martha Salim • Bianca Bravim

INTRODUÇÃO

Os cirurgiões-dentistas e seus pacientes são expostos diariamente a uma variedade de microrganismos da flora bucal que apresentam potencial para transmissão de doenças infectocontagiosas, tais como viroses, hepatite B, hepatite C, AIDS, herpes, entre outros. Esse contágio na maioria das vezes é provocado por aerossóis vindo principalmente da seringa tríplice e da caneta de alta rotação, que contêm um número exagerado de microrganismos do biofilme da cavidade oral.

O emprego de medidas de controle da infecção – como equipamentos de proteção individual (EPI), esterilização do instrumental, desinfecção do equipamento e do ambiente, antissepsia da cavidade oral do paciente e outras medidas – pode prevenir e impedir a transmissão desses microrganismos patógenos durante nossos procedimentos.

Foram feitas uma revisão da literatura e uma análise crítica dos diversos manuais e trabalhos existentes, inclusive das sugestões propostas pela Secretaria de Estado de Saúde e da Fiscalização Sanitária do Rio de Janeiro.

Este capítulo, dessa forma, tem por objetivo determinar medidas de segurança e proteção do profissional da Odontologia e dos pacientes elucidando a importância da imunização dos profissionais, bem como os princípios básicos de biossegurança na área de Odontologia, principalmente nas especialidades cirúrgicas.

CONCEITUAÇÃO

Biossegurança pode ser definida como o conjunto de ações voltadas para a prevenção, minimização ou eliminação de riscos inerentes às atividades de pesquisa, produção, ensino, desenvolvimento, tecnologia e prestação de serviço, visando à saúde do homem, dos animais, à preservação do meio ambiente e à qualidade dos resultados (CTbio/FioCruz).

A partir do momento em que o cirurgião-dentista atende e manipula seus pacientes com instrumentos e equipamentos no consultório ou em ambiente cirúrgico, existe a possibilidade da contaminação. Portanto, todo profissional, bem como pessoal auxiliar, deve estar informado e treinado para empregar as técnicas e os procedimentos que visam ao respeito pela chamada cadeia asséptica e à bioproteção.

Terminologia utilizada em Biossegurança

➤ **Acidentes de trabalho.** Todos os acidentes que ocorrem no exercício da atividade laboral ou no percurso de casa para o trabalho e vice-versa.

➤ **Aerossóis.** Partículas pequenas que permanecem suspensas no ar durante horas e podem ser dispersas a longas distâncias, carreadas por corrente de ar.

➤ **Antissepsia.** Procedimento que tem como objetivo o controle do número de microrganismos e, consequentemente, da infecção, a partir do uso de substâncias bactericidas ou bacteriostáticas em tecidos vivos, como, por exemplo, pele ou mucosa.

➤ **Áreas críticas.** Locais onde se realizam procedimentos invasivos, ou manipulam-se produtos e materiais com alto risco de contaminação.

➤ **Áreas não críticas.** Locais onde não se realizam procedimentos de risco de infecção ou de contaminação.

➤ **Áreas semicríticas.** Locais onde se realizam procedimentos de baixo risco de infecção ou de contaminação.

➤ **Artigos.** Instrumentos que podem servir como veículo de contaminação.

➤ **Artigos críticos.** São aqueles que rompem barreiras naturais por meio da penetração na pele ou em mucosas (p. ex., agulhas, lâminas de bisturi, entre outros). São instrumentos que obrigatoriamente devem estar estéreis ou ser de uso único (descartáveis).

➤ **Artigos não críticos.** São aqueles que entram em contato apenas com pele íntegra do paciente (p. ex., refletor, macas, cadeiras, piso e mobiliário). Exigem limpeza e desinfecção intermediária.

➤ **Artigos semicríticos.** São aqueles que entram em contato com mucosas íntegras e exigem, pelo menos, máxima desinfecção (espátulas, afastadores etc.).

➤ **Assepsia.** Esta palavra tem sua origem na língua grega: *a* = não, *sepsis* = putrefação. Portanto, define-se assepsia como o conjunto de medidas utilizadas para promover a destruição completa de microrganismos presentes nos instrumentais ou materiais.

➤ **Barreiras.** Meio físico utilizado como forma de impedir ou dificultar a contaminação de um indivíduo a outro (p. ex., filme plástico protetor do equipo).

➤ **Biofilme.** Camada de microrganismos vivos aderidos a uma superfície, como, por exemplo, a placa bacteriana e o biofilme das mangueiras do equipo odontológico.

➤ **Degermação.** Tipo de antissepsia que consiste em remoção ou redução de microrganismos existentes na pele, detritos, impurezas e sujidade, seja por meio de limpeza mecânica com sabões, detergentes e escovagens ou por agentes químicos antissépticos.

➤ **Descontaminação.** Processo que tem por objetivo a redução, sem a eliminação completa, dos microrganismos que se encontram sobre o instrumental ou em superfícies com presença de matéria orgânica, tornando os instrumentais mais seguros para serem manipulados.

➤ **Desinfecção.** É a destruição de alguns microrganismos patógenos, não necessariamente eliminando os esporos. A desinfecção é realizada em pisos, paredes, superfícies dos equipamentos, móveis hospitalares e utensílios sanitários, e dividida em três níveis:

- Nível alto: significa a remoção de todos os vírus, bactérias vegetativas e da maioria, mas não de todos, os esporos fúngicos ou bacterianos.
- Nível intermediário: significa a eliminação de todas as bactérias patogênicas vegetativas, inclusive o *M. tuberculosis*, mas não necessariamente de todos os vírus, uma vez que os pequenos vírus e os não envelopados são mais resistentes à desinfecção.
- Nível baixo: significa a eliminação da maioria das bactérias patogênicas.

➤ **Desinfestação.** É a exterminação de insetos, roedores e outros (macrorganismos) que possam transmitir doenças ao homem, a outros animais ou infestar o meio ambiente.

➤ **EPI.** Equipamento de proteção individual (protetores oculares, máscaras, luvas, gorros, capotes cirúrgicos, sapatilhas).

➤ **Esterilização.** É a eliminação total dos microrganismos, destruição dos esporos e vírus. A esterilização é a técnica utilizada nos instrumentos e aparatos cirúrgicos. Pode ser obtida por processos físicos ou químicos e elimina microrganismos na forma vegetativa e esporulada.

➤ **Infecção.** Processo de invasão de microrganismos no hospedeiro, que pode apresentar ou não a doença manifestada. Esses microrganismos podem ser da flora do hospedeiro (infecção endógena) ou estranhos à sua flora (microrganismos exógenos).

➤ **Infecção cruzada.** É uma forma de infecção em que o agente infeccioso é transmitido de um paciente a outro por meio das mãos dos dentistas ou de sua equipe, ou ainda pelo equipamento e/ou instrumental contaminados.

➤ **Infecção direta.** Forma de infecção em que o agente infeccioso é transmitido pelo profissional de saúde ou pela sua equipe ao paciente, ou do paciente para os profissionais da saúde. Esta transmissão é feita por intermédio das mãos ou por instrumentos contaminados ou mediante secreções orgânicas do paciente.

➤ **Procedimentos críticos.** Todo procedimento clínico em que há a presença de sangue, pus ou qualquer matéria contaminada pela perda de continuidade do tecido.

➤ **Procedimentos semicríticos.** São aqueles em que existe secreção orgânica, mas não há perda de continuidade dos tecidos.

➤ **Resíduos de Serviços de Saúde (RSS).** Resíduos resultantes das atividades exercidas no estabelecimento gerador. Classificados conforme Anvisa.

➤ **Riscos ocupacionais.** Possibilidade de perda ou dano e a probabilidade de que tal perda ou dano ocorra.

➤ **Sepse.** É o colapso dos tecidos vivos pela ação de microrganismos. A simples presença de microrganismos não caracteriza um estado séptico.

➤ **Virulência.** É a capacidade patogênica de um microrganismo.

IMUNIZAÇÃO PARA OS PROFISSIONAIS DE SAÚDE

Durante um tratamento odontológico, o profissional de saúde e sua equipe estão expostos a diversas possibilidades de aquisição de doenças infectocontagiosas. Por tal motivo é preconizada a imunização com diversas vacinas. A indicação das principais vacinas pode variar conforme o local de atuação do profissional e as características da população que está sendo atendida. Essas informações devem ser checadas com as equipes de saúde da sua região.

No entanto, existe um protocolo (Anvisa) com as vacinas de maior importância para os profissionais da Odontologia que preferencialmente devem ser administradas pela rede pública para garantia do esquema vacinal, do lote e da conservação adequada. São elas: vacinas contra hepatite B, influenza, tríplice viral e dupla tipo adulto.

Vacina contra hepatite B

A vacina contra hepatite B deve ser administrada em três doses (zero, um e 6 meses). É orientado que após 2 meses da realização do esquema de vacinação sejam realizados testes sorológicos para avaliar a manutenção da imunidade. Caso não ocorra a imunidade, deve ser refeito o esquema de revacinação.

Vacina contra febre amarela

Existem estados no Brasil que correspondem a áreas endêmicas para febre amarela e nessas regiões é recomendada a vacinação, sendo necessária a dose de reforço a cada dez anos (Acre, Amapá, Amazonas, Distrito Federal, Goiás, Maranhão, Mato Grosso, Mato Grosso do Sul, Pará, Rondônia, Roraima e Tocantins e algumas regiões dos estados de Bahia, Minas Gerais, Paraná, Piauí, Rio Grande do Sul, Santa Catarina e São Paulo).

Vacina tríplice viral | Sarampo, rubéola e caxumba

É administrada em dose única.

Vacina contra tuberculose (BCG)

Deve ser administrada em dose única em caso de o profissional não ser reagente ao teste tuberculínico.

Vacina dupla adulto | Difteria e tétano

Deve ser realizada em três doses no esquema básico e uma dose de reforço a cada 10 anos. A dose de reforço deve ser antecipada para 5 anos em caso de gravidez ou acidente com lesões graves.

Vacinas contra influenza e contra pneumococos

Referem-se a vacinas contra gripe e pneumonia. A vacina contra a gripe deve ser administrada anualmente, e a de combate à pneumonia deve ser reforçada a cada 5 anos.

MEDIDAS DE PROTEÇÃO DA EQUIPE ODONTOLÓGICA

O controle da infecção no consultório odontológico deve ser realizado por meio de um conjunto de medidas em que os objetivos principais são a prevenção e a proteção da equipe e do paciente contra as doenças infectocontagiosas.

Essas medidas incluem desde anamnese, equipamentos de proteção individual (EPI), procedimentos de lavagem das mãos, calçamento de luvas, até as medidas de desinfecção e esterilização do material.

A seguir descreveremos essas medidas.

Equipamentos de proteção individual (EPI)

Os equipamentos de proteção individual são medidas físicas que visam à proteção da equipe odontológica e do paciente. Esses equipamentos incluem: luvas, máscaras, gorros, óculos, jaleco, capotes cirúrgicos, sapatilhas (propés).

Luvas

As luvas constituem uma das barreiras mais importantes na proteção do profissional e da equipe auxiliar (Figura 1.1). Elas impedem o contato direto das mãos desnudas com saliva, sangue ou membranas mucosas, evitando a retenção dessas substâncias e também a contaminação por microrganismos. São barreiras que impedem a contaminação do cirurgião e também evitam a contaminação do paciente por meio das mãos do cirurgião, bem como protegem as mãos do cirurgião nos trabalhos laboratoriais.

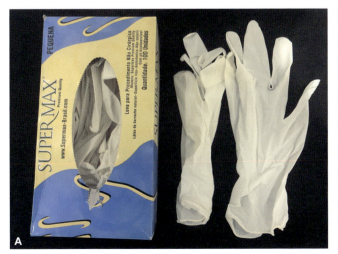
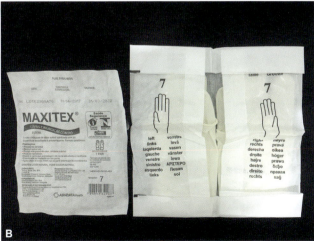

Figura 1.1 A. Exemplo de luva de procedimento. **B.** Exemplo de luva cirúrgica estéril.

4 Cirurgia Bucomaxilofacial | Diagnóstico e Tratamento

O uso de luvas é obrigatório, tanto em procedimentos odontológicos clínicos e cirúrgicos como nos laboratoriais.

As luvas de atendimento clínico são barreiras que devem ser dispensadas a cada uso, isto é, são de uso único e individual para cada paciente. Deve-se observar também que a resistência das luvas irá depender diretamente do tempo de uso e isto poderá causar acidentes, pois, com a diminuição da resistência das luvas, a possibilidade de ocorrerem perfurações aumentará. Então, é indicado que, em cirurgias extensas e de duração longa, devemos trocar as luvas. Estes dados poderão ser observados nos Quadros 1.1 a 1.4.

Quadro 1.1 Utilização de luvas.

Tipos de luvas	Utilização
Luvas de borracha "grossa" ou comerciais	Limpeza dos instrumentos e dos materiais contaminados e na desinfecção do consultório
Luvas de procedimentos semicríticos (luvas não estéreis)	Procedimentos semicríticos, em que não há invasão do sistema vascular, e não produzem feridas, sangramentos etc.
Luvas de procedimentos críticos (luvas cirúrgicas estéreis)	Procedimentos invasivos, como as cirurgias

Fonte: Guimarães, 2001.

Quadro 1.2 Variedade de luvas e suas indicações.

Tipos de luvas e materiais	Indicação
Látex (com ou sem flavolizantes e/ou polvilhamento)	Cirurgias estéreis, luvas para procedimentos ou exames
Látex com menos proteínas	Cirurgias estéreis
Copolímeros sintéticos	Cirurgias estéreis, luvas para procedimentos ou exames
Neoprene	Cirurgias estéreis
Vinil	Luvas para procedimentos ou exames (usadas como sobreluvas)
Estireno	Cirurgias estéreis
Estireno-butadieno	Luvas para procedimentos ou exames

Fonte: Guimarães, 2001.

Quadro 1.3 Outros elementos para assepsia.*

- Algodão
- Copolímeros
- Látex espesso (não estéril)
- Nitrilo
- Plásticos
- Termorresistentes

*Para outros serviços (limpeza, manuseio de instrumentos, equipamentos, pisos, móveis, lixeiras etc.). Fonte: Guimarães, 2001.

Quadro 1.4 Durabilidade de uso das luvas de látex para cirurgia.

Horas de uso	Luvas furadas	Luvas sem furos
0 a 1	2	20
1 a 2	6	30
2 a 3	15	33
3 a 4	9	15
4 a 5	4	4

Fonte: Guimarães, 2001.

O uso de luvas não dispensa a degermação das mãos previamente. Este último procedimento serve para diminuir a contagem bacteriana sob as luvas.

Máscaras

O uso de máscaras é uma barreira para proteção das vias respiratórias superiores, evitando o contato com pequenas partículas no ar e aerossóis.

Os cirurgiões-dentistas apresentam mais infecções respiratórias do que a população em geral; dessa forma, o uso de máscara durante os procedimentos é imprescindível. Toda pessoa que entre em áreas semirrestritas e restritas, como centro cirúrgico, em que contenha material estéril exposto, deve usar máscaras; isto também inclui procedimentos no consultório.

A máscara facial deve promover conforto e boa adaptação, não irritar a pele, não embaçar o protetor ocular, e não devemos pendurá-la ao pescoço, pois é um material contaminado.

Muitos profissionais acreditam que as máscaras podem ser usadas até que se rompam, mas essa é uma ideia errada, pois ela representa uma barreira que se encontra contaminada após o uso. Admite-se que ela deva ser trocada no máximo a cada 2 horas de uso no mesmo paciente e, imediatamente, entre um paciente e outro, ou sempre que esta ficar úmida, pois a umidade irá facilitar a penetração de bactérias.

As máscaras mais recomendadas são as que têm 99,97% de eficiência contra partículas de 0,3 mm. Existem vários materiais utilizados para fabricação das máscaras e estes irão variar em relação à sua capacidade de filtração. Um estudo clássico de Micik *et al.* sobre a eficiência da máscara como medida de proteção individual mostrou os resultados explicitados no Quadro 1.5.

Dessa forma, ao se comprar máscaras, deve-se ter cuidado principalmente com o material de que são feitas, devido à sua eficiência de filtração e também à boa adaptação à face para que não cause incômodo durante os procedimentos (Figura 1.2).

Quadro 1.5 Capacidade de proteção das máscaras segundo Micik *et al.*

Material utilizado	Capacidade de filtração (%)
Fibra de vidro	99
Fibra sintética	99
Algodão (tecido)	18 a 50
Papel	32
Espuma	14

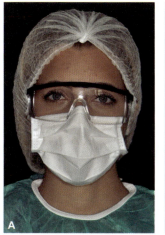 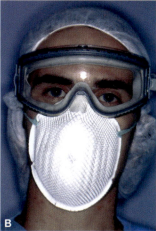

Figura 1.2 A. Posicionamento de gorro, óculos de proteção e máscara. **B.** Observar o uso de óculos com total vedamento lateral e máscara com maior capacidade de filtração.

Gorros

O gorro é uma medida de proteção individual tanto do profissional quanto do paciente. Os cabelos são grandes fontes de contaminação, pois nestes podem ser encontrados microrganismos como o *S. aureus*, além de macroorganismos (piolhos). Por isso todos os profissionais e a equipe devem utilizar gorro durante todos os procedimentos clínicos e cirúrgicos, pois irá proteger da contaminação dos cabelos pelos aerossóis e pelas partículas, impedindo também que fios caiam no campo operatório.

O gorro deve prender e envolver todo o cabelo, sem deixar mechas pendentes; ao retirá-lo, deve ser puxado pela parte central superior e descartado no lixo contaminado, devendo ser trocado a cada atendimento.

Calçados

Devem ser fechados e com sola antiderrapante. Evitam impactos aos pés em caso de queda de objetos, choques elétricos, agentes térmicos.

Sapatilhas (propés)

O uso de sapatilhas tem sido uma questão polêmica (Figura 1.3) e sem muitas conclusões científicas. Alguns

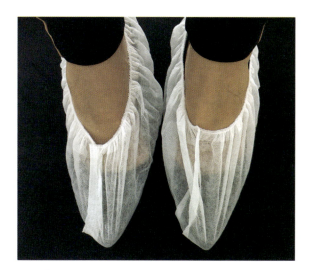

Figura 1.3 Exemplo de propé cobrindo o sapato.

acham que seu uso é indispensável, constituindo uma das medidas mais apropriadas para o controle da transmissão de microrganismos entre diferentes ambientes; no entanto, outros acham inútil e alegam como ponto crítico o fato de os profissionais não lavarem as mãos após sua colocação e remoção. Entretanto todas as pessoas que defendem seu uso afirmam que, se utilizadas de maneira incorreta, podem intensificar a transferência de microrganismos entre os diferentes locais da clínica odontológica.

As sapatilhas nunca devem ser usadas fora do centro cirúrgico ou na área de atendimento do consultório odontológico, devendo ser retiradas no vestiário e a lavagem das mãos após sua colocação e retirada é imprescindível.

Óculos de proteção

Os olhos são a porta de entrada de vários microrganismos e têm uma vascularização relativamente limitada, facilitando a sua infecção. Os óculos de proteção são o melhor meio de proteger o globo ocular contra partículas que porventura possam lesá-lo ou causar algum tipo de infecção. É espantoso que alguns profissionais ainda não façam uso de óculos, mesmo diante dos índices de infecção ocular altíssimos entre os cirurgiões-dentistas.

Devem ser usados por todos os membros da equipe, inclusive pelo paciente, que, na maioria das vezes, se encontra em decúbito dorsal, propiciando a introdução de gotículas de aerossóis e até mesmo facilitando a queda de instrumentos sobre o globo ocular.

Os óculos de proteção deverão ser os mais fechados possíveis e de boa qualidade óptica. É importante que os óculos sejam lavados com sabão líquido e soluções detergentes e antissépticas logo após o atendimento ao paciente, e, então, limpos e secos com papel-toalha.

No Quadro 1.6 estão enumeradas as principais complicações oftalmológicas nos consultórios.

Quadro 1.6 Principais complicações oftalmológicas nos consultórios.

Lesões	Sintomatologia, complicações e consequências	Tratamento (excetuando os procedimentos de emergência, procurar sempre o oftalmologista)
Corpos estranhos na córnea, abrasões e erosões recorrentes	Formação de cicatrizes, defeitos na visão, dor e outros sintomas, fotofobia, absenteísmo	Exame com fluoresceína, remoção de corpo estranho, curativo oclusivo, repouso, antibiótico, anestésico tópico
Ulceração profunda e corpo estranho retido	Dor, irritação, descolamento de retina, formação de catarata, endoftalmite, cegueira	Radiografia, remoção de corpo estranho, cirurgia, curativo oclusivo, antibióticos tópicos
Queimadura física	Dor, irritação, lacrimejamento, cicatriz permanente na córnea	Curativo oclusivo, anestésico tópico, antibióticos tópicos
Queimadura química	Dor, irritação, lacrimejamento, cicatriz permanente na córnea	Irrigação imediata (5 a 10 min), manutenção das pálpebras abertas, anestésico tópico, antibióticos tópicos

Jaleco

De preferência deve ter gola do tipo "gola de padre", com mangas longas, punhos com elásticos e comprimento cobrindo os joelhos. Pode ser confeccionado em pano tipo algodão ou polipropileno (descartável). Deve ser sempre usado nos atendimentos odontológicos. Retirar todas as vezes em que sair da sala clínica e, ao transportá-lo, deverá estar em um saco plástico fechado.

Não é necessário que esteja estéril para procedimentos semicríticos, porém deve ser trocado diariamente ou após contaminação. Os jalecos, quando molhados ou contaminados por secreções como saliva e sangue, devem ser trocados imediatamente, pois aumentam a possibilidade de contaminação, facilitando a passagem de microrganismos.

Capote cirúrgico

O capote cirúrgico é parte do uniforme empregado para a realização de procedimentos críticos. Deve ser vestido sobre o uniforme (conjunto de calça e blusa não estéril) ao entrar no centro cirúrgico ou em clínicas odontológicas que tenham esta estrutura. O capote cirúrgico deve estar estéril e ser trocado a cada procedimento cirúrgico, deverá ser de manga longa, com punhos elásticos, "gola de padre" e ter comprimento até os joelhos; também não deverá apresentar abertura anterior ou botões. Pode ser de material descartável (polipropileno) ou algodão, e os capotes em algodão deverão receber cuidados especiais no processamento de lavagem para nova esterilização.

O capote cirúrgico é vestido após o profissional estar devidamente paramentado com óculos de proteção, gorro e máscara e ter realizado previamente a degermação das mãos. Após a colocação do capote cirúrgico, as luvas cirúrgicas devem ser calçadas de forma a cobrir o punho do capote. Os passos para a colocação do capote serão descritos posteriormente (Figuras 1.4 e 1.5).

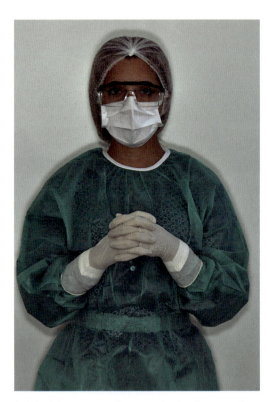

Figura 1.4 Posicionamento de gorro, óculos de proteção e máscara. As mãos devem estar posicionadas superiormente após o calçamento das luvas. Uso de capote e gorro em material descartável (polipropileno).

Campos cirúrgicos de mesa

São coberturas de materiais esterilizáveis que deverão ser utilizadas em superfícies passíveis de contaminação. Poderão ser confeccionadas de tecidos descartáveis ou não e deverão ser impermeáveis ou de dupla camada, evitando o contato com a superfície caso o campo seja molhado e evitar que instrumentos perfurocortantes acidentalmente perfurem o campo e toquem na mesa. Geralmente devem exceder em 30 cm o tamanho da mesa nas laterais (Figura 1.6).

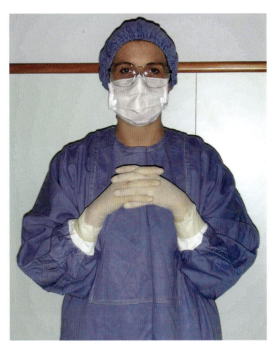

Figura 1.5 Profissional com equipamento de proteção individual completo para procedimento cirúrgico. Uso de capote e gorro em algodão (material não descartável). (Clínica Odontológica da FAESA.)

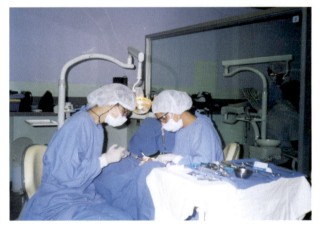

Figura 1.6 Campo cirúrgico montado. (Clínica Odontológica da FAESA.)

Campos para o paciente

O campo confeccionado para o paciente poderá ser um campo simples, cobrindo o tórax do paciente ou um campo tipo fenestrado, de tamanho que cubra toda a cabeça do paciente, excedendo em 30 cm a lateral da cadeira odontológica. Apresenta aproximadamente 1 metro de largura por 1,5 metro de comprimento (ver Figura 1.7).

Campo protetor da caneta de alta rotação

Campo utilizado para cobrir a mangueira da caneta de alta rotação. Apresenta-se com 0,5 metro de comprimento e 5 cm de diâmetro, possuindo elástico em uma das pontas para prender na caneta de alta rotação, evitando a contaminação da bandeja cirúrgica com a mangueira não estéril.

Procedimento de higienização das mãos

A lavagem das mãos é uma das principais medidas para o controle da infecção cruzada no consultório e deve ser realizada antes e após o contato com o paciente, o instrumental e os artigos contaminados. Tem por finalidade reduzir a flora bacteriana das mãos a um nível aceitável, e esse procedimento deve ser realizado por toda a equipe. A simples lavagem das mãos é capaz de reduzir em 80% as infecções cruzadas, removendo boa parte da sua microflora. No entanto, existe todo um protocolo a ser seguido para a lavagem das mãos e essa higienização poderá ser realizada com auxílio de escovas ou não.

A técnica de lavagem das mãos pode ser realizada com sabão comum, sabão degermante ou antissépticos, todos sempre na forma líquida, visando reduzir a flora bacteriana residente, assim como remover oleosidade, sujeiras, pelos e células descamativas.

Antes de qualquer lavagem das mãos deve-se remover anéis, pulseiras, relógios ou qualquer tipo de adorno. Quando houver ferimentos, estes deverão ser cobertos com curativos impermeáveis e o profissional deve utilizar luvas duplas.

Técnica básica de lavagem das mãos

Esta técnica deverá ser realizada antes de procedimentos semicríticos e como técnica inicial da lavagem das mãos para procedimentos críticos. O processo deverá ser realizado na seguinte sequência:

- Primeiramente retirar todos os adornos (anéis, pulseiras, relógios)
- Posicionar-se, próximo à pia, de modo confortável
- Não tocar na pia com o corpo, pois esta se apresenta contaminada e poderá molhar a roupa, facilitando a contaminação (Figura 1.7)
- Abrir a torneira com a mão dominante, com o cotovelo ou, em casos de circuito elétrico, acioná-la com o pé (Figura 1.8)
- Umedecer mãos e antebraços em água corrente e, de preferência, morna (facilita a remoção das impurezas, pois abre os poros) (Figura 1.9)
- Colocar quantidade suficiente de sabão líquido na palma da mão e espalhar pelas mãos e antebraços
- Friccionar uma palma da mão contra a outra e também friccionar o dorso da mão
- Abrir os dedos e friccionar os de uma das mãos contra os da outra, higienizando as regiões interdigitais (Figura 1.10)

- Friccionar as pontas dos dedos de uma das mãos na palma da mão oposta
- Dobrar os dedos e friccionar a região articular contra a palma da mão oposta
- Friccionar a região lateral da mão contra a da oposta
- Finalmente friccionar o polegar e sua região interdigital na mão oposta fechada
- Enxaguar as mãos em água corrente e repetir o procedimento
- Finalmente enxugar as mãos com papel-toalha descartável ou compressa
- Fechar a torneira com o cotovelo ou, em casos de torneiras convencionais, fechar com auxílio de toalha descartável.

O tempo de fricção das mãos não deve ser inferior a 30 s.

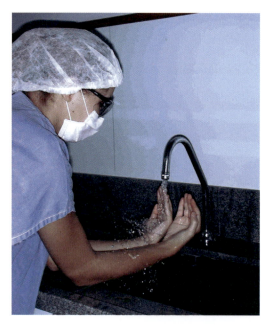

Figura 1.9 Umidificar mãos e antebraços para o início da higienização.

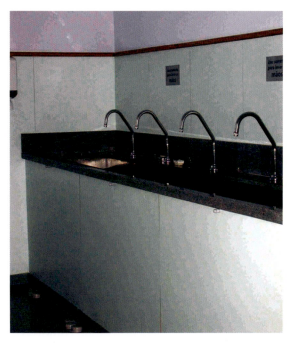

Figura 1.7 Pias para escovação. (Clínica Odontológica da FAESA.)

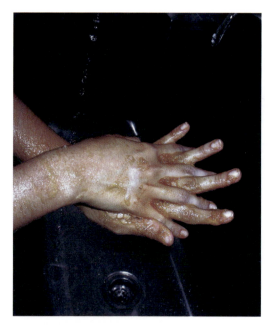

Figura 1.10 Higienização das regiões interdigitais dos dedos.

Técnica de degermação das mãos para procedimentos críticos

Esta técnica tem a mesma sequência da técnica básica de lavagem das mãos, no entanto, em vez de sabão comum líquido, utilizam-se soluções degermantes e escova plástica estéril para as unhas. As soluções aplicadas mais comumente são: polivinilpirrolidona a 10% (iodo degermante) e, em casos de pessoas alérgicas a iodo, podemos usar clorexidina degermante a 4% com clorexidina alcoólica. O tempo de higienização das mãos

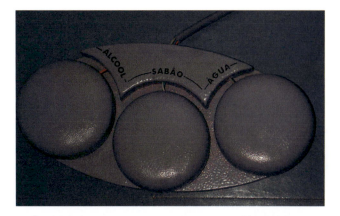

Figura 1.8 Pedal elétrico da torneira. Observar comandos para saída de água, sabão detergente e antisséptico.

não deverá ser inferior a 5 minutos. A seguir, a descrição da técnica:

- Primeiramente retirar todos os adornos (anéis, pulseiras, relógios)
- Posicionar-se próximo à pia, de forma confortável
- Não tocar na pia com o corpo, pois esta apresenta-se contaminada e poderá molhar a roupa, facilitando a contaminação (ver Figura 1.7)
- Abrir a torneira com a mão dominante, com o cotovelo ou, em casos de circuito elétrico, acioná-la com o pé (ver Figura 1.8)
- Umedecer as mãos e os antebraços em água corrente e morna (facilita a remoção das impurezas, pois abre os poros) (ver Figura 1.9)
- Colocar quantidade suficiente de solução degermante na palma da mão e espalhá-la pelas mãos e antebraços (Figura 1.11)
- Friccionar uma palma da mão contra a outra e também o dorso da mão e o antebraço (Figura 1.12)
- Abrir os dedos e friccionar os de uma das mãos contra os da outra, higienizando as regiões interdigitais (ver Figura 1.10)
- Friccionar as pontas dos dedos de uma das mãos na palma da mão oposta (Figura 1.13)
- Dobrar os dedos e friccionar a região articular contra a palma da outra mão
- Friccionar a região lateral da mão contra a da oposta (Figura 1.14)
- Friccionar o polegar e sua região interdigital na mão oposta fechada (Figura 1.15)
- Escovar as unhas com auxílio de escova plástica estéril e solução degermante por 1 min (Figuras 1.16 a 1.18)
- Enxaguar as mãos e antebraços em água corrente e repetir o procedimento. A posição das mãos deve estar superior aos antebraços (Figura 1.19)
- Finalmente, enxugar as mãos com compressa estéril, sempre no sentido da mão para o antebraço (Figura 1.20)
- Fechar a torneira com o cotovelo ou, nos casos de circuito elétrico, ela fechar-se-á automaticamente
- Vestir o capote estéril e calçar a luva cirúrgica estéril de acordo com a técnica que será descrita mais adiante.

Técnica de lavagem das mãos com escova

A utilização de escovas para higienização das mãos é muito empregada em ambientes cirúrgicos. É realizada com escovas plásticas estéreis descartáveis, embaladas individualmente e embebidas em soluções degermantes como polivinilpirrolidona a 10% ou clorexidina a 4% (ver Figuras 1.16 e 1.17). O tempo de escovação deve ser de no mínimo 5 minutos para cada mão. Devemos sempre

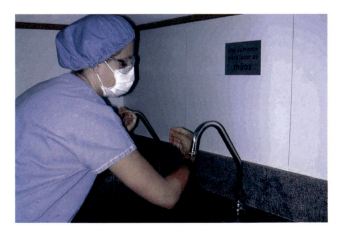

Figura 1.11 Colocar solução degermante e espalhar em mãos e antebraços.

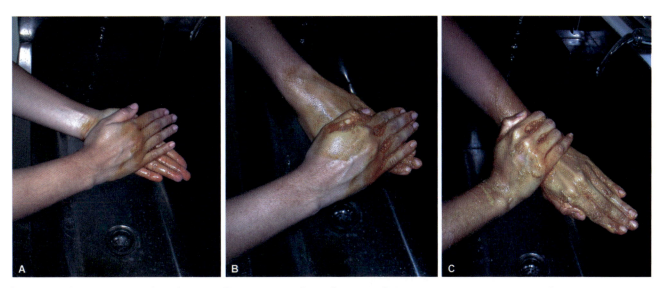

Figura 1.12 A. Friccionar a palma das mãos. **B.** Friccionar o dorso das mãos. **C.** Friccionar as mãos contra o antebraço em movimentos circulares, do punho em direção ao cotovelo.

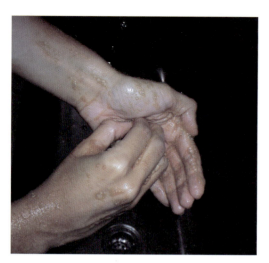

Figura 1.13 Friccionar as pontas dos dedos de uma das mãos sobre a palma da mão oposta.

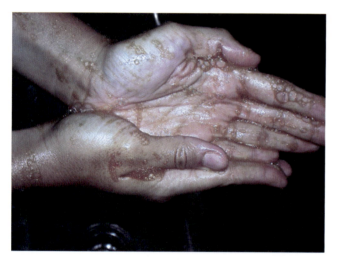

Figura 1.14 Friccionar a região lateral da mão contra a palma da mão oposta.

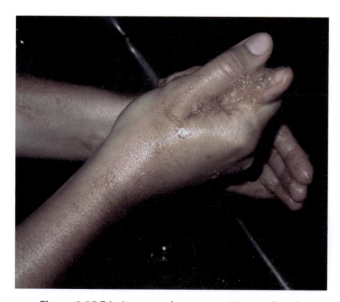

Figura 1.15 Friccionar o polegar e a região interdigital.

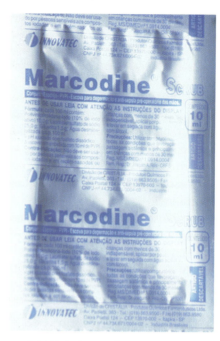

Figura 1.16 Embalagem da escova plástica estéril.

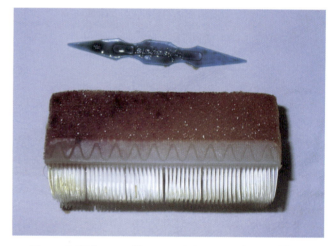

Figura 1.17 Escova plástica estéril e espátula para unhas.

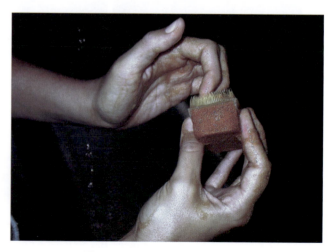

Figura 1.18 Escovação das unhas.

iniciar pela mão dominante, isto é, a mão que escrevemos, pois é observado que quando iniciamos pela mão não dominante tendemos, mesmo contra a vontade, a higienizar menos a mão dominante. Alguns profissionais contraindicam a utilização de escovas pelo risco de microabrasões superficiais da pele, possibilitando uma via de contaminação, além de possuírem um custo mais elevado. O processo deve ser realizado na seguinte sequência:

- Antes de iniciar a escovação propriamente dita
  - Retirar todos os adornos (anel, pulseira, relógio)
  - Molhar dos dedos até as pregas de flexão dos antebraços e cotovelos (ver Figura 1.9)
  - Ensaboar demoradamente as citadas regiões
  - Lavar, retirando todo o sabão, mantendo sempre os antebraços em posição elevada (nunca abaixo da horizontal), pois evitará que a água dos cotovelos escorra para as mãos
- Após esse procedimento, iniciar a escovação propriamente dita
  - Abrir o pacote da escova descartável e segurá-la em uma das metades (não contaminar a outra metade que servirá para escovação da outra mão)
  - Umedecer novamente todo o antebraço, usando água morna, pois os poros dilatados pela ação do calor facilitam a degermação
  - Espalhar o sabão pelas mãos
  - Iniciar a escovação pela mão dominante
  - Escovar todas as unhas dessa mão, contando mentalmente 50 vezes (não muito violenta). Os movimentos são de vaivém (ver Figura 1.18)
  - A palma dessa mesma mão será escovada em toda sua extensão, desde as pontas dos dedos até a prega do punho (Figura 1.21)
  - Iniciar pelo dedo mínimo, indo até ao polegar
  - Todos os dedos serão escovados, nas faces palmares e dos lados (Figura 1.22)
  - Todas as regiões mencionadas receberão cerca de 25 escovadelas cada uma
  - O dorso da mesma mão será escovado, dando-se especial atenção aos sulcos interdigitais, faces dorsais dos dedos e, novamente, pregas supraungueais (cutículas) (Figura 1.23)
  - Escovar a face anterior do antebraço, desde o punho até a prega de flexão do braço, em movimentos de vaivém; depois, as bordas laterais e o dorso do antebraço (Figura 1.24)
  - Mudar a escova para a mão dominante, segurando na outra metade, e iniciar a escovação da mão não dominante na mesma sequência

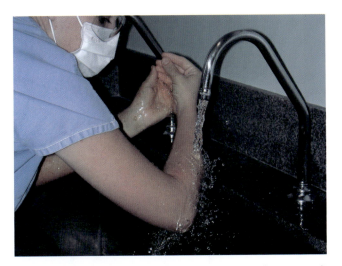

Figura 1.19 Enxágue das mãos e antebraços. Este deve ser realizado sempre no sentido mão–antebraço.

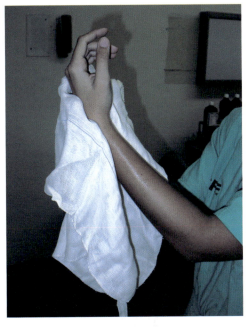

Figura 1.20 Secagem das mãos com compressa estéril.

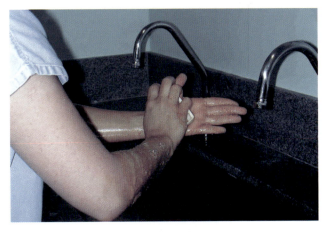

Figura 1.21 Escovação da palma da mão sempre realizada no sentido mão–antebraço.

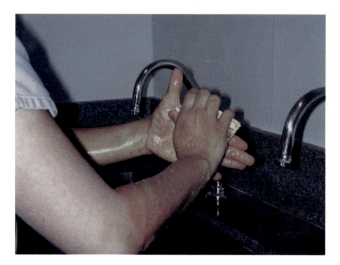

Figura 1.22 Escovação de dedos e região interdigitais.

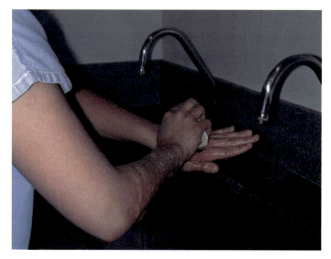

Figura 1.23 Higienização utilizando escova em todas as etapas. Escovação do dorso da mão sempre realizada no sentido mão–antebraço.

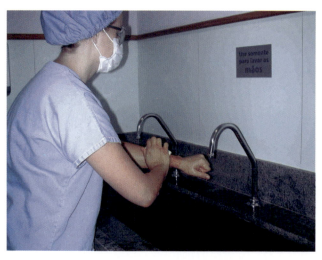

Figura 1.24 Escovação do antebraço.

- Após terminar a escovação, soltar a escova no recipiente (Figura 1.25)
- Enxaguar minuciosamente dedos, mão e antebraço, retirando todo o sabão. Manter sempre os antebraços elevados, para evitar que a água das vizinhanças do cotovelo (contaminada) escorra para as mãos (Figura 1.26)
• Ao terminar, fechar a torneira com o cotovelo ou, nos casos de circuito elétrico, ela fechar-se-á automaticamente
• Enxugar as mãos com compressa estéril e seguir para a colocação do capote cirúrgico e o calçamento das luvas estéreis (ver Figura 1.20).

Como vestir o capote cirúrgico

O capote cirúrgico deve ser vestido após a degermação das mãos. É importante lembrar que o profissional já deverá estar com a máscara, os óculos de proteção e o gorro previamente colocados antes da degermação das mãos.

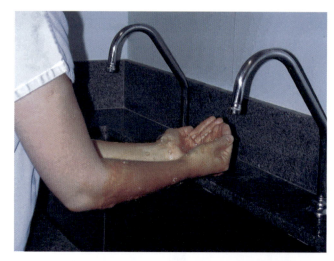

Figura 1.25 Higienização completa das mãos e do antebraço.

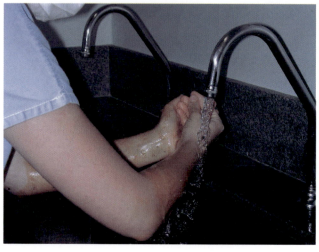

Figura 1.26 Enxágue das mãos.

Com o máximo de cuidado, sem tocar em nada (mesa, outros capotes, instrumentos), pegar o capote pela gola, com o indicador e o polegar, e levantá-lo, sem encostar em nada (Figura 1.27A).

Com outros dois dedos da mão ainda segurando pela gola do capote cirúrgico (Figura 1.28), distendê-lo e, pela ação da gravidade, este irá desdobrar-se, devendo permanecer o lado interno do capote voltado para o profissional (Figura 1.27B). Em nenhum momento deve-se tocar na face externa do capote cirúrgico, somente a parte interna da gola deve ser considerada contaminada. A seguir, deve-se introduzir o braço na manga do lado correspondente. Uma vez introduzidos os braços o mais profundamente possível nas mangas do capote, aguardar que a assistente de sala o puxe pela gola, permitindo acomodar melhor o braço e introduzir as mãos ainda sem luvas (Figura 1.29).

Após puxar o capote pela gola, o auxiliar amarra o cadarço existente na parte posterior do capote localizado atrás do pescoço (Figura 1.29).

Em seguida, o cirurgião calça a luva estéril (os passos serão descritos a seguir) e apresenta os cadarços existentes na cintura do capote para o auxiliar, que os amarra na cintura (Figuras 1.30 e 1.31). A partir desse momento o cirurgião deve posicionar-se de modo a evitar contato com qualquer pessoa ou objeto contaminado. As mãos deverão estar sempre acima da cintura. Em muitos capotes temos bolsas na região anterior do tórax, ideais para a acomodação das mãos enluvadas.

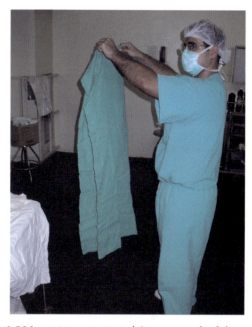

Figura 1.28 Levantar o capote e deixar que se desdobre completamente. (Centro Cirúrgico da UFRJ.)

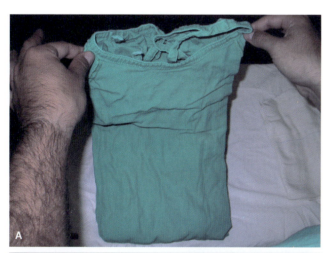

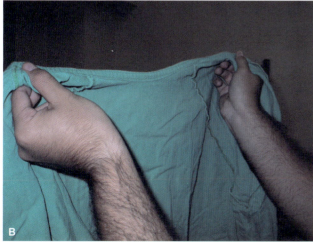

Figura 1.27 A. Vestimenta do capote. Iniciar segurando pela parte interna da gola. **B.** Desdobrar lentamente sem encostar no restante do capote.

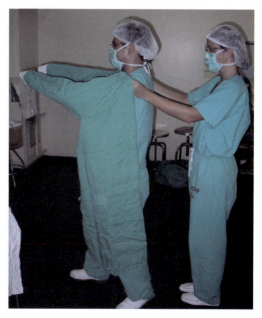

Figura 1.29 O auxiliar amarra a parte superior da gola. Toda a parte posterior do capote cirúrgico é considerada contaminada. (Centro Cirúrgico da UFRJ.)

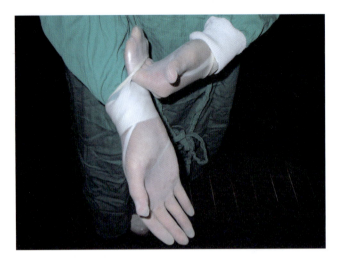

Figura 1.30 O cirurgião calça a luva de acordo com a técnica correta.

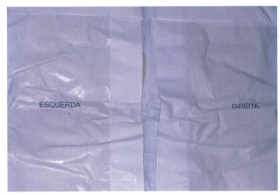

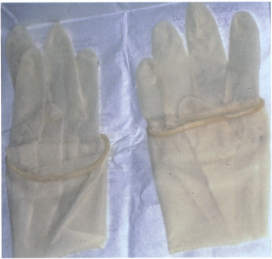

Figura 1.32 Luva cirúrgica estéril.

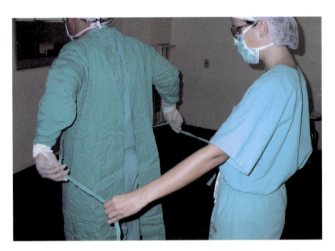

Figura 1.31 O auxiliar amarra a alça da cintura do capote cirúrgico. (Centro Cirúrgico da UFRJ.)

Calçamento das luvas cirúrgicas

O calçamento das luvas cirúrgicas deverá ser feito após a degermação cirúrgica das mãos e a colocação do avental estéril, como já descrito. A técnica, descrita a seguir, deverá ser empregada nos casos de calçamento de luvas cirúrgicas estéreis para procedimentos críticos, como a seguir:

- O auxiliar deve abrir a embalagem da luva pelas abas e dispensar o envelope interno sobre a mesa, que deve estar coberta com campo estéril
- O cirurgião deve desembalar as luvas cuidadosamente, de forma a não tocar sua face externa (Figura 1.32)
- Pega-se uma das luvas pelo punho, com a aba dobrada pelo lado externo, que é calçada pela mão oposta, estando a palma voltada para cima (Figura 1.33)
- Em seguida pega-se a outra luva com a aba dobrada pelo lado interno, com a mão que já está enluvada, e calça-se a outra mão (Figuras 1.34 e 1.35)
- Após se calçarem as duas luvas, ajustam-se as mãos, iniciando-se pelos dedos e depois cobrindo-se o punho do avental com a luva (Figura 1.36).

Manter as mãos elevadas, sem tocar em nada que não seja estéril (ver Figuras 1.2 e 1.4).

Preparo do paciente

O preparo do paciente compreende a colocação dos equipamentos para sua proteção e o preparo de sua pele e boca pelos processos de antissepsia e profilaxia.

Equipamentos de proteção do paciente

O equipamento de proteção do paciente já foi descrito quando relatamos os equipamentos de proteção individual (EPI), o que inclui óculos de proteção, touca e campos estéreis.

Antissepsia do paciente

A antissepsia do paciente será dividida conforme o procedimento a ser realizado. Para procedimentos semicríticos, pode-se apenas realizar o preparo da cavidade oral do paciente. E, em casos de procedimentos críticos, o preparo extrabucal será exigido.

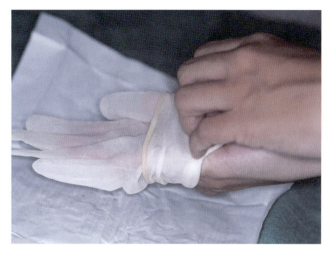

Figura 1.33 Pega-se uma das luvas pelo punho, aba dobrada no lado externo, que é calçada pela mão oposta estando a palma da mão voltada para cima.

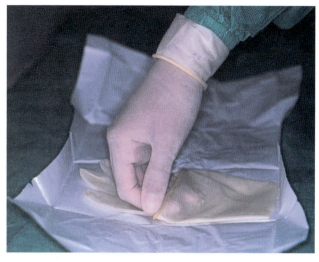

Figura 1.34 Em seguida, pega-se a outra luva, aba dobrada no lado interno, com a mão já com a luva e calça-se a outra mão.

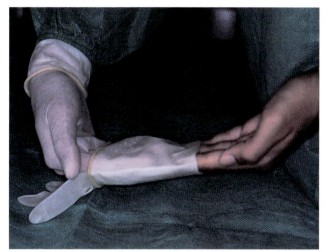

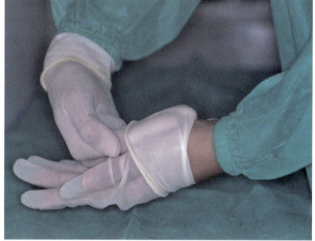

Figura 1.35 Calçamento da luva cirúrgica.

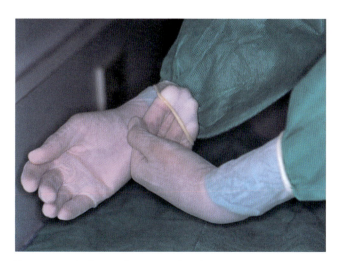

Figura 1.36 Após se calçarem as duas luvas, ajustam-se as mãos, iniciando-se pelos dedos e depois cobrindo-se o punho do avental com a luva.

Preparo da boca

O preparo da boca tem por objetivo a redução da carga microbiana dos aerossóis produzidos durante os procedimentos. Deve-se iniciar por meio de escovação dental ou profilaxia com substâncias antissépticas. Este preparo deve ser feito por bochecho com uma solução antisséptica aquosa de polivinilpirrolidona (PVPI) a 10% ou de clorexidina a 0,12%. Após esse procedimento, o paciente é coberto com os campos estéreis.

Preparo extrabucal

A antissepsia extrabucal da pele do paciente deve ser feita com produtos antissépticos degermantes à base de PVPI a 10% com veículo à base de éter-lauril-sulfato de sódio ou solução degermante à base de clorexidina a 4%, seguida de aplicação de solução alcoólica de clorexidina a 0,5%, com o auxílio de compressas estéreis. O objetivo é diminuir a flora residente e transitória da pele, evitando a possibilidade de contaminação da ferida cirúrgica. O procedimento é realizado da seguinte forma:

- Remoção de resíduos e cosméticos pela lavagem do rosto com água e sabão
- O auxiliar deve preparar a gaze montada (gazes previamente esterilizadas presas em pinças)
- Gazes na mão oposta devem ficar presas entre os dedos da mão
- A gaze montada é embebida com solução degermante
- Delimita-se o campo para degermação (em cirurgia oral o limite é abaixo dos olhos até a altura da clavícula)
- Movimentos circulares na região peribucal, sem voltar com a mesma gaze nas porções já pintadas
- Despreza-se tal gaze e coloca-se uma nova na pinça
- Procede-se com a mesma manobra até cobrir toda a área
- Limpa-se a região pintada com compressa estéril.

Após todos esses procedimentos descritos, dá-se início ao atendimento clínico/cirúrgico do paciente. Sabe-se que este será atendido dentro dos melhores padrões de esterilização e degermação existentes.

Ao final do atendimento devem-se iniciar os processos de descontaminação e esterilização de materiais e superfícies, a partir de critério rigoroso e com os materiais adequados para cada etapa.

FLUXO DO PROCESSAMENTO DE LIMPEZA, DESINFECÇÃO E/OU ESTERILIZAÇÃO DOS ARTIGOS

A Anvisa preconiza um fluxo contínuo para o processamento desses materiais com o intuito de evitar o cruzamento entre os artigos sujos com os artigos limpos (Figura 1.37). Dessa forma, os materiais são classificados conforme potencial de transmissão de infecção (críticos, semicríticos e não críticos) e devem ser processados separadamente.

Descontaminação e esterilização

Descontaminação

Após o atendimento, os instrumentais devem ser submetidos a processo de descontaminação, podendo ser realizado de diversas formas, de acordo com as normas publicadas pela Anvisa 2006, como a seguir:

- Fricção manual com escovas ou esponjas, entre outros, em substâncias específicas para esta finalidade

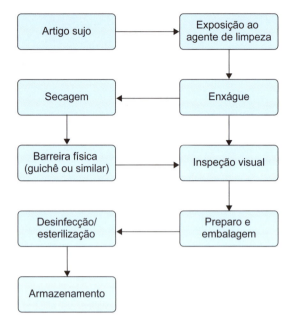

Figura 1.37 Fluxo e processamento de artigos. (Anvisa 2006.)

- Pressão de jato de água com temperatura entre 60 e 90°C durante 15 min
- Imersão dos artigos em água em ebulição
- Autoclavagem prévia do instrumental ainda contaminado, sem o ciclo de secagem
- Imersão completa do instrumental em solução desinfectante, acompanhada ou não de fricção com escova ou esponja.

Todos estes métodos advogados pelo Ministério da Saúde possuem vantagens e desvantagens, devendo-se principalmente tomar cuidado em relação aos métodos manuais, que podem causar acidentes durante sua execução. Principalmente para evitar estes riscos, pode-se utilizar esta descontaminação, imergindo todo o instrumental em substâncias desinfectantes, como glutaraldeído a 2% por 30 min ou, também, fenóis sintéticos, pelo mesmo período. A descontaminação também pode ser realizada com processo de pré-lavagem, utilizando-se para isto sabões enzimáticos que visam à remoção da matéria orgânica. Não se deve utilizar soluções de hipoclorito de sódio para os instrumentais metálicos, pois provocam a corrosão, além de apresentarem a atividade diminuída pela presença de matéria orgânica.

Pré-lavagem do instrumental

O procedimento visa facilitar a remoção de partículas impregnadas na superfície do instrumental. Este processo inicia-se com a lavagem do instrumental em água corrente após sua remoção da etapa prévia de descontaminação. Os instrumentais que possuam articulação devem permanecer abertos durante esta etapa.

A pré-lavagem pode ser realizada com aparelho de ultrassom ou processo manual.

Aparelho de ultrassom

Estes aparelhos são constituídos por osciladores piezoelétricos situados no invólucro de aço inoxidável e por uma cuba para imersão do instrumental em solução desincrustante ou enzimática (Figura 1.38).

O volume de água com sabão enzimático (10 mℓ/litro de água) ou desincrustante (1 colher de chá/litro de água) deve ser seguido conforme a recomendação do fabricante. O efeito básico do ultrassom é a cavitação, o que possibilita a limpeza de pequenas e delicadas superfícies, praticamente inacessíveis à escova.

O tempo de trabalho pode variar de 2 a 10 min. Após o término do ciclo, o material deverá ser lavado em água corrente.

Processo manual

Neste processo o material fica mergulhado por um período de aproximadamente 20 min em uma cuba plástica contendo desincrustante ou por 10 min em solução enzimática.

Ao término do tempo de imersão, o instrumental é removido com uma pinça e lavado em água corrente, sob escovação intensa.

Vale ressaltar que sempre que os instrumentais contaminados forem manipulados, o profissional deverá utilizar EPI completo e estar calçando luvas de borracha grossa (luvas comerciais) para evitar acidentes que possam resultar em contaminação.

Secagem e embalagem do instrumental

A secagem do instrumental pode ser realizada manualmente ou ar comprimido. A secagem manual deve ser realizada cuidadosamente para evitar acidentes perfurocortantes.

Os instrumentais deverão ser embalados de acordo com o método de esterilização a ser empregado. Na autoclave (calor úmido) podem-se utilizar como embalagem papel crepado (celulose quimicamente tratada), tecido sintético à base de polipropileno, caixas metálicas perfuradas próprias para autoclave e papel grau cirúrgico (Figura 1.39). É importante lembrar que as caixas metálicas perfuradas para autoclave deverão estar envoltas em um dos materiais citados anteriormente, para que não haja contaminação após sua remoção da autoclave.

Os materiais devem ser selados em seladora e colocado a data do processo de esterilização para que seja realizado o controle da data de validade da esterilização (Figura 1.40).

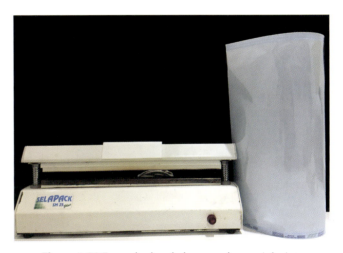

Figura 1.39 Exemplo de selado e papel grau cirúrgico.

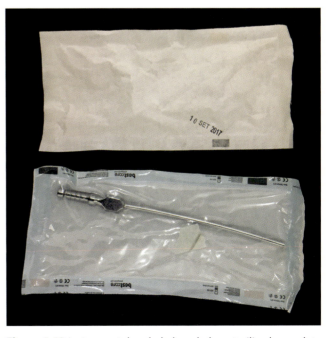

Figura 1.40 Instrumental embalado, selado, esterilizado e a data de controle da esterilização.

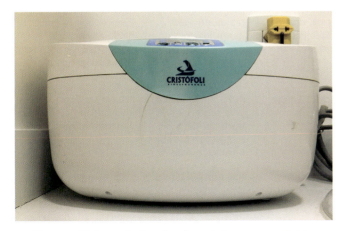

Figura 1.38 Exemplo de cuba ultrassônica em consultório.

Agentes químicos para desinfecção

A desinfecção é definida como a destruição de alguns microrganismos patógenos, não necessariamente eliminando os esporos. É dividida em três níveis: alto, intermediário e baixo.

Diversos produtos apresentam registro junto ao Ministério da Saúde para realização de desinfecção. Devemos ponderar o custo/benefício do seu uso para a escolha do melhor produto (Quadro 1.7).

Álcool etílico a 70%

O álcool pode ser considerado eficiente, porque sabemos que é capaz de desnaturar proteínas e dissolver gorduras, fazendo com que ocorra um aumento na sua capacidade microbiana de destruir vírus protegidos dentro de células.

O álcool a 98% não apresenta o mesmo poder desinfectante que o álcool a 70%, porque o álcool a 98% evapora muito rapidamente e promove apenas a desidratação e a fixação das bactérias. O álcool a 70% evapora mais lentamente e atua sobre os microrganismos, desnaturando suas proteínas e levando à sua destruição.

Indicações

Desinfecção de artigos e superfícies.

Vantagens

- Rapidamente bactericida
- Tuberculicida e virucida para vírus lipofílico
- Econômico
- Ligeiramente irritante.

Desvantagens

- Não é esporicida
- Atividade diminuída em presença de biocarga
- Atividade diminuída quando em concentração inferior a 60%
- Ataca plásticos e borrachas
- Evapora rapidamente das superfícies; é altamente inflamável.

O álcool evapora rapidamente. Assim sendo, o ideal é expor o material ao álcool durante 10 min e, depois, friccionar o material com álcool etílico a 70%, esperar secar e repetir por 3 vezes. Não é aconselhável imergir os materiais no álcool, devido à sua evaporação.

Glutaraldeído

É um dialdeído saturado – 1,5-pentanedial –, que pode se apresentar pronto para o uso. Em pH ácido, necessita ativação pelo bicarbonato de sódio, para exibir atividade esterilizante. Quando em presença de pH alcalino, o

---

Quadro 1.7 Relação dos principais desinfetantes químicos utilizados (Anvisa, 2006).

Produto	Concentração	Modo de aplicação	Nível	Espectro	Vantagens	Desvantagens
Álcool	Ótima ação germicida a 70%	Fricção, em 3 etapas intercaladas pelo tempo de secagem natural, totalizando 10 min	Médio	Tuberculicida, bactericida, fungicida, virucida; não é esporicida	Fácil aplicação; ação rápida, compatível com artigos metálicos, superfícies e tubetes de anestésicos	Volátil; inativado por matéria orgânica, inflamável, opacifica acrílico, resseca plásticos e pode danificar o cimento das lentes dos equipamentos ópticos; deve ser armazenado em áreas ventiladas
Glutaraldeído	2%	Imersão durante 30 min	Alto	Bactericida, fungicida, virucida, micobactericida e esporicida	Não é corrosivo; ação rápida, atividade germicida, mesmo em presença de matéria orgânica	Irritante para pele e mucosas, vida útil diminuída quando diluído (efetivo por 14 a 28 dias, dependendo da formulação)
Hipoclorito de sódio	1%	Imersão durante 30 min. Superfícies com matéria orgânica, aplicar por 2 a 5 min e proceder à limpeza	Médio	Bactericida, fungicida, virucida e esporicida	Ação rápida; indicado para superfícies e artigos não metálicos e materiais termossensíveis	Instável, corrosivo, inativado na presença de matéria orgânica
Ácido peracético	0,001 a 0,2%	Imersão durante 10 min	Alto	Bactericida, fungicida, virucida e esporicida	Não forma resíduos tóxicos; efetivo na presença de matéria orgânica, rápida ação em baixa temperatura	Instável quando diluído. Corrosivo para alguns tipos de metais (ação que pode ser reduzida pela modificação do pH)

glutaraldeído ativado sofre polimerização; caso seu pH seja 8,5, inativa-se após 14 dias; caso apresente pH 7,5, inativa-se após 28 dias.

Indicação

Pode ser utilizado na descontaminação de artigos infectados antes da esterilização, pois age na presença de matéria orgânica.

Vantagens

- Não altera materiais como plástico e borracha nem dissolve o cimento de lentes de instrumentos ópticos e não interfere na condutividade elétrica de equipamentos de anestesia gasosa, uma vez que possui em sua formulação antioxidantes
- Não é contaminado por microrganismos. Não descolora os materiais. À temperatura ambiente, mantém sua estabilidade
- Por ser menos volátil que o formaldeído, libera menos vapores irritantes e odor forte. Não é irritante para a pele e as mucosas, mas pode provocar dermatite de contato.

Desvantagens

- Apresenta toxicidade cutânea, celular e inalatória. Libera vapores tóxicos, razão para se evitar o processamento de materiais em salas mal ventiladas, em recipientes sem tampa ou com vazamentos. Aconselha-se o uso de máscaras com camada de carvão ativado para diminuir o efeito tóxico, quando em manipulação frequente
- É alergênico
- Não pode ser utilizado em superfícies
- Sua atividade corrosiva aumenta com a diluição
- Seu tempo de reutilização varia com a biocarga
- Pode ser retido por materiais porosos, por isso exige enxágue rigoroso, para evitar seus resíduos tóxicos.

O limite máximo de glutaraldeído no ar é de 0,2 ppm, podendo então causar irritação nos olhos, garganta e nariz. Dessa forma, deve ser armazenado com ventilação adequada e fechamento hermético dos recipientes para a minimização desses efeitos. O enxágue cuidadoso é muito importante, para que sejam evitadas reações nos pacientes decorrentes de resíduos de glutaraldeído.

É usado em desinfecção de artigos termossensíveis nas concentrações de 2% por 30 min. Não é indicado para desinfecção de superfícies.

Hipoclorito de sódio a 1%

Utilizado para desinfecção de superfícies e ambientes. Não deve ser utilizado em instrumentais metálicos, pois causam corrosão.

Deve-se lavar e remover remanescentes orgânicos, porque estes diminuem sua ação bactericida.

Indicação

O hipoclorito pode ser utilizado como descontaminante de superfície na concentração de 1 a 1,5% de cloro ativo. O ideal é que áreas ou materiais a serem desinfetados fiquem em contato com o hipoclorito pelo menos 10 min, não ultrapassando os 30 min, pela possibilidade de corrosão. As soluções de hipoclorito não devem entrar em contato com o formaldeído, pois haverá a produção de bisclorometílico, que é carcinogênico.

Vantagens

- Rápida ação antimicrobiana
- Amplo espectro
- Econômico
- Efetivo em soluções diluídas.

Desvantagens

- Esporicida apenas em altas concentrações (5,25%)
- Não pode ser reutilizado
- Deve ser preparado diariamente
- Atividade diminuída na presença de matéria orgânica. A perda de cloro devido à matéria orgânica pode ser significativa, quando são empregadas mínimas quantidades de cloro. Maiores níveis de cloro, porém, tendem a produzir reserva de segurança para exercer a ação bactericida desejada
- Odor desagradável persistente
- Irritante para pele e olhos
- Corrói metais e estraga tecidos
- Ataca plásticos e borrachas.

Fenol sintético

Os fenóis agem sinergicamente, oferecendo um amplo espectro de ação antimicrobiana, inclusive atividade tuberculicida. São utilizados sobre metais, borracha e plásticos sem nenhum problema, mas seu uso por tempo prolongado pode deteriorar certos plásticos. Como desvantagem, temos seu grande poder de penetração, sendo tóxico sobre o epitélio e podendo dar origem à despigmentação da pele. Dessa forma, deve ser manipulado com luvas impermeáveis. No entanto, o glutaraldeído ainda se apresenta mais tóxico. Como exemplos, podemos citar: Duplofen® a 5%; Germpol® a 5%, Marcofen® a 3%; Ter-Syl® a 6%.

Indicações

- Descontaminação
- Desinfecção de instrumentos semicríticos e superfícies
- Limpeza e desinfecção de paredes, pisos, superfícies fixas, em locais de alto risco

Vantagens

- Bactericida, virulicida e fungicida
- Desinfetantes em imersão e em superfícies
- Úteis em metais, vidros, borrachas e plásticos
- Menos tóxicos e corrosivos que o glutaraldeído.

Desvantagens

- Preparo diário
- Podem atacar vidros e plástico com a exposição prolongada
- Irritantes para a pele e para os olhos.

Quando utilizados na desinfecção de superfícies, por não serem voláteis, os fenóis sintéticos se depositam, devendo ser removidos com pano úmido, pois, ao reagirem com a umidade, passam a exercer ação antimicrobiana residual.

Apresenta a vantagem de ser eficaz na presença de remanescentes orgânicos. Tempo de exposição de 10 a 30 min, dependendo da concentração.

Formaldeído

É encontrado na forma líquida em soluções de 37 a 40% e na forma sólida (paraformaldeído). A descontaminação é feita mediante defumigação de ambientes fechados.

Classificação

É classificado como desinfetante de alto nível e esterilizante químico. No processo de desinfecção o tempo de exposição é de 30 min, e, para esterilização, o tempo é de 18 h.

Vantagens

- Menos corrosivo que o glutaraldeído
- Pode ser usado na desinfecção de acrílico, polipropileno, náilon, borrachas e instrumental
- Ação bactericida, virucida, fungicida e esporicida.

Desvantagens

- Tempo de exposição para esterilização (18 h)
- Tem ação irritante para a pele
- Tóxico quando inalado
- Odor desagradável
- Alto poder cancerígeno
- Este produto não é aceito pelo CDC (Center for Diseases Control – EUA).

Iodóforos

São os antissépticos mais antigos para aplicação em pele e mucosas. As novas gerações de derivados de iodo possuem ação germicida, mas não provocam mancha e diminuíram seu efeito cáustico. Portanto, as superfícies mucosas e pele devem ser desinfectadas pelos compostos liberadores de iodo (iodóforos). Devemos ter cuidado, pois não são raros os relatos de alergia ao iodo.

São desinfetantes de nível intermediário, empregados como antissépticos desinfetantes de artigos e superfícies e entram também na composição de soluções de degermantes.

São encontrados principalmente na forma de polivinilpirrolidona (PVP), que possui como vantagens efeito prolongado após sua aplicação, menos alérgico, não mancha a pele, sendo menos irritante quando usado como antisséptico. Algumas soluções comerciais de iodóforos, dependendo da formulação, podem ser usadas como antissépticos (PVP-I) na lavagem das mãos, no preparo pré-operatório da pele e de mucosa bucal para anestesia local e procedimentos cirúrgicos, ou como desinfetantes (conforme descrito anteriormente). Apresentam atividades bacteriostática, virulicida e tuberculicida após 5 a 10 min de exposição, sendo excelentes para limpeza de superfícies.

No entanto, sabe-se que os iodóforos não são esterilizantes, são instáveis em altas temperaturas e, sob a ação da luz, podem alterar a cor de certas superfícies.

Métodos de esterilização

Calor seco (estufas)

Atualmente é um método de esterilização não utilizado e que deve ser evitado, no entanto achamos válido o conhecimento a respeito dele. Consiste na utilização de um forno com termostato e *timer*. O uso do calor seco, por não ser penetrante como o calor úmido, requer temperaturas muito elevadas e tempo de exposição muito prolongado, por isso este método de esterilização só deve ser utilizado quando o contato com o vapor for inadequado. Cabe observar também que temperaturas muito elevadas podem interferir na estabilidade de alguns materiais, como por exemplo o aço, que, quando submetido à elevada temperatura, perde a têmpera. Para outros materiais, como borracha e tecidos, além de a temperatura empregada ser altamente destrutiva, o poder de penetração do calor seco é baixo. Sendo assim, a esterilização por este método é inadequada.

Atua causando a destruição dos microrganismos, fundamentalmente por um processo de oxidação, ocorrendo desidratação progressiva do núcleo das células (Figura 1.41).

Indicações

Esterilização de itens volumosos e de materiais crítico e semicrítico termorresistentes.

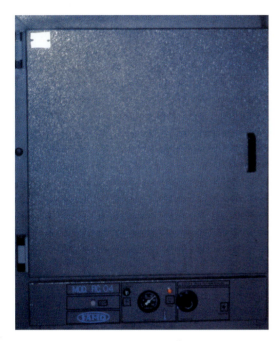

Figura 1.41 Estufa.

Preparo do material a ser esterilizado
- Descontaminação por meio de desinfectantes
- Limpeza com ultrassom ou lavagem mecânica
- Enxágue com água corrente
- Secagem
- Armazenamento em caixa metálica (aço) ou vidro termorresistente (pirex) ou papel-alumínio.

Para esterilização mediante o uso de estufa ou forno de Pasteur

Recomenda-se o uso da estufa somente para esterilizar óleos, pós e caixas de instrumental, após calibrar.

Os tempos de exposição e temperatura devem variar conforme o tipo de material a ser esterilizado (Quadro 1.8).

Artigos e substâncias a serem submetidos
- *Pós*: 100 g a 160°C por 120 min
- *Óleos* (considerar a altura de 0,5 cm): 160°C por 120 min

Quadro 1.8 Tempo de esterilização.

Tempo de exposição*	Temperatura (°C)
30 min	180
1 h	170
2 h	160
2 h	150
3 h	140
6 h	121

*Sem inclusão do tempo de aquecimento.

- *Metais* (é necessário validar o processo): 160°C por 120 min; 170°C por 60 min em estufa previamente calibrada.

Lembre-se de que:

- É conhecido como tempo de demora ou tempo de aquecimento da estufa o tempo necessário para que a estufa alcance a temperatura de esterilização. Ou seja, o tempo necessário para a estufa ir da temperatura ambiente até a temperatura para esterilização. Somente após esse tempo, deve-se embalar devidamente os instrumentais. A partir deste momento, a temperatura da estufa cai novamente e o tempo gasto para o aquecimento dos instrumentais depende diretamente da quantidade e distribuição dos pacotes. Portanto, somente após o aquecimento dos instrumentais é que efetivamente inicia-se a contagem do ciclo de esterilização (Cottone, Terezhalmy, Molinari, 1991)
- O profissional e a equipe devem lembrar-se de que, durante este tempo, a estufa não deve ser aberta. Neste caso, a contagem deve ser iniciada a partir desse momento
- A estufa ou forno de Pasteur é responsável pelo maior índice de falha nos processos de esterilização, quando comparada à autoclave.

Calor úmido (autoclaves)

O calor úmido pressurizado é o método mais utilizado e eficaz para esterilização em consultório.

Encontramos no comércio vários modelos com diversos tamanhos, formas e tipos de câmaras. As autoclaves podem ser do tipo horizontal ou vertical. As do tipo horizontal possuem paredes duplas, separadas por um espaço onde o vapor circula para manter o calor na câmara interna durante a esterilização; já as autoclaves do tipo vertical não são adequadas, pois dificultam a circulação do vapor, a drenagem do ar e a penetração do vapor, devido à distribuição dos pacotes a serem esterilizados, que ficam sobrepostos (Figura 1.42). Existem ainda no mercado as autoclaves de barreira, que separam a área receptora de material contaminado da área de armazenamento do material contaminado. Estas autoclaves possuem duas portas distintas, que se abrem para estas áreas, apresentando como grande vantagem a separação das áreas de circulação de materiais contaminado e estéril (Figura 1.43).

O princípio do calor úmido sob pressão é mais eficiente que o vapor não pressurizado.

Sua ação decorre da conjugação da temperatura e umidade. O vapor entra em contato com uma superfície mais fria, umedece, libera calor e, dessa forma, penetra os materiais porosos, possibilitando a coagulação das proteínas dos microrganismos presentes na superfície contaminada.

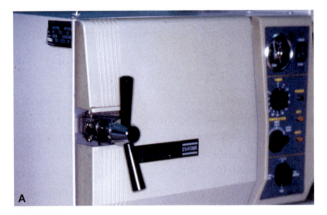

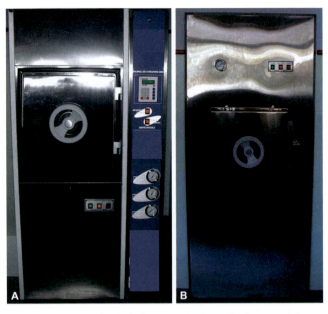

Figura 1.43 Autoclave de barreira. **A.** Entrada de material contaminado. **B.** Saída do material estéril. (Clínica Odontológica da FAESA.)

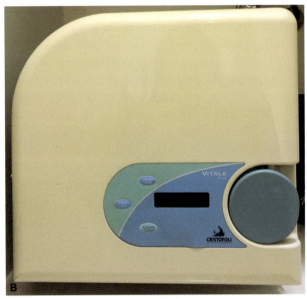

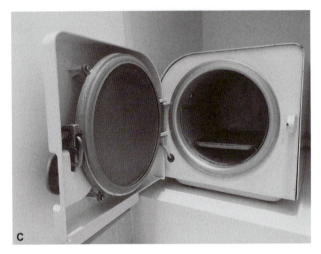

Figura 1.42 A. Autoclave. **B.** Outro exemplo de autoclave de consultório. **C.** Visualização interna da autoclave.

O ciclo de esterilização compreende:
- Remoção do ar
- Penetração do vapor
- Liberação do vapor
- Secagem dos artigos.

Remoção do ar

O vapor deve entrar em contato com todos os artigos da câmara; para isso, é necessária a remoção do ar, fazendo com que esse vapor possa penetrar toda a câmara e os artigos a serem esterilizados. Essa remoção é realizada de duas formas: por gravidade ou por vácuo antes da penetração do vapor.

Penetração do vapor

Período em que ocorre a exposição do material ao vapor, que entra na câmara, substituindo o ar no seu interior. Somente começamos a marcar o tempo de exposição quando a temperatura de esterilização é atingida.

Liberação do vapor

Para isso, é utilizada uma válvula ou condensador. A saída do vapor pode ser rápida para artigos de superfície ou espessura. No entanto, no caso de líquidos, para evitar a ebulição, o vazamento ou o rompimento do recipiente, a saída do vapor deve ser bem lenta.

Secagem dos artigos

É realizada com a presença de pouco ar na câmara e feita pelo calor emitido das paredes. O tempo de secagem pode variar de 15 a 45 min e irá depender muito do tipo de autoclave e das instruções do fabricante.

Tempo, temperatura e pressão devem ser observados segundo orientações do fabricante. Em geral temos um padrão de referência apresentado no Quadro 1.9.

Quadro 1.9 Tempo de secagem dos artigos.

Tempo de exposição	Temperatura
30 min	21° em 1 atm de pressão
15 min	132° em 1 atm de pressão
4 min	132° em 2 atm de pressão

Indicações

Artigos críticos e semicríticos.

Preparo do material a ser esterilizado

- Descontaminação por imersão em hipoclorito de sódio a 0,5 a 1% ou glutaraldeído a 2%
- Limpeza por escovagem ou aparelhos de ultrassom
- Enxágue com água corrente
- Secagem com ar quente ou papel-toalha.

São as seguintes as recomendações do Ministério da Saúde para a esterilização com autoclaves:

- Obediência à indicação do fabricante, com manutenção preventiva, no mínimo, semanal
- Conhecimento e prática da distribuição dos pacotes em relação à posição dos mesmos e ao tipo de material submetido ao processo
- Para invólucros, o uso de tecido de algodão cru, embalagem de papel crepado ou de papel grau cirúrgico
- O monitoramento deve ser realizado por testes biológicos semanais
- Identificação visual dos pacotes com fita termossensível, para assegurar que o pacote passou pelo calor
- Registro de controles de pressão interna e externa das câmaras, de pressão negativa e temperaturas a cada ciclo de esterilização.

As pontas de alta rotação são focos potenciais de contaminação e, por este motivo, os pesquisadores sugerem que, ao serem adquiridas novas peças de mão, dar preferência às pontas autoclaváveis. Para esterilizar peças de mão é necessário o uso de calor úmido, oferecido pelas autoclaves.

Sequência para esterilização das peças de alta rotação

- Retirar a broca da ponta e colocá-la na cuba ultrassônica para pré-limpeza
- Acionar o *flush* (ou mecanismo similar) com 500 pm de cloro por 30 s
- Limpar a caneta com toalhas de papel absorvente; pode ser usado desinfetante/detergente para sua limpeza (p. ex., duplofenol)

- Lubrificar a peça com óleo sob pressão, até que o excesso de lubrificante saia pelas fendas da peça
- A ponta deve ser recolocada no equipo e acionada por 30 s, para eliminação do óleo e da matéria orgânica de seu interior
- Remover a peça, limpá-la novamente com papel-toalha, embalando-a para autoclave.

Esterilização a gás

Dos muitos gases disponíveis, o óxido de etileno é o mais comumente usado em caráter industrial. Não é possível utilizar esta tecnologia em consultórios.

Normalmente mistura-se o óxido de etileno com freon, gás carbônico ou nitrogênio para se tornar seguro, uma vez que o óxido de etileno é muito inflamável. As misturas mais utilizadas são:

- *Carboxide*: 90% de dióxido de carbono e 10% de óxido de etileno
- *Oxifume-12*: 88% de diclorofluormetano (freon) em peso e 12% de óxido de etileno
- *Oxifume-20*: 80% de dióxido de carbono em peso e volume de gás e 20% de óxido de etileno
- *Oxifume-30*: 70% de dióxido de carbono em peso e volume de gás e 30% de óxido de etileno.

Na temperatura de 50°C é efetivo para eliminar todos os microrganismos, incluindo esporos, em 3 horas.

O óxido de etileno atua impedindo a reprodução de microrganismos através da sua reação com a parte sulfídrica da proteína do sítio ativo no núcleo do microrganismo.

Devido à sua alta toxicidade ao homem, os equipamentos expostos ao óxido de etileno devem ser aerados 8 a 12 h de 50° a 60°C, ou por 4 a 7 dias na temperatura ambiente.

Indicações

A utilização do óxido de etileno é empregada principalmente em produtos médico-hospitalares que não podem ser expostos ao calor ou a agentes esterilizantes líquidos. Esse tipo de esterilização permite que produtos que seriam de uso único, isto é, descartáveis, sejam reutilizados. Apresenta, dessa forma, vantagens econômicas; porém, a segurança de se reesterilizarem esses produtos ainda é questionada e deve ser cuidadosamente avaliada.

O óxido de etileno é irritante para pele e mucosas e pode provocar distúrbios genéticos e neurológicos. Reações adversas, como náuseas, vômito e diarreia, já foram relatadas em exposições intensas de seres humanos ao óxido de etileno.

Limites estabelecidos de tolerância ao óxido de etileno

- No ar, a concentração máxima para a qual pode-se ficar exposto é de 1 ppm ou 1,8 mg/m³ para 1 dia de 8 h de trabalho
- A exposição ao gás a uma concentração de 10 ppm deve durar, no máximo, 15 min.

Desvantagens

- Custo elevado
- Toxicidade
- Efeito carcinogênico, mutagênico e teratogênico
- Tempo longo de aeração, exigindo maior quantidade de material disponível para uso.

Esterilização por luz ultravioleta

Os raios ultravioleta são radiações eletromagnéticas de comprimento de onda entre 40 e 4.000Å.

Pode ser bactericida e geralmente se utiliza este tipo de esterilização nas salas de cirurgia, para o ar ambiente.

A absorção da radiação não ionizante se dá por várias partes celulares, porém o maior dano ocorre nos ácidos nucleicos, que sofrem alteração de suas pirimidas. Formam-se dímeros de pirimidas e, não ocorrendo reativação, a réplica de DNA pode ser inibida ou ocorrer mutações.

Por não atravessarem tecidos, líquidos, vidros nem matéria orgânica, estes não são esterilizados pela radiação não ionizante. Além disso, existem relatos de que o vírus HIV apresenta resistência a esse tipo de esterilização.

A aplicação da luz ultravioleta em hospitais se restringe à destruição de microrganismos do ar ou à inativação destes em superfície.

Os recintos devem ser expostos à radiação por 24 h, sem presença humana ou de animais.

Não é eficiente para a Odontologia e a Medicina em consultórios ou para instrumentos.

Esterilização pela radiação ionizante

A radiação ionizante é um método que pode ser aplicado a materiais termossensíveis, pois a temperatura utilizada é baixa.

Alguns átomos têm a propriedade de emitir ondas ou partículas de acordo com a instabilidade de seus núcleos – radioatividade.

Elementos como o rádio e o urânio são naturalmente radioativos, pois possuem seus núcleos instáveis; outros produzem sua radioatividade artificialmente, como o cobalto 60 e o césio 137.

Dessa forma, a radiação ionizante, através de suas ondas, altera a carga elétrica do material irradiado, deslocando os elétrons. Utilizamos para esterilização os raios beta e gama.

Radiação beta

Obtida pela desintegração natural de elementos como o iodo 131 ou o cobalto 60 ou, ainda, artificialmente por intermédio de máquinas aceleradoras de elétrons (*electron beam*). Essas máquinas aceleradoras são utilizadas principalmente para a esterilização de plásticos que possuem pouca espessura.

Radiação gama

Obtida pela desintegração de certos elementos radioativos. O mais utilizado é o cobalto 60. Os raios gama possuem grande penetração nos materiais.

São atualmente utilizados na indústria para esterilização de material médico-odontológico, sobretudo para os de uso descartável.

Apresenta grande poder de penetração, atravessando os invólucros. Praticamente qualquer material pode ser esterilizado por esse processo, que, por ser realizado a frio, não os danifica.

Seu mecanismo de ação antimicrobiana ocorre pela alteração da composição molecular das células, o que modifica seu DNA.

A sensibilidade da radiação gama é influenciada por fatores ambientais ou físicos, os quais interferem na resposta celular. Esporos, bactérias, leveduras e fungos apresentam média resistência a esse tipo de radiação, já os gram-negativos possuem baixa resistência.

Vantagens

- Apresenta alto poder de penetração
- Atravessa diversas embalagens como papelão, papel ou plástico
- O material não sofre danos físicos.

Desvantagens

- Custo elevado
- Necessidade de pessoal especializado
- Precisa de controle médico constante para o pessoal que trabalha devido à radiação.

Esterilização por peróxido de hidrogênio

Apresenta-se como um agente oxidante em concentrações de 3 a 6%. Possui poder de desinfecção e esterilização; no entanto, pode apresentar-se corrosivo para instrumentais. O peróxido de hidrogênio atua atacando a membrana lipídica, o DNA e outros componentes da célula através dos radicais livres tóxicos por ele produzidos. Alguns microrganismos aeróbios são capazes de produzir catalases ou superóxido dismutase, protegendo-se, dessa forma, da atividade microbicida, pois acabam transformando o peróxido de hidrogênio em oxigênio e água. Assim, a concentração do peróxido de hidrogênio utilizado na esterilização deve ser maior e, além disso, possuir estabilizantes para evitar sua destruição.

Assim como a radiação ionizante, o peróxido de hidrogênio é uma opção para esterilização de materiais termossensíveis. Está indicado na desinfecção de nebulizadores, o que é feito por nebulização de peróxido de hidrogênio a 7,5% por 30 min. É também utilizado para desinfecção de materiais contaminados pelo HIV a uma concentração de 6% em uma imersão de 15 a 30 min.

Como o peróxido de hidrogênio é degradado em água e oxigênio, apresenta baixa toxicidade.

Esterilização por plasma de peróxido de hidrogênio

Para compreendermos esse tipo de esterilização devemos estar familiarizados com alguns termos, como, por exemplo, plasma. Plasma compreende um estado físico da matéria (quarto estado da matéria) definido como uma nuvem de íons, elétrons e partículas neutras que se encontram reativas. Podemos observar que ocorre uma interligação entre os radicais liberados pelo plasma e enzimas, fosfolipídios, DNA, RNA e outras substâncias das células que atuam impedindo o metabolismo e a reprodução celular.

Por ser um método atóxico, não apresenta qualquer prejuízo para o meio ambiente. Além disso, pode ser usado em materiais sensíveis à temperatura e à umidade e também não apresenta característica oxidante. Assim sendo, materiais como Teflon®, borracha, cloreto de polivinila, látex e fibras ópticas podem ser esterilizados por esse método.

Como desvantagem, o plasma de peróxido de hidrogênio não deve ser utilizado em materiais embalados com celulose. Sendo assim, devem ser utilizadas embalagens de poliolefinas, polietileno em camada tripla ou polipropileno a 100%, pois estes possuem características de impermeabilidade e resistência.

Vantagens

O plasma de peróxido de hidrogênio realiza a reação química com as unidades celulares muito rapidamente; dessa forma, o processo de esterilização em curto espaço de tempo, com o término da reação teremos como produtos de degradação oxigênio e água, não necessitando de período de aeração como ocorre com esterilizações com gás.

Esterilização por ácido peracético

A esterilização com ácido peracético é feita com uma mistura de ácido acético e peróxido de hidrogênio em partes equilibradas.

Como o peróxido de hidrogênio atua por mecanismos de oxidação, age como esporicida em temperaturas baixas e, diferentemente do peróxido de hidrogênio, pode ser utilizado em presença de matéria orgânica. No entanto, devido à presença do ácido acético, é corrosivo e tóxico. Pode ser utilizado em materiais termossensíveis que possam ser totalmente emergidos em líquidos. Materiais esterilizados por esse método não podem ser guardados, devendo ser imediatamente utilizados.

MONITORAMENTO BIOLÓGICO

O monitoramento biológico é a único que efetivamente comprova a esterilização. Os indicadores podem ser encontrados sob a forma de tiras impregnadas com esporos ou em ampolas. Para validação do processo em autoclave usa-se o *Bacillus stearothermophilus*, que é destruído pela exposição ao vapor durante 12 min a 121°C. Para a realização deste procedimento em estufa usa-se o *Bacillus subtilis*, destruído a 160°C, por 2 h.

Os pacotes contendo os indicadores biológicos devem ser tão semelhantes quanto possível aos pacotes a serem esterilizados. As embalagens contendo os indicadores devem ser colocadas em locais onde o agente esterilizante chegue com maior dificuldade (p. ex., próximo à porta, dentro ou no meio da câmara).

Depois de usados, os indicadores são incubados por 48 h, com leitura em 24 e 48 h. O crescimento de microrganismos neste período indica falha na esterilização.

O monitoramento físico deve ser empregado em todos os pacotes e o biológico deve ser realizado, segundo alguns autores, pelo menos 1 vez por mês. Idealmente, deveria ser realizado semanalmente.

DESCARTE DE MATERIAIS

Após o término do procedimento clínico deve-se ter muito cuidado na manipulação e eliminação dos materiais contaminados e perfurocortantes que foram utilizados. Elimina-se todo o material descartável que foi utilizado, como exemplo: sugadores, algodão, gaze, campos descartáveis, filmes de PVC etc. no lixo da clínica (lixo hospitalar devidamente discriminado).

Os materiais perfurocortantes descartáveis devem ser colocados nos recipientes de paredes rígidas apropriados para este fim (Figura 1.44). As agulhas podem ser destruídas em um aparelho específico (Figura 1.45).

Os materiais que contenham resíduos de amálgama devem ser colocados nos recipientes apropriados contendo água e rotulados "mercúrio – risco biológico".

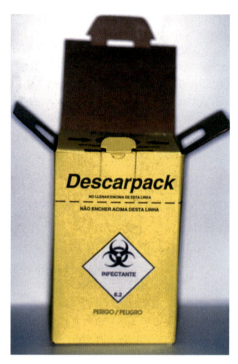

Figura 1.44 Recipiente de descarte de material perfurocortante.

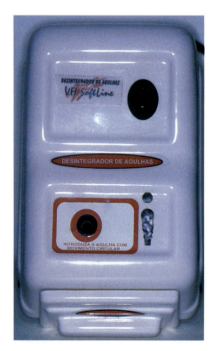

Figura 1.45 Destruidor de agulhas.

PROCEDIMENTOS DIANTE DE ACIDENTES COM MATERIAL BIOLÓGICO

Evitar os acidentes ocupacionais que resultem em exposição ao sangue é a forma mais simples de evitar contaminação com vírus da hepatite, herpes, da imunodeficiência humana, entre outras.

O profissional de saúde deve estar ciente de que seu trabalho lhe expõe a uma possibilidade de contágio dez vezes maior do que a população em geral.

As instituições de saúde e os cirurgiões-dentistas têm a responsabilidade de desenvolver e implementar medidas para manejo das situações de acidentes e promover assistência.

Primeiramente o local da ferida ou da pele que foi exposto deve ser lavado abundantemente com água corrente e sabão; nas mucosas apenas com água. A limpeza mecânica da ferida visa limitar o inóculo. Após esse procedimento, secar e passar antisséptico tópico. A seguir, deveremos cumprir o protocolo para acidentes com material biológico.

Protocolo para atendimento de acidentes com material biológico

- Notificar o Serviço de Controle de Infecção Hospitalar sobre o acidente, e encaminhar o profissional acidentado e paciente-fonte a um hospital de referência credenciado mais próximo
- Testes virológicos de resultado rápido (teste rápido) deverão ser solicitados: marcadores virais para hepatite B e sorologia para HIV do paciente-fonte (caso o mesmo concorde com o exame) e recomenda-se também a coleta de sangue do profissional acidentado. Este exame deve ser realizado até duas horas após ocorrido o acidente
- No hospital de referência realiza-se coleta de sangue do paciente e do profissional acidentado para a realização dos exames de rotina para HIV, HBSag, HCV e VDRL
- A medicação profilática para HIV para o profissional acidentado deve ser iniciada em até duas horas de decorrido o acidente, de acordo com o resultado do teste rápido e orientado pelo médico infectologista responsável pelo caso
- Encaminhar o profissional acidentado e o paciente-fonte para a Comissão de Controle de Infecção Hospitalar e/ou Setor de Medicina do Trabalho para acompanhamento clínico e laboratorial. É necessário realizar novos exames por, no mínimo, 6 meses.

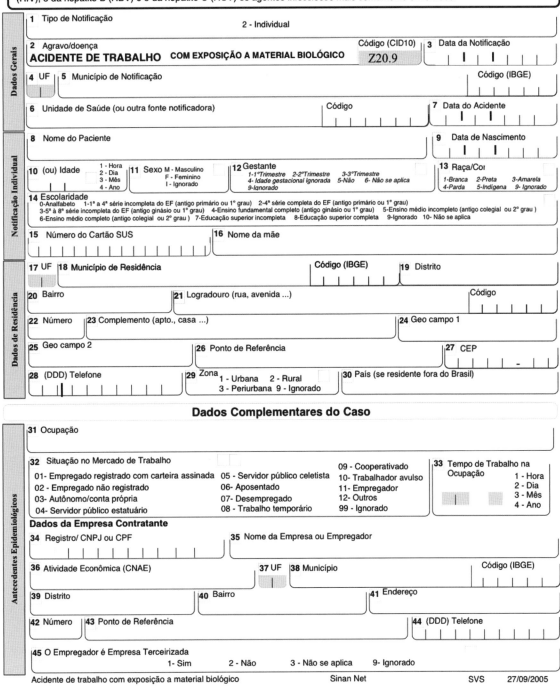

Figura 1.46 Ficha de controle e monitoramento de acidentes biológicos. *(Continua)*

28 Cirurgia Bucomaxilofacial | Diagnóstico e Tratamento

Acidente com material biológico

46 Tipo de Exposição

1- Sim 2- Não 9- Ignorado

☐ Percutânea
☐ Mucosa (oral/ ocular)

☐ Pele íntegra
☐ Pele não íntegra

☐ Outros _____

47 Material orgânico
1-Sangue   2-Liquor   3-Líquido pleural   4-Líquido ascítico   9-Ignorado
5-Líquido amniótico   6-Fluido com sangue   7-Soro/plasma   8-Outros:_____

48 Circunstância do Acidente

01 - Administ. de medicação endovenosa
02 - Administ. de medicação intramuscular
03 - Administ. de medicação subcutânea
04 - Administ. de medicação intradérmica
05 - Punção venosa/arterial para coleta de sangue
06 - Punção venosa/arterial não especificada
07 - Descarte inadequado de material perfurocortante
     em saco de lixo
08 - Descarte inadequado de material perfurocortante
     em bancada, cama, chão etc.

09 - Lavanderia
10 - Lavagem de material
11 - Manipulação de caixa com material perfurocortante
12 - Procedimento cirúrgico
13 - Procedimento odontológico
14 - Procedimento laboratorial
15 - Dextro
16 - Reencape
98 - Outros
99 - Ignorado

49 Agente
1-Agulha com lúmen (luz)   2- Agulha sem lúmen/maciça   3-Intracath   4-Vidros
5-Lâmina/lanceta (qualquer tipo)   6-Outros   9-Ignorado

50 Uso de EPI (aceita mais de uma opção)   1- Sim   2 - Não   9 - Ignorado

☐ Luva   ☐ Avental   ☐ Óculos   ☐ Máscara   ☐ Proteção facial   ☐ Bota

51 Situação vacinal do acidentado em relação à hepatite B
(3 doses)

1-Vacinado   2-Não vacinado   9-Ignorado

52 Resultados de exames do acidentado (no momento do acidente - data ZERO)
1-Positivo   2-Negativo   3-Inconclusivo   4-Não realizado   9-Ignorado
☐ Anti-HIV   ☐ HbsAg   ☐ Anti-HBs   ☐ Anti-HCV

Dados do Paciente-Fonte (no momento do acidente)

53 Paciente-Fonte Conhecida?

1-Sim   2 - Não   9- Ignorado

54 Se sim, qual o resultado dos testes sorológicos?
1-Positivo   2-Negativo   3-Inconclusivo   4-Não realizado   9-Ignorado
☐ HbsAg   ☐ Anti-HBc
☐ Anti-HIV   ☐ Anti-HCV

55 Conduta no momento do acidente   1- Sim   2- Não   9- Ignorado

☐ Sem indicação de quimioprofilaxia
☐ Recusou quimioprofilaxia indicada
☐ AZT+3TC

☐ AZT+3TC+Indinavir
☐ AZT+3TC+Nelfinavir
☐ Imunoglobulina humana
   contra hepatite B (HBIG)

☐ Vacina contra hepatite B
☐ Outro Esquema de ARV
   Especifique_____

Conclusão

56 Evolução do Caso

1-Alta com conversão sorológica (Especificar vírus:_____)   2-Alta sem conversão sorológica   3-Alta paciente fonte negativo
4-Abandono   5-Óbito por acidente com exposição a material biológico   6-Óbito por Outra Causa   9-Ignorado

57 Se Óbito, Data
| | | | | | |

58 Foi emitida a Comunicação de Acidente do Trabalho
1 - Sim   2 - Não   3 - Não se aplica   9 - Ignorado

Informações complementares e observações

Investigador

Município/Unidade de Saúde

Cód. da Unid. de Saúde

Nome

Função

Assinatura

Acidente de trabalho com exposição à material biológico   Sinan Net   SVS   27/09/2005

Figura 1.46 *(Continuação)* Ficha de controle e monitoramento de acidentes biológicos.

SIMBOLOGIA, EXPRESSÕES E CORES PADRONIZADAS

Grupo A | Resíduos biológicos

Resíduos que possuam agentes biológicos ou outros que se apresentem contaminados por eles, que possam trazer riscos à saúde pública e ao meio ambiente. Enquadram-se neste grupo, dentre outros assemelhados:

- Bolsas de sangue, sangue e hemocomponentes
- Secreções, excreções e outros fluidos orgânicos, quando coletados
- Meios de cultura e vacinas
- Materiais descartáveis que tenham entrado em contato com quaisquer fluidos orgânicos (algodão, gaze, atadura, esparadrapo, equipo de soro, equipo de transfusão, *kits* de aférese, *kits* de linhas arteriais intravenosas, capilares, gesso, luvas, dentre outros similares)
- Filtros de sistemas de ar condicionado de área de isolamento
- Membranas filtrantes de equipamentos médico-hospitalares e de pesquisas, entre outros similares
- Todos os resíduos provenientes de paciente em isolamento, incluindo alimentos, absorventes higiênicos, fraldas, papéis sanitários
- Materiais perfurocortantes contaminados com agentes biológicos (lâminas de barbear, bisturis, agulhas, escalpes, ampolas de vidro e outros assemelhados provenientes de estabelecimento de saúde).

A identificação deve ser feita nos sacos, nos frascos, nos suportes, nos recipientes, nos contêineres e nos abrigos de guarda de contêineres de resíduos, em rótulos de fundo branco, desenho e contornos pretos, contendo o símbolo e a inscrição de resíduo biológico (Figura 1.47).

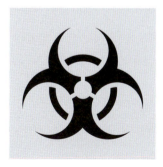

Figura 1.47 Símbolo de resíduo biológico.

Grupo B | Resíduos químicos

Resíduos que apresentam risco à saúde pública e ao meio ambiente devido às suas características químicas.

Enquadram-se neste grupo, dentre outros assemelhados:

- Resíduos perigosos, conforme classificação da NBR 10.004 – Resíduos Sólidos, por sua toxicidade (incluindo mutagenicidade e genotoxicidade), corrosividade, inflamabilidade e reatividade
- Medicamentos vencidos, contaminados, interditados, parcialmente utilizados e demais medicamentos impróprios para consumo
- Antimicrobianos e hormônios sintéticos
- Mercúrio de amálgamas e outros resíduos de metais pesados
- Saneantes
- Líquidos reveladores de filmes
- Drogas quimioterápicas e materiais descartáveis por elas contaminados
- Objetos perfurocortantes contaminados com quimioterápico ou outro produto químico perigoso.

A identificação deve ser feita nos sacos, nos frascos, nos recipientes, nos contêineres e nos abrigos de guarda de contêineres de resíduos, em rótulos de fundo vermelho, desenho e contornos pretos, contendo o símbolo de substância tóxica e a inscrição de resíduo tóxico (Figura 1.48).

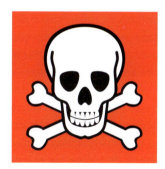

Figura 1.48 Símbolo de resíduo tóxico.

Grupo C | Rejeitos radioativos

É considerado rejeito radioativo qualquer material resultante de atividades humanas que contenha radionuclídeos em quantidades superiores aos limites de eliminação especificados na norma CNEN-NE-6.02. Enquadram-se neste grupo todos os resíduos dos grupos A, B e D contaminados com radionuclídeos, tais como: seringas, sistemas, restos de fármacos administrados, compressas, vestimenta de trabalho, luvas, sapatilhas, forração de bancada, objetos perfurocortantes contaminados com radionuclídeos, dentre outros assemelhados.

A identificação deve ser feita nos sacos, nos recipientes, nos contêineres e nos abrigos de guarda de rejeitos, em rótulos de fundo amarelo, desenho e contornos pretos, contendo o símbolo de substância radioativa e a inscrição: rejeito radioativo (Figura 1.49).

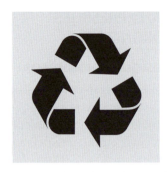

Figura 1.50 Símbolo de resíduo reciclável.

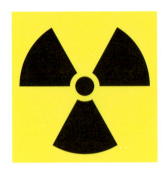

Figura 1.49 Símbolo de substância radioativa.

Grupo D | Resíduos comuns

São todos os resíduos semelhantes aos resíduos domésticos e que não mantiveram contato com os resíduos classificados nos grupos anteriores. Enquadram-se neste grupo, dentre outros assemelhados:

- Papel, papelão, cortiça, vidro, plástico, metal
- Resíduos de varrição, podas de árvores e de jardins
- Sobras de alimentos e de pré-preparo desses alimentos e restos alimentares de refeitórios e de outros que não tenham mantido contato com secreções, excreções ou outros fluidos corpóreos. São excluídos os alimentos provenientes de área de isolamento
- Papéis de uso sanitário oriundos de funcionários e de pacientes que não estejam em caráter de isolamento
- Embalagens secundárias de quaisquer medicamentos ou de produto médico-hospitalar, frascos de plásticos de soros e frascos de vidros ou plásticos de medicamentos ou outro produto farmacêutico não incluídos no grupo B (após o esvaziamento são considerados como resíduo reciclável).

A identificação deve ser feita nos recipientes, nos contêineres, usando cores dos mesmos em: azul para papéis, amarelo para metais, verde para vidros, vermelho para plásticos e marrom para os resíduos orgânicos. O preto será usado para o refugo, resíduo que não tem mais utilidade, o qual deve ser encaminhado para o aterro sanitário.

Deve conter o símbolo e a expressão "resíduo reciclável" e o nome do material a ser recolhido: "papéis, metais, vidros, plásticos, resíduos orgânicos", com fundo da cor correspondente ao material, e com desenho e contornos pretos (Figura 1.50).

BIBLIOGRAFIA

Alawadi ZM, Kao LS. Chlorhexidine gluconate, 4%, showers and surgical site infection reduction. JAMA Surgery. Agosto, 2015.

Alverdy JC, Prachand V. Smoking and postoperative surgical site infection where there's smoke, there's fire. JAMA Surgery. Fevereiro, 2017.

Anderson DJ et al. Underresourced hospital infection control and prevention programs: penny wise, pound foolish? Infection Control & Hospital Epidemiology. 2007; 28(7):767-773.

Associação Paulista de Estudos e Controle de Infecção Hospitalar (APECIH). Esterilização de artigos em Unidades de Saúde. São Paulo, 1998.

Association of Operating Room Nurse (AORN). Standards Recommended Practices, Guidelines. Denver, 1997. p. 267-8. In: Rev SOBECC, São Paulo 1999; 4(1):19.

Barr CE. Control de infeccion del HIV em la assistência dental. RAOA. 1990; 78(III):181-4.

Berrios-Torres SI. et al. Centers for Disease Control and Prevention Guideline for the Prevention of Surgical Site Infection, 2017. JAMA Surgery. Maio, 2017.

Brasil. Ministério da Saúde. Anvisa. Segurança do paciente em serviços de saúde: Limpeza e Desinfecção de superfícies. Brasília 2010.

Brasil. Ministério da Saúde. Anvisa. Serviços Odontológicos: Prevenção e Controle de Riscos. Brasília 2006.

Brasil. Ministério da Saúde. Coordenação de controle de infecção hospitalar. Processamento de artigos e superfícies em estabelecimentos de saúde. 2 ed. Brasília, 1994. 49 p.

Campos H, Marcenes VS, Souki BQ et al. Procedimentos utilizados no controle de infecção em consultórios odontológicos de Belo Horizonte. Arq Cent Estud Curso de Odontologia. 1989; 25(26): 46-52.

Center for Disease Control. Surgical Site Infection Event. Janeiro, 2017.

Centro Universitário CESMAC. Manual de biossegurança. Maceió, 2015.

Comissão de Biossegurança. Manual de Biossegurança em Odontologia. Centro Universitário CESMAC. Maceió, 2015.

Comissão de Biossegurança. Manual de Biossegurança Faculdade de Odontologia de Araraquara – UNESP. 2009.

Connor C. Cross-contamination control in prosthodontic practice. The Intern J of Prosthod. 1991; 4(4):337-44.

Conselho Federal de Odontologia. Biossegurança. 1999.

Costa AO, Cruz EA, Galvão MSS, Massa NG. Esterilização e Desinfecção: Fundamentos Básicos, Processos e Controles. São Paulo: Cortez, 1990.

Costa MA, Costa MFB, Melo NS Filho. Biossegurança – Ambientes Hospitalares e Odontológicos. São Paulo: Santos, 2000.

Cottone JA, Terezhalmy GT, Molinari JA. Practical infection control in dentistry. Philadelphia: Lea & Febiger, 1991. p. 286.

Cottone JA. The global challenge of hepatitis B: Implication for dentistry. Inter Dental Journal. 1991; 41:131-41.

Guandalini SL. Biossegurança. J Bras Odont Clin. 1997; 1(1):9-11.

Guimarães J. Biossegurança e Controle da Infecção Cruzada em Consultório Odontológico. São Paulo: Santos, 2001.

Hedenstierna G, Perchiazzi G, Meyhoff CS, Larsson A. Who can make sense of the WHO guidelines to prevent surgical site infection? Anesthesiology. 2017; 126(5):771-3.

Hovius M. Desinfection and sterilisation: the duties and responsabilities of dentists and dental hygienists. Inter Dent Journal. 1992; 42(4):241-4.

Lima SNM *et al.* Bissegurança – Esterilização de alta rotação. J ACDC. Ano XI, 1999; nos 88: 89, 90.

Lipsett, P. A. Surgical site infection prevention – what we know and what we do not know. JAMA Surgery. Maio, 2017.

Magro Filho O, Carvalho CP. AIDS. Esclarecimento para o cirurgião dentista. Odont Mod. 1998; 15(3):28-35.

Melo GR de, Ribas MGB, Miranda Netto CC. Verificação da capacidade antibacteriana de esterilizadores que utilizam luz ultravioleta. An Soc Bras de Pesq Odontol. 1987; 3:124.

Micik RE *et al.* Studies on dental aerobiology: efficacy of surgical masks in protection dental personel from airbone bacterial particles. Jour Dent Res. 1971; 50(3):626.

Norman G, Dumville JC, Crosbie EJ. Antiseptics and antibiotics for surgery wounds healing by secondary intention. JAMA Dermatology. Setembro, 2016.

Peterson LJ, Ellis III E, Hupp JR, Tucker MR. Cirurgia Oral e Maxilofacial Contemporânea. 3. ed. Rio de Janeiro: Guanabara Koogan, 2000.

Romano JC, Quelhas MCF. Tipos de Esterilização. Disponível em: http://www.hospvirt.org.br/enfermagem/port/tipos.htm. Acesso em 10 de abril 2003.

Sanchez E, MacDonald G. Descontaminating dental instruments: testing the effectiveness of selected methods. J Am Dent Assoc. 1995; 126:359-68.

Savage NW, Walsh LJ. The use of autoclave in the dental surgery. Aus Dent J. 1995; 40(3):197-200.

Secretaria de Estado de Saúde. Coordenação de Fiscalização Sanitária. Manual de Biossegurança em Odontologia. 2001.

2 Avaliação Pré e Pós-Operatória

Cecília Pereira-Stabile

INTRODUÇÃO

A Odontologia tem apresentado significativos avanços técnicos e científicos, proporcionando ao profissional atuação com excelência em diferentes especialidades. Na cirurgia bucomaxilofacial, materiais e técnicas inovadores são divulgados constantemente nos periódicos científicos e logo chegam também ao mercado. Porém, qualquer técnica cirúrgica, mesmo a mais precisa e moderna, pode resultar em complicações se executada sem o completo conhecimento do paciente a ser tratado, do ponto de vista local e, como veremos neste capítulo, do ponto de vista sistêmico. As complicações advindas de falhas nas fases pré-operatória e pós-operatória precoce podem resultar em graves consequências para pacientes e profissionais.

Gregori e Campos (2004) afirmam que a avaliação pré-operatória tem como objetivo determinar a *necessidade* e a *oportunidade* do tratamento cirúrgico. A *necessidade* é a indicação precisa da cirurgia e a confirmação de que outras modalidades de tratamento menos invasivas não são as mais indicadas ou já foram tentadas sem sucesso; a *oportunidade* é, uma vez determinada a necessidade cirúrgica, saber se é oportuno que seja realizada no momento, ou seja, se o paciente está apto do ponto de vista sistêmico a receber o procedimento indicado ou se necessita de tratamento médico para controle de condições sistêmicas previamente à cirurgia. Conhecer a situação sistêmica do paciente é de grande importância para o tratamento cirúrgico bucal, uma vez que diversas doenças podem indicar alteração do plano de tratamento. Sabe-se que, com o aumento da expectativa de vida, mais idosos vêm sendo atendidos, resultando na mudança de perfil dos pacientes e no crescimento significativo na prevalência de doenças crônicas.

Sabemos que o profissional responsável pelo diagnóstico, tratamento e acompanhamento de distúrbios sistêmicos é o médico; por outro lado, a formação do cirurgião-dentista inclui o estudo das patologias mais frequentes e noções sobre seu diagnóstico. Em especial, devemos ter em mente a influência das doenças na indicação, planejamento e execução do tratamento odontológico e as possíveis repercussões desse tratamento sobre a condição sistêmica do paciente. Além de garantir a segurança do tratamento odontológico, a atenção do cirurgião-dentista à saúde geral do paciente resulta muitas vezes em investigação e tratamento de doenças até então desconhecidas, com grande benefício para o mesmo.

Quando pensamos sobre a avaliação pré-operatória de um paciente, é importante que sigamos uma estrutura organizada do exame clínico, que consiste na anamnese completa, no exame físico extra e intrabucal, e baseado nestes achados a solicitação de exames complementares que sejam necessários. A Figura 2.1 ilustra uma

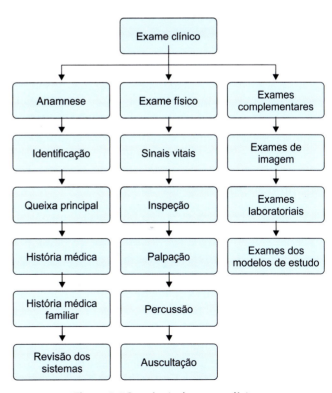

Figura 2.1 Sequência do exame clínico.

ANAMNESE

Conforme discutido anteriormente, a Odontologia atual prima pela excelência técnica. Os consultórios modernos contam com diversos equipamentos e materiais que visam a precisão e eficácia do tratamento odontológico, assim como um criterioso planejamento da estrutura física e do ambiente de atendimento. Do mesmo modo que planejamos cuidadosamente nosso consultório ou nossa clínica, é de suma importância que planejemos nosso prontuário de avaliação do paciente, que será o instrumento de coleta e registro de valiosas informações sobre sua saúde previamente à execução de qualquer procedimento. Além disso, o profissional deve permanecer atualizado quanto às últimas condutas no tratamento de pacientes portadores de alterações sistêmicas, as quais são constantemente revistas.

Além da importância do prontuário para o tratamento, nos últimos anos observou-se um aumento no número de processos judiciais e éticos movidos contra profissionais da saúde, dentre eles os cirurgiões-dentistas. Nesses casos, um prontuário bem estruturado, preenchido adequadamente e assinado pelo paciente constitui importante ferramenta para comprovação de que o tratamento foi adequado desde a fase de avaliação inicial, o planejamento e a execução.

A utilização de uma ficha inicial de coleta de dados, a ser preenchida pelo próprio paciente na chegada ao consultório, antes da consulta, é interessante e possibilita a inclusão pelo próprio indivíduo de seus dados de identificação e alguns dados de saúde, que posteriormente serão questionados de modo mais aprofundado pelo cirurgião-dentista durante a consulta (Quadro 2.1). Alguns consultórios, no entanto, não apresentam estrutura física para que o paciente realize o preenchimento e, portanto, um prontuário preenchido na sua totalidade pelo profissional é então utilizado.

A anamnese deve ser realizada pelo profissional em ambiente apropriado, calmo e com devida atenção ao paciente e aos dados apresentados. Pode-se optar pela *anamnese aberta*, em que o paciente relata sua condição de saúde de forma livre, ou pela *anamnese dirigida*, em que o profissional guia a coleta de dados com perguntas. De maneira geral, as faculdades de Odontologia priorizam a anamnese dirigida, por colaborar no treinamento do estudante e por minimizar a chance de dados importantes serem negligenciados. Na anamnese dirigida, uma ficha de coleta de dados bem estruturada colabora muito na adequada condução dessa fase do exame clínico.

A anamnese dirigida segue uma sequência estabelecida, em que são coletados ou confirmados os *dados de identificação do paciente*, seguidos pela sua *queixa principal*, ou seja, o motivo que o levou a buscar tratamento, que deve ser registrado com suas próprias palavras. Deve-se também obter a *história da condição atual*, tal como duração dos sintomas, condutas que melhoram ou pioram os sintomas, tratamentos prévios e demais dados relevantes.

A seguir, é coletada a *história médica* do paciente, em que perguntaremos sobre doenças, internações hospitalares ou cirurgias prévias, assim como tratamentos médicos atuais, uso de medicações e alergias. Realiza-se a revisão dos sistemas, com questionamentos específicos, sequenciais e direcionados visando detectar alterações em cada um dos sistemas orgânicos (Quadro 2.2). As respostas afirmativas em relação a algum dos tópicos devem ser exploradas pelo profissional, questionando-se há quanto tempo apresenta a doença ou usa a medicação, quem é seu médico responsável, quando foi sua última consulta, grau de controle da doença e com que frequência realiza exames de controle.

Com base nas alterações sistêmicas e no seu grau de controle, podemos classificar o paciente candidato à cirurgia segundo o protocolo sugerido pela Sociedade Americana de Anestesiologistas (ASA, American Society of Anesthesiologists) (Quadro 2.3).

EXAME FÍSICO

Aferição de sinais vitais

Finalizada a coleta de dados, parte-se para o exame físico, que se inicia pela aferição de sinais vitais. É de suma importância que o cirurgião-dentista possua no consultório o equipamento necessário. São eles:

- *Esfigmomanômetro* (de mercúrio, aneroide ou digital): o esfigmomanômetro com coluna de mercúrio é considerado o padrão-ouro para aferição de pressão arterial (PA), no entanto tem como desvantagem seu maior custo e tamanho. O esfigmomanômetro aneroide é o mais comumente utilizado atualmente, e também necessita do uso do estetoscópio, porém tem a vantagem de ser portátil. Por fim, têm sido popularizados os equipamentos digitais, sendo disponíveis os de braço e os de punho, tendo como benefícios a praticidade de uso, a medida simultânea da frequência cardíaca e a não necessidade de uso do estetoscópio. Caso se opte pelo equipamento digital, é muito importante que o profissional verifique se ele é de boa procedência e se foi validado e calibrado. Os aparelhos de punho não são recomendados pela Sociedade Brasileira de Cardiologia, embora alguns tenham sido validados. Sendo assim, caso prefira o uso de aparelho digital, recomendamos a escolha pelos aparelhos de braço

> **Quadro 2.1** Exemplo de questionário sobre o histórico de saúde a ser preenchido pelo paciente na primeira consulta.

FICHA DE IDENTIFICAÇÃO PESSOAL E CONDIÇÕES GERAIS – FORMULÁRIO DE CONSULTA INICIAL

Estimado paciente:

O formulário abaixo visa obter dados básicos sobre o seu estado geral de saúde e tem como objetivo prevenir incompatibilidades entre o tratamento proposto e sua condição clínica atual. É de fundamental importância que ele seja preenchido com cuidado. As informações são sigilosas e restritas a uso pelos nossos profissionais. Caso haja alguma dúvida, ou não se sinta confortável em responder alguma das questões, deixe-a(s) em branco.

Nome: |__|__|__|__|__|__|__|__|__|__|__|__|__|__|__|__|__|__|__|__|__|__|__|__|__|__|__|__|__|__|__|__|__|__|__|__|__|__|__|__|__|__|__|__|__|__|

|__|__|__|__|__|__|__|__|__|__|__|__|__|__|__|__|__|__|__|__|__|__|__|__|__|__| Data de nascimento: |__|/|__|/|__| Gênero: |__|M |__|F

Estado civil: |__|__|__|__|__|__|__|__|__|__|__|__|__| Profissão: |__|__|__|__|__|__|__|__|__|__|__|__|__|__|__|

RG: |__|__|__|__|__|__|__|__|__| UF |__| CPF: |__|__|__|__|__|__|__|__|__|-|__|__| Idade atual: |__|__|

Endereço: _____ Bairro: _____

Cidade: _____ CEP: |__|__|__|__|__|-|__|__|__| e-mail: _____

Celular: |__|__|-|__|__|__|__|-|__|__|__|__| Tel. residencial: |__|__|-|__|__|__|__|-|__|__|__|__|

Nome do pai: _____

Nome da mãe: _____

Cônjuge: _____

Indicado por: _____

1. Está passando por algum tratamento médico no momento? ( ) SIM ( ) NÃO

Qual? _____

2. Quais remédios está tomando? _____
_____

3. Possui alergia ou intolerância a algum medicamento? ( ) SIM ( ) NÃO Qual? _____
_____

4. Já foi submetido(a) a alguma cirurgia? ( ) SIM ( ) NÃO Qual? _____
_____

5. Já foi anestesiado? ( ) anestesia local/odontológica ( ) anestesia geral ( ) outros _____
    5.1 Ocorreu algum problema durante ou após o procedimento? ( ) SIM ( ) NÃO

6. Seus avós, pais, irmãos ou filhos apresentaram algumas das seguintes condições?
    6.1 Diabetes --- ( ) SIM ( ) NÃO ( ) NÃO SEI
    6.2 Câncer --- ( ) SIM ( ) NÃO ( ) NÃO SEI
    6.3 Problemas cardíacos ------------------------------ ( ) SIM ( ) NÃO ( ) NÃO SEI
    6.4 Hipertensão -- ( ) SIM ( ) NÃO ( ) NÃO SEI

7. Você tem ou teve algum dos seguintes problemas?
    7.1 Febre reumática? --- ( ) SIM ( ) NÃO ( ) NÃO SEI
    7.2 Infarto do miocárdio? --- ( ) SIM ( ) NÃO ( ) NÃO SEI
    7.3 Derrame (AVC)? --- ( ) SIM ( ) NÃO ( ) NÃO SEI
    7.4 Asma? --- ( ) SIM ( ) NÃO ( ) NÃO SEI
    7.5 Diabetes? -- ( ) SIM ( ) NÃO ( ) NÃO SEI
    7.6 Hepatite ou doença hepática? ---------------------------- ( ) SIM ( ) NÃO ( ) NÃO SEI
    7.7 Artrite, artrose ou outro problema articular? ---------- ( ) SIM ( ) NÃO ( ) NÃO SEI
    7.8 Gastrite, úlceras ou outros problemas estomacais? ------------------------ ( ) SIM ( ) NÃO ( ) NÃO SEI

8. Você realiza ou já realizou algum dos seguintes tratamentos?
    8.1 Quimioterapia --- ( ) SIM ( ) NÃO ( ) NÃO SEI
    8.2 Radioterapia --- ( ) SIM ( ) NÃO ( ) NÃO SEI
    8.3 Reposição hormonal -- ( ) SIM ( ) NÃO ( ) NÃO SEI
    8.4 Tratamento para osteoporose -------------------------- ( ) SIM ( ) NÃO ( ) NÃO SEI
    8.5 Depressão/uso de antidepressivos -------------------- ( ) SIM ( ) NÃO ( ) NÃO SEI
    8.6 Utilizou bifosfonatos (alendronato/ácido zoledrônico etc.) --------------- ( ) SIM ( ) NÃO ( ) NÃO SEI

9. Com relação a tratamentos odontológicos e/ou cirúrgicos você se considera:
( ) Muito receptivo e tranquilo ( ) pouco ansioso ( ) muito ansioso ( ) extremamente ansioso

10. Já passou por algum trauma físico/psicológico associado a procedimentos cirúrgicos/odontológicos ou internações hospitalares ? ( ) SIM ( ) NÃO

11. Já sofreu algum tipo de hemorragia? ( ) SIM ( ) NÃO

12. Possui alguma cicatriz hipertrófica ou queloide? ( ) SIM ( ) NÃO

13. Você fuma? ( ) NÃO ( ) Menos de 5 cigarros/dia ( ) 1 maço ou menos/dia ( ) Mais de 1 maço/dia

14. Você bebe? ( ) NÃO ( ) socialmente ( ) diariamente

15. Realiza exercícios físicos com frequência? ( ) SIM ( ) NÃO _____

16. Possui dificuldades respiratórias? ( ) SIM ( ) NÃO _____

17. Dorme bem durante a noite? ( ) SIM ( ) NÃO _____

18. Roncos noturnos? ( ) SIM ( ) NÃO _____

19. Range ou aperta dos dentes à noite? ( ) SIM ( ) NÃO _____

20. Utiliza contraceptivos hormonais? ( ) SIM ( ) NÃO _____

21. Está grávida ou amamentando? ( ) SIM ( ) NÃO _____

22. Já sofreu desmaios ou convulsões? ( ) SIM ( ) NÃO _____

23. Possui dores articulares? ( ) SIM ( ) NÃO _____

24. Tratamentos odontológicos já realizados _____
_____

25. Sente dores no peito ao fazer esforços? ( ) SIM ( ) NÃO _____

TERMO DE CONSENTIMENTO

Reconheço que todas as informações fornecidas neste prontuário são verdadeiras e atuais; comprometo-me a relatar quaisquer alterações do meu estado geral de saúde ao profissional responsável.

_____   DATA: ____ / ____ / _____
Assinatura do paciente ou responsável

Cirurgia Bucomaxilofacial | Diagnóstico e Tratamento

> **Quadro 2.2** Condições de saúde e revisão de sistemas – tópicos importantes a questionar.

- Alergias a medicamentos ou anestésicos
- Angina, infarto do miocárdio, endocardite, sopro ou outras condições cardíacas
- Anticoagulantes
- Anticoncepcionais
- Asma e outras doenças pulmonares
- Cirurgias prévias ou internações hospitalares
- Diabetes
- Distúrbios hematológicos
- Doenças gastrintestinais
- Doença renal

- Doenças neurológicas ou convulsões
- Doenças sexualmente transmissíveis
- Gravidez ou amamentação
- Hábitos (tabagismo, alcoolismo, drogas ilícitas)
- Hepatite
- Hipertensão arterial
- Medicamentos de uso contínuo
- Osteoporose, osteopenia e uso de medicações para essas condições
- Próteses articulares (p. ex., joelho, quadril, ATM)
- Tratamentos odontológicos prévios, incluindo anestesia local e extrações dentárias

ATM: articulação temporomandibular.

> **Quadro 2.3** Classificação dos pacientes cirúrgicos segundo a Sociedade Americana de Anestesiologistas e exemplos.

Classificação	Estado de saúde pré-operatório	Exemplos
ASA I	Paciente saudável	Saudável, não fumante, pouca ou nenhuma ingestão de álcool
ASA II	Doença sistêmica leve	Doença leve sem comprometimento funcional. Exemplos: fumante; diabetes ou hipertensão controladas; etilista social; obeso; gestante
ASA III	Doença sistêmica grave	Limitações funcionais significativas; uma ou mais doenças moderadas ou graves. Exemplos: diabetes ou hipertensão mal controlados; DPOC; obesidade mórbida; insuficiência renal em hemodiálise periódica; alcoolismo; uso de marca-passo
ASA IV	Doença sistêmica grave com ameaça constante à vida	Infarto do miocárdio recente; AVE recente; sepse; insuficiência cardíaca congestiva sintomática
ASA V	Paciente moribundo que não se espera que sobreviva sem o procedimento cirúrgico	Trauma grave, hemorragia intracraniana, aneurisma abdominal rompido, falência múltipla de órgãos
ASA VI	Paciente com morte cerebral que será doador de órgãos	–

AVE: acidente vascular encefálico; DPOC: doença pulmonar obstrutiva crônica.

- *Estetoscópio*: usado em conjunto com o esfigmomanômetro para aferição da pressão arterial. Também utilizado para ausculta cardíaca e pulmonar
- *Termômetro*: para aferição de temperatura, sendo disponíveis os de coluna de mercúrio e diversos modelos de termômetro digital. Especialmente útil na presença de processos infecciosos ou inflamatórios, para avaliação de estados febris associados.

Além dos equipamentos básicos relacionados, são úteis no atendimento de pacientes com alterações sistêmicas os equipamentos relacionados a seguir:

- *Oxímetro*: para medida de oximetria periférica e frequência cardíaca; importante no atendimento de pacientes com alterações sistêmicas ou que sejam submetidos a sedação. Atualmente existem vários tipos de oxímetros, desde os de mesa, que têm maior custo e confiabilidade, até os portáteis e os de dedo, muito pequenos e de fácil manuseio, porém é necessário sempre atentar para o uso de equipamentos de boa procedência, validados e calibrados

- *Glicosímetro*: aparelho para medição da glicemia, podendo ser utilizado para acompanhamento de pacientes diabéticos que estejam em tratamento e para obtenção de medida, caso a anamnese seja sugestiva de sintomas de diabetes, guiando o profissional no encaminhamento ao médico para tratamento apropriado.

A hipertensão arterial é uma alteração sistêmica comum na população e frequentemente assintomática. Estudos recentes apontam prevalência acima de 30% na população brasileira, e acima de 50% considerando-se apenas os maiores de 60 anos. Não é raro que o cirurgião-dentista seja o primeiro profissional responsável por suspeitar dessa patologia em um paciente que não sabia ser portador da mesma, o que reforça a importância da aferição da PA, não só visando à segurança do tratamento odontológico, mas à saúde geral do indivíduo.

Com o paciente sentado, em repouso há pelo menos 5 minutos, com o dorso apoiado na cadeira, pernas descruzadas, braço descoberto e relaxado, é instalado o manguito do esfigmomanômetro 2 a 3 cm acima da fossa cubital. O manguito é insuflado até 20 ou 30 mmHg acima da medida estimada para a PA sistólica. Com o estetoscópio em posição sobre a artéria braquial, na fossa cubital, faz-se a deflação lenta. A primeira escuta do primeiro som (fase I de Korotkoff) será a medida da PA sistólica. A pressão diastólica será determinada no desaparecimento dos sons (fase V de Korotkoff).

Segundo a VI edição das Diretrizes Brasileiras de Hipertensão (2010) da Sociedade Brasileira de Cardiologia, para adultos (acima de 18 anos) deve-se seguir a classificação da pressão arterial apresentada no Quadro 2.4.

Uma vez observado um quadro hipertensivo, pode-se aguardar alguns minutos e repetir a aferição. Caso comprove-se o quadro, o paciente deverá ser encaminhado para avaliação médica e tratamento, e retornar quando estabilizado para dar continuidade ao tratamento odontológico. Em casos de urgência, como por exemplo infecções odontogênicas que necessitem de intervenção imediata, pode-se optar pelo atendimento em ambiente hospitalar.

A seguir realizamos a avaliação da frequência cardíaca, que pode ser feita pelo pulso radial (punho) ou pulso carotídeo (pescoço). No adulto saudável, a frequência cardíaca poderá variar de 60 a 100 bpm, com média de 72 bpm. Nessa avaliação sentiremos também a regularidade do pulso, em que alterações podem ser sugestivas de arritmia cardíaca e necessitar de avaliação pelo médico cardiologista.

Em caso de suspeita de processos infecciosos, a aferição da temperatura oral ou axilar deverá ser feita, sendo considerada normal a temperatura axilar de 35,8 a 37°C, e a oral entre 36,3 a 37,4°C.

O diabetes melito é uma epidemia atual. Estima-se que 382 milhões de pessoas sejam diabéticas no mundo, 80% delas em países em desenvolvimento. O crescimento do número de diabéticos está relacionado ao crescimento e envelhecimento das populações, à maior urbanização, ao aumento da prevalência de obesidade e sedentarismo, assim como a maior sobrevida dos pacientes com diabetes melito. No Brasil, em 2013, estimou-se que existiam em torno de 12 milhões de pessoas entre 20 e 79 anos portadoras de diabetes. Para pacientes diabéticos ou caso na anamnese existam sintomas suspeitos de diabetes melito, o cirurgião-dentista pode executar no consultório a medida de glicemia. Segundo a Sociedade Brasileira de Diabetes, medidas em jejum acima de 126 mg/dℓ ou medidas casuais acima de 200 mg/dℓ associadas a sintomas são sugestivas de diabetes e merecem investigação complementar.

Exame físico bucomaxilofacial

Exame extrabucal

O cirurgião-dentista irá avaliar a face e o pescoço do paciente quanto a simetria, alterações de formato ou coloração das estruturas, presença de massas ou nódulos, movimentação ocular e acuidade visual e permeabilidade das narinas. A seguir, realiza-se a palpação das estruturas, com ênfase nos linfonodos cervicais, nas glândulas salivares, na musculatura mastigatória e na articulação temporomandibular, verificando dor, pontos de gatilho musculares e de ruídos articulares. A disfunção temporomandibular intra ou extra-articular pode alterar significativamente o planejamento, uma vez que pacientes com disfunção idealmente devem ter seu quadro controlado por meio de medicações ou tratamento clínico com uso de aparelhos interoclusais. A realização de cirurgia bucal, ocasionando ao paciente períodos prolongados de boca aberta, pode piorar os sintomas de disfunção.

Exame intrabucal

Avaliação completa e sistemática de toda a cavidade oral, buscando alterações da mucosa da orofaringe, palato, língua, mucosa jugal, lábios e assoalho bucal, assim como dos tecidos periodontais. Antes do exame intrabucal, as próteses removíveis, se presentes, devem ser removidas. Uma gaze seca pode ser utilizada para tracionar a língua, permitindo observação da borda lateral em toda sua extensão. O número e a morfologia dos dentes são observados. Além da palpação e da inspeção, pode-se lançar mão da percussão em elementos dentários com suspeita de alterações pulpares ou periapicais. Após o exame geral da cavidade oral, atenção maior é dada à queixa principal do paciente, relatada na anamnese. Por exemplo, se o paciente queixa-se de dor na região do terceiro molar incluso, será feita palpação da região, observando-se presença de eritema, secreção purulenta, dor à palpação.

Quadro 2.4 Classificação proposta nas Diretrizes Brasileiras de Hipertensão – Sociedade Brasileira de Cardiologia (2010).		
Classificação	Pressão sistólica (mmHg)	Pressão diastólica (mmHg)
Ótima	< 120	< 80
Normal	< 130	< 85
Limítrofe ou pré-hipertensão	130 a 139	85 a 89
Hipertensão estágio 1	140 a 159	90 a 99
Hipertensão estágio 2	160 a 179	100 a 109
Hipertensão estágio 3	> ou = 180	> ou = 110
Hipertensão sistólica isolada	> ou = 140	< 90

EXAMES COMPLEMENTARES

Após a anamnese e o exame físico, e com base na queixa principal do paciente, o profissional irá determinar os exames complementares necessários para o planejamento do caso. É importante ressaltar que o cirurgião-dentista tem autonomia para solicitar todos os exames complementares necessários, de imagem ou laboratoriais, para sua atuação profissional. Sendo assim, não é necessário que seja obtida validação do pedido do cirurgião-dentista por um médico.

Exames de imagem

Para realização de cirurgias bucais que envolvam tecidos duros, a realização de radiografias é essencial. As mais utilizadas são as radiografias periapical, panorâmica, oclusal e as técnicas de localização (Clark), que têm como vantagem o fácil acesso e o baixo custo.

As tomografias computadorizadas têm ganhado espaço na Odontologia, especialmente desde a popularização dos aparelhos de tomografia de feixe cônico (*cone-beam*), que trouxeram esses exames para o ambiente das clínicas de radiologia odontológica com menor custo, menor quantidade de radiação e mais conforto para os pacientes. As tomografias computadorizadas apresentam como vantagem sua grande precisão, com a possibilidade de avaliação tridimensional de relações anatômicas. São indicadas especialmente para avaliar a relação de dentes com acidentes anatômicos (p. ex., de terceiros molares inferiores com o canal mandibular), localização de dentes inclusos, avaliação da localização e extensão de processos patológicos, avaliação de pacientes vítimas de trauma bucomaxilofacial, planejamento de cirurgias ortognáticas, avaliação das articulações temporomandibulares, dentre outras inúmeras indicações. Como desvantagem apresentam maior custo em relação às radiografias convencionais.

A ressonância magnética nuclear tem sido utilizada com frequência para avaliação de desarranjos internos das articulações temporomandibulares, com possibilidade de análise da posição e morfologia do disco articular. Ultrassonografia, cintigrafia, arteriografia e sialografia são exames de imagem que também apresentam utilidade para o cirurgião bucomaxilofacial em casos específicos.

Exames laboratoriais

Em pacientes sem comorbidades sistêmicas, que tenham boa saúde geral e que tenham realizado avaliação médica e exames de rotina recentemente, a realização de exames laboratoriais não é rotina para procedimentos de pequeno porte em ambiente ambulatorial. Para cirurgias ambulatoriais extensas ou cirurgias em ambiente hospitalar, costuma-se solicitar hemograma, coagulograma completo, glicemia em jejum, ureia, creatinina e urina I, com o objetivo de descartar alterações graves que possam interferir no tratamento proposto.

No caso de cirurgias hospitalares ou ambulatoriais que envolvam sedação, além dos exames laboratoriais, é rotineiramente solicitada a avaliação cardiológica para estimativa de risco cirúrgico, durante a qual o cardiologista avalia o eletrocardiograma e poderá solicitar exames sob esforço a depender da idade e dos fatores de risco. O Quadro 2.5 apresenta um resumo dos exames laboratoriais de uso cotidiano para o cirurgião-dentista, seus valores de referência e a importância diagnóstica. É importante ressaltar que valores de referência de exames laboratoriais são frequentemente revisados pelo meio científico e, portanto, devemos estar constantemente atualizados quanto às normativas para interpretação de exames.

INTERAÇÃO COM A EQUIPE MÉDICA

Com base nos dados obtidos na anamnese e no exame físico, o cirurgião-dentista poderá deparar-se com diferentes situações no que se refere ao estado sistêmico do paciente. São elas:

- A. Paciente sistemicamente saudável, com histórico médico sem alterações significativas para o tratamento, exame físico sem alterações que sugiram distúrbios sistêmicos. *Exemplo: paciente de 18 anos, sexo feminino, comparece para consulta necessitando de extração de terceiros molares inclusos, sem histórico de doenças ou internações prévias, sem alergias, PA 110/70 mmHg, pulso 72 bpm, afebril*
- B. Paciente com alteração sistêmica em acompanhamento médico, controlada e exame físico sem alterações de sinais vitais. *Exemplo: paciente de 62 anos, sexo masculino, necessita de cirurgia pré-protética, relata ser hipertenso em uso de propranolol, último retorno com o cardiologista há 6 semanas, PA no momento da consulta 120/80 mmHg*
- C. Paciente com alteração sistêmica diagnosticada, porém com pobre controle, baixa adesão ao tratamento e/ou sem regularidade de acompanhamento médico, podendo ter ou não alterações dos sinais vitais. *Exemplo: paciente de 62 anos, sexo masculino, necessita de cirurgia pré-protética, relata ser hipertenso e tomar "dois remédios que não lembro o nome; eu tomo somente quando sinto que estou com pressão alta", último retorno no médico há mais de 2 anos, PA no momento de 180/100 mmHg*

Capítulo 2 • Avaliação Pré e Pós-Operatória **39**

Quadro 2.5 Exames laboratoriais mais utilizados pelo cirurgião-dentista e sua interpretação.

Exame		Valores de referência	Interpretação
Hemograma			
Eritrograma	Hemácias (milhões/mm³)	3,9 a 5,0 (fem.)/4,3 a 5,7 (masc.)	Diminuição sinaliza anemias; aumento em doenças hematológicas, desidratação ou queimaduras
	Hemoglobina (g/dℓ)	12,0 a 15,5 (fem.)/13,5 a 17,5 (masc.)	
	Hematócrito (%)	35 a 45 (fem.)/39 a 50 (masc.)	
Leucograma			
Leucócitos totais/mm³		3.500 a 10.500	Aumentados nas infecções agudas, especialmente bacterianas
Neutrófilos (bastonetes)		0 a 840	
Neutrófilos (segmentados)		1.700 a 8.000	
Eosinófilos		50 a 500	Aumento sugere parasitoses ou alergias
Basófilos		0 a 100	Alergia ou processo inflamatório prolongado
Linfócitos		900 a 2.900	Reduzidos em doenças da medula óssea como anemia aplásica ou leucemia, ou infecção pelo HIV; aumentados em quadros infecciosos, especialmente infecções virais
Monócitos		300 a 900	Aumentados nas infecções bacterianas subagudas
Linfócitos atípicos		0	
Plaquetas/mm³		150.000 a 450.000	Diminuídas ou aumentadas em estados que afetam a produção; diminuídas em alguns distúrbios hereditários, lúpus eritematoso sistêmico, anemia perniciosa, hiperesplenismo, leucemia e quimioterapia
Coagulograma			
Tempo de sangramento (TS)		Até 3 min (método Duke)	Avalia eficiência das plaquetas na formação do coágulo
Tempo de coagulação (TC)		5 a 10 min	Avalia a via intríseca da coagulação. Tempo de coagulação aumentado sinaliza deficiência de fatores ou uso de anticoagulantes
Tempo de protrombina (TP)		11 a 14 s	Avalia a via extrínseca da coagulação (fatores II, V, VII, X e fibrinogênio). Aumentado na deficiência de fatores, deficiência de vitamina K ou uso de anticoagulantes orais
Tempo de tromboplastina parcial ativada (TTPA)		25 a 45 s	Avalia a via intrínseca da coagulação (fatores VIII, IX, XI, XII) e da via comum (I, II e X)
Plaquetas/mm³		150.000 a 450.000	
Razão normalizada internacional (INR)		0,8 a 1,2	Avalia os valores de TP quando comparados com padrões do *pool* normal de pacientes. Muito utilizado no acompanhamento da terapia com anticoagulantes orais
Glicose (em jejum)		70 a 99 mg/dℓ (normal); 100 a 125 mg/dℓ (pré-diabetes); 126 mg/dℓ ou mais (diabetes – se observado em duas ou mais medidas; associado a outros critérios diagnósticos)	Detectar hipoglicemia ou hiperglicemia; investigação de diabetes melito; monitoramento de pacientes diabéticos
Ureia		6 a 20 mg/dℓ (adultos)	Níveis aumentados indicam redução da função renal
Creatinina		0,9 a 1,3 (homens); 0,6 a 1,1 (mulheres)	
Urina		Cor, densidade e transparência normais pH 5,5 a 6,5 Sem proteína, glicose, cetonas, nitritos, corpos cetônicos, bilirrubina Células epiteliais até 10.000/mℓ Leucócitos até 7.000/mℓ Hemácias até 5.000/mℓ	Avaliar presença de inflamação ou lesão das vias urinárias, doenças renais, diabetes melito

- D. Paciente sem relato de alteração sistêmica diagnosticada, porém na anamnese ou no exame físico apresenta alterações que necessitam de investigação mais aprofundada. *Exemplo: paciente de 55 anos, gênero feminino, deseja fazer implantes dentários; nega alterações sistêmicas, porém na anamnese relata perda de peso nos últimos meses sem mudanças de dieta ou exercícios, além de sentir muita sede e urinar mais de 10 vezes/dia; o cirurgião-dentista opta por fazer uma medida de glicemia, obtendo o resultado de 380 mg/dℓ.*

Cada um desses cenários exemplificados poderá demandar uma conduta diferente do cirurgião-dentista previamente à realização de procedimentos cirúrgicos bucais. Nos exemplos A e B temos pacientes classificados como ASA I e II, sem contraindicações a receberem o procedimento. No caso do paciente B, hipertenso controlado, o profissional irá adaptar suas condutas à sua condição sistêmica, como por exemplo, a aferição da PA em todas as consultas e medidas para controle de ansiedade.

Nos exemplos C e D, nos deparamos com pacientes sistemicamente comprometidos em que temos um pobre controle da doença (C) ou mesmo não há ainda o diagnóstico (D), sendo o cirurgião-dentista responsável por suspeitar de uma alteração, no caso o diabetes melito. Nessas duas situações, ou ainda em qualquer caso em que o profissional tenha dúvidas em relação à saúde geral do paciente, é importante a interação com o médico responsável para estabelecer um planejamento conjunto para o caso.

O envio de uma carta ou relatório ao médico é a forma usual de interação, sempre em duas vias, sendo uma arquivada no prontuário do paciente. A carta deverá conter uma breve introdução sobre o paciente e sua queixa, dados relevantes obtidos na anamnese e no exame físico, procedimento cirúrgico planejado e o que necessitamos ou sugerimos à equipe médica que seja feito. O cirurgião-dentista deve evitar usar termos como "solicito sua autorização", pois não cabe ao médico autorizar a realização de procedimento de competência do dentista; ambos são profissionais discutindo e tratando um paciente comum. Por exemplo, poderíamos enviar ao médico do paciente C a carta abaixo:

"Londrina, 03 de março de 2017.
Ao médico:
O paciente José de Souza, 62 anos, compareceu ao consultório odontológico queixando-se de dor ao usar a prótese total superior. Na anamnese, relatou ser hipertenso, porém não recorda as medicações em uso e relata tomá-las apenas ocasionalmente. Também relatou que há mais de 2 anos não realiza consulta médica. Ao exame físico, observou-se pressão arterial de 180/100 mmHg.

O paciente apresenta muitas irregularidades ósseas no rebordo alveolar da maxila, as quais necessitam ser removidas. Para tanto planejamos a realização de procedimento cirúrgico sob anestesia local, em ambiente ambulatorial. A administração de ansiolítico por via oral (midazolam) poderá ser feita, a discutir com o paciente, para redução de ansiedade e para colaborar no controle da pressão arterial caso a mesma apresente elevação no ambiente do consultório mesmo após o tratamento médico.

Sendo assim, encaminho o paciente para sua avaliação e controle do quadro de hipertensão previamente ao procedimento planejado.

Desde já agradeço e coloco-me à disposição para esclarecimentos.

Atenciosamente,
Cirurgião-dentista"

Uma boa relação com a equipe médica que acompanha o paciente e a adequada discussão das condutas a serem tomadas têm inúmeros benefícios para o tratamento, como maior segurança no atendimento de pacientes sistemicamente comprometidos, possibilidade de alteração de protocolos medicamentosos ou mudança do ambiente de atendimento (p. ex., realização da cirurgia em hospital), se necessário.

OSTEONECROSE DOS MAXILARES RELACIONADA AO USO DE MEDICAÇÕES (ONRMs)

Os bifosfonatos (BFs) são uma classe de compostos utilizados para o tratamento de várias condições médicas. Atuais indicações incluem o tratamento do mieloma múltiplo, hipercalcemia de malignidade, lesões osteolíticas de doença metastática, doença de Paget, osteogênese imperfeita na infância, osteoporose juvenil idiopática ou induzida por esteroides, osteopenia e mais comumente nos casos de osteoporose pós-menopausa. Entre os tumores sólidos que podem estar associados com metástases ósseas estão o câncer de mama, o câncer de próstata e o câncer de pulmão. Os BFs são conhecidos por sua alta afinidade pela hidroxiapatita e por terem meia-vida farmacológica que pode durar de meses a anos. Por meio da sua ação sobre os osteoclastos, diminuem a reabsorção óssea, obtendo-se um balanço positivo de cálcio e um ganho de massa óssea.

Estes fármacos apresentam alguns efeitos adversos amplamente conhecidos, porém em 2003 foi identificada uma nova complicação com manifestação bucal, denominada osteonecrose relacionada aos bifosfonatos (ONRB). A osteonecrose é uma condição clínica caracterizada pela necrose do osso, resultante de fatores sistêmicos e locais que comprometem a vascularização óssea. Esta necrose óssea pode ser provocada por má cicatrização do tecido ósseo dos maxilares, após um procedimento odontológico invasivo ou pode ocorrer espontaneamente sem nenhum fator desencadeante aparente. Os BFs apresentam dosagens e potências variadas, diretamente proporcionais ao risco de ONRB. A administração por via intravenosa parece estar associada a um expressivo número de casos de osteonecrose dos maxilares e apenas uma pequena parcela dos casos foi atribuída ao uso destes medicamentos por via oral. O mecanismo pelo qual os BFs promovem tal fenômeno ainda não foi completamente esclarecido. A ONRB pode manifestar-se desde pequenas áreas de exposição óssea indolor até casos com extensas áreas de sequestro ósseo com fístulas extrabucais de difícil controle e muitas vezes necessitando de múltiplas cirurgias para seu tratamento. A Figura 2.2 mostra uma paciente de 71 anos de idade com relato de uso de alendronato de sódio por 2 anos que evoluiu com extensa necrose mandibular após extrações de incisivos inferiores, necessitando de desbridamento sob anestesia geral com acesso extrabucal.

Os primeiros relatos de ONRB envolveram pacientes que faziam uso de BFs intravenosos para tratamento de doenças ósseas metastáticas. No entanto, casos têm sido associados ao uso de BFs orais, como o alendronato e o ibandronato de sódio, muito utilizados nos casos de osteoporose/osteopenia. O efeito destes fármacos pode revelar-se mesmo passada uma década após o fim da terapêutica instituída.

As causas da ONRB ainda são obscuras, mas parecem advir de uma complexa interação de metabolismo ósseo, trauma local, infecção, hipovascularização e uso da medicação antirreabsortiva. Fatores sistêmicos como diabetes melito, imunossupressão, uso de outras medicações concomitantes, como agentes quimioterápicos e corticosteroides também parecem ter relação com a manifestação.

Em 2014, a Associação Americana de Cirurgiões Bucomaxilofaciais (AAOMS) sugeriu a mudança do nome de "Osteonecrose dos maxilares relacionada ao uso de bifosfonatos" para *"Osteonecrose dos maxilares relacionada ao uso de medicações" (ONRM)*. Esta mudança se justifica devido a novos casos terem sido observados, associados a outros fármacos antirreabsortivos que não são bifosfonatos, como o denosumabe, e a fármacos antiangiogênicos usados no tratamento de tumores gastrintestinais, carcinomas de células renais, tumores neuroendócrinos e outras doenças malignas.

Quando consideramos que as cirurgias bucais são fatores de risco para o aparecimento da ONRM, o papel da *prevenção* se torna evidente. Idealmente, qualquer paciente que necessite iniciar tratamento com fármacos antirreabsortivos ou antiangiogênicos deve passar por avaliação de sua saúde bucal para que as eventuais cirurgias bucais sejam realizadas antes do uso desses medicamentos, assim como o tratamento periodontal, endodôntico, remoção de potenciais traumas de próteses à mucosa e demais procedimentos de adequação do meio bucal. Além disso, o paciente deve ser orientado em relação aos riscos associados ao uso dos medicamentos e à necessidade de acompanhamento periódico da saúde bucal.

Caso o paciente já em uso desses medicamentos necessite realizar exodontia ou procedimento com manipulação de tecido ósseo (p. ex., implantes dentários), o risco é baseado principalmente na via de administração dos medicamentos. O protocolo para tratamento cirúrgico de pacientes em uso de antirreabsortivos por *via oral* ainda apresenta controvérsias na literatura. O conceito de "interrupção estruturada do tratamento" ou "férias do fármaco" tem sido amplamente discutido, e consiste em, caso a condição sistêmica do paciente permita, que o mesmo pare de usar o medicamento por um período

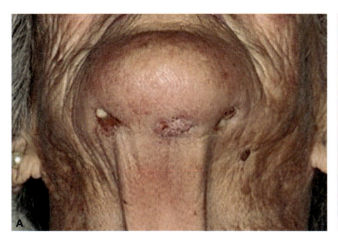
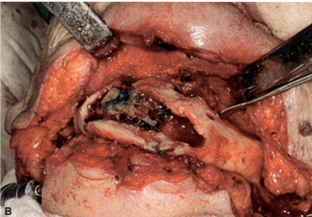

Figura 2.2 A. Vista extrabucal de paciente de 71 anos com fístulas extrabucais associadas a extensa área de osteonecrose relacionada ao uso de medicação. **B.** Acesso cirúrgico para desbridamento mandibular sob anestesia geral. Observe áreas de sequestro ósseo e necrose óssea. (Fonte: arquivo do programa de Residência em CTBMF da Universidade Estadual de Londrina.)

preestabelecido, realize a cirurgia bucal, e retorne ao uso do medicamento após o reparo ósseo, decisão esta que deve ser tomada em conjunto pelo cirurgião-dentista e pelo médico do paciente. A duração do intervalo sem medicamento não é unânime, porém a posição mais atualizada da AAOMS sugere que para pacientes com menos de 4 anos de uso acumulado do fármaco antirreabsortivo isoladamente não é necessário interromper o tratamento para realizar a cirurgia, desde que o paciente seja orientado a respeito. Por outro lado, em pacientes com menos de 4 anos de uso que tenham também tomado corticosteroides ou fármacos antiangiogênicos, ou para pacientes com 4 anos ou mais de terapia antirreabsortiva, é recomendado que interrompam o seu uso por 2 meses antes da cirurgia bucal, e retornem após o reparo ósseo completado.

Em pacientes oncológicos recebendo terapia intravenosa com bifosfonatos ou fármacos antiangiogênicos, o cuidado preventivo é mandatório. Procedimentos envolvendo trauma ao tecido ósseo devem ser evitados a todo custo, e dentes que não possam ser restaurados podem receber tratamento endodôntico e remoção da coroa para evitar a necessidade de exodontia.

O Quadro 2.6 apresenta um resumo das estratégias de tratamento para pacientes em risco ou que já apresentem a ONRM, segundo as recomendações mais atuais da AAOMS.

A ONRM apresenta um grande desafio terapêutico, e o conhecimento dessa doença pelo cirurgião-dentista é de grande importância. Observamos que um número expressivo de pacientes que utilizam as medicações predisponentes a essa patologia não é orientado previamente quanto ao risco de desenvolverem o problema, assim como não realizam exames bucais de acompanhamento com o cirurgião-dentista. Considerando que as cirurgias bucais nesses pacientes podem precipitar a ocorrência da ONRM, a investigação criteriosa durante a anamnese é mandatória.

PRESCRIÇÃO PRÉ-OPERATÓRIA

Uma vez determinada a necessidade da cirurgia, e estando o paciente apto a recebê-la, o cirurgião-dentista poderá prescrever diferentes medicações previamente à realização do procedimento. A literatura tem vasto número de artigos que discutem diferentes protocolos farmacológicos utilizados em cirurgias bucais. Dentre os mais importantes assuntos estão a utilização pré-operatória de corticosteroides, a analgesia preemptiva com anti-inflamatórios não esteroidais (AINEs) e a profilaxia antibiótica.

Corticosteroides

Diversos estudos têm demonstrado benefícios na administração de corticosteroides previamente ao procedimento de cirurgia bucal, especialmente nas extrações de

Quadro 2.6 Estágios e estratégias de tratamento para pacientes com risco ou osteonecrose relacionada a medicações, estabelecidos segundo a American Association of Oral and Maxillofacial Surgeons (2014).		
Estágio	**Descrição**	**Estratégias de tratamento**
Em risco	Sem aparência de osso necrótico em paciente com histórico de uso de bifosfonatos orais ou intravenosos	Sem tratamento. Orientar o paciente
Estágio 0	Sem evidência de osso necrótico, porém com achados clínicos inespecíficos, alterações radiográficas, com ou sem sintomas	Manejo sistêmico (analgésicos, antibióticos)
Estágio 1	Osso exposto ou necrótico, ou fístulas de origem óssea em pacientes assintomáticos e sem evidência de infecção	Bochecho antimicrobiano, acompanhamento clínico a cada 3 meses, orientação do paciente, reavaliar uso contínuo dos bifosfonatos
Estágio 2	Osso exposto ou necrótico, ou fístulas de origem óssea em pacientes com evidência de infecção – dor ou eritema na região do osso exposto, com ou sem drenagem purulenta	Tratamento sintomático com antibióticos VO, bochecho antimicrobiano, analgésicos, desbridamento para reduzir a irritação do tecido mole, controle da infecção
Estágio 3	Osso exposto ou necrótico, ou fístulas de origem óssea em pacientes com evidência de infecção, dor e mais um dos seguintes fatores: • Osso exposto ou necrótico se estendendo além do osso alveolar, resultando em fratura patológica • Fístula extrabucal • Comunicação bucossinusal ou buconasal • Osteólise se estendendo para a borda inferior da mandíbula ou do assoalho de seio	Tratamento sintomático com antibióticos VO, bochecho antimicrobiano, analgésicos, desbridamento ou ressecção para controle mais duradouro da infecção e dor

VO: via oral.

terceiros molares inclusos ou demais procedimentos em que edema, trismo e dor são esperados no pós-operatório. O fármaco, a dosagem e a via de administração têm sido objetos de investigação, porém a maior parte dos estudos observa redução do desconforto pós-operatório quando esses medicamentos são utilizados no pré-operatório imediato, frequentemente em dose única. A utilização de dose única minimiza os riscos associados ao uso prolongado de corticosteroides, tornando este um protocolo bastante seguro em pacientes saudáveis.

➤ **Exemplo de prescrição pré-cirúrgica.** Dexametasona, 8 mg, por via oral, 1 hora antes do procedimento.

Analgesia preemptiva com anti-inflamatórios não esteroidais

A analgesia preemptiva consiste na administração de analgésicos antes do início da dor, como um tratamento antinociceptivo. A literatura diverge quanto à eficácia da administração de AINEs de forma preemptiva. Os estudos que apresentaram bons resultados mostraram redução significativa na dor pós-operatória nas primeiras 12 horas após o procedimento, com redução da necessidade de uso de analgésicos nesse período. Dentre os fármacos utilizados para analgesia preemptiva, podemos citar cetorolaco, diclofenaco, ibuprofeno, paracetamol, naproxeno, celecoxibe, diflunisal, dentre outros, administrados de diversas formas. No entanto, a pouca padronização dos protocolos de uso não possibilita afirmar estatisticamente esse efeito, quando avaliados vários estudos em metanálise. Por outro lado, considerando-se que os AINEs são fármacos de escolha e frequentemente prescritos pelo cirurgião-dentista para uso no pós-operatório, iniciar a administração do medicamento selecionado previamente à cirurgia, por exemplo 1 hora antes, não implica aumento de riscos e tem benefícios potenciais a serem considerados.

➤ **Exemplo de prescrição pré-cirúrgica.** Cetorolaco de trometamina, 10 mg, por via oral (sublingual), 1 hora antes do procedimento.

Profilaxia antibiótica

Indicações de ordem sistêmica (prevenção de infecção metastática)

Profilaxia contra endocardite bacteriana

A endocardite bacteriana é uma patologia infecciosa com altos índices de morbidade e mortalidade. Segundo a Associação Americana de Cardiologia (2007), devem receber o protocolo profilático para endocardite bacteriana os pacientes portadores das seguintes condições:

- Próteses valvares ou material protético usado para reparo de valva cardíaca
- Endocardite prévia
- As seguintes condições congênitas:
  - Doença cardíaca congênita cianótica não tratada cirurgicamente
  - Defeito congênito reparado com material protético há 6 meses ou menos
  - Pacientes submetidos a cirurgia cardíaca com defeito endotelial residual
  - Transplante cardíaco com doença valvar cardíaca.

Devem receber profilaxia antibiótica os pacientes portadores das condições relacionadas anteriormente, que necessitem ser submetidos aos seguintes procedimentos:

- Qualquer perfuração da mucosa bucal (não inclui anestesia através de mucosa íntegra)
- Manipulação dos tecidos periodontais
- Procedimentos periapicais.

Ou seja, qualquer cirurgia bucal rotineira necessita da profilaxia para prevenção de endocardite bacteriana. O Quadro 2.7 apresenta o protocolo medicamentoso a ser administrado.

Profilaxia contra infecção de próteses articulares

Até 2012, a recomendação da Academia Americana de Cirurgiões Ortopédicos e da Associação Odontológica Americana era de que pacientes com substituição articular total, infecção prévia de prótese articular, portadores de prótese que fossem imunocomprometidos ou apresentassem comorbidades, e ainda os diabéticos tipo 1 insulino-dependentes, os quais fossem submetidos a exodontias, raspagem periodontal, implantes, bandagem ortodôntica, anestesia intraligamentar ou manipulação subgengival deveriam receber profilaxia antibiótica com o objetivo de prevenir infecções metastáticas das próteses articulares. No entanto, em dezembro de 2012, a Academia Americana de Cirurgiões Ortopédicos lançou novas diretrizes, as quais originaram um painel de especialistas e resultaram nas diretrizes da Associação Odontológica Americana (2015), que revisaram a recomendação anterior.

Segundo as últimas recomendações, em geral, para pacientes portadores de próteses articulares, a profilaxia antibiótica antes de procedimentos odontológicos não é recomendada para prevenção de infecção das próteses. No entanto, recomendam que paciente e profissional discutam circunstâncias que possam sugerir risco do não uso dos antibióticos, assim como os riscos do uso indiscriminado dos mesmos, e finalizam ressaltando a importância do julgamento profissional e da individualização, considerando as necessidades e as preferências do paciente.

Quadro 2.7 Protocolo da American Heart Association para prevenção de endocardite bacteriana em procedimentos odontológicos.

Situação	Fármaco	Regime: dose única 30 a 60 min antes do procedimento	
		Adultos	Crianças
VO	Amoxicilina	2 g	50 mg/kg
Impossibilitado de tomar VO	Ampicilina ou cefazolina ou ceftriaxona	2 g IM ou IV 1 g IM ou IV	50 mg/kg IM ou IV
VO – alérgico à penicilina	Cefalexina* VO	2 g	50 mg/kg
	Clindamicina	600 mg	20 mg/kg
	Azitromicina ou claritromicina	500 mg	15 mg/kg
Alérgico à penicilina e impossibilitado de tomar VO	Cefazolina ou ceftriaxona*	1 g IM ou IV	50 mg/kg IM ou IV
	Clindamicina	600 mg IM ou IV	20 mg/kg IM ou IV

IM: via intramuscular; IV: via intravenosa; VO: via oral. *As cefalosporinas não devem ser usadas em indivíduos com história de anafilaxia, angioedema ou urticária com penicilinas pelo risco de sensibilidade cruzada.

Profilaxia antibiótica em pacientes saudáveis

A exodontia dos terceiros molares inclusos é um dos procedimentos mais frequentemente realizados na Odontologia, e associada a muitas complicações possíveis, tais como trismo, edema, alveolite e infecção do sítio cirúrgico. Enquanto alguns autores recomendam o uso de antibióticos profiláticos para reduzir a chance de complicações, diversos estudos demonstraram não haver benefício nesta conduta, além dos riscos associados ao uso dos antibióticos, como colaborar com a resistência bacteriana e o risco de toxicidade e de reações alérgicas. Apesar disso, aproximadamente 50% dos cirurgiões-dentistas prescrevem antibióticos rotineiramente antes das exodontias de terceiros molares, demonstrando uma discrepância entre as evidências científicas e a prática clínica e evidenciando a necessidade de mais estudos sobre o tema.

Em recente revisão sistemática, Rodrigues *et al.* (2015) avaliaram estudos comparativos sobre a profilaxia antibiótica em pacientes saudáveis e concluíram que, apesar do uso rotineiro de antibióticos como protocolo para todos os pacientes de exodontia não ser benéfico, em algumas situações clínicas os benefícios da profilaxia podem ser consideráveis, como em pacientes com *história de sintomas prévios relacionados aos terceiros molares* (p. ex., pericoronarite), *posições desfavoráveis dos dentes que demandem ostectomia mais extensa, odontosseção e tempo cirúrgico maior, deficiência de higiene bucal* e *pacientes idosos*. Nesses casos, a amoxicilina, associada ou não ao ácido clavulânico, é o medicamento de escolha na maior parte dos estudos, sendo a clindamicina a primeira opção em caso de alergia a penicilinas. O uso de uma única dose pré-operatória ou da manutenção do antibiótico no pós-operatório é controverso; enquanto muitos estudos demonstram que a dose única seria suficiente, em casos de maior risco à infecção a manutenção pode ser benéfica.

É importante ressaltar que a melhor forma de prevenir as complicações pós-cirúrgicas é a *técnica refinada* e a menos traumática possível e a *manutenção rigorosa da cadeia asséptica* para todos os procedimentos cirúrgicos bucais.

CIRURGIAS BUCAIS EM PACIENTES SISTEMICAMENTE COMPROMETIDOS

O envelhecimento populacional no Brasil tem feito com que maior número de pacientes portadores de doenças sistêmicas frequentem os consultórios odontológicos. Da mesma forma, fatores sociais fazem com que cada vez mais esses pacientes busquem tratamentos reabilitadores e cirúrgicos de maior complexidade. Sendo assim, o atendimento de pacientes com comprometimento sistêmico é uma realidade diária do profissional da Odontologia.

Conforme discutido anteriormente, por meio de adequada anamnese, exame físico, exames complementares e interação com a equipe médica, podemos chegar a um diagnóstico preciso da condição sistêmica apresentada, promovendo o planejamento de nosso tratamento com segurança. No entanto, adaptações são necessárias para o atendimento de algumas condições sistêmicas. As principais delas, e que se aplicam a várias doenças, são monitoramento rigoroso do paciente a cada atendimento e protocolo de redução da ansiedade, proposto por Hupp (2015) e descrito no Quadro 2.8.

Quadro 2.8 Protocolo geral de redução de ansiedade.

Pré-operatório

- Agente hipnótico para estimular o sono na noite anterior (opcional)
- Agente sedativo para diminuir a ansiedade na manhã da cirurgia (opcional)
- Consulta no primeiro horário da manhã para reduzir a espera

Transoperatório

Meios não farmacológicos de controle da ansiedade
- Tranquilização verbal frequente
- Conversa para distrair o paciente
- Avisar antes de fazer algo que possa causar ansiedade
- Ambiente calmo e silencioso, sem barulhos desnecessários
- Instrumentos cirúrgicos fora do campo visual do paciente
- Música de fundo relaxante

Meios farmacológicos de controle da ansiedade
- Anestésicos locais de duração e intensidade adequadas
- Óxido nitroso
- Ansiolíticos por via oral ou intravenosa (p. ex., benzodiazepínicos)

Pós-operatório

- Instruções claras e breves para os cuidados no pós-operatório
- Informar sobre o que esperar (sangramento leve, inchaço, desconforto)
- Analgesia eficaz
- Passar orientações sobre quem contatar caso necessite
- Ligar para o paciente na noite após a cirurgia para certificar-se de que está bem

Adaptado de Hupp, 2015.

Além do protocolo de redução da ansiedade, algumas condições sistêmicas necessitam de adaptações para o atendimento. O Quadro 2.9 resume as alterações sistêmicas mais frequentes e alguns cuidados no manejo do paciente para cirurgia bucal. É importante lembrar que o meio acadêmico promove constantes revisões de protocolos clínicos, portanto, é necessária a contínua atualização do cirurgião-dentista quanto ao atendimento dos pacientes sistemicamente comprometidos. Além disso, caso não se sinta seguro para realização do procedimento proposto em ambiente ambulatorial, o cirurgião-dentista pode propor ao paciente a realização da cirurgia, mesmo que simples do ponto de vista técnico, em ambiente hospitalar, onde existem mais recursos para tratamento de eventuais emergências médicas advindas da condição sistêmica. O encaminhamento para o especialista em cirurgia bucomaxilofacial para que conduza o caso é uma opção que deve ser considerada em casos de maior complexidade no manejo.

CONTROLE PÓS-OPERATÓRIO EM CIRURGIA BUCAL

Considerando-se que o período pós-operatório é quando a maior parte dos sintomas de desconforto relacionados à cirurgia bucal ocorrem, a forma como conduzimos

Quadro 2.9 Resumo de cuidados no atendimento de pacientes com alterações sistêmicas comuns.

Condição sistêmica	Cuidados no atendimento
Asma	- Contatar o pneumologista e determinar grau de controle e fatores desencadeantes das crises - Protocolo de redução da ansiedade (não usar depressores cardiorrespiratórios) - Não operar em vigência de crise ou infecção respiratória - Discutir com o médico a necessidade de profilaxia com cromolina sódica ou da bomba de inalação - Ter a bomba de inalação disponível durante o atendimento - Ter no consultório medicações de emergência (teofilina e epinefrina) - Não utilizar AINEs
Distúrbios hepáticos (cirrose, doenças infecciosas, congestão hepática ou biliar)	- Avaliar coagulação sanguínea antes de qualquer procedimento - Sorologias de hepatite - Evitar fármacos de metabolização hepática - Evitar AINEs e AAS pela ação antiagregante plaquetária - Complicação rara quando há deglutição de sangue em excesso: encefalopatia – cuidados na hemostasia
Transtornos neurológicos (epilepsia e alcoolismo)	**Epilepsia** - Adiar cirurgia até controle adequado das crises - Protocolo de redução de ansiedade - Evitar depressores do sistema nervoso central pois frequentemente interagem com as medicações em uso contínuo - Evitar hipoglicemia, fadiga e sessões longas - Cuidado com aspiração de objetos **Alcoolismo** - Pode estar associado a insuficiência hepática - Interação de álcool com sedativos (depressores do sistema nervoso central) - Em crise de abstinência, pode apresentar tremores, agitação, confusão, alucinações - Solicitar avaliação médica prévia - Ambiente hospitalar quando apresentar doença hepática grave ou abstinência

(Continua)

46 Cirurgia Bucomaxilofacial | Diagnóstico e Tratamento

Quadro 2.9 Resumo de cuidados no atendimento de pacientes com alterações sistêmicas comuns. *(Continuação)*	
Condição sistêmica	**Cuidados no atendimento**
Diabetes melito	• Adiar o procedimento até que esteja controlado • Atendimentos pela manhã • Protocolo de redução da ansiedade • Monitoramento constante e comunicação verbal durante o procedimento • Instruir a tomar café da manhã e utilizar as medicações habituais • Caso precise de dieta restritiva no pós-cirúrgico, discutir com o endocrinologista sobre a necessidade de adaptação na dieta e no regime de insulina • Observar sinais de hipoglicemia (fraqueza, tremores, sudorese, agitação, convulsão, coma) • Tratar infecções agressivamente
DPOC	• Discutir com pneumologista o uso de corticosteroides adicionais antes do procedimento • Evitar sedativos depressores respiratórios • Evitar posição supina • Tratamentos à tarde quando há menos acúmulo de secreção • Não suplementar oxigênio sem orientação do médico
Gestação	• Cirurgias: preferencialmente após o parto • Caso indispensável, sempre contatar o obstetra responsável e priorizar intervenção no segundo trimestre • Evitar radiografias • Atenção ao uso de fármacos: evitar AINEs, corticosteroides, benzodiazepínicos, tetraciclinas, prilocaína e articaína • Lidocaína, paracetamol, penicilinas e cefalosporinas são considerados seguros em moderação • No último trimestre evitar posição supina
Hipertensão arterial	• Se controlada, atender com protocolo de redução da ansiedade, sempre considerando o uso de sedativos • Se PA alterada, encaminhar para controle • Se PA sistólica acima de 190 ou diastólica acima de 125 associada a sintomas neurológicos (tontura, dores de cabeça), considera-se emergência médica – necessita de atendimento imediato • Analgesia adequada no pós-operatório • Monitoramento rigoroso em todos os atendimentos
Insuficiência renal e transplante renal	• Consultar médico sobre o controle metabólico e função renal • Frequentemente há hipertensão arterial associada • Tempo de sangramento pode estar alterado devido a uremia inibindo adesão plaquetária • Evitar fármacos de metabolização e excreção renais • Evitar AINEs (são nefrotóxicos) • Agendar procedimentos no dia seguinte à sessão de hemodiálise (insuficiência renal) • Avaliar necessidade de profilaxia antibiótica (paciente transplantado em uso de imunossupressores) • Monitoramento contínuo • Altos índices de hepatite B nessa população
Problemas cardíacos (*angina pectoris*, infarto do miocárdio, enxertos *bypass* [revascularização cardíaca], angioplastias, AVE, ICC, disritmias/uso de marca-passo, risco à endocardite)	• Interação com equipe médica para verificar grau de controle da doença e decidir o ambiente de atendimento (ambulatorial ou hospitalar) • Não aumentar a demanda de oxigênio pelo músculo cardíaco: protocolo de redução de ansiedade e uso racional de vasoconstritores) • Monitoramento frequente (PA, oximetria, pulso) • Ter nitroglicerina disponível • Ter oxigênio para suplementação disponível • Frequentemente utilizam anticoagulantes, especialmente o AAS – avaliar possibilidade de suspensão em exodontias complexas ou de mais de 1 elemento • Evitar procedimentos antes de 6 meses após infarto do miocárdio • Na ICC, evitar posição supina pois causa dispneia • Analgesia adequada no pós-operatório • Pacientes de risco à endocardite: seguir protocolo do Quadro 2.6
Problemas hematológicos: • Congênitos: hemofilia A, B ou C; doença de von Willebrand; alterações plaquetárias • Adquiridos: terapia anticoagulante, hepatopatia, deficiência de vitamina K	• Sempre contatar o hematologista ou cardiologista • Ter exames laboratoriais recentes • Medidas locais de hemostasia (hemostáticos, compressão, suturas, cauterização • Evitar AINEs • Nas hemofilias e doença de von Willebrand: suplementação de fator previamente à cirurgia conforme orientação do hematologista • Alterações plaquetárias: adiamento da cirurgia ou transfusão • Na terapia anticoagulante: discutir com o médico sobre suspensão da medicação, pesando riscos e benefícios; para exodontia simples de um elemento frequentemente é mantida; em cirurgias mais extensas pode ser suspensa a depender da condição sistêmica, e retornada após 24 h, estando controlado o sangramento • Deficiência de vitamina K: suplementação

(Continua)

Quadro 2.9 Resumo de cuidados no atendimento de pacientes com alterações sistêmicas comuns. *(Continuação)*

Condição sistêmica	Cuidados no atendimento
Próteses ortopédicas	• Avaliar riscos e benefícios para definir necessidade de profilaxia antibiótica
Uso de bifosfonatos, outros antirreabsortivos e antiangiogênicos	• Usos mais frequentes das medicações: osteoporose, metástases ósseas e tumores de medula óssea • Fármacos mais comuns: alendronato, pamidronato, zoledronato • Contatar equipe médica para saber: fármaco, via de administração, duração do tratamento e dose • Prevenção: manutenção da saúde bucal, cirurgias apenas indispensáveis • Exame de C-telopeptídio (CTX): relevância controversa, não recomendado pela AAOMS • Em pacientes tratados com fármacos intravenosos: cirurgias contraindicadas • Em pacientes tratados com fármacos orais há menos de 4 anos, sem outros fármacos associados: realizar cirurgia, desde que paciente informado sobre o risco • Em pacientes tratados há menos de 4 anos com uso concomitante de corticoide ou antiangiogênico ou tratados há mais de 4 anos: discutir com médico interrupção por 2 meses antes da cirurgia bucal, até reparo ósseo completo

AINEs: anti-inflamatórios não esteroidais; AAS: ácido acetilsalicílico; AVE: acidente vascular encefálico; DPOC: doença pulmonar obstrutiva crônica; ICC: insuficiência cardíaca congestiva; PA: pressão arterial.

e orientamos o paciente nesse período é crucial para sua percepção da experiência de atendimento. Mesmo que o procedimento cirúrgico seja bem planejado e executado, se os cuidados em casa não forem compreendidos e seguidos, ou se o paciente não estiver orientado quanto ao que é normal e esperado, complicações podem ocorrer.

É recomendado que as orientações pós-cirúrgicas sejam passadas de forma clara, na presença de um acompanhante, podendo ser entregues por escrito. O paciente deverá ter os telefones de contato do profissional, para que possa relatar quaisquer dúvidas ou complicações que eventualmente ocorram.

A dieta pós-operatória deverá consistir em alimentos líquidos ou pastosos, de temperatura fria ou gelada nas primeiras 48 horas após a cirurgia bucal, visando à redução de sangramento. Após os dois primeiros dias, estando o sangramento controlado, poderá iniciar a ingestão de alimentos mornos ou quentes, porém mantendo a consistência macia até o retorno. Alimentos que contenham partículas como pipoca, castanhas e assemelhados devem ser evitados na primeira semana devido ao risco de penetração na loja cirúrgica, especialmente em caso de exodontia de terceiros molares inferiores.

O paciente deverá ser informado quanto ao sangramento esperado, leve, nos primeiros 2 dias. Este sangue mistura-se à saliva, podendo parecer mais intenso do que realmente é. O profissional deverá fornecer compressas de gaze e orientar o paciente, em caso de sangramento, a comprimir a região, mordendo uma compressa por meia hora, tempo suficiente para controle da maior parte dos pequenos sangramentos. Caso não haja melhora, contatar imediatamente o cirurgião-dentista para definição da conduta a ser seguida.

O uso de compressas de gelo nas primeiras 48 a 72 horas tem bons resultados tanto no controle de sangramento e edema como no conforto do paciente. É recomendado que seja aplicado de forma extrabucal, sobre a região operada, alternando períodos de 30 minutos com e sem gelo, pelos primeiros 2 a 3 dias. A cabeceira da cama deverá permanecer levemente elevada, se possível, o que colabora para menor formação do edema e sua regressão mais rápida.

O uso de canudos ou assemelhados, assim como cigarros, não é recomendado no pós-operatório pelo risco de deslocamento do coágulo sanguíneo, e deve ser desaconselhado. É recomendado repouso de quaisquer atividades físicas, e a depender da atividade escolar ou profissional e da cirurgia realizada, o afastamento dessas atividades será orientado. A ocorrência de equimoses, especialmente em pacientes idosos ou de pele clara, é possível e deve ser explicado que, caso ocorra, tem pouca repercussão e resolução espontânea em torno de 2 semanas.

Um dos maiores receios dos pacientes é a dor e o edema pós-operatórios. Devemos esclarecer que esses sintomas desconfortáveis serão controlados com a medicação prescrita e com os cuidados, porém é esperado que haja algum grau de edema e, em alguns casos, trismo (redução da amplitude de abertura bucal). Devemos tranquilizar o paciente de que os sintomas inflamatórios são normais, esperados e fazem parte da resposta do organismo à agressão da cirurgia, tendo seu pico nas primeiras 48 a 72 horas, com remissão gradual ao longo da primeira semana. Caso observe piora progressiva da dor e do edema, ou vermelhidão, secreção purulenta, febre e mal-estar, o paciente deverá contatar imediatamente a equipe para avaliação.

A prescrição medicamentosa deverá ser explicada em detalhes, e normalmente consiste em um anti-inflamatório não esteroidal associado ou não a analgésico opioide, a depender da magnitude do procedimento. O uso de antibióticos, conforme discutido anteriormente, irá depender de fatores sistêmicos, locais e cirúrgicos. Um colutório com ação antimicrobiana, como por exemplo a clorexidina 0,12% sem álcool, pode ser prescrito para auxiliar na higienização, que normalmente torna-se difícil nos primeiros dias devido ao trismo. No entanto, o paciente deverá ser orientado a fazer a escovação dental da melhor forma possível, evitando trauma à região da cirurgia.

O retorno pós-operatório normalmente é realizado em torno de 7 dias após o procedimento, para remoção de suturas, caso sejam não reabsorvíveis, e acompanhamento do paciente. Nesse momento o profissional irá avaliar o reparo tecidual da região operada, a condição geral do paciente e os sintomas remanescentes. Havendo uma recuperação adequada, o paciente será orientado a manter higiene cuidadosa e evitar traumas ao local por mais 1 semana, até reparo total dos tecidos moles, porém normalmente é possível retornar à alimentação normal após 1 semana de cirurgia.

O cuidado do profissional desde o primeiro contato com o paciente, com uma criteriosa avaliação clínica, passando pelo planejamento e execução da cirurgia e seu acompanhamento pós-cirúrgico, sem que etapas sejam negligenciadas, faz com que tenhamos procedimentos mais seguros e satisfatórios para paciente e equipe, culminando com o sucesso do tratamento.

BIBLIOGRAFIA

Abramowicz S, Roser SM. Medical management of patients undergoing dentoalveolar surgery. Oral Maxillofac Surg Clin N Am. 2015; 27:345-52.

American Society of Anesthesiologists. ASA Physical Status Classification System. Disponível em https://www.asahq.org/resources/clinical-information/asa-physical-status-classification-system. Acesso em 17/10/2016.

Costa FW, Esses DF, de Barros Silva PG, Carvalho FS, Sá CD, Albuquerque AF et al. Does the preemptive use of oral nonsteroidal anti-inflammatory drugs reduce postoperative pain in surgical removal of third molars? A meta-analysis of randomized clinical trials. Anesth Prog. 2015; 62(2):57-63.

Damm DD, Jones DM. Bisphosphonate-related osteonecrosis of the jaws: a potential alternative to drug holidays. Gen Dent. 2013; 61:33.

Darawade DA, Kumar S, Mehta R, Sharma AR, Reddy GS. In search of a better option: dexamethasone versus methylprednisolone in third molar impaction surgery. J Int Oral Health. 2014; 6(6):14-7.

Gregori C, Campos AC. Cirurgia Buco-dento-alveolar. 2. ed. São Paulo: Sarvier, 2004. 281 p.

Gutta R, Koehn CR, James LE. Does ketorolac have a preemptive analgesic effect? A randomized, double-blind, control study. J Oral Maxillofac Surg. 2013; 71(12):2029-34.

Hupp JR. Avaliação do estado de saúde pré-operatório. In: Hupp JR, Ellis III E, Tucker MR. Cirurgia Oral e Maxilofacial Contemporânea. 6. ed. Rio de Janeiro: Elsevier, 2015. p. 2-18.

Liporaci Junior JL. Assessment of preemptive analgesia efficacy in surgical extraction of third molars. Rev Bras Anestesiol. 2012; 62(4):502-10.

Manor Y, Simon R, Haim D, Garfunkel A, Moses O. Dental implants in medically complex patients-a retrospective study. Clin Oral Investig. 2016. [Epub ahead of print]

Marx RE, Cillo JE, Ulloa JJ. Oral bisphosphonate-induced osteonecrosis: risk factors, prediction of risk using serum CTX testing, prevention, and treatment. J Oral Maxillofac Surg. 2077; 65:2397.

Migliorati CA, Woo SB, Hewson I, Barasch A, Elting LS, Spijkervet FK et al. Bisphosphonate Osteonecrosis Section, Oral Care Study Group, Multinational Association of Supportive Care in Cancer (MASCC)/International Society of Oral Oncology (ISOO). A systematic review of bisphosphonate osteonecrosis (BON) in cancer. Support Care Cancer. 2010; 18(8):1099-106.

Netto HDM, Lisboa RB, Ortega RL, Mazzonetto, R. Osteonecrose mandibular após terapia por implantes osseointegrados decorrente do uso do bifosfonato: revisão de literatura e relato de caso. Implantnews. 2007; 4:427-30.

Prado R, Höhn A, Albuquerque M. Avaliação pré e pós-operatória. In: Prado R, Salim MAA. Cirurgia Bucomaxilofacial. Rio de Janeiro: Medsi, 2004. p. 33-51.

Rodrigues WC, Okamoto R, Pellizzer EP, dos Carrijo AC, de Almeida RS, de Melo WM. Antibiotic prophylaxis for third molar extraction in healthy patients: Current scientific evidence. Quintessence Int. 2015; 46(2):149-61.

Ruggiero SL, Dodson TB, Assael LA, Landesberg R, Marx RE, Mehrotra B. American Association of Oral and Maxillofacial Surgeons. American Association of Oral and Maxillofacial Surgeons position paper on bisphosphonate-related osteonecrosis of the jaws-2009 update. J Oral Maxillofac Surg. 2009; 67(5 Suppl):2-12.

Ruggiero SL, Dodson TB, Fantasia J, Goodday R, Aghaloo T, Mehrotra B et al. American Association of Oral and Maxillofacial Surgeons. American Association of Oral and Maxillofacial Surgeons position paper on medication-related osteonecrosis of the jaw-- 2014 update. J Oral Maxillofac Surg. 2014; 72(10):1938-56.

Ruggiero SL, Drew SJ. Osteonecrosis of the jaws and bisphosphonate therapy. J Dent Res. 2007; 86:1013.

Sociedade Brasileira de Cardiologia/Sociedade Brasileira de Hipertensão/Sociedade Brasileira de Nefrologia. VI Diretrizes Brasileiras de Hipertensão. Arq Bras Cardiol. 2010; 95(1 supl.1):1-51.

Sociedade Brasileira de Diabetes [organização José Egidio Paulo de Oliveira, Sérgio Vencio]. Diretrizes da Sociedade Brasileira de Diabetes: 2014-2015. São Paulo: AC Farmacêutica, 2015.

Sollecito TP, Abt E, Lockhart PB, Truelove E, Paumier TM, Tracy SL et al. The use of prophylactic antibiotics prior to dental procedures in patients with prosthetic joints: evidence-based clinical practice guideline for dental practitioners- a report of the American Dental Association Council on Scientific Affairs. J Am Dent Assoc. 2015; 146(1):11-16.e8.

Sonis ST, Fazio RC, Fang L. Princípios e prática de medicina oral. 2. ed. Rio de Janeiro: Guanabara Koogan, 1996. 491 p.

Velásquez GC, Santa Cruz LA, Espinoza MA. Ketoprofen is more effective than diclofenac after oral surgery when used as a preemptive analgesic: a pilot study. J Oral Facial Pain Headache. 2014; 28(2):153-8.

Wilson W, Taubert KA, Gewitz M, Lockhart PB, Baddour LM, Levison M et al. American Heart Association Rheumatic Fever, Endocarditis and Kawasaki Disease Committee, Council on Cardiovascular Disease in the Young; Council on Clinical Cardiology; Council on Cardiovascular Surgery and Anesthesia; Quality of Care and Outcomes Research Interdisciplinary Working Group; American Dental Association. Prevention of infective endocarditis: guidelines from the American Heart Association: a guideline from the American Heart Association Rheumatic Fever, Endocarditis and Kawasaki Disease Committee, Council on Cardiovascular Disease in the Young, and the Council on Clinical Cardiology, Council on Cardiovascular Surgery and Anesthesia, and the Quality of Care and Outcomes Research Interdisciplinary Working Group. J Am Dent Assoc. 2007; 138(6):739-45; 747-60.

3 Diagnóstico por Imagem

Murillo Torres • Rafael Pereira de Mendonça

INTRODUÇÃO

Em qualquer procedimento cirúrgico, seja uma simples exodontia, executada pelo clínico geral, ou cirurgias maiores que exijam a participação de especialistas na área de cirurgia bucomaxilofacial, a prescrição de imagens para o planejamento do ato cirúrgico é indispensável. Nesta nova edição, podemos destacar a tomografia computadorizada de feixe cônico (TCFC), que tem sido considerada o maior avanço na radiologia odontológica desde a radiografia panorâmica. Destaca-se também a tecnologia de imagem digital, que foi definitivamente incorporada aos aparelhos radiográficos. Surgiram novas ferramentas atreladas ao desenvolvimento de *softwares*, e estas ferramentas têm auxiliado diretamente nas análises, nos planejamentos virtuais e, até mesmo, na confecção de guias cirúrgicos, como será tratado em outro capítulo. Outras técnicas como a tomografia computadorizada convencional (TC), a ultrassonografia (US), a medicina nuclear (MN) e, especialmente, a ressonância magnética (RM) também têm sido utilizadas na prática odontológica e, há algum tempo, devido à natureza diversa destes exames, a palavra *imaginologia* tem sido proposta em substituição ao termo *radiologia*, para nomear a especialidade. Nesse complexo leque de opções, procuramos manter o objetivo de esclarecer de maneira prática o que o cirurgião de cabeça e pescoço necessita conhecer, para que se evitem prescrições incorretas que possam prejudicar ou atrasar a solução dos casos.

PRINCÍPIOS PARA PRESCRIÇÃO DE EXAMES

Comumente os pacientes questionam o risco de se submeterem a exames radiográficos. De modo geral a radiação é vista como algo muito perigoso, especialmente devido à associação óbvia a grandes acidentes com elementos radioativos ou bombas nucleares. Contudo, estamos constantemente expostos à radiação natural, denominada *radiação de fundo* (*background radiation*); fontes naturais de radiação como o gás radônio e a radiação cósmica. A dose efetiva (E) é usada para medir o risco da exposição à radiação, sendo o sievert (Sv) a unidade utilizada. Seguindo este princípio, podemos comparar a dose recebida de fontes naturais com aquela recebida por um determinado exame radiográfico. Por exemplo, a radiografia panorâmica chega a ser equivalente a 1 dia de radiação natural. O Quadro 3.1 apresenta a relação de alguns exames radiográficos, comparando-os com a equivalente dose de radiação recebida, naturalmente, em função de dias. Trata-se de uma comparação útil para a orientação dos pacientes. Lembrando que os valores de radiação natural são cálculos médios e que os níveis de radiação podem variar de acordo com a concentração de elementos radioativos e a proximidade com os mesmos. É o que ocorre em altitudes elevadas, em um voo entre Tóquio e Nova York, ida e volta; uma pessoa é normalmente exposta a cerca de 200 μSv, o que equivale, aproximadamente, a submeter-se a 20 radiografias panorâmicas.

De fato, não há evidência direta de que doses pequenas de radiação, como as utilizadas para fins de diagnóstico, possam causar efeitos danosos. Os relatos sobre

Quadro 3.1 Exames radiográficos, suas respectivas doses efetivas e radiação natural.		
Exames	**Dose efetiva (μSv)***	**Radiação natural (dias)**
Periapical completo	17 a 171	2 a 20
Panorâmica	9 a 24	1 a 3
Cefalométrica	2 a 6	0,3 a 0,7
PA/AP	70	8
Tórax	20	2
TC *cone-beam* FOV grande	68 a 1.073	8 a 126
TC *cone-beam* FOV médio	45 a 860	5 a 101
TC *cone-beam* FOV pequeno	19 a 652	2 a 77
TC convencional crânio: protocolo padrão	860 a 1.500	101 a 177
TC convencional crânio: protocolo de baixa dose	180 a 534	21 a 63

FOV (*field of view*): campo de visão; PA/AP: posteroanterior/anteroposterior; TC: tomografia computadorizada. *Um microssievert (μSv) = 0,000001 sievert (Sv).

possíveis efeitos danosos, relacionados a pequenas doses de radiação, normalmente provêm das análises estatísticas que estimularam ainda mais o aprimoramento dos princípios de radioproteção. Desta maneira o benefício de um achado radiográfico tende a ser superior ao risco da exposição associada ao exame. Mesmo assim, há consenso na comunidade médica em se evitarem exames radiográficos desnecessários, sendo recomendável que sempre se utilize o mínimo de exposição à radiação, o suficiente para obter um diagnóstico (*as low as reasonably achievable*, ALARA). Cabe ao especialista em radiologia o uso da correta colimação, da dose e de protetores para otimizar a redução da exposição.

A recomendação da American Dental Association (ADA) é que se faça uma avaliação clínica para orientar a escolha dos exames necessários. O exame clínico, juntamente com a anamnese, vão determinar quais exames poderão ser úteis. Sempre que os exames por imagem puderem acrescentar informações relevantes para o diagnóstico e o tratamento de uma condição, haverá justificativa para sua prescrição. O dentista ou o médico devem consultar o radiologista caso tenha dúvida sobre qual exame escolher.

Alguns serviços de radiologia têm receituário padrão para facilitar a solicitação de exames. Porém, todo pedido de exame deve conter, pelo menos, o nome completo do paciente, a idade, o tipo de exame solicitado, o que motivou o pedido ou justificativa, seguido da assinatura e do carimbo do profissional responsável pela prescrição. Finalmente, a solicitação de exames deve ser acompanhada de informações mínimas sobre eventuais sinais e sintomas clínicos, que ajudarão na confecção do laudo pelo serviço responsável.

CONSIDERAÇÕES BÁSICAS SOBRE A IMAGEM DIGITAL

Nas últimas décadas, a evolução da informática e o desenvolvimento dos *hardwares*, incluindo a evolução dos sensores de captação de imagem, levaram à limitação da fabricação de equipamentos radiográficos convencionais, nos quais a imagem era captada diretamente em filmes radiográficos. Os sensores substituíram os filmes e as imagens agora são, por natureza, digitais, não havendo mais a necessidade do processo de revelação convencional.

Dentre as vantagens, destacam-se a maior facilidade de acesso, compartilhamento, arquivamento e edição dos exames. Há uma tendência de substituição do exame físico, impresso em papel ou em filme, pela imagem digital, vista em telas de alta resolução. Existe um padrão de formato de imagem específico para área médica, chamado de DICOM (*digital imaging and communications in medicine*; comunicação de imagens digitais em medicina). Contudo, normalmente as extensões de imagem convencionais (jpg, tiff, bmp etc.) têm sido mais utilizadas, devido à praticidade e à compatibilidade com *softwares* de imagem comuns, especialmente no caso das radiografias convencionais.

O conhecimento básico de informática é suficiente para a simples visualização dos exames digitais. Tem-se observado o surgimento de centros de processamento de exames digitais para estudos virtuais mais complexos, como nos casos de planejamentos envolvendo tomografia computadorizada. Isto tem poupado tempo e eventuais despesas com a aquisição de equipamentos e *softwares*. Por exemplo, um cirurgião bucomaxilofacial pode solicitar a um centro de processamento um determinado planejamento virtual, como uma cirurgia ortognática, orientar o processo, podendo até solicitar uma guia cirúrgica para o caso. Essas guias são obtidas por meio de impressão 3D (prototipagem rápida), conforme veremos nos próximos capítulos.

Outra tendência associada à imagem digital na área médica é a união ou a fusão de imagens digitais, oriundas de tecnologias diferentes, utilizando-se *softwares* específicos. Desta maneira, uma imagem pode complementar uma deficiência da outra. É o que ocorre nos planejamentos cirúrgicos 3D, em que são fusionadas imagens de tomografia computadorizada, modelos 3D das arcadas e a fotografia 3D da face (Figura 3.1).

 Vídeo 3.1 Fusão da tomografia computadorizada por feixe cônico com fotografia 3D, vista em movimento.

RADIOGRAFIAS INTRAORAIS

As radiografias intraorais são a dentária (periapical), a interproximal (*bite-wing*) e a oclusal. A radiografia dentária é suficiente e adequada para o planejamento de exodontias, evidenciando informações importantes como a presença de dilacerações (raízes curvas), raízes supranumerárias, hipercementoses, fraturas, anomalias de forma etc., enfim, todos os tipos de alterações que possam dificultar a exodontia (Figura 3.2). Nas pesquisas de fraturas radiculares, pode ser necessária a realização de tomadas com mais de uma angulação, para evidenciar a imagem da fratura. As linhas de fratura longitudinais, orientadas na direção mesiodistal, podem ser difíceis de evidenciar nas radiografias periapicais, sendo a tomografia computadorizada o melhor exame para esses casos (Figura 3.3).

Geralmente a radiografia periapical é prescrita para a extração de terceiros molares inclusos ou impactados e, nesses casos, pode apresentar sérias deficiências devido à necessidade de se adaptar à incidência do feixe de raios X, para evidenciar toda a imagem do dente no

Capítulo 3 • Diagnóstico por Imagem 51

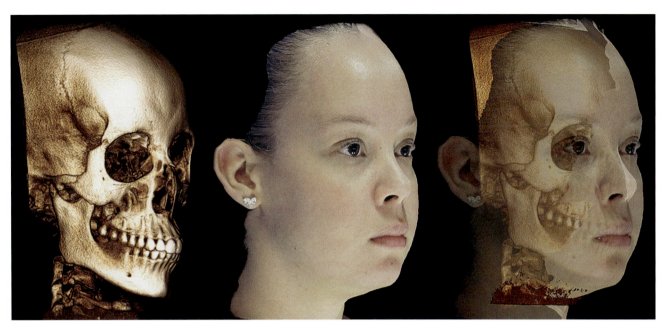

Figura 3.1 União virtual de uma tomografia computadorizada por feixe cônico (TCFC) da face com uma fotografia 3D da face. (Exames realizados na Clínica Radiológica Dr. Murillo Torres.)

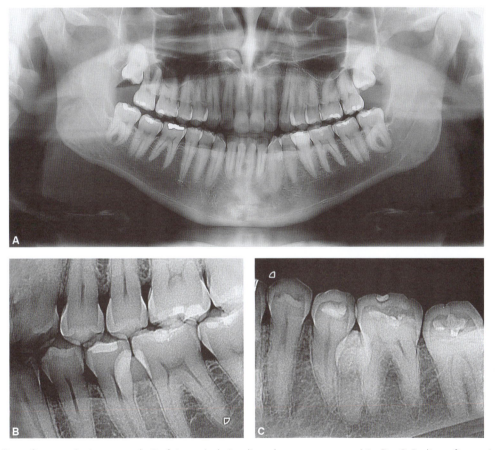

Figura 3.2 A. Radiografia panorâmica na qual não foi possível visualizar dente extranumerário. **B** e **C.** Radiografias periapical e interproximal do mesmo paciente, evidenciando dente extranumerário projetado entre os dentes 36 e 35. O deslocamento da imagem do dente extranumerário nas radiografias intraorais sugere que a coroa do mesmo está localizada pelo lado lingual. (Exames realizados na Clínica Radiológica Dr. Murillo Torres.)

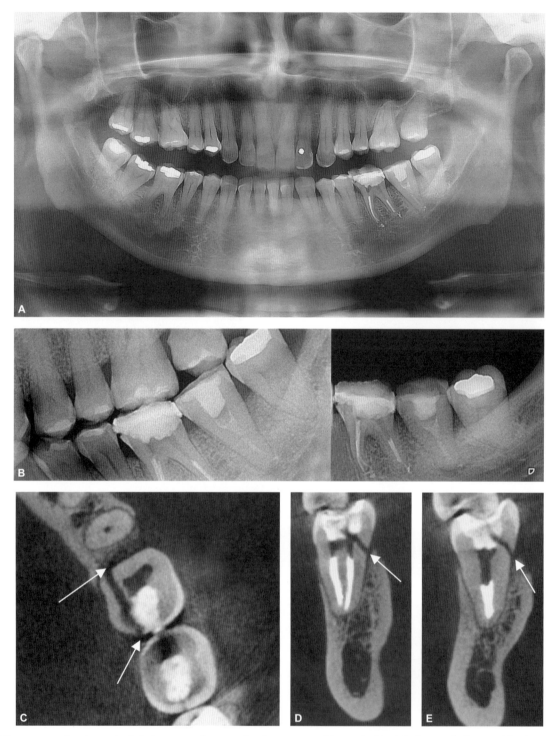

Figura 3.3 Fratura no primeiro molar inferior esquerdo, estendendo-se no sentido mesiodistal. A direção da fratura dificulta a visualização nas radiografias convencionais, sendo plenamente observada na tomografia computadorizada por feixe cônico. **A.** Radiografia panorâmica. **B.** Radiografia interproximal e periapical. **C.** Corte axial. **D** e **E.** Cortes coronais. As setas indicam a linha de fratura. (Exames realizados na Clínica Radiológica Dr. Murillo Torres.)

filme, o que pode resultar em distorções incontroláveis, além de deixar despercebida a possibilidade de dentes localizados fora de sua posição normal (Figura 3.4). Julgamos que, nesses casos, a radiografia panorâmica é a mais indicada, porque mostra a relação do dente com a tuberosidade e com o seio maxilar nos terceiros molares superiores, e com o canal mandibular nos terceiros molares inferiores. Quando o canal alveolar inferior estiver projetado sobre as raízes dos terceiros molares, a tomografia computadorizada poderá ser indicada para determinar o exato posicionamento do canal em relação às raízes (Figura 3.5).

Capítulo 3 • Diagnóstico por Imagem 53

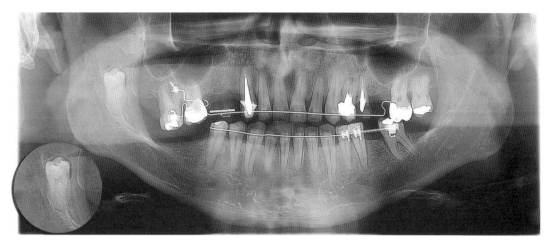

Figura 3.4 Radiografia panorâmica mostrando a migração de um molar para o ramo ascendente, no lado direito. Ver detalhe ampliado. Devido à localização, este dente provavelmente não seria observado em um exame periapical de rotina. (Exame realizado na Clínica Radiológica Dr. Murillo Torres.)

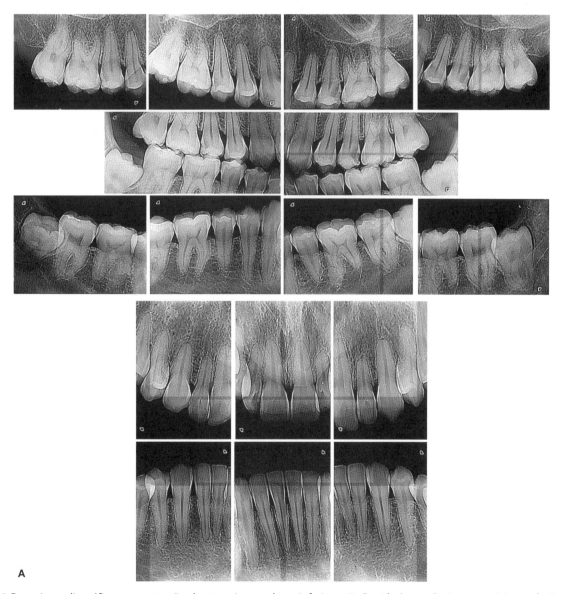

Figura 3.5 Pesquisa radiográfica para extração dos terceiros molares inferiores **A.** Devido à angulação necessária, a relação do canal alveolar inferior com as raízes dos dentes 38 e 48 não é confiável na radiografia periapical. (*Continua*)

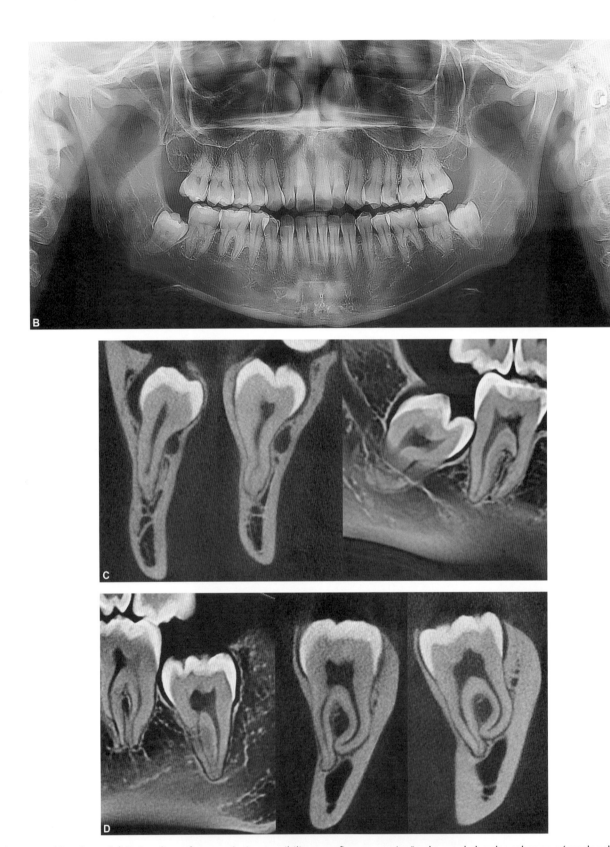

Figura 3.5 (*Continuação*) **B.** A radiografia panorâmica possibilitou confirmar a projeção do canal alveolar sobre as raízes dos dentes 38 e 48. **C.** A tomografia computadorizada por feixe cônico definiu a posição exata do canal alveolar em relação às raízes do dente 48 (canal localizado por lingual). **D.** Tomografia computadorizada por feixe cônico mostrando o canal alveolar inferior localizado entre as raízes do dente 38. (*Continua*)

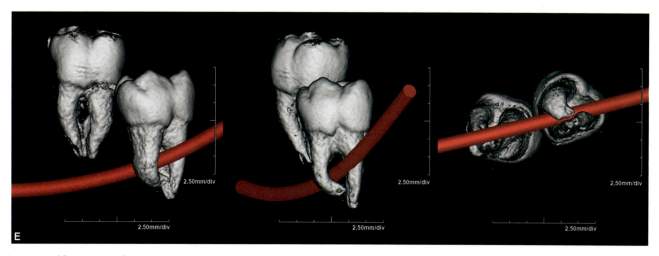

Figura 3.5 (*Continuação*) **E.** Imagem 3D com subtração óssea, segmentação do canal alveolar inferior e dos dentes 38 e 37. (Exames realizados na Clínica Radiológica Dr. Murillo Torres. Caso solicitado pela Dra. Adriana Bruno da Costa.)

A radiografia interproximal, que é tão importante para a pesquisa de cárie, tem relativamente pouca importância para a cirurgia, a não ser que se necessite, por exemplo, evidenciar especificamente uma fratura coronária.

A radiografia oclusal, que pode ser feita com angulações diferentes, segundo a necessidade de cada caso, é indicada para evidenciar lesões relativamente grandes no palato ósseo que extrapolem as possibilidades da radiografia dentária; ou então, para visualizar sialólitos e qualquer tipo de calcificação ou corpo estranho no assoalho da boca. Além disso, é útil para localizar a posição vestibulopalatina ou vestibulolingual de dentes inclusos e avaliar expansões ósseas relacionadas a cistos, tumores ou displasias ósseas (Figura 3.6).

RADIOGRAFIAS EXTRAORAIS

As radiografias extraorais são a lateral oblíqua da mandíbula, a lateral de perfil da face, a posteroanterior da face (PA), a mentonaso (Waters) e a submentovértice (Hirtz). A lateral oblíqua (Figura 3.7) possibilita boa visibilidade do ramo ascendente e do corpo da mandíbula, mas não é muito usada atualmente, porque foi substituída pela panorâmica, que é mais prática e apresenta menos distorção. Mesmo assim, pode ser improvisada quando o paciente, acidentado ou por outro motivo, não consegue ficar na posição padronizada no equipamento para panorâmica.

A lateral da face (perfil) e a PA geralmente são feitas no estilo das telerradiografias cefalométricas, ou seja, com o paciente posicionado em um dispositivo (cefalostato) que mantém a cabeça em posição, a não ser que tenham de ser improvisadas quando o paciente não pode ficar na posição padrão. A telerradiografia de perfil é, em especial, muito

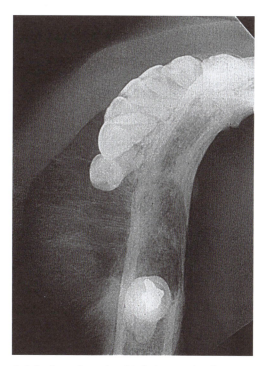

Figura 3.6 Radiografia oclusal inferior revelando expansão no lado vestibular sob a forma de espículas ósseas, perpendiculares à superfície do osso. Este é um aspecto radiográfico perigoso, porque, embora possa acontecer em outras lesões, é mais comum no osteossarcoma. (Exame realizado na Clínica Radiológica Dr. Murillo Torres.)

útil para avaliar a região anterior da face, evidenciando fraturas dos ossos do nariz, corpos estranhos, inclusive fragmentos dentários nos lábios, expansão da tábua óssea vestibular nos casos de cistos e tumores benignos, dentes mal posicionados etc. (Figura 3.8). Também é por meio da telerradiografia de perfil e da posteroanterior que são obtidas as análises cefalométricas. Embora existam algumas padronizações para obtenção das telerradiografias,

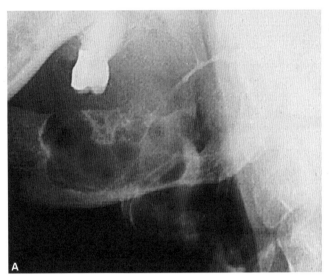 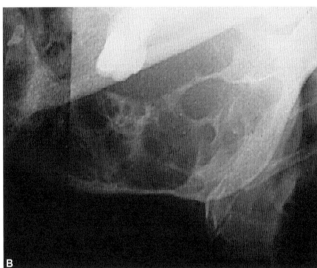

Figura 3.7 Ameloblastoma. Radiografia lateral oblíqua. **A.** Incidência para o corpo da mandíbula. **B.** Incidência para o ramo ascendente. (Exame realizado na Clínica Radiológica Dr. Murillo Torres.)

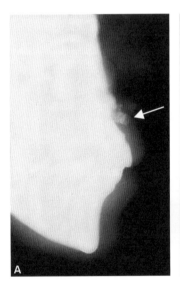 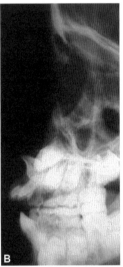 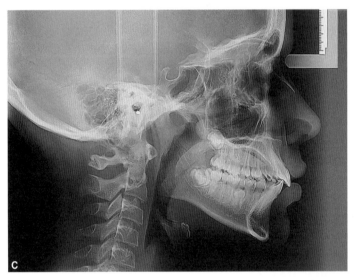

Figura 3.8 Radiografia lateral da face. **A.** Incidência feita especificamente para evidenciar tecidos moles. Observar cacos de vidro projetados inferiormente ao nariz (ver *seta*). **B.** Incisivo com a coroa voltada para vestibular, provavelmente relacionado com traumatismo no antecessor decíduo. **C.** Telerradiografia de perfil. Paciente posicionado no cefalostato. (Exames realizados na Clínica Radiológica Dr. Murillo Torres.)

há diferenças de configuração nos aparelhos cefalométricos de fabricantes diferentes. Por exemplo, há cefalostatos em que o filme ou o sensor ficam posicionados no lado direito da face e outros no lado esquerdo. Por isso, pode ocorrer ligeira variação na dimensão de algumas estruturas anatômicas quando se realizam tomadas em equipamentos diferentes. Sendo assim, é recomendável que todas as análises cefalométricas de um mesmo paciente sejam feitas utilizando-se telerradiografias obtidas por um mesmo equipamento cefalométrico.

A radiografia posteroanterior (PA) ou a telerradiografia frontal geralmente servem de complemento para a lateral, cumprindo o princípio básico de que se devem fazer, sempre que possível, duas incidências perpendiculares entre si. Este princípio permite melhor localização espacial da estrutura que se deseja analisar. A PA tem indicação para avaliação de fraturas na calota craniana, assimetrias e também é usada em cefalometria.

A radiografia mentonaso (Figura 3.9) é usada para avaliar a radiotransparência dos seios maxilares, nos casos de sinusite ou invasão de cistos e de tumores benignos e malignos; avaliação do seio frontal e do processo zigomático. Também pode ser usada nos casos de fraturas do terço médio da face (LeFort I, II e III), fratura orbital, fratura no processo coronoide; mas deve ser

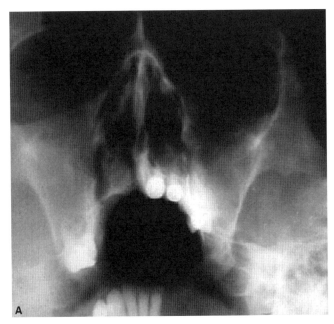
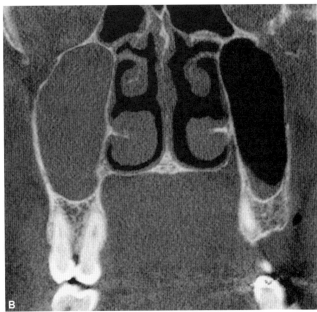

Figura 3.9 Radiografia mentonaso (Waters). **A.** Imagem sugerindo hipotransparência em ambos os seios maxilares, compatível com sinusite. **B.** Corte coronal de tomografia computadorizada por feixe cônico de outro paciente, mostrando velamento do seio maxilar direito. Seio maxilar esquerdo com aspecto normal, observando-se apenas espessamento da mucosa do assoalho do seio. (Exames realizados na Clínica Radiológica Dr. Murillo Torres.)

usada apenas como uma alternativa quando o paciente não puder ser submetido à tomografia computadorizada (TC), o melhor exame nesses casos.

Finalmente a radiografia submentovértice (Figura 3.10) pode ser indicada para problemas na articulação temporomandibular (ATM), mas sua indicação mais adequada é evidenciar fraturas nos arcos zigomáticos. Também pode ser útil para avaliar lesões expansivas afetando o palato, a região pterigoide e a base do crânio. Eventualmente, as incidências padronizadas não são suficientes para esclarecer uma determinada condição. Nesses casos, é necessário improvisar como na Figura 3.11, na qual a incidência do feixe de raios X foi feita tangentemente à face, confirmando a impressão clínica de que se tratava de um osteoma no rebordo orbitário externo.

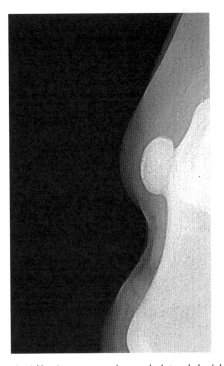

Figura 3.10 Radiografia submentovértice (Hirtz). Fratura do arco zigomático (ver *seta*). (Exame realizado na Clínica Radiológica Dr. Murillo Torres.)

Figura 3.11 Incidência tangente à parede lateral da órbita, revelando osteoma, confirmando a impressão clínica. (Exame realizado na Clínica Radiológica Dr. Murillo Torres.)

RADIOGRAFIAS CONVENCIONAIS PARA A ARTICULAÇÃO TEMPOROMANDIBULAR

As radiografias convencionais mais importantes para a ATM são a lateral transcraniana e a transorbitária. A lateral transcraniana é muito criticada na literatura odontológica, devido às suas possibilidades de distorção, uma vez que o feixe de raios X deve incidir com uma angulação positiva de aproximadamente +25° em relação ao plano transverso, e isso faz com que o polo medial do côndilo seja projetado em posição inferior ao polo lateral, que está mais próximo do filme. Desse modo, considera-se que a radiografia revela alterações apenas da parte mais lateral da articulação. Como as alterações que acontecem nessa área são relativamente bem visualizadas, não há, portanto, contraindicação definitiva.

Na prática é uma imagem que pode mostrar desde alterações incipientes na cortical das superfícies articulares até alterações regressivas acentuadas (Figura 3.12). Deve ser feita com boca fechada e aberta ou em qualquer posição da mandíbula que se julgar necessário. É conveniente utilizar um dispositivo que mantenha o crânio em uma posição padronizada para possibilitar a comparação de radiografias feitas em épocas diferentes.

Na radiografia transorbitária (Figura 3.13), o feixe de raios X passa pela cavidade orbitária para fazer uma imagem anteroposterior do côndilo. O paciente deve estar com a boca aberta para evitar a superposição da eminência articular sobre a imagem do côndilo, obtendo-se

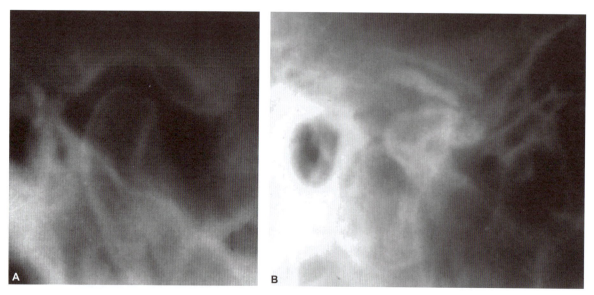

Figura 3.12 Radiografia lateral transcraniana da articulação temporomandibular. **A.** Aspecto radiográfico normal. **B.** Esclerose óssea subcondral, achatamento das superfícies articulares e formação de um grande osteófito marginal no côndilo. Aspecto radiográfico compatível com osteoartrose. (Exames realizados na Clínica Radiológica Dr. Murillo Torres.)

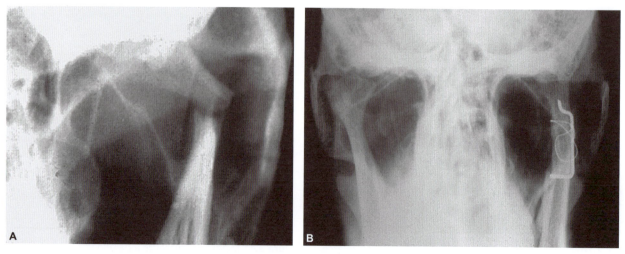

Figura 3.13 Radiografias transorbitárias. **A.** Fratura no colo do côndilo. **B.** Redução de fratura no colo do côndilo esquerdo. (Exames realizados na Clínica Radiológica Dr. Murillo Torres.)

uma incidência perpendicular à lateral transcraniana, proporcionando uma visão tridimensional da ATM. Essa incidência é excelente para avaliar fraturas subcondilianas (Figura 3.14), especialmente quando o côndilo é deslocado para medial, puxado pelo músculo pterigoide lateral, embora possa mostrar também qualquer tipo de alteração que interfira na forma do côndilo (hipoplasia, hiperplasia, côndilo bífido etc.).

Como os exames convencionais para as ATMs podem sofrer distorções e sobreposições de estruturas anatômicas, os exames que tornam possível a visualização tomográfica têm sido cada vez mais preferidos. Inclusive, a radiografia panorâmica pode ser um bom exame inicial para avaliação da articulação temporomandibular, como veremos adiante.

SIALOGRAFIA

As glândulas salivares podem ser estudadas por diversas técnicas, como ressonância magnética (RM), TC, medicina nuclear (MN) e ultrassonografia (US). Contudo, quando se trata de evidenciar o sistema de ductos das glândulas, a sialografia, mesmo sendo a mais antiga, continua sendo a preferida. O procedimento é feito injetando-se contraste iodado no ducto principal das glândulas parótidas (ducto de Stenon ou Stensen) ou submandibulares (ducto de Wharton). O contraste preenche o ducto principal e flui para os secundários, terciários etc., de tal modo que, quando a glândula está normal, a sua imagem assemelha-se a uma árvore de galhos secos. Após a injeção do contraste, essa imagem poderá ser obtida com radiografia convencional, panorâmica ou tomografia computadorizada. Ao contrário, quando a glândula está comprometida, como na síndrome de Sjögren ou na doença de Mikulicz (lesão linfoepitelial benigna), o contraste preenche pequenos cistos (sialectasias), formando uma imagem semelhante a uma árvore florida (Figura 3.15). Além disso, a sialografia pode dar informações sobre sialadenite, sialadenose, sialólitos (especialmente quando não apresentarem imagem radiográfica) e tumores benignos, pelo não preenchimento de parte da glândula ocupada pelo tumor. Em muitos casos, os sialólitos apresentam densidade que possibilita a obtenção de imagem

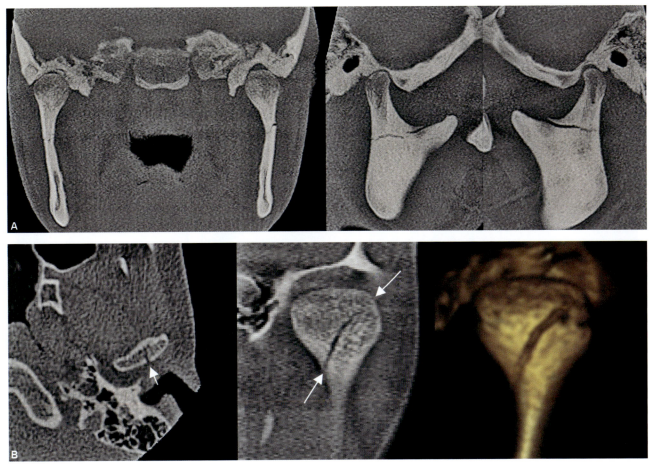

Figura 3.14 Tomografia computadorizada por feixe cônico. **A.** Fratura subcondiliana baixa, bilateral, em perspectiva coronal e sagital. **B.** Linha de fratura (ver *setas*). Cortes axial, coronal e reconstrução 3D. (Exames realizados na Clínica Radiológica Dr. Murillo Torres. Caso solicitado pelo Dr. Ricardo Lopes da Cruz.)

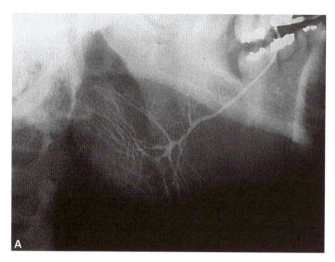
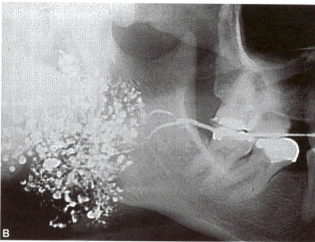

Figura 3.15 Sialografia. **A.** Aspecto radiográfico dentro dos limites da normalidade. **B.** Aspecto radiográfico compatível com a síndrome de Sjögren ou com a doença de Mikulicz (lesão linfoepitelial benigna). (Exames realizados na Clínica Radiológica Dr. Murillo Torres.)

radiográfica e, nesses casos, os exames convencionais tomográficos serão suficientes para obtenção do diagnóstico (Figuras 3.16 e 3.17). As contraindicações são a alergia ao iodo e a infecção aguda. Nas glândulas sublinguais não é possível fazer a sialografia, porque elas têm diversos canais excretores e, frequentemente, alguns deles penetram nos canais das glândulas submandibulares.

TOMOGRAFIA

A tomografia existe desde 1920 e proporciona a visualização de cortes ou segmentos de um determinado plano de um órgão ou região. Consiste em manter o filme e a fonte de radiação (cabeçote do equipamento) ligados por uma haste rígida, de tal maneira que, havendo um movimento em relação à parte sendo examinada, pode-se determinar que um plano do tecido fique com a imagem nítida, enquanto as outras partes, com a imagem prejudicada. Isso acontece porque o dispositivo que liga o cabeçote ao filme funciona como uma alavanca e, assim, o plano que estiver no fulcro da alavanca vai apresentar menos influência do movimento do sistema. A finalidade é evitar superposição de estruturas, como acontece nas radiografias convencionais. A tomografia pode ser linear – quando o movimento é em linha reta – ou pluridirecional (multidirecional, politomografia, tomografia de movimentos complexos etc.) – quando os movimentos têm formas diferentes, como circular, elíptico, espiral ou hipocicloidal. A pluridirecional tem imagem mais nítida que a linear.

Durante sua evolução, foi assumindo nomes variados, como estratigrafia, laminografia, planigrafia etc., e, em 1935, recebeu o nome de tomografia; essa denominação

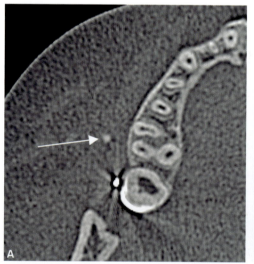
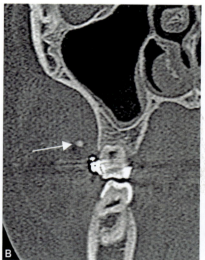
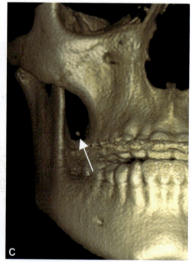

Figura 3.16 Sialólito (ver *setas*), associado ao ducto de Stenon (ducto parotídeo). Imagens de tomografia computadorizada por feixe cônico. **A.** Corte axial. **B.** Corte coronal **C.** Segmentação 3D. Neste caso a sialografia não seria necessária, uma vez que já foi possível observar a imagem do sialólito. (Exame realizado na Clínica Radiológica Dr. Murillo Torres. Caso solicitado pelo Dr. José Henrique Nassif Arruda.)

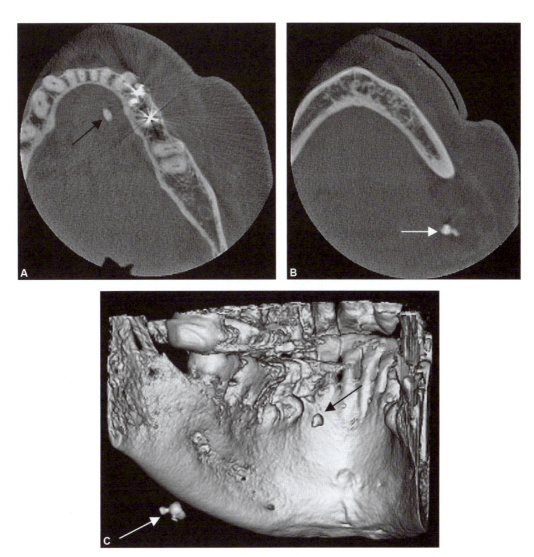

Figura 3.17 Duas imagens, do mesmo paciente, sugerindo sialólitos, observadas em uma tomografia computadorizada por feixe cônico. Ambas no lado esquerdo. **A.** Corte axial. A imagem está próxima ao nível do assoalho de boca (*seta preta*), provavelmente associada ao ducto da glândula submandibular (ducto de Wharton). **B.** Corte axial. Outra imagem sugerindo sialólito próximo à região da glândula submandibular (*seta branca*). **C.** Imagem 3D. *Setas* indicando as duas imagens. Neste caso a sialografia não seria necessária, uma vez que já foi possível observar a imagem do sialólito. (Exame realizado na Clínica Radiológica Dr. Murillo Torres. Caso solicitado pelo Dr. André Neif Matuck.)

prevaleceu sobre as demais devido à Resolução 10f, do ICRU (International Commission on Radiation Units and Measurements), na qual todas as técnicas que usam o princípio de obtenção de imagens sob a forma de cortes deveriam denominar-se tomografia. Fica entendido que as demais técnicas que serão comentadas, como a TC, RM, MN e US, também lançam mão do princípio de cortes tomográficos, embora cada uma delas utilize o seu próprio método, como será visto adiante.

Com o advento da TC, no início da década de 1970, a tomografia convencional praticamente desapareceu da medicina e, recentemente, com a chegada da tomografia computadorizada por feixe cônico (*cone-beam*), o mesmo vem acontecendo na Odontologia. Contudo, o conhecimento da mesma se faz necessário, pois ainda pode ser encontrada em alguns serviços.

Agora que já comentamos sobre princípios tomográficos, é bom que sejam conhecidos os principais planos de corte para o crânio e a face, porque nas demais técnicas que iremos comentar também são usados cortes tomográficos, a saber: os cortes axiais são paralelos ao plano de Frankfurt, os sagitais são paralelos ao plano sagital mediano, e os cortes coronais são paralelos ao plano biauricular (Figura 3.18). Normalmente, também são feitos cortes personalizados com ângulos ligeiramente diferentes aos sugeridos por estes planos, no intuito de melhor identificar uma estrutura.

 Vídeo 3.2 Sequência de imagens de tomografia computadorizada por feixe cônico da face, mostrando os principais planos de corte. **A.** Cortes axiais. **B.** Cortes coronais. **C.** Cortes sagitais.

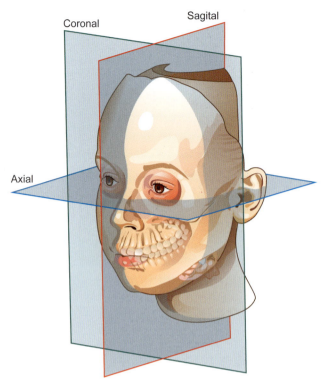

Figura 3.18 Esquema da direção dos principais planos de cortes tomográficos.

RADIOGRAFIA PANORÂMICA

A radiografia panorâmica segue o princípio da tomografia, por isso é também denominada de pantomografia. O cabeçote e o filme (ou sensor) ficam ligados por um dispositivo rígido de tal modo que, quando há o movimento em torno da cabeça do paciente, o plano focal acompanha a curvatura dos processos alveolares, produzindo uma imagem da maxila e da mandíbula no mesmo filme (ou sensor). Devido à sua abrangência, permitindo a visualização de toda a mandíbula de côndilo a côndilo, e da maxila de tuberosidade a tuberosidade, além de evidenciar os seios maxilares, a cavidade nasal e parte da órbita, a radiografia panorâmica tem indicação de prescrição praticamente em todas as especialidades da Odontologia.

 Vídeo 3.3 Movimento do equipamento durante a tomada da radiografia panorâmica.

Na cirurgia bucomaxilofacial, é útil como imagem de exploração, detectando terceiros molares inclusos, infecções, cistos, tumores, lesões ósseas não tumorais e fraturas. Não raro, pode ser a imagem definitiva que leva a um diagnóstico de probabilidade, mas eventualmente, pode necessitar de complementação com outras técnicas (Figura 3.19). Pode ser útil para avaliação inicial da ATM (Figura 3.20). É, também, excelente para acompanhar a evolução da cronologia dentária e de anomalias de desenvolvimento. Contudo, existem prescrições incorretas que são relativamente comuns, tais como: avaliar elementos dentários para pesquisa de cáries, lesões periapicais etc., porque nesses casos a radiografia dentária apresenta melhor indicação; avaliar hipotransparência dos seios maxilares quando clinicamente se suspeita de sinusite, porque em alguns casos as imagens não são conclusivas e a radiografia mentonaso ou a tomografia computadorizada (TC) são melhores; avaliar o leito ósseo em que se pretende colocar um implante dentário, porque ela não evidencia a espessura vestibulolingual do processo alveolar residual, como acontece com a tomografia convencional e com a computadorizada.

TOMOGRAFIA COMPUTADORIZADA (TC)

A TC foi introduzida em 1973 e, já nos primeiros anos, conquistou a aceitação da Medicina, e nos últimos vem sendo introduzida na Odontologia cada vez com maior

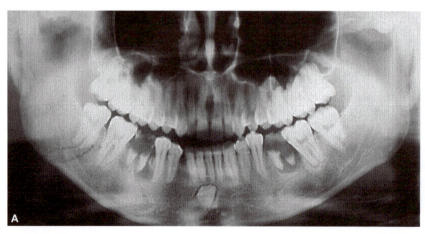
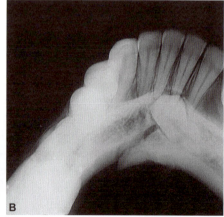

Figura 3.19 A. Radiografia panorâmica. Dente incluso na região anterior da mandíbula e suspeita de fratura óssea próximo ao dente, mas a imagem não chega a ser conclusiva. **B.** Radiografia oclusal foi suficiente para evidenciar a linha de fratura. (Exames realizados na Clínica Radiológica Dr. Murillo Torres.)

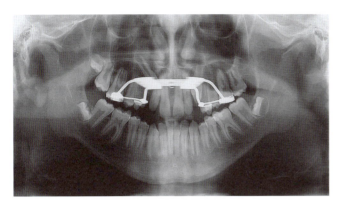

Figura 3.20 Radiografia panorâmica. Paciente do sexo masculino com 12 anos de idade. Côndilos com aspecto de "lápis afiado". Aspecto associado a quadro de artrite reumatoide juvenil. (Exame realizado na Clínica Radiológica Dr. Murillo Torres.)

frequência (Figura 3.21). O método consiste no escaneamento da parte a ser estudada por um feixe de raios X em forma de leque (*fan-beam*), que depois de atravessar o paciente e ser atenuado segundo suas diferenças de densidade, vai ativar os detectores de cintilação, cuja finalidade é produzir impulsos elétricos que são levados ao computador para construir a imagem.

A TC foi descrita inicialmente apenas para fazer cortes axiais, mas, com a vertiginosa evolução da informática, logo se conseguiu reformatar as imagens nos planos sagital e coronal, especialmente depois da introdução da TC espiral ou helicoidal. Nesta, em vez de levar o paciente ao plano de corte sucessivas vezes para conseguir o número de cortes desejados, a mesa portadora faz um movimento contínuo, por exemplo de 20 mm, e dentro desse volume irradiado, pode fazer cortes axiais em qualquer região de interesse e reformatá-los em qualquer plano, inclusive no sagital e no coronal. Uma das consequências dessa inovação é a drástica redução do tempo dos exames. Um exame do tórax e abdome que dura cerca de 12 minutos nos equipamentos convencionais pode ser reduzido a 1 minuto com a TC espiral.

Um aspecto importante da imagem da TC é que ela também contém informações dos tecidos moles, tendo sido estabelecida uma tabela de densidades, considerando a densidade da água arbitrariamente como zero; o ar, −1.000; e a cortical do osso chegando a +1.000. Entre os dois extremos pode-se identificar o pulmão, entre −400 e −600; gordura entre −60 e −100, tecido mole entre +40 e +80 etc. As unidades são em HU (unidade Hounsfield, uma homenagem ao inventor da TC).

O contraste da TC pode ser aumentado artificialmente com meio de contraste iodado por via intravenosa. Nesse caso, é necessário ter cuidado com a possibilidade de alergia ao iodo. Finalmente, deve-se considerar a possibilidade de degradação da imagem devido à presença de obturações metálicas nos dentes produzindo artefatos em forma de *spray*. Falaremos das indicações da TC no próximo tópico.

TOMOGRAFIA COMPUTADORIZADA DE FEIXE CÔNICO (TCFC, *CONE-BEAM TOMOGRAPHY*)

Por volta de 1982, esta tecnologia foi inicialmente aplicada para obtenção de angiografias e, no final da década de 1990, começou a ser utilizada na Odontologia com a criação do primeiro tomógrafo dedicado. Hoje existem mais de 20 marcas de tomógrafos de feixe cônico no mercado internacional. Na TCFC, o feixe de raios X apresenta forma cônica (daí o termo em inglês *cone-beam*; Figura 3.22). Enquanto a tomada do exame é realizada, são obtidas imagens sequenciais a partir de ângulos ligeiramente diferentes. Então, mediante um processamento computadorizado, é obtido um volume de dados a partir do qual são extraídos os cortes tomográficos.

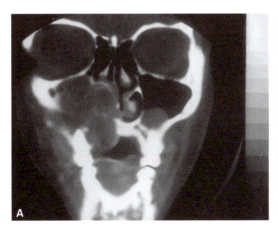 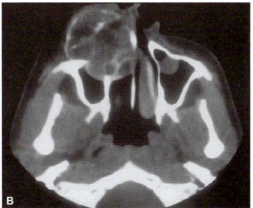

Figura 3.21 Lesão multilocular no seio maxilar direito invadindo as cavidades nasal e bucal e destruindo a parede lateral. Imagem de tomografia computadorizada convencional. Diagnóstico histológico de cisto ósseo aneurismático. **A.** Corte coronal. **B.** Corte axial. (Cortesia do Dr. Paulo José de Medeiros.)

A posição do paciente durante a tomada do exame vai depender do modelo do equipamento, podendo ser sentado, em pé ou deitado. O tempo de exposição é relativamente rápido e geralmente pode ser realizado em 40 segundos ou menos, dependendo do equipamento e do protocolo escolhido. A TCFC também obtém imagens tomográficas nos três principais planos de corte (axial, coronal e sagital) e possibilita a reformatação, por meio de *softwares* específicos, em quase qualquer outro plano desejado.

 Vídeo 3.4 Movimento do equipamento para a aquisição da tomografia computadorizada por feixe cônico.

Do ponto de vista da dose de radiação, em um exame para face inteira, a TCFC chega a expor o paciente a até 10 vezes menos radiação do que a tomografia computadorizada convencional; dependendo do protocolo utilizado, a TCFC da face inteira chega a ter dose inferior à de um exame periapical completo, conforme mostrado no Quadro 3.1.

O maior acesso à tomografia computadorizada, pela tecnologia *cone-beam*, estimulou consideravelmente a evolução dos *softwares* com ferramentas para diversas especialidades odontológicas. Como veremos nos capítulos adiante, é possível simular, virtualmente, o planejamento de implantes dentários e de cirurgias bucomaxilofaciais, inclusive gerando guias cirúrgicas a partir destes planejamentos. Eventualmente a TCFC pode ser o exame de escolha para uma avaliação facial completa. Em uma tomada para face inteira é possível extrair cortes específicos para diversas regiões (Figura 3.23).

As indicações da TC para Odontologia, considerando o foco cirúrgico, são: planejamento de implantes dentários e cirurgias ortognáticas; exodontia de terceiros molares, quando for necessário evidenciar a relação das raízes com estruturas adjacentes e dentes inclusos; extensas lesões na mandíbula e na maxila (Figura 3.24); qualquer suspeita de lesão maligna; lesões ósseas afetando a ATM; distúrbios do desenvolvimento afetando as estruturas maxilofaciais; glândulas salivares, na avaliação de sialólitos, usando técnica estandardizada de TC ou para evidenciar o sistema de ductos pela sialografia com TC; trauma no complexo maxilofacial (Figura 3.25). Na fase inicial de alguns tipos de lesões, a tomografia computadorizada pode ser mais precisa, trazendo um diagnóstico precoce. Pelo fato de não sofrer distorções ou ampliações, a TC é um ótimo exame para realização de análises comparativas, revelando alterações associadas a lesões ou mesmo para verificar a eficácia de um determinado tratamento.

 Vídeo 3.5 Antes e depois de uma cirurgia ortognática, vista por meio de uma transição gradual tridimensional. Ferramenta útil para análise comparativa.

Assim como na TC convencional, a TCFC apresenta limitações com artefatos metálicos, como coroas metálicas e núcleos metálicos. Outra questão é a mensuração da densidade óssea pelo índice de Hounsfield. Até o momento, não houve adequação dos equipamentos para conseguir uma mensuração, respeitando a escala proposta, de forma equiparável aos resultados obtidos na TC convencional.

MEDICINA NUCLEAR (MN)

A MN utiliza raios gama (γ) para tratar doenças por meio de radioterapia e para diagnóstico com a cintilografia ou cintigrafia. Por este exame é possível observar alguns comportamentos bioquímicos na região investigada, o que torna esta tecnologia útil, uma vez que nem toda condição patológica apresenta manifestação com alteração anatômica do local afetado. Existem diversos

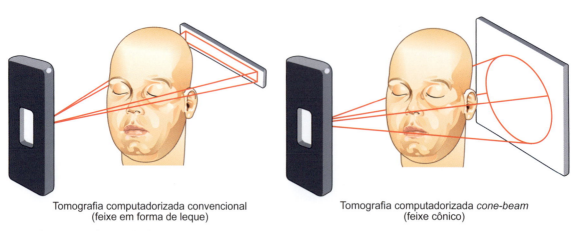

Tomografia computadorizada convencional (feixe em forma de leque)

Tomografia computadorizada *cone-beam* (feixe cônico)

Figura 3.22 Diferença na forma do feixe e nos sensores da tomografia computadorizada e da tomografia computadorizada por feixe cônico.

Capítulo 3 • Diagnóstico por Imagem 65

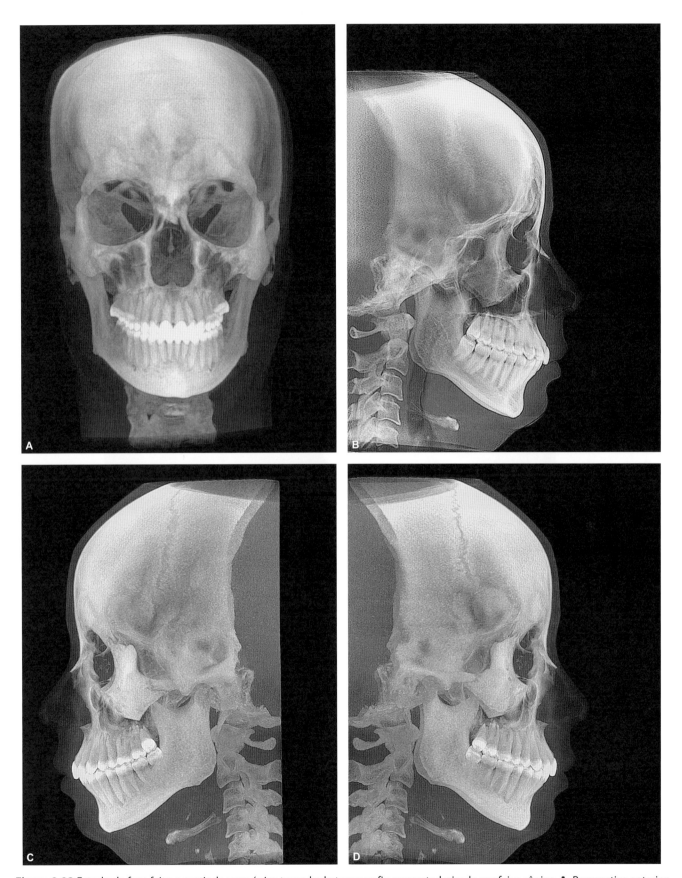

Figura 3.23 Estudo da face feito a partir de uma única tomada de tomografia computadorizada por feixe cônico. **A.** Perspectiva anterior da face. **B.** Lateral direita. **C.** Lateral esquerda. **D.** Extração de imagem tipo telerradiografia de perfil com ampliação compatível. (*Continua*)

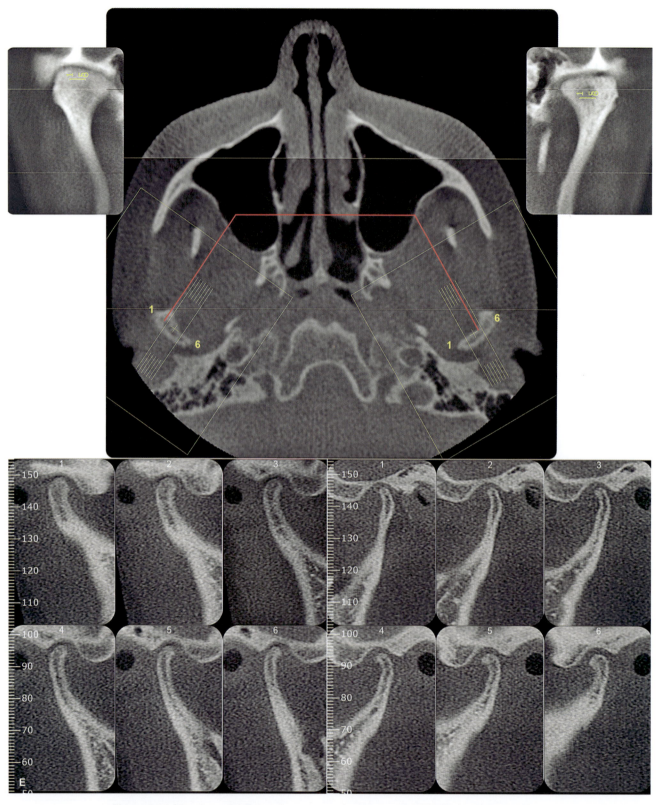

Figura 3.23 (*Continuação*) **E.** Estudo para articulação temporomandibular. (*Continua*)

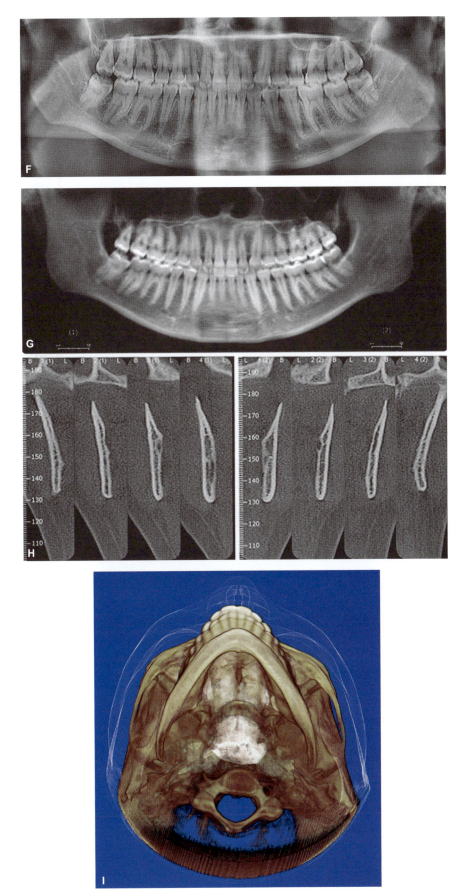

Figura 3.23 (*Continuação*) **F.** Imagem tipo panorâmica dos maxilares. **G** e **H.** Cortes para o ramo da mandíbula e imagem tipo panorâmica para localização dos cortes. **I.** Visão inferior do arco mandibular. (*Continua*)

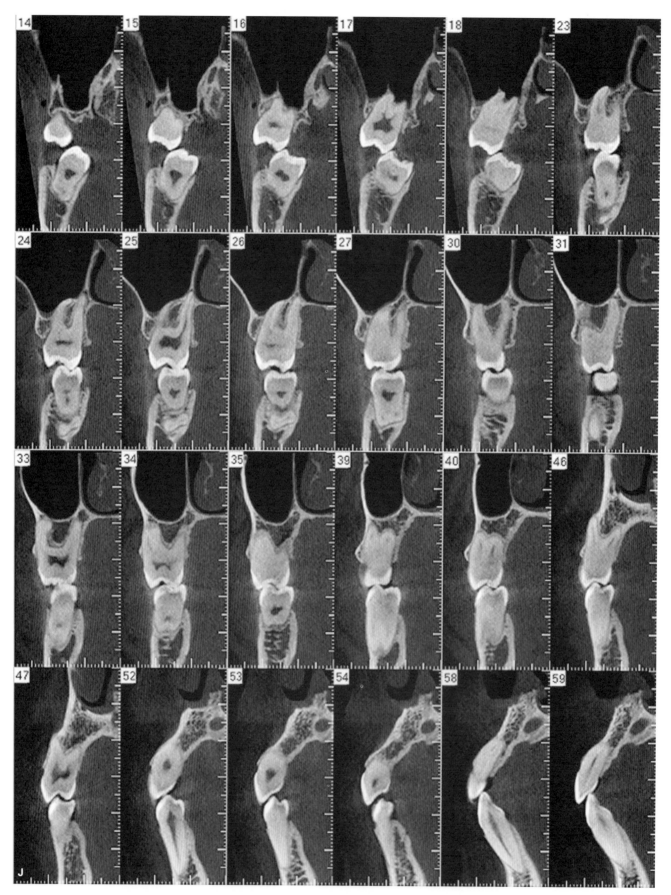

Figura 3.23 (*Continuação*) **J.** Estudo para intercuspidação e tábuas ósseas. (*Continua*)

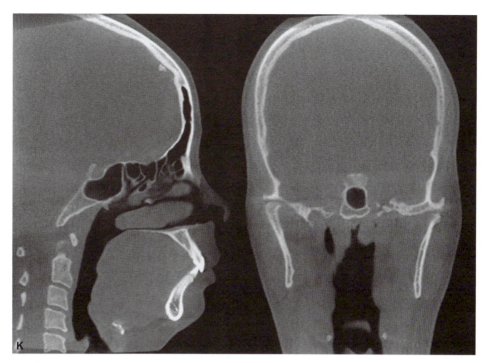

Figura 3.23 (*Continuação*) **K.** Estudo para vias respiratórias. Cortes sagital e coronal. (Exames realizados na Clínica Radiológica Dr. Murillo Torres.)

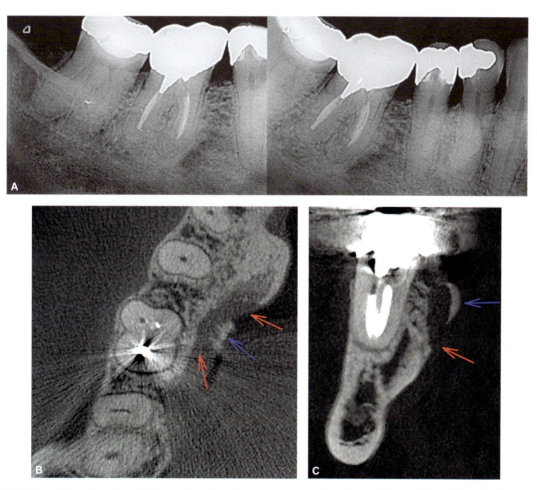

Figura 3.24 Imagem sugestiva de osteomielite envolvendo, primariamente, a cortical lingual da mandíbula. A localização da condição não possibilita boa avaliação com a radiografia periapical. **A.** Radiografias periapicais nas quais as imagens não revelam a extensão da condição, deixando dúvida se estaria presente de fato. **B.** Corte axial de tomografia computadorizada por feixe cônico. **C.** Corte tipo coronal. (*Continua*)

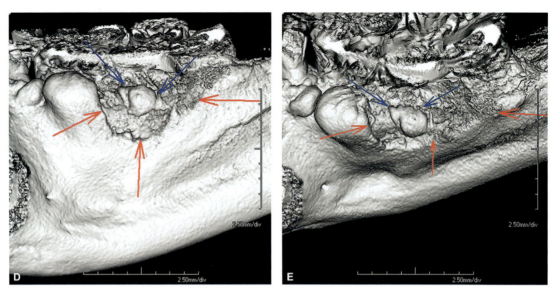

Figura 3.24 (*Continuação*) **D** e **E.** Imagens em 3D. Visão lingual da mandíbula. As *setas vermelhas* indicam a área de lise óssea. As *setas azuis* indicam sequestro ósseo em formação. (Exames realizados na Clínica Radiológica Dr. Murillo Torres. Caso solicitado pelo o Dr. Fabio Ritto.)

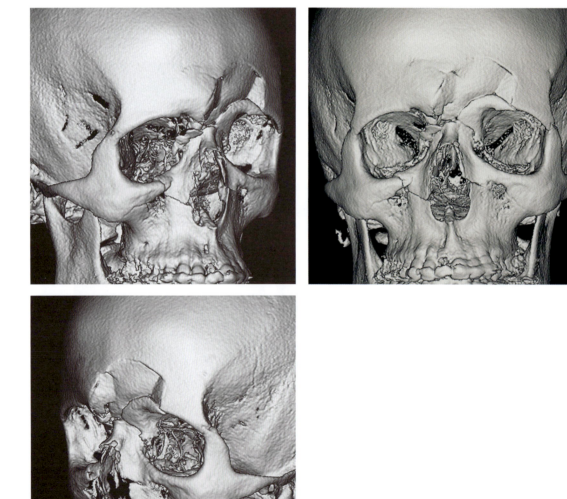

Figura 3.25 Segmentação 3D de uma tomografia computadorizada por feixe cônico. Fratura envolvendo osso frontal, osso nasal, paredes da cavidade orbitária e parede dos seios maxilares. (Exame realizado na Clínica Radiológica Dr. Murillo Torres. Caso solicitado pelo o Dr. Maurício Andrade.)

radionuclídeos com os quais se pode fazer a cintigrafia, como gálio-67 (^{67}Ga); tecnécio-99m (^{99m}Tc); índio-111 (^{111}In) etc. Porém, o mais utilizado, com o qual são feitos cerca de 80% dos exames, é o tecnécio-99m (^{99m}Tc), devido às suas propriedades altamente favoráveis para o processo, ou seja, emissão de raios gama (γ) "puros" com energia de 140 KeV, meia-vida curta de 6 horas e a possibilidade de ser produzido na própria clínica de MN, mediante gerador. O tecnécio-99m, sob a forma de pertecnetato (^{99m}TcO$_4$), tem afinidade pela tireoide, pelas glândulas salivares e pela mucosa gástrica, marcando diversas entidades biológicas, como por exemplo, sais fosfatados; o metilenodifosfonato marcado com tecnécio-99m (MDP–^{99m}Tc) tem afinidade pela estrutura óssea; o enxofre coloidal marcado com tecnécio-99m para o fígado e o baço etc. Considerando também outros radionuclídeos, pode-se fazer a cintigrafia de todos os tecidos ou órgãos.

Os fármacos, substâncias escolhidas para imitarem os processos biológicos naturais, marcados com os respectivos radionuclídeos, são administrados por via oral ou intravenosa, e vão se localizar nos tecidos ou órgãos pelos quais tenham afinidade. A radiação gama (γ), que é liberada para fora do corpo, é captada por um dispositivo denominado gamacâmara, que vai construir uma imagem da região que está sendo estudada ou, em certos casos, do corpo inteiro. A interpretação da imagem consiste em avaliar a concentração anormal do radiofármaco em uma determinada região, revelando se há distúrbio do metabolismo, indicador da existência ou não de uma patologia.

As imagens não têm especificidade e dão apenas informações sobre a alteração da função, embora, eventualmente, possam dar indicação do tipo de lesão e se é benigna ou maligna. No caso específico da Odontologia, as principais indicações são as seguintes: presença de lesão metastática; hiperplasia de côndilo, para avaliar se ainda está em atividade ou não (Figura 3.26); problemas na ATM, para avaliar se houve sucesso no tratamento; problemas nas glândulas salivares, para substituir a sialografia quando não for possível fazê-la; e na dor óssea intensa na mandíbula, quando ainda não existirem sinais radiográficos da osteomielite. O que acontece com frequência é o caso do paciente que se submete a uma cintigrafia de corpo inteiro para pesquisar possíveis metástases de lesões malignas e são reveladas área(s) de hiperconcentração de radionuclídeo nos maxilares; porque, como já foi dito, a imagem não tem especificidade e nos maxilares são comuns as infecções de origem dentária, além de áreas localizadas de displasia cemento-óssea. O dentista é então consultado para esclarecer se existe alguma causa local para justificar a hiperconcentração. Nos casos de dúvida, proceder-se-á à biopsia incisional.

O fato de um material radioativo permanecer no corpo do paciente por algum tempo pode levar ao entendimento de que existe uma quantidade muito grande de radiação, mas isso não acontece porque os radionuclídeos, usados aqui com o mesmo significado de radioisótopo, geralmente têm meia-vida curta e em pouco tempo deixam de emitir radiação. Calcula-se que em um

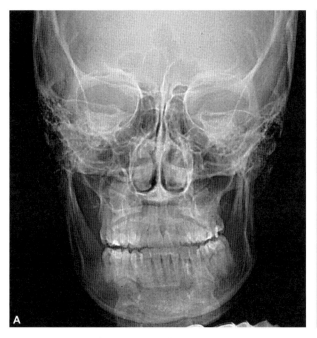
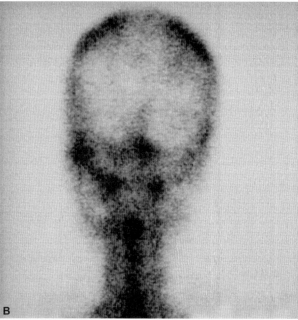

Figura 3.26 Assimetria facial devido à hiperplasia do côndilo direito. **A.** Radiografia em projeção anteroposterior. **B.** Cintigrafia com hiperconcentração do radionuclídeo no lado direito, sugerindo que a hiperplasia ainda está ativa.

exame de cintigrafia a dose efetiva (E) para o paciente seja igual a 1/3 da dose de radiação natural anual. A MN tem duas tomografias: a SPECT (*single photo emission computed tomography*), traduzida como tomografia por emissão de fóton único, e a PET (*positron emission tomography*), traduzida como tomografia por emissão de pósitrons.

A SPECT usa o mesmo princípio da cintigrafia, com a diferença de que a gamacâmara faz um movimento em torno do paciente enquanto vai recebendo as emissões de raios gama. A imagem é construída em computador de maneira semelhante à TC. A finalidade é evitar superposição de estruturas. A PET é uma tomografia de alta tecnologia e de grande complexidade. Esta técnica utiliza radionuclídeos emissores de pósitrons (partículas b^+). É necessário um acelerador de partícula para produzir os radionuclídeos emissores de pósitrons, entre os quais o mais utilizado é o flúor-18 (^{18}F), com meia-vida de 110 minutos, sob a forma de fluordeoxiglicose (FDG), para estudos do metabolismo; e o nitrogênio-13 (^{13}N), para estudos de perfusão. O princípio básico está relacionado com o consumo de glicose, que é maior nos processos patológicos do que nos tecidos normais. Uma das características da técnica é mostrar a lesão em local que nenhum outro exame foi capaz de detectar.

RESSONÂNCIA MAGNÉTICA (RM)

A RM foi introduzida à mesma época da TC (1973) e, embora tenha tido inicialmente uma evolução um pouco mais lenta, logo se acreditou que ela viesse a substituir a TC devido à sua capacidade multiplanar (pode fazer cortes tomográficos em qualquer plano) e não usar radiação ionizante. Contudo, assim como a TC, teve uma evolução surpreendente. O que aconteceu na verdade é que atualmente as duas técnicas se completam e, junto à US e à PET, constituem o que há de mais avançado em diagnóstico por imagem. A RM tem um princípio físico complicado e difícil de ser assimilado, mesmo nas dissertações empíricas sobre seus fundamentos. Vamos fazer um relato sucinto, deixando de lado a maioria dos detalhes, com a finalidade de apenas facilitar a interpretação das imagens.

Trata-se de submeter a parte que vai ser estudada a um campo magnético de grande intensidade. Os prótons teciduais (átomos de hidrogênio) se alinham com o campo magnético nos sentidos paralelo e antiparalelo, e começam a girar em torno do campo magnético (precessão). Quando se aplica uma onda de rádio com a mesma frequência da precessão, acontece a ressonância, ou seja, uma parte dos prótons alinhados no sentido paralelo (de menor energia) sofre um giro magnético de 90 ou 180°. Cessando a radiofrequência, os prótons voltam à condição inicial e liberam a energia da radiofrequência absorvida para que haja a ressonância. Essa energia é, então, detectada, ampliada e transformada em impulsos elétricos, para que seja construída uma imagem digital dos tecidos no computador. Então a RM é a alteração da energia de qualquer sistema em movimento periódico, quando lhe aplicamos uma perturbação externa de mesma frequência. O contraste da imagem é formado pelas diferenças de densidade de átomos de hidrogênio (prótons) nos tecidos, ou seja, os tecidos mais hidratados, como a gordura, os tecidos subcutâneos e a medula óssea, têm muito sinal de ressonância; ao contrário, os tecidos mineralizados, como os dentes e a cortical dos ossos, têm pouco ou nenhum sinal de ressonância. O sinal intermediário é fornecido pelos tecidos musculares, fibrosos, cartilaginosos etc.

O contraste empírico da imagem pode ser modificado essencialmente por dois fatores, que são TR (tempo de repetição) e TE (tempo do eco), e sofre influência também de diversos tipos de sequências de impulsos, entre os quais o mais comum é SE (*spin echo*). A SE pode ser modificada para enfatizar diferenças de T1 (T1-*weighing*), de T2 (T2-*weighing*) ou de densidades de prótons. A palavra inglesa *weighing* tem sido traduzida como pesada, no sentido de balanceada, como por exemplo, para a ATM, cujos parâmetros são os seguintes: imagens pesadas em T1, com TR de 400 a 800 ms e TE 20 ms (ms – milissegundos); T1 é mais apropriado para a parte anatômica e T2 quando existem hemorragias, exsudato inflamatório etc. Outro fator que pode influenciar o contraste da imagem é o gadolínio, um agente de contraste paramagnético.

Finalmente, a RM não oferece nenhum risco real para o paciente. Entretanto, deve-se ter cuidado com o que se denomina "efeito míssil", que é a atração exercida pelo campo magnético gerado, em relação a objetos metálicos. Deve-se informar a existência de próteses e estruturas metálicas no corpo, tais como desfibrilador cardíaco implantável; marca-passo; implante coclear; clipes vasculares metálicos; prótese vascular; *stent* vascular; próteses ortopédicas; aparelho ortodôntico; dispositivo intrauterino (DIU); fragmentos de metais no corpo como projéteis de arma de fogo; tatuagens (antigamente as tintas possuíam traços de metais). Lembrando-se que em diversos casos é seguro realizar o exame, mesmo com alguns destes itens presentes, ficando a critério do radiologista a decisão quanto à realização do exame.

A principal indicação da RM na Odontologia é para os estudos das disfunções da ATM, porque mostra diretamente o disco articular, substituindo dessa forma a artrografia com contraste, uma técnica invasiva e sujeita a acidentes

(Figura 3.27). Outras indicações são doenças de glândulas salivares e lesões nos tecidos orais, como cisto nasolabial, rânula, cisto dermoide, leiomioma na língua, lipomas na mucosa bucal e condições similares (Figura 3.28).

Devido à forma da estativa da RM (*gantry*), pacientes claustrofóbicos não conseguem fazer o exame, e alguns necessitam ser sedados. Este aspecto também tem sido parcialmente contornado com o surgimento da RM de magneto aberto de campo baixo (0,2 tesla [T]), que, infelizmente, ainda não é suficiente para realizar todos os exames, nos quais geralmente são necessárias de 1 a 2 T. Contudo, é provável que esta dificuldade venha a ser superada, como tantas outras.

ULTRASSONOGRAFIA (US)

Ondas sonoras são distúrbios mecânicos que se propagam através de um meio. O comprimento de onda é a distância entre as cristas de ondas sucessivas (l). Frequência é o número de oscilações por segundo medido em Hertz (Hz). Hz é um ciclo por segundo. Para ondas sonoras, a relação entre velocidade (v), medida em m/s, frequência e comprimento de ondas, é $v = f \times l$ (m/s). O som audível tem frequências que vão de 15 Hz a 20 kHz. Acima de 20 kHz é o ultrassom, usado para diagnóstico com frequências de 1 a 20 MHz. Nessa faixa de frequência, a ultrassonografia tem propriedades de propagação semelhantes às da luz, ou seja, pode ser refletida, refratada, escaterizada ou absorvida. Justamente a propriedade de reflexão é a aproveitada para se fazerem as imagens.

O ultrassom é produzido por um equipamento denominado transdutor, que transforma um tipo de energia em outra energia. No caso, transforma energia elétrica em ultrassom, que, interagindo com a interface do tecido que se deseja examinar, tem parte da sua energia retornando ao transdutor pela reflexão, que é reconvertida em impulsos elétricos, os quais são conduzidos ao computador para fazer a imagem. O transdutor é um dispositivo que é passado sobre a superfície da região. O líquido que se passa na pele é para evitar bolhas de ar que prejudicam a transmissão do ultrassom.

A US ainda é pouco utilizada na Odontologia, mas existe um movimento considerável de pesquisa tentando adaptá-la para diagnóstico, considerando-se que se trata de uma técnica sem contraindicação sob o ponto de vista biológico e de baixo custo. Uma das indicações mais frequentes é para as glândulas salivares maiores, especialmente quando se suspeita da existência dos dois tumores mais comuns, que são o adenoma pleomorfo (tumor misto benigno) e o tumor de Warthin (cistadenoma papilar linfomatoso), nos quais o aspecto sonográfico pode até levar ao diagnóstico final, quando é bem característico. Também é possível avaliar nódulos linfáticos, cervicais, cistos e massas em tecidos moles.

Algumas publicações têm sugerido o uso da US para diagnóstico de cistos e tumores odontogênicos, como é o caso da Figura 3.29, na qual os autores (Dib *et al.*) asseguram que o aspecto hipoecoico do ceratocisto é exclusivo,

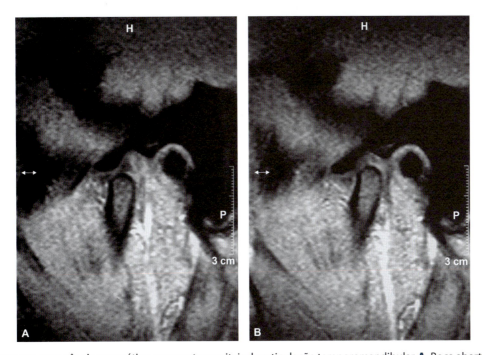

Figura 3.27 Imagens em ressonância magnética, com cortes sagitais da articulação temporomandibular. **A.** Boca aberta; o disco acompanha o movimento do côndilo e permanece entre o côndilo e a eminência articular. **B.** Boca fechada; disco articular bem centrado.

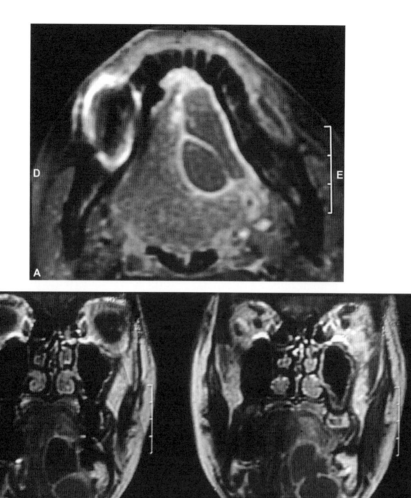

Figura 3.28 Mucocele no assoalho da boca (rânula). Imagens em ressonância magnética. **A.** Corte axial. **B.** Dois cortes coronais.

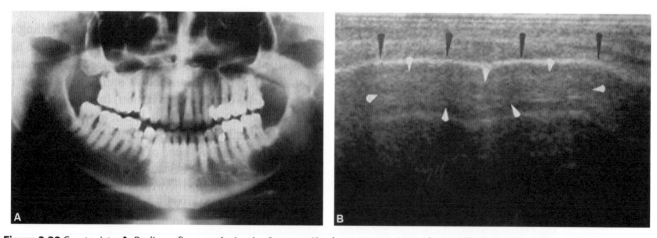

Figura 3.29 Ceratocisto. **A.** Radiografia panorâmica. Lesão na região do corpo e no ramo da mandíbula (lado esquerdo). **B.** Ultrassonografia da mesma lesão. Segundo os autores, este aspecto é característico, devido ao conteúdo espesso e denso da lesão (queratina).

por causa do seu conteúdo denso e espesso (queratina), o que poderá ser de bastante importância, porque evita a necessidade de punção. Também são mostrados aspectos sonográficos de ameloblastomas e cistos.

Em outro artigo os autores fazem um estudo comparativo entre o aspecto sonográfico e o histopatológico de lesões tumorais da glândula parótida e chegam à conclusão de que a US não substitui o exame histopatológico, mas seus achados nos sonogramas podem apresentar valiosa informação a respeito da histopatologia, como infiltração de células tumorais ou abundante tecido conjuntivo nos tumores malignos. Em adição, a US pode ajudar a distinguir tumores benignos e malignos. Outro aspecto interessante dessas pesquisas é a utilização da US para avaliar os distúrbios internos da ATM (relação côndilo-disco). Comparando com a RM, chegou-se à conclusão de que a RM é o melhor método para avaliar a posição do disco na fossa, mas a US apresentou resultados mais ou menos semelhantes, e os autores afirmam que são necessários novos estudos com maior número de pacientes para que a US possa ser aplicada rotineiramente na clínica.

Além das estratégias convencionais (modo A; modo B; modo M), a US também usa o efeito Doppler, que se refere à alteração de frequência resultante do movimento da parte que está sendo estudada ou da fonte de ultrassom. O Doppler é usado para identificar e avaliar o fluxo sanguíneo nos vasos, podendo dar informações sobre resistência, estenose ou patência, por exemplo, na avaliação do fluxo sanguíneo nas carótidas e da vascularização das lesões. O resultado é liberado sob a forma de gráfico ou em cores (color Doppler).

O Quadro 3.2 mostra as principais indicações de exames por condição apresentada.

Quadro 3.2 Principais indicações por exame.

Exames	Indicações
Periapical	Fratura dentária (pode ser necessário mais de uma angulação); exodontias; lesões ósseas pequenas, especialmente aquelas associadas a dentes; avaliação de implantes dentários instalados; cáries; nível ósseo periodontal; anomalias dentárias; reabsorções dentárias
Interproximal	Cáries; envolvimento das cristas ósseas
Oclusal	Fratura óssea de mandíbula/maxila; exodontias, para melhor localização de dentes inclusos; avaliação de lesões ósseas relativamente grandes e para avaliação de expansões ósseas; visualização de sialólitos ou qualquer tipo de calcificação ou corpo estranho no assoalho da boca
Lateral da face (perfil) Telerradiografia de perfil	Avaliação da região anterior da face, evidenciando fraturas dos ossos do nariz; corpos estranhos, inclusive fragmentos dentários nos lábios; expansão da tábua óssea vestibular, nos casos de cistos e tumores benignos; dentes mal posicionados; avaliação cefalométrica (telerradiografia de perfil)
Telerradiografia frontal ou anteroposterior	Juntamente com a lateral da face, possibilita melhor visualização espacial da estrutura que se deseja analisar; avaliação de assimetrias na face e também é usada em cefalometria (telerradiografia frontal)
Mentonaso (Water)	Avaliação da radiotransparência dos seios maxilares, nos casos de sinusite ou invasão de cistos e de tumores benignos e malignos; avaliação do seio frontal e do processo zigomático; fraturas no terço médio da face (LeFort I, II e III); fratura orbital; fratura do processo coronoide
Submentovértice (Hirtz)	Evidenciação de fraturas nos arcos zigomáticos; avaliação de lesões expansivas afetando o palato, a região pterigoide e a base do crânio
Panorâmica	Fratura óssea de mandíbula/maxila; fratura dos côndilos; avaliação inicial da superfície articular dos côndilos; avaliação de lesões ósseas que não podem ser completamente observadas nas radiografias dentárias; exodontia, especialmente para terceiros molares e dentes inclusos; nível ósseo periodontal; acompanhamento da evolução da cronologia dentária e de anomalias de desenvolvimento; tomada de medidas verticais (deve-se compensar a ampliação da imagem); lesões envolvendo os seios maxilares
Tomografia computadorizada convencional ou *cone-beam*	Fratura óssea de mandíbula/maxila, dos côndilos e dentária (sempre que as radiografias convencionais não forem conclusivas); fraturas no terço médio da face (LeFort I, II e III); exodontia, para obtenção da relação precisa com estruturas anatômicas adjacentes; planejamento de implante dentário (avaliação definitiva com tomada de medidas e completa avaliação das alterações anatômicas); planejamento de cirurgia ortognática (tomada da face inteira); avaliação de lesões ósseas sempre que for útil a avaliação tridimensional e a relação da lesão com estruturas vizinhas e corticais comprometidas
Sialografia	Evidenciação do sistema de ductos das glândulas submandibular e parótida; informações sobre sialadenite, sialadenose e sialólitos (especialmente quando não forem suficientemente densos para apresentar imagem radiográfica); tumores benignos pelo não preenchimento de parte da glândula ocupada pelo tumor

(Continua)

Quadro 3.2 Principais indicações por exame. *(Continuação)*

Exames	Indicações
Cintigrafia, tomografia por emissão de fóton único e tomografia por emissão de pósitrons	Pesquisa de lesão metastática; hiperplasia de côndilo, para avaliação de atividade ou não; problemas nas glândulas salivares, para substituir a sialografia quando não for possível fazê-la; na dor óssea intensa na mandíbula, quando ainda não existirem sinais radiográficos de uma lesão ativa na área de interesse (como no caso de uma osteomielite em início de evolução)
Ultrassonografia	Avaliação do fluxo sanguíneo nos vasos, por exemplo, na avaliação do fluxo sanguíneo nas carótidas e da vascularização das lesões; avaliação de nódulos linfáticos, cervicais, cistos e massas em tecidos moles; avaliação das glândulas salivares
Ressonância magnética	Distúrbios da articulação temporomandibular; doenças de glândulas salivares e lesões nos tecidos orais, como o cisto nasolabial, rânula, cisto dermoide, leiomioma na língua, lipomas na mucosa bucal e condições similares

CONSIDERAÇÕES FINAIS

Não foram comentadas técnicas como a termografia e a subtração digital, porque elas ainda não entraram na rotina de exames para diagnóstico. Também existe uma tomografia cuja sigla é TACT (*tuned-aperture computed tomography*), com base na tomossíntese, porque, segundo parece, ainda não há padronização para o equipamento para uso na clínica. De qualquer modo, essas técnicas não apresentam importância relevante no contexto deste capítulo. A artroscopia e a artrografia da ATM têm sido pouco publicadas, possivelmente porque a RM já conseguiu substituí-las em quase todas as circunstâncias.

BIBLIOGRAFIA

American Academy of Oral and Maxillofacial Radiology. Clinical recommendations regarding use of cone beam computed tomography in orthodontics. Position statement by the American Academy of Oral and Maxillofacial Radiology. Oral Surgery, Oral Medicine, Oral Pathology and Oral Radiology. 2013; 116(2):238-57.

Bianchi J, Goggins W, Rudolph M. In vivo, thyroid and lens surface exposure with spiral and conventional computed tomography in dental implant radiography. Oral Surg Oral Med Oral Pathol. 2000; 90:249-53.

Cavalcanti, MGP, Vannier, MW. Measurement of the volume of oral tumors by three-dimensional spiral computed tomography. Dentomaxillofacial Radiology. 2000; 29:35-40.

Chang-Hyeon An, Seo-Young An *et al.* Hard and soft tissue changes of osteomyelitis of the jaws on CT images. Oral Surg Oral Med Oral Pathol Oral Radiol. 2012; 114:118-26.

Christiansen EL, Thompson JR (eds). Temporomandibular joint imaging. St. Louis: Mosby. 1990; 39-160.

Delbalso AG *et al.* (eds). Maxillofacial imaging. Philadelphia: Saunders, 1990. pp. 409-510.

Dib LL, Curi MM, Chammas MC, Pinto DS, Torloni H. Ultrasonography evaluation of bone lesions of the jaw. Oral Surg Oral Med Oral Pathol. 1996; 82:351-7.

Dupuy-Bonafé *et al.* Internal derangement of the temporomandibular joint: is there still a place for ultrasound? Oral Surgery, Oral Medicine, Oral Pathology and Oral Radiology. 2012; 113(6):832-40.

Farman AG. Ed. Oral and maxillofacial diagnostic imaging. St. Louis: Mosby, 1993. pp. 105-413.

Farman AG, Kushnner GM, Gould AR. A sequential approach to radiological interpretation. Dentomaxillofacial Radiology. 2002; 31:291-8.

Galen DM. Metástase mandibular de carcinoma endometrial diagnosticado via radiografia dental. JADA-Brasil. 1999; 2:70-3.

Haaga JR *et al.* (eds). Tomografia computadorizada e ressonância magnética uma abordagem do corpo humano completo. 5 ed. Rio de Janeiro: Elsevier, 2010.

Hall EJ. Ed. Radiobiology for the radiologist. 5 ed. Philadelphia: Lippincott Williams & Wilkins, 2000. pp. 199-246.

Hersek N, Canay S, Caner B, Ulutunce N. Bone SPECT imaging of patients with internal derangement of temporomandibular joint before and after splint therapy. Oral Surg Oral Med Oral Pathol. 2002; 94:576-80.

Higashi T (ed). Atlas of oral Diagnostic Imaging. Tokio, St. Louis: Ishiyaku – Euro-America Inc., 1990. pp. 2-262.

Huda W, Slone RM. Eds. Review of radiologic physics. Philadelphia: Williams & Wilkins, 1995. pp. 93-191.

Jaju PP. Cone beam computed tomography: a clinician's guide to 3D Imaging. 1 ed. Jaypee Brothers Medical Pub, 2015.

Kalk WWI, Vissink A *et al.* Parotid sialography for diagnosing Sjögren syndrome. Oral Surg Oral Med Oral Pathol. 2002; 94:131-7.

Khan O, Archibald A, Thomson E, Maharaj P. The role of quantitative single photon emission computerized tomography (SPECT) in the osseous integration process of dental implants. Oral Surg Oral Med Oral Pathol. 2000; 90:228-32.

Kitagawa Y, Nishizawa S *et al.* Whole-body 18F-fluorodeoxyglucose positron emission tomography in patients with head and neck cancer. Oral Surg Oral Med Oral Pathol. 2002; 93:202-7.

Kuszyk BS, Fishman EK. Spiral CT with volume rendering. Science & Medicine 1997; 4:22-31.

Langlais RP, Langland OE, Nortjé CJ. Diagnostic imaging of the jaws. Philadelphia: Williams & Wilkins, 1995.

Latchaw RE. Ed. MR and CT imaging of the head, neck and spine. St. Louis: Mosby, 1991. pp. 947-91.

Lee JH, Kim MJ, Kim SM *et al.* The 3D CT superimposition method using image fusion based on the maximum mutual information algorithm for the assessment of oral and maxillofacial surgery treatment results. Oral Surgery, Oral Medicine, Oral Pathology and Oral Radiol. 2012; 114(2):167-74.

Li JM, An JG, Wang X, Yan YB, Xiao E, He Y, Zhang Y. Imaging and histological features of traumatic temporomandibular joint ankylosis, Oral Surgery, Oral Medicine, Oral Pathology and Oral Radiology (2014), doi: 10.1016/j.oooo.2014.05.007.

Manfredini D, Guarda-Nardini L. Ultrasonography of the temporomandibular joint: a literature review. Int J Oral Maxillofac Surg. 2009; 1662:1-8.

Marotti J, Heger S, Tinschert J *et al.* Recent advances of ultrasound imaging in dentistry e a review of the literature. Oral Surgery, Oral Medicine, Oral Pathology and Oral Radiol. 2013; 115(6):819-32.

Medeiros PJ, Sampaio R, Almeida F, Andrade M. Aneurysmal bone cyst of the maxilla: report of a case. J Oral Maxillofac Surg. 1993; 51:184-8.

Mello ME, Flamini RC, Lacerda S, Mamede M. Alteração da biodistribuição do MDP-99mTc na cintilografia óssea após o uso de pamidronato: relato de caso. 2009. Revista Brasileira de Cancerologia. 2010; 56(1):61-4.

Neville E *et al*. Eds. Oral & maxillofacial pathology. 4 ed. St. Louis: Elsevier, 2016.

Ng SY, Pinto P. Ultrasound-guided retrieval of labial minor salivary gland sialoliths. Dentomaxillofacial Radiology. 2000; 29:319-22.

Oliveira R, Santos D, Ferreira D, Coelho PMB, Veiga F. Preparações radiofarmacêuticas e suas aplicações. Revista Brasileira de Ciências Farmacêuticas. 2006; 42(2):151-65.

Orpe EC, Lee L, Pharoah MJ. A radiological analysis of chronic sclerosing osteomyelitis of the mandible. Dentomaxillofacial Radiology. 1996; 25:125-9.

Pauwels R, Jacobs R, Singer SR, Mupparapu M. CBCT-based bone quality assessment: are Hounsfield units applicable? Dentomaxillofac Radiol. 2015; 44:20140238.

Rehani MM, Gupta MMR, Bartling S, Sharp GC, Pauwels R, Berris T *et al*. Radiological protection in cone beam computed tomography (CBCT). ICRP Publication 129, Ann. ICRP, 2015; 44(1).

Roberts JA, Drage NA, Davies J, Thomas DW. Effective dose from cone beam CT examinations in dentistry. The British Journal of Radiology. 2009; 82:35-40.

Robilotta CC. A tomografia por emissão de pósitrons: uma nova modalidade na medicina nuclear brasileira. Rev Panam Salud Publica. 2006; 20(2/3):134-42.

Rocha AFG *et al*. (eds). Medicina nuclear. Rio de janeiro: Guanabara Koogan, 1976. p. 155-62.

Rózylo-Kalinowska I, Brodzisz A, Galkowska E, Rózylo TK, Wieczorek AP. Application of Doppler ultrasonography in congenital vascular lesions of the head and neck. Dentomaxillofacial Radiology. 2002; 31:2-6.

Sato T, Indo H *et al*. Scintigraphic evaluation of chronic ostemyelitis of the mandible in SAPHO syndrome. Dentomaxillofacial Radiology. 2001; 30:293-5.

Scaf G, Sposto MR, Onofre MA, Loffredo LC. Prescrição radiográfica: Uma análise em medicina bucal. Revista da ABRO. 2000; 1:29-34.

Scarfe WC. Radiation risk in low-dose maxillofacial radiography. Oral Surgery, Oral Medicine, Oral Pathology and Oral Radiology. 2012; 114(3):277-80.

Scarfe WC, Farman AG. What is cone-beam CT and how does it work? Dent Clin N Am. 2008; 52:707-30.

Schimming R, Juengling FD *et al*. Computer-aided 3-D 99mTc-DPD SPECT reconstruction to assess mandibular invasion by intraoral squamous cell carcinoma: diagnostic improvement or not? J Craniomaxillofac Surg. 2000; 28:325-30.

Schimming R, Juengling FD *et al*. Evaluation of microvascular bone graft reconstruction of the head and neck with 3-D 99mTc-DPD SPECT scans. Oral Surg Oral Med Oral Pathol. 2000; 90:679-85.

Shimizu M, Tokumori K *et al*. Sonographic analysis of rat submandibular glands in experimentally-induced sialadenitis. Dentomaxillofacial Radiology. 2000; 29:90-6.

Shimizu M, Umüler J, Hartwein J, Donath K. A comparative study of sonographic and histopathologic findings of tumorous lesions in the parotid gland. Oral Surg Oral Med Oral Pathol. 1999; 88:723-37.

Siddiqui F, Yao M. Application of fluorodeoxyglucose positron emission tomography in the management of head and neck cancers. World J Radiol. 2014; 6(6):238-51.

Sloan RF. Ed. Craniofacial radiological diagnostic and management. Los Angeles: International Scientific Publications, 1988. pp. 1005-13.

Som PM, Curtin HD. Head and neck imaging. 5 ed. St. Louis: Mosby, 2011.

Stephen LG, Rothman MD (eds). Dental applications of computerized tomography: Surgical planning for implant placement. Chicago: Quintessence Books, 1998. pp. 1-174.

Strittmatter EJ, Keller DL, LaBounty GL, Lewis DM, Graham GD. The relationship between radionuclide bone scans and dental examinations. Oral Surg Oral Med Oral Pathol. 1989; 68:576-81.

Tavano O, Alvares LC. Curso de radiologia em odontologia. São Paulo: Santos, 1987. p. 51-217.

Tyndall *et al*. Position statement of the American Academy of Oral and Maxillofacial Radiology on selection criteria for the use of radiology in dental implantology with emphasis on cone beam computed tomography. Oral Surgery, Oral Medicine, Oral Pathology and Oral Radiol. 2012; 113(6):817-26.

White SC, Pharoah MJ. Oral radiology: principles and interpretation. 7 ed. St. Louis: Mosby, 2013.

Wilde F *et al*. Positron-emission tomography imaging in the diagnosis of bisphosphonate-related osteonecrosis of the jaw. Oral Surgery, Oral Medicine, Oral Pathology, Oral Radiology, and Endodontology. 2009; 107(3):412-9.

Wilde F *et al*. Prevalence of cone beam computed tomography imaging findings according to the clinical stage of bisphosphonate-related osteonecrosis of the jaw. Oral Surg Oral Med Oral Pathol Oral Radiol. 2012; 114:804-11.

Yoshimura Y, Nohtomi M. Bilateral papillary cystadenoma lymphomatosum of the parotid gland without accumulation of technetium 99m pertechnetate: report of a case and review of the literature. J Craniomaxillofac Surg. 1991; 49:401-4.

Yuasa K, Kawazu T *et al*. Computed tomography and ultrasonography of metastatic cervical lymphodes in oral squamous cell carcinoma. Dentomaxillofacial Radiology. 2000; 29:238-44.

Zhao Y, Ariji Y *et al*. Color Doppler sonography of the facial artery in the anterior face. Oral Surg Oral Med Oral Pathol. 2002; 93:195-201.

4 Princípios de Anestesia Local na Prática Cirúrgica

Roberto Prado • Martha Salim

INTRODUÇÃO

A anestesia local obtida mediante agentes químicos é atualmente o método mais seguro e eficaz utilizado para controle da dor em Odontologia.

Os primeiros registros de controle da dor foram descritos por Hipócrates (450 a.C.) que empregava vapores de ervas (banguê) e obtinha a narcose de seus pacientes. Esculápio (1200 a.C.) usava uma mistura de substâncias (*nepenthe*) que, dentre outras, continha ópio.

Em 1840, Horace Wells descobriu e aplicou vapores de gases, meio pelo qual as cirurgias poderiam ser realizadas sem dor.

Nos últimos 200 anos, um grande número de substâncias foi utilizado em anestesiologia, como éter, clorofórmio, ciclopropano etc., e estas gradualmente foram substituídas por outras, de melhor desempenho.

Em 1884, Carl Koller usou cocaína como anestésico local. A palavra anestesia significa *an* = sem e *aisthetos* = sensação, e foi criada por Oliver W. Holmes (1846) com o sentido de perda da sensibilidade.

Todos os anestésicos locais, à exceção da cocaína, são sintéticos. São eles:

- *Lidocaína*: sintetizada em 1946 por Löfgren e Lundquist
- *Prilocaína*: sintetizada em 1953 por Löfgren e Tegner. Comercializada entre os anos 1980 e 1990
- *Mepivacaína*: sintetizada em 1956 por Ekenstam e Egner. Comercializada nos anos 1960
- *Articaína*: sintetizada em 1974 por Muschawech e Rippel. Comercializada na Alemanha e na Suíça no final dos anos 1970.

DEFINIÇÃO

A anestesia local foi definida por Stanley Malamed como a perda da sensibilidade em uma área circunscrita do corpo, causada pela depressão da excitação das terminações nervosas ou pela inibição do processo de condução dos nervos periféricos. A anestesia local produz perda da sensibilidade sem induzir a inconsciência.

Já anestesia geral é um estado reversível de inconsciência produzido por agentes anestésicos com abolição da sensibilidade dolorosa em todo o corpo.

VANTAGENS DA ANESTESIA LOCAL EM RELAÇÃO À ANESTESIA GERAL

- O paciente pode permanecer em alerta durante o efeito do anestésico
- Pouca alteração da fisiologia normal
- Baixa incidência de morbidade
- O paciente pode ter alta após o procedimento operatório clínico ou cirúrgico
- Fácil execução
- Pequeno índice de insucesso
- Não é necessário jejum
- Baixo custo
- Não há necessidade de internação hospitalar.

DESVANTAGENS DA ANESTESIA LOCAL EM RELAÇÃO À ANESTESIA GERAL

- O medo pode levar o paciente a refutar a sua aplicação
- A injeção no local a ser administrada a anestesia dificulta ou até impede o procedimento
- Dependendo da localização do ato operatório, não é possível obter bloqueio do impulso nervoso
- Dependendo da região ou da etiopatogenia da lesão, pode não dar segurança ao paciente durante o procedimento
- Não produz inconsciência
- Não obtém imobilidade
- As condições psicossomáticas do paciente podem contraindicar a anestesia local.

Vários são os métodos que podem induzir a anestesia local:

- Trauma mecânico
- Baixa temperatura
- Anoxia
- Substâncias como álcool e fenol
- Agentes químicos (anestésicos locais).

CARACTERÍSTICAS DE UM ANESTÉSICO LOCAL IDEAL

- Deve ser transitório e reversível
- Não deve irritar os tecidos vivos
- Deve ter toxicidade sistêmica pouco significativa
- Deve ser eficaz em qualquer local de sua aplicação
- Deve ter pequeno período de latência
- Não deve produzir alergias
- Deve ser estéril
- Deve sofrer biotransformação rápida no organismo.

FORMAS ATIVAS DOS ANESTÉSICOS LOCAIS

Os anestésicos locais injetáveis são do grupamento farmacológico aminas. Sua estrutura química é mostrada na Figura 4.1. Sua molécula é formada por uma extremidade lipofílica, responsável pela sua capacidade de penetrar na bainha de mielina, estrutura rica em lipídios, e em outra extremidade hidrofílica, responsável por sua capacidade de se difundir pelos tecidos, já que 60% do corpo humano possui água em sua composição (Figura 4.2).

Os anestésicos locais que não apresentam a porção hidrofílica não são adequados para injeção, pois não se difundem pelos tecidos. É o caso, por exemplo, da benzocaína, que só tem sua aplicação para uso tópico.

Os anestésicos locais são classificados como ésteres ou amidas, de acordo com suas ligações químicas.

A natureza da ligação é importante para definir inúmeras propriedades do anestésico local, incluindo o modo básico de biotransformação.

Os anestésicos do tipo ésteres são hidrolisados em solução aquosa e metabolizados pela colinesterase plasmática, sendo eliminados pelos rins.

Já os anestésicos do tipo amida são resistentes à hidrólise, sendo biotransformados no fígado e eliminados inalterados pelos rins.

CLASSIFICAÇÃO DOS ANESTÉSICOS LOCAIS

Ésteres

Ésteres do ácido benzoico

- Butacaína
- Cocaína
- Benzocaína
- Hexilcaína
- Piperocaína
- Tetracaína.

Ésteres do ácido paraminobenzoico

- Cloroprocaína
- Procaína
- Propoxicaína.

Amidas

- Articaína
- Bupivacaína

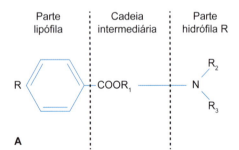 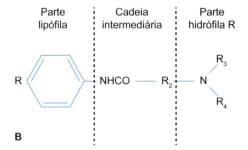

Figura 4.1 A. Grupamento éster. **B.** Grupamento amida.

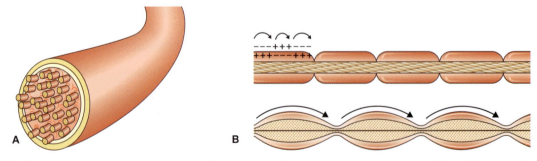

Figura 4.2 A. Fibra nervosa sensitiva: composição da fibra nervosa e feixes dentro de um nervo periférico. **B.** Propagação saltatória: propagação dos impulsos nervosos em fibras mielinizadas.

- Dibucaína
- Etidocaína
- Lidocaína
- Mepivacaína
- Prilocaína.

Quinolina

- Centbucridina.

FARMACOCINÉTICA DOS ANESTÉSICOS LOCAIS

Os anestésicos locais, exceto a cocaína, quando injetados nos tecidos vivos produzem vasodilatação. Essa vasodilatação pode ocorrer em variados níveis, que dependem da concentração e da natureza da substância; por isso geralmente se associa ao sal anestésico uma outra substância vasoconstritora para se contrapor à vasodilatação.

Fatores que influenciam o efeito do anestésico local

- Concentração no local de ação
- Velocidade de absorção e distribuição nos tecidos
- Capacidade de excreção
- Via de administração
- Vascularização do tecido infiltrado
- pH tecidual.

Critérios para seleção do sal anestésico "ideal"

- Duração esperada para o controle da dor maior que o tempo do procedimento
- Aceitação, por parte do paciente, do desconforto pós-anestesia
- Possibilidade de automutilação
- Saúde do paciente.

Em virtude de os anestésicos locais, na maioria das vezes, produzirem vasodilatação, associa-se ao sal anestésico uma outra substância que apresente como efeito desejável a vasoconstrição.

A associação de um sal anestésico a um vasoconstritor tem os seguintes objetivos:

- Aumentar a duração do efeito anestésico, uma vez que o vasoconstritor diminui a velocidade de absorção do sal
- Como o vasoconstritor diminui o calibre dos vasos sanguíneos nos procedimentos cirúrgicos, observar-se-á um campo operatório com menor sangramento
- Reduz a possibilidade de efeitos colaterais.

Critérios para seleção do vasoconstritor

- Necessidade de se obter tempo maior ou menor de anestesia

- Quando a hemostasia é necessária
- Escolhe-se também o vasoconstritor de acordo com as condições sistêmicas do paciente.

CONTEÚDO DAS SOLUÇÕES ANESTÉSICAS

Prontas para comercialização (tubetes com 1,8 mℓ).

Sal anestésico

Os tubetes podem conter qualquer sal anestésico, tanto do grupo farmacológico éster como do tipo amida.

Nos dias de hoje, os sais mais utilizados são os do tipo amida (lidocaína, mepivacaína, prilocaína, bupivacaína e articaína).

Vasoconstritor

Como já foi dito, os anestésicos locais, exceto a cocaína, são vasodilatadores. Como tal característica não é desejada para os anestésicos locais, é associado ao sal anestésico uma substância vasoconstritora (epinefrina, norepinefrina, levonordefrina, fenilefrina, felipressina etc.), que tem como objetivos diminuir a velocidade de absorção da solução, aumentando o tempo de anestesia, consequentemente diminuindo sua concentração plasmática e a possibilidade de desenvolver doses tóxicas, assim como visa-se obter pouco sangramento e boa hemostasia.

Preservativo do vasoconstritor

Uma vez contendo vasoconstritor é necessário adicionar estabilizador químico, porque os vasoconstritores são instáveis quimicamente.

Existem vários preservativos, o mais utilizado nos países da América do Norte e da Europa é o bissulfito de sódio, do qual não temos relatos de reações alérgicas.

Outro preservativo é o metilparabeno, substância que acreditamos ter um potencial maior de produzir alergias.

Os autores recomendam que se deve dar preferência a soluções anestésicas que contenham o bissulfito de sódio.

Cloreto de sódio

Utilizado para manter a isotonia da solução com relação aos fluidos corporais.

Água destilada

Usada como veículo de diluição.

Serão descritas a seguir, de forma resumida, as principais características dos anestésicos locais mais utilizados em Odontologia.

ÉSTERES

Procaína

- *Usada como referência para o grupo de toxicidade*: considerada = 1
- *Metabolismo*: é rapidamente hidrolisada no plasma pela colinesterase (pseudocolinesterase plasmática)
- *De todos os sais anestésicos*: é a que possui a maior capacidade de vasodilatação
- *Excreção*: mais de 2% são excretados inalterados na urina e 90% o são como ácido paraminobenzoico e 8% como dietilaminoetanol)
- *pH sem vasoconstritor*: 5 a 6,5
- *pH com vasoconstritor*: 3,5 a 5,5
- *Início de ação*: 6 a 10 min
- *Concentrações ideais*: 2 a 4%
- *Meia-vida do anestésico*: 1 hora
- *Dose máxima*: 6,6 mg/kg, com máximo de 400 mg.

Benzocaína

- Usada apenas topicamente
- Pouca solubilidade em água
- Pequena absorção para o sistema cardiovascular
- Inadequada para injeção
- Inibe a ação antibacteriana das sulfas
- Usada nas concentrações de 10 a 20%.

Propoxicaína

- *Potência*: 7 a 8 (procaína = 1)
- *Toxicidade*: 7 a 8 (procaína = 1)
- *Metabolismo*: hidrolisada no plasma, e pequena parte no fígado
- *Excreção*: rins
- *Pequena propriedade*: vasodilatadora
- *pH*: não disponível
- *Início de ação*: 2 a 3 minutos
- *Concentração ideal*: 0,4%
- *Meia-vida*: não disponível
- *Dose máxima*: 6,6 mg/kg, máximo de 400 mg.

AMIDAS

Lidocaína

- *Introdução*: em 1948
- *Potência*: 2 (procaína = 1)
- *Toxicidade*: 2 (procaína = 1)
- *Metabolismo*: fígado
- *Excreção*: rins
- *Propriedade vasodilatadora*: menor que a da procaína e maior do que a da mepivacaína e da prilocaína
- *pH sem vasconstritor*: 6,5
- *pH com vasconstritor*: 5 a 5,5

- *Início da ação*: 2 a 3 min
- *Concentração eficaz*: 2%
- *Meia-vida*: 1,6 por hora
- *Dose máxima*: 4,4 mg/kg, máximo 300 mg.

Mepivacaína

- *Potência*: 2 (procaína = 1 e lidocaína = 2)
- *Metabolismo*: fígado
- *Excreção*: rins
- *Propriedade vasodilatadora*: muito pequena
- *pH sem vasoconstritor*: 4,5
- *pH com vasoconstritor*: 3 a 3,5
- *Início de ação*: 1,5 a 2 minutos
- *Concentração eficaz*: 3% sem vasoconstritor e 2% com vasoconstritor
- *Meia-vida*: 1,9 por hora
- *Dose máxima*: 4,4 mg/kg, com máximo 300 mg.

Prilocaína

- *Altas doses de prilocaína*: podem produzir metemoglobinemia
- *Excreção*: rins
- *Vasodilatação*: produz menor vasodilatação que a lidocaína, porém maior do que a mepivacaína
- *pH sem vasoconstritor*: 4,5
- *pH com vasoconstritor*: 3 a 4
- *Início de ação*: 2 a 4 minutos
- *Concentração eficaz*: 3 a 4%
- *Meia-vida*: 1,6 por hora
- *Dose máxima*: 6 mg/kg, com máximo de 400 mg.

Articaína

- *Potência*: 1,5 vez a 1,9 vez a da procaína
- *Toxicidade*: semelhante à da lidocaína
- *Metabolismo*: plasma e fígado
- *Excreção*: rins
- *Propriedade vasodilatadora*: igual à da lidocaína
- *pH com vasoconstritor*: 4,6 a 5,4
- *Início de ação*: 1 a 3 minutos
- *Concentração ideal*: 4%
- *Meia-vida*: 1,25 por hora
- *Dose máxima*: 7 mg/kg, máximo de 500 mg e 5 mg/kg de peso em crianças de 4 a 12 anos.

Etidocaína

- *Potência*: 4 vezes a da lidocaína
- *Toxicidade*: 2 vezes mais tóxica do que a lidocaína
- *Metabolismo*: fígado
- *Excreção*: rins
- *Propriedade vasodilatadora*: maior do que a da lidocaína, prilocaína, mepivacaína e menor do que a da procaína

- *pH da solução*: entre 3 e 4,5, dependentes se tiver vasoconstritor ou não
- *Início de ação*: 1,5 a 3 minutos
- *Concentração eficaz*: 1,5%
- *Meia-vida*: 2,6 por hora
- *Dose máxima*: 8 mg/kg, com máximo de 400 mg.

FARMACOLOGIA DOS VASOCONSTRITORES

Como sabemos, à exceção da cocaína, os anestésicos locais são vasodilatadores, trazendo como consequência, à sua administração, aumento da perfusão sanguínea. Este fenômeno acarreta maior absorção do anestésico local, maior possibilidade de sangramento caso haja intervenções cirúrgicas, menor tempo de anestesia e maior possibilidade de o paciente desenvolver toxicidade devido a um rápido aumento do anestésico na corrente sanguínea.

Para contrapor esses efeitos indesejáveis a indústria associa ao sal anestésico uma substância vasoconstritora, que terá as seguintes finalidades:

- Reduzir o fluxo sanguíneo da região
- Diminuir a velocidade de absorção do anestésico local
- Aumentar o tempo de anestesia
- Melhor hemostasia devido à redução do sangramento no local de administração dos anestésicos.

Nas soluções anestésicas em que são adicionadas substâncias vasoconstritoras obrigatoriamente teremos associado um preservativo ou conservante da estabilidade do vasoconstritor (bissulfito de sódio ou metilparabeno), o que acarretará pH mais ácido para a solução.

Os vasoconstritores associados aos sais anestésicos são muito parecidos quimicamente com a epinefrina e com a norepinefrina, mediadores do sistema simpático; suas ações mimetizam as ações dos nervos adrenérgicos quando estimulados, por isso são classificados como substâncias simpatomiméticas ou adrenérgicas. As substâncias simpatomiméticas que possuem radicais (OH) na terceira e quarta posições do anel aromático são chamadas de catecóis (ver Figura 4.1).

São chamadas de catecolaminas quando possuem um radical amina (NH_2) ligado à cadeia alifática lateral. A epinefrina, a norepinefrina e a dopamina são catecolaminas naturais do sistema nervoso simpático. A levonordefrina é uma catecolamina sintética.

Os vasoconstritores sem radicais OH na terceira e quarta posições da molécula não são catecóis, porém são aminas, porque têm um radical NH_2.

Vasoconstritores catecolaminas

- Epinefrina
- Norepinefrina

- Levonordefrina
- Dopamina.

Vasoconstritores aminas não catecólicas

- Anfetamina
- Metanfetamina
- Efedrina
- Mefentermina
- Hidroxianfetamina
- Metaraminol
- Metoxamina
- Fenilefrina.

A felipressina é um análogo da vasopressina (hormônio antidiurético [ADH]).

TEORIA DOS RECEPTORES ADRENÉRGICOS

Alquist, em 1948, identificou dois tipos de receptores adrenérgicos, chamados de alfa (α) e beta (β), de acordo com ações inibidoras ou de estimulação de catecolaminas no músculo liso.

Principais vasoconstritores

Discutiremos a seguir as principais características dos vasoconstritores mais utilizados em Odontologia.

Epinefrina

- A epinefrina está disponível na forma sintética e também é obtida da medula adrenal dos animais
- Atua diretamente nos receptores alfa e beta-adrenérgicos, estimulando-os
- Pode promover aumento da frequência cardíaca, do fluxo sanguíneo coronariano e da pressão arterial. Causa também vasoconstrição
- Promove, ainda, broncodilatação e pobre estímulo ao sistema nervoso central
- Pacientes saudáveis podem receber 0,2 mg de epinefrina por consulta, equivalente a 11 tubetes na concentração de 1:100.000 (esta quantidade de tubetes anestésicos não é utilizada, pois excede as doses máximas recomendadas de qualquer sal anestésico)
- Pacientes com deficiência cardiovascular podem receber até 0,04 mg de epinefrina por consulta, na concentração de 1:100.000, equivalente a 2,2 tubetes.

Vale ressaltar que devemos limitar o uso de vasoconstritores em pacientes com comprometimento cardíaco, dentre outros problemas sistêmicos; o estado físico do paciente deverá ser determinado mediante classificação instituída pela Sociedade Americana de Anestesiologistas (ASA), com base em seis classes descritas no Quadro 4.1.

Quadro 4.1 Classificação do estado físico pela Sociedade Americana de Anestesiologistas.

I	Indivíduo saudável normal
II	Paciente com doença sistêmica leve a moderada
III	Paciente com doença sistêmica grave, que limita a atividade, mas não é incapacitante
IV	Paciente com doença sistêmica grave, que limita a atividade e é uma constante ameaça à vida
V	Paciente moribundo, cuja sobrevivência não deve ultrapassar 24 h, com ou sem uma cirurgia
VI	Paciente com morte cerebral, doador de órgãos

Dose máxima

- *Paciente saudável*: 0,2 mg – dose segura
- *Paciente cardíaco*: 0,04 mg – dose segura
- *Dose tóxica*: 0,3 ou 0,5 mℓ.

O cálculo da quantidade de epinefrina em cada tubete é:

Epinefrina 1:1.000 = 1 g em 1.000 mℓ
= (emergência médica)

1.000 mg em 1.000 mℓ = 1 mg/1 mℓ

Soluções anestésicas → epinefrina 1:100.000

1:100.000 = 1 g em 100.000 mℓ
= 1.000 mg em 100.000 mℓ = 0,01 mg/mℓ

Tubete → 1,8 mℓ, logo 0,018 mg de epinefrina/tubete

Para cálculo de quantidade de anestésico, leva-se em consideração as doses máximas de epinefrina e as seguintes condições:

- *Paciente saudável*: 0,2 mg por consulta
- *Cada tubete (1:100.000)*: 0,018 mg de epinefrina (0,2 mg ÷ 0,018 = 11,11 = 11 tubetes por consulta)
- *Paciente ASA III ou ASA IV*: 0,04 mg/consulta (0,04 mg ÷ 0,018 = 2,22 = 2 tubetes por consulta).

Norepinefrina

- *Produção*: nos terminais nervosos do simpático
- *Miocárdio*: estímulo
- *Artérias coronárias*: aumento do fluxo (dilatação) por ação indireta
- *Pressão arterial*: aumento
- *Rede vascular*: vasoconstrição
- *Dose máxima*: 0,34 mg/consulta para pacientes saudáveis
- *ASA III ou IV*: 0,14 mg/consulta.

Levonordefrina

- *Sintético*
- *Miocárdio*: estímulo

- *Artérias coronárias*: aumento do fluxo
- *Pressão arterial*: aumento
- *Sistema respiratório*: broncodilatação
- *Efeitos*: são mais brandos do que os da epinefrina
- *Dose máxima para qualquer paciente*: 1 mg por consulta.

Felipressina (octapressina)

- *Sintético análogo ao ADH*
- *Miocárdio*: ausência de efeitos
- *Artérias coronárias*: redução do fluxo
- *Rede vascular*: vasoconstrição pequena
- *Pressão arterial*: praticamente sem alterações
- *Doses máximas em pacientes ASA III ou ASA IV*: 0,27 mg +/– 5 tubos 0,03 mℓ
- *Pacientes saudáveis*: suportam grandes doses.

Fenilefrina

- *Sintético*
- *Miocárdio*: pequeno estímulo
- *Pressão arterial*: aumento
- *Rede vascular*: potente vasoconstrição
- *Sistema respiratório*: pequena broncodilatação
- *Efeitos*: são mais brandos do que os da epinefrina
- *Dose máxima*: paciente saudável, 4 mg/consulta
- *Paciente ASA III ou ASA IV*: 1,6 mg/consulta.

No Quadro 4.2, um resumo das doses máximas dos sais anestésicos e os principais vasoconstritores utilizados em Odontologia.

É muito comum haver dúvidas sobre quantos tubetes podem ser injetados em cada sessão ou, ainda, se o fator limitante do número de tubetes é o anestésico ou o vasoconstritor. Também é variado o número de informações sobre doses máximas de anestésicos locais em Odontologia, sendo, talvez, essa a razão das dúvidas constantes, ou seja, não temos uma única fonte básica de orientação sobre o tema.

Para o cálculo correto das doses de anestésicos locais para cada um dos pacientes é necessário saber:

- O peso do paciente
- A concentração de cada anestésico nos tubetes
- A concentração de cada vasoconstritor nos tubetes
- As doses máximas para cada um deles em mg/kg (miligramas por quilograma de peso corporal).

ANESTÉSICOS LOCAIS E VASOCONSTRITORES | CONCENTRAÇÕES CONTIDAS NAS VÁRIAS MARCAS COMERCIAIS

A lidocaína é comercializada nas concentrações de 2 e 3%, com epinefrina 1:100.000 (Xylocaína® a 2%), lidocaína 100 a 2% (Alphacaine® 100) com epinefrina 1:50.000, lidocaína 50 a 2% (Alphacaine® 50) com

Quadro 4.2 Doses máximas de anestésicos locais, concentrações por mililitro, por tubete e por quilo de peso, e de vasoconstritores usados no Brasil.

Anestésicos	mg/mℓ	mg/tubete	mg/kg
Lidocaína a 2%	20	36	4,4 (máx. 300 mg)*
Lidocaína a 3%	30	54	4,4 (máx. 300 mg)*
Prilocaína a 3%	30	54	6 (máx. 400 mg)*
Mepivacaína a 2%	20	36	4,4 (máx. 300 mg)*
Mepivacaína a 3%	30	54	4,4 (máx. 300 mg)*
Articaína a 4%	40	72	7 para adulto (máx. 500 mg)
Bupivacaína a 0,5%	5	9	5 para criança – 1,3 (máx. 90 mg)
Vasoconstritores	**mg/mℓ**	**mg/tubete**	**mg/kg**
Epinefrina (1:50.000)	0,02	0,036	Máxima 0,2 por sessão**
Epinefrina (1:100.000)	0,01	0,018	Máxima 0,2 por sessão**
Norepinefrina (1:30.000)	0,02	0,036	Máxima 0,34 por sessão**
Levonordefrina (1:20.000)	0,05	0,09	Máxima 1 por sessão**
Fenilefrina (1:2.500)	0,4	0,72	Máxima 4 por sessão**
Felipressina (octapressina)	0,03 UI	0,054 UI	Máxima 0,27 UI/mℓ por sessão**

*Doses máximas consideradas em Odontologia. **Doses máximas para pacientes saudáveis.

norepinefrina 1:30.000 (Xylestesin® a 2%, Lidostesin® a 3%) e com fenilefrina 1:2.500 (Biocaína® e Novocol®). Também é comercializada sem vasoconstritor (Xylocaína® a 2%, Xylestesin® a 2%, Lidocaína® a 2%).

A prilocaína apresenta-se na concentração de 3% e com mesmo vasoconstritor no Brasil, a felipressina (ou com o nome de fantasia: Octapressin®) a 0,03 UI/mℓ (Biopressin®, Citanest®, Citocaína®, Prilocaína® e Prilonest®).

A mepivacaína a 2% está combinada com epinefrina 1:100.000 (Scandicaína® e Mepivacaína® – DFL), com norepinefrina 1:30.000 (Scandicaína® e Mepivacaína®) e com a levonordefrina 1:20.000 (Mepivacaína®). Na concentração de 3% apresenta-se pura, isto é, sem vasoconstritor associado (Scandicaína® e Mepivacaína® – DFL).

A articaína está disponível na concentração de 4% e associada à epinefrina 1:100.000 ou 1:200.000 (Septanest®).

E, finalmente, a bupivacaína na concentração de 0,5% com epinefrina 1:200.000 ou pura, isto é, sem vasoconstritor (Neocaína®).

CÁLCULO DE DOSE MÁXIMA LEVANDO EM CONSIDERAÇÃO O SAL ANESTÉSICO

Prilocaína a 3%

3% = 3 g em 100 mℓ = 3.000 mg em 100 mℓ
    = 30 mg/mℓ

Tubete tem 1,8 mℓ × 30 mg = 54 mg por tubete

Dose máxima de prilocaína para paciente com 70 kg:
6 mg/kg com máximo de 400 mg

70 kg × 6 = 420 mg (máximo 400 mg)

400 ÷ 54 = 7,4 tubetes

No Quadro 4.3 apresentamos um resumo das características dos principais sais anestésicos associados ou não ao vasoconstritor.

INTERAÇÃO DE SUBSTÂNCIAS COM SOLUÇÕES ANESTÉSICAS

- *Inibidores da monoaminoxidase* (MAO) *e epinefrina*: risco de hipertensão
- *Fenotiazinas e epinefrina*: são psicotrópicos e podem causar hipotensão postural
- *Cocaína, epinefrina e anestésicos locais*: não devem ser utilizados em pacientes sob efeito da cocaína; deve-se adiar por 24 h a consulta. Possibilidade de taquicardia, hipertensão, arritmias e excitabilidade
- *Cimetidina e lidocaína*: modificam a biotransformação da lidocaína
- *Sulfonamidas e ésteres*: os ésteres inibem a ação bacteriostática das sulfas
- *Betabloqueadores não seletivos e epinefrina*: aumentam a possibilidade de hipertensão arterial
- *Antidepressivos tricíclicos e epinefrina*: aumentam a atividade do vasoconstritor.

86 Cirurgia Bucomaxilofacial | Diagnóstico e Tratamento

Quadro 4.3 Características dos sais anestésicos, associados ou não ao vasoconstritor.

Vasoconstritor	Duração da analgesia	Dose máxima
Lidocaína		
–	Pulpar: 5 a 10 min Tecidos moles: 60 a 120 min	4,4 mg/kg 2/lb Máx. absoluto: 300 mg
Epinefrina (1:50.000)	Pulpar: 60 min Tecidos moles: 3 a 5 h	4,4 mg/kg 2/lb Máx. absoluto: 300 mg
Epinefrina (1:100.000)	Pulpar: 60 min Tecidos moles: 3 a 5 h	4,4 mg/kg 2/lb Máx. absoluto: 300 mg
Mepivacaína		
–	Pulpar: média 20 a 40 min (20 min para infiltrações e 40 min para bloqueios) Tecidos moles: média 2 a 3 h	4,4 mg/kg 2/lb Máx. absoluto: 300 mg
Levonordefrina (1:20.000)	Pulpar: 60 a 90 min Tecidos moles: média 2 a 5 h	4,4 mg/kg 2/lb Máx. absoluto: 300 mg
Epinefrina 1:100.000	Pulpar: 45 a 60 min Tecidos moles: 2 a 4 h	4,4 mg/kg 2/lb Máx. absoluto: 300 mg
Prilocaína		
–	Pulpar: 10 min para infiltração e 60 min para bloqueio Tecidos moles: 1,5 a 2 h para infiltração e 2 a 4 h para bloqueio	6 mg/kg 2,7/lb Máx. absoluto: 400 mg
Epinefrina	Pulpar: 60 a 90 min Tecidos moles: 3 a 8 h	6 mg/kg 2,7/lb Máx. absoluto: 400 mg
Felipressina (Octapressin®)	Pulpar: 60 min Tecidos moles: 2 a 3 h	Máximo 0,27 UI/mℓ
Articaína a 4%		
Epinefrina (1:200.000)	Pulpar: 220 min Tecidos moles: 3 a 6 h	7 mg/kg, máximo 500 mg
Epinefrina (1:100.000)	Pulpar: 180 min Tecidos moles: 2 a 5 h	Crianças menores de 12 anos, 5 mg/kg Máximo de 500 mg
Bupivacaína a 0,5%		
Epinefrina (1:100.000)	Pulpar: 90 a 180 min Tecidos moles: 4 a 9 h, descrito até 12 h	1,3 mg/kg 0,6/lb Máximo absoluto: 90 mg

SEDAÇÃO CONSCIENTE

O tratamento odontológico, seja ele clínico ou cirúrgico, sempre despertou o medo e a ansiedade a quem a ele se submete. Isso ocorre em virtude de que no passado o controle da dor e da ansiedade eram rudimentares, estigmatizando o tratamento odontológico.

Com a evolução técnica da profissão surgiram os anestésicos locais, que nos dias de hoje, quando utilizados de forma adequada, constituem um método seguro e eficiente de proporcionar o controle da dor, seja durante uma cirurgia dentoalveolar (extrações de dentes inclusos, cirurgia para implantes dentários, freios de língua ou lábio, pequenas lesões, implantes dentários etc.) ou tratamento odontológico clínico.

Porém muitos pacientes ainda relatam medo ou fobia ao tratamento; e o manuseio da ansiedade do paciente deve ser bastante considerado no tratamento odontológico.

Frequentemente os pacientes já estão com dor ou podem estar agitados ou cansados, e estas duas últimas situações reduzem suas disposições de lidarem com procedimentos que produzam dor ou estresse.

Durante o tratamento odontológico, seja ele clínico ou cirúrgico, as técnicas de anestesia local odontológica e sedação consciente são adjuvantes de importância para conforto e segurança do procedimento.

Alguns problemas de saúde de ordem médica podem ser exacerbados de modo agudo pela ansiedade ou estresse emocional e físico gerado pelo tratamento odontológico, como síncopes ou desmaios, hipertensão arterial, acidente vascular encefálico, problemas cardíacos, convulsões, entre outros.

Sedação consciente foi definida pela Associação Americana de Odontologia de 1997 como uma depressão mínima do nível de consciência do paciente que não afete sua capacidade de respirar automática e independente e de responder apropriadamente à estimulação e ao comando verbal, e que é produzida por método farmacológico ou pela combinação deles.

As técnicas de anestesia local com sedação consciente pela via venosa requerem uma equipe multiprofissional composta de médicos anestesiologistas, cirurgião bucomaxilofacial (ou cirurgião-dentista treinado) e auxiliares treinados para tal procedimento, bem como o ambiente operatório deve estar equipado adequadamente com aparelhagem própria, como balas de oxigênio a 100%, oxímetro (aparelho que mede a concentração de oxigênio no sangue), monitor cardíaco (aparelho de eletrocardiograma) e material e fármacos emergenciais adequados.

As técnicas de anestesias locais com sedação consciente pela via venosa são bastante seguras.

Saúde, idade, tempo operatório e grau de ansiedade são fatores avaliados para o sucesso da técnica. Em geral o medicamento mais utilizado é o midazolam, que pode vir ou não associado a analgésicos, anti-inflamatórios e antibióticos, dependendo da indicação.

Os exames em geral necessários para avaliação do paciente são: de sangue (hemograma completo), de urina (EAS), eletrocardiograma e risco cardiológico cirúrgico.

Os pacientes submetidos à anestesia local odontológica com sedação consciente venosa podem se beneficiar com sonolência durante os procedimentos, porém seus reflexos e consciência não são removidos e se necessário pode ser obtida amnésia do período transoperatório.

A anestesia local odontológica com sedação consciente venosa ou inalatória já vem sendo utilizada há muitos anos em países como os EUA, o Canadá e países da Europa.

Objetivos da sedação consciente

- Diminuir a ansiedade e o medo sem provocar sonolência excessiva
- Amnésia do período transoperatório
- Manter cooperação do paciente
- Reduzir reflexos indesejáveis
- Potencializar o efeito anestésico.

Sedativos benzodiazepínicos por via oral

Os principais sedativos benzoadiazepínicos são apresentados no Quadro 4.4.

Sedação consciente venosa

Midazolam

Benzodiazepínico de curta duração, hidrossolúvel, não é doloroso, nem irritante. Principais características:

- Ação e eliminação rápidas e grande potência
- Promove sedação, relaxamento, quebra da ansiedade e amnésia
- Pode ser revertido com flumazenil
- Dose: 0,3 a 0,5 mg/kg.

Meperidina (dolantina)

- Surgiu em 1939
- Opioide analgésico
- Dose: 0,5 a 2 mg/kg. Apresenta-se em ampolas de 100 mg/2 mℓ.

Quadro 4.4 Benzodiazepínicos.			
Nome genérico	Nome comercial	Apresentação	Dose usual
Bromazepam	Lexotan®	Comp. 3 e 6 mg	0,05 a 0,1 mg/kg oral
Diazepam	Valium®	Comp. 5 e 10 mg; amp. 10 mg	0,2 a 0,5 mg/kg IV e oral
Midazolam	Dormonid®	Comp. 15 mg; amp. 5 e 15 mg	0,05 a 0,15 mg/kg IV e oral
Lorazepam	Lorax®	Comp. 1 e 2 mg	0,03 a 0,05 mg/kg IV e oral
Alprazolam	Frontal®	Comp. 0,25 e 0,5 mg	0,01 a 0,02 mg/kg oral

IV: via intravenosa.

Sedação consciente inalatória

Durante os últimos 150 anos vários agentes inalatórios têm sido utilizados na prática de anestesiologia, dentre eles o éter, o clorofórmio, gradualmente substituídos por outros mais eficazes.

O óxido nitroso (N_2O), o primeiro desses agentes a ser utilizado para alívio da dor e da ansiedade, ainda é o mais utilizado para analgesia em Odontologia.

A seguir serão enumeradas de forma sucinta as etapas para utilização do óxido nitroso/oxigênio. Devemos ressaltar que qualquer técnica de sedação consciente deve ser realizada por profissionais treinados e com o ambiente cirúrgico devidamente equipado, como referimos anteriormente.

Recomendações

- Estabelecer um fluxo de 6 ℓ/min de 100% de oxigênio e instalar a máscara nasal no paciente
- Adaptar o fluxo de gás enquanto o paciente respira oxigênio a 100%
- Administrar óxido nitroso na concentração de 20%
- Gradualmente aumentar a concentração de óxido nitroso de 10 em 10% a cada 60 segundos, até se atingir o nível de sedação adequado, que na grande maioria das vezes situa-se entre 30 e 40% na mistura com oxigênio
- Pode-se diminuir a concentração de óxido nitroso durante o tratamento, se necessário
- Ao término do tratamento, retira-se o óxido nitroso da mistura gasosa, mantendo-se oxigênio a 100% durante 3 a 5 minutos ou até que o paciente não se apresente mais sedado.

De fato, a sedação consciente inalatória é muito utilizada nos países desenvolvidos, principalmente em odontopediatria e nas doses recomendadas. Não se trata de anestesia geral, pois o paciente permanece colaborativo e com seus reflexos de proteção mantidos.

EXIGÊNCIAS CLÍNICAS PARA ANESTESIA LOCAL

- Esterilização do equipamento
- Escolha da agulha
- Preparo da seringa
- Refluxo (aspiração) e injeção lenta
- Observação das bolhas de gás.

Os anestésicos locais podem ser acondicionados em caixas de papel ou caixas plásticas contendo aproximadamente 100 unidades; ou ainda em recipientes com 10 unidades seladas denominadas *blisters*. Independentemente da forma de acondicionamento, esses tubetes não apresentam a superfície externa estéril, devendo ser preparados para o uso. Para realizar a desinfecção da superfície externa do tubete, aconselha-se fricção com gaze embebida em álcool etílico a 70%. É importante lembrar que os tubetes anestésicos não podem ser colocados em estufa ou autoclave, pois é possível que os seus selos não suportem exposição a temperaturas extremas e os vasopressores termolábeis sejam destruídos nesse processo de esterilização.

No que diz respeito à escolha da agulha, o mais importante é que seu comprimento – agulha de 2,5 cm ou longa, de 3,5 cm – seja escolhido de acordo com a técnica anestésica (Figuras 4.3 e 4.4).

É importante que durante a penetração da agulha nos tecidos bucais, pelo menos 1/3 dela fique de fora, pois caso ocorra alguma fratura, sua retirada é simples.

O calibre da agulha é o diâmetro da luz da agulha, quanto maior o número, menor o diâmetro da luz. O ideal é trabalhar com diâmetros 25, 27 e 30, para que não atrapalhe o refluxo sanguíneo, caso haja. As agulhas devem ser de aço inox.

Devem ser usadas agulhas longas, finas e descartáveis, e o bisel da agulha deve ser virado para o periósteo, trazendo o tecido de encontro à agulha.

Com relação à seringa, o importante é que ela seja capaz de permitir o refluxo sanguíneo ou a aspiração (Figuras 4.5 a 4.7).

Com frequência observa-se uma pequena bolha de aproximadamente 1 a 2 mm de diâmetro no tubete anestésico. Esta bolha é composta de gás nitrogênio, foi inserida

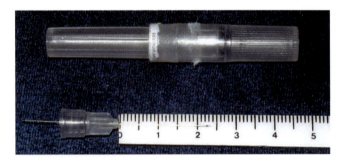

Figura 4.3 Agulha curta.

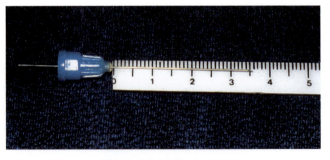

Figura 4.4 Agulha longa.

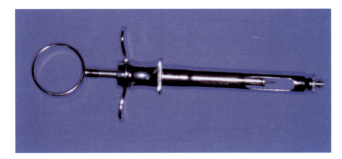

Figura 4.5 Seringa do tipo carpule (aspiração).

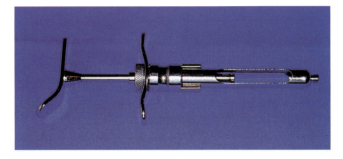

Figura 4.6 Seringa do tipo carpule (refluxo).

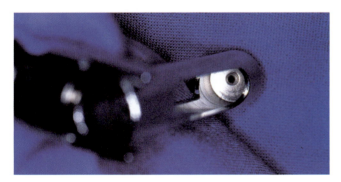

Figura 4.7 Seringa carpule com refluxo. Uma projeção metálica no interior da carpule deprime o diafragma e direciona a agulha para dentro do tubete.

no tubete, durante sua fabricação, para impedir o aprisionamento de oxigênio, que seria destrutivo ao vasoconstritor. A presença de uma grande bolha no tubete pode indicar extrusão da rolha provocada, por exemplo, pelo congelamento do anestésico; neste caso, deve-se desprezar o tubete.

ANESTESIA TÓPICA PARA PRÉ-INJEÇÃO

Devemos, sempre que possível, distender a área a ser anestesiada topicamente. Secar a área com um dos lados do cotonete estéril e aplicar anestésico tópico com o outro lado, fazendo fricção. Pode-se também utilizar gaze estéril para secar e aplicar o anestésico tópico.

Os anestésicos tópicos em *spray* devem ser evitados, pois o controle da quantidade aplicada é muito difícil, aumentando as chances de superdosagem.

TÉCNICAS ANESTÉSICAS

Para realizar anestesias locais em Odontologia é necessário que o profissional possua conhecimentos amplos da anatomia regional da face.

O conhecimento da anatomia óssea, por meio de seus pontos de reparo, serve de guia para localizar e depositar a solução anestésica o mais próximo possível de um nervo, ou junto à superfície óssea na qual transitam os filetes nervosos que se deseja anestesiar. Deve-se ter o conhecimento da densidade óssea das várias regiões dos maxilares, pois em algumas técnicas é necessária a penetração da solução anestésica através delas. Torna-se de relevante importância o conhecimento também de neuroanatomia, principalmente do nervo trigêmeo e suas três subdivisões: os nervos oftálmico, maxilar e mandibular (Figura 4.8).

Além disso, importa conhecer todos os músculos, ligamentos e a disposição anatômica dos sistemas vascular arterial e venoso da face, evitando assim transtornos como dor, miosites, fraturas de agulha, hemorragias e injeções intravenosas dos anestésicos.

Com base na anatomia topográfica regional foram desenvolvidas as técnicas anestésicas, que apresentam particularidades importantes a serem observadas para que se possa atingir áreas anatômicas favoráveis à injeção anestésica, respeitando a integridade tecidual e obtendo eficiente efeito anestésico.

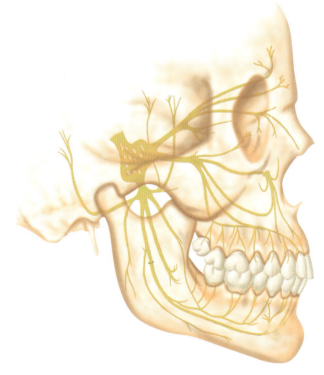

Figura 4.8 Divisões do nervo trigêmeo.

PRINCÍPIOS BÁSICOS PARA A ANESTESIA LOCAL

- Antissepsia da mucosa na área de puntura da agulha (opcional)
- Observar clinicamente, mediante palpação, os pontos de reparo anatômicos
- Fazer uso de anestésico tópico (pode ser aplicado com cotonete esterilizado ou gaze estéril)
- Distensão da mucosa na região da puntura, para que a agulha não desvie da mucosa e a penetração seja a mais indolor possível. Durante a realização de diversas técnicas anestésicas locais maxilares e mandibulares, torna-se necessária a palpação digital de pontos de reparo para a introdução da agulha. Os autores recomendam que, após a identificação desses pontos de reparo, o profissional utilize afastadores cirúrgicos do tipo Minnessota para retrair os tecidos e facilitar a penetração da agulha, evitando dessa forma acidentes perfurocortantes com o profissional durante a injeção anestésica
- Empunhadura adequada da seringa
- Posição ergonômica adequada do operador
- A penetração nos tecidos e a retirada da agulha deverão ser feitas em uma única direção, de forma a não desenvolver pressões de lateralidade. Se for necessário a injeção em mais de uma direção, devemos retornar a agulha em sua posição inicial e então introduzi-la novamente em sua nova direção
- O bisel da agulha deverá estar voltado para o tecido ósseo (Figura 4.9)
- A injeção da solução anestésica deverá ser lenta, utilizando-se seringa anestésica que permita a realização de aspiração ou refluxo (Figuras 4.5 a 4.7)
- Durante toda a injeção o profissional deve manter-se atento a qualquer possível reação do paciente, interrompendo de imediato a anestesia e estipulando, se necessário, tratamento imediato das alterações.

Existem vários métodos para se obter alívio da dor com anestésicos locais. O local da infiltração da substância em relação à área de intervenção determina o tipo de injeção administrada. Pode-se dividir em três principais categorias: infiltração local, bloqueio de campo e bloqueio de nervo.

Infiltração local

Pequenas terminações nervosas são infiltradas estritamente na área em que será realizado o tratamento odontológico.

Bloqueio de campo

A solução anestésica é infiltrada próximo a ramos terminais maiores, de forma a que a área anestesiada será circunscrita, para evitar a passagem do impulso nervoso do elemento dental em questão para o sistema nervoso central (SNC). Alguns autores denominam esta técnica como infiltrativa ou supraperiosteal. Injeções maxilares administradas acima do ápice de um dente a ser tratado são apropriadamente denominadas bloqueio de campo. Tecnicamente a injeção designada em Odontologia de infiltração local é um bloqueio de campo, pois a solução anestésica é depositada no ápice ou acima de um dente a ser tratado, sendo assim anestesiados por esta técnica os ramos nervosos terminais pulpares e os tecidos moles posteriores à área da injeção.

Bloqueio do nervo

O anestésico local é depositado próximo a um tronco nervoso principal, geralmente distante do local de intervenção. Anestesias do nervo alveolar inferior e alveolar superior posterior são exemplos dessa técnica.

Podemos distinguir entre bloqueio de campo e bloqueio de nervo pela área a ser anestesiada. Em geral o bloqueio de campo é mais circunscrito, envolvendo tecidos de um ou dois dentes e os tecidos imediatamente ao redor, enquanto os bloqueios de nervo envolvem uma área de maior extensão.

TÉCNICAS DE INJEÇÃO MAXILAR

- Injeção supraperiosteal
- Injeção no ligamento periodontal
- Injeção intraóssea
- Injeção intrasseptal
- Bloqueio do nervo alveolar superior posterior
- Bloqueio do nervo alveolar superior médio

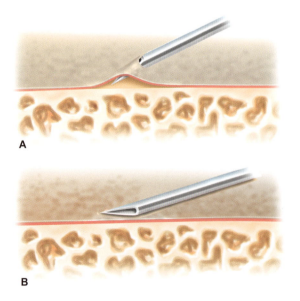

Figura 4.9 O bisel da agulha deverá estar voltado para o osso. **A.** Posição incorreta, observar lesão do periósteo. **B.** Posição correta do bisel.

- Bloqueio do nervo alveolar superior anterior
- Bloqueio do nervo infraorbital
- Bloqueio do nervo palatino maior
- Bloqueio do nervo nasopalatino
- Bloqueio do nervo maxilar (segunda divisão do nervo trigêmeo).

Injeção supraperiosteal

Esta técnica está indicada para protocolos de tratamento limitados a uma área relativamente circunscrita, podendo envolver poucos dentes e tecidos moles adjacentes. É a técnica mais utilizada para anestesia pulpar dos dentes maxilares. O sucesso da técnica de injeção supraperiosteal depende da difusão anestésica através do periósteo e estruturas ósseas adjacentes para entrar em contato com as terminações nervosas locais, apresentando assim melhor eficácia em osso poroso, como a maxila, do que em ossos compactos, como a mandíbula. Esta técnica está contraindicada nos casos de infecções agudas e inflamações na área da injeção.

Outros autores também denominam de infiltração local ou injeção paraperiosteal (Figura 4.10).

Nervos anestesiados
Ramos terminais principais do plexo dentário.

Áreas anestesiadas
Estruturas inervadas pelos ramos terminais principais – polpa, áreas radiculares, periósteo bucal, tecido conjuntivo e mucosa.

Técnica
- Recomenda-se o uso de agulhas de calibre nº 25 ou 27
- Levantar o lábio e tensionar o tecido
- Secar a mucosa com gaze estéril e aplicar anestésico tópico
- Introduzir a agulha na prega mucojugal acima do ápice do dente a ser anestesiado
- Orientar o bisel da agulha voltado para a superfície óssea
- Introduzir a agulha lentamente e em uma única direção até que atinja a região apical ou supra-apical do elemento dental a ser anestesiado
- Injetar o anestésico lentamente (realizando refluxo ou aspiração) na quantidade de aproximadamente 0,6 mℓ ou 1/3 do tubete anestésico
- Retirar a agulha cuidadosamente
- Aguardar 3 a 5 minutos para o efeito anestésico.

Sinais e sintomas
O paciente apresentará sensação de dormência na área da administração e ausência de dor durante o tratamento.

Injeção do ligamento periodontal (intraligamentar)

Recomendada para auxiliar outras técnicas ou em casos de tratamentos limitados, podendo ser realizada na maxila ou mandíbula. Seringas especiais foram desenvolvidas para permitir que a solução seja injetada do tubete sob pressão elevada, mas podemos utilizá-la com carpule convencional, tomando-se cuidado para não realizar pressão excessiva para não ocorrer quebra da agulha ou do tubete anestésico de vidro.

A agulha deverá ser introduzida através do sulco gengival e ligamento periodontal e, então, injeta-se sob pressão pequena quantidade da solução anestésica (Figura 4.11).

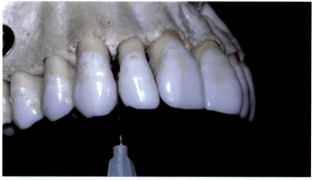
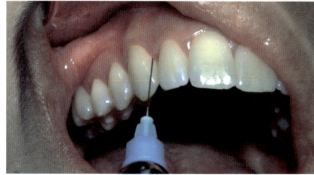

Figura 4.11 Anestesia intraligamentar.

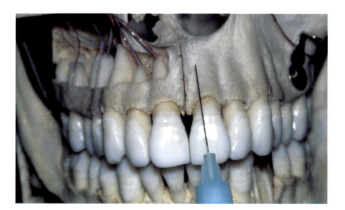

Figura 4.10 Anestesia infiltrativa em maxila.

Resultados de estudos mostram que pode haver extrusão de dentes, causada pela aplicação de pressão excessiva e, principalmente, grandes quantidades exageradas de solução anestésica.

Injeção intraóssea

Esta técnica é pouco utilizada por ser um procedimento com possibilidade de quebra da agulha e que causa geralmente um desconforto pós-anestésico.

Para realizar esta técnica é necessário que os tecidos moles sobrejacentes aos ápices das raízes sejam anestesiados por método submucoso ou supraperiosteal. Faz-se então incisão através dos tecidos anestesiados até o periósteo, realiza-se abertura intraóssea com emprego de brocas ou trépanos, e introduz-se uma agulha de calibre nº 23 na abertura óssea realizada. A solução anestésica é depositada lentamente, não se devendo inserir a agulha com força para vencer qualquer barreira óssea.

Injeção intrasseptal

É uma variação da técnica intraóssea, recomendada basicamente para técnicas cirúrgicas periodontais. Uma agulha de calibre nº 23 ou 25 é pressionada delicadamente no osso intrasseptal. A solução é então injetada sob pressão no osso esponjoso e então reabsorvida pela região do pericemento e nervo apical. É necessário que a membrana mucosa esteja anestesiada antes da introdução intrasseptal da agulha.

Bloqueio do nervo alveolar superior posterior (ASP)

É uma técnica muito utilizada em Odontologia por possuir altos índices de sucesso. Quando utilizada para anestesia pulpar, o bloqueio do nervo ASP é eficaz para o terceiro, o segundo e o primeiro molar. Como a raiz mesiovestibular do primeiro molar é inervada pelo alveolar superior médio, torna-se então necessária uma segunda injeção supraperiosteal para que ela seja anestesiada efetivamente.

O risco de complicação também deve ser considerado quando se realiza a técnica ASP. A penetração da agulha muito distalmente poderá produzir a formação de hematoma local, devendo-se considerar sempre o tamanho do paciente para se analisar a quantidade de penetração nos tecidos moles.

Deve-se sempre realizar aspiração ou refluxo durante esta injeção anestésica, a fim de evitar injeção intravascular inadvertida.

Esta técnica também é denominada como bloqueio da tuberosidade baixa.

Nervo anestesiado

Nervo alveolar superior posterior.

Áreas anestesiadas

Molares superiores, com exceção da raiz mesiovestibular do primeiro molar; também são anestesiados o tecido periodontal, o osso, o periósteo, o tecido conjuntivo e a membrana mucosa vestibular adjacente à região.

Técnica

- Recomenda-se agulha curta de calibre nº 25, podendo-se também dispor de agulha de calibre nº 27, por ser mais comumente encontrada
- Afastar a bochecha do paciente do lado que será anestesiado. Para a anestesia do lado direito, o operador deverá colocar-se ao lado direito do paciente; para a anestesia do lado esquerdo, o operador posiciona-se ao lado direito do paciente e o seu braço esquerdo é passado sobre a cabeça do paciente, de modo que a área possa ser palpada com o indicador esquerdo
- O paciente deverá estar posicionado de modo que o plano oclusal da arcada superior forme um ângulo de 45° com o solo
- Secar a mucosa com gaze estéril e aplicar anestésico tópico
- Área de introdução é a prega mucojugal acima do segundo molar maxilar (Figura 4.12)

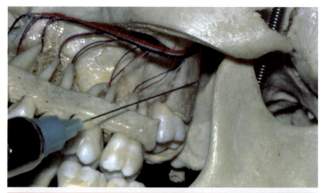

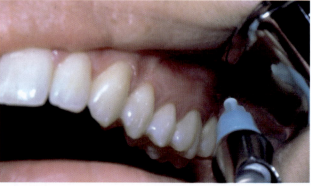

Figura 4.12 Anestesia do nervo alveolar superior posterior.

- Bisel da agulha voltado para a superfície óssea
- Tensionar os tecidos no local da injeção
- Introduz-se a agulha avançando lentamente para cima, para dentro e para trás em um só movimento, formando um ângulo de 45° com o plano oclusal
- A profundidade da injeção da agulha é de aproximadamente 16 mm (adulto de tamanho normal)
- Injetar o anestésico lentamente (realizando refluxo ou aspiração) na quantidade de aproximadamente 0,9 a 1,8 mℓ de solução anestésica
- Retirar a agulha cuidadosamente
- Aguardar 3 a 5 minutos para o efeito anestésico.

Sinais e sintomas

O paciente tem dificuldades em relatar sintomas de anestesia local, a eficácia da anestesia é aferida por meio de ausência de dor durante o tratamento.

Bloqueio do nervo alveolar superior médio (ASM)

Este tipo de anestesia tem uma utilidade clínica limitada, pelo fato de o nervo alveolar superior médio estar presente em apenas 28% da população.

Nervo anestesiado

Alveolar superior médio.

Áreas anestesiadas

Primeiro e segundo pré-molares, raiz mesiovestibular do primeiro molar superior, tecidos periodontais, osso, periósteo e mucosa vestibular adjacente à região anestesiada.

Técnica

- Recomenda-se uso de agulha curta de calibre nº 25 ou 27
- Área de puntura da agulha na prega mucojugal acima do segundo pré-molar superior
- Secar a mucosa com gaze estéril e aplicar anestésico tópico
- Bisel da agulha voltado para a superfície óssea
- Introduzir a agulha até que a mesma alcance o ápice do segundo pré-molar superior (Figura 4.13)
- Injetar o anestésico lentamente (realizando refluxo ou aspiração) na quantidade de aproximadamente 0,9 a 1,2 mℓ de solução anestésica
- Retirar a agulha cuidadosamente
- Aguardar 3 a 5 minutos para o efeito anestésico.

Sinais e sintomas

- Parestesia do lábio superior e ausência de dor durante o tratamento.

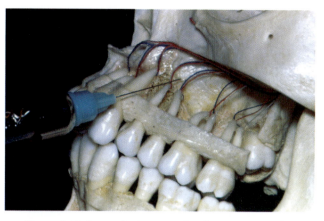

Figura 4.13 Anestesia do nervo alveolar superior médio.

Bloqueio do nervo alveolar superior anterior (ASA)

Este tipo de anestesia tem uma utilidade clínica indicada para procedimentos que envolvam dentes anteriores maxilares (incisivo central, incisivo lateral e canino).

Nervo anestesiado

Alveolar superior anterior.

Áreas anestesiadas

Incisivo central, incisivo lateral e canino, maxilar, tecidos periodontais, osso, periósteo, mucosa vestibular adjacente à região anestesiada e lábio superior.

Técnica

- Recomenda-se o uso de agulha curta de calibre nº 25 ou 27
- Área de puntura da agulha na prega mucojugal acima do canino superior
- Secar a mucosa com gaze estéril e aplicar anestésico tópico
- Bisel da agulha voltado para a superfície óssea
- Introduzir a agulha até que alcance uma posição acima do ápice do canino superior (Figura 4.14)
- Injetar o anestésico lentamente (realizando refluxo ou aspiração) na quantidade de aproximadamente 0,9 a 1,2 mℓ de solução anestésica
- Retirar a agulha cuidadosamente
- Aguardar 3 a 5 minutos para o efeito anestésico.

Sinais e sintomas

Parestesia do lábio superior e ausência de dor durante a manipulação da região de incisivos e caninos superiores.

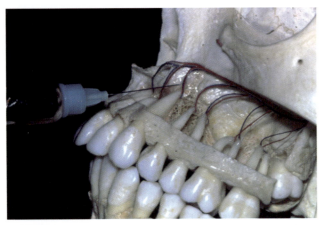

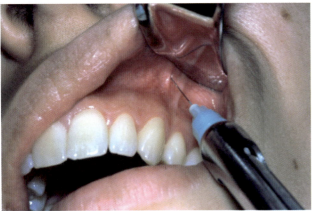

Figura 4.14 Anestesia do nervo alveolar superior anterior.

Bloqueio do nervo infraorbital

O nervo infraorbital é o ramo terminal do nervo maxilar superior, que caminha em direção à face, depois de percorrer o canal infraorbital, de onde saem seus ramos alveolares médio e anterior. O nervo infraorbital emerge pelo forame de mesmo nome e divide-se em ramos palpebral inferior, nasal lateral e labial superior (Figura 4.15).

Esta técnica, apesar de menos utilizada pelos profissionais da área de Odontologia, devido provavelmente à menor experiência com ela, mostra-se uma técnica extremamente segura e eficaz. O bloqueio do nervo infraorbital produz anestesia pulpar e dos tecidos moles bucais, desde o incisivo central superior até os pré-molares, em cerca de 72% dos pacientes (Mallamed). Para que ocorra o bloqueio de todos os ramos mencionados é necessário que a solução anestésica seja depositada na entrada do forame infraorbital e caminhe para o seu interior, anestesiando desta forma os ramos alveolar superior anterior e médio. Quando a solução não penetra dentro do canal infraorbital ocorre bloqueio apenas dos ramos nervosos terminais do nervo infraorbital (palpebral inferior, nasal lateral e labial superior), dando a sensação de anestesia dos tecidos moles locais, porém sem o bloqueio pulpar dos incisivos, canino e pré-molares.

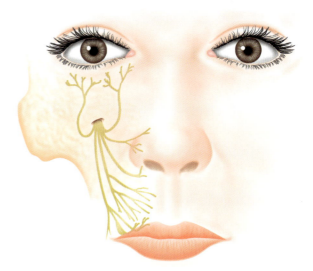

Figura 4.15 Nervo infraorbital.

Para a injeção infraorbital há duas formas de abordagem: pela técnica intrabucal e pela técnica extrabucal, sendo a última pouco utilizada em Odontologia pelas desvantagens da realização de penetração cutânea e por ser uma técnica mais dolorida e traumática para o paciente. A técnica intrabucal é mais simples para os propósitos odontológicos e será descrita a seguir.

O bloqueio do nervo infraorbital está indicado para os casos de procedimentos odontológicos que envolvam os dentes e tecidos locais, nos casos de infecções localizadas na região maxilar como forma de um bloqueio mais distante e quando as injeções supraperiosteais locais foram ineficazes devido a um osso cortical extremamente denso. Deve-se sempre levar em consideração a possibilidade de superposição da inervação ou de a mesma cruzar a linha média, sendo necessário bloqueio complementar contralateral.

Nervos anestesiados

Nervos alveolar superior anterior, alveolar superior médio e infraorbital (ramos palpebral superior, nasal lateral e labial superior).

Áreas anestesiadas

Incisivo central, incisivo lateral, canino, primeiro e segundo pré-molares e raiz mesiovestibular do primeiro molar superior; tecido gengival vestibular; periósteo; osso alveolar da região; pálpebra inferior, asa do nariz e lábio superior.

Técnica

- Paciente colocado na cadeira de modo que seu plano oclusal forme 45° com o plano horizontal (solo)

- Localização do forame infraorbital. Para a localização do forame infraorbital existem algumas técnicas conhecidas. O paciente deve estar olhando para frente enquanto palpamos a região do rebordo infraorbital. Uma linha reta imaginária é traçada verticalmente, passando pelo centro pupilar, forame infraorbital, pré-molares e forame mentoniano. Quando o rebordo infraorbital é palpado pode-se observar uma saliência, que corresponde à sutura maxilozigomática; deslizando o indicador aproximadamente 1 cm para baixo, comprimindo suavemente os tecidos, observaremos uma depressão rasa, onde está localizado o forame infraorbital. Para certificar-se da localização adequada, aplique uma pressão local e sinta os contornos do forame infraorbital. Neste momento o paciente terá uma pequena sensibilidade quando o forame for palpado
- Recomenda-se a utilização de agulha longa calibre nº 25
- Local de penetração da agulha. A agulha poderá ser introduzida na altura da prega mucojugal, acima de qualquer dente, desde o segundo pré-molar superior até o incisivo central superior. O trajeto a ser orientado deverá ser sempre em direção ao forame infraorbital que foi identificado. Aconselha-se a puntura da agulha em direção ao primeiro pré-molar, visto ser esta região a que proporciona o menor trajeto até a área-alvo
- Secar a mucosa com gaze estéril e aplicar anestésico tópico
- Pontos de reparo: os pontos de reparo para esta técnica são prega mucojugal, incisura infraorbital e forame infraorbital
- Posição do profissional: para o bloqueio do nervo infraorbital direito ou esquerdo, o profissional manidestro deve assumir a posição 10 horas na frente do paciente ou voltado para o mesmo lado do paciente. Palpa-se o forame infraorbital com o dedo indicador e afasta-se o lábio superior do paciente com o dedo polegar, tensionando-se os tecidos e expondo a prega mucojugal
- Introduz-se a agulha na prega mucojugal, sobre o primeiro pré-molar superior, com o bisel da agulha voltado para o osso
- Avance a agulha lentamente até que toque suavemente o osso, sendo o ponto de contato a borda superior do forame infraorbital e a profundidade de penetração da agulha de aproximadamente 16 mm (Figura 4.16)
- A agulha deverá ser mantida paralela ao longo eixo do dente enquanto é avançada para evitar contato prematuro com o osso. Caso ocorra tal problema, deve-se recuar a agulha e introduzi-la na direção correta
- Injetar o anestésico lentamente (realizando refluxo ou aspiração) na quantidade de aproximadamente 0,9 a 1,2 mℓ de solução anestésica
- Retirar a agulha cuidadosamente. O bloqueio do nervo infraorbital para produzir anestesia dos tecidos moles do lábio superior, pálpebra inferior e asa do nariz está completo com a injeção do anestésico apenas na saída do forame; porém, para conseguir-se o bloqueio dos nervos alveolar superior médio e anterior, é necessário realizar as seguintes manobras:
  - Manter pressão firme com o dedo sobre o local da injeção de forma a aumentar a difusão da solução anestésica para o forame infraorbital
  - Manter a pressão digital direta sobre o local da injeção durante 1 a 2 minutos após a aplicação do anestésico
- Aguardar 3 a 5 minutos para o efeito anestésico.

Sinais e sintomas

Paciente relata anestesia, mediante a sensação de dormência do lábio superior, pálpebra inferior e asa do nariz. Anestesia dos dentes maxilares (incisivos até a raiz mesiovestibular do primeiro molar), osso, periósteo e mucosa vestibular do lado anestesiado.

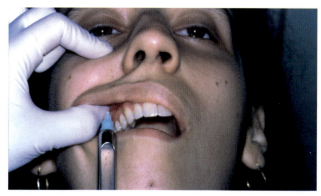

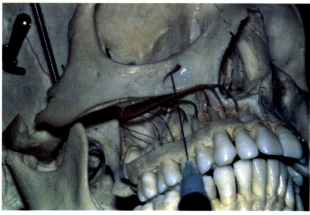

Figura 4.16 Anestesia do nervo infraorbital.

A possibilidade de complicações pode ocorrer, nos casos de penetração insuficiente ou exagerada da agulha. Quando a penetração da agulha torna-se insuficiente, pode não haver a penetração da solução anestésica no interior do canal infraorbital e, consequentemente, a inadequada anestesia pulpar dos dentes maxilares da região. Nos casos de penetração excessiva da agulha pode ocorrer a difusão do anestésico para o interior da cavidade orbital, ocorrendo assim a paralisia de nervos motores extrínsecos do olho. Este tipo de complicação, apesar de pouco frequente e geralmente não trazer sequelas, representa uma experiência bastante traumática para o paciente.

Outro tipo de complicação pode ser a formação de hematoma local por lesão vascular causada por traumatismo durante a penetração da agulha.

Bloqueio do nervo palatino maior

A anestesia da porção posterior do palato duro é necessária para procedimentos odontológicos que envolvam a manipulação dos tecidos palatinos, como exemplo, as exodontias. Outro nome utilizado para esta técnica é o bloqueio do nervo palatino anterior.

As injeções na região palatina são procedimentos traumáticos para muitos pacientes, sendo imperativo que o profissional utilize técnicas para que este procedimento torne-se o mais atraumático possível e diminua o desconforto do paciente. A anestesia tópica eficaz é o primeiro passo para uma técnica indolor, e deve ser realizada de forma a que o anestésico tópico permaneça em contato com a mucosa por no mínimo dois minutos. Outra manobra é a utilização da compressão local antes, durante e depois da injeção da solução anestésica, que pode ser obtida com a utilização de cotonete (o mesmo utilizado para a anestesia tópica). O cotonete deve ser pressionado firmemente, o suficiente para produzir uma leve isquemia dos tecidos palatinos. Apoio firme da mão durante a injeção leva a um melhor controle sobre a agulha, associado também a uma injeção da solução anestésica lentamente, o que deve ser realizado em qualquer procedimento anestésico. Deve-se injetar pequena quantidade de solução anestésica, a fim de evitar isquemia local.

Nervo anestesiado

Nervo palatino maior (Figura 4.17).

Áreas anestesiadas

Porção posterior do palato duro e tecidos moles sobrejacentes, limitando-se anteriormente à área do primeiro pré-molar e medialmente pela linha média.

Técnica

- Recomenda-se a utilização de agulha curta calibre nº 27
- Secar a mucosa palatina e aplicar anestésico tópico
- Ponto de reparo: forame palatino maior e junção do processo alveolar maxilar e osso palatino
- Área de introdução da agulha: região do forame palatino maior; o forame palatino maior fica localizado entre os segundos e terceiros molares superiores, aproximadamente a 1 cm da margem gengival palatina, no sentido da linha média (ver Figura 4.17)
- Posicionar a agulha de forma a que faça um ângulo reto com a região palatina; para isto é importante que o corpo da seringa esteja direcionado do lado oposto ao que será anestesiado
- Introduzir a agulha lentamente na profundidade média de 4 mm
- Bisel orientado em direção aos tecidos palatinos
- Injeta-se a solução lentamente na quantidade de 0,25 a 0,5 mℓ de anestésico
- Retirar a agulha cuidadosamente
- Aguardar 3 a 5 minutos para o efeito anestésico.

Sinais e sintomas

Sensação de torpor na região do palato, porém para a avaliação objetiva do sucesso anestésico é necessária a manipulação local.

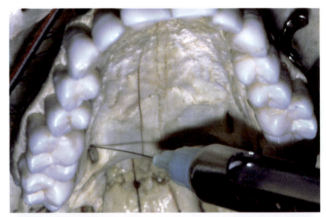

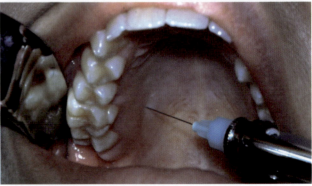

Figura 4.17 Anestesia do nervo palatino maior.

Complicações importantes associadas a esta técnica anestésica são isquemia e necrose dos tecidos moles palatinos, causadas geralmente pelo excesso de solução anestésica injetada ou também por soluções com concentrações altas de vasoconstritor.

Bloqueio do nervo nasopalatino

Pode ser também denominado de bloqueio do nervo incisivo ou bloqueio do nervo esfenopalatino. Esta técnica está indicada quando da necessidade de manipulação dos tecidos palatinos da região anterior maxilar durante tratamentos odontológicos, como nas exodontias.

Nervos anestesiados

Nervos nasopalatinos bilaterais (Figura 4.18).

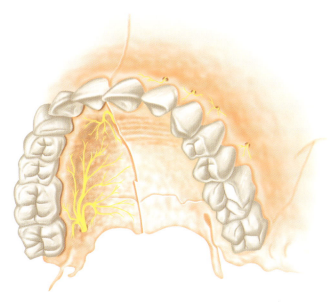

Figura 4.18 Nervo palatino maior e nervo nasopalatino.

Áreas anestesiadas

Porção anterior do palato duro desde a face medial do primeiro pré-molar superior esquerdo ao primeiro pré-molar superior direito.

Técnica

- Recomenda-se agulha curta calibre nº 27
- Pontos de reparo: papila incisiva e incisivos centrais superiores
- Posicionar o paciente de forma a que fique com a boca bem aberta e a cabeça ligeiramente inclinada para trás, para melhor visualização da papila incisiva
- Secar a mucosa palatina e aplicar anestésico tópico. Pode-se também, nesta técnica, utilizar a compressão local mencionada na técnica do bloqueio do nervo palatino maior
- A área de introdução inicial é a mucosa palatina imediatamente lateral à papila incisiva. Esta área é menos sensível que a região da papila incisiva, e esta manobra visa à promoção de uma leve isquemia local, com o objetivo de diminuir a dor durante a inserção da agulha (Figura 4.19)
- Introduzir a agulha lateralmente à papila incisiva, depositar uma pequena quantidade de anestésico, remover a agulha e observar a isquemia na região da papila incisiva. Reintroduzir imediatamente a agulha, agora direcionada para a papila incisiva. A agulha deverá penetrar formando um ângulo de aproximadamente 45° em direção à papila palatina (Figura 4.20)
- Penetrar a agulha na profundidade de 5 mm
- Injetar lentamente uma pequena quantidade de solução anestésica
- Retirar a agulha cuidadosamente
- Aguardar 3 a 5 minutos para o efeito anestésico.

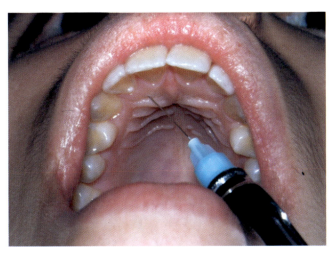

Figura 4.19 A puntura inicial da agulha para a anestesia do nervo nasopalatino deverá ser realizada lateralmente à papila incisiva.

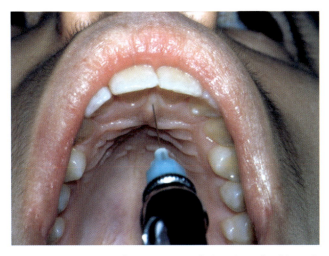

Figura 4.20 Anestesia do nervo nasopalatino. A agulha é introduzida na papila incisiva.

Sinais e sintomas

Sensação de torpor na região anterior do palato pelo paciente e ausência de sensibilidade dolorosa durante o tratamento.

Nesta técnica podem também ocorrer isquemia e necrose dos tecidos moles da região anterior do palato, causadas pelo excesso de solução anestésica injetada ou soluções com concentrações altas de vasoconstritor.

Bloqueio do nervo maxilar

O bloqueio do nervo maxilar ou segunda divisão do trigêmeo é um método eficaz para produzir anestesia profunda de toda uma hemimaxila. Torna-se útil em procedimentos que envolvam a manipulação de todo um quadrante maxilar, nos casos de cirurgias extensas, quando uma infecção local ou outras condições patológicas tornam inexequível a realização de bloqueio dos ramos terminais maxilares ou também com finalidade de diagnóstico de neuralgia da segunda divisão do nervo trigêmeo.

Esta técnica pode ser realizada pela via intra ou extrabucal. Pela via intrabucal, o nervo maxilar pode ser abordado mediante a técnica da tuberosidade alta (acesso pelo alto da tuberosidade maxilar) ou pelo canal palatino maior. A técnica extrabucal faz-se por via transcutânea em um ponto acima da chanfradura mandibular e abaixo da porção mediana do arco zigomático, alcançando o nervo em sua saída do crânio pelo forame redondo.

Nervos anestesiados

O nervo maxilar e todas as suas divisões periféricas em relação ao local da injeção.

Áreas anestesiadas

Regiões temporal anterior e zigomática; pálpebra inferior; asa do nariz; lábio superior; dentes superiores da hemimaxila; osso alveolar e estruturas adjacentes; palatos duro e mole; tonsila; parte da faringe; septo e assoalho nasal.

Técnica da tuberosidade alta

- Recomenda-se o uso de agulha longa de calibre n° 25
- Área de puntura da agulha na altura da prega mucojugal acima da face distal do segundo molar superior, sendo a área-alvo da anestesia o nervo maxilar no ponto onde ele atravessa a fossa pterigopalatina
- Bisel voltado para o osso
- Tensionar os tecidos no local da injeção
- Secar a mucosa com gaze estéril e aplicar anestésico tópico
- Introduz-se a agulha avançando lentamente para cima, para dentro e para trás em um só movimento, formando um ângulo de 45° com o plano oclusal
- A profundidade da injeção da agulha é de aproximadamente 30 mm (não se deve encontrar resistência à penetração da agulha) (Figura 4.21)
- Injetar o anestésico lentamente (realizando refluxo ou aspiração) na quantidade de aproximadamente 1,8 mℓ de solução anestésica
- Retirar a agulha cuidadosamente
- Aguardar 3 a 5 minutos para o efeito anestésico.

Técnica pelo canal palatino maior

- Recomenda-se utilização de agulha longa calibre n° 25
- Área de introdução da agulha: tecidos moles da região do forame palatino maior
- A área-alvo é o nervo maxilar no ponto em que atravessa a fossa pterigopalatina, sendo que a agulha deverá atravessar o canal palatino maior para alcançar a fossa pterigopalatina
- Bisel da agulha voltado para os tecidos moles palatinos
- Medir o comprimento de uma agulha longa desde a ponta até o canhão (aproximadamente 32 mm)
- Posicionar o paciente em decúbito dorsal, com a boca aberta e a cabeça distendida para posterior, a fim de evidenciar adequadamente a região posterior do palato
- Localizar o forame palatino maior (mesma técnica descrita para a anestesia do nervo palatino maior)
- Secar a mucosa palatina e aplicar anestésico tópico
- Posicionar a agulha de forma a que faça um ângulo reto com a região palatina; para isto é importante que o corpo da seringa esteja direcionado do lado oposto ao que será anestesiado

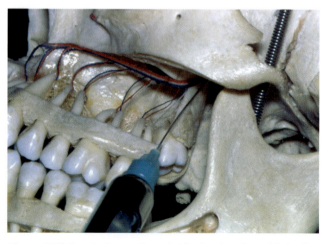

Figura 4.21 Anestesia maxilar pela técnica da tuberosidade alta.

- Introduzir a agulha lentamente na profundidade média de 5 mm e injeta-se a solução lentamente na quantidade de 0,25 a 0,5 mℓ de anestésico para o bloqueio do nervo palatino maior
- Retirar a agulha, aguardar alguns minutos e reintroduzi-la para iniciar, então, o bloqueio do nervo maxilar
- A agulha deve ser mantida em ângulo de 45° com a superfície palatina, para facilitar a entrada no forame palatino maior
- Após localizar o forame, avançar a agulha lentamente no canal palatino maior até uma profundidade de 30 mm. Em 5 a 15% dos canais palatinos maiores podem existir obstruções ósseas que impeçam a passagem da agulha; nestes casos, nunca force a agulha contra a resistência óssea, retire a agulha e tente introduzi-la em um ângulo diferente (Figura 4.22)
- Injeta-se a solução lentamente (realizando aspiração ou refluxo) na quantidade de 1,8 mℓ de anestésico
- Retirar a agulha cuidadosamente
- Aguardar 3 a 5 minutos para o efeito anestésico.

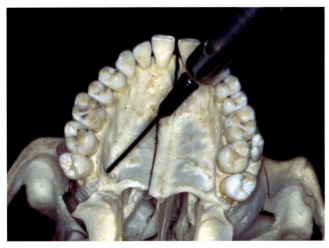

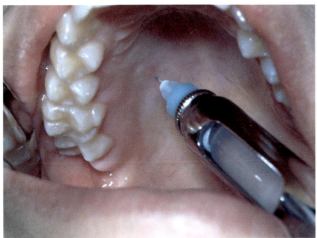

Figura 4.22 Anestesia maxilar pela técnica do canal palatino maior.

Esta técnica possui alta taxa de sucesso (maior que 95%) e minimiza o número de perfurações e o volume total da solução anestésica necessários para a realização de bloqueios isolados de todos os ramos do nervo maxilar.

Contudo, pode haver riscos de hemorragia local, o acesso pela técnica da tuberosidade alta pode ser de difícil localização, e pelo canal palatino maior pode ser traumático.

Bloqueio extrabucal do nervo maxilar

O bloqueio extrabucal do nervo maxilar deve ser utilizado nos casos em que há necessidade de bloqueio anestésico de toda a hemimaxila e existe limitação ou impossibilidade da utilização deste bloqueio por via intrabucal (tuberosidade alta ou forame palatino maior). Este método deve ser realizado sob condições assépticas rígidas.

Técnica

- São pontos de referência para esta técnica: parte mediana do arco zigomático, chanfradura zigomática, processo coronoide do ramo mandibular (localizado por meio da movimentação de abertura e fechamento da boca)
- Utiliza-se agulha de 7 a 9 cm de comprimento, calibre nº 22, com um cursor na medida de 4 a 5 cm
- O ponto mediano do arco zigomático é localizado e a depressão em sua superfície inferior é marcada. Faz-se uma pequena puntura de anestesia e injeção de uma reduzida quantidade anestésica
- A agulha é introduzida através da área cutânea marcada, perpendicularmente ao plano sagital mediano, até que a ponta da agulha entre delicadamente em contato com a face externa da lâmina pterigóidea lateral (Figura 4.23)
- A agulha é então retraída aproximadamente 1 cm e redirecionada para frente e para cima, até atingir a profundidade marcada (aproximadamente 4,5 cm)
- Deve-se ter o cuidado de realizar aspiração antes e durante a injeção da solução anestésica
- Injeta-se aproximadamente 3 mℓ da solução anestésica
- Retirar a agulha cuidadosamente
- Aguardar 3 a 5 minutos para o efeito anestésico.

TÉCNICAS DE ANESTESIA MANDIBULAR

O bloqueio anestésico da mandíbula apresenta índices de sucesso menores que as técnicas anestésicas maxilares. Um exemplo deste fato constata-se em que as taxas de sucesso para a anestesia maxilar chegam a 95% enquanto as taxas de sucesso para o bloqueio do

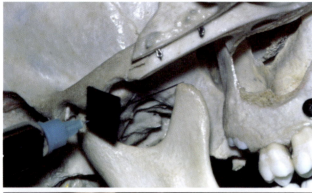
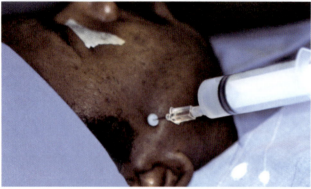

Figura 4.23 Anestesia extrabucal do nervo maxilar.

nervo alveolar inferior estão em torno de 80%. As razões para o maior insucesso das técnicas mandibulares incluem vários fatores, como: maior densidade da lâmina óssea vestibular, que impede assim a injeção supraperiosteal, o acesso limitado ao nervo alveolar inferior e a grande variação anatômica entre os pacientes. No próximo tópico serão descritas as principais técnicas anestésicas para todo o complexo mandibular.

Bloqueio do nervo alveolar inferior

O bloqueio do nervo alveolar inferior ou também chamado bloqueio mandibular é a técnica de injeção mais usada e, possivelmente, a mais importante em Odontologia. Esta técnica está indicada quando se deseja a analgesia de uma hemiarcada inferior, em intervenções cirúrgicas nos dentes inferiores e tecidos moles anteriores ao primeiro molar. Esta técnica pode ser suplementada pela anestesia dos nervos lingual e bucal quando houver necessidade de analgesia da mucosa vestibular de primeiro a terceiro molares, ou tecidos moles da região lingual, respectivamente.

Nervos anestesiados

Nervo alveolar inferior e seus ramos terminais (incisivo e mentoniano) e, comumente, o nervo lingual (Figura 4.24).

Áreas anestesiadas
- Dentes mandibulares até a linha média
- Corpo da mandíbula e porção inferior do ramo
- Mucoperiósteo vestibular anterior ao primeiro molar mandibular (nervo mentoniano)
- Dois terços anteriores da língua e soalho da cavidade oral (nervo lingual)
- Tecidos moles linguais e periósteo (nervo lingual).

Técnica
- Recomenda-se o uso de agulha longa calibre nº 25 ou 27 para paciente adulto
- O profissional deverá estar posicionado à frente do paciente e pelo seu lado direito para anestesia do nervo alveolar inferior direito (posição 8 horas); e posicionado ao lado do paciente e ligeiramente posterior (posição 10 horas) para a anestesia no nervo alveolar inferior esquerdo
- Área de introdução da agulha será na face medial do ramo mandibular
- Pontos de reparo: incisura coronoide (maior concavidade da borda anterior do ramo), rafe pterigomandibular e plano oclusal dos dentes posteriores mandibulares
- Parâmetros a serem observados durante a introdução da agulha:
  - Altura da injeção
  - Posição anteroposterior da agulha
  - Profundidade de penetração da agulha

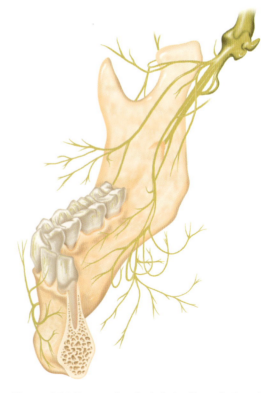

Figura 4.24 Nervos alveolar inferior, lingual e bucal.

- Secar a mucosa com gaze estéril e aplicar anestésico tópico
- Introduzir a agulha seguindo os parâmetros anteriores até tocar o osso, então recuá-la 1 mm para que não ocorra injeção subperióstea (Figura 4.27)
- Injetar lentamente a solução anestésica, realizando refluxo ou aspiração, aproximadamente 1 mℓ do anestésico durante, no mínimo, 60 segundos
- Recuar 1/3 da agulha e injetar mais 0,5 mℓ, para anestesia do nervo lingual
- Retirar a agulha cuidadosamente
- Aguardar 3 a 5 minutos, para o efeito anestésico.

Altura da injeção

- O indicador ou polegar de sua mão esquerda palpa a incisura coronoide
- Traça-se uma linha imaginária do ponto do dedo até a rafe pterigomandibular, o que determinará a altura da injeção. Na maioria dos casos esta altura estará em torno de 6 a 10 mm acima do plano oclusal
- Utiliza-se o afastador de Minessota para afastar os tecidos, distendendo-os lateralmente (este procedimento torna a introdução da agulha menos traumática)
- O ponto de introdução da agulha situa-se a três quartos da distância anteroposterior da incisura coronoide até a rafe pterigomandibular (Figura 4.25).

Local de injeção (direção anteroposterior)

- A penetração da agulha ocorre na interseção de dois pontos – o primeiro ponto, o que se situa ao longo da linha anteroposterior descrita para indicar a altura da injeção, o segundo ponto, o que se situa em uma linha vertical que atravessa o primeiro ponto (cerca de 3/4 da distância da borda anterior do ramo)
- O corpo da seringa carpule deverá estar voltado na direção dos pré-molares do lado oposto.

Profundidade de penetração

- A penetração de agulha será em torno de 20 a 25 mm ou, aproximadamente, 2/4 do comprimento da agulha odontológica longa, até que se toque levemente o osso. A extremidade da agulha deverá estar posicionada um pouco acima do forame mandibular
- Se houver toque no osso precocemente, poderá indicar que a agulha está posicionada muito anteriormente no ramo mandibular; se não houver toque no osso, poderá significar que a agulha está posicionada muito posteriormente (nos dois casos, retirar a agulha e introduzi-la na direção correta) (Figura 4.26).

Sinais e sintomas

Dormência do lábio inferior e borda lateral da língua do lado anestesiado e ausência de dor durante o tratamento odontológico.

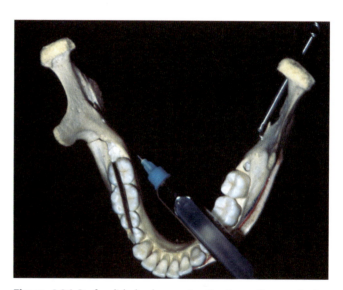

Figura 4.26 Profundidade de penetração da agulha na técnica anestésica do nervo alveolar inferior.

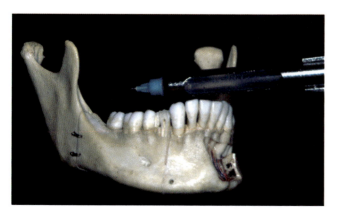

Figura 4.25 Altura da injeção na técnica anestésica do nervo alveolar inferior.

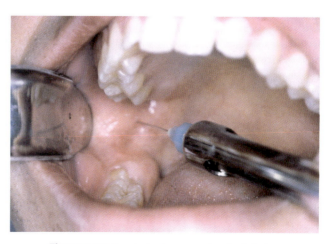

Figura 4.27 Anestesia do nervo alveolar inferior.

Falhas na anestesia

- Injeção do anestésico abaixo do forame mandibular
- Injeção do anestésico anterior e lateralmente ao ramo. Esta falha é diagnosticada pela ausência de anestesia
- Inervação sensitiva acessória dos dentes mandibulares. Alguns nervos estão envolvidos na inervação sensitiva acessória dos dentes mandibulares, como os nervos acessórios cervicais e o nervo milo-hióideo, sendo que pesquisas atuais indicam ser o nervo milo-hióideo o principal envolvido. Estes estudos baseiam-se no fato que o bloqueio do nervo mandibular de Gow-Gates, que bloqueia rotineiramente o nervo milo-hióideo, não está envolvido com problemas de inervação acessória
- Anestesia incompleta dos incisivos centrais ou laterais. A anestesia incompleta mais comumente ocorre por sobreposição das fibras do nervo alveolar inferior contralateral ou, algumas vezes, por inervação sensitiva acessória do nervo milo-hióideo. Para corrigir esta falha deve-se realizar infiltração do anestésico na prega mucojugal, na região abaixo do ápice do dente em questão.

Complicações

- Hematoma local
- Trismo (dor muscular ou movimentos limitados)
- Paralisia facial transitória por injeção anestésica muito posteriormente ao ramo mandibular, com difusão do anestésico para o corpo da parótida.

Bloqueio do nervo bucal

O nervo bucal é ramo da divisão anterior do nervo mandibular (V_5) e, consequentemente, não é anestesiado durante o bloqueio do nervo alveolar inferior (ver Figura 4.24).

O nervo bucal é responsável pela inervação sensitiva dos tecidos moles da região vestibular dos molares mandibulares, tornando-se então necessário o bloqueio anestésico deste nervo quando da realização de manipulação invasiva dos tecidos moles da região, como, por exemplo, nas exodontias. Outros nomes utilizados para a denominação desta técnica são bloqueio longo do nervo bucal e bloqueio do nervo bucinador.

Nervo anestesiado

Nervo bucal (ver Figura 4.24).

Áreas anestesiadas

Tecidos moles vestibulares e periósteo na região de molares inferiores.

Técnica

- Recomenda-se o uso de agulha longa de calibre nº 25 ou 27. Esta agulha é utilizada, em geral, porque o bloqueio do nervo bucal é comumente realizado imediatamente após o bloqueio do nervo alveolar inferior
- A área de introdução da agulha será a mucosa vestibular do dente molar mais distal do arco mandibular (geralmente terceiro molar)
- Pontos de reparo são os molares inferiores e a prega mucojugal
- Bisel da agulha voltado para o osso
- Secar a mucosa com gaze estéril e aplicar anestésico tópico
- Tracionar os tecidos moles da região vestibular para melhor visualização da região e tornar o mais atraumática possível a penetração da agulha
- Bisel da agulha voltado para a superfície óssea
- Introduzir a agulha no fundo de vestíbulo da região vestibular do último molar. A profundidade de penetração deve ser de 2 a, no máximo, 4 mm (Figura 4.28)
- Injetar o anestésico lentamente (realizando refluxo ou aspiração) na quantidade de aproximadamente 0,3 mℓ de solução anestésica
- Retirar a agulha cuidadosamente
- Aguardar 3 a 5 minutos para o efeito anestésico.

Sinais e sintomas

Geralmente o paciente não apresenta nenhum sinal e sintoma subjetivo; apenas a manipulação local sem dor indicará analgesia satisfatória.

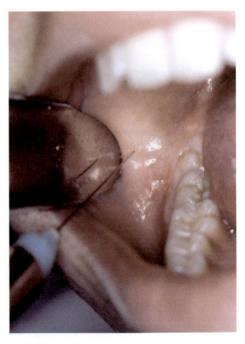

Figura 4.28 Anestesia do nervo bucal.

Bloqueio do nervo lingual

A anestesia do nervo lingual é geralmente realizada durante a técnica de anestesia para o nervo alveolar inferior. Nos casos em que se deseja apenas o bloqueio do nervo lingual a técnica é a mesma, utilizando-se os mesmos marcos anatômicos e seguindo-se os mesmos parâmetros clínicos; os anestésicos serão depositados em um ponto medial e ventral à língula.

Nervo anestesiado

Nervo lingual (ver Figura 4.24).

Áreas anestesiadas

Dois terços anteriores da língua, soalho da boca e mucoperiósteo da face lingual da mandíbula.

Técnica

- Recomenda-se o uso de agulha longa calibre nº 25 ou 27 para paciente adulto
- Os parâmetros clínicos são os mesmos utilizados para a técnica alveolar inferior (altura de injeção e posição anteroposterior da agulha) e a área de introdução da agulha será na face medial do ramo mandibular. A profundidade da injeção em que será depositada a solução anestésica será menor pelo fato de o nervo lingual posicionar-se mais superficialmente que o nervo alveolar inferior
- Secar a mucosa com gaze estéril e aplicar anestésico tópico
- Introduzir a agulha seguindo os parâmetros anteriores em uma profundidade de 5 a 10 mm
- Injetar lentamente a solução anestésica, realizando refluxo ou aspiração, aproximadamente 0,8 a 1 mℓ do anestésico durante, no mínimo, 60 segundos
- Retirar a agulha cuidadosamente
- Aguardar 3 a 5 minutos para o efeito anestésico.

Caso se necessite do bloqueio parcial do nervo lingual, injeta-se 0,3 a 0,6 mℓ de solução anestésica sob a mucosa lingual imediatamente distal ao elemento dental a ser tratado ou extraído. Esta manobra produzirá anestesia suficiente para qualquer procedimento odontológico nesta área.

Sinais e sintomas

Paciente relata sinais subjetivos de dormência dos dois terços anteriores da língua. A manipulação local sem dor indicará analgesia satisfatória.

Bloqueio do nervo mentoniano

O nervo mentoniano é um ramo terminal do nervo alveolar inferior, emergindo do forame mentoniano próximo aos ápices dos pré-molares inferiores. Este nervo é responsável pela inervação sensitiva dos tecidos moles da região vestibular, lábio inferior e mento até a linha média da mandíbula.

Na maioria dos procedimentos odontológicos há poucas indicações para o bloqueio do nervo mentoniano, sendo utilizado basicamente para procedimentos nos tecidos moles da região inervada, como sutura de feridas em tecidos moles e biopsias.

Nervo anestesiado

Nervo mentoniano.

Áreas anestesiadas

Mucosa vestibular anterior ao forame mentoniano, lábio inferior e mento até a linha média.

Técnica

- Recomenda-se o uso de agulha curta calibre nº 25 ou 27
- Área de introdução da agulha na prega mucojugal na direção de pré-molares inferiores, sendo a área-alvo o nervo mentoniano (situado entre os ápices dos pré-molares mandibulares)
- Bisel da agulha voltado para o osso
- Paciente posicionado em decúbito dorsal ou em semidecúbito
- Solicitar que o paciente feche parcialmente a boca, para permitir melhor acesso ao local de injeção
- Secar a mucosa com gaze estéril e aplicar anestésico tópico
- Penetrar a agulha no local da injeção, na direção do primeiro pré-molar, orientando a seringa para o forame mentoniano (Figura 4.29)
- Avançar a agulha lentamente até alcançar o forame. A profundidade de penetração será de 5 a 6 mm
- Injetar lentamente a solução anestésica, realizando refluxo ou aspiração, aproximadamente 0,5 a 1 mℓ de anestésico, durante no mínimo 60 segundos
- Retirar a agulha cuidadosamente
- Aguardar 3 a 5 minutos para o efeito anestésico.

Sinais e sintomas

Dormência do lábio inferior e ausência de dor durante o tratamento.

Bloqueio do nervo incisivo

O nervo incisivo é um ramo direto do nervo alveolar inferior, originado como uma continuação direta dele. O nervo incisivo segue anteriormente no canal incisivo, sendo responsável pela inervação sensitiva dos dentes mandibulares localizados anteriormente ao forame

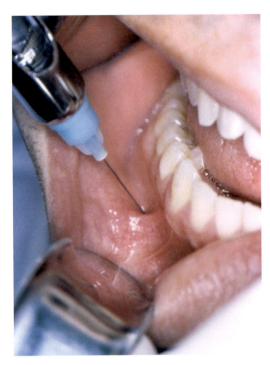

Figura 4.29 Anestesia do nervo mentoniano.

mentoniano. Em literaturas mais recentes, relata-se que não é necessário que a agulha entre no forame mentoniano para que o bloqueio do nervo incisivo seja bem-sucedido, como era descrito em técnicas mais antigas. A penetração da agulha no forame leva a um procedimento tecnicamente mais difícil e a um maior risco de lesão do nervo e/ou seu plexo vascular. A técnica então preconizada para a anestesia do nervo incisivo é a mesma que foi descrita para o bloqueio do nervo mentoniano, porém, para que seja um bloqueio bem-sucedido, o anestésico deve ser injetado adjacente ao forame mentoniano, e, sob pressão, direcionar a solução anestésica para o interior do canal.

Esta técnica está indicada quando se deseja anestesia pulpar dos dentes mandibulares anteriores ao forame mentoniano, quando o bloqueio do nervo alveolar inferior não estiver indicado ou quando não se desejar o bloqueio anestésico do nervo lingual.

Nervos anestesiados

Nervo incisivo e nervo mentoniano.

Técnica

- Afastar o lábio inferior e tecidos moles da boca lateralmente. Localizar o forame mentoniano, palpando a região da prega mucojugal e pressionar contra o corpo da mandíbula, na área entre o primeiro e o segundo pré-molar (a área do forame mentoniano apresenta-se irregular e ligeiramente côncava)
- Recomenda-se agulha curta calibre nº 25 ou 27
- Área de introdução da agulha na prega mucojugal na direção de pré-molares inferiores, sendo a área-alvo o forame mentoniano ou região imediatamente anterior a ele
- Bisel da agulha voltado para o osso
- Paciente posicionado em decúbito dorsal ou em semidecúbito
- Solicitar que o paciente feche parcialmente a boca para permitir melhor acesso ao local de injeção
- Afastar o lábio inferior e tecidos moles da boca lateralmente. Localizar o forame mentoniano palpando a região da prega mucojugal e pressionar contra o corpo da mandíbula, na área entre o primeiro e o segundo pré-molar (a área do forame mentoniano apresenta-se irregular e ligeiramente côncava)
- Secar a mucosa com gaze estéril e aplicar anestésico tópico
- Perfurar a agulha no local da injeção, no canino ou primeiro pré-molar, orientando a seringa para o forame mentoniano
- Avançar a agulha lentamente até alcançar o forame. A profundidade de penetração será de 5 a 6 mm
- Injetar lentamente a solução anestésica, realizando refluxo ou aspiração, aproximadamente 0,5 a 1 mℓ do anestésico durante, no mínimo, 60 segundos. Durante a injeção, manter pressão digital suave diretamente sobre o local de aplicação para aumentar o volume de solução que entrará no forame mentoniano
- Continuar a comprimir o local da injeção por dois minutos
- Retirar a agulha cuidadosamente
- Aguardar 3 a 5 minutos para o efeito anestésico.

Sinais e sintomas

Dormência do lábio inferior e ausência de dor durante a manipulação dos dentes mandibulares anteriores ao forame mentoniano.

Bloqueio do nervo mandibular | Técnica de Gow-Gates

Em 1973, George Gow-Gates, dentista clínico-geral da Austrália, descreveu uma nova conduta para anestesias mandibulares, que havia sido utilizada por ele há mais de 10 anos com taxa de sucesso de 99% em suas experiências. A técnica de Gow-Gates baseia-se no bloqueio do nervo mandibular (ou V_3), produzindo anestesia sensitiva em praticamente toda a distribuição desta divisão do nervo trigêmeo, bloqueando os ramos alveolar inferior, lingual, incisivo, milo-hióideo, mentoniano, auriculo-temporal e bucal. As vantagens significativas da técnica de Gow-Gates sobre o bloqueio do nervo alveolar inferior incluem maior taxa de sucesso, menor incidência de aspiração positiva (aproximadamente 2% contra 10 a 15% com o bloqueio do nervo alveolar inferior) e ausência de problemas com a inervação sensitiva acessória dos dentes mandibulares.

Nervos anestesiados

Nervos alveolar inferior, mentoniano, incisivo, lingual, milo-hióideo, auriculotemporal e bucal.

Áreas anestesiadas

- Dentes mandibulares até a linha média
- Mucoperiósteo e mucosa em toda a região vestibular no lado anestesiado
- Dois terços anteriores da língua e soalho da cavidade oral, tecido lingual e periósteo
- Corpo da mandíbula e porção inferior do ramo
- Pele sobre o zigoma, porção posterior da região jugal e região temporal.

Técnica

- Indica-se o uso de agulha longa de calibre nº 25
- Recomenda-se a posição do paciente em decúbito dorsal ou semidecúbito
- O profissional deve colocar-se à direita e ligeiramente à frente do paciente
- O paciente deve manter a boca amplamente aberta até que a injeção seja concluída. Esta posição desloca o côndilo mandibular para anterior, aproximando-o do tronco do nervo mandibular
- Traça-se uma linha imaginária da comissura da boca até a incisura intertrago
- Colocar o dedo indicador sobre a incisura coronoide, para possibilitar a retração dos tecidos e ajudar a determinar o local da penetração de agulha
- Visualizar o ponto de reparo intrabucal: cúspide palatina do segundo molar maxilar. O local de introdução da agulha fica imediatamente distal ao segundo molar maxilar
- Secar a mucosa com gaze estéril e aplicar anestésico tópico
- O corpo da seringa deverá estar posicionado na direção do ângulo da boca do lado oposto à anestesia
- Introduzir a agulha delicadamente no tecido imediatamente distal ao segundo molar maxilar, na altura da face mesial da cúspide palatina (Figura 4.30)
- Alinhar a agulha com o plano que se estende do ângulo da boca até a incisura intertrago no lado da injeção. A agulha deverá ficar paralela ao ângulo entre a orelha e a face

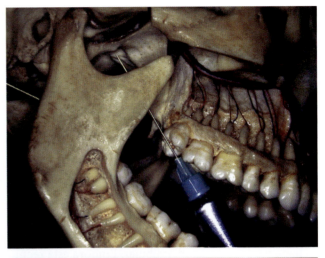
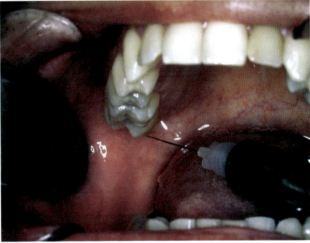

Figura 4.30 Bloqueio do nervo mandibular: técnica de Gow-Gates.

- O corpo da seringa situa-se no ângulo da boca sobre os pré-molares, mas sua posição pode variar dos molares aos incisivos, dependendo da divergência do ramo, avaliado entre a orelha e o lado da face
- Avançar lentamente até encostar no osso (aproximadamente 25 mm). Se o osso não for tocado, recuar ligeiramente a agulha e redirecioná-la
- Não injetar o anestésico local se o osso não for tocado
- Retrair 1 mm a agulha e injetar o anestésico lentamente (realizando refluxo ou aspiração) na quantidade de aproximadamente 1,8 mℓ de solução anestésica
- Retirar a agulha cuidadosamente
- Solicitar que o paciente mantenha a boca aberta por 1 a 2 minutos após a injeção, para permitir a difusão da solução anestésica
- Aguardar 5 a 7 minutos para o efeito anestésico. Deve-se aguardar um período de tempo maior, devido ao maior diâmetro do tronco nervoso no local da injeção e à maior distância do local de depósito ao tronco nervoso.

Sinais e sintomas

Dormência no lábio inferior, língua do lado anestesiado. A manipulação local sem dor indicará analgesia satisfatória.

Algumas complicações podem advir da realização de técnica anestésica incorreta, como hematoma, trismo e paralisia temporária dos III, IV e VI pares cranianos (caracterizados por diplopia, blefaroptose e paralisia completa do olho).

Bloqueio do nervo mandibular com a boca fechada | Técnica de Akinosi

Em 1977, Joseph Akinosi relatou uma técnica com a boca fechada para anestesia mandibular. Embora esta técnica possa ser utilizada em qualquer situação, sua indicação básica está nos casos de abertura mandibular limitada que impeçam a realização de outras técnicas mandibulares. Esta técnica pode ser denominada também como técnica de Akinosi, técnica de Vazirani-Akinosi, bloqueio do nervo mandibular com a boca fechada, técnica da tuberosidade.

Nervos anestesiados

Nervos alveolar inferior, incisivo, mentoniano, lingual e milo-hióideo.

Áreas anestesiadas

Dentes mandibulares até a linha média, corpo da mandíbula e porção inferior do ramo, mucoperiósteo vestibular anterior ao forame mentoniano, dois terços anteriores da língua, tecidos mole e mucoperiósteo lingual.

Técnica

- Recomenda-se o uso de agulha longa calibre n° 25
- O paciente coloca-se sentado na cadeira em posição de decúbito dorsal ou semidecúbito. O paciente permanece com a boca fechada em oclusão dos dentes
- O profissional posiciona-se ao lado direito e ligeiramente à frente (posição de 8 horas) para a anestesia do lado direito, e posição de 10 horas para o lado esquerdo
- Área de introdução da agulha: tecidos moles sobre a borda medial do ramo mandibular diretamente adjacente à tuberosidade maxilar, na altura da junção mucogengival, correspondente ao terceiro molar maxilar
- O bisel deverá estar voltado para fora do osso do ramo mandibular (voltado para a linha média)
- Coloca-se o indicador ou polegar sobre a incisura coronoide, afastando os tecidos moles na borda medial do ramo em direção lateral. O afastamento ajuda na visualização do local de injeção e diminui o traumatismo durante a introdução da agulha (Figura 4.31)

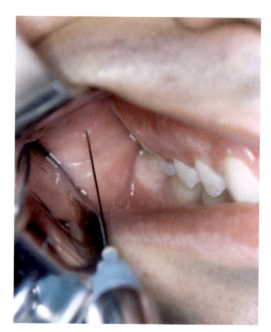

Figura 4.31 Bloqueio do nervo mandibular com a boca fechada. Técnica de Akinosi.

- Secar a mucosa com gaze estéril e aplicar anestésico tópico
- O corpo da seringa é posicionado paralelamente ao plano oclusal maxilar, a agulha ao nível da junção mucogengival do terceiro molar maxilar
- Orientar a agulha posterior e ligeiramente para o lado, de forma a que avance tangenciando o processo alveolar maxilar posterior e paralela ao plano de oclusão maxilar
- Avançar a agulha posteriormente (25 mm) até os tecidos na face medial do ramo mandibular
- Injetar o anestésico lentamente (realizando refluxo ou aspiração) na quantidade de aproximadamente 1,5 a 1,8 mℓ de solução anestésica em 60 segundos
- Retirar a agulha cuidadosamente
- Após a injeção, colocar o paciente em posição ortostática ou semiortostática
- Aguardar 5 minutos para o efeito anestésico.

Sinais e sintomas

Dormência no lábio inferior, língua do lado anestesiado. A manipulação local sem dor indicará analgesia satisfatória.

Bloqueio do nervo mandibular pela técnica extrabucal

O bloqueio extrabucal do nervo mandibular deve ser utilizado nos casos em que haja necessidade de bloqueio anestésico do nervo mandibular (ou V_3), produzindo anestesia sensitiva em praticamente toda a distribuição desta divisão do nervo trigêmeo, bloqueando os ramos alveolar inferior, lingual, milo-hióideo, mentoniano, auriculotemporal e bucal. Indica-se esta técnica para os casos em que exista limitação ou impossibilidade da utilização de bloqueio por via intrabucal (Gow-Gates). Este método deve ser realizado sob condições assépticas rígidas.

Técnica

- São os pontos de referência para esta técnica: parte mediana do arco zigomático, chanfradura zigomática, processo coronoide do ramo mandibular (localizado por meio da movimentação de abertura e fechamento da boca)
- Utiliza-se agulha de 7 a 9 cm de comprimento, calibre nº 22, utilizando um cursor na medida de 4 a 5 cm
- O ponto mediano do processo zigomático é localizado e a depressão em sua superfície inferior é marcada. Faz-se uma pequena puntura de anestesia e injeção de uma pequena quantidade anestésica
- A agulha é introduzida através da área cutânea marcada, perpendicularmente ao plano sagital mediano, até que a ponta dela entre delicadamente em contato com a face externa da lâmina pterigóidea lateral
- A agulha é então retraída aproximadamente 1 cm e redirecionada ligeiramente para trás, até atingir a profundidade marcada (aproximadamente 4,5 cm). Esta manobra visa a maior precisão, pois o forame oval está situado à distância aproximada de 0,5 cm para trás da face externa da apófise pterigóidea lateral
- Deve-se ter o cuidado de realizar a aspiração antes e durante a injeção da solução anestésica

- Injetam-se aproximadamente 3 mℓ da solução anestésica
- Retirar a agulha cuidadosamente
- Aguardar 3 a 5 minutos para o efeito anestésico.

BIBLIOGRAFIA

Bennett C. Monhaine. Anestesia local e controle da dor na prática odontológica. 7 ed. Rio de Janeiro: Guanabara Koogan, 1989.

Davidson JK, Eckhardt III WF, Perese DA. Manual de anestesiologia clínica. 4 ed. Rio de Janeiro: Medsi, 1997.

Gregori C. Cirurgia bucodentoalveolar. Rio de Janeiro: Sarvier, 1996.

Howe GL. Cirurgia oral menor. São Paulo: Santos, 1984.

Kruger GO. Cirurgia bucal e maxilofacial. Rio de Janeiro: Guanabara Koogan, 1984.

Malamed SF. Manual de Anestesia Local. 6 ed. Rio de Janeiro: Guanabara Koogan, 2013.

Malamed SF. The Gow-Gates mandibular block: evaluation after 4275 cases. Oral Surg. 1981; 51:463-5.

Malamed SF, Trieger N. Intraoral maxillary nerve block: an anatomical and clinical study. Anesth Prog. 1983; 30:44-8.

Mello LL, Sydnei RB, Sydnei JB. Articaína – uma nova opção em anestesia odontológica. JBE – Jornal Brasileiro de Endo e Perio. 2000; 1(2):79-87.

Omoigui S. Manual de drogas usadas em anestesia. 2 ed. Rio de Janeiro: Santos, 2001.

Perusser R, Goulet JP, Turcotte JY *et al*. Contraindications to vasoconstritors in dentistry: part I. Oral Sur Oral Med Oral Pathol. 1992; 74:679-86.

Perusser R, Goulet JP, Turcotte JY *et al*. Contraindications to vasoconstritors in dentistry: part II. Oral Sur Oral Med Oral Pathol 1992; 74:687-91.

Peterson Lj, Ellis E, Hupp, Tucker. Princípios de cirurgia bucomaxilofacial de Peterson. 3 ed. Rio de Janeiro: Guanabara Koogan, 2016.

Poore TE, Carney FMT. Maxillary nerve block: a useful technique. J Oral Surg. 1973; 31:749-55.

Roda RS, Blanton PL. The anatomy of local anesthesia. Quint Intern. 1994; 25(1):27-38.

Vasconcelos RJH *et al*. Alterações sistêmicas decorrentes do uso da lidocaína e prilocaína na prática odontológica. Rev Cir Traumat Bucomaxilofacial. 2002; 1(2):13-9.

5 Anatomia Aplicada a Cirurgia

Roberto Prado • Bianca Bravim • Martha Salim

INTRODUÇÃO

O conhecimento da anatomia da cabeça e do pescoço tem importância fundamental no estudo da Odontologia uma vez que, durante nossa atuação, utilizamos a anatomia o tempo todo, seja durante uma análise dentária, uma técnica anestésica e, principalmente, durante nossos procedimentos cirúrgicos. Ao longo dos capítulos da obra sempre será mostrada e mencionada a anatomia da cabeça e do pescoço, mas nosso objetivo não é a abordagem completa desse assunto, pois, para isso, o tema merece um livro próprio. Neste capítulo discutiremos a anatomia arterial e venosa, bem como a inervação da maxila e da mandíbula.

Qual a aplicabilidade da anatomia na Odontologia?

- No diagnóstico de patologias
- Na anestesiologia
- No tratamento de patologias articulares
- Durante tratamentos cirúrgicos
- Durante tratamento clínico-odontológico.

ANATOMIA ARTERIAL

A cabeça e o pescoço apresentam sua nutrição vascular determinada pelas artérias carótida comum e vertebral.

No entanto, a artéria carótida comum divide-se em artéria carótida interna e artéria carótida externa. A carótida interna continua o trajeto da artéria carótida comum e penetra no crânio, sendo responsável por banhar grande parte do encéfalo; menor parte é banhada pela artéria vertebral, que atinge o cérebro pelo forame magno.

Dessa forma, o nosso grande interesse para nutrição da face é voltado para a artéria carótida externa e seus ramos (Figura 5.1).

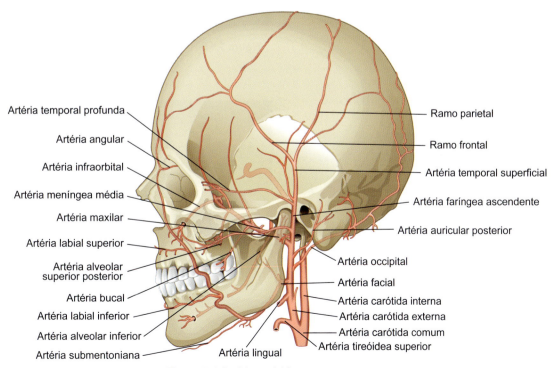

Figura 5.1 Artéria carótida externa e seus ramos.

A carótida externa apresenta um trajeto tortuoso e profundo e relaciona-se com os músculos esternocleidomastóideo, digástrico e estilo-hióideo, nervo hipoglosso, glândula submandibular e ângulo da mandíbula. Como observamos na Figura 5.1, ao todo são 20 ramos principais da carótida externa; no entanto, nos deteremos em alguns mais importantes para a área da Odontologia e para procedimentos cirúrgicos maxilofaciais.

Artéria lingual

Representa o segundo ramo da carótida externa; corre tortuosamente pelos músculos hioglosso e genioglosso até o ápice da língua (Figura 5.2). É responsável pela nutrição de todo o corpo da língua e durante procedimentos cirúrgicos (p. ex., frenectomias linguais) devemos ter muito cuidado com incisões transversais na língua para que acidentes e grandes sangramentos não ocorram.

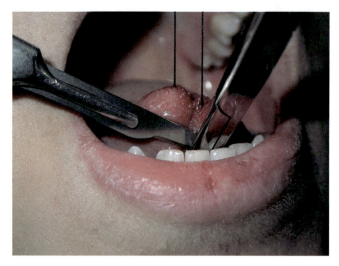

Figura 5.4 Remoção do freio lingual.

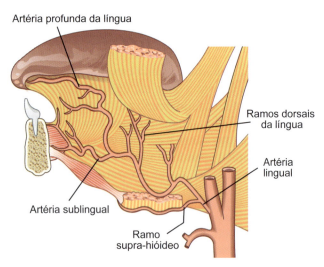

Figura 5.2 Artéria lingual e seus ramos.

CASO CLÍNICO DE FRENECTOMIA LINGUAL

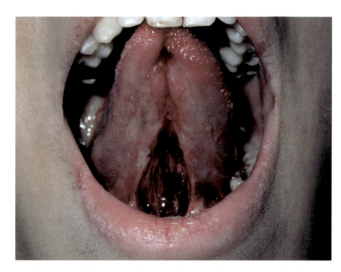

Figura 5.5 Pós-operatório imediato após a remoção do freio.

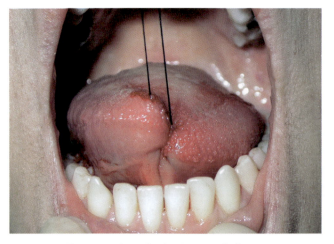

Figura 5.3 Anquiloglossia grave da língua.

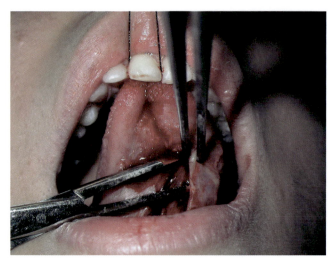

Figura 5.6 Divulsão das bordas da incisão, preservando a artéria lingual.

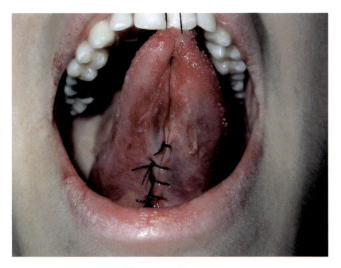

Figura 5.7 Sutura.

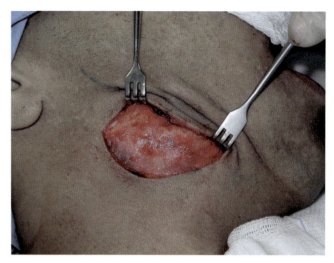

Figura 5.9 Dissecção por planos faciais.

Artéria facial

Inicia-se próximo ao ângulo da mandíbula e apresenta o seu trajeto para cima e para frente; passa sobre a glândula submandibular, emitindo alguns ramos, e torna-se mais superficial, cruzando a borda da mandíbula à frente do ângulo e do músculo masseter. A identificação e muitas vezes a ligadura dessa artéria tornam-se necessárias durante cirurgias com acesso extraoral, acesso submandibular (acesso de Risdon). Devido à superficialidade dessa artéria, muitas vezes podemos palpá-la através da pele.

CASO CLÍNICO MOSTRANDO A ARTÉRIA FACIAL

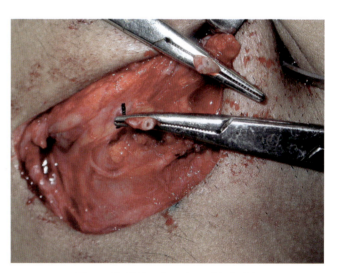

Figura 5.10 Ligadura da artéria facial.

 Vídeo 5.1 Artéria facial pulsando.

Artéria maxilar

Compreende os ramos mais importantes em relação a cirurgias nos ossos maxilar e mandibular. Irriga todas as regiões profundas da face e os dentes superiores e inferiores (Figura 5.11)

Apresenta 13 ramos, sendo artéria alveolar inferior, ramos dentais, artéria bucal, artéria alveolar superior posterior, artéria infraorbital e artéria alveolar superior anterior os ramos de maior interesse em cirurgias orais.

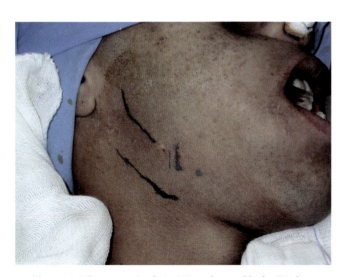

Figura 5.8 Demarcação da incisão submandibular/Risdon.

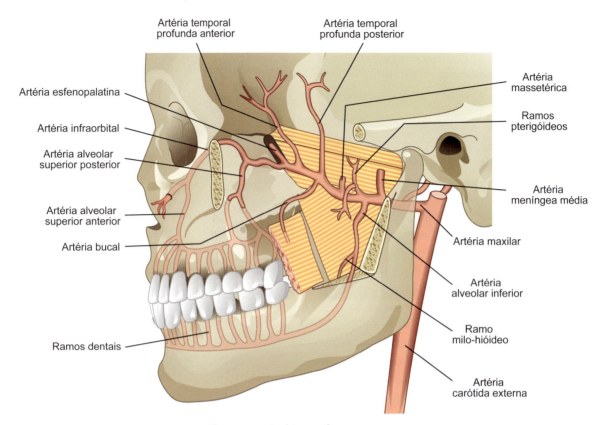

Figura 5.11 Artéria maxilar e seus ramos.

As artérias alveolares inferiores e os ramos dentais são responsáveis pela irrigação de osso mandibular, dentes, periodonto e gengiva. Dessa forma, por exemplo, durante exodontias de terceiros molares inferiores e remoção de enxertos ósseos da mandíbula, devemos ter muito cuidado para evitar sangramentos abundantes.

CASO CLÍNICO DE DENTE INCLUSO | NERVO ENTRE AS RAÍZES

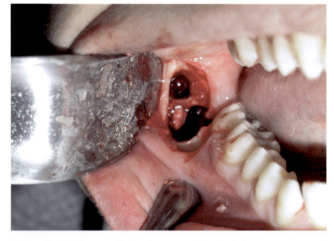

Figura 5.13 Imagem clínica do nervo alveolar inferior entre as raízes do terceiro molar incluso.

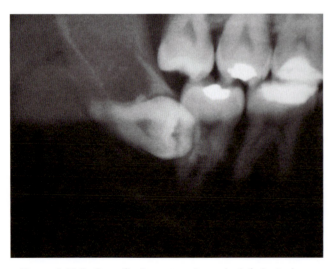

Figura 5.12 Radiografia de um terceiro molar inferior incluso.

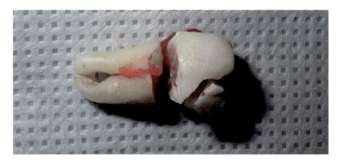

Figura 5.14 Foto do terceiro molar extraído.

A artéria alveolar superior posterior é responsável pela nutrição de dentes, osso, periodonto e gengiva conjuntamente com a alveolar superior anterior, ramo da artéria infraorbital. Penetra no osso maxilar através de diversos forames localizados na tuberosidade maxilar.

CASO CLÍNICO DE SISO NO PALATO

A artéria infraorbital é emitida quase conjuntamente com a alveolar superior posterior e aflora no forame infraorbital. Apresenta grande importância em cirurgias maxilares, como osteotomias do tipo Le Fort I, para correção de deformidades dentofaciais.

Vídeo 5.2 Remoção do dente 28 incluso pelo palato.

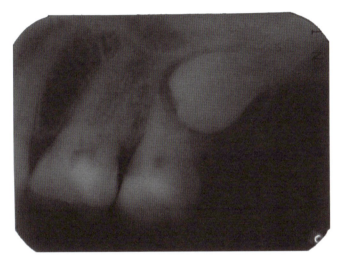
Figura 5.15 Radiografia periapical do dente 28 incluso.

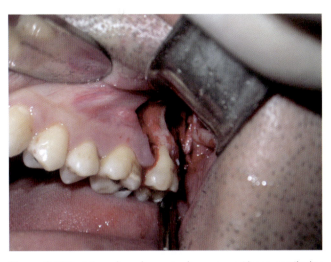
Figura 5.17 Incisão e descolamento do mucoperiósteo vestibular.

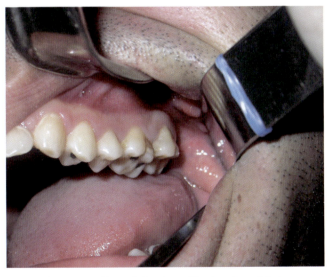
Figura 5.16 Foto clínica da região de tuberosidade.

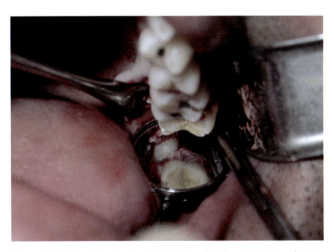
Figura 5.18 Visualização do dente 28 localizado na região palatina.

QUADRO CLÍNICO DE RESUMO DOS PRINCIPAIS RAMOS DA CARÓTIDA EXTERNA

Quadro 5.1 Resumo dos principais ramos da artéria carótida externa.	
Ramos	**Estruturas supridas**
Artéria tireóidea superior	Glândula tireoide; laringe
Artéria lingual	Artéria profunda da língua — Músculos da língua
	Ramos dorsais da língua — Dorso do terço posterior da língua
	Artéria sublingual — Soalho da boca; glândula sublingual

(Continua)

Cirurgia Bucomaxilofacial | Diagnóstico e Tratamento

Quadro 5.1 Resumo dos principais ramos da artéria carótida externa. *(Continuação)*

Ramos	Estruturas supridas		
Artéria facial	Ramos glandulares		Glândula submandibular
	Artéria submentoniana		Músculo milo-hióideo; ventre anterior do músculo digástrico
	Artéria sublabial		Músculos do lábio inferior
	Artéria labial inferior		Lábio inferior
	Artéria labial superior		Lábio superior
	Artéria angular		Ângulo medial do olho
Artéria occipital	Região occipital; ventre posterior do músculo digástrico; músculo estilo-hióideo; músculo esternocleidomastóideo		
Artéria auricular posterior	Orelha externa; glândula parótida		
Artéria faríngea ascendente	Faringe		
Artéria temporal superficial	Artéria facial transversa		Glândula parótida; ducto parotídeo
	Ramo frontal		Região temporal; região frontal
	Ramo parietal		Região temporal; região parietal
Artéria maxilar	Artéria meníngea média		Dura-máter; osso
	Artéria alveolar inferior	Ramo milo-hióideo	Músculo milo-hióideo
		Ramos dentais	Dentes inferiores
		Ramos peridentais	Processo alveolar; periodonto; gengiva
	Artéria mentoniana		Tecidos moles do mento
	Artéria massetérica		Músculo masseter
	Artéria temporal profunda posterior		Músculo temporal
	Artéria bucal		Bochecha; músculo bucinador
	Artéria alveolar superior posterior	Ramos dentais	Dentes pré-molares e molares superiores
		Ramos peridentais	Processo alveolar; periodonto; gengiva
		Ramo gengival	Gengiva vestibular e mucosa alveolar
	Artéria infraorbital		Tecidos moles no terço médio da face
	Artérias alveolares superiores anteriores	Ramos dentais	Dentes incisivos e caninos superiores
		Ramos peridentais	Processo alveolar; periodonto; gengiva
	Artéria palatina descendente		Cavidade nasal
	Artéria palatina maior		Palato duro
	Artéria palatina menor		Palato mole
	Artéria esfenopalatina		Cavidade nasal

ANATOMIA VENOSA

As veias faciais são responsáveis pela drenagem do sangue que chega à face através das artérias. Iniciam sua drenagem nos seios da dura-máter e apresentam um trajeto descendente até terminarem nas veias jugulares interna e externa (Figura 5.19).

Como as artérias, algumas veias apresentam uma importância a mais em relação às cirurgias maxilofaciais.

A veia temporal superficial alcança a face após cruzar a extremidade posterior do arco zigomático, começa a se aprofundar e une-se à veia maxilar, dando origem à veia retromandibular.

A veia retromandibular apresenta extrema importância em cirurgia na região de borda posterior de mandíbula e deve-se ter muito cuidado quando for necessário intervir nessa área.

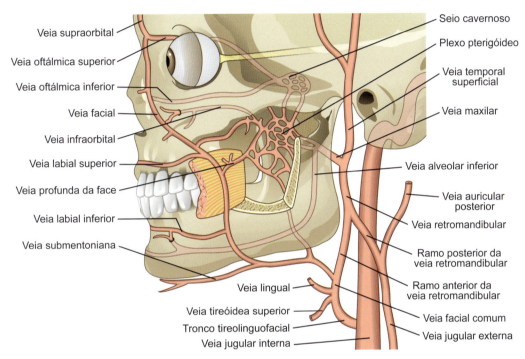

Figura 5.19 Veias da face.

CASO CLÍNICO DA VEIA RETROMANDIBULAR

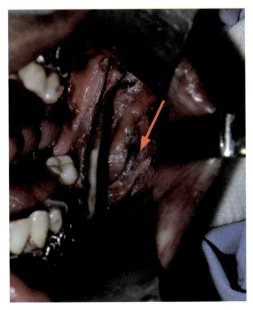

Figura 5.20 Veia retromandibular.

Em relação aos procedimentos de cirurgia odontológica realizados em consultório, principalmente durante a anestesia do nervo alveolar superior posterior, devemos ter muito cuidado com o plexo venoso pterigóideo, que compreende uma extensa área de drenagem da veia maxilar. Quando esse plexo venoso é perfurado ou lesionado de forma acidental, rapidamente podemos observar um hematoma em região posterior da maxila que pode evoluir para equimose e, em casos mais complexos, infecção.

INERVAÇÃO

Os nervos cranianos têm origem em pares simétricos nas faces anteroinferior e lateral do tronco encefálico. Seu trajeto pode ser dividido basicamente em três partes: trajeto intracraniano, que se estende desde sua origem até a emergência na base do crânio; trajeto parietal, que corresponde à passagem através dos forames escavados nos ossos do crânio; e trajeto extracraniano,

Quadro 5.2 Resumo das veias da cabeça e do pescoço.

Veias	Terminação	Afluentes	Áreas de drenagem
Cerebrais e cerebelares	Seios da dura-máter	Veias superficiais e profundas	Encéfalo
Diploicas	Seios da dura-máter; veias pericranianas	–	Díploe
Emissárias	Idem	–	Áreas próximas; são vasos anastomósticos
Seios da dura-máter	Veia jugular interna	Veias cerebrais; cerebelares; diploicas e emissárias	Conteúdo da cavidade craniana
Veias do couro cabeludo (occipital, temporal, superficial, supraorbital)	Veia vertebral; veia retromandibular; veia facial	–	Superfícies da região frontal, temporal, parietal e occipital
Alveolares superiores, anterior e posteriores	Plexo pterigóideo	Veias dentais e peridentais	Dentes superiores; processo alveolar; periodonto; gengiva
Alveolar inferior	Idem	Veias dentais e peridentais; veia mentoniana; veia milo-hióidea	Dentes inferiores; processo alveolar; periodonto; gengiva; mento; músculo milo-hióideo
Plexo pterigóideo	Veia maxilar	Veias meníngeas; dos músculos da mastigação; veias alveolares; veias palatinas; veia infraorbital; veia bucal; veia esfenopalatina	Parte profunda da face (músculo da mastigação, dentes, palato, cavidade nasal); parte superficial da face (regiões infraorbital e mentoniana)
Maxilar	Veia retromandibular	Plexo pterigóideo	Idem
Retromandibular	Veia facial (ramo anterior); veia jugular externa (ramo posterior)	Veia maxilar, veia temporal superficial	Idem e parte do couro cabeludo
Jugular externa	Ângulo venoso (veia jugular interna e veia subclávia)	Ramo posterior da veia retromandibular; veia auricular posterior; arco venoso jugular	Área mastóidea; orelha externa; superfície anterolateral do pescoço
Facial	Veia facial comum	Ramo anterior da veia retromandibular; veia supraorbital; veia angular; veias oftálmicas; veia nasal externa; veias labiais; veia profunda da face; veia submentoniana	Ângulo medial do olho; nariz; lábios; bochecha; área submentoniana; glândula submandibular
Facial comum	Veia jugular interna	Veia facial; ramo anterior da veia retromandibular	Idem e parte da área de drenagem da veia retromandibular
Lingual	Veia jugular interna	Veias dorsais da língua; veia profunda da língua; veia sublingual	Língua; região sublingual
Tireóidea superior	Veia jugular interna	–	Glândula tireóidea
Veia jugular interna	Veia braquiocefálica	Seios da dura-máter; veias faríngeas; veia facial comum; veia lingual; veias tireóideas superior e média; veia laríngea superior	Conteúdo da cavidade craniana; faringe, face; língua; glândula tireoide; laringe

sendo sua extensão variável e tendo como principal característica a ausência de envoltório meníngeo ao redor das fibras nervosas, as quais são, nesse ponto, envoltas pelo epineuro.

Nervo trigêmeo

Caracteriza-se por ser um nervo misto, sendo composto por duas raízes independentes: uma motora e uma sensitiva. Sua origem aparente é na face anterior da ponte, no nível da união do terço superior com os dois terços inferiores e no limite com os pedúnculos cerebelares médios. A raiz sensitiva é a mais lateral e volumosa das duas; já a raiz motora é menos espessa e situa-se medialmente à precedente. Logo após a origem, as duas raízes do nervo trigêmeo passam a ter direção superoanterior, atravessando, sucessivamente, as fossas posterior e média do crânio. A raiz sensitiva termina no gânglio trigeminal e a raiz motora se funde com o nervo mandibular.

O gânglio trigeminal apresenta aspecto semelhante a um feijão achatado e contém as células de origem da maior parte das fibras sensitivas, que penetram no gânglio pela sua parte superior côncava. A raiz motora é subjacente ao polo lateral do gânglio e seu trajeto se situa na lâmina inferior do cavo trigeminal (Figura 5.21).

Da margem anterior, convexa e mais fina que a outra, emergem os três ramos terminais: oftálmico, maxilar e mandibular. Sua função do ponto de vista fisiológico é sensitiva, vasomotora, secretora e trófica; ainda atua sobre a pupila e o tônus ocular.

A raiz motora distribui-se nos seguintes músculos; temporal, pterigóideos, masseter, milo-hióideo, ventre anterior do digástrico, tensor do tímpano e levantador do lábio superior.

A raiz sensitiva inerva a dura-máter, a pele da face e de uma parte do crânio, as mucosas ocular e nasal (com seus prolongamentos sinusais), a mucosa bucal, a mucosa lingual situada à frente do V lingual, o sistema dental e a parte anterior da orelha externa e da membrana do tímpano.

Nervo oftálmico

É o mais medial e mais fino dos três. Conduz apenas fibras sensitivas destinadas à conjuntiva ocular, à glândula lacrimal, às vias lacrimais, a uma parte da mucosa nasal, ao tegumento da pirâmide nasal e ao contorno da órbita (Figura 5.22).

Sua origem é na margem convexa do gânglio trigeminal; direciona-se para superior, anterior e medial contido na espessura da parede lateral do seio cavernoso, onde se trifurca na sua porção mais anterior, formando os nervos lacrimal, frontal e nasociliar, que atravessam a fissura orbital superior e penetram na órbita, onde se distribuem.

Nervo maxilar

Caracteriza-se por ser um ramo exclusivamente sensitivo e distribui-se para a dura-máter, parte da mucosa nasal, mucosa do palato e do véu palatino, região gengival da maxila, pele da face, da pálpebra inferior, da bochecha e do lábio superior (Figura 5.23).

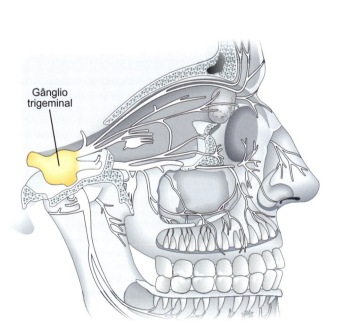

Figura 5.21 Gânglio trigeminal.

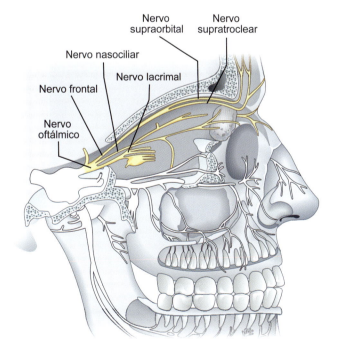

Figura 5.22 Nervo oftálmico.

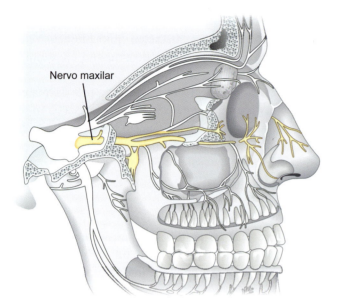

Figura 5.23 Nervo maxilar.

Origina-se na margem convexa do gânglio trigeminal, entre o nervo oftálmico que está localizado medialmente e o nervo mandibular que se localiza inferolateralmente. Na fossa média do crânio apresenta aspecto plexiforme e forma triangular, sendo circundado por uma bainha de dura-máter proveniente do cavo trigeminal. O forame redondo é a via de comunicação pela qual o nervo atinge a parte mais superior e posterior da fossa pterigopalatina, seguindo o seu trajeto anterolateralmente até atingir a fissura orbital superior e, posteriormente, o canal infraorbital (Figuras 5.24 e 5.25).

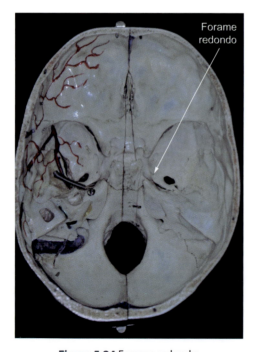

Figura 5.24 Forame redondo.

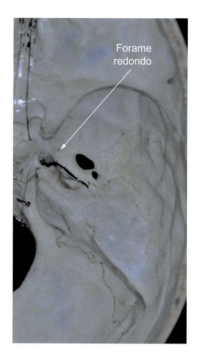

Figura 5.25 Visão aproximada do forame redondo.

▶ **Complicações.** No interior da fossa pterigopalatina, o nervo maxilar é envolvido por um tecido adiposo muito frouxo, onde encontramos a artéria maxilar, um espesso plexo venoso e o gânglio pterigopalatino. Portanto, quando realizamos técnicas anestésicas como o bloqueio do nervo maxilar (tuberosidade alta) e o bloqueio do nervo alveolar posterior superior, é possível que a solução anestésica seja introduzida no lúmen da artéria maxilar, causando, em alguns casos rápida isquemia no terço médio da hemiface e no hemipalato anestesiado. Por outro lado, se houver lesão do plexo venoso pterigóideo teremos aumento de volume abrupto na região devido ao extravasamento de sangue que causará limitação de abertura bucal e hematoma na região geniana. Embora pouco frequente, o canal infraorbital pode se salientar no interior do seio maxilar e a bainha neural pode juntar-se à mucosa do seio maxilar, podendo essa disposição anatômica ser levada em conta na interpretação das neurites e nas complicações das cirurgias que envolvem a manipulação da mucosa sinusal (Figura 5.26).

▶ **Ramo meníngeo.** Nasce no crânio e destina-se à dura-máter próxima, comunicando-se com o ramo meníngeo do nervo mandibular.

▶ **Ramo orbital.** Tem origem junto ao forame redondo, atravessa a fissura orbital superior e continua sobre a face lateral da órbita, onde se divide em dois ramos: zigomaticotemporal, que atinge a glândula lacrimal e comunica-se com o nervo lacrimal proveniente do nervo oftálmico, formando uma alça de concavidade posteroinferior de

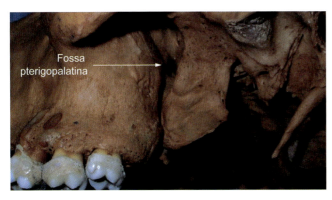

Figura 5.26 Fossa pterigopalatina.

onde nasce filetes glandulares e palpebrais que se destinam aos músculos palpebrais superior e inferior e que provavelmente conduz fibras secretoras cuja meta é a glândula lacrimal; e zigomaticofacial, cuja ramificação anterior aflora na região geniana, inervando a sua pele, já a ramificação posterior sai da face zigomática do osso e inerva a pele da região.

▶ **Nervo pterigopalatino.** Tem sua origem na fossa de mesmo nome e apresenta 5 ou 6 filetes muito delgados que percorrem trajeto descendente e medial que cruza a face lateral do gânglio pterigopalatino, para o qual envia alguns filetes sem nenhuma relação sináptica. Divide-se por baixo deste gânglio nos seguintes ramos terminais: *ramos orbitais* – 2 ou 3 filetes que penetram a órbita pela fissura orbital superior, alcançam sua parede medial e depois penetram o canal etmoidal posterior, terminando na mucosa que recobre o seio esfenoidal e as células etmoidais posteriores; *ramos nasais posterossuperiores* – 3 ou 4 filetes que atravessam a parte anterior do forame

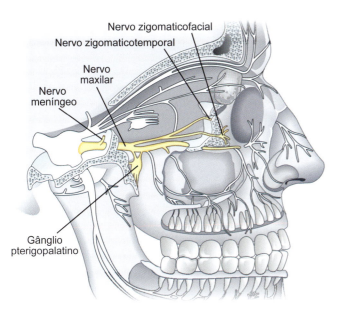

Figura 5.27 Nervo maxilar e alguns ramos.

esfenopalatino e ramificam-se na mucosa das conchas nasais superior e média, assim como na parte posterossuperior do septo nasal; *nervo pterigopalatino* – acompanha a artéria no canal pterigopalatino e chega ao óstio da tuba auditiva, inervando-o juntamente com a cavidade da faringe e o seio esfenoidal (Figura 5.27).

▶ **Nervo nasopalatino.** Atinge as fossas nasais atravessando o forame esfenopalatino. Depois de contornar a face anterior do corpo do esfenoide, aloja-se em um canal escavado no vômer e, mais à frente, situa-se sobre o septo, para o qual envia alguns filetes que também se distribuem para o soalho das fossas nasais. Penetra no forame superior do canal incisivo, surgindo na região anterior do palato, para inervar a mucosa que se estende de canino a canino, onde se comunica com o nervo palatino maior.

▶ **Nervo palatino maior.** Na sua origem ocupa um sulco situado na face maxilar da lâmina perpendicular do osso palatino, penetra no canal palatino maior, onde emite o ramo nasal posterior inferior, que inerva a mucosa da concha inferior. Surge no palato na abertura bucal do canal e continua seu trajeto em sulcos escavados no processo palatino da maxila, onde se ramifica posteriormente para inervar o palato mole enquanto seus ramos anteriores, mais numerosos, inervam as mucosas palatina e gengival da região dos pré-molares e molares.

▶ **Nervo palatino acessório.** Pode acompanhar o nervo palatino maior ou penetrar no canal palatino acessório, aparecendo no palato para inervar a mucosa da metade posterior deste e a gengiva da região dos terceiros molares.

▶ **Nervo palatino menor.** No interior do canal palatino acessório, divide-se em um ramo anterior, que se distribui pela mucosa da face nasal do véu palatino, e um ramo posterior, que inervaria os músculos tensor do véu palatino, palatoglosso, músculo da úvula, assim como o feixe palatino do músculo palatofaríngeo. Esses ramos são sensitivos e o nervo motor desses músculos é o vago, critério atualmente aceito (Figuras 5.28 e 5.29).

▶ **Ramos alveolares superiores posteriores.** São 2 ou 3 filetes, muito delgados, que se originam no nervo maxilar antes de sua entrada no canal infraorbital. Apresentam direção inferoanterior na tuberosidade da maxila e penetram nos forames alveolares que os conduzem para canais muito estreitos na maxila, no limite com o processo alveolar. A mucosa do seio maxilar recobre esses canais e, como consequência, adere aos nervos, fato anatômico que explica as odontalgias relatadas por pacientes que sofrem de sinusite. Emite um ramo gengival que inerva a região dos molares antes de entrar nos forames. Inervam os molares, excetuando-se a raiz mesiovestibular e seus alvéolos correspondentes. Terminam comunicando-se com os ramos alveolares superiores médio e anterior, formando o plexo dental superior.

➤ **Ramo alveolar superior médio.** Quando existe tem sua origem em um ponto variável entre o sulco e o canal infraorbital. Inerva a raiz mesiovestibular do primeiro molar superior, os pré-molares, seus respectivos alvéolos e a mucosa do seio maxilar.

➤ **Ramo alveolar superior anterior.** Origina-se 5 a 6 mm antes da abertura facial do canal infraorbital e percorre seu trajeto por um canal escavado na face anterolateral do seio maxilar que contorna a abertura e o soalho da cavidade nasal até alcançar a base da espinha nasal anterior. Emite ramos ascendentes para a mucosa nasal e descendentes que contribuem para formar o plexo dental superior. Inerva os dentes incisivos, caninos e seus alvéolos.

Alguns autores afirmam que pode haver um ramo comunicante com o nervo nasopalatino, o que explicaria algumas situações de falha de anestesia dos incisivos, necessitando de complementação do nasopalatino.

Após a associação desses nervos podemos observar o que chamamos de plexo dental superior. Localiza-se na base do processo alveolar da maxila, acima dos ápices dentais. É formado por ramos comunicantes em alças dos ramos alveolares superiores posteriores, médios e anteriores. Emite filetes para as raízes dos dentes maxilares, alvéolos e ligamento periodontal.

➤ **Ramo infraorbital.** Forma o feixe infraorbital com seus ramos ascendentes (palpebrais inferiores), ramos mediais (nasais externos e internos), que inervam a pirâmide nasal, e ramos descendentes (labiais superiores), que também inervam o sulco gengivolabial, havendo cruzamento na linha mediana (Figura 5.30).

Nervo mandibular

É o ramo mais lateral e volumoso, caracterizando-se por ser um nervo misto, possuindo uma raiz sensitiva maior e uma raiz motora menor que se fundem no nível do forame oval. Na sua origem na fossa média do crânio apresenta direção anteroinferior e lateral e relaciona-se com

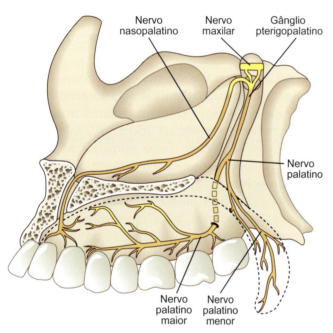

Figura 5.28 Nervos nasopalatino, palatino maior e palatino menor (visão sagital).

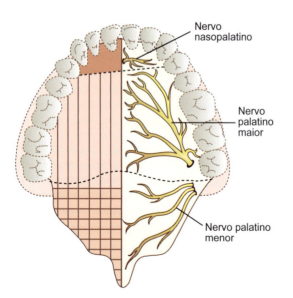

Figura 5.29 Nervos nasopalatino, palatino maior e palatino menor (visão oclusal).

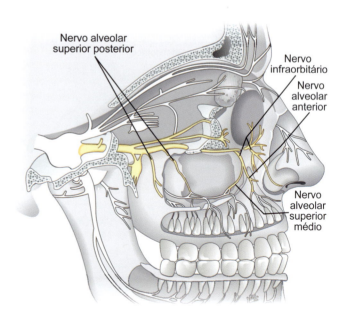

Figura 5.30 Nervo maxilar e seus ramos: alveolares superiores posterior e médio, anterior e nervo infraorbital.

o lobo esfenotemporal superiormente; com a asa maior do esfenoide inferiormente; com os nervos petrosos menores medialmente e com as artérias meníngeas média e acessória lateralmente (Figura 5.31).

Na altura do forame oval dirige-se verticalmente para baixo e para lateral, onde se relaciona com a artéria meníngea acessória e com as veias emissárias, que interligam o seio cavernoso com o plexo pterigóideo (Figuras 5.32 e 5.33).

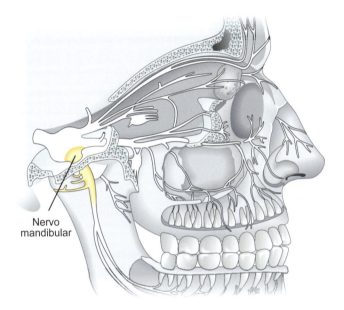

Figura 5.31 Nervo mandibular.

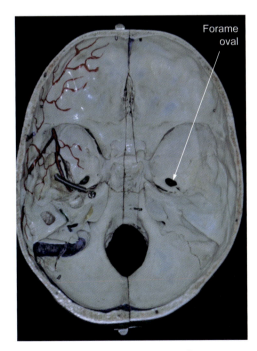

Figura 5.32 Forame oval.

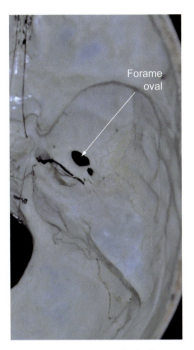

Figura 5.33 Visão aproximada do forame oval.

Na região infratemporal situa-se no espaço interpterigóideo, onde, sob o tronco nervoso, localizam-se a artéria maxilar e seus ramos, as artérias meníngeas média e acessória e o plexo venoso pterigóideo muito desenvolvido e envolto por tecido adiposo, dificultando a observação do nervo mandibular.

Após um trajeto quase vertical de 4 a 5 mm, divide-se em dois troncos: colateral e terminal.

Ramos colaterais

▶ **Ramo meníngeo.** Ramo recorrente muito fino que penetra o crânio pelo forame espinhoso e divide-se em ramo anterior, que se comunica com o ramo meníngeo do nervo maxilar na asa maior do esfenoide, e ramo posterior, que pode ser acompanhado pela fissura timpanoescamosa até a mucosa das células mastóideas.

▶ **Nervo temporobucal.** São dois filetes que se unem com direção anterolateral e penetram entre os dois feixes do músculo pterigóideo lateral, onde se divide em ramo temporal profundo anterior e nervo bucal. Emite um ramo colateral, o nervo pterigóideo lateral, para o músculo homônimo, que, por meio de dois ramos divergentes, se perde em cada um dos feixes musculares.

▶ **Nervo temporal profundo anterior.** Apresenta trajeto ascendente e penetra na face profunda e anterior do músculo temporal, onde se comunica com o nervo temporal profundo médio. É acompanhado pela artéria temporal profunda anterior, ramo da artéria maxilar.

> **Nervo bucal.** Tem direção inferoanterior lateral, junto à face profunda do tendão do músculo temporal; relaciona-se lateralmente com a margem anterior do processo coronoide e, em seu trajeto descendente, situa-se entre o corpo adiposo da bochecha e a face superficial do músculo bucinador, surgindo no nível da margem anterior do músculo masseter. Apresenta de 3 a 6 filetes nervosos que formam o ramo cutâneo e inervam a pele da bochecha, a comissura dos lábios e a parte externa dos lábios. Já o ramo mucoso, formado por 5 a 6 filetes, perfura o músculo bucinador no nível de sua inserção no processo alveolar inferior, inervando a mucosa da bochecha, o revestimento glandular subjacente e a mucosa do sulco gengivogeniano inferior, na altura dos molares.

> **Nervo temporal profundo médio.** Origina-se do nervo mandibular por meio de um tronco único e aparece sobre a margem superior do músculo pterigóideo lateral. Continua seu trajeto superior e se divide em ramos anterior e posterior; essas ramificações penetram no músculo chegando até a sua fáscia, no nível de sua margem superior.

> **Nervo temporomassetérico.** Origina-se do nervo mandibular, com direção posterolateral, atinge a crista infratemporal, onde se bifurca, dando origem ao nervo temporal profundo posterior e ao nervo massetérico.

> **Nervo temporal profundo posterior.** Passa pela frente da articulação temporomandibular, onde se comunica com as ramificações do nervo temporal profundo médio.

> **Nervo massetérico.** Seu trajeto é descendente, junto à superfície do músculo pterigóideo lateral. Continua seu trajeto em direção inferolateral, contornando a incisura da mandíbula até atingir a face profunda do músculo masseter, onde se distribui em filetes ascendentes e descendentes, inervando até a articulação temporomandibular.

> **Tronco comum dos nervos pterigóideo medial, tensor do véu palatino e tensor do tímpano.** Origina-se na face medial do nervo mandibular, apresentando direção posteroinferior medial. Divide-se em: nervo pterigóideo medial, que chega ao músculo homônimo pela margem posterossuperior; nervo tensor do véu palatino, que atinge o véu palatino pela face lateral; e o nervo do músculo tensor do tímpano.

> **Nervo auriculotemporal.** É uma ramificação posterolateral que apresenta direção posteroinferior lateral. Justapondo-se à face profunda do músculo pterigóideo lateral, contorna a face posterior do colo do processo condilar da mandíbula e atinge a região parotídea. Apresenta, então, direção ascendente, passa entre o trago e o meato acústico externo, e termina na região temporal por meio de filetes cutâneos. *Ramos colaterais*: divididos em ramos das regiões zigomática e parotídea, segundo sua origem. *Região zigomática*: ramo comunicante com o gânglio ótico (nervo petroso menor, fibras secretoras parassimpáticas do nervo glossofaríngeo para a glândula parótida); ramos comunicantes delgados e considerados extremamente raros (variação anatômica) que se comunicam com o nervo alveolar inferior em sua entrada no canal mandibular. Pode-se considerar que as chamadas otalgias odontogênicas tenham correlação com a existência dessas fibras. *Região parotídea*: filetes para a glândula parótida; ramos cutâneos para o lóbulo da orelha, o trago e a metade anterior do meato acústico externo, que se prolongam até o tímpano; ramo comunicante para o ramo auricular do plexo cervical superficial; filetes para a articulação temporomandibular; ramo comunicante com o nervo facial; ramo comunicante para o plexo simpático da artéria carótida externa. *Ramos terminais*: distribuem-se pela pele da região temporal, atingindo também as regiões frontal, parietal, supraorbital e massetérica (Figura 5.34).

Ramos terminais do nervo mandibular

Nervo alveolar inferior

O ramo mais volumoso do nervo mandibular tem sua origem 4 a 5 mm abaixo do forame oval. Inicialmente situa-se entre o músculo pterigóideo lateral (lateralmente) e a fáscia interpterigóidea (medialmente), descreve um trajeto inferolateral com uma curva descendente de concavidade anterossuperior. A artéria maxilar cruza-o superficialmente, o nervo lingual tem localização anterior e o corda do tímpano, medial em relação a ele. Continuando seu trajeto descendente, localiza-se medialmente ao ramo da mandíbula, no espaço pterigomandibular, penetrando junto com a artéria alveolar inferior no canal da mandíbula.

Alguns autores afirmam que o nervo alveolar inferior pode ser menos volumoso no idoso e que é um nervo multifasciculado, circunscrevendo aberturas por onde passam a artéria maxilar ou seus ramos. É considerado um nervo composto por um número variável de filetes (dois a cinco) envolvidos por uma bainha comum com os vasos alveolares, ligados por vários ramos comunicantes que formam o plexo dental inferior.

> **Ramos colaterais.** Ramo comunicante com o nervo auriculotemporal; ramo comunicante único ou duplo com o nervo lingual; nervo milo-hióideo, que se origina antes de sua entrada no canal mandibular e descreve seu trajeto em um sulco ósseo na face medial do corpo da mandíbula. Emite ramos comunicantes com os plexos autônomos que circundam as artérias alveolar inferior, milo-hióidea e facial. Pode apresentar um ramo

comunicante com o nervo lingual, ramos periosteais e ramos para o segmento posteromedial da gengiva. Os ramos terminais vão para os músculos milo-hióideo e ventre anterior do digástrico; filetes dentais, destinados às raízes dos molares e pré-molares; filetes ósseos para o periodonto e os alvéolos respectivos; e filetes gengivais que se originam nos nervos que sulcam os septos interalveolares.

▶ **Ramos terminais.** Na altura dos ápices do primeiro ou do segundo pré-molar, o nervo alveolar inferior divide-se em nervo mentoniano e nervo incisivo.

O nervo mentoniano dirige-se ao forame homônimo e distribui-se em forma de leque com seus filetes recobertos pelo músculo depressor do lábio inferior. Inerva os tecidos moles do mento; pele, mucosas, glândulas labiais e sulco gengivolabial inferior.

O nervo incisivo continua a direção ao tronco principal com calibre mais reduzido e dando origem a: filetes dentais, para os incisivos e canino; filetes ósseos, para os alvéolos correspondentes e ao periodonto; e filetes gengivais. É importante ressaltar que sempre haverá cruzamento de fibras nervosas na linha média.

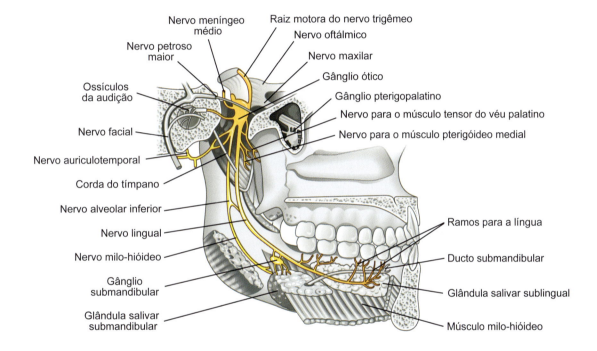

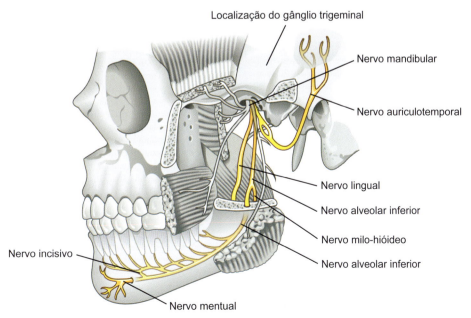

Figura 5.34 Nervo mandibular e seus ramos.

Nervo lingual

Descreve trajeto descendente anteromedialmente ao nervo alveolar inferior, distanciando-se deste progressivamente com uma curva de concavidade anterossuperior que termina no ápice da língua. Recebe, pela sua face posterior, o nervo corda do tímpano, e estabelece contato com a face lingual do corpo da mandíbula, onde se aloja em um sulco escavado posteroinferiormente ao terceiro molar, a 1 cm deste. Continua subjacente ao soalho da boca, contorna a face profunda da glândula sublingual, passando inicialmente a ter situação lateral e depois inferior ao ducto da glândula submandibular, para dirigir-se ao corpo e ao ápice da língua.

➤ **Ramos colaterais.** Ramo comunicante com o nervo corda do tímpano, ramo colateral da raiz sensitiva do VII par craniano; ramo comunicante com o nervo alveolar inferior; ramo comunicante com o nervo milo-hióideo; ramo comunicante com o nervo hipoglosso; ramo comunicante com o gânglio submandibular; ramo comunicante com o gânglio sublingual; e filetes para a mucosa que reveste o pilar anterior (palatoglosso) do véu palatino, o sulco gengivolingual (extremidade posterior) e as faces lateral e dorsal da língua, anteriormente ao V lingual. Alguns autores descreveram que somente em uma única oportunidade identificaram um ramo colateral anômalo que se ligava aos fascículos do nervo alveolar inferior, penetrando com eles no canal da mandíbula.

➤ **Ramos terminais.** Distribuem-se no sulco gengivolabial; na região sublingual; na parte anterior da língua (ápice, face inferior, face dorsal e margens laterais); e glândulas linguais menores (ver Figura 5.34).

BIBLIOGRAFIA

Anil A, Peker T, Turgut HB, Gülekon IN, Liman F. Variations in the anatomy of the inferior alveolar nerve. Br J Oral Maxillofac Surg. 2003; 41(4):236-9.

Dangelo JG, Fattini CA. Anatomia humana básica. 2. ed. São Paulo: Atheneu, 2002.

Evers H, Haegerstam G. Introdução à anestesia local odontológica. São Paulo: Manole, 1991.

Madeira MC. Anatomia da face: bases anatomofuncionais para a prática odontológica. 7. ed. São Paulo: Sarvier, 2010.

Meyer TN, Lemos LL, Nascimento CN, Lellis WR. Effectiveness of nasopalatine nerve block for anesthesia of maxillary central incisors after failure of the anterior superior alveolar nerve block technique. Braz Dent J. 2007; 18(1):69-73.

Netter FH. Atlas de anatomia humana. 5. ed. Rio de Janeiro: Elsevier, 2011.

Prado R, Salim M. Cirurgia bucomaxilofacial – diagnóstico e tratamento. 1. ed. Rio de Janeiro: Medsi, 2004.

Robinson S, Wormald PJ. Patterns of innervation of the anterior maxilla: a cadaver study with relevance to canine fossa puncture of the maxillary sinus. Laryngoscope. 2005; 115(10):1785-8.

Rodella LF et al. A review of the mandibular and maxillary nerve supplies and their clinical relevance. Archives of Oral Biology. 2012; 57:323-34.

Sicher H, Dubrul L. Anatomia oral. 8. ed. São Paulo: Artes Médicas, 1991.

Sobotta J. Atlas de anatomia humana. Rio de Janeiro: Guanabara Koogan, 2000.

Sonis ST et al. Princípios e prática de medicina oral. 2. ed. Rio de Janeiro: Guanabara Koogan, 1996.

6 Técnica Cirúrgica e Instrumentais em Cirurgia Oral

Martha Salim • Roberto Prado

INTRODUÇÃO

Todo procedimento cirúrgico constitui-se em uma combinação de procedimentos técnicos executados de forma precisa e com instrumentais apropriados. Estes procedimentos são denominados como manobras cirúrgicas fundamentais, sendo classificados em diérese, exérese, hemostasia e síntese. Torna-se importante o conhecimento desses princípios para realização de adequada técnica cirúrgica.

O propósito deste capítulo é apresentar as técnicas e os instrumentos que são normalmente necessários para estes procedimentos básicos em cirurgia oral.

DIÉRESE

As manobras de diérese visam romper ou interromper a integridade tecidual, penetrando no interior dos tecidos e alcançando áreas anatômicas de interesse do cirurgião. As manobras de diérese podem ser classificadas em incisão e divulsão.

Incisão

Muitos procedimentos cirúrgicos necessitam de incisões que podem ser realizadas sobre a mucosa ou a pele. A técnica de incisão deve obedecer a requisitos e exige do cirurgião conhecimento e manipulação correta dos instrumentos. As incisões são mais comumente realizadas com bisturis, podendo também ser realizadas com tesouras cirúrgicas.

O bisturi é composto por um cabo reutilizável e por uma lâmina afiada estéril e descartável. Bisturis também estão disponíveis para uso único, com um cabo plástico e uma lâmina fixa. O bisturi é composto de cabo e lâmina, existindo modelos diferentes que se adaptam à região a ser operada. O cabo de bisturi mais utilizado é o de nº 3, mas poderá ser utilizado também o de nº 7, mais longo e delgado (Figura 6.1A).

A ponta de um cabo do bisturi é preparada para receber uma variedade de lâminas de diferentes formatos que devem ser inseridas na sua extremidade aonde existe um encaixe em forma de fenda. As lâminas de bisturi mais utilizadas em cirurgia são as nᵒˢ 15 e 15C (Figura 6.1B).

A lâmina de bisturi deve ser cuidadosamente montada no cabo utilizando-se um porta-agulha, evitando-se, assim, acidentes durante sua manipulação. Para realizar a montagem, a lâmina deve ser apreendida com o porta-agulha em sua parte superior, mais resistente, e o cabo posicionado de forma a que sua porção de encaixe esteja voltada para cima. A lâmina é, então, deslizada na ranhura da ponta do cabo do bisturi, até que se encaixe perfeitamente (Figura 6.2A, B e C).

Para a remoção da lâmina, segura-se o porta-agulha na porção inferior da lâmina, levantando-a para desprendê-la do encaixe do cabo. Após este movimento, desliza-se a lâmina em sentido oposto ao de inserção (Figura 6.2D).

As lâminas de bisturi são descartáveis, sendo destinadas para uso único em paciente, geralmente perdem o corte com extrema facilidade, sendo muitas vezes necessária a troca durante uma mesma cirurgia. Após o uso, a lâmina de bisturi deverá ser descartada em recipiente apropriado para material perfurocortante, conforme especificado no Capítulo 1, *Conceitos de Biossegurança em Cirurgia Bucomaxilofacial*.

A empunhadura deste instrumento pode ser realizada como a de "forma de caneta", realizando-se o apoio em três pontos, pelos dedos indicador, polegar e médio, sendo muito utilizada e apropriada para incisões pequenas e delicadas, como o são geralmente as incisões em cirurgia bucomaxilofacial (Figura 6.3).

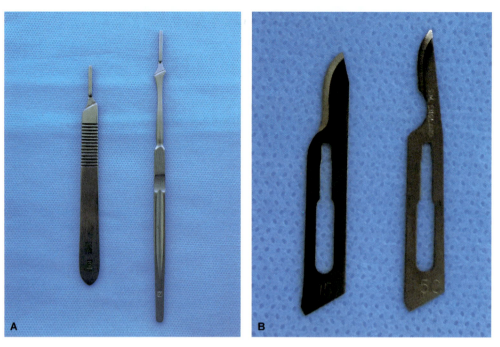

Figura 6.1 A. Cabos de bisturi n⁰ˢ 3 e 7. **B.** Lâminas n⁰ˢ 15 e 15C.

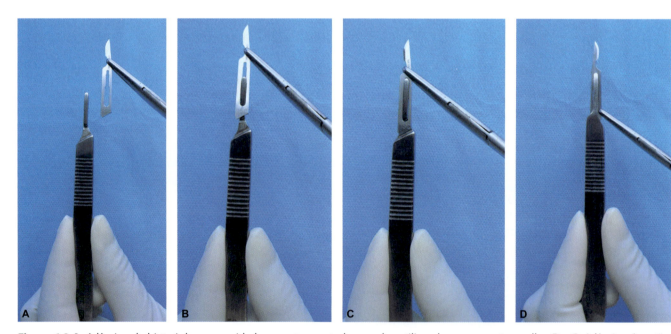

Figura 6.2 A. A lâmina de bisturi deve ser cuidadosamente montada no cabo utilizando-se um porta-agulha. **B** e **C.** A lâmina é, então, deslizada na ranhura da ponta do cabo de bisturi até que se encaixe perfeitamente. **D.** Para a remoção da lâmina, segura-se com o porta-agulha na porção inferior da lâmina, levantando-a para desprendê-la do encaixe do cabo de bisturi.

O bisturi pode ainda ser manejado apoiando-se o cabo na palma da mão entre os dedos indicador e polegar. Este tipo de empunhadura está indicado para incisões mais amplas e extensas.

Para a realização de incisões devem ser observados os seguintes princípios:

- Realizar incisões evitando-se estruturas anatômicas importantes

- Sempre utilizar lâmina nova e afiada
- Deve-se realizar incisão firme, contínua e com bordos regulares. Incisões irregulares levam a danos teciduais, sangramentos excessivos e dificuldade de cicatrização das feridas. Incisões longas e contínuas são preferíveis às curtas e com interrupções
- Incisões superficiais deverão ser realizadas com bisturi perpendicular à superfície

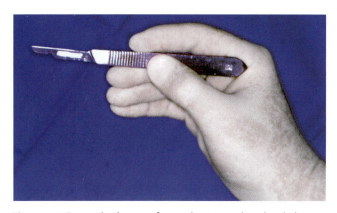

Figura 6.3 Empunhadura em forma de caneta do cabo de bisturi.

- Realizar incisões planejadas para cada ato cirúrgico. Ao realizar incisões intrabucais, devem-se buscar as áreas de gengiva inserida e posicionar as margens da ferida sobre osso saudável e intacto, permitindo adequada sutura e cicatrização da ferida cirúrgica. Para incisões localizadas em mucosa alveolar são indicados procedimentos cirúrgicos específicos. Quando se faz uma incisão mucoperiosteal, a lâmina deve ser pressionada de modo que esta incisão penetre a mucosa e o periósteo em um mesmo movimento
- As incisões devem ser relativamente amplas, de forma a proporcionar, após o afastamento dos tecidos, um campo amplo e visível, sendo sempre contraindicadas as incisões econômicas que não exponham adequadamente a área a ser operada.

Retalhos cirúrgicos

É considerado retalho cirúrgico uma porção de tecido delimitado por incisões cirúrgicas. Os retalhos cirúrgicos intrabucais são realizados para obter-se acesso cirúrgico a uma área a ser operada ou para mover tecidos moles de um local para outro.

Existem diversos tipos de traçados incisionais que formam diferentes tipos de retalhos cirúrgicos. Serão descritos no Capítulo 7, *Extração de Dentes Irrompidos*, os princípios para a confecção dos retalhos cirúrgicos e os principais tipos de retalhos utilizados em cirurgias bucais.

Divulsão

A divulsão é um método de diérese que consiste na separação ou divisão dos tecidos por meio de instrumentos cirúrgicos. A divulsão dos tecidos moles é comumente realizada com tesoura cirúrgica de ponta romba denominada de tesoura de Metzenbaum (Figura 6.4A e B). As tesouras rombas, aplicadas com auxílio de pinças de dissecção (Figura 6.5), devem ser utilizadas com extremidade ativa fechada e então abertas no interior dos tecidos, realizando deste modo uma separação atraumática através do plano de clivagem dos tecidos (Figura 6.6). As tesouras de ponta fina e cortante são utilizadas nos procedimentos de sutura (Figura 6.4C).

A separação do periósteo do osso adjacente é denominada descolamento subperiosteal e, na opinião dos autores, pode ser adequadamente realizada com descolador de periósteo do tipo Molt (Figura 6.7).

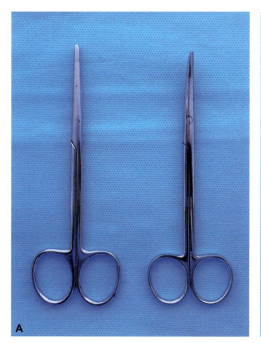
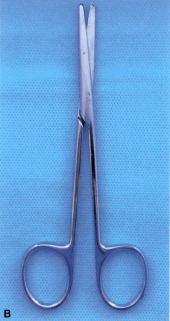
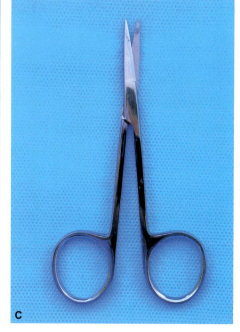

Figura 6.4 A. Tesouras cirúrgicas reta e curva de ponta romba para divulsão cirúrgica do tipo Metzenbaum. **B.** Tesoura ponta romba curva do tipo Metzenbaum. **C.** Tesoura cirúrgica de ponta reta (para sutura).

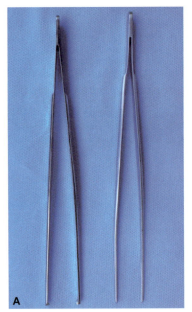
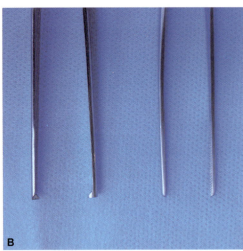

Figura 6.5 A. Da esquerda para a direita: pinça dente de rato e pinça de dissecção. **B.** Observar a diferença entre as pontas ativas em uma visão aproximada.

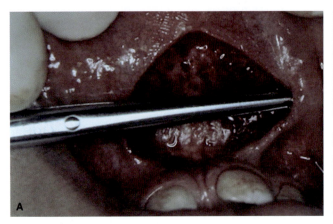
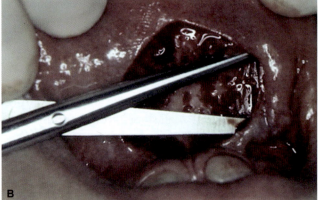

Figura 6.6 Divulsão tecidual **A.** Introdução da tesoura de Metzenbaum fechada nos tecidos. **B.** A tesoura é aberta no interior dos tecidos, proporcionando divulsão romba dos planos teciduais.

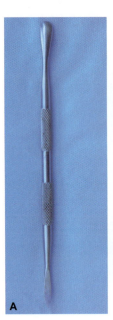
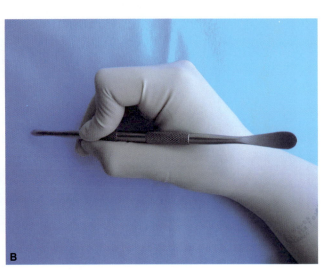

Figura 6.7 A. Descolador de periósteo do tipo Molt. **B.** Empunhadura do descolador de periósteo do tipo Molt.

Acesso adequado e boa visibilidade são essenciais para melhor resultado durante a cirurgia. Uma variedade de afastadores tem sido desenhada para afastar as bochechas, a língua e os retalhos mucoperiósteos com o objetivo de fornecer acesso e visibilidade durante os procedimentos. Os afastadores também podem auxiliar na proteção do tecido mole de instrumentos perfurocortantes. Os afastadores também podem ser utilizados para separar simultaneamente a bochecha e retalho mucoperiósteo. Uma vez que o retalho tenha sido descolado, a borda do afastador é apoiada sobre o osso e, então, ele é utilizado para manter posicionado o retalho cirúrgico durante o procedimento. O afastador de tecidos mais popular é o afastador de Minnesota (Figura 6.8).

EXÉRESE

A exérese é definida como manobras cirúrgicas pelas quais são retirados parte ou todo órgão ou tecido, constando muitas vezes no objetivo da cirurgia. Constam de diversos procedimentos, como remoções de lesões patológicas, curetagens, osteotomias, além de outras ações, como as exodontias, frequentemente realizadas na clínica cirúrgica.

Diversos instrumentais podem ser utilizados para este fim, como fórceps e alavancas para exodontias; alveolótomos (Figura 6.9); cinzéis e martelo (Figura 6.10); curetas (Figura 6.11); brocas cirúrgicas para osteotomia e odontossecção (Figura 6.12). Estes instrumentais são utilizados em diversas técnicas operatórias em Odontologia, sendo as mais frequentes as exodontias.

Vários instrumentos podem ser utilizados para a remoção de osso. Outro método para remoção de osso é a pinça goiva. Este instrumento tem lâminas afiadas que são pressionadas uma contra a outra pelos cabos, que fazem o corte do osso (ver Figura 6.9).

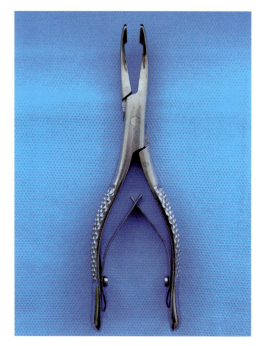

Figura 6.9 Pinça goiva ou alveolótomo.

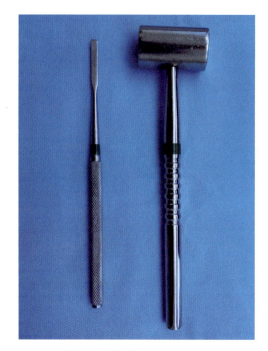

Figura 6.10 Cinzel e martelo.

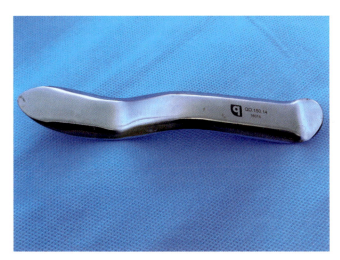

Figura 6.8 Afastador de Minnesota.

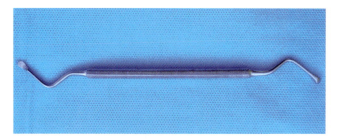

Figura 6.11 Cureta de Lucas.

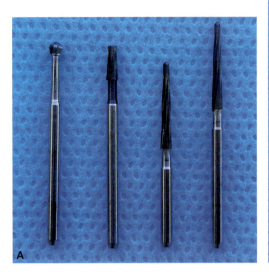
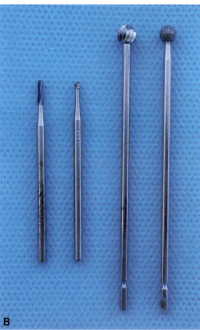

Figura 6.12 A. Brocas cirúrgicas de alta rotação. **B.** Brocas cirúrgicas de baixa rotação.

Um método muito frequente para remoção de osso é a utilização de brocas cirúrgicas, que podem ser empregadas em alta ou baixa rotação. É esta a técnica que a maioria dos cirurgiões utiliza para remoção de osso durante exodontias cirúrgicas. Peças de mão de alta rotação e elevado torque com brocas multilaminadas removem o osso com eficiência. São utilizadas brocas laminadas como 702, ou esféricas n°s 6 ou 8. Quando é necessária a remoção de grande quantidade de osso, como na remoção de toro, é utilizada uma broca óssea maior semelhante a uma broca de acrílico (Figura 6.12B).

Ocasionalmente, a remoção óssea é feita utilizando-se um martelo e cinzel. O martelo e o cinzel são frequentemente utilizados para cirurgias orais por traumas e cirurgias ortognáticas (ver Figura 6.10).

O alisamento final do osso antes da sutura do retalho é preferencialmente obtido com uma pequena lima para osso. A lima para osso geralmente apresenta duas extremidades, uma pequena e outra maior. A lima para osso não pode ser utilizada eficientemente na remoção de grande quantidade de osso; consequentemente, é utilizada apenas para o alisamento final. Devido à angulação das lâminas cortantes da lima para osso o movimento a ser realizado deverá ser de maneira que elas removam o osso através de um movimento unidirecional de tração (Figura 6.13).

HEMOSTASIA

As manobras cirúrgicas de incisão e divulsão são sempre acompanhadas por secção de vasos sanguíneos de menor ou maior calibre com extravasamento de sangue para fora do leito vascular, provocando sangramento. O conhecimento dos tipos de hemorragia é importante, por caracterizar o comportamento clínico das lesões vasculares.

As hemorragias podem ser classificadas, quanto ao vaso sanguíneo de origem, como venosa, arterial e capilar. As hemorragias oriundas de veias possuem fluxo contínuo; as hemorragias arteriais estão sujeitas a pressão sistólica e apresentam fluxo pulsátil; as hemorragias capilares são muito frequentes em cirurgias e apresentam-se como "sangramento em lençol" originado

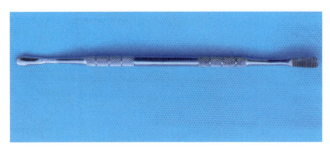
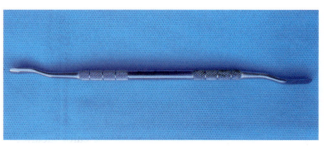

Figura 6.13 Lima para osso.

da área cirúrgica. As hemorragias podem ainda ocorrer nos períodos trans e pós-operatório, sendo neste último classificadas como imediata ou tardia.

Métodos de hemostasia

Compressão

O primeiro e o mais pronto agente hemostático é a compressão do foco hemorrágico, feita com compressas de gaze. É um método rápido, simples e eficiente, utilizado em cirurgia para cessar prontamente a hemorragia, principalmente as de origem capilar. A compressão com gaze poderá ser realizada manualmente ou com uso de instrumentos cirúrgicos, devendo ser realizada em um período mínimo de 10 minutos (tempo mínimo do valor da coagulação sanguínea normal).

Pinçagem

A pinçagem realiza-se utilizando-se pinças hemostáticas, aprisionando as extremidades dos vasos seccionados. A pinçagem poderá ser simples, em que a pinça hemostática é removida após a hemostasia do vaso sangrante, ou acompanhada de ligadura da extremidade do vaso com fios de sutura (Figura 6.14).

Ligadura

A ligadura consiste na oclusão do lúmen de um vaso por meio de fios de sutura, geralmente fios reabsorvíveis. No decorrer de uma intervenção cirúrgica, uma hemostasia temporária realizada por pinçagem simples torna-se definitiva quando completada por ligadura.

Termocoagulação

A termocoagulação é realizada geralmente por uso de aparelho eletrônico (bisturi elétrico), aplicando-se uma corrente elétrica sobre o vaso sangrante que foi previamente pinçado com instrumentos metálicos (p. ex., a pinça hemostática) ou diretamente sobre o vaso sanguíneo.

Algumas condições devem ser observadas para que a termocoagulação possa ser adequadamente realizada:

- Devem-se remover metais presentes no corpo do paciente, como anéis, brincos, entre outros
- O fio-terra deve ser colocado em contato com o paciente para permitir que a corrente entre em seu corpo
- A ponta de cauterização só deverá tocar o vaso sangrante, isto é, a ponta do cautério não pode tocar qualquer outra parte do paciente
- Deve ser removido qualquer sangue ou fluido que esteja acumulado em volta do vaso a ser cauterizado. O fluido atua como um reservatório de energia, impedindo que quantidade suficiente de calor alcance o vaso, para que ocorra a hemostasia.

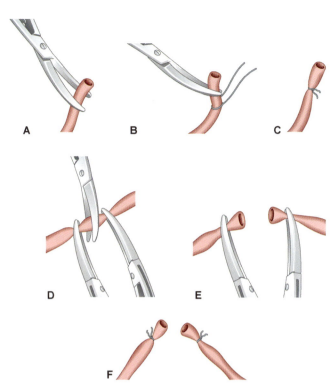

Figura 6.14 Hemostasia por meio de ligadura do vaso sanguíneo. **A** a **C**. Técnica de ligadura em vasos sanguíneos que foram rompidos. **D** a **F**. Ligaduras realizadas, preventivamente, à secção de um vaso sanguíneo na área cirúrgica.

Substâncias hemostáticas tópicas

Nas técnicas hemostáticas existem materiais que são utilizados com o objetivo de cessar o sangramento, nas quais a hemostasia tradicional é difícil ou impraticável.

Dentre os materiais mais frequentemente utilizados em Odontologia podemos selecionar os descritos a seguir.

Colágeno

O colágeno é um biomaterial derivado de tecidos orgânicos e tem como características a considerável força de tensão, a alta afinidade pela água, a baixa antigenicidade, ser absorvido pelo corpo e promover a ativação plaquetária. Os hemostáticos derivados do colágeno promovem a hemostasia por meio da ativação por contato e da agregação plaquetária, que ocorre como resultado direto do contato entre o sangue e o colágeno. Os hemostáticos de colágeno podem ser aplicados no local do sangramento, como, por exemplo, pó, pasta ou esponja. Como qualquer produto de origem animal, o colágeno bovino tem o potencial de induzir reações alérgicas ou reações imunes, mas essa incidência é baixa.

Esponja de gelatina absorvível

É o mais frequentemente utilizado. É uma esponja hemostática de aplicação local, para ser utilizada em procedimentos cirúrgicos com hemorragia venosa e exsudação. Fortemente absorvente (absorve 45 vezes o seu peso em sangue), a esponja de gelatina absorvível forma um arcabouço para a formação do coágulo sanguíneo, e a sutura ajuda a manter a esponja em posição durante o processo de coagulação.

➤ **Nome comercial.** Gel Foam®.

Esponja de fibrina

É um produto obtido pelo fracionamento do plasma humano. Seco, o produto apresenta-se sob a forma de pequena esponja dura. Para aplicá-lo, embebe-se essa esponja em uma solução de trombina e coloca-se a mesma diretamente sobre o foco hemorrágico; como se trata de substância absorvível, não há necessidade de sua remoção.

➤ **Nome comercial.** Hemostop®, Avitene®.

Celulose oxidada regenerada

Outra substância hemostática absorvível é a celulose oxidada. Umedecida com sangue, torna-se levemente pegajosa, adere às cavidades a preencher, expande-se e forma massa gelatinosa. Empregada com uma solução de trombina, sua ação é ainda mais eficaz. Quando implantada nos tecidos ou quando em contato com os tecidos fluidos, ela forma um coágulo artificial, produzindo, assim, hemostasia local.

➤ **Nome comercial.** Surgicel®, Oxycel®.

Cera para osso

A cera para osso (cera de abelha e ácido salicílico) pode ser usada, em pequenas quantidades, para ocluir canalículos ósseos por onde passem vasos hemorrágicos. Os canalículos variam desde os localizados em paredes alveolares até forames pelos quais tenham sido avulsionados feixes neurovasculares.

Hemostáticos de uso sistêmico

Vitamina K

Se houver deficiência de protrombina no sangue, haverá aumento do tempo de coagulação sanguínea e consequente tendência para hemorragia. Um coeficiente normal de protrombina depende da presença de vitamina K. É de uso parenteral.

➤ **Nome comercial.** Kanakion®.

Ácido épsilon-aminocaproico

O ácido épsilon-aminocaproico (ACEA) é uma lisina análoga que antecede o ácido tranexâmico. Exerce sua função pela união aos sítios de ligação da lisina prevenindo, assim, a fibrinólise. Pequena quantidade do ACEA é metabolizada, sendo excretada, primariamente, pela urina. Tem meia-vida curta e sua ação é de 7 a 10 vezes menos potente que a do ácido tranexâmico.

➤ **Nome comercial.** Ipsilon®.

Ácido tranexâmico

O ácido tranexâmico é um aminoácido sintético que inibe a fibrinólise por meio do bloqueio reversível dos sítios de ligação da lisina às moléculas de plasminogênio. Os níveis plasmáticos máximos são alcançados de 5 a 15 minutos após a administração intravenosa. Seu efeito na preservação da matriz de fibrina pode, ainda, intensificar a síntese de colágeno e aumentar a força elástica do tecido.

➤ **Nome comercial.** Transamin®.

Desmopressina

É análogo sintético da vasopressina (hormônio antidiurético). Indicado nos pacientes com hemofilia leve, doença de von Willebrand, púrpuras com alteração plaquetária e na síndrome de Bernard-Soulier. Por meio de uma ação direta sobre os receptores V2 endoteliais, a desmopressina aumenta a concentração plasmática do fator VIII e do fator de von Willebrand (FvW).

➤ **Nome comercial.** DDAVP®.

SÍNTESE OU SUTURA

A síntese ou sutura é conceituada como o conjunto de manobras que visam aproximar os tecidos divididos ou separados durante os atos cirúrgicos de incisão ou divulsão. A sutura corresponde à fase final dos procedimentos cirúrgicos ou dos tratamentos das lacerações dos tecidos moles, e é de fundamental importância em relação a cicatrização, posicionamento e estabilização dos tecidos na fase pós-operatória. Além de manter as bordas das feridas aproximadas, facilitando a reparação tecidual, as suturas funcionam auxiliando na hemostasia pela coaptação dos pequenos vasos e impedindo o aparecimento de espaço morto entre os tecidos a serem suturados. Suturas bem realizadas melhoram a qualidade final das cicatrizes locais.

O fio de sutura é que, na realidade, mantém os tecidos na posição desejada, e, segundo Magalhães (1989), as qualidades ideais para um fio de sutura são:

- Grande resistência a tração e torção
- Calibre fino e regular
- Mole, flexível e pouco elástico
- Ausência de reação tecidual
- Fácil manuseio
- Custo baixo.

Como nenhum único fio de sutura possui todas as caraterísticas ideais, torna-se necessário realizar uma seleção ideal para cada procedimento cirúrgico.

A sutura tem como finalidade facilitar a cicatrização, prevenir infecções, proteger o coágulo, evitar formação de "espaço morto" (Figura 6.15B) e minimizar a cicatriz local.

Instrumental para sutura

Os instrumentos utilizados para realização das suturas são porta-agulha, fio de sutura, pinça cirúrgica (dissecção ou dente de rato) e tesoura cirúrgica para sutura. Os porta-agulhas apresentam-se em diversos modelos, sendo o mais utilizado nas cirurgias bucais o porta-agulha do tipo Hegar. A empunhadura deste instrumento é realizada com os dedos anelar e polegar, sendo que o dedo indicador orientará o movimento (Figura 6.16).

Fios de sutura

Os fios de sutura são confeccionados em uma ampla variedade de materiais com indicações e propósitos determinados. Existem vários tipos disponíveis de fios de sutura, e podem ser classificados pela sua composição (orgânicos, sintéticos e metálicos), diâmetro, permanência (reabsorvíveis e não absorvíveis) e pelo tipo de filamento (mono ou polifilamentos).

Os fios orgânicos podem ser de origem animal (seda, categute) ou vegetal (linho, algodão), e, destes, o único absorvível é o categute. São exemplos de fios sintéticos: polipropileno, polietileno, Teflon®, e-PTFE (não absorvíveis); ácido poliglicólico, poligalactina 910, poliglecaprone, polidioxanone (absorvíveis).

Os fios de sutura podem ser absorvíveis e não absorvíveis. Os fios absorvíveis são aqueles que o próprio organismo decompõe, não sendo necessária a sua remoção no pós-operatório. Existem três tipos de fios absorvíveis mais frequentemente utilizados em Odontologia: categute, ácido poliglicólico e poligalactina 910 (ácido glicólico e láctico em proporção 9:1). O categute é de origem animal, sendo constituído de submucosa de intestino de carneiro ou serosa do intestino do boi. O categute simples é suscetível à rápida digestão por enzimas proteolíticas, produzidas por células inflamatórias (absorção rápida), enquanto o categute cromado, por ser um fio tratado com sais de cromo básico, apresenta mais resistência a estas enzimas e maior tempo de absorção (absorção lenta). Suturas de categute simples conservam sua resistência por período de 5 a 7 dias, enquanto as de categute cromado conservam sua resistência por 9 a 14 dias. Os fios de categute apresentam-se em embalagens metálicas, que os mantêm umidificados, e deverão ser também mantidos úmidos em água ou solução salina durante o procedimento de sutura.

Os fios à base de ácido poliglicólico e de poligalactina 910 são fios absorvíveis sintéticos e não sofrem decomposição enzimática. Estes fios sofrem hidrólise lenta e são posteriormente absorvidos por macrófagos.

Os fios absorvíveis promovem grande reação tissular quando comparados aos não absorvíveis, não sendo, por isto, indicados para suturas de pele.

Os fios não absorvíveis podem ser naturais (seda, linho e algodão), ou sintéticos (náilon, poliéster e polipropileno). Os fios não absorvíveis podem ser mono ou multifilamentados. Os fios monofilamentados são relativamente rígidos e mais inertes aos tecidos, e apresentam relativa dificuldade para a fixação do nó cirúrgico. A forma multifilamentada aumenta a força do fio de sutura e também sua abrasividade, sendo estes mais propícios a causarem contaminação da ferida cirúrgica. Os fios de seda e algodão são indicados para suturas da mucosa bucal, enquanto os de náilon são amplamente utilizados para as suturas de pele.

Os fios de sutura estão disponíveis em várias espessuras e sua numeração é em ordem decrescente em relação ao seu diâmetro (Figura 6.17).

O número de zeros do fio de sutura aumenta à medida que sua espessura e seu diâmetro diminuem. Por exemplo, um fio de sutura 2-0 é mais espesso que um 3-0, e esse mais espesso que um 4-0 e assim por diante. Geralmente, a medida do fio de sutura é escolhida de acordo com a força tênsil dos tecidos a serem suturados, devendo-se sempre empregar o fio de menor espessura, mas que seja suficiente para manter a ferida fechada adequadamente. A maioria dos procedimentos cirúrgicos em cirurgia bucal requer o uso de fios de sutura 3-0 e 4-0.

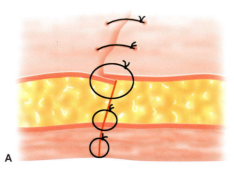 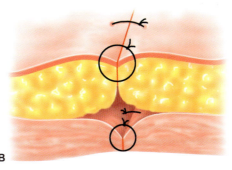

Figura 6.15 A. Sutura em planos. **B.** Formação de "espaço morto".

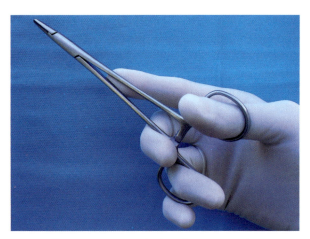

Figura 6.16 Empunhadura do porta-agulha.

MAIS FINOS					MAIS GROSSOS			
12-0	6-0	5-0	4-0	000	00	0	1	2	3
12-0	6-0	5-0	4-0	3-0	2-0	1-0	1	2	3

Figura 6.17 Espessura dos fios de sutura.

Agulhas de sutura

As agulhas para sutura são constituídas de aço inoxidável e compostas de corpo, ponta ativa e uma parte terminal que se une ao fio de sutura. As agulhas de sutura podem apresentar-se presas diretamente ao fio de sutura ou como agulhas isoladas, em que é inserido o fio de sutura durante o procedimento de síntese. Nos fios agulhados, esta parte terminal é prensada diretamente ao fio de sutura, facilitando e simplificando a manipulação durante a sutura, além de causar menos danos teciduais. A desvantagem deste tipo de fio de sutura é o custo mais elevado (Figura 6.18).

A facilidade para a manipulação dos fios de sutura é variável, de acordo com o tipo de material. Em geral, suturas multifilamentadas são mais facilmente manipuladas que as monofilamentadas. O fio de seda tem sido empregado largamente em cirurgia bucal e, para um nó adequado, este fio requer somente três laçadas. Fios como categute e poligalactina 910 requerem quatro laçadas para manter o nó seguro.

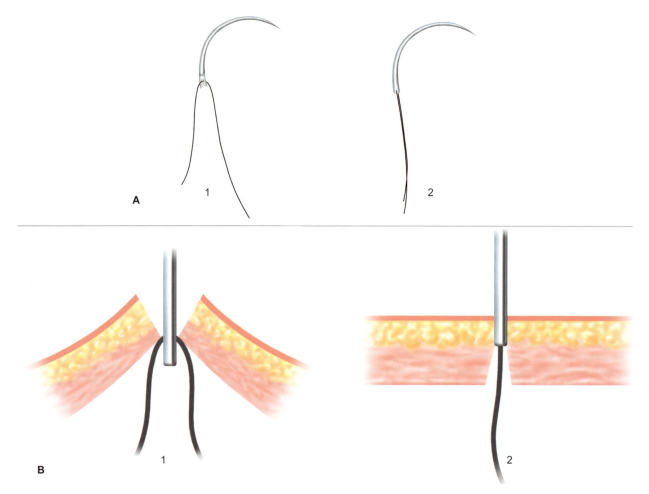

Figura 6.18 A. As agulhas podem ser isoladas (1) ou prensadas diretamente no fio de sutura (2). B. As agulhas prensadas diretamente ao fio de sutura causam menor dano tecidual e são mais fáceis de se manipular durante a sutura.

As agulhas podem se apresentar retas, semicurvas ou curvas, sendo as últimas as mais utilizadas em Odontologia. Podem diferir também quanto a sua curvatura, diâmetro e comprimento (Figura 6.19).

As agulhas isoladas possuem orifícios para a introdução do fio de sutura. Estes orifícios são chamados de "olhos" e podem ser do tipo simples ou duplo; aberto e fechado (Figura 6.20).

A ponta ativa da agulha e o corpo variam de forma em sua secção, podendo ser cônicas ou triangulares. As agulhas triangulares são cortantes e possuem extremidades afiadas que permitem penetrar facilmente em tecidos como pele ou mucosa. A ponta cônica apresenta-se sem extremidade cortante. Alguns autores preferem denominá-las agulhas traumáticas e atraumáticas, respectivamente. A maioria das cirurgias bucais é realizada com agulhas cortantes ou traumáticas.

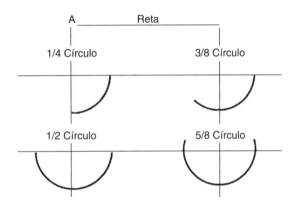

Figura 6.19 Agulha reta e em diferentes tipos de curvaturas.

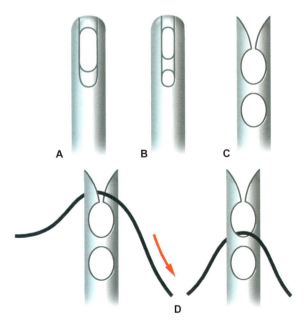

Figura 6.20 Tipos de abertura das agulhas cirúrgicas. **A.** Simples fechado. **B.** Duplo fechado. **C.** Duplo aberto. **D.** Passagem do fio de sutura na agulha.

O último instrumento necessário para a sutura é a tesoura. A tesoura de sutura normalmente tem pontas cortantes, podendo ser reta ou curva. A tesoura mais comumente utilizada em cirurgia oral é a tesoura de Dean. Deve-se empunhar a tesoura da mesma maneira que o porta-agulhas. Outro tipos de tesoura podem ser utilizados para corte e divulsão dos tecidos. São exemplos de tesoura para tecido as tesouras de Íris e Metzenbaum. As tesouras para tecido, como a Íris e a Metzenbaum, não devem ser usadas para cortar suturas, pois o material do fio de sutura cegará as margens das lâminas e irá torná-las menos efetivas e mais traumáticas para utlização nos tecidos.

Técnica básica de sutura

Para a realização de adequada sutura devem ser seguidas normas técnicas que, associadas à habilidade do cirurgião e ao uso correto do instrumental, são essenciais para o sucesso do procedimento.

Os princípios básicos para a realização das suturas são:

- A agulha deverá ser apreendida pelo porta-agulha na metade ou a três quartos de distância da ponta
- A agulha deverá penetrar perpendicularmente ao tecido a ser suturado
- Durante a introdução da agulha, realizar movimentos circulares que acompanhem a sua curvatura, realizando movimento de rotação do pulso do cirurgião, evitando movimentos lineares que podem dilacerar as bordas do tecido (Figura 6.21)
- Não forçar a agulha contra os tecidos, a fim de evitar quebras ou distorções
- A ponta ativa da agulha não deve ser tocada pelos instrumentos
- Realiza-se a sutura dos tecidos móveis em direção aos relativamente fixos
- A sutura deverá aproximar as bordas da ferida, sem causar tensão ou distorção. Qualquer tensão excessiva comprometerá a vascularização do tecido a ser suturado (Figuras 6.22 a 6.24)
- A agulha deverá ser passada nos tecidos com auxílio de pinças de dissecção, transfixando suas bordas em uma etapa ou duas, de acordo com a proximidade entre elas (Figura 6.25B a D)
- O primeiro ponto de sutura deverá ser realizado no meio da incisão, o segundo e o terceiro em suas extremidades. A partir de então, os pontos deverão ser distribuídos uniformemente e de forma equidistante
- Na sutura de retalhos cirúrgicos com incisões relaxantes, o 1º ponto deverá ser realizado no ângulo das incisões, de forma a reposicionar o retalho

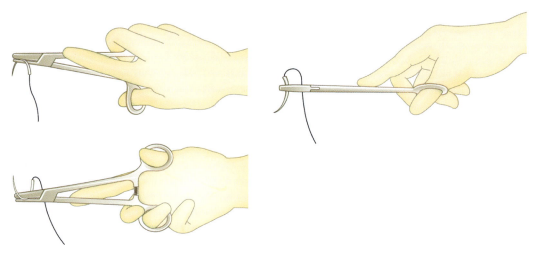

Figura 6.21 A agulha deverá ser apreendida pelo porta-agulha na metade ou a três quartos de distância da ponta. Durante a introdução da agulha, realizar movimentos circulares que acompanhem a sua curvatura, fazendo movimento de rotação do pulso do cirurgião.

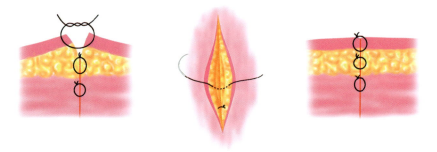

Figura 6.22 A sutura deve ser realizada em planos, iniciando-se dos mais profundos aos mais superficiais.

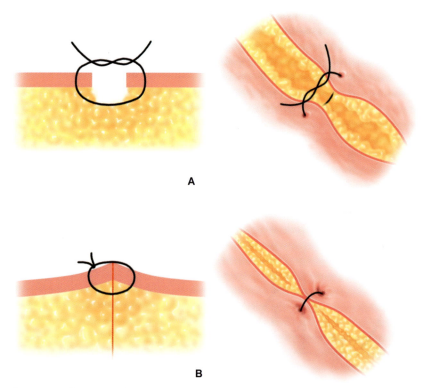

Figura 6.23 Tensão do fio de sutura sobre os tecidos. **A.** Pequena tensão promovendo sutura instável. **B.** Muita tensão causando evaginação das bordas da ferida.

Capítulo 6 • Técnica Cirúrgica e Instrumentais em Cirurgia Oral 137

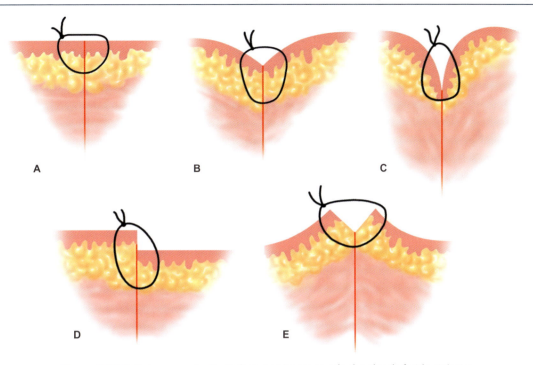

Figura 6.24 A. Sutura correta. **B** a **E.** Posições incorretas das bordas da ferida cirúrgica.

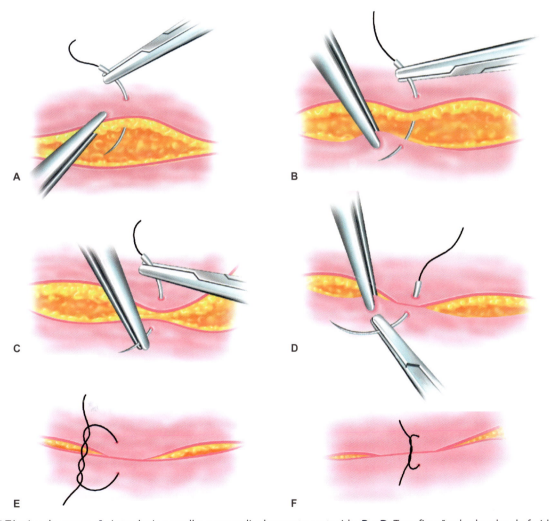

Figura 6.25 Técnica de sutura. **A.** Introduzir a agulha perpendicularmente ao tecido. **B** a **D.** Transfixação das bordas da ferida em uma única etapa. **E** e **F.** Nó cirúrgico.

- O nó cirúrgico poderá ser realizado manualmente ou com auxílio de porta-agulhas (comumente utilizados nas cirurgias bucais) (Figura 6.26)
- O nó cirúrgico deverá ser sempre posicionado lateralmente ao traço da incisão e nunca sobre este.

Existem diversos tipos e formas de suturas que poderão ser indicados para situações diferentes, de acordo com a preferência do cirurgião.

As suturas podem ser dos tipos isolado ou contínuo. As suturas isoladas exigem mais tempo, mas proporcionam melhor orientação na adaptação dos bordos da ferida. O rompimento de um ou outro ponto isoladamente não prejudica a integridade da sutura.

As suturas isoladas podem apresentar-se de diferentes formas:

- *Sutura isolada simples*: é uma das mais utilizadas, formando o fio uma única alça dentro do tecido, com um orifício de entrada e outro de saída (Figura 6.27)
- *Sutura isolada em U vertical*: é a associação de dois pontos simples, sendo cada lado perfurado duas vezes, ficando a alça do fio em posição vertical (Figura 6.28)
- *Sutura isolada em U horizontal*: é um ponto semelhante ao anterior, ficando a alça do fio em posição horizontal (Figura 6.29)
- *Sutura isolada em X ou 8*: tem formato de X ou 8, sendo utilizada para aumentar a superfície de apoio da sutura (Figura 6.30).

As suturas contínuas caracterizam-se pela não interrupção do fio cirúrgico e possuem formas semelhantes às das suturas isoladas. Têm como desvantagens a maior quantidade de fios que permanece entre os tecidos e o fato de que, se houver ruptura do fio no pós-operatório, toda a sutura será perdida. São elas:

- *Sutura contínua simples*: inicia-se a sutura com um primeiro ponto simples, passando-se, então, a agulha continuamente, formando um chuleio em torno da incisão (Figura 6.31)

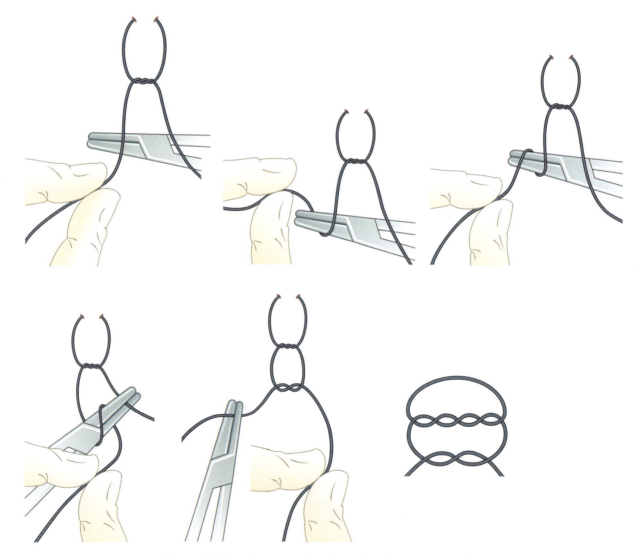

Figura 6.26 Sequência do nó cirúrgico realizado com porta-agulha.

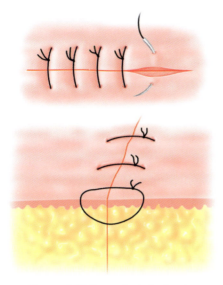

Figura 6.27 Sutura isolada simples.

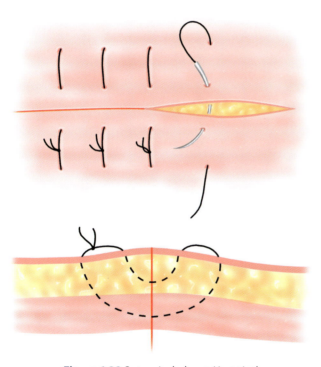

Figura 6.28 Sutura isolada em U vertical.

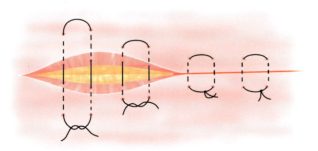

Figura 6.29 Sutura isolada em U horizontal.

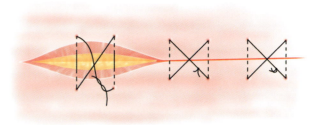

Figura 6.30 Sutura isolada em X ou 8.

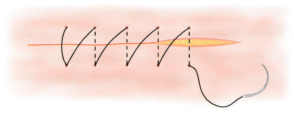

Figura 6.31 Sutura contínua simples.

- *Sutura contínua do tipo festonado*: consiste na realização de um chuleio simples, sendo que o fio depois de passado é ancorado sucessivamente na alça anterior (Figura 6.32)
- *Sutura contínua em U horizontal*: formada por sucessivos pontos em U horizontal (Figura 6.33)
- *Sutura contínua em U vertical*: formada pela aplicação sucessiva de pontos em U vertical
- *Sutura intradérmica*: tipo de sutura contínua em que os fios passam profundamente através da derme, evitando assim a possibilidade de cicatrizes visíveis causadas pela presença de pontos transversais externos sobre a incisão cirúrgica. São indicadas para pequenas incisões lineares em regiões estéticas (Figura 6.34).

Remoção dos fios de sutura

Os fios de sutura deverão ser removidos em períodos de tempo determinados, de acordo com a região do corpo que foi suturada. Suturas em locais de menor tensão são removidas em torno de 3 a 5 dias, e em locais de grande tensão, em 10 a 12 dias. As suturas intrabucais deverão ser removidas em 7 a 10 dias.

Para a remoção do fio de sutura deve-se realizar antissepsia da região com soluções antissépticas bucais; em seguida traciona-se suavemente o fio e corta-se o nó na porção que estava dentro dos tecidos. Esta manobra evita que a porção do fio de sutura que estava em contato com o meio bucal passe, durante a remoção do fio, pelo interior dos tecidos (Figura 6.35).

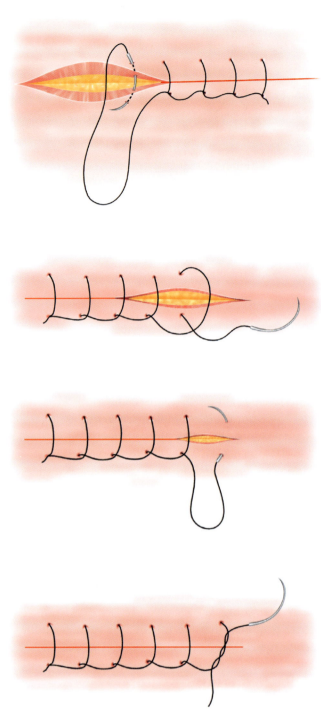

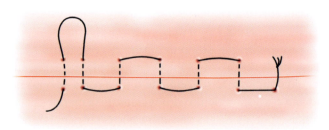

Figura 6.32 Sutura contínua do tipo festonado.

Figura 6.33 Sutura contínua em U horizontal.

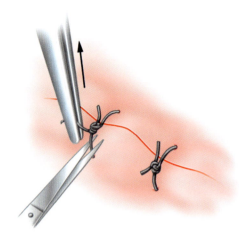

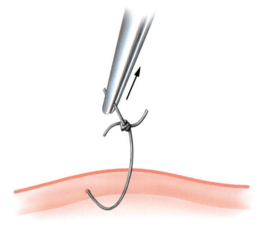

Figura 6.34 Sutura intradérmica.

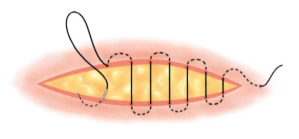

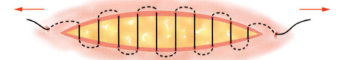

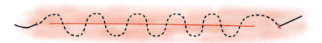

Figura 6.35 Remoção de sutura.

BIBLIOGRAFIA

Araujo A, Gabrielli MFR, Medeiros PJ. Aspectos Atuais da Cirurgia e Traumatologia Bucomaxilofacial. São Paulo: Santos, 2007.

Fonseca FP, Savassi PR. Cirurgia Ambulatorial. 3 ed. Rio de janeiro: Guanabara Koogan, 1999.

Goffe FS. Técnica Cirúrgica: Bases Anatômicas, Fisiopatológicas e Técnicas de Cirurgia. 4 ed. São Paulo: Atheneu, 1997.

Graziane M. Cirurgia Bucomaxilofacial. Rio de Janeiro: Guanabara Koogan, 1999.

Gregori C. Cirurgia Bucodento-Alveolar. Rio de Janeiro: Sarvier, 1996.

Gry JM et al. Princípios de Cirurgia: Generalidades, Técnicas de Cabeça e Pescoço, Abdome, Tórax e Membros. Rio de Janeiro: MEC/Fename, 1982. v 2.

Hering FLO. Bases Técnicas e Teorias de Fios de Sutura. 1 ed. São Paulo: Roca, 1993.

Howe GL. Cirurgia Oral Menor. São Paulo: Santos, 1984.

Hupp JR, Ellis E, Tucker MR. Cirurgia Oral e Maxilofacial Contemporânea. 6 ed. Rio de Janeiro: Elsevier, 2014.

Kruger GO. Cirurgia Bucal e Maxilofacial. Rio de Janeiro: Guanabara Koogan, 1984.

Magalhães HP. Técnica Cirúrgica e Cirurgia Experimental. São Paulo: Sarvier, 1989.

Mantovani RF. Manobra cirúrgica. Disponível em http://www.informed.hpg.ig.com.br. Acesso em 2 de novembro de 2003.

Medeiros PJ, Miranda MS, Ribeiro DPB, Moreira LM. Cirurgia dos Dentes Inclusos – Extração e Aproveitamento. São Paulo: Santos, 2003.

Miloro M, Larsen PE, Ghali GE, Peter DW. Princípios de Cirurgia Bucomaxilofacial de Peterson. 2 ed. São Paulo: Santos, 2009.

Ozier Y, Bellamy L. Pharmacologycal Agents: Antifibrinilytics and Desmopressina. Best Practice & Research. Clinical Anesthesiology, 2010; 24:107-10.

Peterson LJ, Ellis E, Hupp, Tucker et al. Princípios de Cirurgia Bucomaxilofacial de Peterson. 3 ed. Rio de Janeiro: Guanabara Koogan, 2016.

7 Extração de Dentes Irrompidos

Martha Salim • Roberto Prado

INTRODUÇÃO

A exodontia é a intervenção cirúrgica mais antiga da Odontologia e ainda hoje é o procedimento cirúrgico mais corriqueiro dentre os diversos tipos de modalidade cirúrgica existentes. Sua prática requer exato conhecimento de anatomia topográfica e descritiva, conhecimento das técnicas anestésicas, realização de anamnese, preparo e planejamento pré-operatório adequados, conhecimento e controle do período pós-operatório, além dos princípios cirúrgicos fundamentais. A exodontia torna-se um procedimento que incorpora, além da técnica cirúrgica, princípios de física e mecânica para sua realização, sendo necessário planejamento que abranja conhecimento científico e detalhado estudo e planejamento dos casos para escolha da técnica adequada, minimizando traumatismos durante a cirurgia e evitando possíveis complicações.

Algumas exodontias apresentam, sob o ponto de vista técnico, maior dificuldade que a de outros elementos dentais. Alguns fatores podem ser considerados predisponentes a procedimentos cirúrgicos mais difíceis: posição e acessibilidade; dentes multirradiculares; grau de divergência das raízes; curvatura das raízes; dimensão do alvéolo; condensações patológicas das paredes alveolares; alterações patológicas da raiz; dentes submetidos a terapêuticas endodônticas apresentando paredes friáveis; dentes muito destruídos.

As dificuldades durante intervenções cirúrgicas podem surgir a cada instante, mesmos nos casos considerados extrações "simples", independentemente de alguns dos fatores anteriormente citados. Não são raros os casos em que uma intervenção reconhecida como rotineira e iniciada normalmente transforma-se em uma intervenção complicada. É por este motivo que não devemos dividir as exodontias em "fáceis" ou "difíceis" ou, ainda, em procedimentos maiores ou menores, pois todo e qualquer procedimento cirúrgico deve ser realizado sob o mesmo ponto de vista técnico e com condutas bem

determinadas. Nunca devemos subestimar uma extração dental por mais "simples" que possa aparentar.

Como em qualquer procedimento odontológico, deve-se realizar detalhada investigação da saúde do paciente antes de quaisquer procedimentos, devendo o mesmo encontrar-se em estado de saúde adequado e em condição para realizar o procedimento. Caso contrário, poderão ocorrer complicações locais ou sistêmicas, que podem ser agravadas.

Ainda nos dias atuais a exodontia tem sido encarada pelos pacientes como procedimento temeroso e traumático. Com o evoluir constante da Odontologia, esse tem se tornado procedimento de último recurso diante de fatores que impossibilitam a conservação do elemento dental.

O objetivo deste capítulo é revisar os conceitos atuais de exodontia da literatura, acrescentando princípios e técnicas cirúrgicas para a realização deste procedimento com segurança e eficácia.

INDICAÇÕES PARA EXODONTIA

Indica-se a remoção de um elemento dental por várias razões que serão discutidas neste capítulo, porém, devem ser consideradas as condições e as circunstâncias de cada caso, e estão ligadas diretamente ao plano de tratamento elaborado para cada paciente individualmente. Embora a posição da Odontologia moderna seja a de que todas as medidas possíveis devam ser tomadas para preservar os dentes na cavidade bucal, algumas condições são inevitáveis e, se postergadas, podem levar ao comprometimento de outros elementos dentais ou, ainda, da saúde geral do paciente.

Cáries extensas, necrose pulpar e suas complicações

A exodontia está indicada quando se verifica a impossibilidade do tratamento restaurador de um dente diante da existência de cáries extensas e suas complicações, como abscessos agudos ou crônicos, fístulas intra ou extrabucais e sinusites (Figura 7.1).

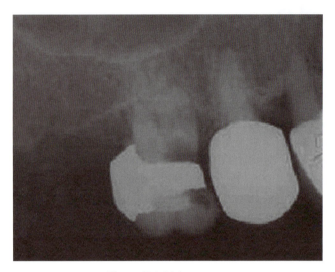

Figura 7.1 Cárie extensa.

A exodontia está indicada para dentes desvitalizados, com focos infecciosos periapicais, quando houver contraindicação ou impossibilidade de tratamento endodôntico isolado ou associado a uma cirurgia periapical. Os dentes com processos infecciosos não podem ser mantidos sem tratamento adequado, pois podem ser focos de infecção que comprometa a saúde do indivíduo. Nos processos infecciosos pulpares ou periodontais agudos sem a possibilidade de tratamento adequado, a exodontia pode estar indicada como método preventivo para a não disseminação infecciosa, devendo-se lançar mão de prescrição antibiótica de acordo com a gravidade e a origem da infecção. Os dentes podem ser extraídos em qualquer estágio do processo infeccioso, exceto nos casos de pericoronarites de terceiros molares.

Doença periodontal avançada

Lesões periodontais avançadas com comprometimento da implantação dental com extensa perda óssea e mobilidade dental extrema são indicações formais e bastante frequentes para as exodontias (Figura 7.2).

Raízes ou fragmentos dentários

As raízes ou os restos radiculares abandonados nos rebordos maxilares são indicações claras de exodontia (Figura 7.3).

Razões ortodônticas

Pacientes sob tratamento ortodôntico que apresentem falta de espaço na arcada, caracterizando-se por apinhamento dental grave, necessitam frequentemente de extrações dentais para o correto alinhamento dental. Os dentes mais comumente extraídos para esta finalidade são os pré-molares maxilares e/ou mandibulares. Outras condições diagnosticadas no planejamento ortodôntico podem indicar a necessidade de remoção de um ou mais dentes.

Dentes mal posicionados

Dentes que estejam fora de oclusão, mal posicionados ou em posições ectópicas e que não possam ser recuperados por tratamento ortodôntico devem ser removidos.

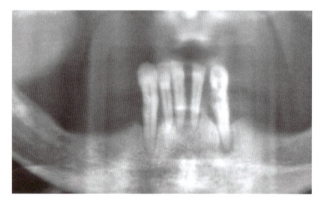

Figura 7.2 Doença periodontal avançada.

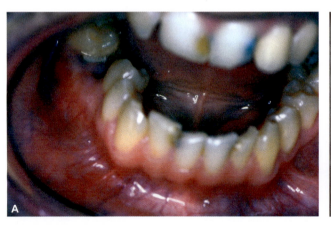
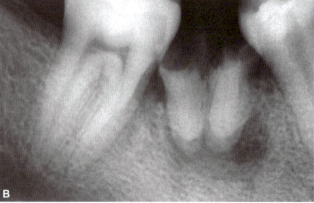

Figura 7.3 A. Restos radiculares do primeiro molar inferior direito. **B.** Radiografia periapical de restos radiculares do primeiro molar inferior direito.

Fraturas dentais

Um dente estará condenado à exodontia nos casos em que existirem fraturas graves que envolvam a raiz, principalmente fraturas no sentido longitudinal (Figura 7.4).

Razões protéticas

Em algumas situações, os elementos dentais podem interferir no planejamento protético de próteses totais ou parciais. Quando isso acontece, está indicada a exodontia, muitas vezes associada a cirurgias pré-protéticas.

Dentes supranumerários

Os dentes supranumerários têm indicação de exodontia, pois podem interferir na erupção dos dentes adjacentes, causar reabsorções e deslocamentos dentais. Esses dentes geralmente se apresentam anômalos, sendo rara a possibilidade de serem aproveitados por meio de tracionamento ortodôntico (Figura 7.5).

Dentes inclusos ou impactados

Dentes inclusos ou impactados deverão ser sempre removidos, desde que não haja possibilidade de aproveitamento ortodôntico. Em situações nas quais existam contraindicações locais ou sistêmicas para a exodontia, deve-se realizar acompanhamento clínico e radiográfico periódico.

Dentes associados a lesões patológicas

Dentes envolvidos em lesões patológicas são geralmente indicativos de extração, principalmente se a sua manutenção compromete a remoção completa da lesão (Figuras 7.6 e 7.7). O dente envolvido, seu posicionamento, o grau de envolvimento ao dente e o comportamento biológico da lesão são fatores a serem avaliados para a manutenção ou não dos mesmos.

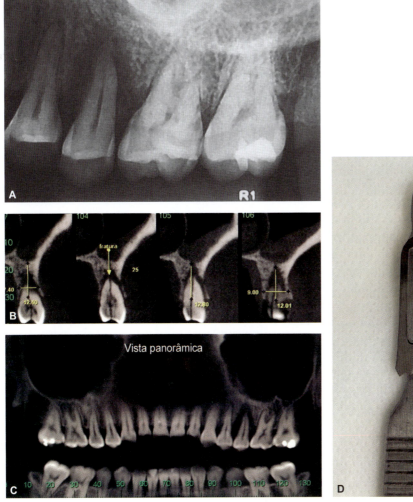
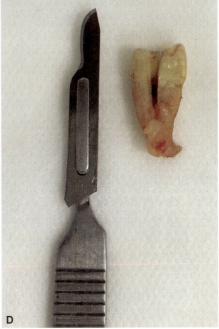

Figura 7.4 Fratura radicular no sentido longitudinal do segundo pré-molar maxilar esquerdo. **A.** Radiografia periapical mostrando imagem radiolúcida ao redor da raiz. **B.** Tomografia de feixe cônico, vista panorâmica. **C.** Tomografia de feixe cônico, corte longitudinal ao dente. Observar fratura longitudinal envolvendo coroa e raiz. **D.** Dente extraído.

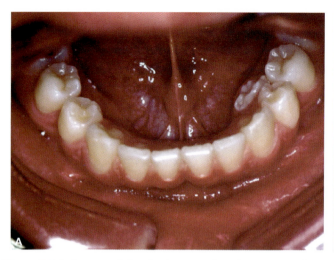
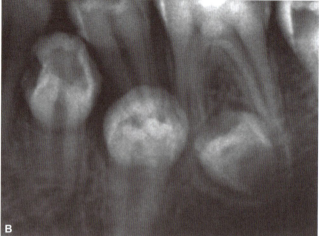

Figura 7.5 A. Aspecto clínico do elemento dental supranumerário em mandíbula (lado esquerdo). **B.** A radiografia periapical mostra três elementos dentais supranumerários.

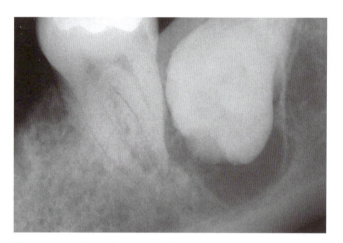

Figura 7.6 Radiografia mostrando espessamento do saco pericoronário do terceiro molar incluso.

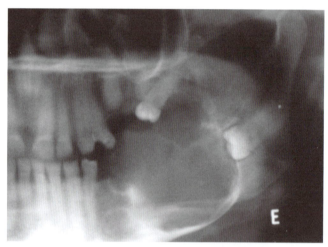

Figura 7.7 Ameloblastoma associado a terceiro molar incluso.

Antes de radioterapia

Deve ser considerada a necessidade de extração dental de pacientes que serão submetidos à radioterapia e apresentam elementos dentais na região a ser irradiada.

Dentes envolvidos em traços de fratura

Dentes localizados em traços de fratura de mandíbula ou fraturas de processo alveolar deverão ser removidos, desde que sua conservação não favoreça a imobilização ou a cicatrização da região fraturada.

Fatores socioeconômicos

Fatores socioeconômicos, infelizmente, ainda são considerados como indicação para exodontias. A incapacidade de realizar o tratamento odontológico com custo reduzido leva muitos pacientes a decidir pela remoção do dente.

CONTRAINDICAÇÕES PARA EXODONTIAS

As exodontias, assim como qualquer outro procedimento cirúrgico, podem apresentar contraindicações determinadas por fatores de ordem local ou sistêmica. São consideradas contraindicações temporárias quando a alteração da saúde local e/ou sistêmica pode ser normalizada por recursos clínicos e/ou terapêuticos. Em algumas situações, as contraindicações podem ser tão significativas que o dente não deverá sofrer extração até que o problema tenha se resolvido completamente.

Em relação às contraindicações sistêmicas, algumas doenças, quando não controladas, comprometem a resistência e a saúde do paciente, devendo-se postergar qualquer procedimento eletivo. Essas condições sistêmicas devem ser tratadas ou controladas, e nos casos mais urgentes pode ser necessária a realização do procedimento em ambiente hospitalar. São exemplos:

- Doenças cardiovasculares não controladas
- Diabetes melito não controlado ou com complicações sistêmicas
- Doença renal terminal
- Pacientes com risco de endocardite infecciosa
- Discrasias sanguíneas graves ou pacientes que usam anticoagulantes
- Gestantes (primeiro e último trimestres gestacionais) ou de alto risco.

São consideradas contraindicações locais:

- Áreas dos maxilares que foram submetidas à irradiação terapêutica para tratamento de lesões malignas podem desenvolver uma complicação denominada osteorradionecrose
- Dentes localizados em uma área tumoral maligna não devem ser extraídos pela possibilidade de desenvolver metástase sistêmica
- Pacientes portadores de pericoronarite grave não devem ser submetidos à exodontia antes do tratamento prévio da infecção
- Trismo grave, com limitação da abertura bucal, principalmente causado por infecções odontogênicas. Apesar de o trismo da musculatura facial ser uma contraindicação temporária para exodontia, há necessidade de comentarmos sobre as exodontias nos casos de infecção aguda. Está bem determinado, por meio da literatura científica, que, para a resolução de uma infecção causada por necrose pulpar, se fazem necessários o tratamento endodôntico ou a exodontia do dente causal. A infecção aguda não é contraindicação para a exodontia, mas muitas vezes torna-se limitante pelo trismo grave que a acompanha. É importante esclarecer que, nos casos de processos infecciosos agudos previamente à realização do procedimento cirúrgico, devem ser prescritos ao paciente antibióticos via oral ou parenteral, na dependência da gravidade de cada caso, para que não ocorra disseminação sistêmica da infecção
- Extração de pré-molares ou molares maxilares durante quadro de sinusite maxilar aguda. Devido à íntima relação das raízes dos dentes molares e pré-molares com o seio maxilar, infecções agudas pode ser agravadas caso haja a comunicação do seio maxilar com a cavidade oral. Este quadro pode se tornar mais grave, evoluindo para complicações infecciosas como meningite, trombose do seio cavernoso, entre outras condições
- Quadro de gengivite ulcerativa necrosante aguda (GUNA) ou outras condições agudas do quadro imunológico

devem estar controlados para a realização de exodontias e procedimentos cirúrgicos não emergenciais.

AVALIAÇÃO CLÍNICA DOS DENTES A SEREM SUBMETIDOS À EXODONTIA

Durante a fase de planejamento cirúrgico, o dente a ser extraído deverá ser analisado cuidadosamente para que sejam avaliadas possíveis dificuldades durante o ato operatório.

O acesso ao dente, o posicionamento do dente no arco e o grau de abertura bucal podem dificultar a cirurgia. Dentes desalinhados ou apinhamentos podem dificultar o posicionamento de fórceps e alavancas.

Em relação ao elemento dental a ser extraído, deve-se observar a condição da coroa clínica, sua posição na arcada e processos patológicos associados. A condição clínica da coroa deve ser avaliada, pois destruição grave, grandes restaurações ou coroas protéticas poderão causar fragilidade e fratura da coroa durante a extração. Nesses casos, deve-se aplicar o fórceps o mais apicalmente possível ou partir para técnica cirúrgica a retalhos. A implantação das raízes dentais e sua proximidade as estruturas anatômicas adjacentes também são importantes avaliações no planejamento para a escolha da técnica cirúrgica.

Acúmulos grosseiros de cálculos deverão ser removidos, a fim de se promover melhor adaptação do fórceps e evitar contaminação do alvéolo após a extração.

AVALIAÇÃO RADIOGRÁFICA DOS DENTES A SEREM SUBMETIDOS À EXODONTIA

Para o planejamento cirúrgico, é essencial que sejam obtidas radiografias apropriadas do dente a ser extraído. Em geral, a radiografia periapical fornece informações detalhadas de dentes, raízes e estrutura óssea adjacente. É necessária adequada interpretação radiográfica para que o cirurgião evite complicações operatórias ou lesões às estruturas vizinhas. No exame radiográfico é importante avaliar a morfologia radicular e sua relação com as estruturas anatômicas vizinhas, além do aspecto ósseo local.

A configuração das raízes pode contribuir como fator dificultante do ato cirúrgico. Devem ser analisados tamanho, forma, número, divergência, dilacerações ou curvaturas das raízes a serem extraídas. Raízes curtas e cônicas são mais facilmente removidas que raízes longas, curvas ou dilaceradas. Cáries extensas que envolvam a área radicular e áreas de reabsorção radicular podem ocasionar enfraquecimento, predispondo a fraturas durante a extração. Na presença de hipercementose, que se caracteriza pelo aumento do diâmetro da raiz nos terços médio e/ou apical, podem-se propiciar fraturas radiculares, e, nesses casos, aconselha-se a técnica cirúrgica aberta (Figura 7.8).

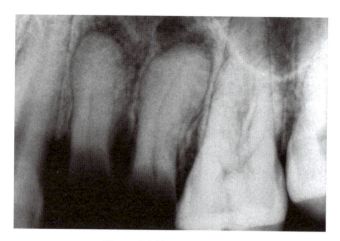

Figura 7.8 Hipercementose.

Ao realizar extrações de molares superiores, é importante analisar a proximidade de suas raízes com o soalho do seio maxilar. Raízes intimamente relacionadas ao seio maxilar podem apresentar perfuração acidental e trazer complicações bucossinusais ao paciente. Nesses casos, deve-se optar pela técnica cirúrgica aberta, com divisão das raízes e extração individualizada de cada uma delas. Também deve ser avaliada a relação das raízes com o canal e o nervo alveolar inferior (extração de molares inferiores), o forame mentoniano (extração de pré-molares inferiores) e a cavidade nasal (extração de incisivos superiores).

O osso circunvizinho deverá ser avaliado quanto a patologias periapicais, como cistos e granulomas. É importante estar atento a essas lesões, pois elas deverão ser removidas durante a cirurgia.

Em casos de extrações múltiplas, pode-se optar por radiografia panorâmica dos maxilares para avaliação de uma área maior, mais abrangente, porém menos detalhada.

As tomografias computadorizadas devem ser solicitadas nos casos que são necessários mais detalhes por imagem não obtidos pelas radiografias de rotina. A tomografia de feixe cônico mostra-se eficaz para detalhamentos de imagem (ver Capítulo 3, *Diagnóstico por Imagem*).

PREPARO DO PACIENTE E DO CIRURGIÃO

Nas exodontias, como nos demais procedimentos cirúrgicos, devem ser observadas a adequada posição do paciente e do cirurgião, a iluminação do campo cirúrgico, assim como a seleção e a disposição correta do instrumental a ser utilizado durante a cirurgia. A melhor posição é aquela que esteja confortável, tanto para o cirurgião quanto para o paciente. O cirurgião poderá se posicionar sentado ou em pé durante a realização das exodontias.

Para a exodontia dos dentes mandibulares, o paciente deve ser posicionado de forma que, com a boca aberta, o plano oclusal dos dentes inferiores permaneça em paralelismo com o solo. Desse modo, o paciente ficará posicionado mais verticalmente e a altura da cadeira estará correspondente àquela do cotovelo do cirurgião (Figura 7.9).

Para as exodontias maxilares, o encosto da cadeira do paciente deve ser posicionado de modo que o plano oclusal dos dentes forme ângulo de 60° em relação ao solo, com a altura da cadeira um pouco abaixo do cotovelo do cirurgião (Figura 7.10).

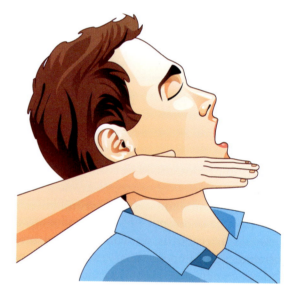

Figura 7.9 Durante exodontias mandibulares, o plano oclusal deverá estar paralelo ao solo.

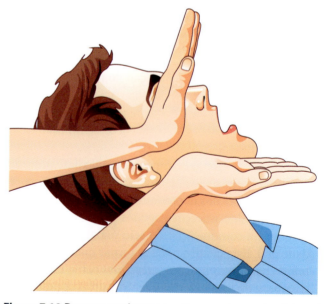

Figura 7.10 Durante exodontias maxilares, o plano oclusal deverá formar um ângulo de 60° com o solo.

O cirurgião deve trabalhar do lado direito, à frente ou atrás do paciente, porém alguns preferem a posição posterior, pois possibilita o apoio da mandíbula pela mão esquerda durante a movimentação com o fórceps. Nessa posição, o fórceps é apreendido de forma oposta ao método usual e faz com que o cirurgião tenha uma visão do campo em uma perspectiva invertida (Figura 7.11).

INSTRUMENTAIS PARA EXODONTIAS

Os instrumentais devem estar dispostos na bandeja cirúrgica, posicionados da esquerda para a direita, seguindo a ordem que acompanha sua sequência de uso (Figura 7.12). Vários instrumentos foram descritos no capítulo de técnica cirúrgica e são de uso comum para os procedimentos em cirurgia oral (ver Capítulo 6, *Técnica Cirúrgica e Instrumentais em Cirurgia Oral*).

As exodontias utilizam princípios mecânicos efetuados por instrumentos que apresentam como finalidade a potencialização da força aplicada manualmente com intuito de vencer a resistência à remoção dentária.

Os instrumentais específicos utilizados para a realização de exodontias são o fórceps e as alavancas.

O fórceps dentário é constituído estruturalmente de dois cabos articulados entre si, que apresentam, em uma de suas extremidades, a haste para empunhadura e, na outra, a sua parte ativa, denominada mordente. Os mordentes apresentam formatos e tamanhos variados, de acordo com o dente ou o grupo de dentes a que se destinam. Os fórceps são classificados por meio de numeração predeterminada para o dente ou grupo de dentes a que se destina, sendo uma numeração padrão, independentemente da marca comercial (Figuras 7.13 e 7.14).

As alavancas são instrumentos bem antigos e de uso frequente, denominados também como elevadores. As alavancas compõem-se de parte ativa ou lâmina, porção intermediária ou haste, e cabo (Figuras 7.15 a 7.17).

Estes instrumentos podem ser utilizados realizando os princípios mecânicos de alavanca, cunha ou roda e eixo.

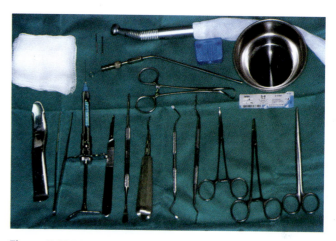

Figura 7.12 Mesa cirúrgica. Os instrumentais devem estar montados da esquerda para a direita, em sua ordem de utilização na cirurgia.

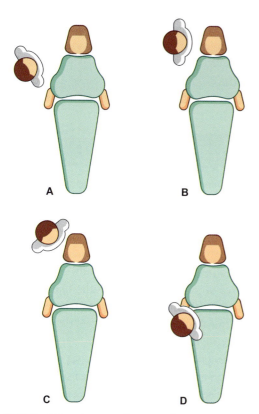

Figura 7.11 Posições do operador em relação ao paciente. **A.** À direita e ligeiramente à frente do paciente. **B.** Ao lado do paciente. **C.** Atrás do paciente. **D.** À direita e à frente do paciente.

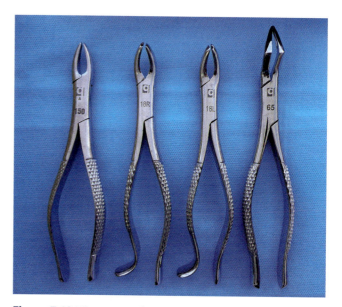

Figura 7.13 Fórceps maxilares: nº 150 (incisivos, caninos e pré-molares), nº 18R (molares lado direito), nº 18L (molares lado esquerdo) e nº 65 (restos radiculares).

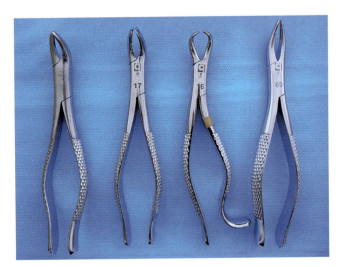

Figura 7.14 Fórceps mandibulares: fórceps nº 151 (incisivos, caninos e pré-molares), nº 17 (molares inferiores), nº 16 (molares inferiores com furca exposta) e nº 69 (restos radiculares).

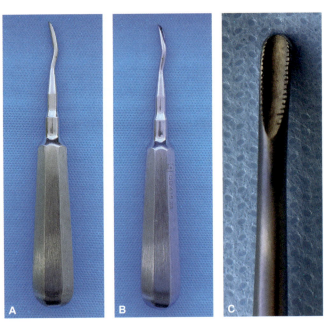

Figura 7.16 A. Alavanca apexo. **A.** Vista frontal. **B.** Vista de perfil – apresenta angulação entre a parte ativa e a haste, o que facilita o acesso à região posterior em relação à comissura bucal. **C.** Ranhuras em sua parte ativa serrilhada produzem maior atrito com o dente.

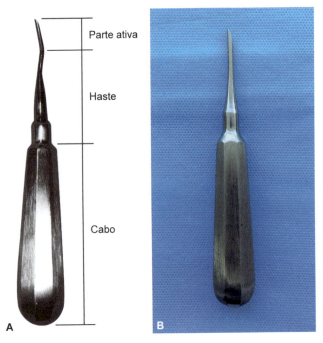

Figura 7.15 Alavanca reta. **A.** Vista frontal. **B.** Vista lateral.

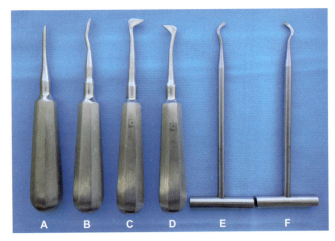

Figura 7.17 Diferentes modelos de alavancas. **A.** Alavanca reta. **B.** Alavanca apexo. **C.** Alavanca Seldin direita. **D.** Alavanca Seldin esquerda. **E.** Alavanca de Potts direita. **F.** Alavanca de Potts esquerda.

O princípio do movimento de alavanca é a transmissão de uma pequena força – com a realização de um braço longo de potência e um braço curto de resistência – em um ponto denominado fulcro, situado entre a potência e a resistência (Figura 7.18).

O segundo mecanismo usado é o de cunha. Algumas alavancas são projetadas primeiramente para serem usadas como cunha, como é o caso das alavancas retas apicais. Essa técnica baseia-se na colocação da parte ativa ou lâmina da alavanca entre a raiz do dente e o osso. A lâmina deverá estar paralela ao longo eixo da raiz e exercer uma força de cunha no sentido apical (Figura 7.19).

O terceiro mecanismo usado é o princípio de roda e eixo, mais intimamente identificado com as alavancas triangulares ou em forma de flâmula. O cabo da alavanca serve como eixo e sua ponta triangular atua como uma roda que engata e eleva a raiz do dente para fora do alvéolo (ver Figura 7.62C).

Extrações podem ser realizadas com ou sem a confecção de retalho mucoperiosteal. Técnica sem a utilização de retalho pode ser denominada de técnica fechada, ou também chamada técnica a fórceps; a técnica que envolve a realização de retalho cirúrgico é denominada técnica cirúrgica aberta ou a retalho.

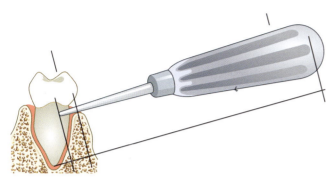

Figura 7.18 Princípio do movimento de alavanca.

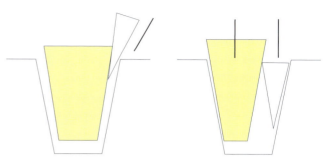

Figura 7.19 Princípio do movimento em cunha.

Nas exodontias realizadas sem retalho, o dente é extraído no seu longo eixo com o uso de fórceps ou alavancas. Na técnica cirúrgica utilizando retalhos, após a incisão o retalho mucoperiosteal é descolado, expondo parte do osso alveolar a fim de promover melhor visibilidade e acesso ao dente a ser extraído. Nesta etapa pode ser necessária a remoção de osso alveolar que recobre a crista alveolar (osteotomia) e/ou a separação das raízes a fim de diminuir a resistência e extração dentária (odontossecção).

TÉCNICA DE EXODONTIA A FÓRCEPS

A técnica fechada ou a fórceps é a mais frequentemente utilizada e oferece condições para quase todos os tipos de exodontia. Embora muitos autores preconizem sempre a utilização prévia da alavanca nos procedimentos de exodontia, é o fórceps que exerce a maior parte da força.

Existem cinco etapas gerais para os procedimentos de exodontia a fórceps que serão descritas a seguir.

Sindesmotomia (descolamento do tecido gengival ao redor do dente)

Essa etapa visa à desinserção dos tecidos moles ao redor do dente, facilitando a aplicação do fórceps em uma posição mais apical e evitando possíveis dilacerações do tecido gengival. Utilizamos para isso o descolador periósteo do tipo Molt, que apresenta extremidade côncava e cortante e se adapta perfeitamente à região anatômica do colo dental. Nessa etapa é necessário que o cirurgião posicione a lâmina do instrumento em paralelo ao dente, inserindo-a dentro do sulco gengival e exerça leve pressão no sentido apical.

Nesse momento ocorrerão o rompimento das fibras do tecido gengival e ligeiro sangramento clínico pelo sulco gengival (Figura 7.20).

Luxação do dente com alavanca

Alguns autores preconizam essa etapa antes da aplicação do fórceps, visando a expansão, dilatação do alvéolo e rompimento do ligamento periodontal. Após o afastamento da papila interdental, a alavanca reta é inserida perpendicularmente no espaço interdental, entre o osso alveolar e o dente. A luxação de dentes com alavanca reta deve ser feita com cautela, pois a força excessiva poderá danificar os dentes vizinhos. Esta etapa não é imprescindível para a realização da luxação dental, uma vez que o fórceps pode realizar essa função (Figuras 7.21 e 7.22).

O fórceps deverá ser escolhido de acordo com o dente a ser extraído e posicionado de maneira correta (Figura 7.23). O mordente do fórceps deve ser posicionado primeiro pela região lingual ou palatina e,

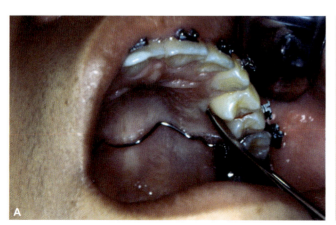
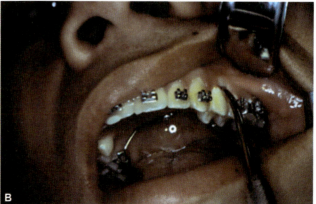

Figura 7.20 A. Sindesmotomia realizada pelo lado palatino. **B.** Sindesmotomia realizada pelo lado vestibular.

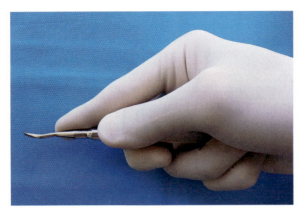

Figura 7.21 Empunhadura correta da alavanca. Observar posicionamento do dedo indicador do operador sobre a haste.

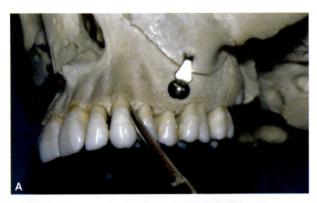

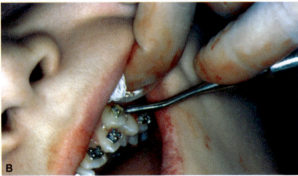

Figura 7.22 A. Posição da alavanca entre o dente e o osso. **B.** Luxação inicial do dente com alavanca.

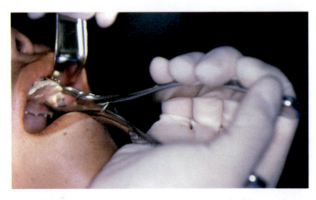

Figura 7.23 Empunhadura e posicionamento do fórceps durante exodontia.

depois, pela vestibular, tomando-se o cuidado para não aprisionar os tecidos moles vizinhos. O longo eixo do mordente do fórceps deve estar em paralelismo com o longo eixo do dente. O mordente do fórceps deve ser posicionado envolvendo a coroa dentária, permitindo a apreensão o mais apicalmente possível na raiz, no colo anatômico do dente. A força exercida no sentido apical aumenta a adaptação do mordente do fórceps e desloca o fulcro da força em direção ao ápice do dente, resultando em maior eficácia na dilatação das paredes do alvéolo e menor probabilidade de fratura radicular (Figura 7.24).

Luxação do dente com fórceps

A expansão do osso alveolar é realizada pela ponta ativa do fórceps (mordente), que funciona aplicando forças de rotação e movimentos de lateralidade.

São realizados movimentos de lateralidade em direção vestibular e palatina/lingual de forma a proporcionar a expansão óssea alveolar. O movimento é pausado, mas progressivo, aumentando a força, lenta e gradualmente, e exercendo maior intensidade para o lado em que a tábua óssea alveolar apresenta menor espessura (Figura 7.25).

Quando o osso alveolar começa a se expandir, o fórceps é recolocado apicalmente com um movimento forte e pausado, que causa uma expansão adicional do osso alveolar e um novo deslocamento do centro de rotação apicalmente. Em dentes com raízes cônicas e retas, os movimentos de lateralidade podem ser associados a movimentos de rotação. Deve-se lembrar que os dentes não devem ser puxados do alvéolo, mas sim cuidadosamente luxados do alvéolo depois que o processo alveolar tenha sido expandido o suficiente.

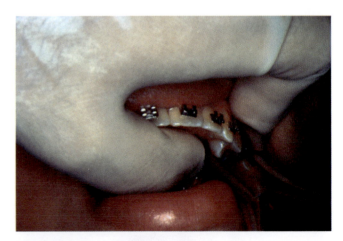

Figura 7.24 Nas exodontias maxilares deve-se realizar proteção manual das tábuas ósseas. O primeiro movimento a ser realizado após a adaptação do fórceps é no sentido apical, deslocando o fulcro da força em direção ao ápice do dente.

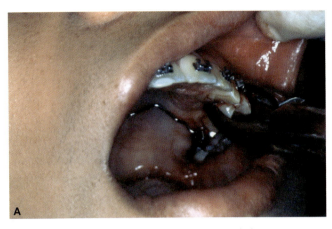
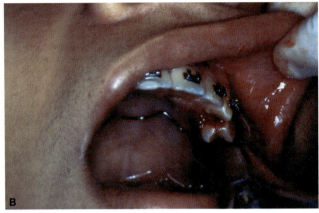

Figura 7.25 A. Movimento de luxação para vestibular. **B.** Movimento de luxação para palatino.

Remoção do dente do alvéolo

Após o osso alveolar ter sido suficientemente expandido e o dente luxado, realiza-se movimento de tração, removendo-o pela direção da tábua óssea mais fina. A força de tração deve ser mínima, devendo ser realizada somente após luxação suficiente do dente (Figura 7.26).

Procedimentos no alvéolo dental

Após a remoção do elemento dental, realiza-se irrigação com soro fisiológico ou água destilada estéril e faz-se a curetagem do alvéolo nos casos em que houver lesões periapicais e/ou periodontais (Figura 7.27). Realiza-se a regularização óssea com lima para osso e/ou pinça goiva, caso necessário. Antes da sutura, realiza-se leve compressão das paredes do alvéolo para reduzir a expansão óssea ocorrida durante a exodontia (manobra de Chompret, Figura 7.28). São realizadas hemostasia local e sutura (Figuras 7.29 e 7.30).

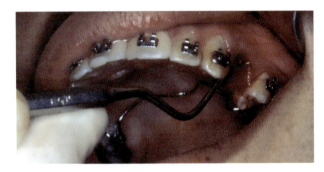

Figura 7.27 Curetagem do alvéolo.

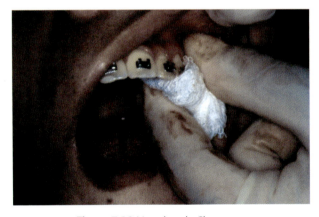

Figura 7.28 Manobra de Chompret.

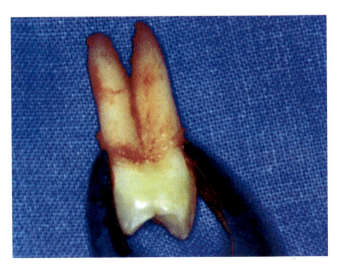

Figura 7.26 A remoção do dente do alvéolo é feita por meio da progressão dos movimentos de luxação. Observar que o mordente do fórceps deverá alcançar a totalidade da coroa dental.

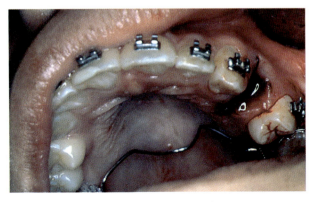

Figura 7.29 Sutura local.

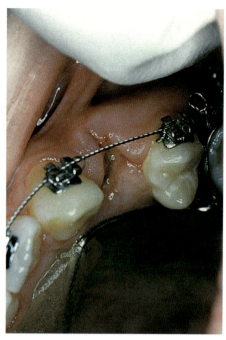

Figura 7.30 Cicatrização do alvéolo após 1 semana de pós-operatório.

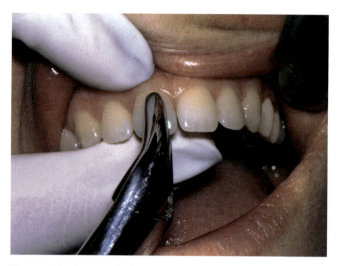

Figura 7.31 Posição do fórceps para exodontia dos incisivos superiores.

TÉCNICAS PARA EXODONTIA A FÓRCEPS PARA CADA ELEMENTO DENTAL

Iremos descrever a técnica específica para a extração de cada elemento dental ou para grupos de dentes em que a técnica seja essencialmente a mesma.

Dentes maxilares

Incisivos

Os incisivos maxilares são extraídos com o fórceps nº 150, embora existam outros fórceps que possam ser utilizados. Os incisivos maxilares apresentam raízes cônicas, o que facilita a sua extração. Lembramos que os incisivos laterais superiores possuem raízes mais finas, delgadas e longas e geralmente têm uma curvatura apical para distal, devendo ser sempre observados previamente no exame radiográfico. O osso alveolar é mais fino pelo lado vestibular e mais espesso por palatino, devendo-se realizar maior expansão do processo alveolar pelo lado vestibular. Os movimentos a serem realizados são a luxação vestibular e a palatina, sendo o seu movimento progressivo e lento, com maior projeção para o lado vestibular. Pode-se usar força de rotação para esses dentes, por apresentarem raízes cônicas, devendo ser evitada para o incisivo lateral, principalmente se existir curvatura no terço apical. O dente é, então, extraído no sentido incisal e vestibular, mas nunca sendo puxado o dente do alvéolo (Figuras 7.31 e 7.32).

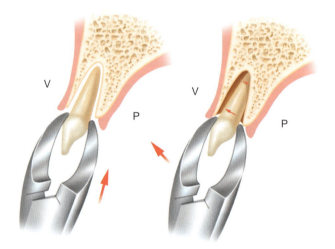

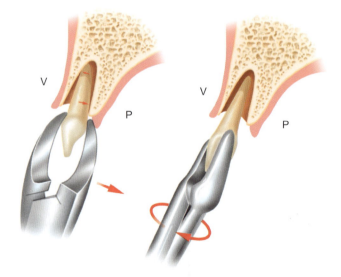

Figura 7.32 O fórceps deverá estar posicionado paralelamente ao longo eixo do dente. Os movimentos de luxação são realizados nos sentidos apical vestibular (V), palatino (P), rotação. A extração é realizada no sentido inciso-vestibular.

Canino

O canino maxilar é extraído com o fórceps nº 150. Este dente possui uma raiz muito longa, tornando-se muitas vezes de difícil extração. A tábua óssea vestibular é bem fina, observando-se geralmente uma saliência na região vestibular, correspondente à raiz do canino, denominada bossa canina, o que pode causar fraturas desta tábua óssea durante a exodontia. Os movimentos a serem realizados são luxação progressiva e lenta para vestibular e palatino, sendo o movimento com maior projeção para o lado vestibular, podendo-se associar também movimentos de rotação. O canino deve ser removido nos sentidos incisal e vestibular (Figuras 7.33 e 7.34).

Primeiro pré-molar

O primeiro pré-molar maxilar é extraído com o fórceps nº 150. Este dente geralmente tem bifurcação da raiz entre o terço médio e apical, o que torna suas raízes extremamente finas e suscetíveis a fraturas, principalmente em presença de osso denso e pouco elástico, como nos pacientes de maior idade. Devido à bifurcação radicular e de raízes finas, devem-se realizar movimentos cuidadosamente controlados durante a exodontia. Os movimentos iniciais devem ser para vestibular e os movimentos para palatino deverão ser de pequena magnitude para prevenir possíveis fraturas da raiz palatina. A força realizada pelo lado vestibular deverá ser maior do que a do lado palatino. Não devem ser realizados movimentos de torção. A liberação final do dente do alvéolo deverá ser no sentido oclusal e ligeiramente vestibular (Figura 7.35).

Segundo pré-molar

O segundo pré-molar maxilar é extraído com o fórceps nº 150. Este dente possui geralmente uma raiz longa e romba, sendo menos suscetível a fraturas durante sua exodontia. A tábua óssea vestibular é mais fina do que a palatina, devendo-se realizar maior movimento de luxação em direção vestibular. Realizam-se movimentos para vestibular, palatino e rotação. A liberação final do dente do alvéolo deverá ser em sentido oclusal e ou vestibular (Figuras 7.36 e 7.37).

Molares

O primeiro molar maxilar tem três raízes, sendo duas vestibulares geralmente mais finas e uma palatina geralmente maior e mais robusta, divergindo amplamente em direção ao palato. O fórceps recomendado é o nº 18R (lado direito) e nº 18L (lado esquerdo); eles apresentam extremidades projetadas que se encaixam na bifurcação vestibular.

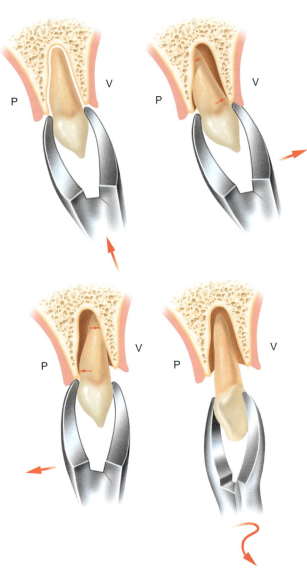

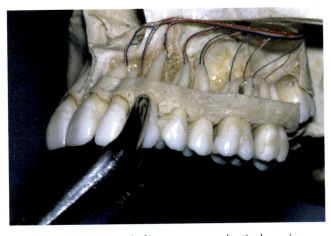

Figura 7.33 Posição do fórceps para exodontia do canino.

Figura 7.34 Exodontia do canino superior. Realiza-se movimento de intrusão para melhor adaptação do fórceps. A luxação ocorre nos sentidos vestibular (V) e palatino (P); a última é de menor intensidade e rotação. A extração é no sentido inciso-vestibular.

A cortical vestibular é fina e a palatina, espessa e forte, sendo que também são realizados movimentos de extração mais amplos para o lado vestibular. Forças rotacionais não são utilizadas nesses dentes em virtude de possuírem três raízes. Os movimentos a serem realizados são para vestibular e palatino, sendo o sentido da remoção do dente para oclusal e vestibular (Figuras 7.38 e 7.39).

A anatomia do segundo molar maxilar é similar à do primeiro molar, exceto que suas raízes tendem a ser mais curtas e com menor divergência e, algumas vezes, com raízes vestibulares fusionadas. A anatomia do terceiro molar é bem variável, podendo apresentar-se com raízes divergentes ou, mais costumeiramente, com raízes cônicas e fusionadas. Os terceiros molares são frequentemente extraídos com o uso de alavancas.

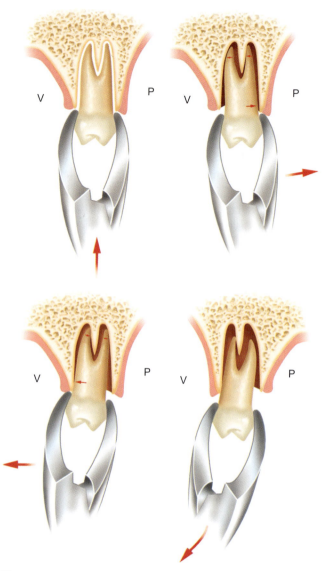

Figura 7.35 Exodontia do primeiro pré-molar superior. Cuidadosa remoção devido à presença de raízes finas. P: palatino; V: vestibular.

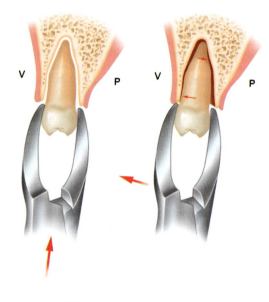

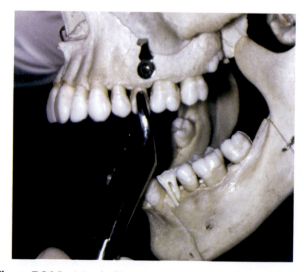

Figura 7.36 Posição do fórceps para exodontia do segundo pré-molar superior.

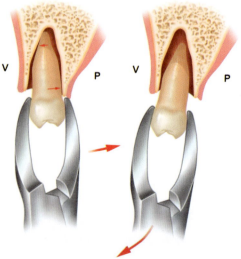

Figura 7.37 Exodontia do segundo pré-molar superior. Movimentos de intrusão, luxação vestibular palatina e extração com movimento vestibular e oclusal. P: palatino; V: vestibular.

Capítulo 7 • Extração de Dentes Irrompidos 157

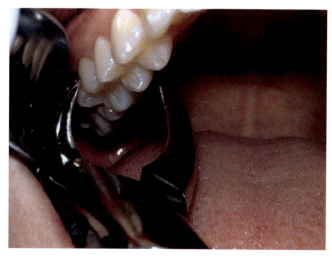

Figura 7.38 Posição do fórceps para exodontia de molares superiores.

Na presença de restos radiculares de dentes maxilares, pode-se utilizar o fórceps nº 65, desde que possa ser encaixado na porção cervical radicular; caso contrário, utilizam-se as alavancas.

Dentes mandibulares
Incisivos e caninos

As raízes dos incisivos são finas e delgadas, e as raízes do canino são mais compridas e um pouco mais espessas. O fórceps a ser utilizado é o nº 151. Os movimentos de extração são na direção vestibular e lingual, com pressões equivalentes nas duas direções. Quando o dente está luxado e móvel, podem ser utilizados movimentos de rotação para expandir o osso alveolar e, então, o dente é removido nos sentidos incisal e vestibular (Figura 7.40).

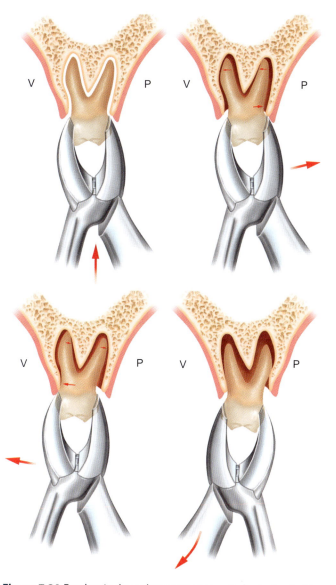

Figura 7.39 Exodontia de molares superiores. O dente é extraído no sentido ocluso-vestibular. P: palatino; V: vestibular.

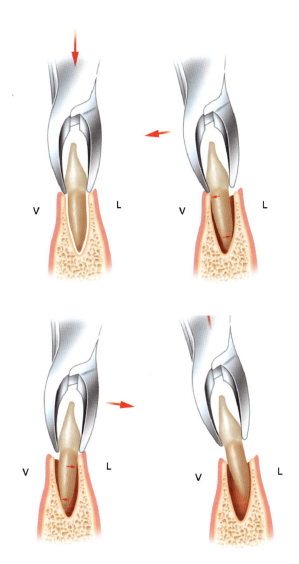

Figura 7.40 Para a exodontia dos incisivos e dos caninos inferiores utiliza-se o fórceps nº 151. Realizam-se intrusões, movimentos de luxação vestibular e lingual e remove-se o dente no sentido inciso-vestibular. L: lingual; V: vestibular.

Pré-molares

Os pré-molares inferiores geralmente são de fácil extração, pois suas raízes tendem a ser retas e cônicas, ainda que algumas vezes delgadas. O osso alveolar do lado vestibular é um pouco mais espesso que o do lado lingual. O fórceps a ser utilizado para os pré-molares é o nº 151. Os movimentos de extração vão na direção vestibular e lingual, podendo ser associados a movimentos rotacionais caso não existam curvatura ou dilaceração radicular. O dente é extraído no sentido ocluso-vestibular (Figuras 7.41 e 7.42).

Molares

Os molares mandibulares são geralmente birradiculares, e as raízes do primeiro molar tendem a ser mais divergentes que as do segundo molar. As raízes são espessas e a exodontia torna-se mais complicada quando as raízes mesial e distal tendem a convergir no terço apical. A tábua óssea do lado lingual tende a ser mais fina que a vestibular, facilitando a remoção desses dentes no sentido lingual. O fórceps a ser utilizado é o nº 17 (Figuras 7.43 e 7.44).

Outro fórceps que pode ser utilizado é o nº 23 ou "chifre de vaca", que apresenta mordente com ponta ativa mais afilada, se encaixa na região da bifurcação das raízes, sendo utilizado principalmente em dentes com coroas destruídas em que o fórceps nº 17 não pode ser encaixado (Figuras 7.45 e 7.46).

Os terceiros molares têm anatomia variada, podendo apresentar-se com raízes cônicas e fusionadas ou múltiplas e dilaceradas, tornando-se necessários adequada avaliação radiográfica e planejamento cirúrgico pré-operatório.

Na presença de restos radiculares, pode-se utilizar o fórceps nº 69, desde que possa ser encaixado na porção cervical radicular; caso contrário, devem ser utilizadas as alavancas.

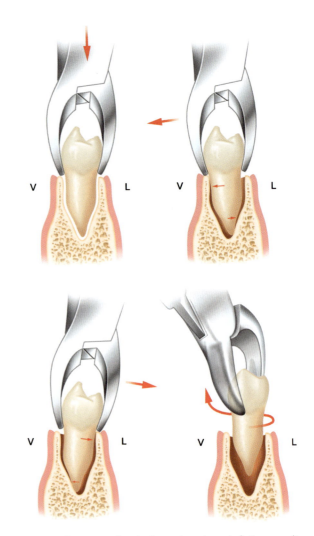

Figura 7.42 Para a exodontia dos pré-molares inferiores realizam-se movimentos de intrusão, luxação para vestibular, movimentos para lingual menos vigorosos, rotação e extração no sentido oclusal e vestibular. L: lingual; V: vestibular.

TÉCNICA DE EXODONTIA COM ALAVANCAS

Podem ser utilizadas apenas as alavancas para extrações dentárias ou de raízes. Geralmente este instrumento está indicado na remoção de restos radiculares, em que a aplicação do fórceps não é possível pela ausência de coroa clínica para adaptação do mordente. As alavancas são muito utilizadas para as exodontias de terceiros molares e dentes impactados, associadas à técnica cirúrgica a retalho.

A técnica com alavanca é iniciada do mesmo modo que a técnica a fórceps: com a desinserção dos tecidos moles ao redor do dente utilizando descolador de periósteo do tipo Molt. Nessa etapa é necessário que o cirurgião posicione a lâmina do instrumento em paralelo ao dente, que a insira dentro do sulco gengival e exerça leve pressão no sentido apical. Nesse momento ocorrerão o rompimento das fibras gengivais e ligeiro sangramento

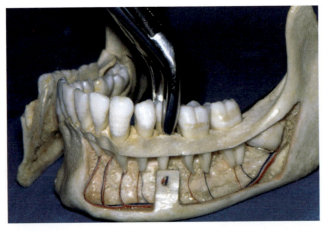

Figura 7.41 Posição do fórceps para exodontia de pré-molares inferiores.

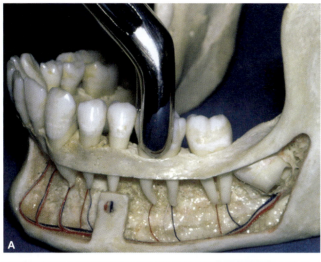
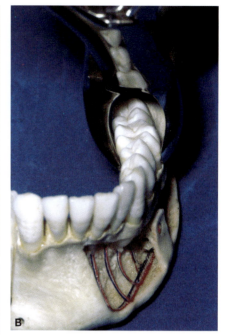
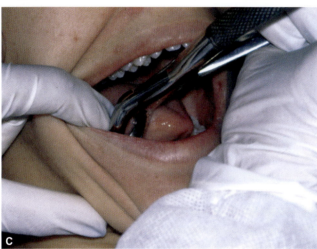

Figura 7.43 Posição do fórceps para exodontia de molares inferiores. **A.** Vista lateral. **B.** Vista anterior. **C.** Aspecto clínico do posicionamento do fórceps.

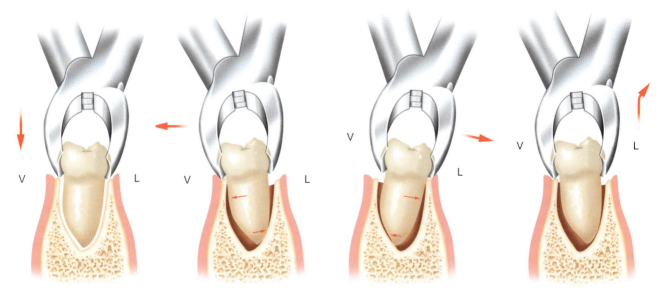

Figura 7.44 Exodontia de molares inferiores. Realizam-se movimentos de intrusão, luxação vestibular e lingual, sendo o dente extraído no sentido ocluso-lingual. L: lingual; V: vestibular.

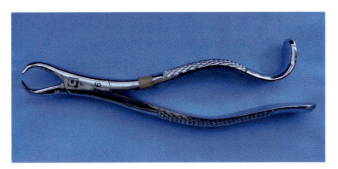

Figura 7.45 Fórceps nº 23 ou "chifre de vaca".

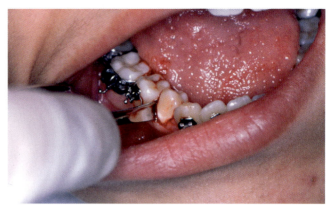

Figura 7.47 Exodontia com alavanca. Aplicar a alavanca na crista óssea do espaço interdental.

- Não utilizar o dente vizinho como fulcro da alavanca (a menos que tenha de ser também extraído)
- Aplicar força bem selecionada na região mesial ou distal da raiz a ser extraída de forma progressiva e controlada
- Não utilizar corticais palatinas ou linguais como ponto de apoio.

TÉCNICA CIRÚRGICA A RETALHO

A extração de dentes erupcionados pode ser, na maioria das vezes, executada pela técnica fechada (técnica a fórceps ou alavancas sem retalhos cirúrgicos), porém em algumas circunstâncias pode ser necessária a realização de retalhos cirúrgicos.

A técnica cirúrgica a retalho é também denominada de método aberto ou técnica terceira. Neste capítulo serão abordados os métodos para a realização da técnica cirúrgica a retalho, descrevendo os princípios para realização dos retalhos cirúrgicos intrabucais.

São muitas as indicações para a realização da técnica cirúrgica a retalho, e dentre elas estão as seguintes:

- Expor raízes que foram fraturadas durante a realização de exodontias pelo método fechado
- Durante a realização de extrações seriadas
- Dentes multirradiculares com coroas destruídas
- Dentes multirradiculares com raízes convergentes e septo ósseo inter-radicular volumoso
- Dentes anquilosados
- Restos radiculares de pré-molares ou molares superiores muito próximos ao seio maxilar
- Molares com raízes finas, longas e/ou divergentes
- Dentes com hipercementose (ver Figura 7.8)
- Dentes portadores de lesões periapicais que necessitem de curetagem ou enucleação da lesão
- Restos radiculares sepultados sob próteses dentárias
- Quando empregada força excessiva sem êxito durante exodontias pela técnica fechada

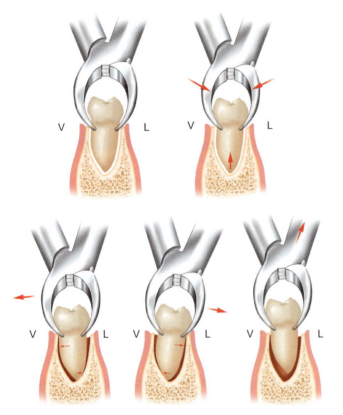

Figura 7.46 Exodontia de molares inferiores utilizando o fórceps nº 23. L: lingual; V: vestibular.

clínico pelo sulco gengival. Após essa etapa, a alavanca poderá ser aplicada utilizando os movimentos mecânicos de alavanca, cunha ou rotação em eixo. Alguns princípios devem ser seguidos para a utilização das alavancas:

- As alavancas devem ser empunhadas no sentido digitopalmar e, para evitar seu deslizamento, o dedo indicador do cirurgião deverá repousar sobre a haste (ver Figura 7.21)
- A lâmina da parte ativa da alavanca deve ser aplicada entre o tecido ósseo do alvéolo e o dente a ser extraído (ver Figura 7.22)
- Aplicar a alavanca na crista óssea do espaço interdental ou no espaço inter-radicular (Figura 7.47)

Retalhos cirúrgicos

É considerado um retalho cirúrgico uma porção de tecido delimitado por incisões cirúrgicas. Os retalhos cirúrgicos intrabucais são realizados para obter-se acesso cirúrgico à área a ser operada ou para mover tecidos moles de um local a outro. Para o sucesso dos retalhos cirúrgicos, devem ser observados alguns critérios que evitem situações indesejáveis, como dilaceração, necroses teciduais, deiscência de suturas, e para que também ocorra adequada cicatrização pós-operatória.

Por esses motivos, alguns princípios deverão ser sempre seguidos visando ao sucesso da técnica cirúrgica:

- O retalho deve ser planejado de forma a evitar lesões às estruturas vitais localizadas na área da cirurgia. Deve-se sempre ter cuidado ao proceder-se às incisões relaxantes durante a realização de retalhos cirúrgicos. Ao planejar as incisões, deve-se ter em mente a localização das estruturas anatômicas presentes no local. Na mandíbula as estruturas mais importantes que correm o risco de serem lesadas são o nervo lingual e o nervo mentoniano. Ao realizarmos incisões relaxantes da região posterior da mandíbula, especialmente na região de terceiros molares, estas devem ser afastadas do lado lingual para evitar possíveis lesões ao nervo. Deve-se ter cuidado ao realizar incisões na região vestibular próxima aos pré-molares pela proximidade do nervo mentoniano. Não se realizam incisões relaxantes nas regiões lingual e palatina para que não ocorram, respectivamente, lesões do nervo lingual e artéria palatina
- Base do retalho maior que a margem livre. A nutrição do retalho deve ser mantida mediante a conservação da microcirculação regional. Na elaboração e execução do retalho, devem ser planejados retalhos demarcados de forma que sua base seja mais ampla que a margem livre, mantendo adequado suprimento sanguíneo e diminuindo a possibilidade de necrose isquêmica
- A base do retalho deverá ser sempre mais ampla que seu ápice, a menos que uma artéria calibrosa esteja presente nutrindo este tecido. Os retalhos devem possuir margens que estejam preferencialmente convergentes da base para o ápice do retalho ou, no máximo, paralelas entre si. O comprimento do retalho não deve ser maior do que duas vezes a largura de sua base. Sempre que possível, um suprimento sanguíneo axial deverá ser incluído na base do retalho – por exemplo, retalhos palatinos que envolvam a artéria palatina maior (Figura 7.48)
- Tamanho adequado para favorecer a visualização de toda a área a ser manipulada. Muitas vezes o cirurgião tem a tendência de realizar retalhos pequenos e muito conservadores onde existe a real necessidade de uma área cirúrgica maior. Isto acaba ocasionando estiramento excessivo durante o afastamento do retalho e, como consequência, sua laceração
- As margens do retalho devem estar apoiadas sobre osso sadio
- A amplitude do retalho deve ser suficiente para que, ao término da cirurgia, o retalho seja reposicionado adequadamente e esteja sobre tecido ósseo sadio
- Se houver condições patológicas destruindo a cortical óssea vestibular, deve-se realizar a incisão distando 6 a 8 mm da região da perda óssea; caso contrário, poderão ocorrer deiscência de tecido e retardo na cicatrização
- Os retalhos devem ser manipulados cuidadosa e delicadamente, evitando-se torções, compressões e distensões excessivas. Os tecidos devem ser protegidos do calor ou trauma mecânico, como, por exemplo, o causado por

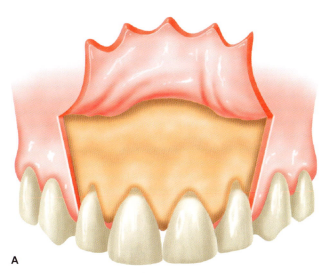
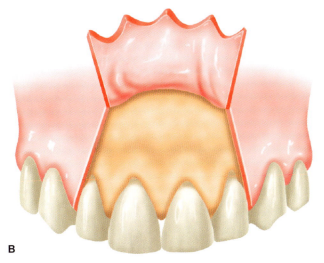

Figura 7.48 Para confecção de um retalho cirúrgico, sua base deve ser maior do que a margem livre. **A.** Confecção correta. **B.** Confecção incorreta.

brocas cirúrgicas, e devem ser constantemente umedecidos. A qualidade da manipulação dos tecidos proporciona redução do trauma cirúrgico e, consequentemente, a intensidade da resposta inflamatória, proporcionando feridas que cicatrizam sem complicações
- Os retalhos devem ser afastados sem tensão
- O retalho deve ser mucoperiosteal, de espessura total, isto é, incluir mucosa, submucosa e periósteo.

É importante a realização de retalho de espessura total, pois o periósteo é o principal responsável pela cicatrização óssea, e sua reposição no local original acelera o processo de cicatrização

- A incisão vertical de alívio ou relaxante deverá ser realizada de forma oblíqua, para permitir que a base do retalho seja mais ampla que a margem gengival livre (Figura 7.49)
- A incisão relaxante deve ser ao lado da papila ou parapapilar, preservando-se aderida a papila gengival. Incisões realizadas diretamente sobre a vestibular do dente apresentam forte tensão e dificuldades para cicatrização. As incisões não devem localizar-se no centro da papila gengival, pois poderão lesá-la, possibilitando a formação de problemas periodontais localizados (Figura 7.50).

Tipos de retalhos mucoperiosteais

Retalho em envelope

É o tipo de retalho mais comum e consiste em um descolamento de papilas. Esse tipo de retalho pode ser utilizado em todas as regiões da cavidade bucal, tanto nas regiões vestibulares quanto nos descolamentos linguais e palatinos.

Essa incisão é feita no sulco gengival até a crista óssea, e, através do periósteo, rebate-se apicalmente um retalho mucoperiosteal de espessura total (Figura 7.51).

Se o paciente é edêntulo, essa incisão é feita ao longo da crista do rebordo.

Para que o retalho em envelope tenha um tamanho adequado, seu comprimento em direção anteroposterior deve, no mínimo, incluir dois dentes anteriores até um dente posterior à área da cirurgia (Figura 7.52).

Retalho em L, três ângulos ou triangular

Esse retalho consiste em uma incisão em envelope associado a uma incisão vertical relaxante (Figura 7.53).

Devem ser sempre observadas a direção e a posição da incisão relaxante.

Possui uma boa ampliação para distal e para fundo de vestíbulo, devendo abranger no mínimo um dente para anterior e um dente para posterior à área a ser operada (Figura 7.54).

Retalho quadrangular ou trapézio

Este retalho é resultante de uma incisão em envelope com duas incisões verticais relaxantes (Figura 7.55). Apresenta uma boa ampliação para fundo de vestíbulo, porém é restrito quando se trata de ampliação para

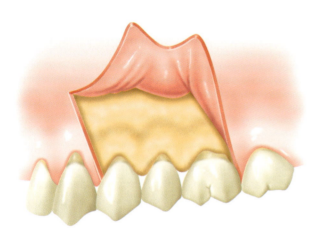

Figura 7.49 Incisão relaxante de forma oblíqua e para papilar em relação à papila interproximal.

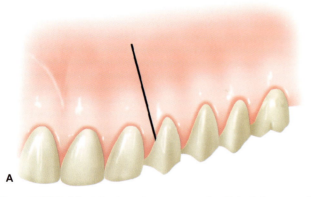
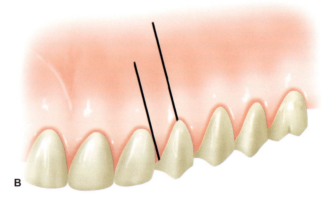

Figura 7.50 A. A incisão deverá ser para papilar. **B.** Incisões na região cervical ou no centro da papila acarretarão problemas periodontais localizados.

mesial e distal. Deve-se ter o cuidado de realizar as incisões relaxantes divergentes na direção da base do retalho, proporcionando, assim, adequado suprimento vascular.

Incisão semilunar

Este tipo de retalho visa ao acesso à região apical dos dentes. Essa incisão evita o trauma à papila e à margem gengival, porém oferece acesso limitado, pois com esse tipo de retalho a raiz do dente não fica totalmente visível. Está indicado nas cirurgias do periápice radicular (Figura 7.56).

Incisão em Y

É uma incisão preconizada para a região palatina, resultante de uma incisão linear no centro do palato duro, associada a duas verticais relaxantes menores e que não devem aproximar-se da região da artéria palatina (Figura 7.57).

Essa incisão é útil para a remoção de *torus* palatino. Pode ser realizada também formando um duplo Y, quando se deseja maior exposição da área palatina posterior.

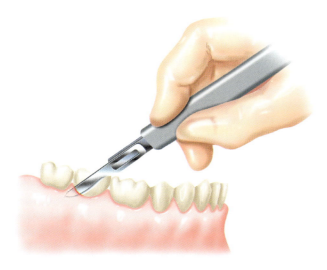

Figura 7.51 Incisão para confecção de retalho em envelope.

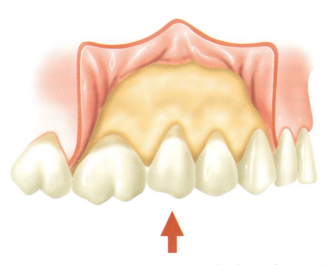

Figura 7.52 Retalho em envelope. Este retalho deve incluir no mínimo dois dentes para anterior e um para posterior à área a ser operada.

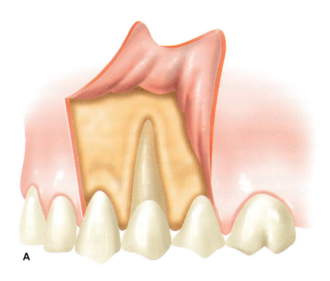

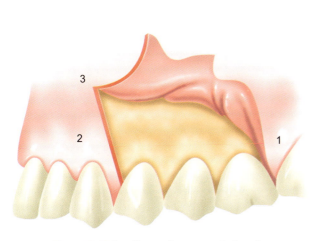

Figura 7.53 Retalho em L ou em três ângulos.

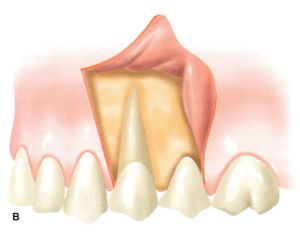

Figura 7.54 O retalho em L deve incluir no mínimo um dente para anterior e um dente para posterior da área a ser operada. **A.** Correto. **B.** Incorreto.

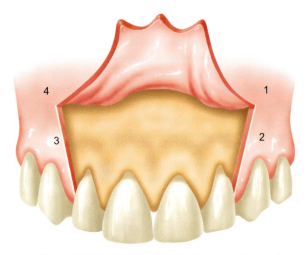

Figura 7.55 Retalho quadrangular ou trapézio.

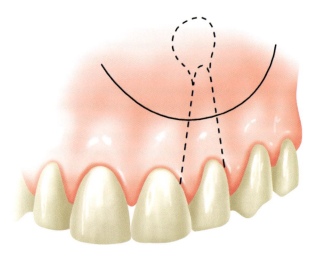

Figura 7.56 Incisão semilunar.

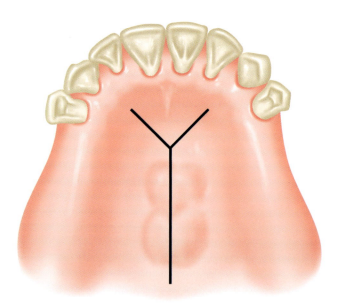

Figura 7.57 Incisão em Y.

Etapas da técnica cirúrgica a retalho

Para a realização de incisões bucais utiliza-se geralmente o cabo de bisturi nº 3 montado em lâmina nº 15. A empunhadura do cabo de bisturi deve ser na forma de caneta. A incisão é realizada introduzindo-se a face cortante da lâmina de bisturi dentro do sulco gengival, até ela entrar em contato com o osso, direcionando a incisão de posterior para anterior (ver Figura 7.51).

Para a realização da incisão relaxante é necessário um adequado afastamento dos tecidos para que seja feita uma incisão regular. O descolamento do retalho deve começar pela região de gengiva inserida. A extremidade do descolador de periósteo é inserida sob a incisão e girada lateralmente para afastar o tecido do osso subjacente, devendo ser realizado o descolamento em toda a extensão do retalho. Caso haja dificuldade de descolamento em algum ponto deve-se incisar novamente o local. Nos casos de retalhos triangulares ou quadrangulares, deve-se iniciar o descolamento na região parapapilar da incisão relaxante (Figura 7.58).

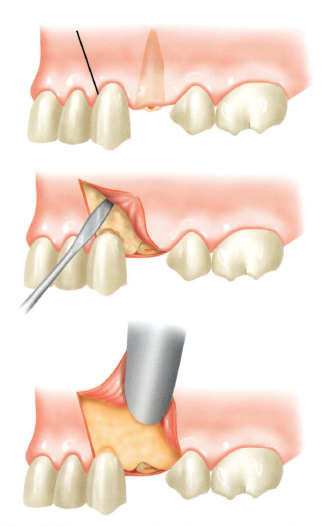

Figura 7.58 Técnica cirúrgica aberta. Confecção de um retalho em L e exposição do resto radicular.

Após o descolamento completo do retalho, utiliza-se um afastador para manter o retalho em posição adequada de reflexão. O afastador mais utilizado para realização de cirurgias intrabucais é o do tipo Minessota. O afastador deverá ser utilizado durante todo o procedimento cirúrgico, mantendo o retalho afastado e protegendo-o de traumatismos.

Descolado o retalho cirúrgico, pode-se tentar adaptar o fórceps ou a alavanca, caso o elemento dental a ser extraído não esteja abaixo do nível ósseo (Figura 7.59). Caso contrário, concluído o retalho cirúrgico, a resistência à extração dental pode ser reduzida pela realização de remoção óssea ao redor do dente (osteotomia) e/ou pela divisão e fragmentação do dente (odontossecção). Geralmente tais procedimentos são realizados de forma conjugada. Para a realização da osteotomia e da odontossecção são utilizados instrumentos cirúrgicos cortantes e rotatórios.

Osteotomia

Muitas vezes, para a realização de exodontia com o mínimo trauma, torna-se necessária a remoção de tecido ósseo alveolar em quantidade suficiente para criar uma abertura óssea adequada a fim de que o elemento dental seja removido. Na maioria das vezes a realização de retalho em envelope é o suficiente para a exposição adequada do campo cirúrgico; caso contrário, podem ser realizadas incisões relaxantes, transformando a incisão inicial em retalhos triangulares ou quadrangulares, seguindo a técnica descrita anteriormente.

A osteotomia deverá ser realizada sempre à custa da tábua óssea vestibular ou do septo inter-radicular, utilizando turbina de alta rotação e brocas cirúrgicas esféricas nº 6 ou 8 (Figura 7.60).

Durante a realização da osteotomia deve-se fechar a saída de água da turbina de alta rotação e irrigar abundantemente a broca com soro fisiológico ou água destilada estéril acondicionados em seringa descartável (Figura 7.61).

A osteotomia também poderá ser feita com instrumentos de baixa rotação, cinzéis cirúrgicos ou pinça goiva. Alguns autores contraindicam a realização de osteotomia utilizando alta rotação pelo risco de causar entrada e acúmulo de ar nos tecidos (enfisema). No entanto, a opinião dos autores deste livro com relação a esse fato é que se deve ter cuidado durante a utilização da turbina de alta rotação, evitando posicionar o jato de ar em direção aos planos de clivagem do retalho cirúrgico. Dessa forma, torna-se rara a ocorrência desse tipo de complicação.

Alguns profissionais ainda hoje relutam em optar pela técnica cirúrgica aberta, muitas vezes pelo receio de realizar retalho cirúrgico e procedimentos como osteotomia e odontossecção, e assim acabam realizando a exodontia com força extrema, causando fraturas ósseas e radiculares, tornando o procedimento extremamente traumático.

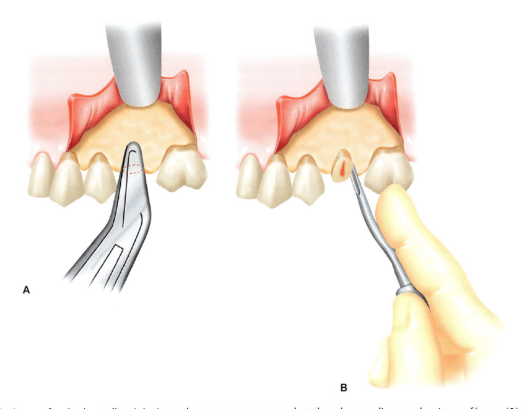

Figura 7.59 Após a confecção do retalho cirúrgico, se houver remanescente dental, pode-se realizar exodontia com fórceps (**A**) ou alavanca (**B**).

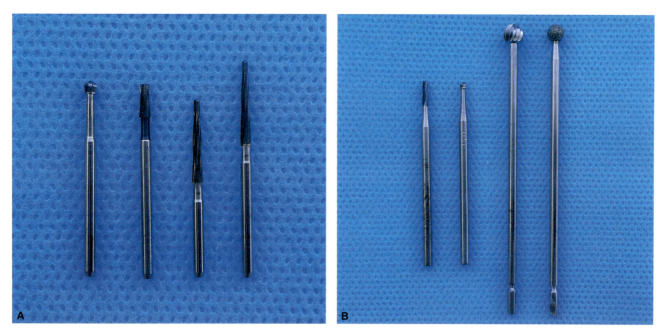

Figura 7.60 A. Brocas cirúrgicas para alta rotação – da esquerda para direita: esférica nº 6; nº 702; Zecrya curta e Zecrya longa. **B.** Brocas para uso em baixa rotação.

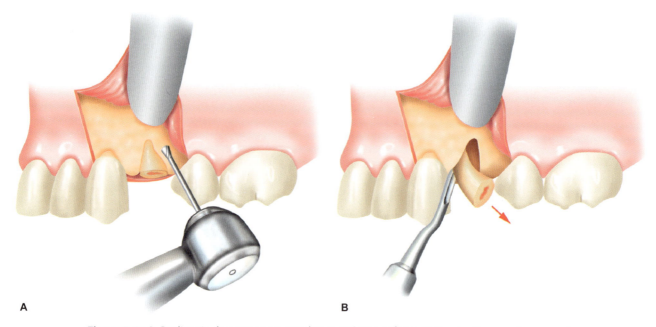

Figura 7.61 A. Realização de osteotomia com broca cirúrgica esférica. **B.** Exodontia com alavanca reta.

Odontossecção como recurso nas exodontias

A odontossecção ou "diérese dentária" é a separação do dente em partes. É um procedimento fácil de ser realizado e de grande importância durante a realização de exodontias complicadas. Muitas fraturas radiculares e/ou coronárias ou até mesmo das paredes ósseas alveolares podem ser prevenidas pelo procedimento de odontossecção.

Vantagens clínicas da odontossecção

- A divisão do elemento dental diminui a resistência óssea à exodontia
- O tempo operatório da execução da exodontia é reduzido
- A cirurgia torna-se menos traumática pela não realização de força excessiva
- Os riscos de lesão de dentes vizinhos ou estruturas ósseas adjacentes são diminuídos à custa do desenvolvimento de menor força mecânica.

As indicações para a realização de odontossecção são as mesmas descritas para a técnica cirúrgica aberta, como:

- *Dentes multirradiculares com coroas totalmente destruídas ou restaurações extensas*: a odontossecção possibilita a remoção das raízes separadamente, diminuindo a força necessária para extração e possibilitando melhor desempenho do fórceps ou alavancas
- *Dentes multirradiculares com raízes divergentes, convergentes, dilaceradas ou curvas*: Nas raízes divergentes a distância entre os seus ápices é maior que o diâmetro no nível do colo dentário, dificultando a remoção dos dentes, além das medidas na altura dos ápices dentais tenderem a ser maiores que a região cervical. Soma-se o fato de que raízes com longos eixos em direções diferentes apresentam eixos de saída diferentes, e o seccionamento possibilita a remoção de cada raiz em sua direção mais favorável
- *Dentes decíduos com o germe do dente permanente entre suas raízes*: a extração de molares decíduos deve ser bastante cuidadosa por estes apresentarem raízes geralmente muito finas e divergentes e entre elas abrigar o germe do dente permanente. Quando estas raízes ainda não estiverem reabsorvidas, o seccionamento delas está indicado a fim de evitar fraturas radiculares indesejadas ou lesão ao germe do dente permanente durante a exodontia
- *Dentes multirradiculares com raízes finas e septo intrarradicular volumoso*: os septos ósseos volumosos associados a raízes longas e finas podem propiciar fraturas radiculares indesejadas. A odontossecção realizada preventivamente pode evitar que sejam necessárias técnicas mais invasivas associadas a maior perda óssea para o resgate destas raízes
- *Seio maxilar em íntima relação com as raízes de molares e pré-molares maxilares*: a realização de odontossecção proporciona menor dilatação das paredes alveolares, prevenindo a fratura destas além do soalho do seio maxilar devido à pneumatização do mesmo. Esta manobra previne a possibilidade de complicações bucossinusais, como fístulas e comunicações (ver Capítulo 14, *Complicações Bucossinusais*)
- *Dentes mal posicionados na arcada*: dentes retidos ou apinhados apresentam maiores dificuldades para a extração. A exodontia, sem que se tomem os devidos cuidados, pode causar lesões de dentes e estruturas adjacentes. Nos casos de apinhamento grave, o desgaste proximal em sua coroa, com o intuito de retirar o excesso de contato com os dentes vizinhos, abre espaço adequado para uma exodontia sem risco de luxação inadvertida dos dentes adjacentes

- *Dentes inclusos ou impactados*: para a remoção de dentes inclusos ou impactados a odontossecção torna-se primordial e apresenta particularidades técnicas, como será descrito no Capítulo 8, *Cirurgia para Extração e Aproveitamento de Dentes Inclusos*.

As exodontias podem ser realizadas pela técnica fechada ou estar associadas a retalhos cirúrgicos, osteotomias e odontossecções. Aconselha-se a realização de, no mínimo, um retalho em envelope para deslocamento dos tecidos ao redor do dente e prevenção de possíveis lesões aos tecidos moles adjacentes.

Existem algumas técnicas descritas para odontossecção de dentes erupcionados; descreveremos a seguir as mais utilizadas.

Os instrumentais necessários para realizar odontossecção são: turbina de alta rotação e broca cirúrgica longa e multilaminada do tipo Zecrya (Figura 7.62). Os procedimentos utilizados para seccionar dentes multirradiculares têm algumas poucas variações, que dependem da morfologia radicular do elemento dental em questão.

Para a exodontia de molares inferiores, deve-se seccionar a coroa no sentido vestibulolingual, separando-se as raízes mesial e distal. Deve-se posicionar a broca Zecrya paralela ao longo eixo das raízes, iniciando a separação das mesmas na região da furca do molar inferior após sua exposição pela osteotomia previamente realizada. Nessa técnica, o remanescente coronário é removido ao mesmo tempo da retirada da raiz secionada. A exodontia pode ser realizada com uso de alavancas ou fórceps nº 151 ou nº 69 (Figura 7.63).

Existem outras técnicas de odontossecção descritas para os molares inferiores; uma delas consta em separar inicialmente a coroa no nível da crista gengival e, após, separar as raízes mesial e distal. Uma outra técnica consiste em separar a raiz mesial do restante do dente e extrair a coroa juntamente à raiz distal e, após, remover a raiz mesial separadamente.

Para a odontossecção de molares superiores deve-se dividir o dente em três segmentos, de acordo com o número de raízes, separando-se as raízes vestibulares entre si e a raiz palatina. Pode-se realizar a odontossecção com a divisão da coroa juntamente com as raízes e extraindo-se cada segmento coroa–raiz isoladamente (Figura 7.63).

Outra forma de odontossecção consiste em seccionar primeiro a coroa, no nível da crista gengival, separando-a das raízes vestibulares, e extrair a coroa juntamente com a raiz palatina; após extraem-se as raízes vestibulares separadamente. Pode-se também secionar completamente a coroa no nível da crista gengival e, então, remover as três raízes separadamente. A exodontia pode ser realizada com uso de alavancas ou fórceps nº 150 ou nº 65.

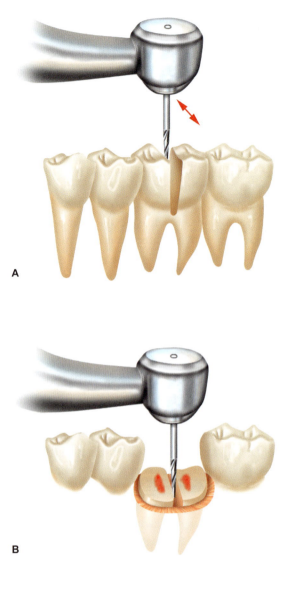

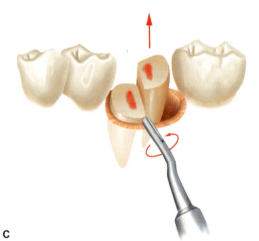

Figura 7.62 A. Odontossecção de molar inferior com coroa íntegra. Utiliza-se a broca Zecrya, penetrando-se toda a parte ativa da broca. **B.** Odontossecção de molar inferior com coroa destruída. Utiliza-se a broca Zecrya para seccionar o dente na região da furca do molar inferior. **C.** Exodontia com alavanca reta.

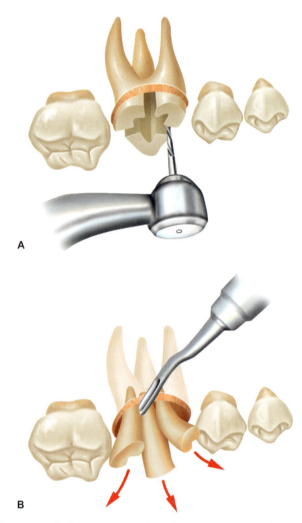

Figura 7.63 A. Odontossecção de molares superiores visa à separação das raízes vestibulares e palatinas entre si. Utiliza-se a broca Zecrya, penetrando-se toda a parte ativa da broca. **B.** Após a separação das raízes, realiza-se exodontia separadamente de cada uma delas.

BIBLIOGRAFIA

Araujo A, Gabrielli MFR, Medeiros PJ. Aspectos Atuais da Cirurgia e Traumatologia Bucomaxilofacial. São Paulo: Santos, 2007.
Graziane M. Cirurgia Bucomaxilofacial. Rio de Janeiro: Guanabara Koogan, 1999.
Gregori C. Cirurgia Bucodentoalveolar. Rio de Janeiro: Sarvier, 1996.
Howe GL. Cirurgia Oral Menor. São Paulo: Santos, 1984.
Hupp JR, Ellis E, Tucker MR. Cirurgia Oral e Maxilofacial Contemporânea. 6 ed. Mosby: Elsevier, 2014.
Kruger GO. Cirurgia Bucal e Maxilofacial. Rio de Janeiro: Guanabara Koogan, 1984.
Laskin DM. Cirurgia Bucal y Maxillofacial. Buenos Aires: Editora Medica Panamericana S.A., 1987.
Medeiros PJ, Miranda MS, Louro RS, Moreira ML. Cirurgia dos dentes inclusos. Extração e Aproveitamento. São Paulo: Santos, 2003.
Miloro M, Larsen PE, Ghali GE, Peter DW. Princípios de Cirurgia Bucomaxilofacial de Peterson. 2 ed. Santos, 2009.
Neville BW, Damm DD, Allen CM, Bouquot JE. Patologia Oral e Maxilofacial. 3. ed. Rio de Janeiro: Elsevier, 2016.
Peterson LJ, Ellis E, Hupp JR, Tucker MR. Princípios de Cirurgia Bucomaxilofacial de Peterson. 3 ed. Rio de Janeiro: Guanabara Koogan, 2016.
Pogrel MA, Kahnberg KE, Lars A. Cirurgia Bucomaxilofacial. Santos, 2016.

8 Cirurgia para Extração e Aproveitamento de Dentes Inclusos

Roberto Prado • Martha Salim • Liliane Scheidegger Zanetti • Eduardo Luiz Ferreira Pinto

INTRODUÇÃO

Dentes inclusos podem ser definidos como dentes que não erupcionaram, não atingindo assim sua posição na arcada no tempo esperado.

São encontrados outros termos na literatura odontológica mundial como sinônimos da palavra incluso, como impactado (de *impacted*), retido (de *retenido* e *retierte zähne)*, além do termo encravado. Geralmente se utiliza a palavra inclusão para significar a retenção parcial ou total de um dente.

A explicação mais lógica para a inclusão dos dentes, na maioria dos casos, é a falta de espaço nos maxilares, e está diretamente ligada ao desenvolvimento dos dentes e dos arcos dentários. A falta de espaço para a erupção de um dente pode ser explicada pela redução gradual evolutiva do tamanho dos maxilares, e pela substituição da alimentação rudimentar por uma dieta mais macia. Além da evolução da inteligência humana em proporção direta, que promoveu o aumento da caixa craniana, a diminuição do volume e da extensão dos músculos da mastigação, com diminuição da projeção facial pela redução dos ossos maxilares, não foi acompanhada pela diminuição do tamanho dos dentes.

Todos os dentes, em diferentes frequências ou causas, podem se apresentar inclusos, porém, os terceiros molares, por serem os últimos a erupcionarem, são os que têm maior frequência. Eles podem ser caracterizados por variações consideráveis no tempo de formação, na morfologia da coroa e da raiz, e não raramente por agenesias. Seguindo uma ordem de frequência, após os terceiros molares superiores e inferiores encontramos os caninos superiores, os pré-molares inferiores e superiores, e os dentes supranumerários.

A extração dos dentes inclusos deve ser indicada tão logo o profissional conclua que o mesmo não possa ser aproveitado, a menos que exista uma contraindicação local ou sistêmica. A manutenção prolongada ou definitiva de um dente incluso ou semi-incluso pode ocasionar alterações patológicas ou outros problemas.

Este capítulo tem como objetivo descrever as indicações e as contraindicações da extração dos dentes inclusos, bem como a técnica cirúrgica e seus aproveitamentos.

EXODONTIA | INDICAÇÕES E CONTRAINDICAÇÕES

Em 1979, o National Institutes of Health (NIH) fez diversas análises da extração dos dentes inclusos, observando e discutindo casos em que os dentes se apresentavam em curso de processos patológicos, e outros em que se mostravam absolutamente assintomáticos, ou seja, sem manifestações patológicas clínicas ou radiográficas e sem queixas por parte dos pacientes. A partir dessas análises, foi concluído que o mau posicionamento dos dentes inclusos é um estado anormal e que a proposta do tratamento cirúrgico deveria ser considerada simplesmente para manutenção ou otimização da saúde bucal.

O perfil moderno da Odontologia é otimizar a saúde bucal da população com atenção aos dentes inclusos, relacionados à sua manutenção nos maxilares.

Até a década de 1980, aproximadamente, todos os profissionais defendiam que todos os dentes que não assumissem função nos arcos dentários deveriam ser removidos. Podemos estender este conceito aos dentes que não possam ser aproveitados ortodonticamente.

A idade de erupção dos terceiros molares é bastante variável, e a média é em torno dos 20 anos, embora alguns pacientes possam terminar a erupção bem antes desta idade e, em outros, a erupção continue além dos 25 anos, ou até mesmo nem finalize. São variações relacionadas com o crescimento e o desenvolvimento do indivíduo.

O processo de inclusão ou até mesmo impacção dos terceiros molares, especialmente, se dá, na maioria dos casos, simplesmente pela falta de espaço ou por alguma variação ou erro no processo de desenvolvimento desses dentes. Ainda podemos associar ambos os fatores em alguns casos.

O espaço insuficiente nos arcos dentários para a erupção dos terceiros molares pode ser relacionado com três fatores: crescimento da mandíbula, direção de crescimento condilar e tendência direcional de erupção dentária, que considera as variações individuais. A dentição inferior seria trazida para frente ou para trás em relação às estruturas basais da mandíbula no curso de desenvolvimento da própria mandíbula e de cada elemento dentário. Uma tendência direcional para trás da erupção diminuiria o comprimento do arco alveolar, causando redução do espaço para o terceiro molar.

A extração o mais precoce possível reduz a morbidade operatória e proporciona melhor cicatrização pós-operatória, porque os pacientes mais jovens toleram melhor o procedimento e se recuperam mais rapidamente. Nos pacientes mais idosos encontramos tecidos de sustentação dos dentes mais desenvolvidos, além de maior compactação do osso alveolar. Acredita-se que a melhor época para a extração dos terceiros molares anteceda a rizogênese completa, durante a adolescência.

A remoção precoce reduz a morbidade pós-operatória e favorece a cicatrização. Pacientes jovens toleram bem o procedimento, recuperam-se mais rapidamente e com menos limitações e tempo de convalescença pós-operatória. Além disso, o procedimento é mais fácil de ser realizado em pacientes mais jovens porque o osso é menos denso e a formação da raiz está incompleta. O momento ideal para a remoção dos terceiros molares é quando as raízes estão com 1/3 de formação e antes de 2/3 estarem formados, geralmente durante os últimos anos da adolescência (entre 17 e 20 anos de idade).

Indicações para a exodontia de dentes inclusos ou semi-inclusos

Prevenção de pericoronarite

Pericoronarite é um processo inflamatório que ocorre ao redor da coroa de um dente parcialmente erupcionado, sendo mais frequente nos terceiros molares mandibulares. Este quadro ocorre geralmente devido ao acúmulo de restos alimentares entre a superfície dentária e o tecido gengival que o recobre. Quando um dente incluso se encontra parcialmente erupcionado, um processo inflamatório pode ocorrer, podendo evoluir para um processo infeccioso associado a microrganismos do biofilme dental. Mesmo sendo a origem infecciosa, o traumatismo ocasionado por dentes antagonistas, em geral o terceiro molar superior que se encontra vestibularizado, tem sido descrito como agente iniciador e perpetuador do quadro. Esses episódios de remissão e início de novo quadro podem acontecer de forma cíclica e perdurar por longos períodos de tempo caso não seja estipulado tratamento adequado.

O quadro de pericoronarite pode variar de leve ou brando a grave, de acordo com a resposta sistêmica do paciente (Figura 8.1). A pericoronarite pode estar associada a bactérias do grupo dos estreptococos e a uma grande variedade de bactérias anaeróbias que habitam o sulco gengival.

Estima-se que 80% da população possuam pelo menos um terceiro molar sem função, ou seja, incluso ou semi-incluso, e que dentre os problemas relacionados com o dente, um dos mais graves, embora pouco frequente, seja o desenvolvimento de processos infecciosos e sua disseminação por espaços fasciais.

O tratamento da pericoronarite varia de acordo com sua gravidade. Nos casos onde encontramos uma pericoronarite leve caracterizada por discreta inflamação do tecido gengival local, hiperemia e desconforto doloroso à palpação, preconiza-se a irrigação local com soro fisiológico e com solução de digliconato de clorexidina a 0,12%, orientando a manutenção rigorosa da higiene bucal no local até a regressão do processo inflamatório. Nos casos de pericoronarite moderada a grave, podemos observar, além de dor, hiperemia local; nos casos de pericoronarite leve, podemos encontrar edema ou trismo com supuração local. Para estes casos, a terapêutica com soluções antissépticas é estendida a uma antibioticoterapia sistêmica, por período de 7 a 10 dias, quando se

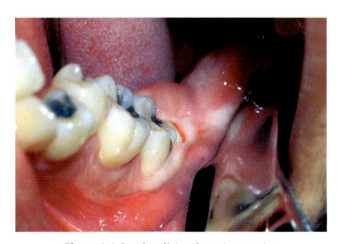

Figura 8.1 Quadro clínico de pericoronarite.

espera a involução do processo. A exodontia é executada sob antibioticoterapia, que poderá ser estendida para o pós-operatório. Pode ser necessária em alguns casos a realização prévia da exodontia do terceiro molar superior, antagonista ao dente que apresenta pericoronarite, a fim de diminuir o traumatismo local.

A pericoronarite pode ser controlada pelos métodos descritos, mas episódios recorrentes podem acontecer se não houver a remoção do dente envolvido. A remoção do dente somente deve ser realizada após a remissão do quadro agudo. A exodontia de terceiros molares sob quadro agudo de pericoronarite pode ocasionar sérias complicações, podendo determinar condições de maior gravidade, com propagação do processo infeccioso por espaços fasciais. O tipo de microrganismo e o estado físico do paciente influenciam o grau de disseminação da infecção, e os espaços potenciais anatômicos situados entre planos de fáscias formam vias naturais ao longo das quais a infecção pode progredir (ver Capítulo 13, *Infecções Odontogênicas*).

Prevenção de cárie dentária

Dente semi-incluso ou parcialmente erupcionado e mal posicionado (na maioria das vezes um terceiro molar mesioangulado) pode impedir a efetiva higienização naquela região, principalmente na face distal do segundo molar e oclusal do terceiro molar, o que poderia abrigar nichos de microrganismos, determinando o aparecimento de cáries dentárias em cursos assintomáticos, até atingirem grandes proporções, o que poderia comprometer, além do terceiro, o segundo molar (Figura 8.2).

Prevenção de doença periodontal

Dentes erupcionados próximos a dentes inclusos estão sujeitos a problemas periodontais.

Em geral os terceiros molares encontram-se mal posicionados na arcada. Os terceiros molares maxilares, quando erupcionam, mostram-se vestibularizados, de difícil higienização e com pouca gengiva ceratinizada em seu colo clínico. Os terceiros molares mandibulares tendem a comprimir a raiz do dente adjacente. Terceiros molares inclusos diminuem a quantidade de osso na face distal de um segundo molar e a comunicação entre o meio bucal e o dente relacionado, aliada à precária higiene, favorece a instalação de periodontite com formação de bolsas periodontais, com grande comprometimento dos tecidos de sustentação dos dentes relacionados (Figura 8.3).

A exodontia preventiva de dentes inclusos evita a formação de doença periodontal e proporciona mais rápida recuperação da anatomia óssea local. A remoção dos

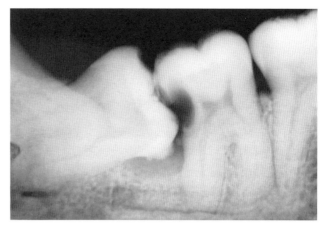

Figura 8.2 Cárie dentária na distal do segundo molar associada à impacção do terceiro molar e dificuldade de higienização local.

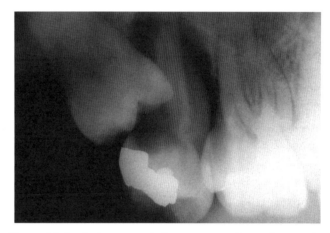

Figura 8.3 Perda óssea associada a terceiro molar em íntima relação com a raiz do segundo molar superior.

terceiros molares parcialmente erupcionados, além de prevenir a instalação de doença periodontal, favorece a diminuição do índice de biofilme dental, otimizando a saúde bucal como um todo.

Prevenção de reabsorção patológica

Reabsorções radiculares de dentes adjacentes a elementos inclusos são observadas e relatadas na literatura. Acredita-se que a pressão provocada pelo dente incluso sobre a superfície radicular de outro dente por força de erupção provocaria esta reabsorção patológica. Os casos mais frequentes são em segundos molares reabsorvidos por terceiros molares mesioangulados e em dentes anteriores superiores, quando então encontramos caninos superiores inclusos (Figura 8.4).

Outro tipo de reabsorção encontrada é a reabsorção interna idiopática nos próprios dentes inclusos. Geralmente os pacientes acometidos apresentam idades mais avançadas, podendo referir dor secundariamente ao processo de reabsorção. O procedimento cirúrgico de

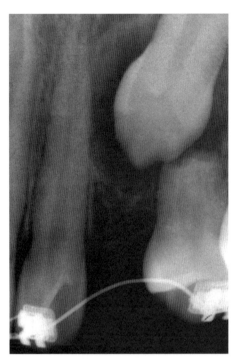

Figura 8.4 Reabsorção patológica da raiz de pré-molar erupcionado causada por canino incluso. Processo pode ter sido acelerado pela realização de movimentação ortodôntica (observar bráquetes ortodônticos).

extração desses dentes se torna extremamente dificultado, devido à aparente ausência do espaço para o ligamento periodontal e à elevada densidade do osso alveolar ao redor do dente envolvido.

Prevenção de cistos e tumores odontogênicos

Existem diversos cistos e tumores de origem odontogênica, de formas de crescimento e comportamentos variáveis que podem estar relacionados a dentes inclusos, com maior incidência nos terceiros molares, por serem estes os dentes de maior frequência de inclusão. Quando o dente se mantém totalmente dentro do osso alveolar, o folículo dentário pode sofrer degeneração cística e se tornar um cisto odontogênico. O mesmo epitélio do folículo dentário pode gerar tumores odontogênicos.

Dentre os cistos odontogênicos relacionados com dentes inclusos, podemos destacar o cisto dentígero ou folicular, o de maior frequência, seguido do ceratocisto odontogênico.

Vários são os tumores de origem odontogênica que podem ser encontrados em relação a dentes inclusos. O de maior frequência é o ameloblastoma. Podemos destacar outros, como o tumor odontogênico de células fantasmas, o fibroma ameloblástico, o fibro-odontoma ameloblástico e o tumor odontogênico adenomatoide, que na maioria dos casos é relacionado a um canino incluso.

Tumores e cistos odontogênicos, em sua grande maioria, possuem crescimento lento e assintomático, podendo assim alcançar grandes proporções, com importância para o diagnóstico precoce. Sendo assim, a remoção dos dentes inclusos é indicada (Figura 8.5).

Prevenção de fratura de mandíbula

Terceiros molares inferiores inclusos ou caninos inferiores inclusos mantêm área de menor resistência às fraturas mandibulares e aumentam o risco dessas fraturas na região de suas localizações. A remoção dos dentes inclusos na mandíbula é justificada para a prevenção das fraturas mandibulares (Figura 8.6).

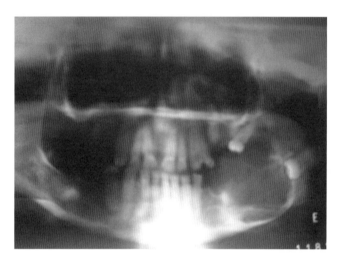

Figura 8.5 Radiografia panorâmica mostrando ameloblastoma em corpo/ramo esquerdo mandibular associado à coroa de um terceiro molar incluso.

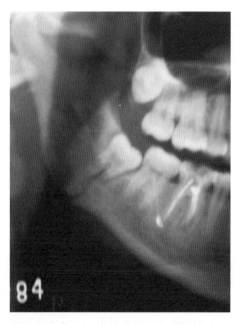

Figura 8.6 Traço de fratura de ângulo mandibular em direção ao terceiro molar incluso.

Dor de origem desconhecida

Dores de etiologia não identificada são frequentes como queixa principal de muitos pacientes. Esta etiologia, na maioria dos casos, está relacionada a alguma disfunção temporomandibular, mas a hipótese de um dente incluso estar relacionado a esta dor não pode ser descartada. Portanto, a exodontia é considerada uma das tentativas da resolução do problema (Figura 8.7).

Dentes sob próteses dentárias

Quando um profissional planeja uma reabilitação dentária, deve avaliar as condições dos elementos remanescentes e observar dentes inclusos ou parcialmente erupcionados, para que estes não sejam um impedimento para o sucesso do trabalho protético, o que justificaria a remoção destes elementos.

O processo alveolar edêntulo sofre reabsorção contínua e exposições coronárias são frequentes na presença de dentes inclusos, causando desconforto e ulceração local, podendo gerar uma infecção odontogênica.

Dentes inclusos devem ser removidos antes da confecção das próteses dentárias, evitando comprometimento funcional e estético a curto ou médio prazo (Figura 8.8).

Otimização do tratamento ortodôntico

Extrações dentárias fazem parte de alguns planos de tratamento ortodôntico. O aproveitamento do espaço é fundamental para o sucesso das correções das másoclusões. Supranumerários que impeçam a erupção adequada de dentes permanentes ou dentes inclusos que não apresentam indicação de aproveitamento são indicativos de exodontia. Portanto, dentes inclusos, principalmente terceiros molares e dentes supranumerários, podem interferir no tratamento ortodôntico, e a sua remoção deve ser recomendada.

A manutenção de terceiros molares inferiores tem sido apontada como uma das causas para um apinhamento anterior inferior após a finalização ortodôntica. A hipótese é bastante discutida na literatura mundial, em que a maioria dos autores não acredita na transmissão de forças mesiais, causadas pelo terceiro molar, que poderia gerar um apinhamento dos incisivos inferiores.

Apesar de rotineiramente o terceiro molar apresentar indicações para exodontia, em casos selecionados estes podem ser reaproveitados na arcada (Figura 8.9).

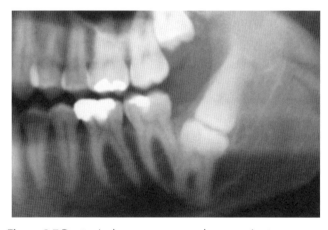

Figura 8.7 Dentes inclusos como causa de um paciente com quadro clínico de dor de origem desconhecida.

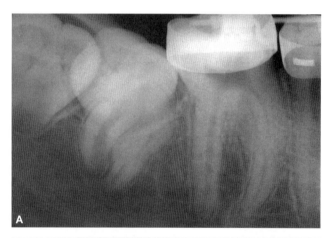

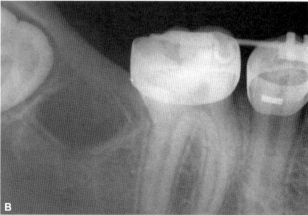

Figura 8.9 Imagens antes (**A**) e após (**B**) extração do segundo molar inferior amorfo para aproveitamento do terceiro molar em formação.

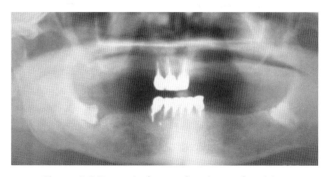

Figura 8.8 Dentes inclusos sob próteses dentárias.

Contraindicações à exodontia de dentes inclusos ou semi-inclusos

Após uma observação criteriosa das indicações da remoção dos dentes inclusos, podemos determinar que todos os dentes inclusos que não podem ser aproveitados devem ser removidos, a menos que os riscos do procedimento cirúrgico sejam maiores que os benefícios. Estaríamos enumerando as contraindicações para a exodontia, que na maioria das vezes estão relacionadas ao estado físico geral do paciente.

Idade do paciente

Pacientes com idades mais avançadas não reúnem as condições ideais para a execução de um procedimento cirúrgico, seja ele qual for. Contudo, este fator não representa uma contraindicação absoluta para a extração de um dente incluso. Na maioria dos casos, a indicação cirúrgica em um paciente idoso se dá por exacerbação de um processo patológico; portanto, dentes inclusos assintomáticos nestes pacientes devem ser tratados convenientemente por acompanhamento clínico e radiográfico.

Observações clínicas evidenciam que, no paciente idoso, o osso se torna mais denso e calcificado, e responde menos às forças expansivas para a remoção de um dente, fazendo com que a morbidade pós-operatória seja maior. Além disso, esses pacientes não toleram procedimentos de longa duração, que traduzem desconforto no trans e pós-operatórios, além dos riscos a fraturas patológicas do leito ósseo no trans ou até mesmo depois de realizado o procedimento.

A partir desse quadro, podemos concluir que é prudente indicarmos a extração do dente incluso assim que possível, já que os problemas relacionados ao procedimento cirúrgico são mais facilmente contornados nesses pacientes se comparados com pacientes de idades mais avançadas.

Condições sistêmicas do paciente

A maioria dos problemas sistêmicos dos pacientes candidatos a um procedimento cirúrgico relaciona-se a idades avançadas, embora muitos dos pacientes apresentem comprometimentos sistêmicos sem estar em idade avançada.

Podemos considerar as funções cardiovascular ou respiratória comprometidas, o sistema imunológico debilitado e as coagulopatias adquiridas ou congênitas como fatores que poderiam inviabilizar a realização de um procedimento cirúrgico eletivo.

No caso de nos depararmos com um paciente com real necessidade do procedimento cirúrgico, devemos encarar como um paciente que requeira cuidados especiais, como acompanhamento médico contínuo, emprego de técnicas de sedação e monitoramento, muitas vezes em ambiente hospitalar. Desse modo, podemos concluir que a coleta de história médica em anamnese dirigida é absolutamente indispensável em procedimentos clínicos ou cirúrgicos.

Riscos às estruturas adjacentes

Podendo ser encarado como contraindicação relativa, o procedimento cirúrgico com possibilidade de risco às estruturas anatômicas – tais como nervo alveolar inferior, forame mentoniano, seio maxilar e fossa nasal – deve ser analisado criteriosamente.

Podemos afirmar que em todo procedimento cirúrgico existem possibilidades de danos às estruturas anatômicas; sendo que, por localização, alguns dentes inclusos representam maior risco de danos no momento de sua exodontia.

Portanto, o ato cirúrgico requer de quem o pratica conhecimentos científicos e técnicos, além de destreza manual e experiência profissional.

CLASSIFICAÇÃO DOS TERCEIROS MOLARES INCLUSOS

Os terceiros molares são dentes que têm variações de formato e posicionamento que nos possibilitam avaliá-los e classificá-los de forma sistemática, objetivando melhor planejamento cirúrgico e determinação do grau de dificuldade transoperatória. Estas classificações são observadas por análises radiográficas.

O terceiro molar pode ser classificado como semi-incluso, submucoso ou intraósseo. Semi-incluso ou parcialmente erupcionado, quando existem evidências clínicas de exposição da coroa com a cavidade bucal, e na maioria dos casos, a maior parte da coroa clínica permanece coberta por tecido mucoso; submucoso, quando a coroa se apresenta parcialmente fora de tecido ósseo, mas totalmente coberta por mucosa; e intraósseo, quando o elemento se encontra totalmente imerso em tecido ósseo.

Quanto à angulação em relação ao longo eixo do segundo molar, podemos classificar os terceiros molares inferiores em: mesioangular, vertical, distoangular e horizontal. Esta classificação torna possível avaliar o grau de dificuldade da exodontia (Figura 8.10).

A inclinação horizontal, a de menor incidência, pode ser considerada relativamente mais difícil de ser executada cirurgicamente quando comparada à posição mesioangular. O dente se encontra entre 65° e 165° em relação ao longo eixo do segundo molar e sua superfície oclusal normalmente está em contato com a face distal e/ou radicular do segundo molar, promovendo maior risco de cárie e doença periodontal em ambos os dentes.

Na posição vertical, encontramos o terceiro molar com o longo eixo praticamente paralelo ao do segundo molar, e quando estes dentes possuem rizogênese incompleta,

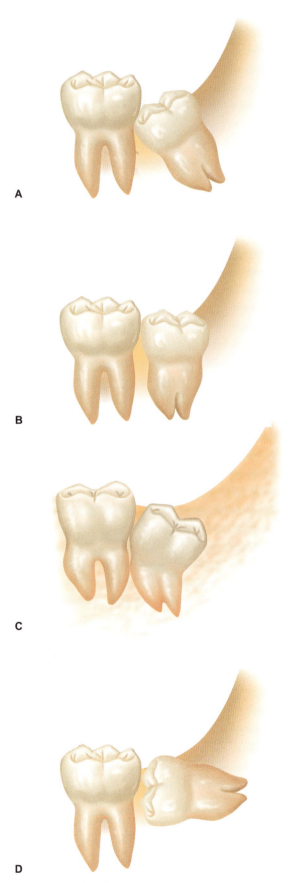

Figura 8.10 Classificação dos terceiros molares inferiores quanto à angulação em relação ao longo eixo do segundo molar. **A.** Mesioangular. **B.** Vertical. **C.** Distoangular. **D.** Horizontal.

geralmente em pacientes jovens, a exodontia torna-se extremamente simples e praticamente atraumática.

Consideramos a posição distoangulada a de mais difícil resolução. Normalmente a face oclusal se encontra em direção ao ramo da mandíbula, para onde está o eixo de saída do dente durante sua extração. Por este motivo, o procedimento cirúrgico se torna dificultado, devendo o cirurgião lançar mão, na maioria das vezes, das técnicas de ostectomia e odontossecção. Isso pode aumentar o trauma cirúrgico e o tempo do procedimento, aumentando a morbidade no trans e pós-operatórios.

Os terceiros molares superiores apresentam a mesma classificação dos inferiores quanto à angulação (Figura 8.11); ao contrário dos inferiores, a exodontia dos mesioangulares é mais dificultada, e nos distoangulares, é favorável pelo sentido do eixo de saída do dente do alvéolo e por não apresentarem impacção dental importante na região de túber de maxila, o que facilita a sua exodontia.

A classificação sugerida por Pell e Gregory analisa a posição do terceiro molar inferior, relacionando-o com o ramo mandibular, e, em uma segunda classificação, observa a profundidade do elemento, relacionando sua altura com o plano oclusal.

Segundo Pell e Gregory, quando existe espaço suficiente entre a face distal do segundo molar e o ramo mandibular para a acomodação do diâmetro mesiodistal da coroa do terceiro molar estamos diante de uma impacção ou inclusão classe I (Figura 8.12A). Quando o espaço do ramo mandibular e a face distal do segundo molar é menor que o diâmetro mesiodistal da coroa do terceiro molar, classificamos como classe II (Figura 8.12B). E por último, classe III seria quando o terceiro molar está localizado dentro do ramo ascendente (Figura 8.12C).

Com relação à profundidade, Pell e Gregory classificam como posição ou classe A quando a porção mais superior do terceiro molar está no nível do plano oclusal mandibular do segundo molar (Figura 8.13A); classe B, quando a porção mais superior do terceiro molar está entre o plano oclusal e a linha cervical do segundo molar (Figura 8.13B); e classe C, quando o terceiro molar está localizado abaixo da linha cervical do segundo molar (Figura 8.13C).

As afirmações quanto à facilidade ou à dificuldade do procedimento cirúrgico são subjetivas, pois fatores como dificuldades de acesso, limitações locais, idade do paciente, dentre outros, interferem no tempo e na complexidade da exodontia.

Outros fatores que podem ser relacionados com dificuldade cirúrgica e de grande importância para a elaboração do planejamento são a observação radiográfica da morfologia radicular e as estruturas anatômicas adjacentes. Devem ser analisados grau de desenvolvimento e morfologia radicular, número de raízes,

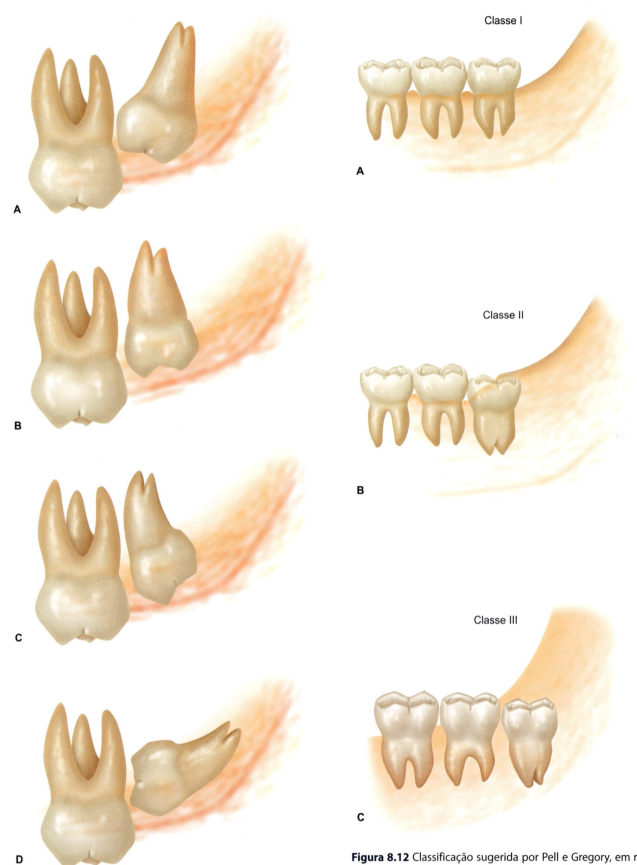

Figura 8.11 Classificação dos terceiros molares superiores quanto à angulação em relação ao longo eixo do segundo molar. **A.** Mesioangular. **B.** Vertical. **C.** Distoangular. **D.** Horizontal.

Figura 8.12 Classificação sugerida por Pell e Gregory, em relação ao ramo mandibular. **A.** Classe 1: espaço suficiente no ramo para acomodação do diâmetro mesiodistal da coroa. **B.** Classe 2: espaço do ramo menor que o diâmetro mesiodistal da coroa. **C.** Classe 3: terceiro molar localizado no ramo mandibular.

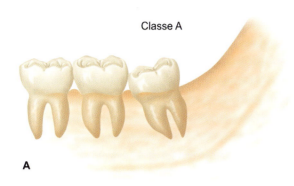

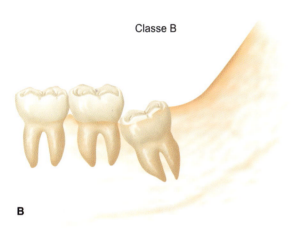

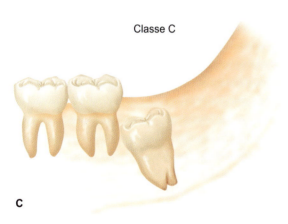

Figura 8.13 Classificação sugerida por Pell e Gregory, em relação à profundidade. **A.** Classe A: a porção mais alta do terceiro molar está ao nível do plano oclusal do segundo molar. **B.** Classe B: a porção mais alta do terceiro molar está entre o plano oclusal e a linha cervical do segundo molar. **C.** Classe C: terceiro molar localizado abaixo da linha cervical do segundo molar.

comprimento, diâmetro, dilacerações, curvaturas, presença de hipercementose e relação com estruturas anatômicas dos maxilares.

Muitos dos pacientes mais jovens não têm rizogênese completa dos terceiros molares, tornando o procedimento cirúrgico mais facilitado. Quando é terminado o processo de formação radicular, muitas vezes encontramos variações quanto à forma radicular. Raízes com grandes curvaturas ou dilacerações desfavorecem a realização da exodontia e requerem um planejamento mais acurado, com táticas cirúrgicas diferenciadas. Em muitos casos, fraturas no terço inferior das raízes acontecem com grande frequência, aumentando a complexidade da cirurgia.

As raízes fusionadas são a anomalia que mais favorece a realização da exodontia. O volume coronário do terceiro molar é maior que a região do ápice radicular, e a aplicação de forças de alavanca, por menores que sejam, na maioria dos casos é suficiente para a remoção do dente com rapidez e facilidade.

Outros parâmetros a serem analisados em uma exodontia de terceiros molares é a espessura do espaço periodontal e saco pericoronário. O capuz pericoronário envolve os dentes inclusos e/ou parcialmente erupcionados, sendo mais espesso nos pacientes jovens e mais delgado em pacientes mais velhos. O aumento desse tecido pode facilitar a exodontia por não ser necessária maior osteotomia ao redor da coroa do dente, e nos casos de capuz pericoronário reduzido ou inexistente há maior necessidade de ostectomia, aumentando assim a morbidade do procedimento. Folículos com mais de 3 mm, fato importante a ser considerado, podem determinar condições patológicas, como cistos de desenvolvimento, sendo necessário sempre a completa remoção do mesmo e, em casos suspeitos, a análise histopatológica. A mesma análise poderá ser realizada em relação ao espaço do ligamento periodontal. Em geral este espaço apresenta-se com média de 0,25 mm e tende a atrofiar-se em pacientes de maior idade. A preservação deste espaço facilita a exodontia, o que em geral acontece em paciente jovens (18 a 24 anos de idade); a atrofia deste espaço torna a exodontia mais complexa e, em muitos casos, de difícil diferenciação entre a superfície radicular e o osso adjacente (paciente acima de 35 anos de idade).

Com relação às estruturas anatômicas adjacentes ao terceiro molar, podemos descrever a proximidade com o canal mandibular, com possibilidade de hemorragia em transoperatório e parestesia do nervo alveolar inferior em pós-operatório; e a proximidade com o seio maxilar como as principais preocupações do cirurgião quanto às modificações e aos cuidados no planejamento cirúrgico.

Por todos esses motivos é indispensável uma avaliação criteriosa, por parte do cirurgião, de exames radiográficos que possibilitem a observação do elemento e sua relação com estruturas anatômicas por completo. O exame radiográfico que mais atende às expectativas é o panorâmico, embora outros possam ser auxiliares em diagnóstico (Figura 8.14A). A radiografia periapical nos permite observar maiores detalhes no exame, mas tem limitações principalmente aos dentes inclusos localizados

178 Cirurgia Bucomaxilofacial | Diagnóstico e Tratamento

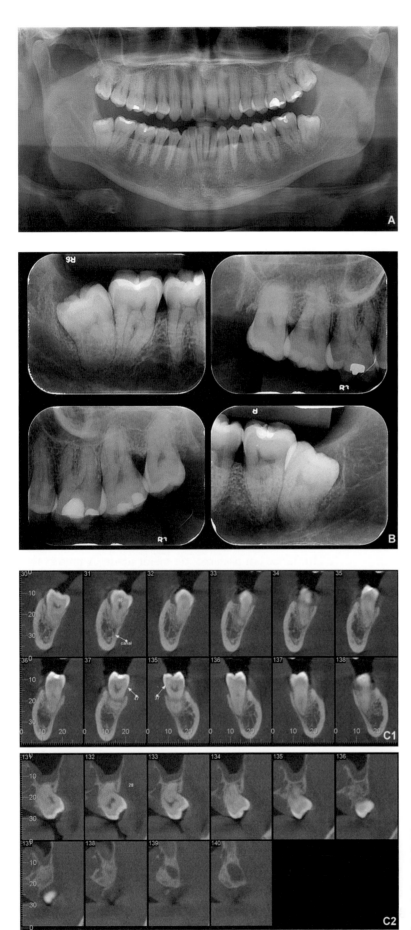

Figura 8.14 Exame radiográfico completo pré-operatório de paciente que apresenta terceiros molares com indicação para exodontia: **A.** Radiografias periapicais. **B.** Radiografia panorâmica. **C1.** Tomografia computadorizada de feixe cônico, cortes de terceiro molar inferior (TC *cone-beam*). **C2.** Tomografia computadorizada de feixe cônico, cortes de terceiro molar superior (TC *cone-beam*).

mais profundamente nos maxilares (Figura 8.14B). Para observação e localização de dentes inclusos, podemos utilizar técnicas perpendiculares entre si, radiografias oclusais ortogonais e técnicas de dissociação de imagens. Atualmente o exame que nos fornece as melhores informações é a tomografia computadorizada de feixe cônico (TC *cone-beam*), no qual podemos observar em escala real tamanho, posicionamento e relação dos dentes inclusos com as estruturas ósseas e anatômicas dos maxilares (Figura 8.14C1 e C2).

Técnica cirúrgica

Assim como todos os procedimentos cirúrgicos, a extração dos dentes inclusos requer a utilização dos princípios básicos de cirurgia – diérese, hemostasia e síntese – e ainda utilização de técnicas e táticas específicas para cada caso. Por isso, antes de iniciar o procedimento, o profissional, além de fazer um planejamento acurado, deverá dispor de instrumentos, equipamentos, material e condições adequadas para realizar o procedimento cirúrgico com relativa rapidez e, sobretudo, segurança.

É mandatório em qualquer procedimento cirúrgico de relativa complexidade que este seja executado a quatro mãos; destacamos a importância de um auxiliar bem treinado, que irá permitir aspiração, irrigação e afastamento para a manutenção de campo cirúrgico adequado para o sucesso do procedimento.

O instrumental básico utilizado para a extração dos dentes inclusos é o mesmo utilizado para a maioria das cirurgias bucais ambulatoriais. Podemos destacar as alavancas apicais E77R marca Hu-Friedy, a similar apexo nº 303 marca Quinelato (Figura 8.15A) e as alavancas de Potts (Figura 8.15B), além das brocas cirúrgicas esféricas nºˢ 6 e 8, para ostectomias, e as brocas do tipo Zekrya (23 e 28 mm) e nº 702 (25 mm), para secções dentárias (Figura 8.15C), montadas preferencialmente em turbinas de alta rotação do tipo extratorque.

A utilização de diferentes técnicas e táticas cirúrgicas será determinada pelo posicionamento, localização e anomalias do dente considerado. Portanto, é necessário que se tenha em mãos exames complementares por imagem (radiografias e tomografias) para um bom planejamento da cirurgia.

Durante o procedimento, o cirurgião deverá pôr em prática os meios para que consiga seu objetivo final – a exodontia – com a menor lesão possível aos tecidos moles e ósseos, adjacentes ao dente a ser extraído. Para isso, ostectomia e odontossecção são etapas de grande importância e praticamente utilizadas na maioria dos casos. Contudo, estes recursos devem ser utilizados com prudência. Remoção de osso com brocas cirúrgicas deve ser o suficiente para a exposição do elemento dentário,

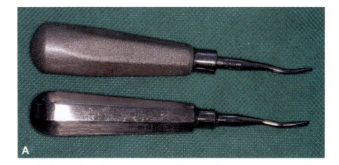

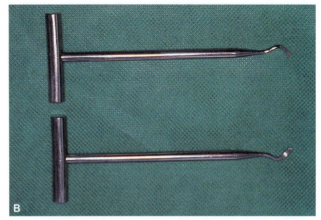

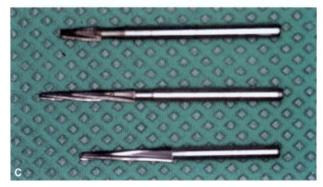

Figura 8.15 A. Alavanca E77R Hu-Friedy e alavanca quinelato nº 303. **B.** Alavancas de Potts, direita e esquerda. **C.** Brocas Zekrya, curta e longa, e broca nº 702.

e quando do posicionamento desfavorável, deverão ser utilizadas as secções do dente, que podem variar de acordo com o posicionamento e o planejamento. Em todos os casos, a utilização de brocas cirúrgicas deve ser acompanhada de irrigação constante com solução salina estéril ou água destilada estéril, para evitar aquecimento exagerado do osso manipulado, prevenindo necrose óssea, e para evitar também um desgaste prematuro das brocas, o que pode ocasionar fraturas destas em transoperatório.

Serão analisadas e discutidas as etapas cirúrgicas dos procedimentos mais comuns. Podemos destacar e individualizar as condutas cirúrgicas para a extração dos terceiros molares superiores, terceiros molares inferiores, caninos e dentes supranumerários.

Todos os procedimentos cirúrgicos odontológicos requerem uma padronização do pré-operatório; além do planejamento clínico e radiográfico, é absolutamente necessária apurada anamnese, que irá permitir a identificação de condições sistêmicas que possam interferir na escolha de medicamentos pré e pós-operatórios e dos anestésicos locais, bem como substâncias vasoconstritoras. Exames complementares, principalmente os que se referem à coagulação sanguínea, somente devem ser solicitados quando houver história pregressa que os justifique.

Alguns medicamentos podem ser utilizados no pré-operatório, de acordo com a seleção do caso. Anti-inflamatórios esteroidais se mostram de grande importância na contenção de edema pós-operatório, e podem ser utilizados, como a dexametasona, em dois comprimidos de 4 mg, administrados 1 hora antes do procedimento, e em casos mais complexos e cirurgias mais extensas, pode ser repetido por 24 a 48 horas após o procedimento.

A utilização de antibioticoterapia pré-operatória somente é feita quando problemas sistêmicos ou locais, que justifiquem a utilização desses medicamentos, forem detectados. Pacientes saudáveis e sem infecções prévias ou instaladas não requerem administração de antibióticos.

Alguns pacientes não suportam determinados procedimentos cirúrgicos, e, quando não for possível controlar a ansiedade verbal, podemos utilizar medicamentos, como benzodiazepínicos orais ou, muitas vezes, com grande segurança, sedação venosa monitorada ou inalatória. Lembrando-se que se tornam necessárias a adequada avaliação do paciente a ser submetido à sedação e a habilitação profissional para cada tipo de sedação a ser escolhida.

Terceiro molar superior

O acesso cirúrgico aos terceiros molares superiores se dá por uma incisão em L ou triangular, com uma incisão relaxante para papilar na porção cervical mesial do segundo molar superior (Figura 8.16A e B); e após cuidadoso descolamento mucoperiosteal, a remoção de osso vestibular que recobre a porção coronária do terceiro molar, apesar de extremamente delgada, deve ser feita, para melhor regularização e para prevenir possíveis espículas ósseas (Figuras 8.16C e 8.17A a E).

A grande maioria dos terceiros molares superiores se apresenta distoangulada e com poucas barreiras anatômicas para a sua remoção; portanto, somente o posicionamento de uma alavanca na superfície mesial do dente, apoiada em osso alveolar, e a aplicação de força, direcionando o dente para posterior e vestibularmente,

são suficientes para a exodontia (Figuras 8.16D e E e 8.17F e G). Raramente torna-se necessária a realização de odontossecção devido a osso bem maleável e medular que facilita a exodontia, mesmo diante de raízes dilaceradas. Após a exodontia, realiza-se a inspeção do alvéolo com cureta de Lucas para remover eventuais restos de tecidos, irrigação com solução salina, reposicionamento do retalho, suturas e controle posterior (Figura 8.17H e I).

Dentes com posicionamento desfavorável, principalmente os localizados mais palatinos ou mais profundos, necessitam de maior acesso cirúrgico, maior ostectomia e, em alguns casos, odontossecção, sendo esta planejada de acordo com o número de raízes e/ou retenção coronária.

Deve-se tomar bastante cuidado quando o dente se encontra próximo ao seio maxilar e com rizogênese incompleta, podendo assim ser acidentalmente impulsionado para o interior do seio maxilar. Dentes supranumerários distalmente ao terceiro molar superior é fator que requer ainda maior atenção transoperatória quanto à condução acidental do dente ao seio maxilar ou ao espaço pterigomaxilar; nesses casos é preferível a remoção do supranumerário antes da do terceiro molar (Capítulo 9, *Complicações em Exodontia*).

Em terceiros molares superiores sem raízes formadas, e mais profundos, na maioria dos casos pacientes mais jovens, podemos utilizar a alavanca de Potts, que aplica uma força maior no sentido vestibular (Figura 8.16E).

Terceiro molar inferior

As variações de morfologia e localização dos terceiros molares inferiores e o fato de o osso mandibular ser mais compacto tornam a exodontia desses dentes mais complexa com relação à utilização de recursos, como ostectomia e odontossecção. Boas avaliações clínica e radiográfica iniciais são fundamentais para um adequado planejamento do procedimento.

O acesso cirúrgico deve ser feito por retalhos mucoperiosteais planejados de acordo com a profundidade, a complexidade do procedimento e, muitas vezes, a preferência do cirurgião. O objetivo do acesso cirúrgico é proporcionar visualização suficiente e necessária para a execução do procedimento, para isso deve ter uma extensão mínima e máxima, não devendo ser tão pequena, dificultando o procedimento; e não proporcionar tensionamento de tecidos moles durante o afastamento e maiores lesões aos tecidos na manipulação. Em contrapartida, retalhos extensos são desnecessários e promovem a instalação de maior edema por maiores incisões e descolamentos.

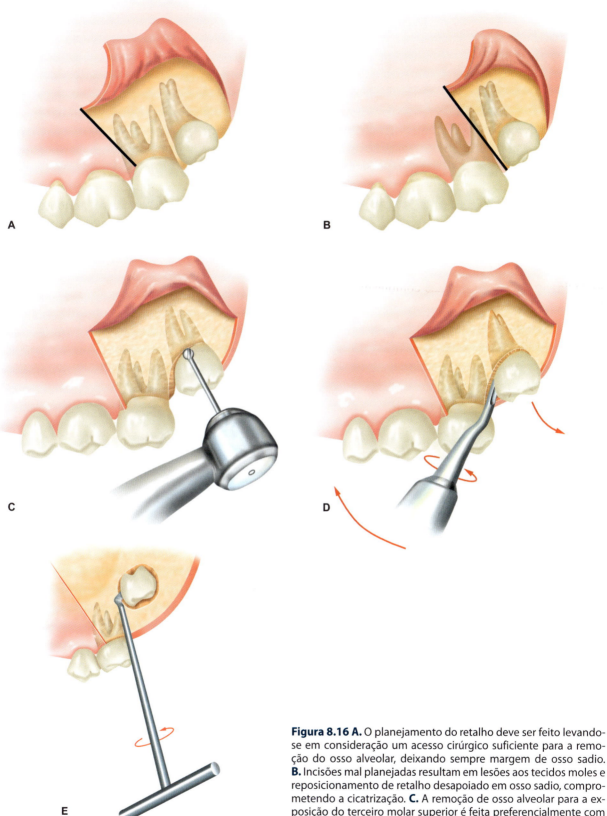

Figura 8.16 A. O planejamento do retalho deve ser feito levando-se em consideração um acesso cirúrgico suficiente para a remoção do osso alveolar, deixando sempre margem de osso sadio. **B.** Incisões mal planejadas resultam em lesões aos tecidos moles e reposicionamento de retalho desapoiado em osso sadio, comprometendo a cicatrização. **C.** A remoção de osso alveolar para a exposição do terceiro molar superior é feita preferencialmente com broca cirúrgica, para evitar imperfeições ósseas que interfiram no processo de cicatrização. **D.** Aplicação de força para a remoção do terceiro molar superior. A resultante de forças é vestibular e posterior. **E.** Utilização da alavanca de Potts para a remoção dos terceiros molares superiores sem raízes. A resultante de forças tem sentido vestibular.

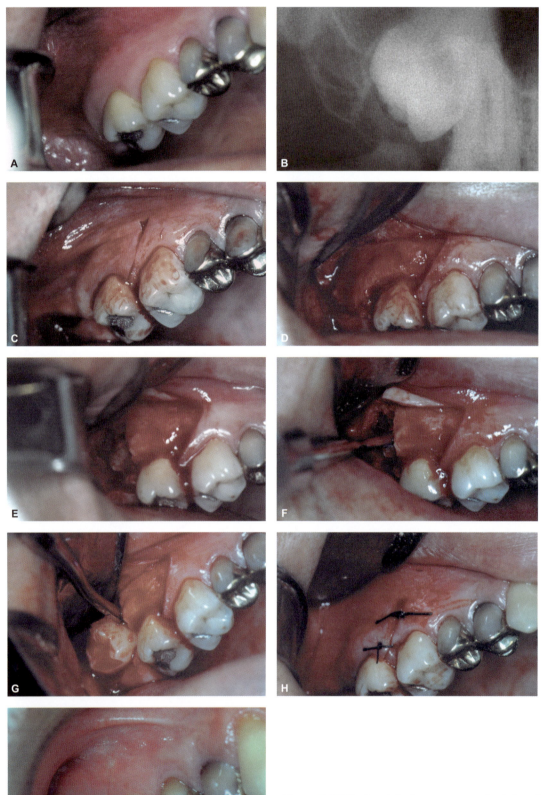

Figura 8.17 Técnica cirúrgica para remoção de terceiro molar superior **A.** Foto clínica da área do terceiro molar superior incluso. **B.** Radiografia periapical mostrando terceiro molar superior incluso em posição distoangular. **C.** Incisão em L. **D.** Descolamento do mucoperiósteo. **E.** Ostectomia já realizada. **F** e **G.** Variação da posição da alavanca. **H.** Sutura. **I.** Controle pós-operatório de 7 dias.

Incisões do tipo envelope ou por descolamento de papilas podem ser utilizadas, em boa parte dos casos, com sucesso (Figura 8.18). Em outros casos, pelo posicionamento e profundidade do dente, a incisão de eleição é do tipo em L ou triangular, com uma incisão relaxante parapapilar em mesial do segundo molar inferior (Figura 8.19). Em ambos os acessos cirúrgicos devemos ter maior atenção na incisão posterior, que deve ser planejada divergente em relação ao arco dentário, acompanhando o sentido posterior do ramo mandibular. Incisões mal executadas, que acompanham o arco dentário, são feitas em tecido mole desapoiado, lesando estruturas nobres como vasos sanguíneos e o nervo lingual, promovendo em muitos casos lesões permanentes (Figura 8.20A). Pelo mesmo motivo não é aconselhável maior descolamento e afastamento da mucosa lingual com o descolador de periósteo, exceto em casos estritamente necessários (Figura 8.20B). Observar que a incisão do rebordo na região posterior apresenta-se divergente em direção vestibular (Figura 8.20C).

O descolamento do mucoperiósteo deve ser iniciado pelo vértice do retalho ou em papila (Figura 8.21A), quando este último for em envelope. E em ambos os acessos cirúrgicos o descolamento não deve ultrapassar inferiormente a linha oblíqua externa, o que evitaria complicações no pós-operatório por acúmulo subperiosteal de resíduos com fragmentos ósseos ou dentários (Figura 8.21B).

 Vídeo 8.1 Osteotomia para exodontia de terceiro molar mandibular.

A abordagem cirúrgica é variável de acordo com o posicionamento e a morfologia do dente. Terceiros molares inferiores verticais muitas vezes requerem apenas ostectomia suficiente para a exposição coronária, e a aplicação de força com alavanca na região mesial do dente (Figura 8.22A e B). Em outros casos, quando raízes divergentes e diaceradas dificultam a exodontia, a odontossecção no sentido vestibulolingual se faz necessária para a separação das raízes (Figura 8.22C). A secção completa com broca deve ser evitada, porque lesões a estruturas anatômicas lingualmente localizadas, como vasos sanguíneos e nervo lingual, podem acontecer (Figura 8.22D).

Nas impacções mesioangulares, a principal barreira física é o segundo molar, e, além da exposição coronária, a remoção da coroa ou parte dela por odontossecção é necessária. O planejamento desta secção deve ser feito de maneira que a broca cirúrgica permaneça paralela ou divergente ao longo eixo do segundo molar, para que o fragmento a ser removido seja expulsivo, facilitando sua remoção (Figura 8.23).

Nos casos dos terceiros molares inferiores horizontais, é necessário realizar a ostectomia expondo a coroa por vestibular e oclusal (Figura 8.27E e F); planeja-se

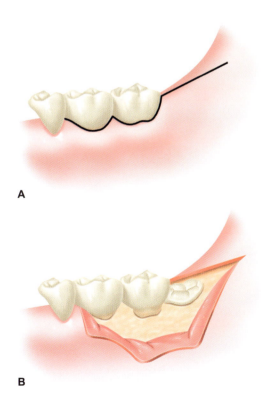

Figura 8.18 Acesso cirúrgico ao terceiro molar inferior por descolamento de papilas ou retalho envelope e incisão posterior no ramo mandibular. **A.** Traço de incisão. **B.** Descolamento e exposição.

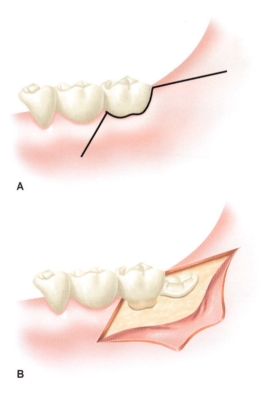

Figura 8.19 Acesso cirúrgico ao terceiro molar inferior pelo retalho em L. **A.** Traço de incisão. **B.** Descolamento e exposição do elemento dentário.

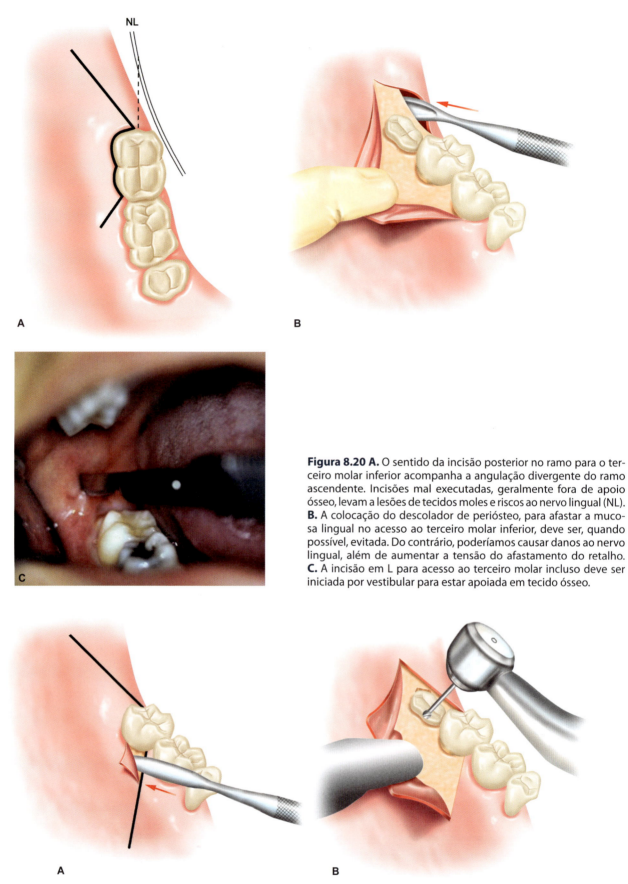

Figura 8.20 A. O sentido da incisão posterior no ramo para o terceiro molar inferior acompanha a angulação divergente do ramo ascendente. Incisões mal executadas, geralmente fora de apoio ósseo, levam a lesões de tecidos moles e riscos ao nervo lingual (NL). **B.** A colocação do descolador de periósteo, para afastar a mucosa lingual no acesso ao terceiro molar inferior, deve ser, quando possível, evitada. Do contrário, poderíamos causar danos ao nervo lingual, além de aumentar a tensão do afastamento do retalho. **C.** A incisão em L para acesso ao terceiro molar incluso deve ser iniciada por vestibular para estar apoiada em tecido ósseo.

Figura 8.21 Sequência operatória. **A.** Descolamento de mucoperiósteo a partir do vértice do retalho, em gengiva inserida na incisão de alívio. **B.** Afastamento e proteção do retalho com afastador de Minnesota e início de ostectomia com broca esférica cirúrgica para exposição da porção coronária do terceiro molar.

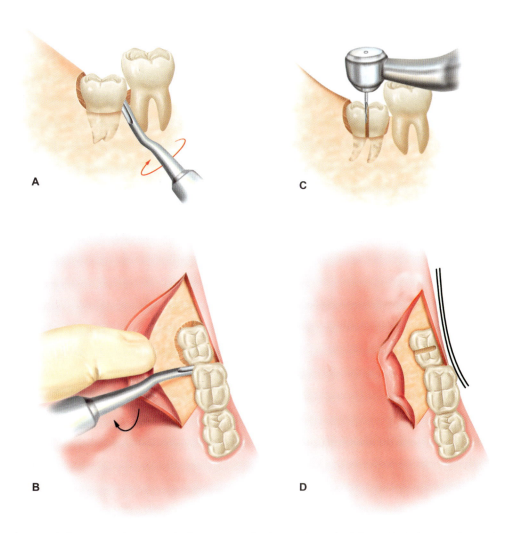

Figura 8.22 A. Aplicação de força com alavanca apical para remoção do terceiro molar inferior. **B.** A alavanca é introduzida perpendicularmente ao dente e ao osso alveolar. **C.** Dentes que apresentam raízes divergentes ou diaceradas devem ser seccionados de maneira que suas raízes sejam separadas e removidas individualmente. **D.** A secção no sentido vestibulolingual não deve ser completa, para que a broca cirúrgica não atinja o tecido mole lingual e lese, principalmente, o nervo lingual.

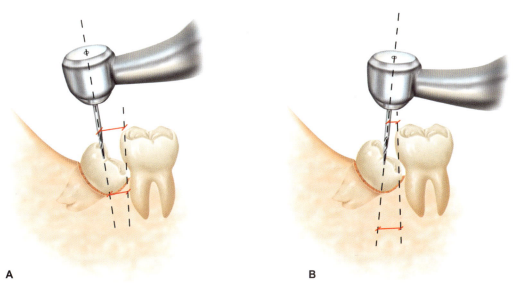

Figura 8.23 A. Planejamento da odontossecção dos dentes mesioangulados e horizontais deve ser feito de maneira que o fragmento anterior seja favorável à remoção. **B.** Quando a secção é feita deixando o fragmento anterior retentivo, serão necessárias mais secções e aplicação de maiores forças.

executar a odontossecção na junção amelocementária, uma vez que o cemento oferece menor resistência quando comparado ao esmalte, tornando o procedimento mais ágil e promovendo menor desgaste das brocas (Figura 8.24A). Sem interferências mecânicas, a porção radicular deve ser removida por elevação passiva com auxílio de alavanca, sem aplicação de força exagerada (Figura 8.24B); do contrário efetuamos a separação das raízes por meio de odontossecção (Figura 8.24C).

Podemos considerar o terceiro molar inferior disto-angulado como o de remoção mais complexa. O eixo de saída do dente, neste caso, é para o ramo da mandíbula, o que determinaria maior remoção óssea. Para minimizar a ostectomia, podemos utilizar mais odontossecção, que geralmente é feita na porção coronária distal do elemento, na tentativa de eliminar o principal motivo da impactação (Figura 8.25). Em alguns casos são necessárias outras secções, inclusive para separar as raízes, quando estas se apresentarem divergentes ou diaceradas (Figura 8.24C).

 Vídeo 8.2 Caso 1: odontossecção de terceiro molar mandibular horizontal.

Após a completa remoção do elemento dentário é necessário fazer criteriosa limpeza do alvéolo com cureta de Lucas, remoção do capuz pericoronário com o auxílio de pinça hemostática (Figura 8.26), regularização dos bordos ósseos, eliminando ângulos vivos e espículas com brocas (ainda durante a ostectomia) ou lima para osso após a remoção do dente. Por último, promove-se intensa lavagem do sítio cirúrgico com solução salina estéril ou água destilada estéril. Durante toda a sequência cirúrgica, o afastamento deve proteger o retalho e manter o periósteo íntegro. O retalho deve ser reposicionado com o mínimo de trauma possível e o fechamento da ferida cirúrgica deve ser primário e feito por meio de fios de sutura não reabsorvíveis, geralmente seda preta trançada 3-0 ou 4-0 (Figuras 8.27 e 8.28).

 Vídeo 8.3 Osteotomia de terceiro molar mandibular horizontal.

 Vídeo 8.4 Caso 2: odontossecção de terceiro molar mandibular horizontal.

 Vídeo 8.5 Remoção da coroa de terceiro molar mandibular horizontal.

 Vídeo 8.6 Exodontia das raízes de terceiro molar mandibular horizontal.

Caninos

Depois dos terceiros molares, os caninos são os dentes inclusos de maior frequência, que aparecem nos maxilares. Deve-se considerar sempre como primeira opção ao tratamento o aproveitamento dos mesmos na arcada por meio de técnicas de exposição e tracionamento, devido à grande importância desses dentes na chave de oclusão. Quando da impossibilidade de aproveitamento ortodôntico, sua extração deve ser considerada e indicada.

O planejamento cirúrgico é iniciado com tomadas radiográficas para localização vestibular ou palatino/lingual, o que irá determinar o tipo de acessos e retalhos cirúrgicos. Radiografias seriadas e dissociadas em angulação horizontal (técnica de Clark), oclusais ortogonais, exames perpendiculares entre si e preferencialmente

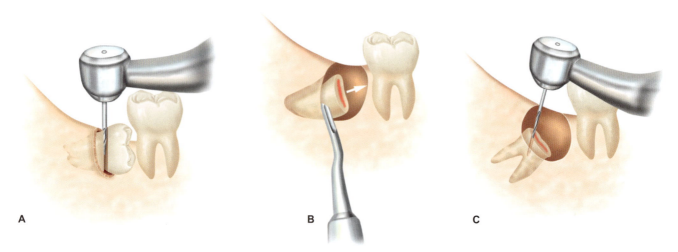

Figura 8.24 A. Sempre quando houver possibilidade, é preferencial planejar e executar a odontossecção na junção amelocementária, que oferece menor resistência quando comparada ao esmalte. **B.** Deslocamento de raiz após odontossecção. **C.** Planejamento da separação das raízes em dentes com raízes divergentes. A secção é feita de maneira oblíqua em relação ao longo eixo das raízes, pela impossibilidade física do direcionamento da broca cirúrgica.

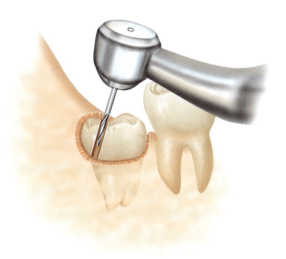

Figura 8.25 Planejamento da odontossecção dos terceiros molares em posição distoangular. Odontossecção deverá ser realizada na porção distal da coroa, permitindo desimpacção da maior parte da coroa e remoção do dente por meio do espaço coronário. Pode ser necessário realização de odontossecção nos casos de raízes divergentes ou dilaceradas.

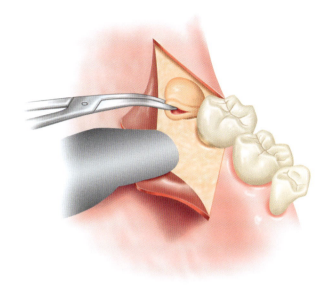

Figura 8.26 Após remoção do dente, deve-se certificar que foi realizada a remoção completa do capuz pericoronário. Pode-se utilizar cureta nas paredes laterais do alvéolo ou pinça hemostática.

as tomografias computadorizadas são necessárias para uma correta interpretação e localização, e assim adequado planejamento para a abordagem cirúrgica.

O planejamento cirúrgico do canino superior localizado vestibularmente se dá pela localização no sentido inferossuperior, ou seja, pela profundidade do canino em relação às raízes dos demais dentes. Caninos superiores mais profundos determinariam a execução de um retalho cirúrgico mais amplo, geralmente trapezoidal ou quadrangular, com duas incisões de alívio divergentes entre si. Alguns casos de caninos superiores menos profundos permitiriam retalhos mais conservadores, ou em L, com apenas uma incisão de alívio.

Deve sempre ser observada a relação do dente incluso a ser extraído com as raízes dos demais dentes adjacentes a fim de se evitarem possíveis danos as estas estruturas. A remoção de osso para a exposição coronária do canino deve ser feita criteriosamente, pois em muitos casos observamos grande proximidade desses dentes com raízes de dentes anteriores superiores. Neste caso, o planejamento das odontossecções é de grande importância para a extração de caninos inclusos. Por ser um dente relativamente longo e em muitos casos localizado desfavoravelmente à exodontia, duas ou mais secções podem ser planejadas para menor remoção óssea e preservação de estruturas anatômicas (Figura 8.29).

Podemos considerar os caninos superiores localizados no palato os de maior complexidade, pelo acesso cirúrgico dificultado pela posição do paciente e pela concavidade do palato; além do mais, instrumentos e brocas cirúrgicas não têm posições desejadas durante a realização da cirurgia. O acesso cirúrgico ao palato é feito com retalho por descolamento de papilas. Incisões de alívio ou relaxantes são indesejáveis pela presença de vasos sanguíneos na mucosa palatina, principalmente a artéria palatina maior. Após o descolamento do retalho, a ostectomia deve ser feita também de maneira criteriosa, porque, além da proximidade das raízes dos dentes, outras estruturas podem ser afetadas, como a cavidade nasal ou o seio maxilar, dependendo da posição do elemento. Portanto, secções dentárias em maior número são necessárias para a remoção completa do dente sem danos às estruturas anatômicas (Figura 8.30).

Para os caninos que se encontram mais profundamente localizados nos maxilares (abaixo dos ápices dentais dos dentes adjacentes), o acesso cirúrgico para a sua extração normalmente é vestibular, com uma incisão distante do sulco gengival e das papilas interdentárias. Esta incisão se localiza no fundo do vestíbulo na maxila e, na mandíbula, uma incisão labial, semelhante à utilizada em mentoplastia. Após exposição cirúrgica e ostectomia com acesso cirúrgico amplo e de visualização direta, odontossecção é feita e o dente pode ser removido sem grandes dificuldades (Figuras 8.31 a 8.34).

 Vídeo 8.7 Sequência cirúrgica de exodontia de canino retido no mento.

Pré-molares

A técnica de extração de pré-molares inclusos assemelha-se à de outros dentes inclusos como caninos, incisivos e dentes supranumerários, como veremos a seguir. O primeiro passo a ser adotado é a localização por imagem destes dentes. Além de uma ampla avaliação

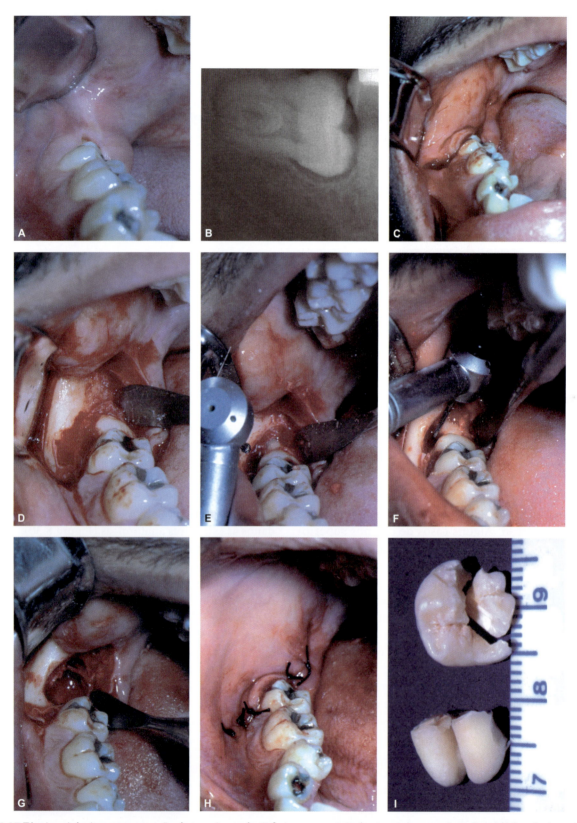

Figura 8.27 Técnica cirúrgica para remoção de terceiro molar inferior em posição horizontal – caso 1. **A.** Foto clínica da área do terceiro molar inferior incluso. **B.** Radiografia periapical com terceiro molar inferior incluso horizontal. **C.** Incisão em L. **D.** Descolamento do mucoperiósteo. **E.** Ostectomia com broca esférica número 6. **F.** Odontossecção com broca Zecrya. **G.** Loja óssea após extração do dente. **H.** Sutura. **I.** Dente seccionado.

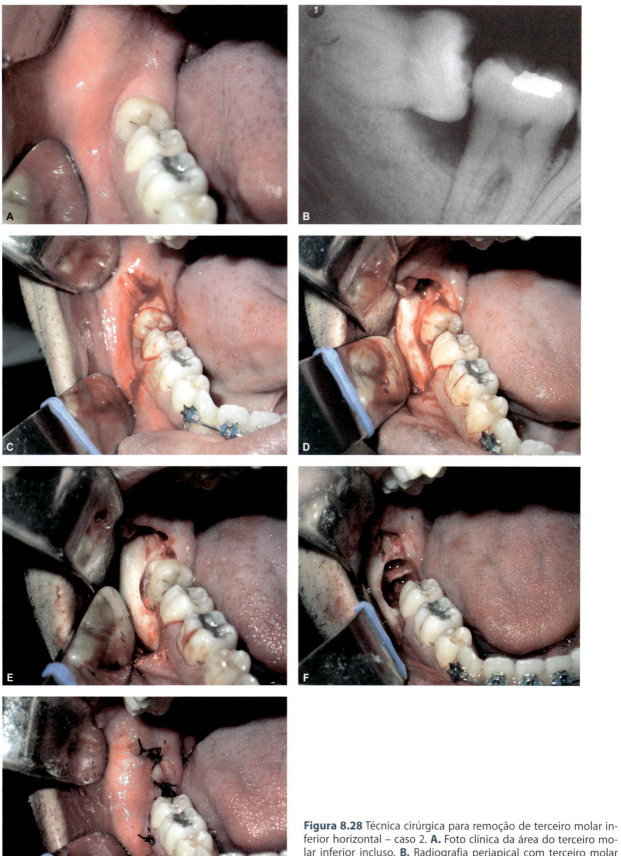

Figura 8.28 Técnica cirúrgica para remoção de terceiro molar inferior horizontal – caso 2. **A.** Foto clínica da área do terceiro molar inferior incluso. **B.** Radiografia periapical com terceiro molar inferior incluso horizontal. **C.** Incisão em L. **D.** Descolamento do mucoperiósteo. **E.** Ostectomia vestibular ao redor da coroa do dente e odontossecção na junção amelocementária. **F.** Loja óssea após extração do dente. **G.** Sutura.

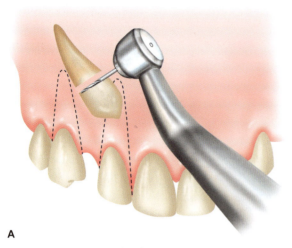
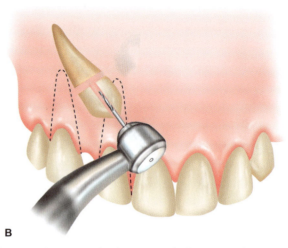

Figura 8.29 A. Planejamento da odontossecção nos caninos. O sentido da secção é transversal ao longo eixo do dente. **B.** Pode ser necessário associar secção longitudinal a fim de se remover a coroa clínica do dente sem causar lesões às raízes dos dentes adjacentes.

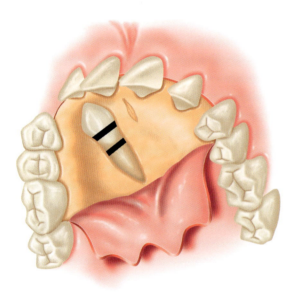

Figura 8.30 Duas ou mais seções paralelas entre si são necessárias para promover desimpacção e facilitar a exodontia.

proporcionada pela radiografia panorâmica, podemos lançar mão de técnicas de localização radiográfica (Clark) e também uma incidência radiográfica oclusal do tipo ortogonal. A tomografia computadorizada mostra-se o meio mais preciso para o planejamento cirúrgico destes dentes (Figura 8.35A a E).

A escolha do acesso cirúrgico quando o pré-molar localiza-se por vestibular dependerá da profundidade de sua localização. Nos dentes localizados por vestibular no rebordo alveolar próximo às demais raízes dentárias, pode-se realizar o retalho em envelope ou triangular, considerando-se que neste último a incisão relaxante não deverá ser realizada na região entre pré-molares mandibulares devido a possíveis lesões do nervo mentoniano que causariam parestesia do lábio inferior.

Na extração de pré-molares posicionados por lingual ou palatino o retalho cirúrgico deverá ser envelope ou descolamento de papilas a fim de evitar lesões as estruturas anatômicas locais (Figura 8.35F a I). O acesso cirúrgico se dá com retalho por descolamento de papilas, sem incisões de alívio, e o procedimento pode ser dificultado pelo direcionamento dos instrumentos e das brocas cirúrgicas, principalmente nos dentes mais profundos (Figura 8.35J a O).

As suturas dos retalhos que utilizam incisões intrassulculares podem ser dificultadas pelos dentes. Portanto, devem-se realizar suturas isoladas interdentárias, passando a agulha entre as ameias dos dentes envolvidos na linha de incisão (Figura 8.35P a X). É necessário realizar acompanhamento pós-operatório adequado para garantir os resultados desejados (Figura 8.35Y).

Dentes supranumerários

Os dentes supranumerários apresentam localização indefinida clinicamente, necessitando de localização radiográfica por meio dos mesmos métodos descritos anteriormente para a exodontia dos caninos e pré-molares (Figura 8.36).

Boa parte dos dentes supranumerários tem variação quanto à sua forma e a maioria deles tem tamanho reduzido e raízes curtas ou não formadas, mas podem também se apresentar como dentes de tamanho e formato muito próximo aos dentes da série permanente.

Dentes supranumerários localizados na superfície lingual ou palatina devem ser abordados, respectivamente, por estas áreas, sendo sempre indicada a realização de retalhos em envelope ou descolamento de papilas, a fim de evitar lesões às estruturas anatômicas locais. O acesso cirúrgico se dá com retalho por descolamento de papilas, sem incisões de alívio, evitando possíveis lesões (Figura 8.37).

Muitas vezes a exodontia se torna menos complexa quando estes dentes estão situados por vestibular, sendo indicada a realização de retalhos planejados de acordo com a profundidade dos dentes a serem extraídos (Figura 8.38).

 Vídeo 8.8 Osteotomia para exodontia de dente supranumerário.

 Vídeo 8.9 Exodontia de dente supranumerário.

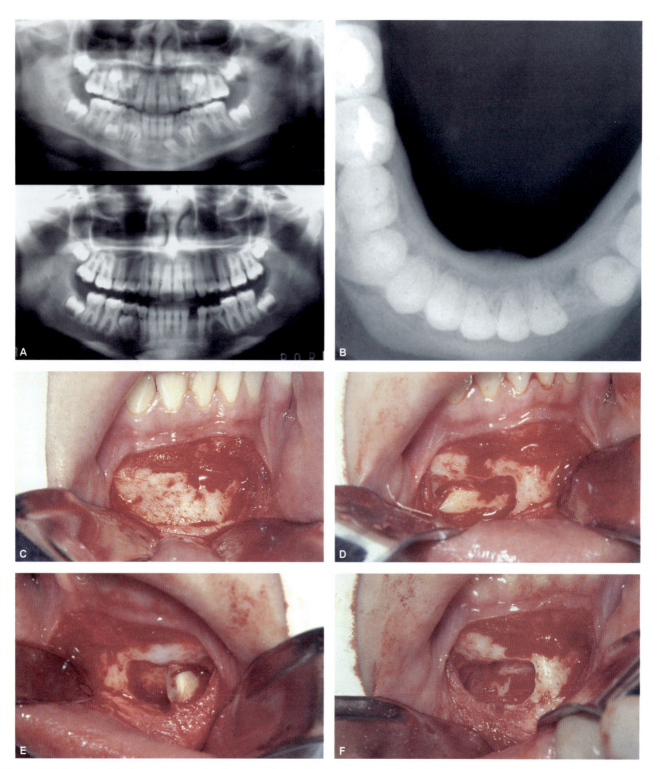

Figura 8.31 Técnica cirúrgica para remoção de canino inferior incluso – caso 1. **A.** Radiografia panorâmica mostrando canino inferior incluso abaixo dos ápices dentais. **B.** Radiografia oclusal ortogonal mostrando canino vestibular. **C.** Incisão em trapézio. **D.** Ostectomia já realizada. **E.** Odontossecção. **F.** Loja óssea vazia.

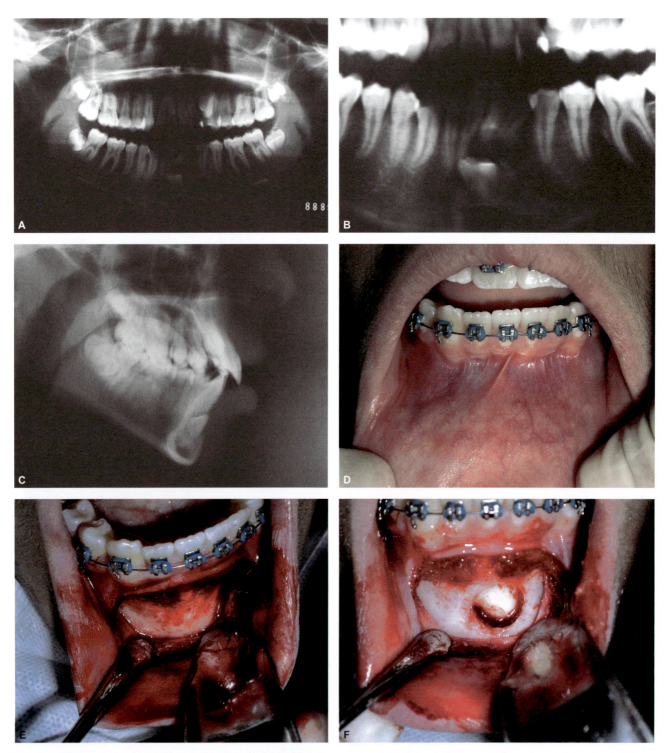

Figura 8.32 Técnica cirúrgica para remoção de canino inferior incluso – caso 2. **A.** Radiografia panorâmica mostrando canino inferior incluso abaixo dos ápices dentais. **B.** Vista panorâmica aproximada. **C.** Perfil de face mostrando localização vestibular. **D.** Aspecto intraoral. **E.** Retalho em fundo de vestíbulo mandibular (mentoplastia). **F.** Osteotomia vestibular. (*Continua*)

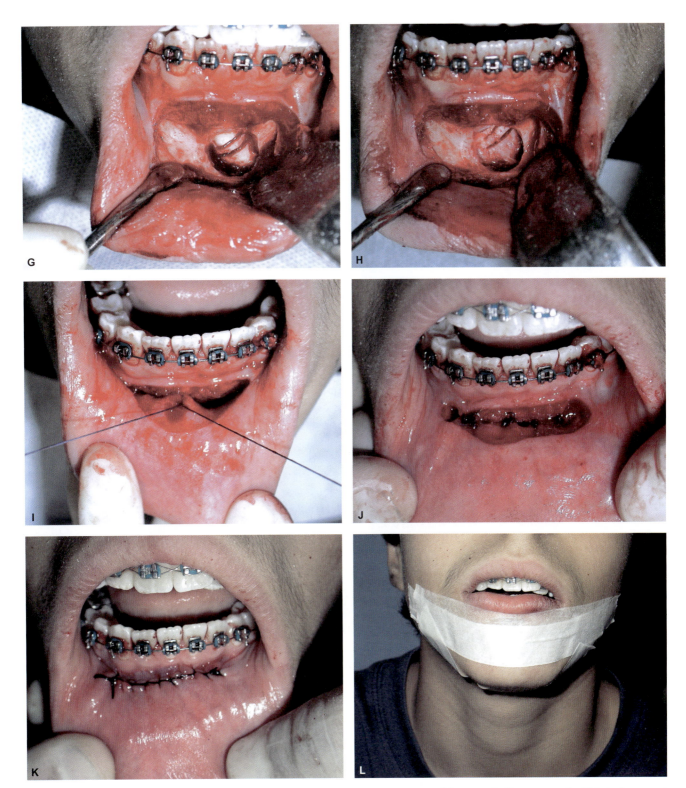

Figura 8.32 (*Continuação*) **G.** Odontossecção da coroa, removendo segmento intermediário para facilitar a extração. **H.** Loja óssea vazia. **I.** Ponto de reparo para a sutura interna com fio reabsorvível. **J.** Sutura interna com fio reabsorvível. **K.** Sutura da mucosa. **L.** Curativo compressivo a fim de evitar deiscência da sutura devido à tração da musculatura local.

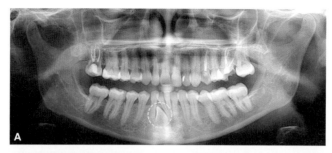
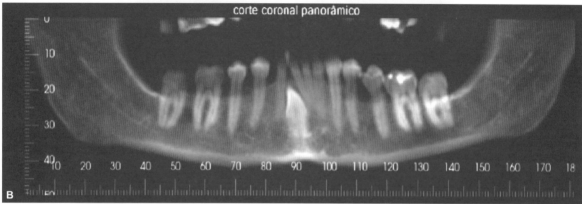
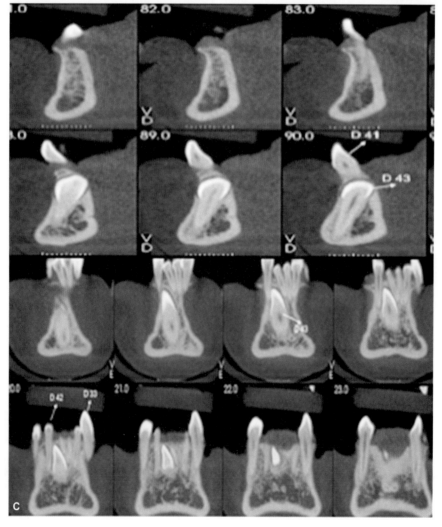

Figura 8.33 Técnica cirúrgica para remoção de canino inferior incluso. **A.** Radiografia panorâmica mostrando canino inferior incluso abaixo dos ápices dentais. **B.** Corte panorâmico de tomografia de feixe cônico. **C.** Cortes de tomografia de feixe cônico do canino incluso. (*Continua*)

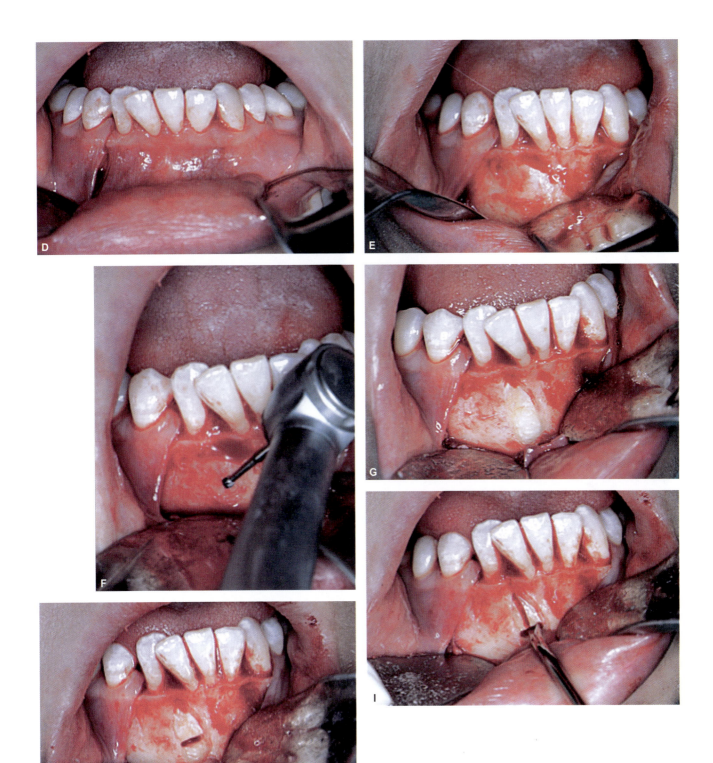

Figura 8.33 (*Continuação*) **D** e **E**. Incisão e retalho triangular com relaxante para distal. **F**. Ostectomia. **G**. Após ostectomia da parede vestibular. **H** a **K**. Odontossecção em T. Há necessidade da fragmentação primeiro da coroa para facilitar a saída da raiz. (*Continua*)

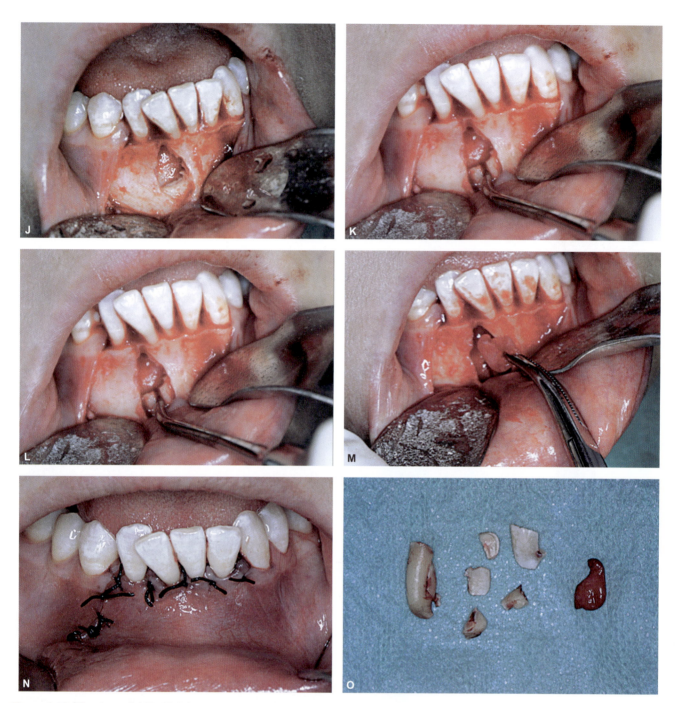

Figura 8.33 (*Continuação*) **H** a **K.** Odontossecção em T. Há necessidade da fragmentação primeiro da coroa para facilitar a saída da raiz. **L.** Limpeza da loja cirúrgica. **M.** Remoção do capuz pericoronário. **N.** Sutura dos tecidos. **O.** Fragmentos do dente removido. (Fonte: Arquivo Disciplina de Cirurgia Bucomaxilofacial (BMF) II/Universidade Federal do Espírito Santo (UFES).)

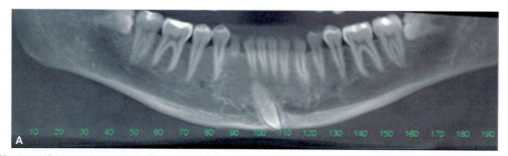

Figura 8.34 Técnica cirúrgica para remoção de canino inferior incluso. **A.** Corte panorâmico de tomografia de feixe cônico. (*Continua*)

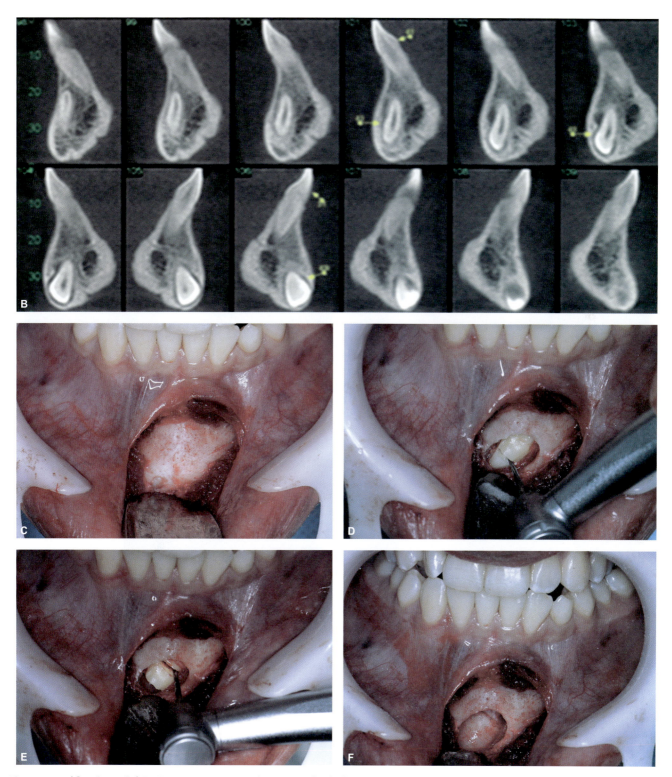

Figura 8.34 (*Continuação*) **B.** Cortes parassagitais de tomografia de feixe cônico. **C.** Incisão linear em lábio no fundo de sulco vestibular e acesso à região mentual. **D.** Após ostectomia para acesso ao canino, feita odontossecção da coroa. **E.** Nova linha de odontossecção da coroa, mais próximo à linha cementária. **F.** Loja cirúrgica após remoção do dente. (*Continua*)

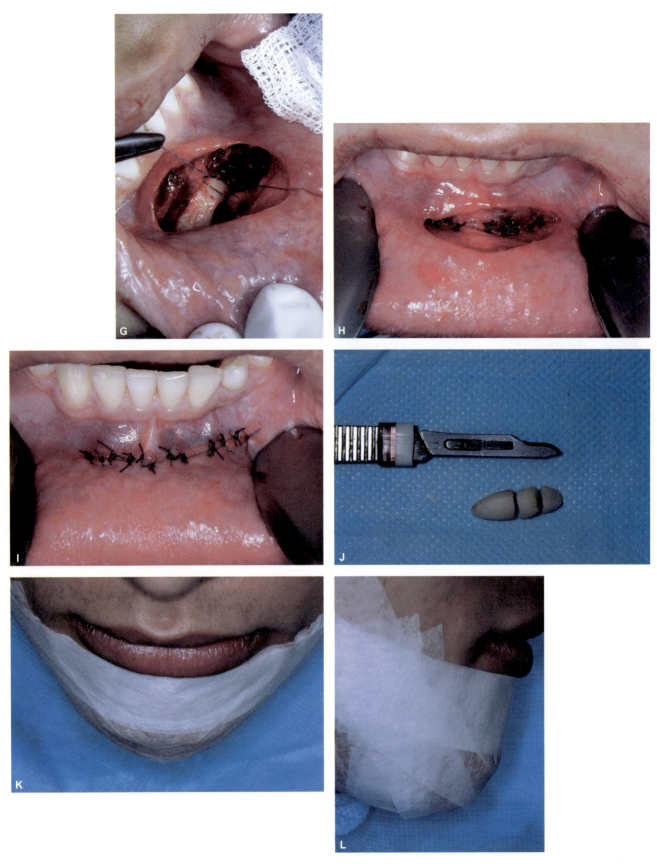

Figura 8.34 (*Continuação*) **G** a **I.** Sutura dos tecidos por planos com fio reabsorvível. **J.** Fragmentos do dente removido. **K** e **L.** Curativo compressivo para conter o edema pós-operatório. (Fonte: Arquivo Disciplina de Cirurgia BMF II/UFES.)

Capítulo 8 • Cirurgia para Extração e Aproveitamento de Dentes Inclusos 199

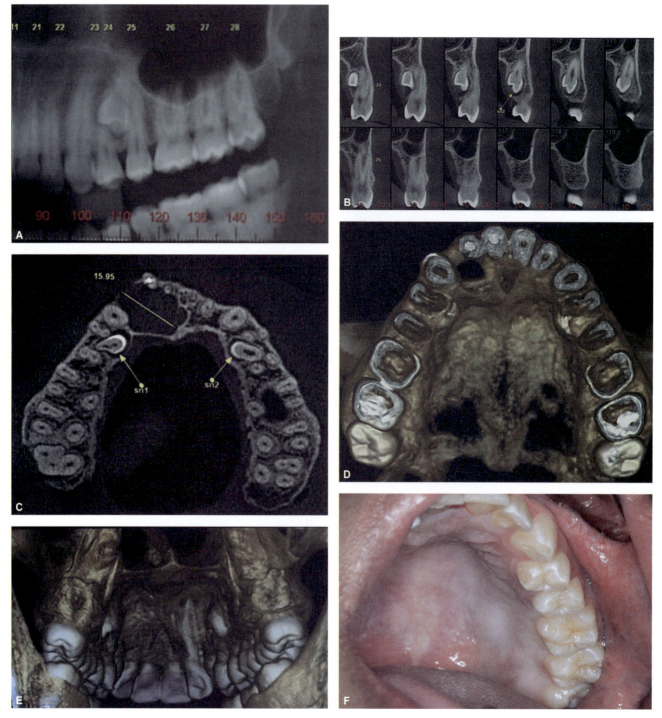

Figura 8.35 Técnica cirúrgica para remoção de pré-molar supranumerário **A.** Tomografia de feixe cônico (vista panorâmica). **B.** Tomografia de feixe cônico (corte sagital): presença de supranumerário localizado por palatino do dente 24. **C.** Tomografia de feixe cônico (corte axial). Observar supranumerários em região dos dentes 24 e 14 e lesão osteolítica em região anterior de maxila. **D.** Tomografia computadorizada em reconstrução 3D, vista oclusal **E.** Tomografia computadorizada em reconstrução 3D, vista palatina. **F.** Foto clínica intraoral. (*Continua*)

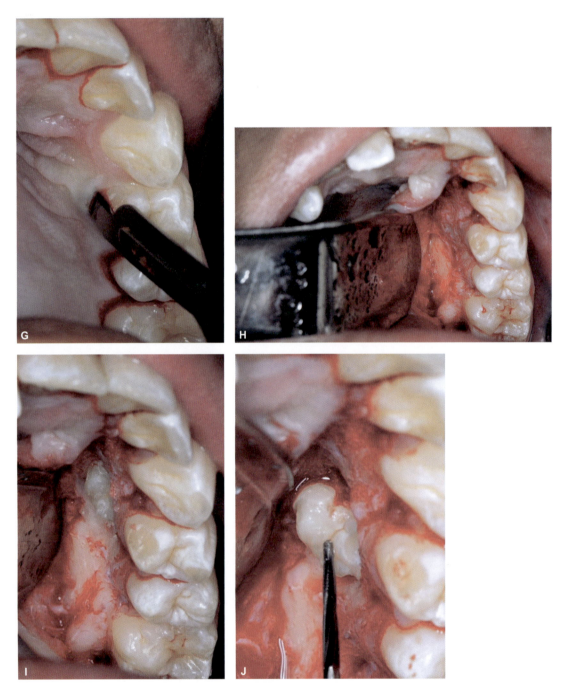

Figura 8.35 (*Continuação*) **G.** Incisão intrassulcular em envelope palatino. **H.** Descolamento mucoperiosteal. **I.** Osteotomia da região vestibular. **J.** Posicionamento da broca Zecrya para odontossecção longitudinal da coroa. (*Continua*)

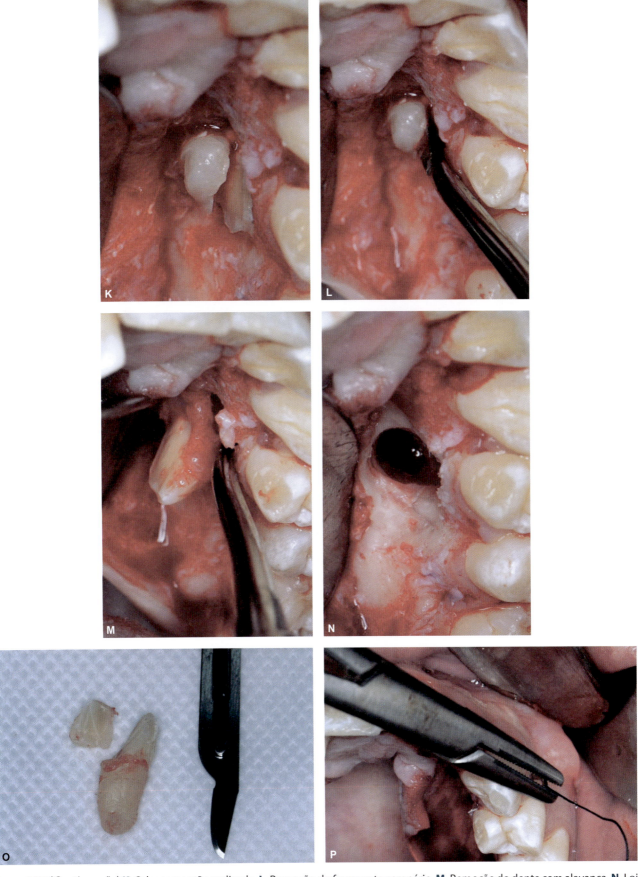

Figura 8.35 (*Continuação*) **K.** Odontossecção realizada. **L.** Remoção do fragmento coronário. **M.** Remoção do dente com alavanca. **N.** Loja óssea vazia. **O.** Fragmentos dentais removidos. **P** a **X.** Sequência de sutura isolada entre as papilas dentais do tipo U vertical. (*Continua*)

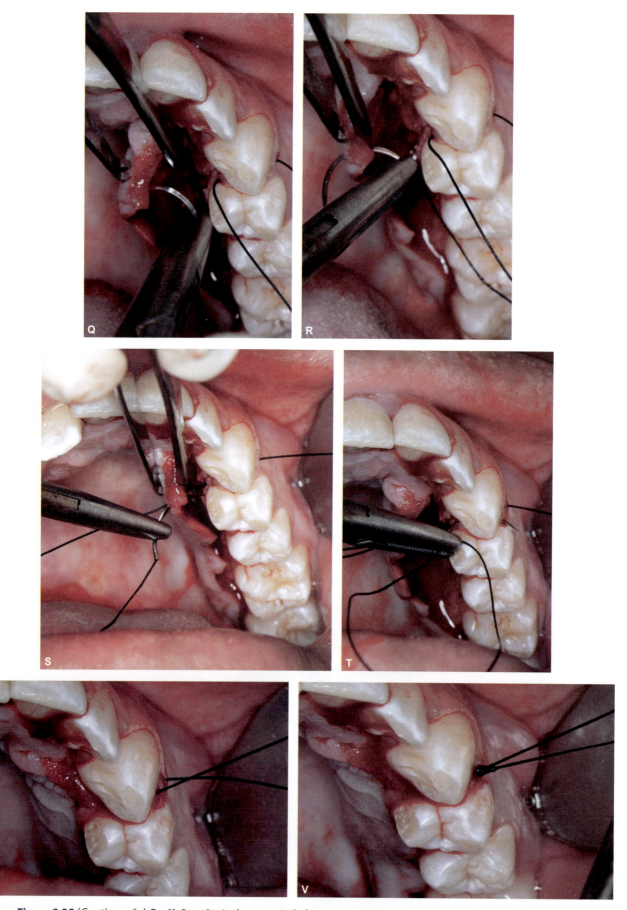

Figura 8.35 (*Continuação*) **Q** a **X.** Sequência de sutura isolada entre as papilas dentais do tipo U vertical. (*Continua*)

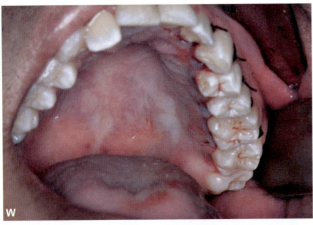
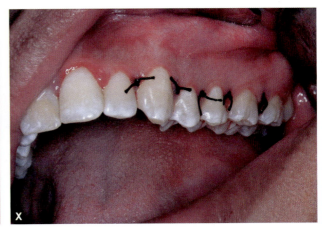
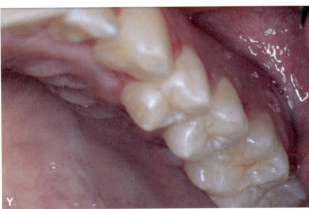

Figura 8.35 (*Continuação*) **W** a **X.** Sequência de sutura isolada entre as papilas dentais do tipo U vertical. **Y.** Aspecto clínico pós-operatório de 7 dias.

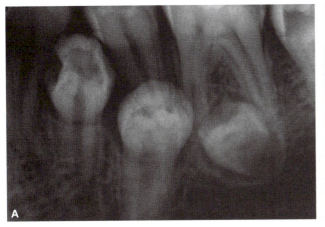
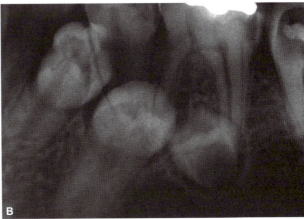
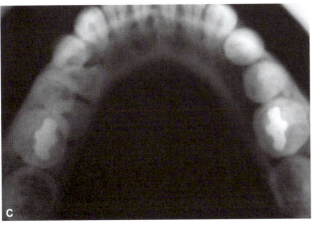

Figura 8.36 Técnicas de localização por imagem **A.** Técnica da dissociação das imagens (Clark). **B.** Técnica da dissociação das imagens (Clark) com desvio do ângulo de radiação. Supranumerários localizados por lingual. **C.** Radiografia oclusal ortogonal (observar supranumerários localizados por lingual).

204 Cirurgia Bucomaxilofacial | Diagnóstico e Tratamento

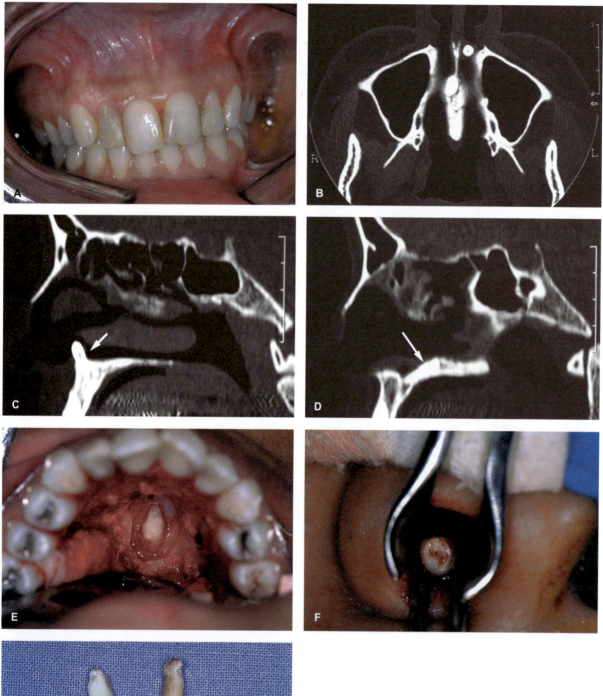

Figura 8.37 Técnica cirúrgica para remoção de dentes supranumerários. **A.** Foto clínica. **B.** Tomografia computadorizada mostrando dois dentes extranumerários. **C.** Tomografia computadorizada mostrando dente extranumerário localizado na fossa nasal. **D.** Tomografia computadorizada mostrando dente extranumerário localizado no palato duro. **E.** Extração de dente extranumerário localizado no palato duro. **F.** Extração de dente extranumerário localizado na fossa nasal com espéculo nasal. **G.** Dentes que foram extraídos.

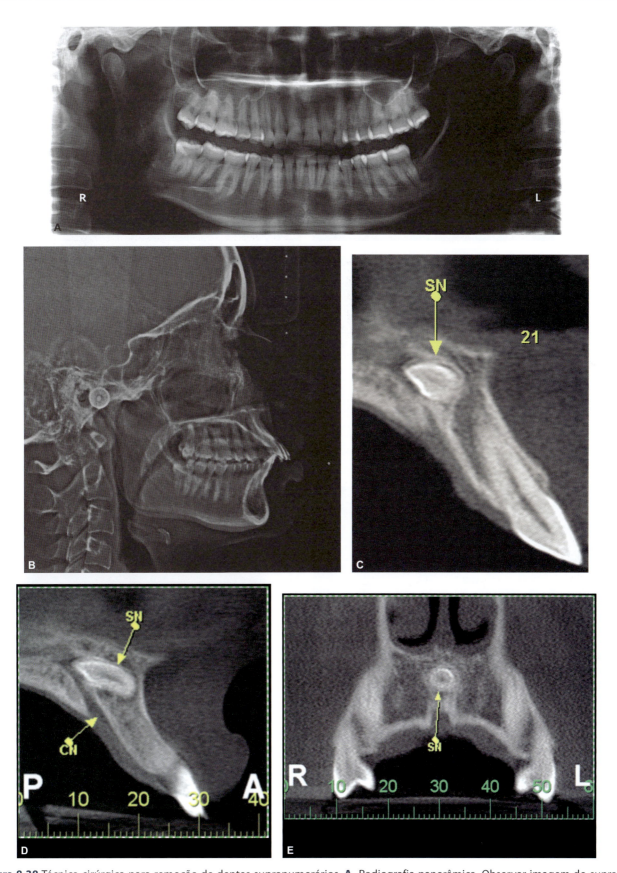

Figura 8.38 Técnica cirúrgica para remoção de dentes supranumerários. **A.** Radiografia panorâmica. Observar imagem do supranumerário em região anterior maxilar. **B.** Radiografia cefalométrica em perfil. Observar imagem do supranumerário na região vestibular anterior da maxila. **C.** Tomografia computadorizada (corte sagital) mostrando dente extranumerário acima dos ápices dentais. **D.** Tomografia computadorizada (corte sagital) mostra a relação do dente supranumerário com canal nasopalatino. **E.** Tomografia computadorizada (corte coronal). (*Continua*)

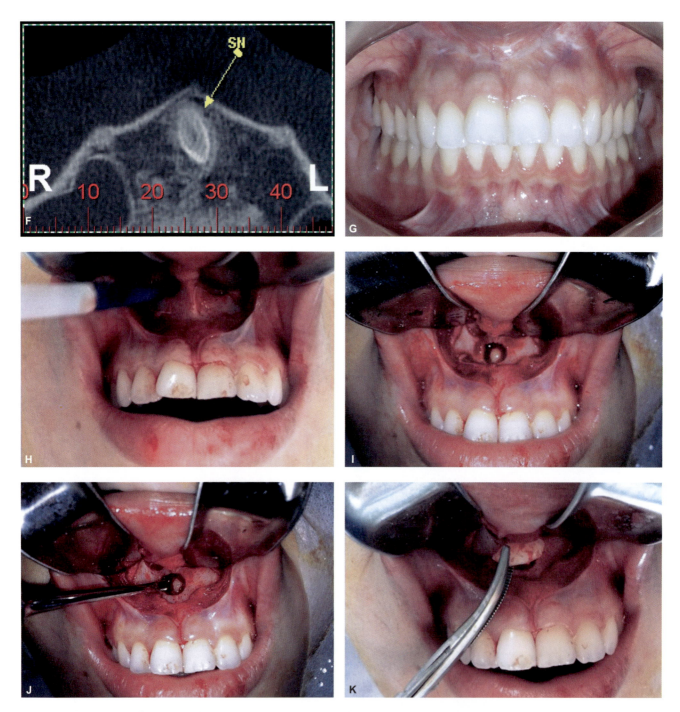

Figura 8.38 (*Continuação*) **F.** Tomografia computadorizada (corte axial – vista ampliada) mostra a relação do dente supranumerário mais próximo à tábua óssea vestibular. **G.** Foto clínica intraoral. **H.** Incisão em fundo de vestíbulo de maxila. **I.** Osteotomia da região vestibular. **J.** Extração de dente extranumerário com alavanca. **K.** Remoção do supranumerário extraído.

Quando a ostectomia da região da coroa do dente a ser extraído não é suficiente para a remoção completa do mesmo, odontossecções longitudinais na coroa do elemento ou até mesmo a secção para a remoção completa da coroa podem ser necessárias. O posicionamento desses dentes supranumerários e a proximidade às raízes dos dentes permanentes irão orientar a necessidade de realização dessas odontossecções.

Durante toda a cirurgia o retalho cirúrgico deve ser descolado e protegido por afastamento, de maneira que não haja qualquer laceração na mucosa local, promovendo um pós-operatório mais confortável e sem complicações.

Dentes inclusos em posições desfavoráveis

Alguns dentes podem apresentar-se em inclusões pouco comuns e que não favorecem seu aproveitamento, mesmo sendo dentes da série normal. Essa condição pode ser causada por fatores diversos, como trauma ou infecções. A região de incisivos na época de sua formação radicular pode ser afetada desta forma, o que pode resultar na retenção intraóssea destes dentes. A abordagem deverá ser planejada individualmente para cada caso (Figura 8.39).

Coronotomia ou odontectomia parcial intencional

A técnica visa à remoção parcial do elemento dentário, evitando acidentes e riscos desnecessários. Após acesso ao dente por meio dos retalhos já descritos anteriormente é feita uma odontossecção da porção total da coroa dentária na união cemento-esmalte (Figura 8.40).

Em algumas situações, a remoção por completo dos dentes inclusos pode se tornar procedimento muito

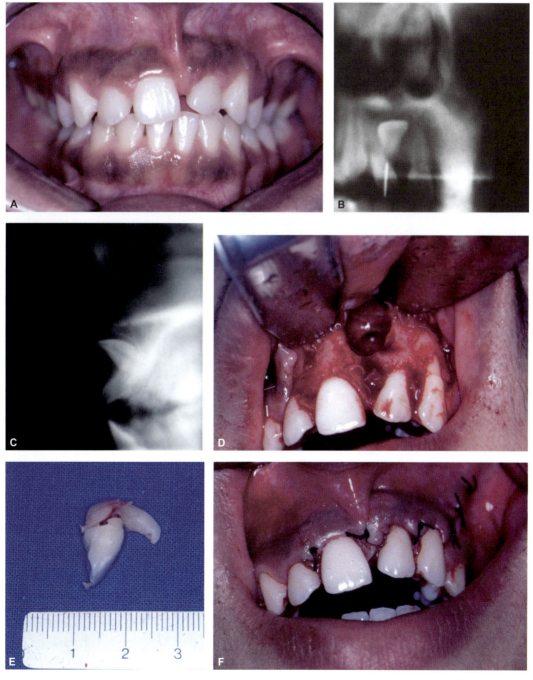

Figura 8.39 Inclusões menos frequentes. **A.** Ausência de erupção do incisivo central maxilar lado esquerdo. **B.** Tomografia linear. Observar imagem do incisivo central em posição desfavorável. **C.** Tomografia linear (corte sagital). Observar dilaceração radicular grave. **D.** Exodontia realizada. **E.** Dente extraído. **F.** Sutura cirúrgica.

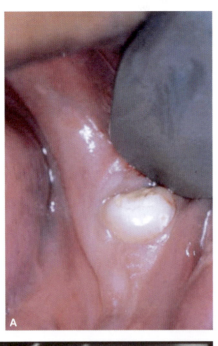
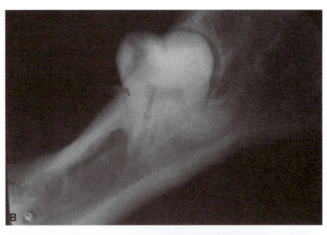
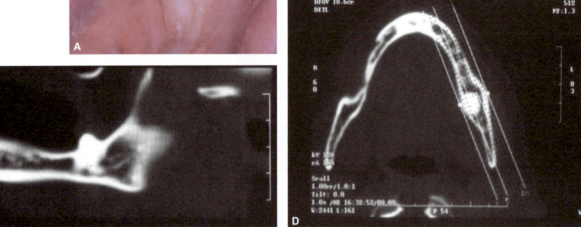
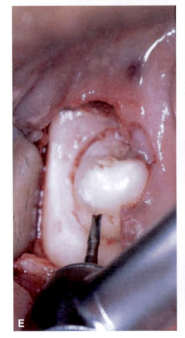
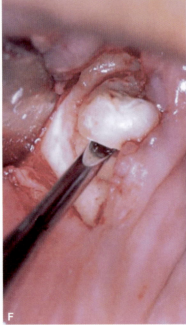
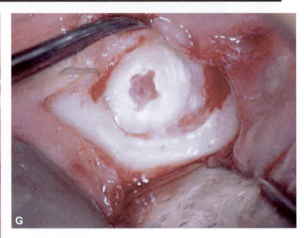

Figura 8.40 Técnica cirúrgica de odontectomia. **A.** Paciente edêntulo apresentando terceiro molar inferior incluso residual na arcada. **B.** Vista aproximada da radiografia panorâmica. **C.** Corte parassagital de TC de feixe cônico. **D.** Corte axial de TC de feixe cônico. **E.** Odontectomia da coroa. **F.** Movimento de alavanca para remoção do fragmento da coroa. **G.** Aspecto da raiz residual após a odontectomia.

invasivo, trazendo danos aos pacientes. Condições como idade avançada, mandíbula atrófica, íntima relação das raízes do dente incluso com estruturas anatômicas, como o feixe vasculonervoso alveolar inferior, dentre outras, são indicações para a realização desta técnica (Figura 8.40). Radiografias pós-operatórias devem ser realizadas para controle posterior. Um acompanhamento periódico deverá ser realizado (Figura 8.41).

Este procedimento deverá ser considerado quando da elaboração do plano de tratamento e nunca durante um ato operatório no qual foi planejada a exodontia. Este fato deve-se à necessidade de mínimo trauma ao dente, não se devendo realizar a luxação dental durante a cirurgia; estas manobras preservariam a integridade das células pulpares e do ligamento periodontal, possibilitando adequada cicatrização, preservando a vitalidade do dente. As raízes residuais mantidas por meio desta técnica mantêm a vitalidade pulpar devido à substituição gradativa da polpa por um tecido conjuntivo fibroso acelular.

São contraindicações à realização desta técnica:

- Dentes com afecções pulpares
- Dentes com sintomatologia dolorosa local inflamatória
- Dentes com lesões periapicais
- Dentes com lesões periodontais
- Dentes com abscessos dentoalveolares.

APROVEITAMENTO DE DENTES INCLUSOS

A cirurgia para aproveitamento de dentes inclusos tem sido cada vez mais realizada na tentativa de se obter maior função mastigatória e melhor estética.

O planejamento e a decisão de extrair ou aproveitar dentes inclusos requerem um plano de tratamento com base nas informações obtidas na avaliação clínica radiográfica e a viabilidade ortodôntica.

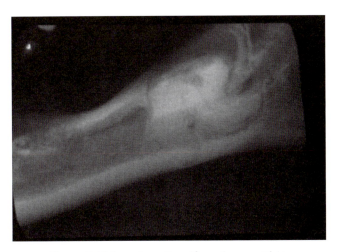

Figura 8.41 Aspecto radiográfico pós-operatório.

PLANEJAMENTO ORTOCIRÚRGICO

Avaliação clínica

Nessa avaliação são observados a saúde dentária periodontal e o espaço requerido na arcada para que o dente incluso possa ser aproveitado (Figura 8.42).

Outra decisão a se definir é se algum dente considerado menos importante sob o ponto de vista estético-funcional deverá ser removido para se obter espaço suficiente para que o incluso seja aproveitado.

Caso não haja espaço na arcada para o dente a ser aproveitado, este espaço deve ser obtido à custa de tratamento ortodôntico prévio. Não devemos realizar a cirurgia antes da montagem dos aparatos ortodônticos ou a obtenção do espaço requerido.

Avaliação radiográfica

As radiografias fornecerão informações importantes, como a relação do dente incluso com dentes vizinhos, estruturas nobres, bem como a possibilidade de possuir patologias associadas, malformação ou posicionamento desfavorável que contraindique seu aproveitamento (Figura 8.43A a C).

Localização radiográfica

O acesso cirúrgico é escolhido e planejado após a determinação da posição do dente a ser aproveitado em relação aos dentes irrompidos.

Dente incluso localizado no palato ou na mandíbula pelo lado lingual tem que ser exposto pelo lado palatino ou lingual (Figura 8.43D); para dentes vestibulares, o acesso é vestibular.

Caso, após a localização radiográfica, tenhamos concluído que o dente incluso esteja acima das raízes dos vizinhos, dizemos que ele se encontra no meio do osso; então, o mais provável é que o acesso seja vestibular.

Os principais métodos de localização radiográfica são realizados por meio da técnica de Clark, oclusal ortogonal, incidências perpendiculares, como, por exemplo, PA e perfil, e as tomografias computadorizadas, como descrito anteriormente neste capítulo, no planejamento para extração de dentes inclusos.

Determinação do acesso cirúrgico

O acesso cirúrgico, como mencionado, será escolhido após determinação da localização do dente incluso. Dependendo da profundidade do dente em relação ao rebordo, nos acessos vestibulares, incisões em trapézio (as mais utilizadas), em L ou até mesmo a semilunar podem ser realizadas.

Após incisada a mucosa, um cuidadoso descolamento submucoso deve ser feito com o descolador de Molt. Osteotomia com broca cirúrgica esférica 6 ou 8 deve ser realizada suavemente, para que o esmalte dentário não seja danificado, e apenas osso sobre o esmalte seja removido, não se devendo estender à área do cemento (Figura 8.43E).

Neste momento, deve-se realizar condicionamento da superfície do esmalte do dente a ser tracionado e a colagem de aparatologia ortodôntica (bráquetes, telas ou *clint*) deve ser efetuada (Figura 8.43F). Nos casos que o dente apresente localização mais superficial, pode-se optar em deixar a coroa clínica parcialmente exposta, facilitando, assim, a abordagem ortodôntica posterior. Uma técnica descrita para tal consta da sutura da mucosa vestibular ou de gengiva inserida com reposição apical, facilitando a exposição da coroa do dente. Isto permitirá que o ortodontista realize a movimentação ortodôntica com o objetivo de trazer o dente para a sua posição adequada (Figuras 8.44 a 8.51).

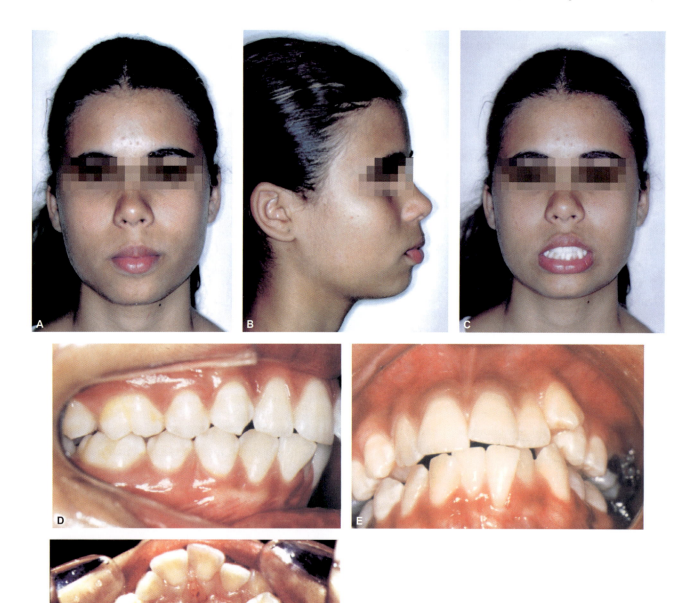

Figura 8.42 Aproveitamento de canino incluso localizado por palatino (caso 1). Planejamento: extração dos primeiros pré-molares superiores com exposição e colagem de aparato ortodôntico no dente 13 para tracionamento ortodôntico (cirurgião: Roberto Prado; ortodontista: Carlos Marrassi). **A.** Foto clínica da paciente (frente). **B.** Foto clínica da paciente (perfil). **C.** Foto clínica da paciente, com exposição dos elementos dentários. **D.** Oclusão em perfil direito. **E.** Oclusão (frente). **F.** Vista oclusal da arcada superior. Observar ausência do dente 13.

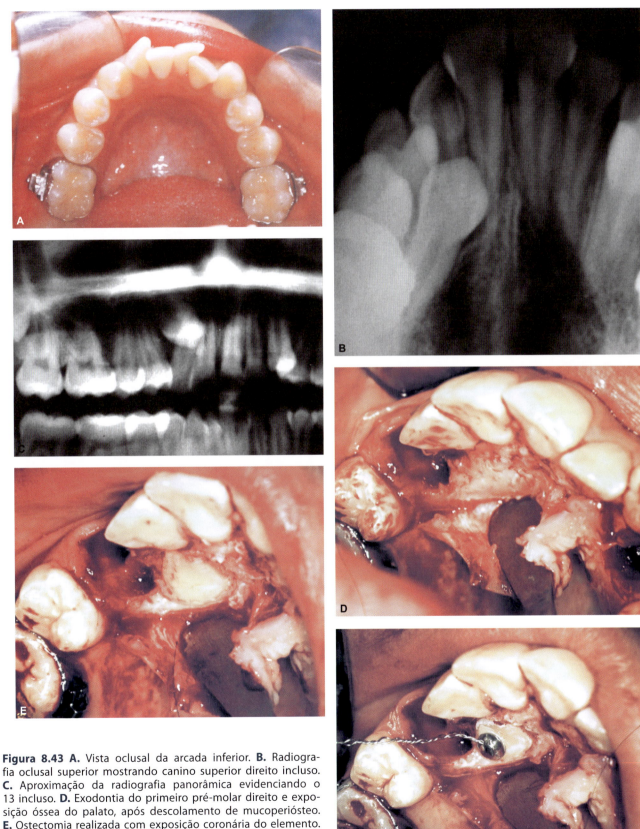

Figura 8.43 A. Vista oclusal da arcada inferior. **B.** Radiografia oclusal superior mostrando canino superior direito incluso. **C.** Aproximação da radiografia panorâmica evidenciando o 13 incluso. **D.** Exodontia do primeiro pré-molar direito e exposição óssea do palato, após descolamento de mucoperiósteo. **E.** Ostectomia realizada com exposição coronária do elemento. **F.** Colagem transoperatória do dispositivo ortodôntico (*bottom*) em superfície coronária.

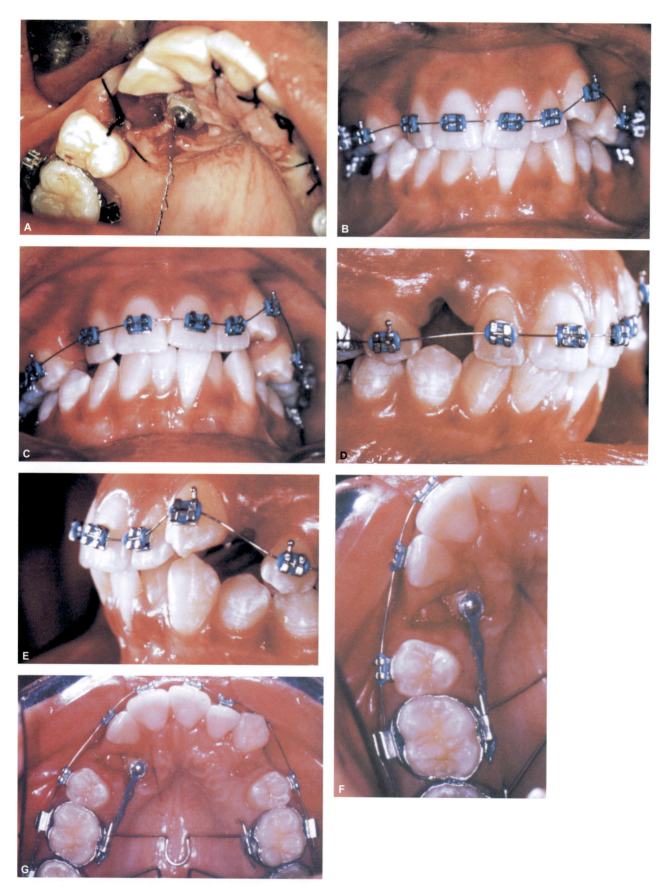

Figura 8.44 A. Reposição do retalho palatino e sutura. **B** e **C.** Vista frontal da oclusão da paciente em pós-operatório de aproximadamente 20 dias. **D.** Vista da oclusão em perfil direito. **E.** Vista da oclusão em perfil esquerdo. Observar ausência após exodontia do dente 24. **F** e **G.** Vista oclusal em pós-operatório de aproximadamente 20 dias.

Capítulo 8 • Cirurgia para Extração e Aproveitamento de Dentes Inclusos 213

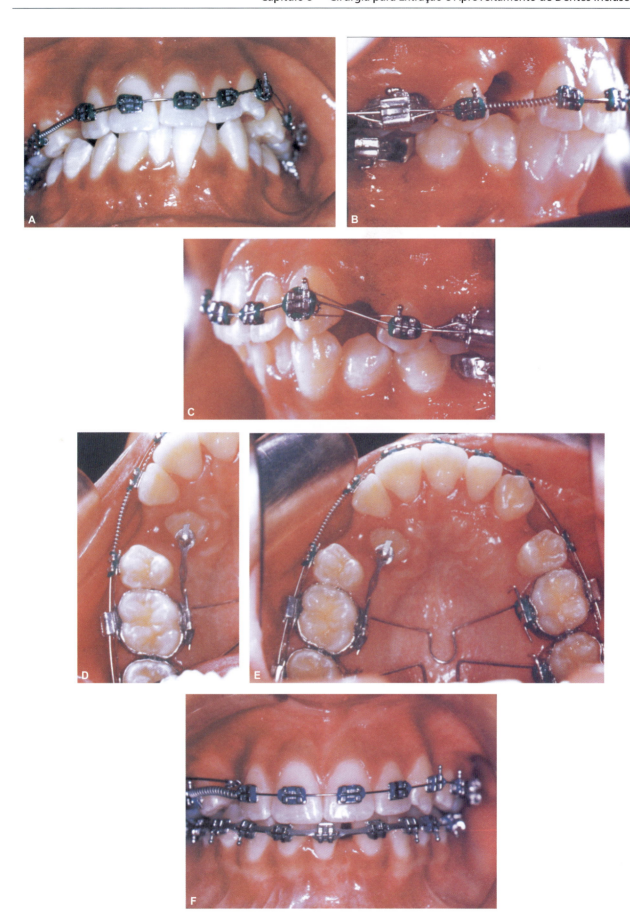

Figura 8.45 Controle pós-operatório de 30 dias. **A.** Vista frontal. **B.** Perfil direito. **C.** Perfil esquerdo. **D** e **E.** Vista oclusal. **F.** Controle pós-operatório de 60 dias.

214 Cirurgia Bucomaxilofacial | Diagnóstico e Tratamento

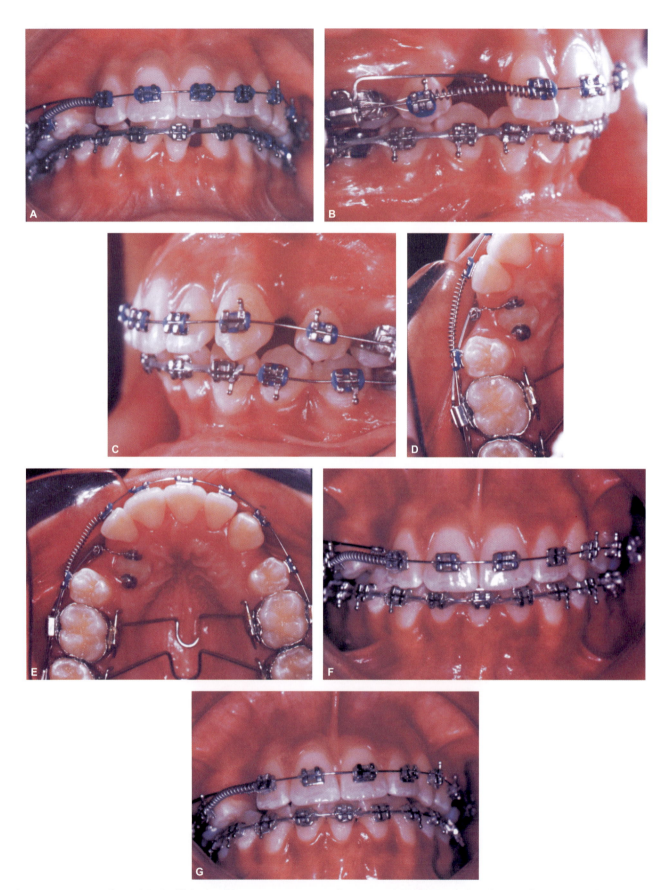

Figura 8.46 A. Vista frontal. **B.** Perfil direito. Observar manutenção do espaço. **C.** Perfil esquerdo. Observar fechamento do espaço. **D** e **E.** Colagem de segundo *bottom* para realizar rotação do elemento. **F** e **G.** Controle de 90 dias.

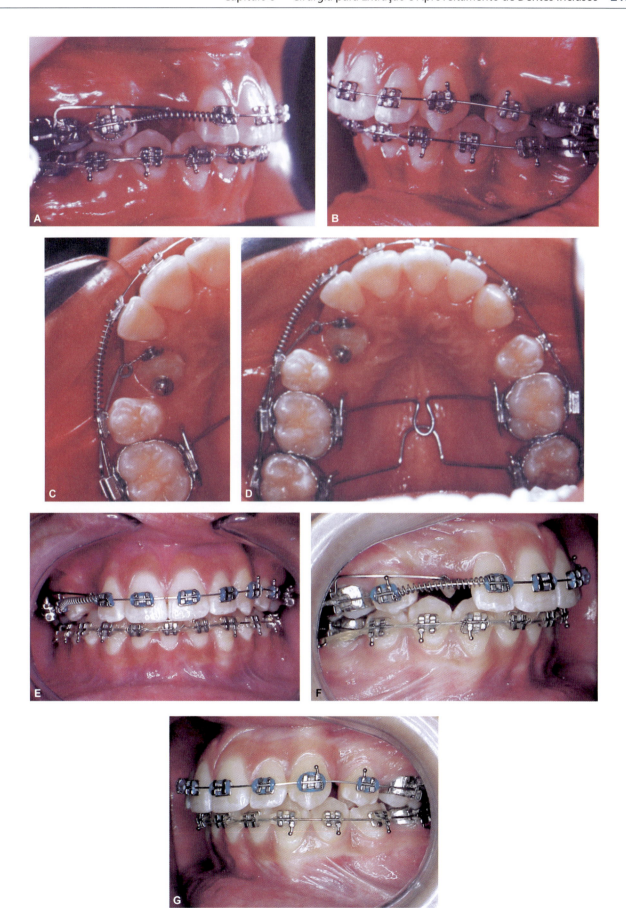

Figura 8.47 A. Perfil direito. **B.** Perfil esquerdo. Observar fechamento do espaço. **C** e **D.** Evolução do tracionamento. **E.** Controle de 105 dias. **F.** Oclusão em perfil direito. **G.** Oclusão em perfil esquerdo.

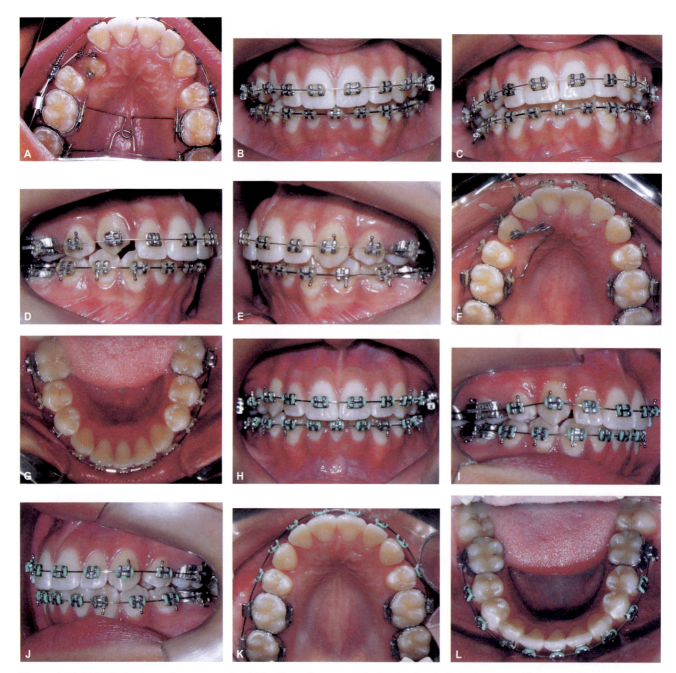

Figura 8.48 A. Evolução do tracionamento. **B** e **C.** Vista frontal em controle de 120 dias. **D.** Oclusão em perfil direito. Observar reposicionamento do canino e qualidade do periodonto. **E.** Oclusão em perfil esquerdo. **F.** Vista oclusal superior. **G.** Vista oclusal inferior. **H.** Controle de 140 dias. Vista frontal. **I.** Perfil direito. Canino reposicionado. Observar qualidade do periodonto. **J.** Perfil esquerdo. **K.** Vista oclusal superior. **L.** Vista oclusal inferior.

Em abordagens cirúrgicas aos dentes localizados por lingual ou palatino, realizar apenas incisões sulculares formando um retalho em envelope; nunca realizar incisões relaxantes nestas regiões (Figura 8.52).

Diferente dos acessos vestibulares, pequenas ressecções da mucosa palatina podem ser feitas após osteotomia, a fim de expor a coroa do dente. Algumas vezes a ligadura da artéria palatina maior se faz necessária. Cimento cirúrgico pode ser aplicado com a finalidade de se obter proteção e hemostasia da ferida cirúrgica (Figuras 8.53 a 8.56).

A presença de incisivos e supranumerários impedindo a erupção dos mesmos é uma situação que encontramos frequentemente, e que, dependendo do posicionamento do dente incluso e de sua anatomia radicular, podemos lançar mão das técnicas de aproveitamento de dentes inclusos para trazê-lo em posição na arcada (Figuras 8.54 e 8.55).

Entretanto, existem alguns tipos de inclusões dentárias que não poderão ser tratadas por essas técnicas descritas de aproveitamento, em função de fatores como o mal posicionamento tridimensional do dente incluso dentro dos arcos

Capítulo 8 • Cirurgia para Extração e Aproveitamento de Dentes Inclusos 217

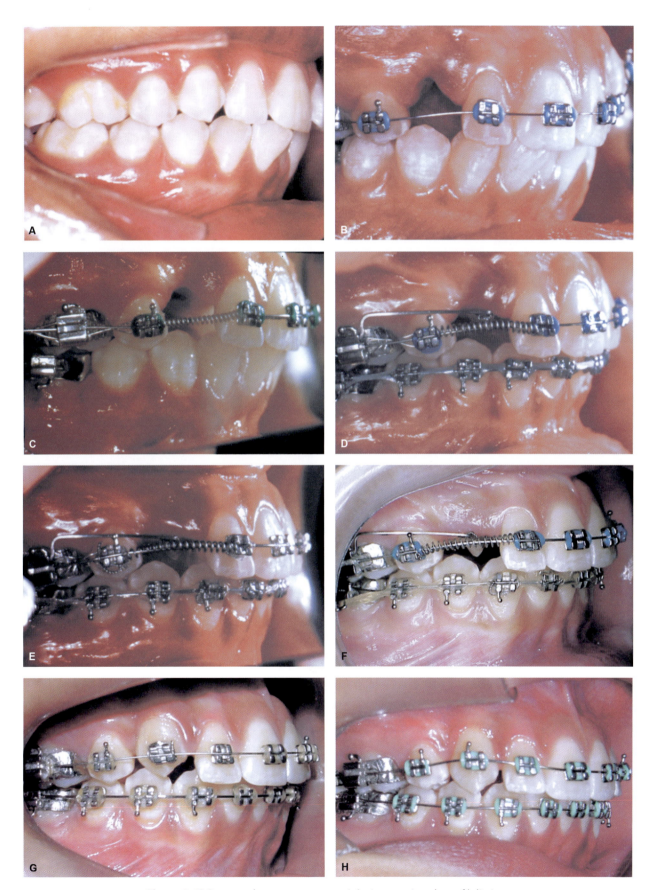

Figura 8.49 Resumo do tratamento ortocirúrgico em vista de perfil direito.

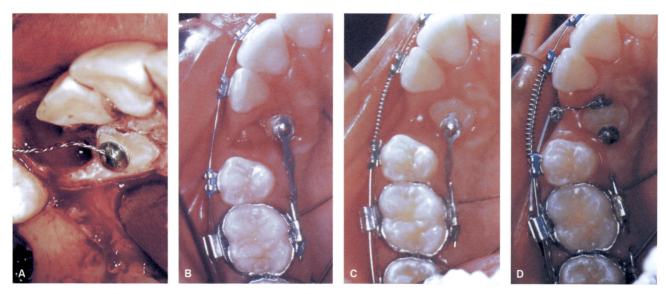

Figura 8.50 Sequência de colagem do aparato ortodôntico. Tracionamento ortodôntico em vista oclusal aproximada.

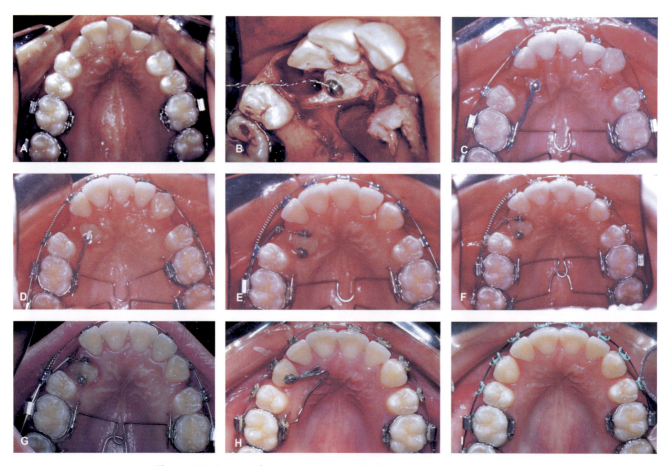

Figura 8.51 Resumo do tratamento ortocirúrgico em vista oclusal superior.

Capítulo 8 • Cirurgia para Extração e Aproveitamento de Dentes Inclusos 219

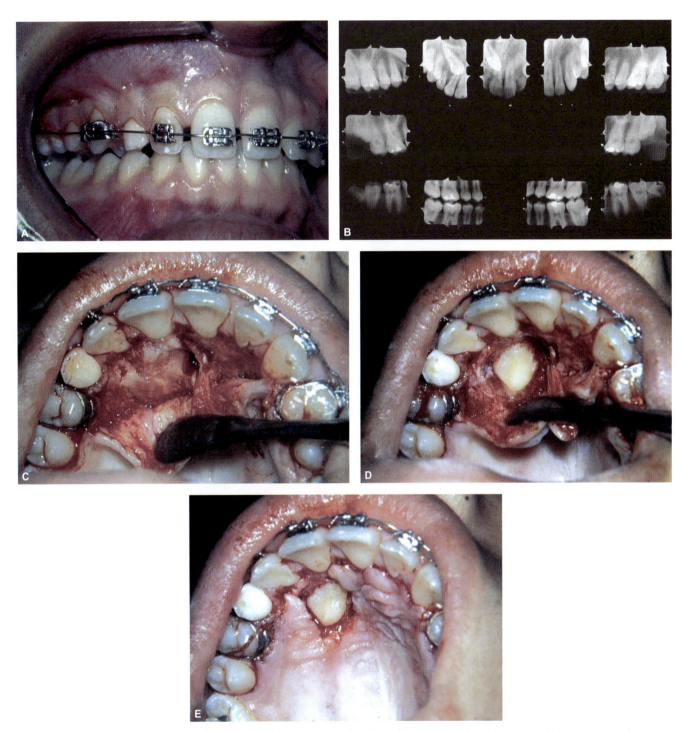

Figura 8.52 Aproveitamento de canino incluso localizado por palatino (caso 2). **A.** Foto clínica do paciente. Notar presença do canino superior decíduo direito com ausência clínica do canino superior permanente direito. **B.** Radiografias periapicais. Observamos a técnica de Clark demonstrando que o canino superior direito encontrava-se pelo palato. **C.** Acesso palatino através de incisão em envelope. **D.** Ostectomia com exposição da coroa do canino permanente direito. **E.** Reposição do retalho. Observar a "janela" feita na mucosa palatina para reposição do dente.

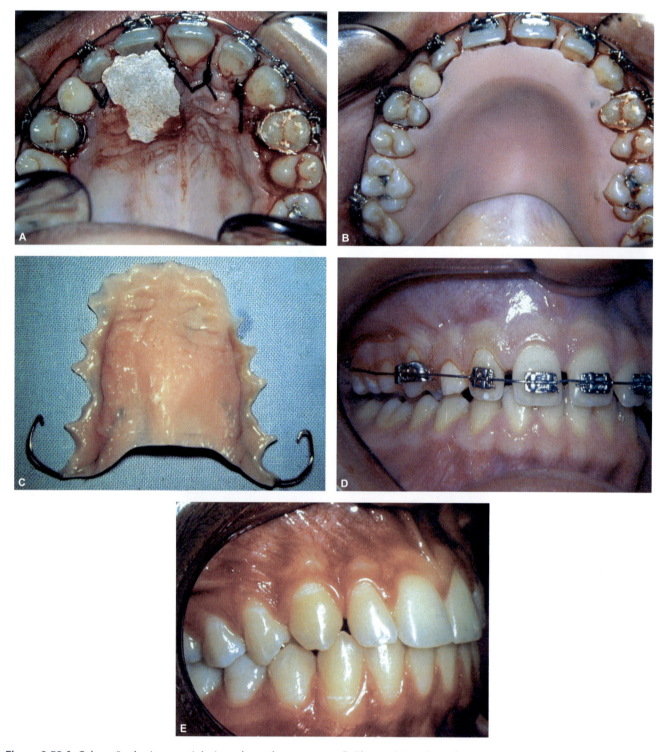

Figura 8.53 A. Colocação de cimento cirúrgico sobre o dente exposto. **B.** Placa palatina de acrílico para proteção da mucosa. **C.** Observar placa palatina de acrílico com grampos nos molares para retenção. **D.** Foto clínica pré-operatória. **E.** Controle final do tratamento. Notar tecido gengival sadio ao redor do dente.

Capítulo 8 • Cirurgia para Extração e Aproveitamento de Dentes Inclusos 221

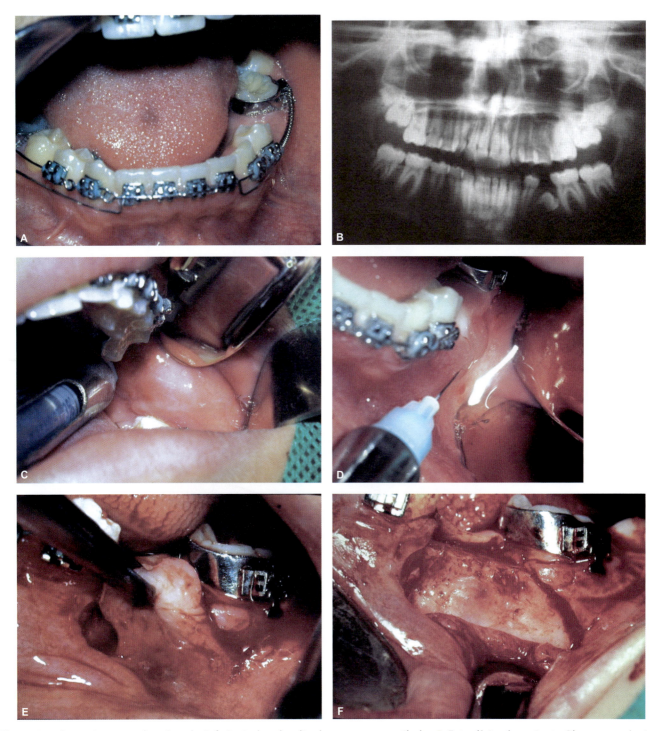

Figura 8.54 Aproveitamento de pré-molar inferior incluso localizado por acesso vestibular. **A.** Foto clínica do paciente. Observar ausência do segundo pré-molar inferior esquerdo. **B.** Radiografia panorâmica. Notar a posição do segundo pré-molar inferior esquerdo. **C.** Anestesia troncular no nervo alveolar inferior. **D.** Anestesia do nervo bucal. **E.** Observar retalho em trapézio para exposição do dente incluso. **F.** Retalho em trapézio já descolado com exposição do tecido ósseo.

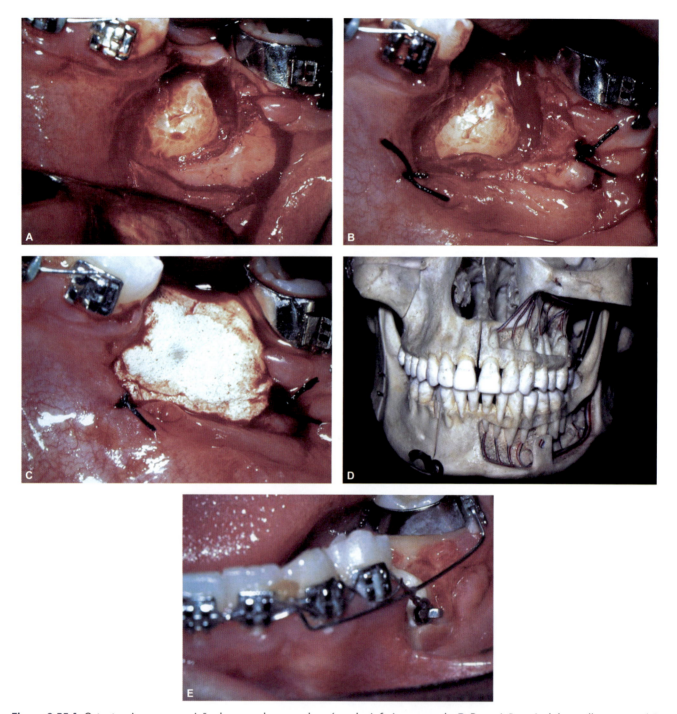

Figura 8.55 A. Ostectomia com exposição da coroa do segundo pré-molar inferior esquerdo. **B.** Reposição apical do retalho em trapézio, com a sutura de suas bordas. **C.** Colocação de cimento cirúrgico sobre o dente exposto. **D.** Observar no crânio seco a relação de proximidade do nervo mentoniano com os pré-molares. **E.** Notar o dente com *bottom* já colado e iniciada a mecânica ortodôntica ou tracionamento.

maxilares, dentre outros. Portanto, em situações como as descritas a seguir devemos contraindicar esta técnica.

Contraindicações:

- Dilaceração e concrescência radiculares
- Anquilose
- Localização desfavorável
- Patologia que requeira a extração do dente incluso
- Paciente com idade avançada
- Periodontopatias graves
- Espaço na arcada não recuperável ortodonticamente.

Os dentes inclusos podem ser encontrados associados a lesões císticas ou tumores de origem odontogênica e, em determinados casos, podemos realizar o aproveitamento desses dentes com o auxílio de terapias de descompressão cística e instalação de aparelhagem ortodôntica associadas, principalmente na fase de crescimento,

Capítulo 8 • Cirurgia para Extração e Aproveitamento de Dentes Inclusos   223

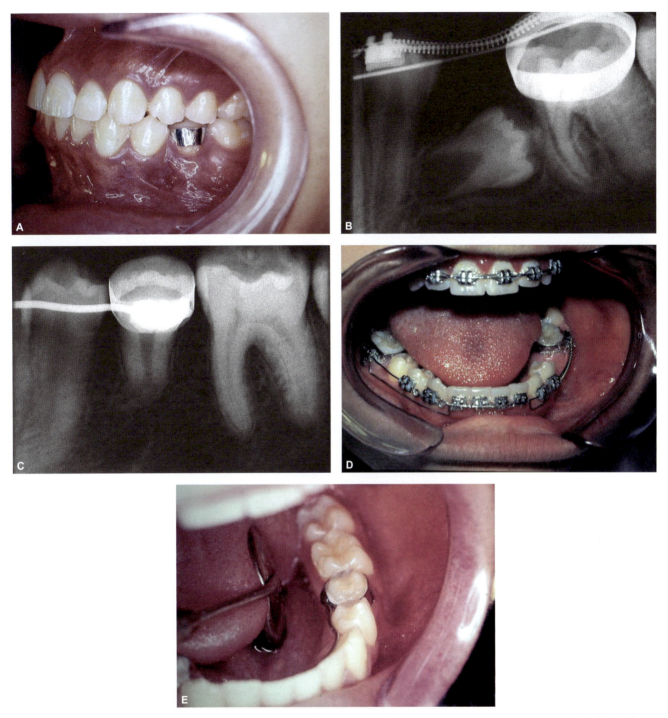

Figura 8.56 A. Foto clínica pós-operatória e pós-mecânica ortodôntica com o dente posicionado corretamente em seu local. **B.** Radiografia periapical pré-operatória. Notar o posicionamento do pré-molar incluso. **C.** Radiografia periapical pós-tratamento. Observar a pequena dilaceração radicular. **D.** Foto clínica pré-operatória com ausência do segundo pré-molar inferior esquerdo. **E.** Foto clínica pós-tratamento ortocirúrgico. Notar o posicionamento correto do segundo pré-molar inferior esquerdo.

em que podemos contar com o potencial de desenvolvimento dos arcos dentários, assim como da formação radicular (Figuras 8.46, 8.47 e 8.57).

As técnicas de aproveitamento de dentes inclusos estão baseadas em um correto diagnóstico e adequado planejamento de cada situação existente. A presença de dentes supranumerários deve ser avaliada e pode estar associada a falhas de erução dos dentes permanentes (Figura 8.58). Podemos obter bons resultados no aproveitamento de dentes inclusos, utilizando técnicas de tracionamento ortodôntico cirúrgico (Figura 8.59). As ausências dentárias devem ser investigadas e tratadas mediante interação profissional de cirurgião e ortodontista, para que os resultados desejados sejam alcançados.

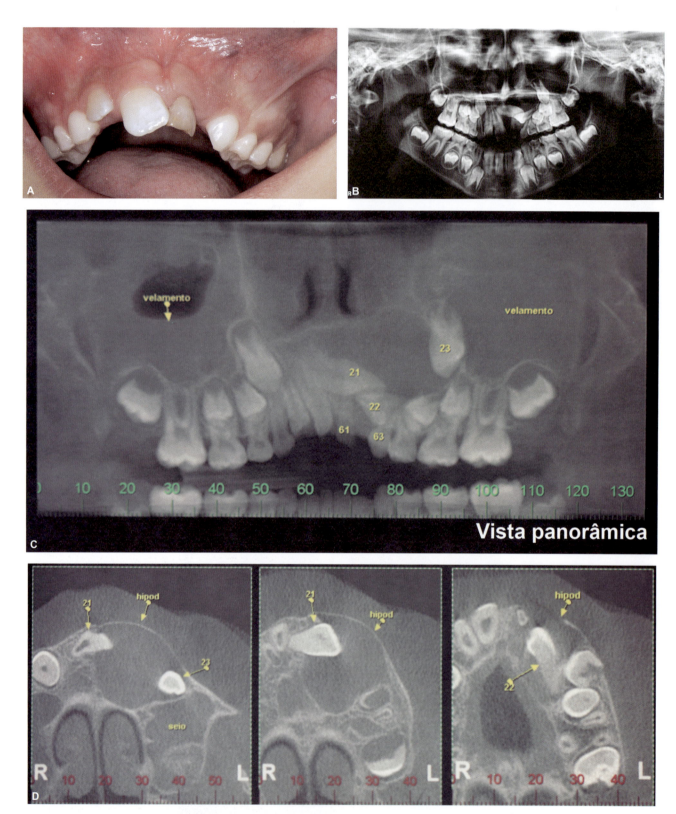

Figura 8.57 Tracionamento de incisivo superior incluso associado a cisto dentígero tratado por descompressão. **A.** Aspecto intrabucal inicial de paciente com 8 anos de idade em que observamos ausência de incisivos superiores 21 e 22. **B.** Radiografia panorâmica evidenciando lesão radiolúcida ao redor dos elementos 21 e 22 inclusos. **C** e **D.** Cortes de tomografia computadorizada de feixe cônico evidenciando lesão com abaulamento de corticais e aspecto circunferencial, associada a dentes inclusos. (*Continua*)

Capítulo 8 • Cirurgia para Extração e Aproveitamento de Dentes Inclusos 225

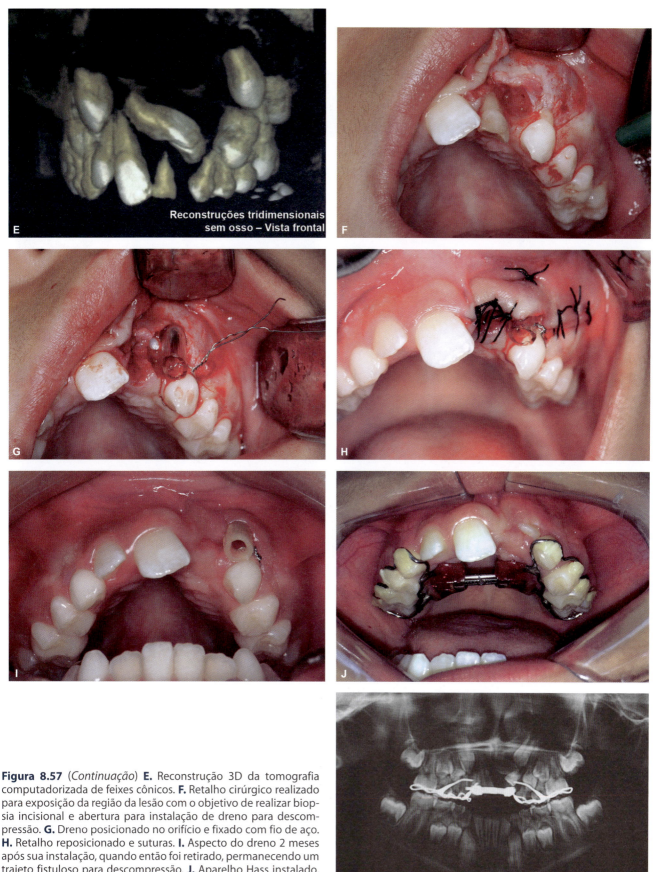

Figura 8.57 (*Continuação*) **E.** Reconstrução 3D da tomografia computadorizada de feixes cônicos. **F.** Retalho cirúrgico realizado para exposição da região da lesão com o objetivo de realizar biopsia incisional e abertura para instalação de dreno para descompressão. **G.** Dreno posicionado no orifício e fixado com fio de aço. **H.** Retalho reposicionado e suturas. **I.** Aspecto do dreno 2 meses após sua instalação, quando então foi retirado, permanecendo um trajeto fistuloso para descompressão. **J.** Aparelho Hass instalado, dando seguimento à correção da má oclusão dentária. **K.** Radiografia panorâmica 8 meses após iniciada a descompressão, em que observamos regressão do cisto. (*Continua*)

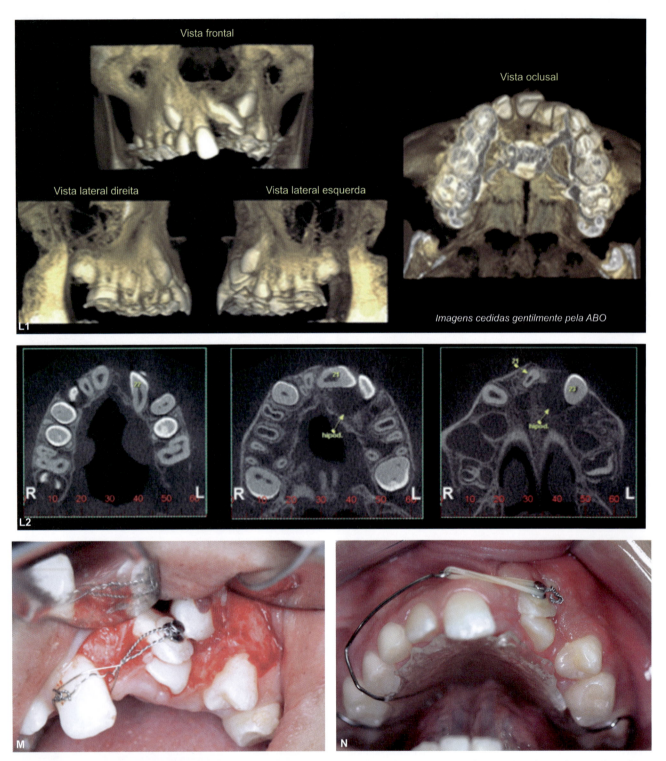

Figura 8.57 (*Continuação*) **L1** e **L2.** Cortes de tomografia computadorizada de feixe cônico evidenciando a lesão diminuída, e dentes inclusos mais próximos à crista alveolar. **M.** Aspecto do transoperatório da colagem de aparato ortodôntico no dente 21 para tracionamento. **N.** Aspecto clínico do aparelho 18 meses após iniciado o tratamento de descompressão.

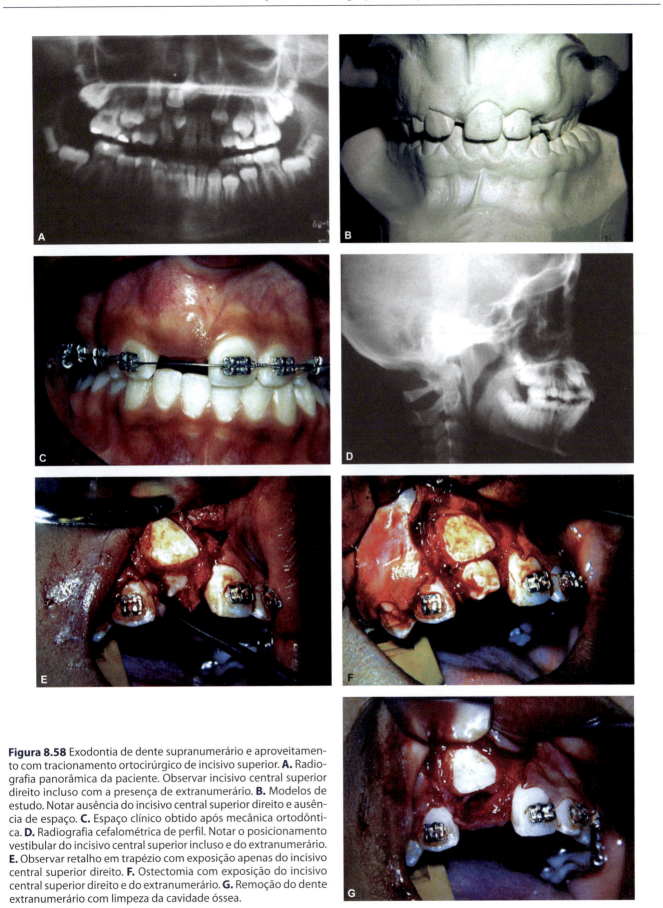

Figura 8.58 Exodontia de dente supranumerário e aproveitamento com tracionamento ortocirúrgico de incisivo superior. **A.** Radiografia panorâmica da paciente. Observar incisivo central superior direito incluso com a presença de extranumerário. **B.** Modelos de estudo. Notar ausência do incisivo central superior direito e ausência de espaço. **C.** Espaço clínico obtido após mecânica ortodôntica. **D.** Radiografia cefalométrica de perfil. Notar o posicionamento vestibular do incisivo central superior incluso e do extranumerário. **E.** Observar retalho em trapézio com exposição apenas do incisivo central superior direito. **F.** Ostectomia com exposição do incisivo central superior direito e do extranumerário. **G.** Remoção do dente extranumerário com limpeza da cavidade óssea.

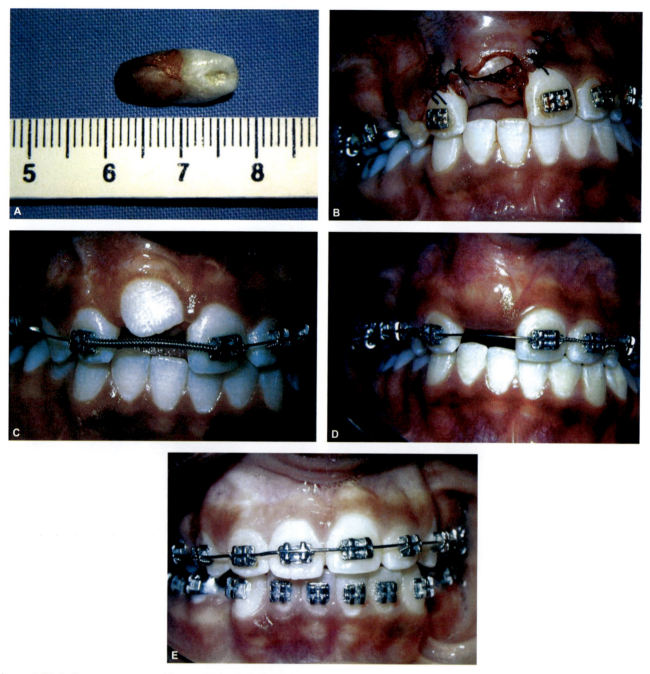

Figura 8.59 A. Dente extranumerário removido. **B.** Reposição apical do retalho em trapézio com sutura das bordas. **C.** Controle pós-operatório de 2 meses. Notar posicionamento do dente sem realização de mecânica ortodôntica. **D.** Foto clínica pré-operatória. **E.** Foto clínica pós-operatória após 6 meses de tratamento ortodôntico.

BIBLIOGRAFIA

AAOMS – Report of a workshop on the management of patients with third molar teeth. J Oral Maxillofac Surg. 1994; 52:1102.

Alexander R, Throndon RR. A review of perioperative corticosteroid use in dentoalveolar surgery. Oral Surg Oral Med Oral Pathol. 2000; 90:406-15.

Alling III CC, Catone GA. Management of impacted teeth. J Oral Maxillofac Surg. 1993; 51(suppl 1):3-6.

Araujo A, Gabrielli MFR, Medeiros PJ. Aspectos atuais da cirurgia e traumatologia bucomaxilofacial. São Paulo: Santos, 2007.

Behnia H, Kheradvar A. An anatomic study of the lingual nerve in the third molar region. J Oral Maxillofac Surg. 2000; 58:649-51.

Blakey GH, Marciani RD, Haug RD. Periodontal pathology associated with asyptomatic third molars. J Oral Maxillofac Surg. 2002; 60(11): 1227-33.

Capelli Jr J. Mandibular growth and third molar impaction in extraction cases. Ang Orthod. 1991; 61(3):223-9.

Chapokas AR, Almas K, Schincaglia G-P. The impacted maxillary canine: a proposed classification for surgical exposure. Oral Surgery, Oral Medicine, Oral Pathology, Oral Radiology and Endodontology. 2012; 113(2):222-8.

Dersot JM. Periodontal surgery of the maxillary impacted canine for orthodontic purposes: Proposal for a surgical decision tree. International Orthodontics. 2017; 15(2):221-37.

Dhanrajani P, Smith M. Lower third molars. National journal of Maxillofacial Surgery. 2014; 5(2):245-6.

Eslami E. Cone-beam computed tomography vs conventional radiography in visualization of maxillary impacted-canine localization: a systematic review of comparative studies. American Journal of Orthodontics and Dentofacial Orthopedics. 2017; 151(2):248-58.

Fonseca RJ, Walker RV. Betts NJ, Barber HD. Oral and maxillofacial trauma. vol. 1 and 2. 2 ed., Philadelphia: WB Saunders, 1990.

Frank CA. Treatment options for impacted teeth. J Am Dent Assoc. 2000; 131:623-32.

Frank CA, Long M. Periodontal concerns associated with the orthodontic treatment of impacted teeth. Am J Orthod Dentofac Orthop. 2002; 121:639-49.

Gallagher J, Marley J. Infratemporal and submasseteric infection following extraction of a non-infected maxillary third molar. Br Dent J. 2003; 194(6):307-10.

Hinds EC, Frey K. Hazards of retained third molar in older person. J Am Dent Assoc. 1980; 101:246-50.

Hupp J, Ellis E, Tucker M R. Cirurgia oral e maxilofacial contemporânea. 6. ed. Mosby: Elsevier, 2014.

Indresano AT, Haug RH, Hoffman MJ. Third molar as a cause of deep space infections. J Oral Maxillofac Surg. 1992; 50:333-5.

Jameel K, Tanveer HB, Ali A, Dila BK. Prevalence and patterns of impacted maxillary canine in a peshawar sample. Pakistan Oral & Dental Journal. 2015; 35(1):57-60.

Knutsson K, Brehmer B, Lysell L. Pathoses associated with mandibular third molars subjected to removal. Oral Surg Oral Med Oral Pathol. 1996; 82:10.

Leone SA, Edenfield MJ, Cohen ME. Correlations of acute pericoronitis and the positions of the mandibular third molar. Oral Surg Oral Med Oral Pathol. 1986; 62:245-50.

Maglione M, Costantinides F, Bazzocchi G. Classification of impacted mandibular third molars on cone-beam CT images. Journal of Clinical and Experimental Dentistry. 2015; 7(2):e224-31.

Meara D. Evaluation of third molars: clinical examination and imaging techniques. Atlas of the Oral and Maxillofacial Surgery Clinics of North America. 2012; 20(2):163-8.

Medeiros PJ. Cirurgia dos dentes inclusos. Extração e aproveitamento. São Paulo: Santos, 2003.

Miloro M, Larsen PE, Ghali GE, Peter DW. Princípios de cirurgia bucomaxilofacial de Peterson. 2. ed. Santos, 2009.

Monaco G, Vignudelli E, Diazzi M, Marchetti C. Corinaldesi G. Coronectomy of mandibular third molars: a clinical protocol to avoid inferior alveolar nerve injury. Journal of Cranio-Maxillo-Facial Surgery. 2015; 43(8):1694-9.

Nageshwar. Comma incisior for impacted third molars. J Oral Maxillofac Surg. 2002; 60(12):1506-9.

Neville BW, Damm DD, Allen CM, Bouquot JE. Patologia oral e maxilofacial. 3. ed. Rio de Janeiro: Elsevier, 2016.

NIH Consensus development conference for removal third molars. J Oral Surg. 1980; 38:235.

Patil S, Halgatti V, Khandelwal S, Santosh BS, Maheshwari, S. Prevalence of cysts and tumors around the retained and unerupted third molars in the Indian population. Journal of Oral Biology and Craniofacial Research. 2014; 4(2):82-7.

Peker I, Sarikir C, Alkurt MT, Zor Z F. Panoramic radiography and cone-beam computed tomography findings in preoperative examination of impacted mandibular third molars. BMC Oral Health. 2014; 14:71.

Pell GJ, Gregory G. Report on a ten years study of a tooth division technique for the removal of impacted teeth. Am J Orthod & Oral Surg. 1942; 28:660.

Pelltroche-Llacsahuanga H, Reichhart E, Smith W, Lütticken R, Haase G. Investigation of infectious organisms causing pericoronitis of the mandibular third molar. J Oral Maxillofac Surg. 2000; 58:611-6.

Pepper T, Konarzewski T, Grimshaw P, Combes J. Treatment of mandibular third molars and pericoronitis in British military personnel: influence of guidelines from the National Institute for Health and Clinical Excellence. British Journal of Oral & Maxillofacial Surgery. 2016; 54(10):1111-5.

Peterson L. Rationale for removing impacted teeth. J Am Dent Assoc. 1998; 123:198.

Peterson L, Ellis E, Hupp J, Tucker M. Cirurgia oral e maxilofacial contemporânea. 3. ed. Rio de Janeiro: Guanabara Koogan, 2000.

Peterson LJ, Ellis E, Hupp, Tucker. Princípios de cirurgia bucomaxilofacial de Peterson. 3. ed. Rio de Janeiro: Guanabara Koogan, 2016.

Pogrel MA, Kahnberg KE, Lars A. Cirurgia bucomaxilofacial. São Paulo: Santos, 2016.

Rafetto LK. Managing impacted third molars. Oral and Maxillofacial Surgery Clinics of North America. 2015; 27(3):363-71.

Richardson M. Changes in lower third molar position in the young adult. Am J Orthod Dentofac Orthop. 1992; 102:320.

Tselkin M, Pogrel A. Assessment of the pharyngeal airway space after mandibular setback surgery. J Oral Maxillofac Surg. 2000; 58:282-5.

Ventä J, Ylipaavalniemi P, Turtola L. Long-term evaluation of estimated of a need for third molar removal. J Oral Maxillofac. 2000; 58:288-91.

Wali G, Sridhar V, Shyla H. A study on dentigerous cystic changes with radiographically normal impacted mandibular third molars. Journal of Maxillofacial and Oral Surgery. 2012; 11(4):458-65.

White RP, Madianos PN, Offenbacher S. Microbial complexes detected in the second/third molar region in patients with asymptomatic third molar. J Oral Maxillofac Surg. 2002; 60(11):1234-40.

White RP, Proffit WR. Third molars. American Journal of Orthodontics & Dentofacial Orthopedics. 2011; 140(5):600-1.

9 Complicações em Exodontias

Ramon Gavassoni • Roberto Prado • Martha Salim

INTRODUÇÃO

Este capítulo tem por objetivo descrever as complicações ou alguns acidentes mais frequentes que podem ocorrer durante e após a realização das exodontias.

Costumamos dizer que todo profissional erra, porém melhor será o profissional quanto menos erros tiver e souber corrigi-los.

O melhor caminho é a prevenção das complicações, o que requer do cirurgião cuidadoso plano de tratamento e minuciosa avaliação pré-operatória.

PRINCIPAIS CUIDADOS PREVENTIVOS

- Só realizar cirurgias para as quais o profissional esteja devidamente habilitado e familiarizado
- Fazer uma avaliação pré-operatória rigorosa
- Ter um plano de tratamento detalhado e seguir à risca o planejamento
- Sempre que necessário, trabalhar com equipe multiprofissional
- Ter no campo operatório instrumentos/equipamentos que o planejamento requeira
- Não realizar procedimentos cirúrgicos sem um bom campo operatório nem fazê-los apressadamente
- Respeitar a cadeia asséptica
- Realizar exames por imagens (radiografias, tomografias etc.) e observar a relação das estruturas nobres com a área a ser operada
- Não realizar força excessiva durante as exodontias, preferindo realizar odontossecção
- Só fechar a ferida cirúrgica (sutura) após se certificar de que a hemostasia foi obtida.

A avaliação pré-operatória rigorosa, incluindo uma boa avaliação clínica e radiográfica, é a chave para o sucesso das exodontias e o diagnóstico de possíveis complicações antes que elas ocorram.

Clinicamente, dentes com indicação para exodontias podem variar desde elementos com coroas intactas a restos radiculares. Pacientes com limitação de abertura bucal podem se tornar um desafio em exodontias de elementos posteriores.

O exame radiográfico fornece informações importantes, diretamente relacionadas com complicações em potencial, como dilacerações radiculares, raízes adicionais, presença de anquilose ou hipercementoses, proximidade com estruturas nobres e cavidades anatômicas, avaliação dos dentes adjacentes, como presença de restaurações extensas ou coroas protéticas.

Ter os instrumentais adequados para o procedimento e saber como usá-los corretamente está diretamente relacionado com o sucesso da extração. Um dos instrumentos mais úteis é a alavanca, porém ela é igualmente perigosa se não for utilizada da maneira correta, tomando alguns cuidados, como o posicionamento correto em relação ao longo eixo do dente, no espaço do ligamento periodontal, entre a raiz e o osso alveolar. A aplicação da força deve ser controlada, em direção apical, e movimentos de rotação ajudam na expansão do alvéolo e consequente movimento da raiz coronalmente. O dedo indicador do cirurgião deve sempre estar posicionado próximo à ponta do instrumento.

Finalmente, para se obter um mínimo de complicações com as cirurgias de um modo geral, incluindo as exodontias, o cirurgião deve seguir os princípios básicos da técnica, ter campo operatório com boa visualização e fácil acesso, boa iluminação, auxiliares treinados para afastar tecidos moles, proteger estruturas anatômicas nobres e agilizar a cirurgia.

O paciente deve, sempre que possível, entender a proposta de tratamento, bem como ser devidamente orientado para os cuidados com as situações inconvenientes esperadas do pós-operatório.

PRINCIPAIS COMPLICAÇÕES DURANTE AS EXODONTIAS

Complicações durante a anestesia local

A anestesia local é uma etapa básica para realização de procedimentos invasivos, como cirurgias orais.

Anestésicos locais são usados rotineiramente em cirurgias orais. São substâncias efetivas e seguras, porém podem estar associadas a algumas complicações que devem ser de conhecimento dos cirurgiões.

Dentre as complicações temos parestesia, complicações oculares, alergias, toxicidade, metemoglobinemia, trismo, dor, infecções e fratura da agulha durante a execução da técnica anestésica (Figura 9.1).

A parestesia é mais comum durante a técnica de bloqueio do nervo alveolar inferior, sendo as possíveis causas associadas a trauma pela agulha, volume da solução injetada, múltiplas repetições, tipo de anestésico local e neurotoxicidade.

Existem diversos tipos de complicações oculares associadas aos anestésicos locais. Os sinais e sintomas mais comuns são isquemia local, formação de hematomas, paralisia facial, diplopia, amaurose, ptose, midríase, miose, enoftalmia e até cegueira permanente são relatadas na literatura (Figura 9.2).

As reações alérgicas após injeção de anestésicos locais são incomuns, mas podem ocorrer. A incidência de reações frente a anestésicos locais à base de amido é

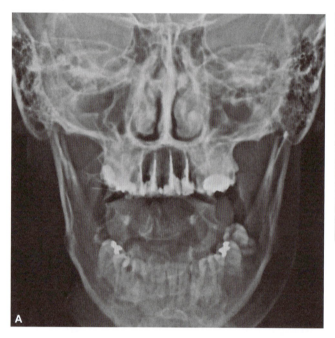
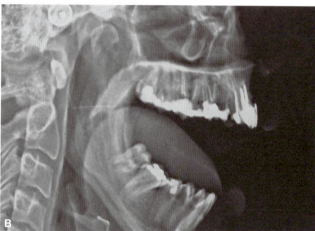

Figura 9.1 A. Radiografia posteroanterior de face. Observa-se agulha fraturada em região pterigomandibular à direita. **B.** Telerradiografia lateral de face. Observa-se agulha fraturada em espaço pterigomandibular.

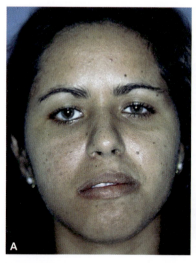
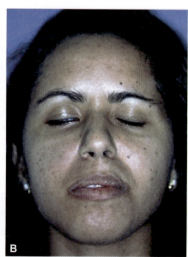
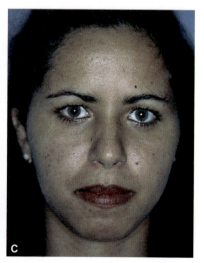

Figura 9.2 Paralisia facial após injeção de anestésico local. **A.** Vista frontal. **B.** Comprometimento do lado direito da face. **C.** Remissão dos sinais e sintomas.

menor que 1%, podendo ser do tipo I (imediata mediada pela IgE) ou do tipo IV (tardia mediada por células T).

A maioria das reações é do tipo I (anafilática) e os sinais e sintomas incluem manifestações cutâneas (eritema, púrpura e urticária), manifestações gastrintestinais (náuseas, vômito, dentre outros), manifestações respiratórias (tosse, chiado, dispneia, edema de laringe) e manifestações cardiovasculares (palpitação, taquicardia, hipotensão, inconsciência, parada cardíaca). O tratamento depende da gravidade das reações, sendo as mais leves tratadas com anti-histamínicos orais e as mais graves necessitam de início imediato do suporte básico de vida, injeção intramuscular ou subcutânea de 0,3 a 0,5 mg de epinefrina e transporte do paciente ao hospital mais próximo (Figura 9.3).

Muitas complicações listadas são raras, mas podem ocorrer. O objetivo do profissional deve ser minimizar as reações adversas, e isso pode ser alcançado utilizando anestésicos locais apropriados para cada paciente, calculando as doses para evitar toxicidade e sempre realizar aspiração prévia durante execução da técnica anestésica (Figura 9.4).

Lesões dos tecidos moles

As lesões dos tecidos moles geralmente ocorrem por traumatismo mecânico, seja pelo uso inadequado de afastadores, instrumentos rotatórios, alavancas, ou realização ou manipulação indevida dos retalhos cirúrgicos (Figuras 9.5 e 9.6).

Na maioria das vezes resultam de falta de atenção do cirurgião e uso de força excessiva.

O tratamento consiste, na maioria das vezes, em irrigação das feridas com antissépticos ou soro fisiológico a 0,9%, remoção do tecido sem viabilidade e, mais raramente, enxertos ou rotações de retalhos, sutura e curativos com cicatrizantes.

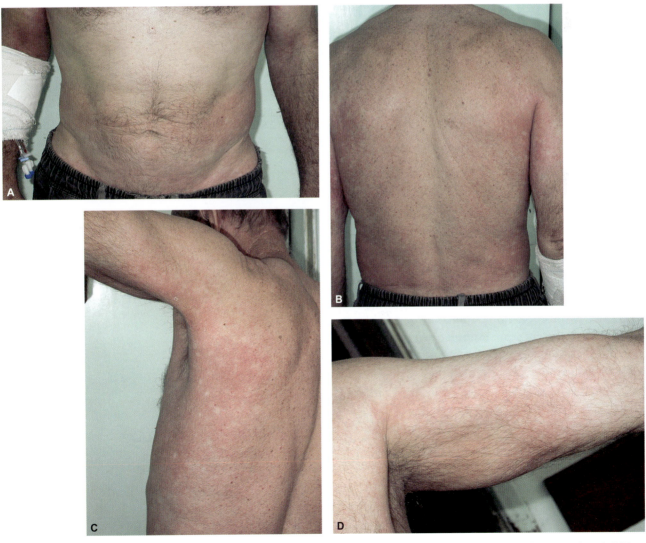

Figura 9.3 Manifestações cutâneas de reação alérgica do tipo I após injeção de anestésico local. **A.** Vista frontal. **B.** Vista dorsal. **C.** Vista lateral esquerda. **D.** Vista aproximada da face interna do membro superior esquerdo.

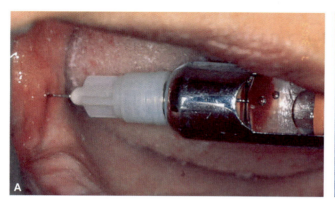
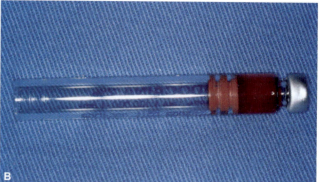

Figura 9.4 A. Refluxo sanguíneo durante execução de técnica anestésica pterigomandibular direita. **B.** Tubete anestésico com sangue proveniente do refluxo durante execução da técnica anestésica.

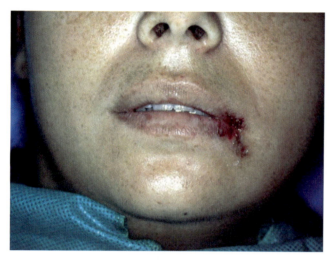

Figura 9.5 Ferida em comissura de lábio por uso indevido de afastadores e instrumentos rotatórios.

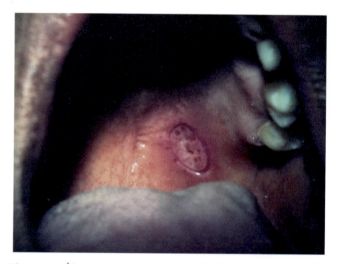

Figura 9.6 Úlcera em mucosa palatina devido a acidente com alavanca durante exodontia.

Lesões das estruturas ósseas

As fraturas das corticais do processo alveolar são as lesões mais frequentes, normalmente devido à força exagerada durante as luxações e as elevações dentárias. Os locais mais frequentemente acometidos por fratura óssea são na lâmina cortical vestibular dos caninos superiores, na lâmina cortical vestibular dos molares superiores, principalmente o primeiro molar, em porções do assoalho do seio maxilar associadas aos molares superiores, na tuberosidade maxilar e no osso vestibular dos incisivos inferiores.

Quando o cirurgião-dentista percebe que a luxação dentária está requerendo uma força maior do que a esperada, é melhor que se realize osteotomia após retalho ou odontossecção ou ambas (Figuras 9.7 e 9.8).

O tratamento vai depender da área anatômica fraturada e de sua extensão. Se o osso foi completamente removido do alvéolo junto com o dente, não deverá ser recolocado na posição. Caso o cirurgião perceba a ocorrência da fratura da lâmina cortical vestibular antes

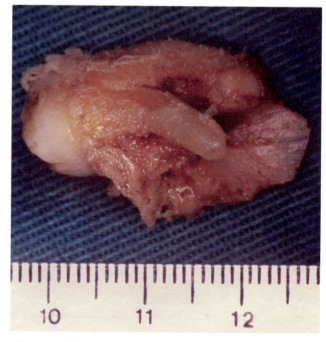

Figura 9.7 Terceiro molar superior com cortical óssea maxilar.

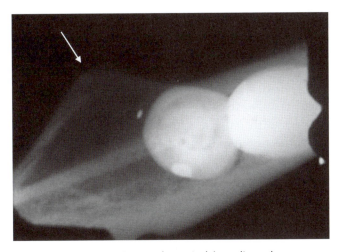

Figura 9.8 Fratura da cortical óssea lingual.

da remoção do dente, deve-se tentar a separação do osso do mesmo, deixando o osso aderido ao periósteo para que a cicatrização ocorra normalmente, formando um rebordo mais favorável à reabilitação protética.

A região da tuberosidade maxilar é importante na reabilitação protética com prótese total superior convencional. Se grande parte da tuberosidade for removida com o dente, a retenção e a estabilidade da prótese estarão comprometidas.

Se esse tipo de fratura ocorrer durante uma extração e o cirurgião identificar a fratura antes da remoção do dente, deve-se tentar a separação do dente do segmento ósseo, desde que o mesmo permaneça aderido ao periósteo. Caso isso não seja possível, pode-se esplintar o dente a ser extraído aos adjacentes e adiar a extração por 6 a 8 semanas. O cirurgião deve programar a extração posterior por uma técnica aberta, com osteotomia e odontossecção. Se o elemento a ser extraído estiver infectado, deve-se ter cautela com essa opção de tratamento.

Pequenas fraturas nas regiões de tuberosidade maxilar normalmente são tratadas com regularização da base óssea e sutura da mucosa. Pequenas estruturas ósseas desinseridas do periósteo podem ser removidas, evitando-se sequestros ou necrose do fragmento.

Grandes fraturas podem requerer redução, fixação com imobilização ou até mesmo enxertias.

Comunicação bucossinusal

Em virtude da íntima relação do soalho do seio maxilar com molares e pré-molares durante as exodontias, pode haver a fratura da fina parede óssea do soalho do seio maxilar com sua remoção com o dente.

Devido à complexidade deste assunto, destinamos o Capítulo 14, *Complicações Bucossinusais*, para abordar o tema.

Fraturas da mandíbula

A fratura da mandíbula é uma complicação rara e está normalmente associada a extrações de terceiros molares inclusos ou irrompidos, geralmente devido à força exagerada realizada pelo cirurgião no ato operatório. A incidência é de 0,05%. Ocorre com mais frequência durante os procedimentos de luxação e elevação dos dentes pelo uso das alavancas. Porém, existem relatos de fraturas da mandíbula no pós-operatório devido ao enfraquecimento ósseo na região em que estava implantado o dente ou pela sua posição inferior ou devido à extensa osteotomia, não havendo assim osso remanescente suficiente para suportar a movimentação mandibular ou esforço mastigatório (Figuras 9.9 a 9.12).

Vários fatores podem apresentar relação com a fratura de mandíbula trans ou pós-operatória, como sexo do paciente, angulação do 3º molar (vertical, horizontal, mesioangular ou distoangular), grau de impacção dentária (total ou parcial), classificação da impacção de Pell e Gregory (classes I, II ou III e tipos A, B ou C), patologias associadas, como cistos ou tumores odontogênicos, história de pericoronarite pré-operatória e espessamento do folículo pericoronário.

O tratamento deve ser feito por um cirurgião bucomaxilofacial, normalmente com redução, contenção e imobilização da fratura, bem como cuidados locais na

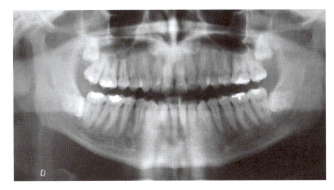

Figura 9.9 Radiografia panorâmica antes da remoção do dente 48.

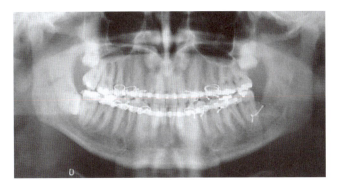

Figura 9.10 Radiografia panorâmica mostrando osteossíntese na fratura.

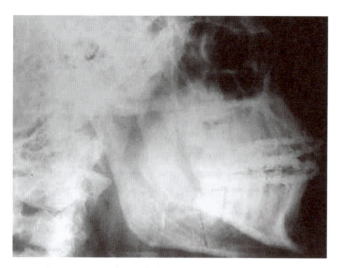

Figura 9.11 Radiografia lateral oblíqua de mandíbula.

muito cuidado durante os movimentos de luxação que podem fraturar ou luxar dentes vizinhos, caso o fórceps esteja tocando nestes.

Outra lesão que pode ocorrer é a extração de um dente vizinho devido à união pelo cemento (concrescência) do dente a ser extraído.

Nesse caso, o diagnóstico deve ser feito mediante radiografias e exame clínico e a secção dos dentes deve ser feita para que não haja dano ou extração inadvertida do dente vizinho (Figuras 9.13 a 9.15).

Outra consideração importante diz respeito à cirurgia dos terceiros molares, que, de acordo com a literatura, está muito próximo do 2º molar em 65,8% dos casos. Nesses casos, defeitos periodontais ou lesões cariosas podem ser observadas na distal dos segundos molares. Além disso, durante a extração do 3º molar

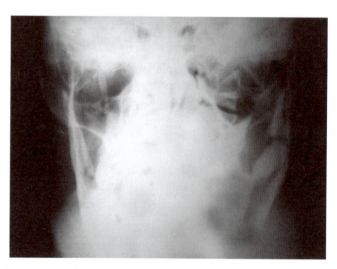

Figura 9.13 Radiografia posteroanterior evidenciando proximidade de dentes com concrescência a cortical mandibular externa.

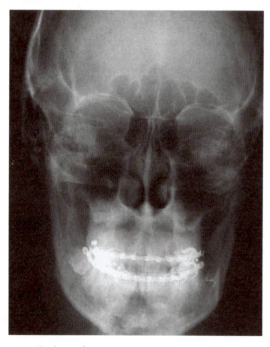

Figura 9.12 Radiografia posteroanterior mostrando osteossíntese em fratura da mandíbula.

área da extração, tais como remoção de possíveis fragmentos ósseos ou dentários, irrigação com soro fisiológico a 0,9% e sutura da mucosa.

Lesões de dentes adjacentes

Dentes vizinhos podem sofrer fraturas e luxações devido ao uso inadequado do fórceps ou das alavancas. O dentista deve tomar cuidado com o apoio desses instrumentos. A alavanca deve estar apoiada no osso ou, se possível, apenas no dente a ser extraído; da mesma forma que o fórceps deve ser escolhido, observando-se que sua parte ativa apenas deve tocar no dente a ser extraído;

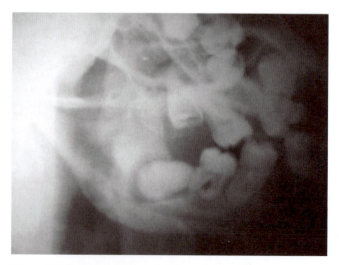

Figura 9.14 Radiografia lateral oblíqua de mandíbula apresentando dentes com concrescência.

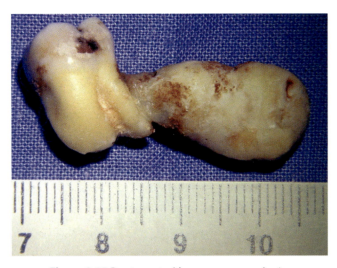

Figura 9.15 Dentes extraídos com concrescência.

impactado, podem ocorrer vários tipos de trauma ao 2º molar, desde concussões, subluxações ou luxações. Desses traumas, os mais relatados na literatura são as luxações, porém os traumas menores podem gerar comprometimentos pulpares tardios, como obliteração do canal, necrose pulpar ou reabsorção radicular interna.

Fratura da raiz

A fratura da raiz é a complicação mais frequente em exodontias. Os principais fatores predisponentes são raízes longas, finas, com dilaceração, divergentes ou inseridas em alvéolos com osso cortical compacto (Figura 9.16).

No caso de fraturas radiculares, sua remoção deve ser feita pelo alvéolo ou por acesso com retalho cirúrgico (ver Capítulo 7, *Extração de Dentes Irrompidos*).

Deslocamento de dente ou raiz para o interior do seio maxilar

O deslocamento de dente para o seio maxilar ocorre principalmente por causa da aplicação de força apical com alavancas.

Ocorrendo tal acidente, o dentista deve avaliar a necessidade ou não de sua remoção imediata.

Dentes com infecção ou fragmentos muito grandes, ou, ainda, dentes inteiros devem ser removidos.

Primeiro sutura-se firmemente o alvéolo dentário, em seguida devem ser confeccionadas técnicas radiográficas, a fim de se determinar a posição da raiz ou do dente. Quanto maior for o fragmento, mais fácil será sua localização.

O acesso usual é o de Caldwell-Luc, na região da fossa canina (Figuras 9.17 a 9.35).

Antibióticos, anti-inflamatórios analgésicos e *spray* nasal devem ser prescritos.

Deslocamento de dentes ou raízes para espaços anatômicos faciais potenciais

O deslocamento de dentes ou raízes para os espaços anatômicos faciais ocorre mais frequentemente durante a cirurgia para extração dos terceiros molares impactados. Ter o conhecimento da complicação e trabalhar para que ela não ocorra deve ser o objetivo principal do cirurgião. Os espaços mais comuns associados ao deslocamento dos terceiros molares são seio maxilar, espaço temporal e infratemporal, espaço faríngeo lateral, espaço submandibular e espaço bucal.

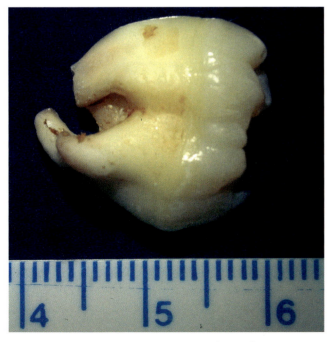

Figura 9.16 Dente com a raiz fraturada.

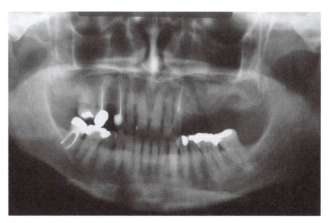

Figura 9.17 Radiografia panorâmica apresentando resto radicular no interior do seio maxilar esquerdo.

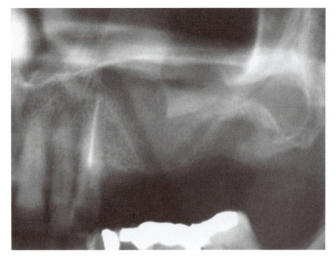

Figura 9.18 Aproximação de radiografia apresentando raiz no interior do seio maxilar.

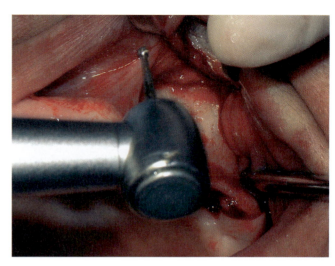

Figura 9.21 Osteotomia da parede anterior do seio maxilar com broca cirúrgica.

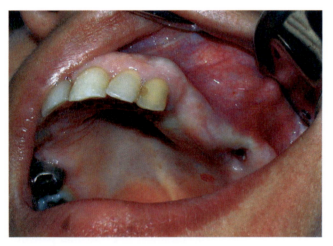

Figura 9.19 Foto clínica pré-operatória de paciente com raiz deslocada para o seio maxilar esquerdo.

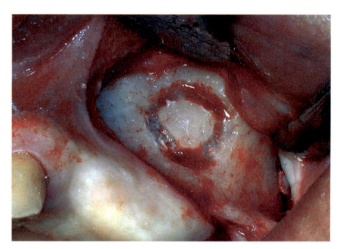

Figura 9.22 Osteotomia sendo realizada.

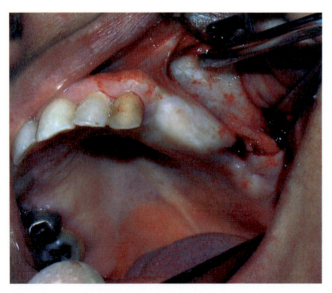

Figura 9.20 Acesso ao seio maxilar.

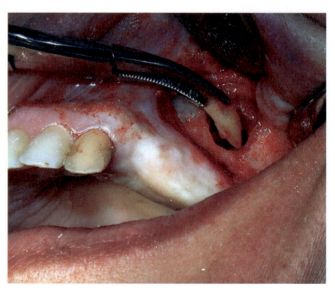

Figura 9.23 Remoção da raiz.

Capítulo 9 • Complicações em Exodontias 239

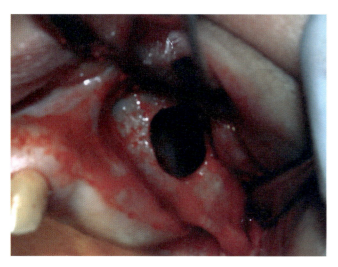

Figura 9.24 Osteotomia na parede anterior do seio maxilar.

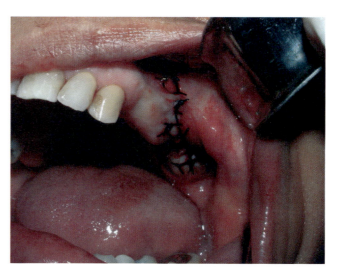

Figura 9.27 Sutura da mucosa.

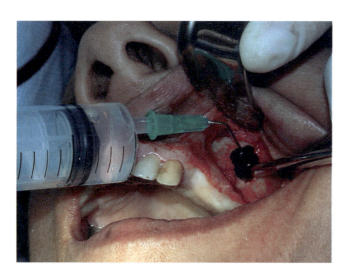

Figura 9.25 Irrigação do seio maxilar com soro fisiológico a 0,9%.

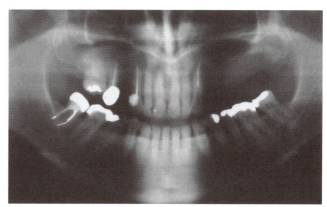

Figura 9.28 Radiografia panorâmica pós-operatória.

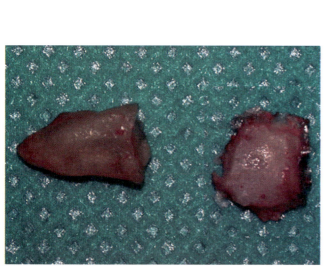

Figura 9.26 Raiz e parede anterior do seio maxilar.

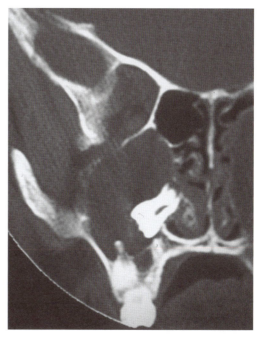

Figura 9.29 Tomografia computadorizada mostrando molar no seio maxilar.

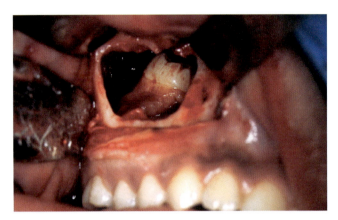

Figura 9.30 Seio maxilar osteotomizado com molar no interior do seio maxilar.

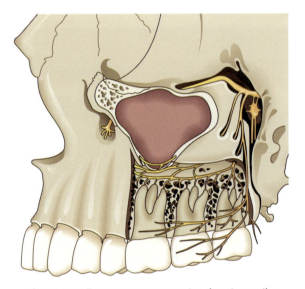

Figura 9.31 Esquema representativo do seio maxilar.

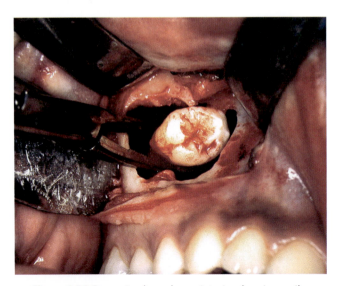

Figura 9.32 Remoção do molar no interior do seio maxilar.

Os terceiros molares superiores, em particular, podem ser deslocados para a fossa infratemporal ou o espaço bucal por baixo do periósteo. Os principais fatores que podem levar a essa complicação são aplicação de força excessiva com pouca visibilidade. O dente geralmente fica lateral à lâmina pterigoide e inferior ao músculo pterigóideo lateral. O cirurgião pode fazer uma cuidadosa tentativa de remover o dente com pinça de Kelly. Geralmente, não é possível visualizar o dente, e sua manipulação pode deslocá-lo ainda mais (Figuras 9.34 a 9.42).

Caso não seja possível localizar o dente rapidamente, deve-se programar a remoção em âmbito hospitalar e solicitar exames de imagem apropriados para diagnosticar a exata localização anatômica do elemento deslocado, possibilitando a elaboração de um plano de tratamento adequado. Alguns autores sugerem aguardar de

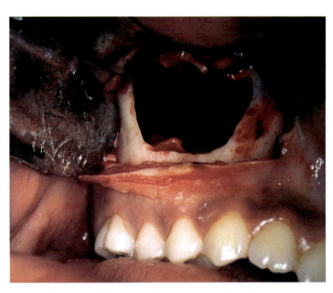

Figura 9.33 Seio maxilar após remoção do molar.

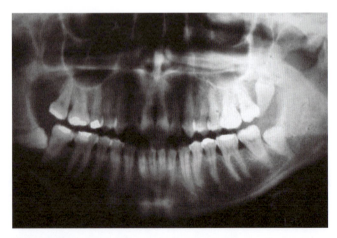

Figura 9.34 Radiografia panorâmica mostrando terceiro molar superior esquerdo deslocado para o espaço bucal.

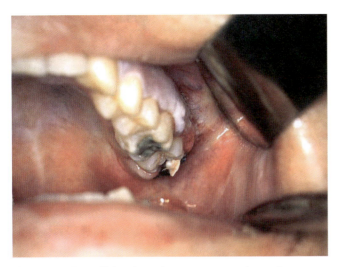

Figura 9.35 Foto clínica de paciente com o terceiro molar esquerdo deslocado para o espaço bucal.

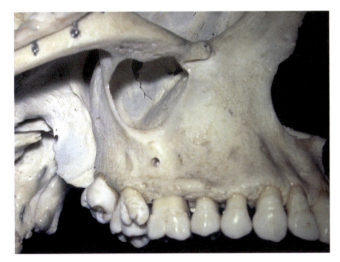

Figura 9.36 Crânio evidenciando proximidade do terceiro molar superior com espaço temporal.

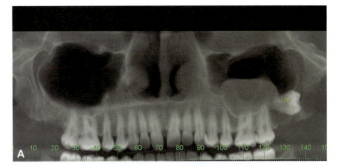

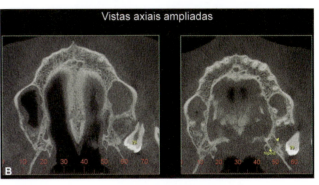

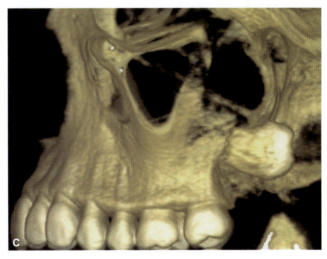

Figura 9.37 A. Vista panorâmica de tomografia computadorizada evidenciando elemento 28 deslocado subperiostealmente para o espaço bucal. **B.** Cortes sagitais ampliados de tomografia computadorizada, evidenciando elemento 28 deslocado subperiostealmente para o espaço bucal. **C.** Vista lateral esquerda de reconstrução 3D de tomografia computadorizada evidenciando elemento 28 deslocado subperiostealmente para o espaço bucal.

10 a 14 dias para realização do procedimento, para que a cápsula fibrosa que se forma ajude a estabilizar o dente, facilitando sua remoção.

A remoção de dentes deslocados para fossa infratemporal pode implicar hemorragia proveniente da artéria maxilar ou lesão do nervo maxilar. Outra complicação mais grave relatada na literatura é a diplopia.

O terceiro molar inferior, ou mais frequentemente suas raízes, podem ser deslocados por meio da parede lingual da mandíbula. O deslocamento pode ser pequeno, sob o periósteo, ou através do músculo milo-hióideo até o espaço submandibular (Figura 9.43). Nesse caso deve-se fazer imediata estabilização do dente colocando-se o dedo na face medial da mandíbula próximo ao ângulo por fora da boca. Após a estabilização procede-se à remoção com o acesso escolhido.

Vários acessos foram descritos na literatura, intra e extraorais, porém o mais utilizado é o retalho mucoperiosteal lingual do ramo até a região de pré-molares, apesar da pouca visibilidade oferecida por esse acesso pela presença do músculo milo-hióideo. Sendo assim, algumas mudanças têm sido propostas, como uma fratura da parede lingual para permitir acesso

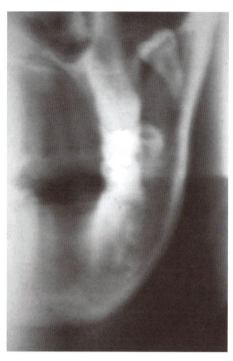

Figura 9.38 Tomografia mostrando molar lateral ao ramo mandibular.

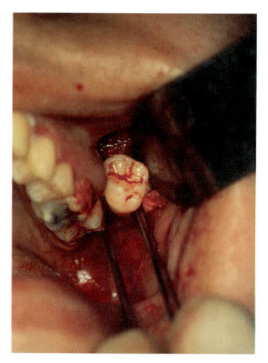

Figura 9.40 Remoção do terceiro molar.

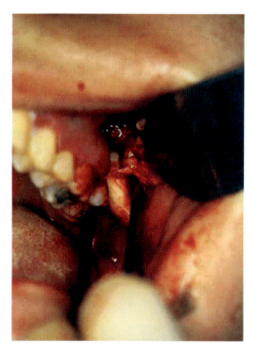

Figura 9.39 Acesso cirúrgico.

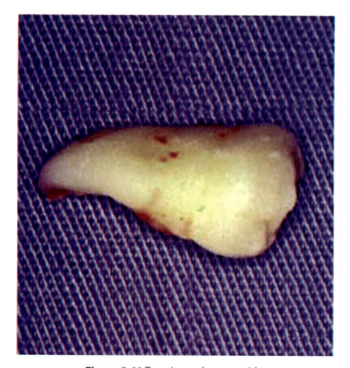

Figura 9.41 Terceiro molar removido.

por meio do alvéolo. Nos casos em que o fragmento foi deslocado para áreas mais profundas, como espaço faríngeo lateral, um acesso extraoral ou combinado (intra e extraoral) é recomendado. No entanto, alguns estudos recentes têm sugerido um tratamento conservador desses casos, com acompanhamento clínico e radiográfico regular (Figura 9.44).

Deve-se estar ciente do risco potencial de infecção que envolve os espaços faciais adjacentes, incluindo os espaços faciais cervicais. O envolvimento do espaço faríngeo lateral também pode apresentar sequelas graves que ameaçam a vida, incluindo trombose da veia jugular interna, erosão da artéria carótida ou seus ramos ou lesão nos nervos cranianos IX a XII.

Capítulo 9 • Complicações em Exodontias 243

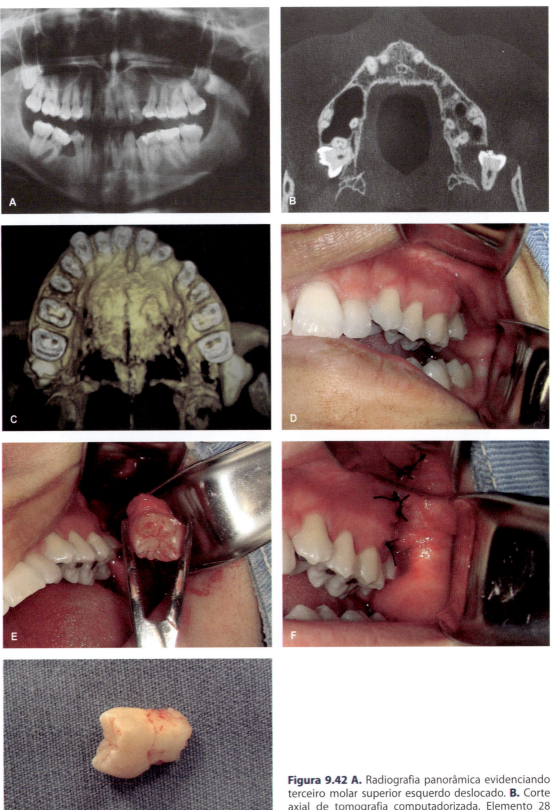

Figura 9.42 A. Radiografia panorâmica evidenciando terceiro molar superior esquerdo deslocado. **B.** Corte axial de tomografia computadorizada. Elemento 28 deslocado. **C.** Vista oclusal de reconstrução 3D de tomografia computadorizada. Elemento 28 deslocado. **D.** Aspecto clínico. **E.** Remoção do elemento 28 deslocado. **F.** Sutura. **G.** Terceiro molar removido.

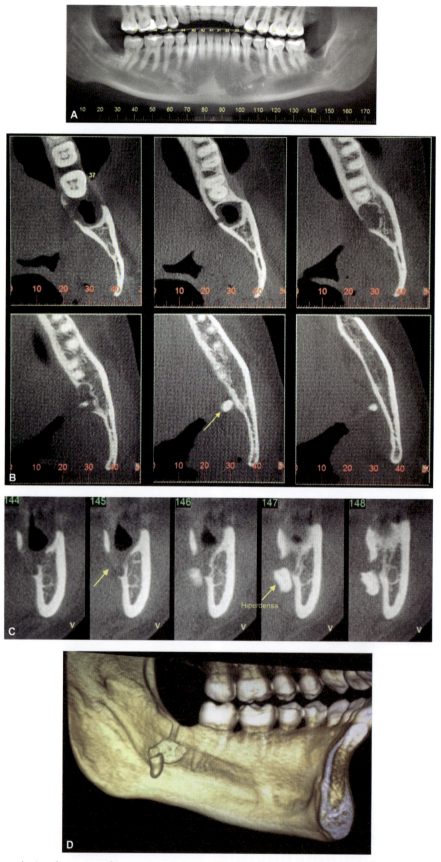

Figura 9.43 A. Vista panorâmica de tomografia computadorizada. Raiz do elemento 38 deslocada para o espaço sublingual. **B.** Cortes axiais de tomografia computadorizada. Raiz do elemento 38 deslocada para o espaço sublingual. **C.** Cortes coronais de tomografia computadorizada. Raiz do elemento 38 deslocada para o espaço sublingual. **D.** Vista 3D da face medial da mandíbula. Raiz do elemento 38 deslocada para o espaço sublingual.

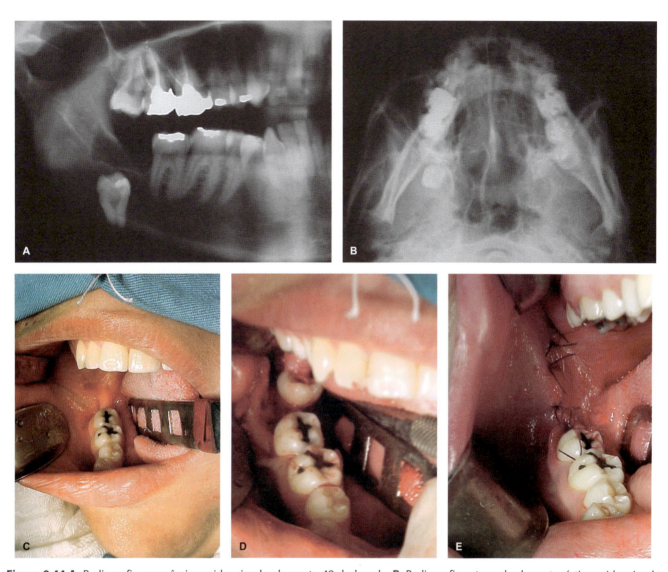

Figura 9.44 A. Radiografia panorâmica evidenciando elemento 48 deslocado. **B.** Radiografia extraoral submentovértice evidenciando elemento 48 deslocado. **C.** Condição clínica pré-operatória. **D.** Acesso cirúrgico, com descolamento mucoperiosteal lingual. **E.** Sutura.

Hematoma e equimoses

Outra complicação são os hematomas oriundos de vasos maiores, que podem, dependendo da região, trazer problemas funcionais como dificuldade de falar, deglutir ou até mesmo de respirar.

Os hematomas podem infectar-se com facilidade. Então, nos casos maiores, devemos drená-los e, nos menores e nas equimoses, apenas a prescrição de anti-inflamatórios pode ser suficiente (Figuras 9.45 e 9.47).

Hemorragias transoperatórias

Uma das complicações mais frequentes associadas às cirurgias orais e maxilofaciais é a hemorragia. O melhor manejo da hemorragia peroperatória é a prevenção. Isso inclui uma adequada avaliação do paciente, conhecimento dos vários distúrbios de coagulação e métodos de tratamento.

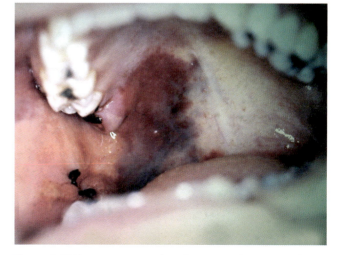

Figura 9.45 Hematoma em palato decorrente de extração de terceiro molar superior.

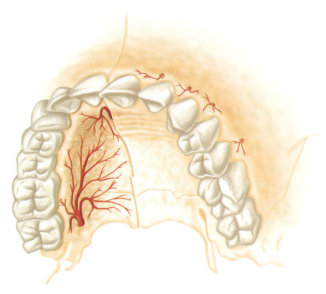

Figura 9.46 Artéria palatina maior causadora do hematoma.

A maneira mais efetiva de controlar um sangramento transoperatório é a aplicação de compressão com gaze local, por períodos de até 30 minutos ou mais. Quando a compressão não for eficiente, devemos lançar mão de métodos auxiliares para obtenção da hemostasia, como agentes hemostáticos locais.

Vários materiais são preconizados para aplicação nos alvéolos ou nas feridas cirúrgicas, como esponjas de gelatinas absorvíveis (Gelfoam®), hemostáticos à base de colágeno, ou materiais à base de celulose ou mesmo a cera para osso. Mais recentemente, hemostáticos derivados de quitosana têm sido bastante utilizados, devido a sua ação hemostática independente da via intrínseca ou extrínseca da coagulação. Além disso, a quitosana apresenta propriedades cicatrizantes e atividade antimicrobiana.

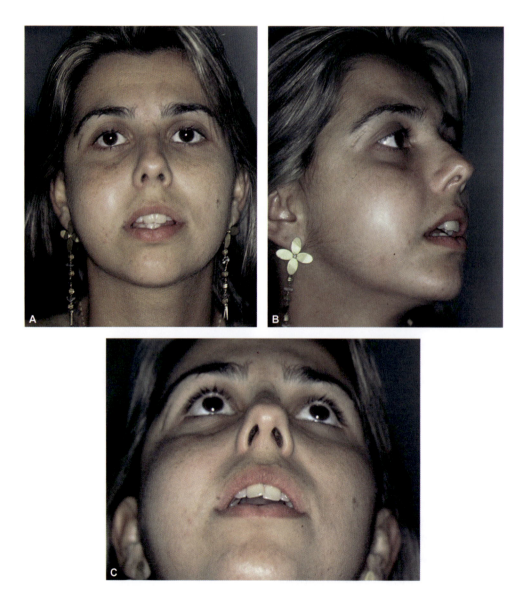

Figura 9.47 Hematoma. **A.** Vista frontal. **B.** Vista lateral. **C.** Vista inferior.

Fratura de instrumentos

O uso correto com técnica e a substituição de instrumentos oxidados ou muito usados podem prevenir a fratura de instrumentos cirúrgicos. Sempre verifique a integridade do instrumento antes e depois do procedimento cirúrgico.

Outros problemas relatados com instrumentos são fraturas e deslocamentos de brocas e a possibilidade de o paciente engolir ou aspirar agulhas de sutura, não se devendo, então, utilizar os fios de sutura a ponto de estarem muito curtos, pois não teríamos como puxar de volta a agulha caso houvesse deglutição ou broncoaspiração (Figuras 9.48 a 9.55).

Dano ao nervo lingual

Traumatismos ao nervo lingual só são frequentes nas extrações do terceiro molar inferior, pois nessa região o nervo lingual se encontra próximo à face medial da mandíbula. A incidência dessa complicação varia de 0,2% (distúrbio sensorial permanente) a 22% (distúrbios sensoriais em um pós-operatório recente). A taxa de incidência de parestesia do nervo lingual durante exodontias dos terceiros molares quando não se realiza o retalho lingual varia de 0,4 a 1,5%.

Osteotomia na distal do terceiro molar, odontossecção, descolamento do mucoperiósteo lingual e anestesia do nervo lingual podem acarretar algum tipo de traumatismo ao nervo lingual, incorrendo em parestesia temporária ou definitiva deste nervo.

A parestesia definitiva só ocorrerá se houver secção do nervo.

A sensibilidade da língua retornará de 1 semana a 6 meses, em média, sem nenhuma necessidade de tratamento (Figuras 9.56 e 9.57). Alterações na sensibilidade por períodos maiores que 6 meses geralmente são permanentes.

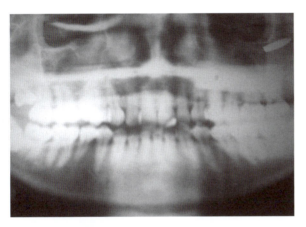

Figura 9.48 Radiografia panorâmica evidenciando fratura da extremidade do descolador de Molt.

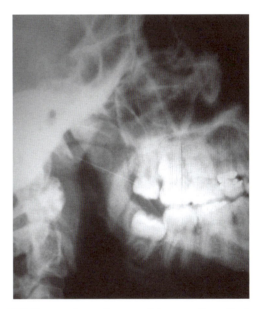

Figura 9.50 Fratura de agulha anestésica na radiografia de perfil.

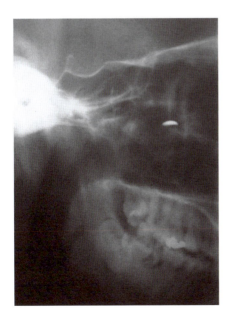

Figura 9.49 Radiografia de perfil com extremidade do descolador de Molt.

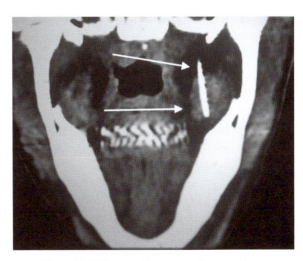

Figura 9.51 Tomografia com agulha anestésica.

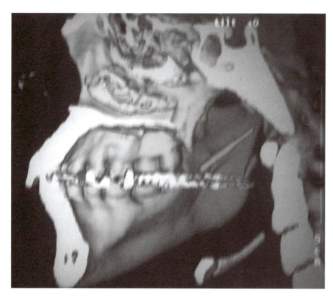

Figura 9.52 Tomografia com agulha próxima ao forame mandibular.

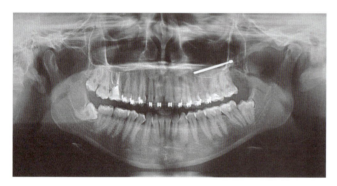

Figura 9.53 Radiografia panorâmica evidenciando broca carbide esférica no interior do seio maxilar esquerdo.

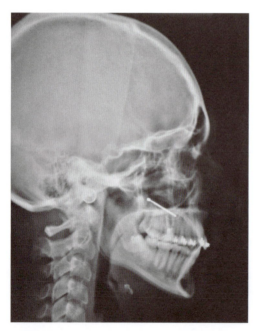

Figura 9.54 Telerradiografia lateral evidenciando broca carbide esférica no interior do seio maxilar.

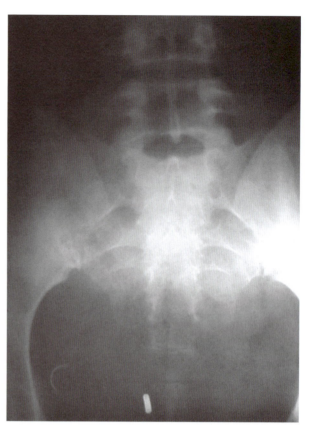

Figura 9.55 Radiografia abdominal apresentando, ao centro, dispositivo intrauterino (DIU) e, à esquerda, agulha de sutura.

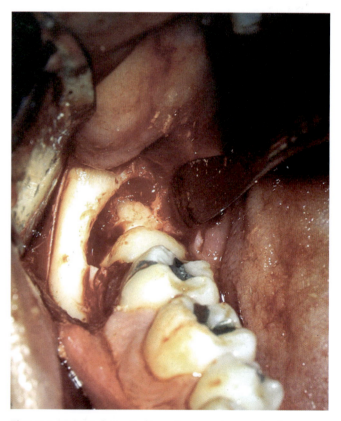

Figura 9.56 Descolamento lingual que pode acarretar trauma ao nervo lingual.

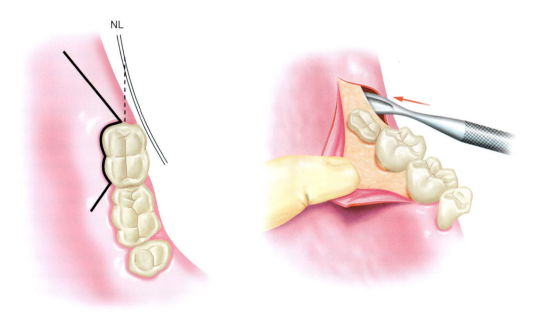

Figura 9.57 Esquema mostrando a relação do nervo lingual (NL) com a mandíbula.

Dano ao nervo alveolar inferior

Do mesmo modo que ocorre com o nervo lingual, pode ocorrer com o alveolar inferior. A taxa de incidência de lesões do nervo alveolar inferior varia de 1 a 5%, e a maioria resulta em hipoestesia temporária do lábio e do mento ipsilateral.

Exame radiográfico pré-operatório cuidadoso deverá ser realizado para observar dilacerações, proximidade dos dentes e das raízes com o nervo e qualquer alteração importante. A radiografia panorâmica é o exame inicial indicado para avaliação dos terceiros molares. Com base na avaliação da radiografia panorâmica, pacientes com risco de lesão do nervo alveolar inferior são candidatos em potencial para solicitação de uma tomografia computadorizada de feixe cônico.

O respeito com a técnica cirúrgica é o melhor meio de prevenção (Figuras 9.58 a 9.63). Os principais fatores relacionados a essa complicação são a experiência do cirurgião, a relação de intimidade das raízes com o canal mandibular, o posicionamento lingual do canal mandibular em relação às raízes, a angulação do terceiro molar e a exposição do nervo alveolar inferior durante a cirurgia.

Infecção e atraso na cicatrização

Toda ferida cirúrgica tem potencial de infecção, porém o respeito com a cadeia asséptica, o tempo operatório e as condições sistêmicas do paciente são fatores que influenciarão na possibilidade do surgimento de uma infecção (ver Capítulo 13, *Infecções Odontogênicas*).

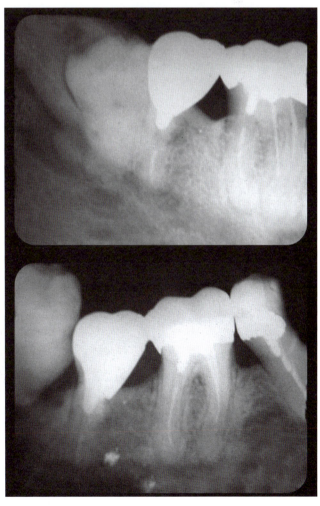

Figura 9.58 Radiografia periapical com terceiro molar apresentando dilaceração radicular com íntima relação com nervo alveolar.

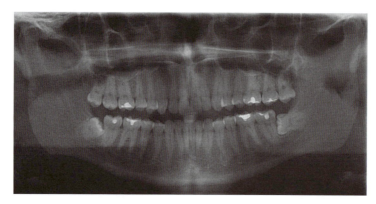

Figura 9.59 Radiografia panorâmica para avaliação dos terceiros molares.

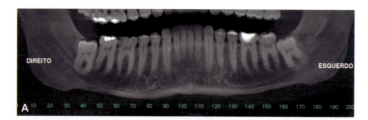

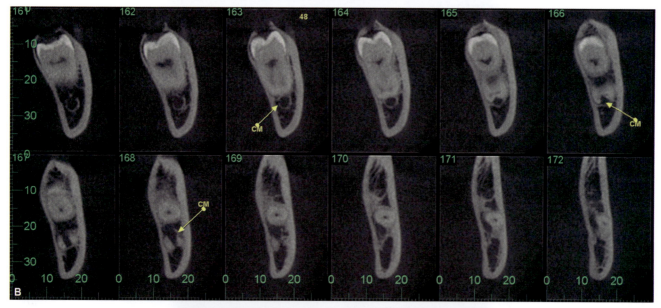

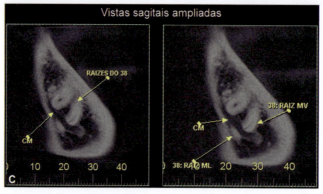

Figura 9.60 A. Vista panorâmica de tomografia computadorizada de feixe cônico. **B.** Cortes coronais de tomografia computadorizada de feixe cônico evidenciando íntima relação do nervo alveolar inferior com as raízes do terceiro molar inferior esquerdo. **C.** Cortes sagitais de tomografia computadorizada de feixe cônico evidenciando íntima relação do nervo alveolar inferior com as raízes do terceiro molar inferior esquerdo.

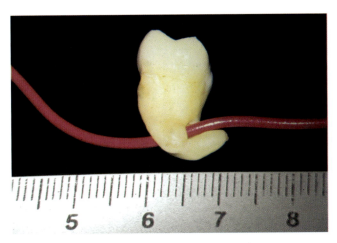

Figura 9.61 Relação do nervo com o dente.

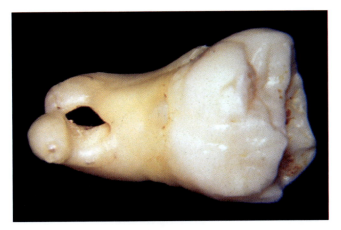

Figura 9.62 Terceiro molar extraído.

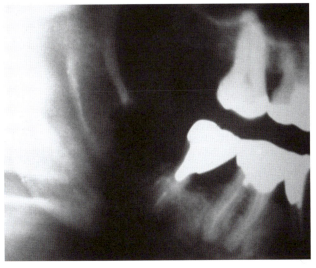

Figura 9.63 Aproximação em radiografia panorâmica.

Outra complicação que atrasa a cicatrização é a deiscência da ferida cirúrgica, causada pela falta de suporte ósseo ao retalho de tecido mole ou pela tensão na sutura, que gera isquemia na margem do retalho, com posterior necrose do tecido, fazendo com que a sutura se desfaça.

Por fim, embora não esteja associada à infecção, a alveolite (osteíte alveolar ou alvéolo seco) provoca atraso na cicatrização. Essa complicação causa dor forte e contínua iniciada no terceiro ou no quarto dia de pós-operatório, associada ao odor fétido. Ao exame clínico, o alvéolo parece estar vazio, com um coágulo sanguíneo parcial ou completamente solto, e as superfícies ósseas do alvéolo estão expostas.

A etiologia da alveolite não é absolutamente clara, mas parece resultar dos altos níveis de atividade fibrinolítica no alvéolo, provocando lise do coágulo sanguíneo e posterior exposição do osso. Esta complicação tem maior incidência nas cirurgias dos terceiros molares, sendo os principais fatores de risco associados história de pericoronarite prévia, uso de contraceptivo oral, tabagismo, idade avançada e traumatismo cirúrgico.

A prevenção consiste em minimizar o trauma e a contaminação bacteriana na área da cirurgia. A incidência de alveolite também pode ser diminuída por meio de bochechos pré e pós-operatórios com soluções antimicrobianas como a clorexidina.

A realização ou não de algum tratamento não acelera a cicatrização, sendo o principal objetivo o alívio da dor do paciente. Quando se deseja dar algum suporte ao paciente, pode-se realizar uma irrigação abundante com soro fisiológico e remoção cuidadosa dos resíduos de coágulo e material necrosado. Não se deve curetar o alvéolo, pois isso aumenta a quantidade de osso exposto e a dor, retardando a reparação, além de permitir que um processo que está localizado se dissemine, ultrapassando a barreira de defesa existente sob o alvéolo. Uma gaze embebida em iodofórmio pode ser inserida com delicadeza no alvéolo. O medicamento é composto por eugenol, que alivia a dor; um anestésico tópico como a benzocaína; e um veículo como o bálsamo-do-peru. O curativo deve ser trocado todos os dias, ou a cada 2 dias, durante 3 a 6 dias, devendo-se irrigar o alvéolo com soro fisiológico a cada troca de curativo (Figura 9.64).

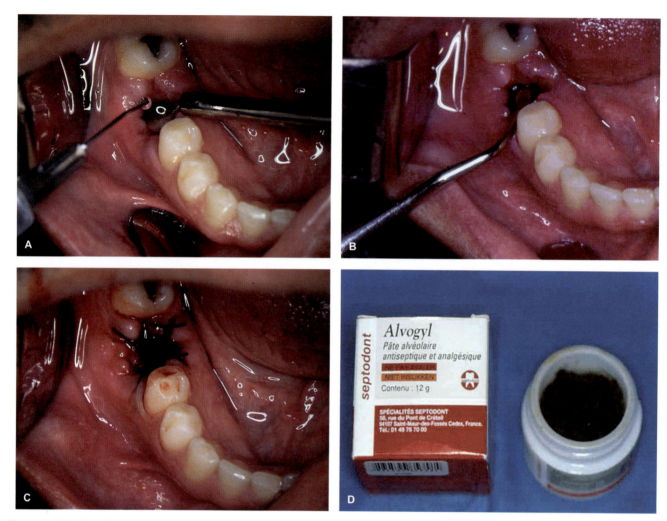

Figura 9.64 A. Alveolite pós-operatória. **B.** Curetagem delicada de tecido necrosado. **C.** Aspecto clínico pós-operatório imediato. **D.** Exemplo de medicação antisséptica/analgésica que auxilia no tratamento da alveolite.

BIBLIOGRAFIA

AAOMS. Report of a workshop on the management of patients with third molar teeth. J Oral Maxillofac Surg. 1994; 52:1102.

Alexander G, Attia H. Oral maxillofacial surgery displacement complications. Oral Maxillofacial Surg Clin N Am. 2011; 23:379-86.

Alexander R, Throndon RR. A review of perioperative corticosteroid use in dentoalveolar surgery. Oral Surg Oral Med Oral Pathol. 2000; 90:406-15.

Alling III CC, Catone GA. Management of impacted teeth. J Oral Maxillofac Surg. 1993; 51(suppl. 1):3-6.

Araujo A, Gabrielli MFR, Medeiros PJ. Aspectos atuais da cirurgia e traumatologia bucomaxilofacial. São Paulo: Santos, 2007.

Aznar-Arasa L, Figueiredo R, Gay-Escoda C. Iatrogenic displacement of lower third molar roots into the sublingual space: Report of 6 cases. J Oral Maxillofac Surg. 2012; 70:e107-15.

Babu HSC, Reddy PB, Pattathan RKB, Desai R, Shubh AB. Factors influencing lingual nerve paraesthesia following third molar surgery: a prospective clinical study. J Maxillofac Oral Surg. 2013; 12(2):168-72.

Begnia H, Kheradvar A. An anatomic study of the lingual nerve in the third molar region. J Oral Maxillofac Surg. 2000; 58:649-51.

Blakey GH, Marciani RD, Haug RD. Periodontal pathology associated with asyptomatic third molars. J Oral Maxillofac Surg. 2002; 60(11):1227-33.

Cankaya AB, Erdem MA, Cakarer S, Cifter M, Oral CK. Iatrogenic mandibular fracture associated with third molar removal. Int J Med Sci. 2011; 8(7):547-53.

Capelli Jr J. Mandibular growth and third molar impaction in extraction cases. Ang Orthod. 1991; 61(3):223-9.

Cummings DR, Yamashita DDR, McAndrews JP. Complications of local anesthesia used in oral and maxillofacial surgery. Oral Maxillofac Surg Clin N Am. 2011; 23:369-77.

Esen E, Aydogan LB, Akçali MÇ. Accidental displacement of an impacted third molar into the lateral pharyngeal space. J Oral Maxillofac Surg. 2000; 58:96-7.

Ethunandan M, Shanahan D, Patel M. Iatrogenic mandibular fracture following removal of impacted third molar: an analysis of 130 cases. British Dental Journal 2012; 212(4):179-84.

Frank CA. Treatment options for impacted teeth. J Am Dent Assoc. 2000; 131:623-32.

Frank CA, Long M. Periodontal concerns associated with the orthodontic treatment of impacted teeth. Am J Orthod Dentofac Orthop. 2002; 121:639-49.

Gallacher J, Marley J. Infratemporal and submasseteric infection following extraction of a non-infected maxillary third molar. Br Dent. 2003; 194 (6):307-10.

Hinds EC, Frey K. Hazards of retained third molar in older person. J Am Dent Assoc. 1980; 101:246-50.

Hupp JR, Ellis E, Tucker MR. Cirurgia oral e maxilofacial contemporânea. 6 ed. Rio de Janeiro: Elsevier, 2014.

Indresano AT, Haug RH, Hoffman MJ. Tirad molar as a cause of deep space infections. J Oral Maxillofac Surg. 1992; 50:333-5.

Knutsson K, Brehmer B, Lysell L. Pathoses associated with mandibular third molars subjacted to removal. Oral Surg Oral Med Oral Pathol. 1996; 82:10.

Leone SA, Edenfield MJ, Cohen ME. Correlations of acute pericoronitis and the positions of the mandibular third molar. Oral Surg Oral Med Oral Pathol. 1986; 62:245-50.

Malmquist JP. Complications in oral and maxillofacial surgery: management of hemostasis and bleeding disorders in surgical procedures. Oral Maxillofacial Surg Clin N Am. 2011; 23:387-94.

Miloro M, Larsen PE, Ghali GE, Peter DW. Princípios de cirurgia bucomaxilofacial de Peterson. 2 ed. São Paulo: Santos, 2009.

Negeshwar. Comma incisior for impacted third molars. J Oral Maxillofac Surg. 2002; 60(12):1506-9.

NIH. Consensus development conference for removal third molars. J Oral Surg. 1980; 38:235.

Oguz Y, Soydan SS, Onay EO, Cubuk S. Incidence of root canal treatment of second molars following adjacent impacted third molar extraction. Journal of Dental Sciences. 2016; 11:90-4.

Oliver R. Prevention and management of oral surgery complications in general dental practice. British Dental Journal. 2014; 216(5):263-4.

Pell GJ, Gregory G. Report on a ten years study of a tooth division technique for the removal of impacted teeth. Am J Orthod & Oral Surg. 1942; 28:660.

Pelltroche-Llacsahuanga H, Reichhart E, Smith W, Lütticken R, Haase G. Investigation of infectious organisms causing pericoronitis of the mandibular third molar. J Oral Maxillofac Surg. 2000; 58:611-6.

Peterson L. Rationale for removing impacted teeth. J Am Dent Assoc. 1998; 123:198.

Peterson L, Ellis E, Hupp J, Tucker M. Cirurgia oral e maxilofacial contemporânea. 3 ed. Rio de Janeiro: Guanabara Koogan, 2000.

Pierro VSS, Morais AP, Granado L, Maia LC. An unusual accident during a primary molar extraction. The Journal of Clinical Pediatric Dentistry. 2010; 34(3):193-5.

Renton T. Oral surgery: part 4. Minimising and managing nerve injuries and other complications. British Dental Journal. 2013; 215(8):393-9.

Richardson M. Changes in lower third molar position in the young adult. Am J Orthod Dentofac Orthop. 1992; 102:320.

Roshanghias K, Peisker A, Zieron JO. Maxillary tooth displacement in the infratemporal fossa. Dent Res J. 2016; 13:373-5.

Selvi F, Dodson TB, Nattestad A, Robertson K, Tolstunov L. Factors that are associated injury to the inferior alveolar nerve in high-risk patients after removal of third molars. British Journal of Oral and Maxillofacial Surgery. 2013; 51:868-73.

Taberner-Vallverdú M, Nazir M, Sánchez-Garcés MÁ, Gay-Escoda C. Efficacy of different methods used for dry socket management: a systematic review. Med Oral Patol Oral Cir Bucal. 2015; 20(5):e633-9.

Tselkin M, Pogrel A. Assessment of the pharyngeal airway space after mandibular setback surgery. J Oral Maxillofac Surg. 2000; 58:282-5.

Ventä J, Ylipaavalniemi P, Turtola L. Long-term evaluation of estimated of a need for third molar removal. J Oral Maxillofac. 2000; 58:288-91.

White RP, Madianos PN, Offenbacher. Microbial complexes detected in the second/third molar region in patients with asymptomatic third molar. J Oral Maxillofac Surg. 2002; 60 (11):1234-40.

Xu JJ, Teng L, Jin XL, Lu JJ, Zhang C. Iatrogenic mandibular fracture associated with third molar removal after mandibular angle osteotectomy. Journal of Craniofacial Surgery. 2014; 25(3):e263-5.

Yadav S, Verma A, Sachdeva A. Assessment of lingual nerve injury using different surgical variables for mandibular third molar surgery: a clinical study. Int J Oral Maxillofac Surg. 2014; 43:889-93.

Zhou J, Hu B, Liu Y, Yang Z, Song J. The efficacy of intra-alveolar 0.2% chlorhexidine gel on alveolar osteitis: a meta-analysis. Oral Diseases. 2016; 23(5):598-608.

10 Traumatismo Alveolodentário

Antônio Renato Lenzi

INTRODUÇÃO

Não é recente a preocupação com os processos histopatológicos que se seguem ao traumatismo dentário (TD). É permanente a busca por manobras clinicocirúrgicas que minimizem os danos e previnam as sequelas sofridas pelos pacientes portadores de TD.

O prognóstico dos dentes que sofrem TD é dependente de múltiplos fatores. Atualmente sabemos da enorme importância do primeiro atendimento na terapêutica dos dentes traumatizados. Quando realizado no tempo apropriado e de maneira correta, a abordagem inicial torna possível limitar os danos sofridos, bem como diminuir o surgimento de sequelas.

Vários são os pontos a serem observados na abordagem inicial: o diagnóstico preciso, o tempo decorrido do trauma até o atendimento, as condições em que se encontram os tecidos de suporte, os elementos adjacentes, a medicação sistêmica, a fase de maturidade radicular do elemento traumatizado, as manobras de redução e a aplicação da imobilização quando necessárias e as orientações com relação à higienização e à alimentação.

Este capítulo visa oferecer base de conhecimento para uma correta abordagem inicial.

Em diversos tópicos, como em qualquer outra ciência em evolução, a traumatologia dentária ainda possui dúvidas quanto ao melhor caminho a ser percorrido, havendo discordância entre os diferentes autores. Isso demonstra o quanto a traumatologia dentária está aberta a novos estudos e a novas pesquisas. Reside neste fato um grande desafio a todos os que se dedicam ao estudo do TD, provar que o que sabemos é verdadeiro e descobrir o que ainda não sabemos.

Outro problema é a escassez ou até mesmo a falta de comunicação que normalmente ocorre entre o dentista que realiza a abordagem inicial e aqueles que efetuam o tratamento a longo prazo desses pacientes. A inexistência ou a pouca comunicação entre os profissionais invariavelmente levam ao aumento do dano causado pelo trauma, à multiplicação e à ampliação das sequelas, e, como resultado, ocorrerão muito mais dificuldades na reabilitação dos pacientes vítimas de TD.

O TD exige atendimento interdisciplinar bem coordenado. É necessária a formação de equipes com esse perfil, para minimizar o sofrimento dos pacientes, limitando os danos e prevenindo sequelas.

O quanto um reimplante corretamente realizado pode ser prejudicado, se não houver um acompanhamento endodôntico adequado, de modo a evitar infecções decorrentes da necrose pulpar? Qual o valor de uma intervenção endodôntica bem conduzida nos casos de trauma, se a função estética não for restabelecida? Quantas vezes observamos lesões líticas de origem odontogênica (Figura 10.1), resultantes de fraturas coronárias perfeitamente tratadas do ponto de vista estético, mas sem nenhum acompanhamento endodôntico?

A inter-relação das especialidades odontológicas, ou seja, a ação integrada de diferentes profissionais, é uma necessidade para uma abordagem correta nos casos de TD.

Este capítulo, mais do que soluções, visto que a ciência está em permanente evolução com novas descobertas, visa plantar o estímulo ao estudo e à pesquisa em TD, bem como semear a formação de equipes interdisciplinares, aptas a agir em situações de emergência e prosseguir com o tratamento a longo prazo nos diferentes quadros de TD.

EPIDEMIOLOGIA E ETIOLOGIA

Estudos epidemiológicos internacionais revelam que 1 a cada 2 crianças sofre algum tipo de TD. Crianças na faixa etária dos 8 aos 12 anos estão mais sujeitas aos episódios de trauma. Cunha encontrou uma ocorrência de TD de aproximadamente 16% em crianças de 0 a 3 anos.

A maioria das lesões traumáticas acontece durante a prática de esportes. Outras situações, como acidentes automobilísticos, quedas, acidentes com bicicleta,

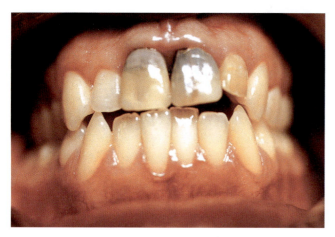

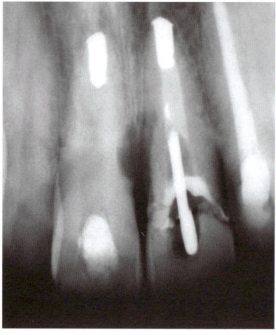

Figura 10.1 Podem ser observados os elementos 11 e 21, que sofreram avulsão há 14 anos. Apesar de a radiografia sugerir que o tratamento endodôntico está satisfatório, isto não pode ser dito da reconstrução estética. Este fato é comum pela falta da ação integrada das diferentes especialidades.

violência (brigas, armas de fogo), doenças (epilepsia, retardo mental) e iatrogenias (intubação orotraqueal), também são citadas na literatura.

Como a faixa etária mais exposta ao TD varia dos 8 aos 12 anos, é fácil compreender que os dentes permanentes jovens são os mais atingidos, principalmente os elementos da bateria labial superior, destacando-se os incisivos centrais superiores.

Alguns fatores anatômicos são considerados como facilitadores para a ocorrência das lesões traumáticas: pacientes com classe II, divisão 1 de Angle; prognatismo mandibular; acentuado diastema na bateria labial; agenesia dos incisivos laterais; inserção labial baixa e apinhamento dentário.

ABORDAGEM INICIAL

As primeiras manobras clinicocirúrgicas no paciente portador de TD são fundamentais para minimizar as lesões sofridas e diminuir o surgimento de sequelas. Ao serem empregadas adequadas condutas terapêuticas, estaremos proporcionando a oportunidade de um prognóstico melhor.

Dentre outros fatores, a correta implementação do tratamento depende do estabelecimento do diagnóstico. Não com rara frequência, erros de diagnóstico conduzem a tratamentos equivocados, promovendo sequelas que poderiam ser evitadas.

O exame clínico detalhado é a base do diagnóstico. Uma anamnese minuciosa e um cuidadoso exame físico, apoiados em exames complementares bem indicados e bem realizados, conduzirão o dentista ao correto diagnóstico.

O TD tem tortuosos e longos caminhos até o estabelecimento de sua completa cura. A atenção do dentista obtendo a história diretamente do paciente e realizando um apurado exame físico facilitará em muito o estabelecimento de um elo de confiança e cumplicidade entre ambos, o que será de fundamental importância para o estabelecimento do diagnóstico definitivo, esclarecendo as possibilidades de sequelas e determinando o plano de tratamento.

A conquista desta relação paciente–profissional, fundamentada na confiança e na cumplicidade, ganha extrema importância quando analisamos os estudos epidemiológicos que apontam serem as crianças as mais atingidas pelo TD. Os familiares devem ser envolvidos durante a coleta da história. Desta maneira o dentista estará criando uma rede de apoio emocional ao paciente e tomando conhecimento do impacto psicológico que o acidente causou.

Durante o exame físico é comum o dentista se ater ao elemento dentário traumatizado. É imperativa, no entanto, a avaliação de toda a cavidade oral, bem como, de modo mais amplo, das condições craniomaxilofaciais.

A ordem do exame clínico será alterada apenas em situações de emergência, quando, por exemplo, ocorrerem hemorragias que necessitem de imediata intervenção, ou nos casos de traumas múltiplos com constatação do envolvimento neurológico e/ou respiratório.

A avaliação neurológica deve sempre ser solicitada quando houver dúvidas por parte do dentista, ou quando da presença de um ou mais dos sinais e sintomas tais como: sonolência, diplopia, midríase, dificuldade respiratória, alteração da frequência respiratória, dificuldade de verbalizar as palavras, náuseas, vômito, vertigens, cefaleia, perda da coordenação motora e epistaxe.

Para tomada da história do acidente, inicialmente deve-se oferecer a oportunidade de o próprio paciente relatá-la. Assim, não só serão obtidas as informações específicas (como e onde aconteceu o trauma, quanto tempo decorreu do acidente até o momento do atendimento etc.), como também a aquisição do adequado conhecimento do estado emocional, neurológico, grau de desenvoltura e inteligência, e a avaliação da importância que as possíveis mudanças no padrão estético-funcional poderão exercer no paciente.

Observações como a avaliação do grau de desenvoltura e nível de inteligência dos pacientes também serão úteis na criação de um relacionamento mais produtivo, estabelecendo-se assim a linguagem a ser adotada pelo profissional com cada paciente, facilitando a constituição do elo profissional–paciente.

Estabelecer o prognóstico dos dentes que sofrem traumatismo dentário, desde o primeiro atendimento, permite o melhor planejamento do tratamento, bem como definir a necessidade de controle a longo prazo, para avaliação do tratamento implementado e, principalmente, diagnosticar precocemente sequelas que surjam como consequência do TD. Dentre as vantagens que esta previsibilidade proporciona, destacam-se a diminuição da angústia sofrida pelos pacientes e seus familiares, quando do surgimento das sequelas, e, consequentemente, o aumento de confiança no profissional durante o prolongado acompanhamento necessário à correta reabilitação dos elementos traumatizados.

Andreasen destaca três perguntas básicas que devem ser respondidas durante a coleta da história: quando, onde e como aconteceu o acidente. O melhor exemplo de como o intervalo de tempo que separa o TD do tratamento inicial tem influência direta no diagnóstico e no prognóstico dos dentes traumatizados é a avulsão dentária. De forma simples, pode-se afirmar que, quanto maior o tempo extra-alveolar, pior será o prognóstico do dente avulsionado. O local do acidente, onde o dente caiu e teve contato com o solo, pode determinar a necessidade de antibioticoterapia sistêmica, além da profilaxia do tétano.

Questionamentos sobre acidentes anteriores (Figura 10.2) e o esclarecimento sobre possíveis atendimentos de emergência realizados previamente à consulta, bem como perguntas direcionadas para cada tipo de TD, irão complementar a história do trauma atual.

É fundamental que antes de instituir a terapêutica sistêmica seja obtida a história médica, incluindo a pregressa pessoal e a familiar. Informações sobre o uso permanente de medicamentos, história de reações alérgicas, hemorragias, hipertensão arterial sistêmica, cardiopatias

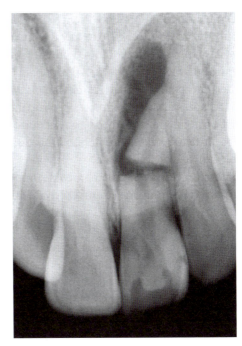

Figura 10.2 Radiografia evidenciando fratura radicular. Durante a história clínica foi relatado que o traumatismo ocorreu há 4 anos.

e transtornos neurológicos podem influenciar não somente o atendimento de emergência, mas a prescrição de medicamentos e o planejamento futuro.

EXAME FÍSICO

Especial atenção deve ser dispensada às feridas da face e da mucosa oral, que, quando presentes, induzem o tratamento inicial dos tecidos moles.

É muito importante explorar cuidadosamente as feridas existentes no lábio e na língua, investigar a ruptura dos vasos de maior calibre, a presença de corpos estranhos e de fragmentos de coroas dentárias fraturadas na intimidade dos tecidos. A limpeza e o desbridamento adequado das lesões devem ser realizados cuidadosamente. Sempre que necessárias as suturas precisão ser bem realizadas, com fio e agulha indicados para cada tipo de tecido. Só assim será alcançada a completa regeneração dos tecidos moles.

O diagnóstico clínico e radiográfico e o tratamento das fraturas faciais serão abordados no Capítulo 22, *Traumatologia Bucomaxilofacial*. Cabe aqui ressaltar que nenhum paciente portador de TD pode deixar de ter o esqueleto facial avaliado. Como exemplo, traumatismo no mento, não com rara frequência, pode estar associado a fraturas de colo do côndilo da mandíbula.

No exame dos elementos traumatizados, é necessária a investigação de possíveis danos ocorridos nos elementos adjacentes. É um equívoco o foco exclusivo nas lesões de maiores proporções. Atualmente sabemos que inocentes concussões, que podem passar despercebidas, a longo prazo são responsáveis pelo surgimento de necrose pulpar e, consequentemente, infecções endodônticas. Obrigatoriamente deve-se realizar um detalhado mapeamento diagnóstico de toda a área traumatizada, incluindo as alterações nos dentes e nas suas estruturas de suporte, já na primeira avaliação e durante todo tempo de acompanhamento que se fizer necessário.

Durante esta etapa do exame clínico devem ser constatadas e registradas não apenas as alterações ocorridas em função do trauma atual, mas também a busca e o registro de possíveis alterações prévias. Desse modo evita-se, durante o acompanhamento do caso, a dúvida entre uma sequela em evolução ou uma patologia prévia não diagnosticada na consulta inicial.

As fotografias são muito úteis para o registro das lesões traumáticas, pois facilitam e enriquecem a documentação, auxiliando o acompanhamento das alterações de posicionamento e de cor.

Como um roteiro durante as avaliações dentárias, podemos enumerar:

- Exame das coroas (fraturas coronárias ou coronorradiculares, exposições pulpares, alterações da cor)
- Presença de luxações (intrusivas, laterais e extrusivas)
- Alterações da mobilidade
- Sensibilidade alterada na percussão
- Alteração do som na percussão (som metálico [anquilose]).

Testes termelétricos não devem ser usados durante a abordagem inicial nos casos de TD. A ruptura ou o esmagamento do feixe vasculonervoso e/ou do ligamento periodontal são exemplos de lesões que invalidam qualquer resultado quando da realização destes testes horas ou até mesmo dias após o TD. Esses testes só ganham valor no controle a longo prazo, quando da busca por definição diagnóstica entre revascularização ou necrose pulpar após o TD.

DIAGNÓSTICO POR IMAGEM

O auxílio de exames radiográficos é imperativo nos casos de TD. As radiografias panorâmicas de face (Figura 10.3) são ótimas para a avaliação geral, mas é preciso reconhecer sua limitação para a obtenção de um diagnóstico preciso. Como o próprio nome diz, oferece um panorama dos tecidos duros envolvidos. Sejam eles os dentes ou os ossos da face. Apoiados nas radiografias panorâmicas, os dentistas podem realizar radiografias periapicais, na busca de maior detalhe e definição. O diagnóstico das luxações laterais, extrusivas e intrusivas, a avaliação da integridade da parede alveolar quando da

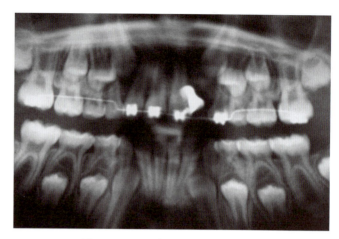

Figura 10.3 Radiografia panorâmica.

avulsão, o diagnóstico das fraturas radiculares e o estágio da maturidade radicular são realizados por meio de radiografias periapicais e influenciarão a terapêutica a ser implementada.

Com o estudo radiográfico periapical também serão constatadas lesões prévias que poderão modificar o planejamento inicial. Lesões odontogênicas, reabsorções radiculares e as alterações pulpares, como a metamorfose cálcica da polpa, são exemplos de patologias prévias que precisam ser registradas caso estejam presentes. No entanto, por melhor que seja a técnica empregada, é fácil entender sua principal limitação, que é o fato de as radiografias serem bidimensionais, enquanto as estruturas anatômicas a serem estudadas são tridimensionais.

No final de 1990, com o advento da tomografia computadorizada de feixe cônico (TCFC), viabilizou-se a visualização dos dentes e das estruturas da região maxilofacial em 3D, com menor custo e principalmente submetendo os pacientes a menor quantidade de radiação ionizante, quando comparada às demais tomografias médicas já existentes. A tecnologia de feixe cônico é hoje em dia amplamente indicada nas diferentes áreas da Odontologia, mas cada uma com suas próprias especificações, com relação ao tamanho do volume adquirido e à qualidade de imagem em termos espaciais e de resolução. Depois de quase 20 anos do seu lançamento, pode-se constatar um grande avanço dessa tecnologia, que é considerada padrão-ouro no diagnóstico por imagem em Odontologia (Figura 10.4).

MEDICAÇÃO SISTÊMICA

Nos traumatismos dentários, apesar de pouca evidência clínica, o uso de antibióticos parece exercer papel relevante na prevenção das reabsorções radiculares; isto porque a invasão bacteriana no tecido pulpar, associada a necrose da polpa, causada pelo rompimento do feixe

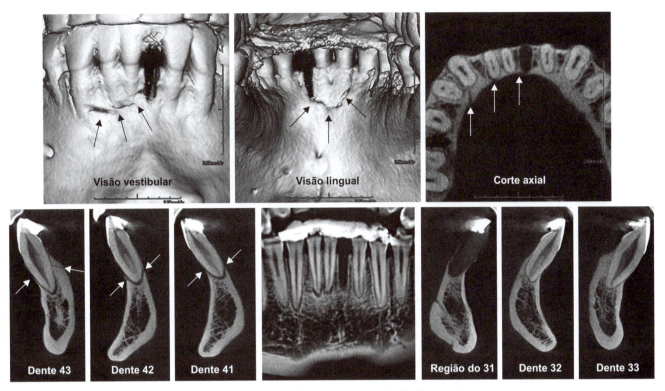

Figura 10.4 Tomografia computadorizada de feixe cônico.

vasculonervoso, proporciona o estabelecimento de infecção. Este fenômeno ocorre principalmente em situações como a avulsão, a luxação lateral e a luxação intrusiva.

A tetraciclina tem papel adicional na diminuição da reabsorção radicular, atuando nos osteoclastos e reduzindo os efeitos da colagenase.

A amoxicilina, pelo seu espectro de ação, é o medicamento de primeira escolha no tratamento das infecções odontogênicas. Se considerados os efeitos deletérios da tetraciclina nos tecidos dos dentes em formação, recairá sobre a amoxicilina importante papel na terapêutica sistêmica do TD.

O domínio da dor e, consequentemente, dos processos que induzem o surgimento da dor é destacado por Andreasen, sendo um dever do profissional que trata o TD.

A dor experimentada após cirurgias orais é um modelo aceito para avaliação clínica da ação analgésica dos medicamentos.

A dor é causada pelo aumento da síntese de prostaglandina. A síntese da prostaglandina no homem é catalisada por duas diferentes ciclo-oxigenases (COX), a COX-1 e a COX-2, as quais, provavelmente, medeiam distintos processos biológicos.

Trabalhos vêm desenvolvendo a hipótese de que a COX-1 é responsável por funções fisiológicas, enquanto processos histopatológicos incluindo as respostas inflamatórias (dor e edema) estão associados à COX-2. Com o advento dos anti-inflamatórios inibidores específicos da COX-2, despontam novas substâncias para auxílio no combate à dor. Malmstrom *et al.* encontraram, ao compararem dois inibidores específicos COX-2 (rofecoxibe e celecoxibe) na dor dentária pós-operatória, maior efetividade na ação do rofecoxibe.

A nimesulida é outro anti-inflamatório com potente ação analgésica. Estudos clínicos realizados com a finalidade de testar a eficácia e a tolerância a este medicamento, mostraram que em 90% dos casos houve completa remissão da dor. Nossa experiência mostra ótimo resultado com o uso oral de 200 mg de nimesulida em dose única diária.

É relevante lembrar que estes medicamentos devem ser usados pelo menor tempo possível, além de ser extremamente importante saber que, de maneira geral, os anti-inflamatórios são contraindicados em crianças menores de 12 anos.

CLASSIFICAÇÃO

A classificação dos diversos tipos de patologia se faz necessária por diferentes aspectos. É fundamental, para uma comunicação eficiente, avaliar resultados de diferentes tratamentos em um mesmo quadro patológico, o que proporciona o estabelecimento de diagnóstico e prognóstico, e, agrupadas as lesões, podem ser estudadas quanto à sua etiologia bem como quanto à sua ocorrência, o que possibilita o estabelecimento de técnicas de prevenção.

Com relação ao traumatismo alveolodentário, a maioria dos autores utiliza a classificação proposta pela Organização Mundial da Saúde (*Application of International Classification of Diseases to Dentistry and Stomatology*).

Esta classificação é baseada nos aspectos anatômicos, terapêuticos e no prognóstico dos elementos afetados.

Lesões traumáticas dos tecidos duros do dente e da polpa

- Violação do esmalte
- Fratura simples da coroa
- Fratura complexa da coroa
- Fratura coronorradicular sem envolvimento pulpar
- Fratura coronorradicular com envolvimento pulpar
- Fratura radicular.

Lesões traumáticas do tecido periodontal

- Concussão
- Subluxação
- Luxação extrusiva
- Luxação lateral
- Luxação intrusiva
- Avulsão.

Lesões das estruturas ósseas de suporte

- Fratura cominutiva do alvéolo
- Fratura da parede alveolar
- Fratura do processo alveolar
- Fratura da maxila ou da mandíbula.

IMOBILIZAÇÃO

Os primeiros relatos sobre imobilização datam do ano 1930, quando Wigopen descreveu uma técnica de imobilização com gesso de um dente avulsionado durante 8 meses. Até os anos 1950, havia forte tendência para imobilizações rígidas e períodos prolongados. Em 1959, Pfeifer recomendou o uso de resina acrílica aplicada diretamente nos dentes. Contra todas as possibilidades terapêuticas, a perda do elemento dentário era uma constante. As imobilizações rígidas facilitavam o surgimento de sequelas irreversíveis.

Com a intensificação das pesquisas a partir de 1960, outros pontos começaram a ser discutidos, como o estímulo funcional na osteogênese e na cura e a orientação de fibras periodontais. Freeman e Hooley recomendaram, em 1968, fixação com resinas interproximais, alegando simplicidade de aplicação, estética, facilidade na higiene, conforto e flexibilidade. No final de 1960, diversos artigos já haviam concluído que, quando prolongadas e rígidas, as imobilizações dentárias aumentavam os riscos para reabsorções radiculares.

Andreasen demonstrou que, quando deixados em função, os elementos traumatizados apresentam menor frequência de reabsorções radiculares, fibras periodontais mais organizadas e proliferação de vasos sanguíneos dentro do ligamento periodontal. Hurst, em 1972, revelou: "Talvez nosso método de imobilização rígida traga mais prejuízos que benefícios." Quando pequena tensão é transmitida às fibras periodontais, favorece a orientação funcional ao seu desenvolvimento. Em um dente não funcional, pode ocorrer atrofia das fibras e aumentar a chance de anquilose. Artigo publicado por Andersson, em 1985, confirma que o estímulo mastigatório normal pode prevenir ou mesmo eliminar pequenas áreas de reabsorção externa da superfície radicular, mas ressalta que esse estímulo não preveniria anquilose em dentes reimplantados tardiamente.

Uma técnica de imobilização que possibilite os movimentos fisiológicos do dente durante o período de tratamento e permaneça somente o tempo necessário à regeneração tecidual permite diminuição dos processos de anquilose. Recentemente, foi lançada uma nova técnica de imobilização (TTS, *titanium trauma splint*), que vem demonstrando ser de fácil aplicação e particularmente efetiva.

Uma semana é o tempo suficiente para a formação de suporte periodontal, a fim de manter um elemento dentário avulsionado em posição. Está indicada a remoção da imobilização dentro de 7 a 10 dias após o acidente. Este prazo será ampliado quando dos episódios de fratura da parede alveolar. Nessas situações, indica-se a imobilização por período que varia de 4 a 6 semanas.

A imobilização dentária deve apresentar as seguintes características:

- Deve ser realizada diretamente no paciente sem necessidade de procedimentos laboratoriais
- Deve ser de fácil remoção
- Não pode causar danos aos tecidos moles
- Ter estética aceitável
- Não interferir na oclusão
- Possibilitar os movimentos fisiológicos do dente
- Possibilitar boa higienização
- Permitir os procedimentos endodônticos, quando necessário.

FRATURAS CORONÁRIAS

As fraturas coronárias são muito comuns na dentição permanente. Na maioria das vezes o diagnóstico preciso do envolvimento pulpar e o tratamento empregado serão fundamentais para limitar os danos e evitar o surgimento de sequelas.

A experiência mostra que tratamentos inadequados podem ser mais prejudiciais do que a própria fratura coronária (Figuras 10.5 e 10.6).

O grau de envolvimento pulpar é o primeiro aspecto a ser definido. É comum, nos dias de hoje, assistirmos à preocupação com os fatores estéticos que se seguem a este tipo de trauma. A cada dia novas opções para a recuperação estética estão disponíveis no mercado. A crescente exigência estética não pode colocar os aspectos biológicos em segundo plano. A condição do complexo dentina–polpa deve estar sob constante vigilância. É responsabilidade exclusiva do dentista diagnosticar, tratar e conscientizar adequadamente o paciente da necessidade de acompanhamento por período de 2 anos após esse tipo de trauma, face à possibilidade de necrose pulpar tardia.

O tratamento a ser adotado tem relação direta com o grau de comprometimento da polpa.

Não é objetivo deste capítulo discutir materiais ou técnicas de recuperação estética, mas avaliar as necessidades a serem cumpridas durante o primeiro atendimento.

O grau de envolvimento do complexo dentina–polpa torna-se o ponto-chave do tratamento, não somente em função do processo inflamatório que ocorrerá, mas principalmente em função da contaminação microbiana que virá.

Uma vez que bactérias sejam capazes de se estabelecer nos canalículos dentinários e/ou diretamente no tecido pulpar, a instalação do processo infeccioso pulpar será uma questão de tempo.

A avaliação do grau de contaminação do tecido pulpar e suas consequências deve fazer parte da preocupação do dentista. O primeiro atendimento, nesses quadros, pode ser o diferencial que irá manter a vitalidade pulpar.

Sempre que possível, a recomposição definitiva é preferível. A colagem do fragmento é hoje, reconhecidamente, o melhor caminho. Para que tal tratamento seja

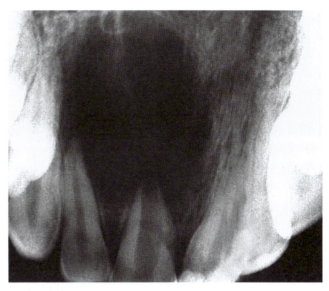

Figura 10.6 Na radiografia oclusal, pode-se constatar grande área lítica óssea e imaturidade radicular do elemento 11. Quadro resultante de trauma ocorrido há 8 anos. Tratamentos deficientes, por ocasião do trauma, ampliam a lesão e multiplicam as sequelas.

realizado, é necessário que o fragmento seja localizado e entregue ao profissional. Campanhas de informação pública sobre os procedimentos a serem seguidos pela população leiga precisam ser realizadas.

Outra opção para a reabilitação estético-funcional é a recomposição com resinas compostas. Atualmente existe uma diversidade delas no mercado. A escolha deve considerar aspectos como o resultado estético, a adesividade e a resistência.

Quando, por diferentes razões, não for possível a restauração do dente fraturado definitivamente, a preocupação do dentista deve estar voltada para o vedamento dos canalículos dentinários, nos casos de fraturas simples da coroa, ou a realização de capeamento pulpar direto, nos casos de exposição da polpa. Essas técnicas buscam evitar a invasão microbiana.

Para tal procedimento em situações de emergência, a utilização de cimentos à base de $Ca(OH)_2$ (hidróxido de cálcio) está indicada. Estes devem ser cobertos por cimento de oxifosfato de zinco, por ele apresentar maior adesividade e resistência. Esta conduta protegerá o complexo dentina–polpa até que o paciente possa realizar a restauração definitiva (Figuras 10.7 e 10.8).

FRATURAS CORONORRADICULARES

As fraturas coronorradiculares são aquelas que se estendem para baixo da função amelocementária.

O comprometimento pulpar poderá ou não acontecer. O diagnóstico será feito por meio de exame clinicorradiográfico.

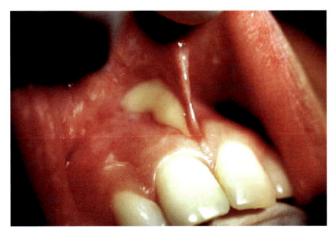

Figura 10.5 Abscesso crônico com intensa supuração.

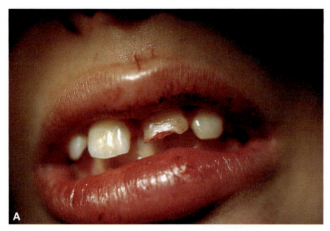

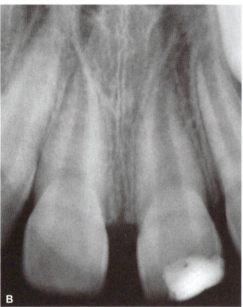

Figura 10.7 A. Fratura da coroa acompanhada de escoriação e edema no lábio. **B.** Exame radiográfico periapical (observar proteção do complexo dentina-polpa com curativo, para posterior reabilitação estético-funcional).

Quando o fragmento permanecer preso pelas fibras do ligamento periodontal, o paciente vai queixar-se de dor, principalmente quando o elemento for pressionado, e por aumento da mobilidade.

Podemos encontrar uma reação inflamatória na gengiva na altura da linha de fratura.

Essa situação clínica apresenta necessidade de cuidados endodônticos, periodontais, reconstrução estética e, por vezes, da ortodontia.

Após delineados os limites da fratura, o objetivo do tratamento para a reabilitação da região deve ser o de posicionar o traço de fratura justaposta ou suraposta com relação à gengiva. Desse modo estaremos proporcionando condições ideais para manipulação clínica.

Existem diversas opções clínicas na literatura. A escolha do tratamento deverá ser analisada para cada caso,

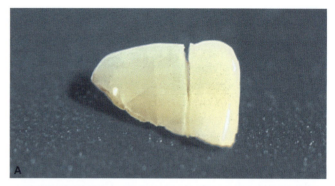

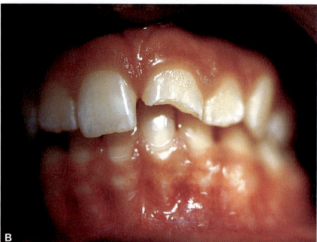

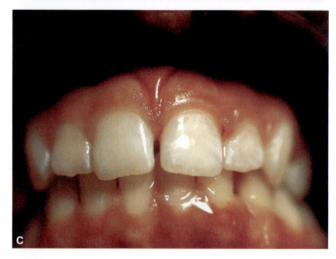

Figura 10.8 A. Fragmentos do elemento fraturado. **B.** Elemento antes da realização das manobras clínicas de restauração. **C.** Colagem dos fragmentos.

dependendo da extensão subgengival da lesão, da morfologia da lesão, da morfologia da raiz e do posicionamento estético ou não do elemento traumatizado.

Situações clínicas mais simples podem ser resolvidas com a remoção do fragmento fraturado e a recomposição estética por intermédio de resinas compostas. Em outras situações, o tratamento endodôntico pode ser necessário, diante do grau do comprometimento pulpar e, consequentemente, de sintomatologia dolorosa.

O tracionamento ortodôntico será sempre uma opção a ser considerada. Nas fraturas coronorradiculares que envolvem a face vestibular dos incisivos superiores, normalmente as técnicas ortodônticas estão indicadas. Nesta região a realização das técnicas cirúrgicas periodontais pode causar grandes prejuízos estéticos.

Por outro lado, quando tais lesões traumáticas acometerem a região dos pré-molares ou a dos molares, as cirurgias periodontais (gengivectomia e/ou gengivoplastia) podem oferecer soluções de maneira mais rápida.

Infelizmente, em determinadas situações clínicas em que a extensão da lesão e/ou a morfologia do dente impedem a permanência do elemento, a indicação de extração é a única opção.

Nesses casos extremos, temos de estar prontos para apresentar as possíveis soluções de reabilitação estética funcional da região. Aqui pode ser necessário um parecer da implantodontia. Será melhor a utilização de implantes ou a confecção de próteses fixas? A característica multidisciplinar da traumatologia dentária se faz presente. Só a avaliação detalhada, de cada caso, mostrará a melhor conduta terapêutica.

Em todas as situações em que a manutenção do elemento for indicada, o acompanhamento de 2 anos se faz necessário. Complicações tais como as reabsorções externas cervicais podem acometer os dentes tardiamente.

Os pacientes portadores de fraturas coronorradiculares precisam estar conscientes de que, seja qual for o tratamento, o prognóstico pode melhorar muito quando se realiza um excelente controle da placa bacteriana.

Durante a primeira semana, onde pode estar presente, o aumento da sensibilidade local em alguns pacientes, principalmente crianças e adolescentes, pode se apresentar arredio a uma boa técnica de escovação. Os colutórios à base de clorexidina estão indicados durante a fase de regeneração das lesões do tecido mole.

O uso de antibiótico normalmente não se faz necessário.

Os analgésicos/anti-inflamatórios estão indicados em todas as situações em que necessitamos oferecer conforto analgésico e acelerar a resolução do edema.

FRATURAS RADICULARES

As fraturas radiculares não são tão comuns se comparadas a outros tipos de TD. A incidência na dentição permanente é de 7,7% (Figura 10.9).

A faixa etária em que mais comumente as fraturas radiculares apresentam-se varia dos 11 aos 20 anos de idade. Pode-se dizer então que essas fraturas são incomuns nos elementos jovens (rizogênese incompleta).

É preciso destacar desde já que o fragmento coronário normalmente se apresenta luxado ou até mesmo avulsionado. Por isso as fraturas radiculares podem necessitar de tratamento semelhante ao dessas lesões concomitante à manipulação das fraturas radiculares.

As fraturas radiculares envolvem o cemento, a dentina e a polpa. Elas podem acontecer no terço médio ou apical, o que seriam as fraturas profundas, ou podem se localizar próximo à porção cervical do dente, o que chamamos de fraturas superficiais.

Um exame detalhado é necessário para o correto diagnóstico de localização das fraturas radiculares.

O processo de cicatrização dessas lesões é muito semelhante, em alguns aspectos, ao de fraturas ósseas.

Durante o exame e diagnóstico é muito importante observarmos aspectos tais como:

- Envolvimento pulpar
- Posição da linha da fratura
- Direção da linha da fratura.

Esses pontos irão delinear a conduta terapêutica a ser empregada.

Nos casos de fraturas radiculares profundas (terço médio e apical), o reposicionamento dos fragmentos e a imobilização são os procedimentos terapêuticos de escolha. A contenção deverá permanecer por período de 4 a 6 semanas. Durante esse período o tratamento endodôntico será realizado mediante o diagnóstico de necrose pulpar. É importante notar que normalmente a necrose só acontece no fragmento coronal. Um sinal indicativo da necrose é o surgimento de área lítica óssea na altura da linha da fratura.

Nas situações em que a linha da fratura for superficial (cervical), o tratamento será semelhante ao indicado para os casos de fraturas coronorradiculares.

Após a retirada do fragmento coronário, avalia-se a necessidade de procedimentos cirúrgicos visando ao aumento da coroa clínica no fragmento remanescente. Concluídas as condutas periodontais, passa-se, então, a manobras endodônticas, as quais, na maioria dos casos, deverão ser concluídas na mesma consulta, inclusive nos casos de necropulpectomias. A necessidade de realizar a endodontia desses elementos em sessão única se faz presente, não só para possibilitar a evolução do caso, como também pela dificuldade que existirá em manter as condições assépticas do conduto radicular, face à impossibilidade de vedarmos este conduto adequadamente com curativos de demora.

Além de ser básica para a evolução do tratamento nas fraturas radiculares, a endodontia será, nesses casos, muitas das vezes, o que oferecerá conforto ao paciente. É fácil entender que, com a fratura e posterior remoção do

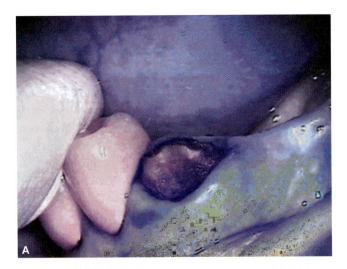
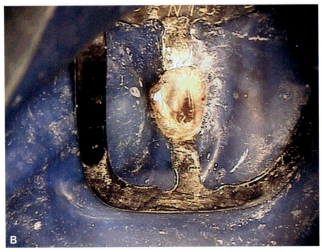
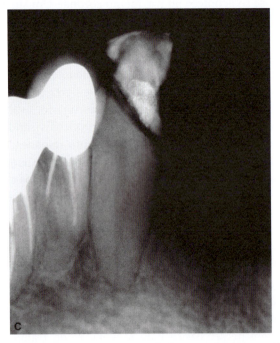

Figura 10.9 A. Paciente apresentando fratura radicular superficial. **B.** Após realização de cirurgia visando restabelecer condições clínicas, foi colocado campo para tratamento endodôntico. **C.** Exame radiográfico periapical inicial.

fragmento coronário, o tecido pulpar estará irremediavelmente exposto aos estímulos externos, fato que ampliará a sintomatologia apresentada na área.

Realizada essa etapa no primeiro atendimento, deve-se buscar condições para a recuperação estético-funcional. As opções cirúrgicas ou ortodônticas deverão ser analisadas.

Não é nosso propósito nestas páginas analisar detalhadamente as alternativas de tratamento a longo prazo, visando à reabilitação oral definitiva do paciente. Porém, como a primeira visita no traumatismo dentário pode facilitar a instalação das bases do tratamento subsequente, não podemos deixar de lembrar que, para decidirmos entre a cirurgia periodontal ou a ortodontia (tracionamento), devem-se avaliar a estrutura dentária remanescente (tamanho radicular), as estruturas de suporte e o padrão estético (linha de sorriso) do paciente.

A cirurgia periodontal, em muitos casos, torna-se interessante. Após sua realização, os pacientes estarão aptos a receber próteses provisórias de forma imediata.

O tratamento ortodôntico será adotado quando a cirurgia periodontal estiver contraindicada, seja por motivos estéticos, seja pela perspectiva de criarmos áreas de constante irritação (inflamação gengival) pela diminuição da gengiva inserida.

A antibioticoterapia profilática é necessária. O uso de antibióticos se restringe a casos específicos, como, por exemplo, em que o paciente precisa de antibioticoterapia para ser manipulado (cardiopatas).

A administração sistêmica dos anti-inflamatórios, além do controle das alterações inerentes ao processo inflamatório resultante do trauma, oferece conforto analgésico. Como já foi abordado, os bloqueadores da COX-2, mais especificamente o rofecoxibe, pela sua maior ação analgésica, com dose única diária de 50 mg, são boas opções de tratamento.

Os cuidados com a higienização oral devem ser reforçados. Como em todos os casos de TD, em que a mucosa está lesada e a sensibilidade da área leva os pacientes a temerem uma escovação adequada, devemos prescrever os colutórios à base de clorexidina durante o período de regeneração tecidual da área lesada.

O controle clinicorradiográfico deverá ser realizado a cada 6 meses, por 2 anos.

CONCUSSÃO/SUBLUXAÇÃO

Discutiremos essas duas lesões traumáticas de forma concomitante, pois o tratamento de emergência a ser oferecido a ambas é semelhante, afastadas algumas variantes.

Nas concussões temos uma pequena lesão aos tecidos periodontais. Não observaremos alterações na posição e na mobilidade do elemento afetado. O suplemento sanguíneo pulpar raramente é afetado.

Nas subluxações a lesão aos tecidos periodontais resultará em aumento na mobilidade do elemento dentário, mas o dente não apresentará alteração no seu posicionamento. O suprimento sanguíneo pulpar poderá ser afetado.

É essencial orientar o paciente quanto à necessidade da realização de acompanhamento endodôntico. Apesar de rara, existe a possibilidade de encontrarmos necrose pulpar como sequela de concussão nos elementos com rizogênese completa. Essa hipótese atinge o nível de 20% quando um elemento com formação radicular completa sofre uma subluxação.

É importante notar que frequentemente dois diferentes tipos de trauma podem ocorrer em um mesmo dente concomitantemente. Um exemplo clássico dessa multiplicidade é a fratura simples de coroa associada a uma concussão ou à subluxação, o que alterará o prognóstico do elemento, com a ampliação da possibilidade de ocorrência da necrose do tecido pulpar.

Nas concussões, apenas a observação é necessária. Porém o paciente deve obrigatoriamente ser encaminhado para acompanhamento da resposta pulpar por um período de 6 meses.

Nas subluxações, normalmente apenas a observação é necessária. Nos casos mais graves pode estar indicada a colocação de uma fixação por 1 semana. Este procedimento pode oferecer mais conforto ao eliminar graus avançados de mobilidade e/ou interferências oclusais que levem à dor.

A prescrição de analgésicos ou anti-inflamatórios deve ser criteriosamente avaliada. A utilização desses medicamentos pode proporcionar conforto aos pacientes. A afirmativa de Andreasen, de que "todo profissional que deseje lidar com trauma deve ser um mestre no controle da dor", deve estar sempre junto do dentista.

O período de acompanhamento para os casos de subluxação deve se estender por 1 ano, nos casos mais graves.

O cuidado em oferecer uma alimentação pastosa durante as primeiras 48 horas pode ser interessante em alguns casos.

A utilização de um colutório à base de clorexidina complementará a higienização nas situações em que o paciente apresentar dificuldade na escovação.

LUXAÇÃO INTRUSIVA

Indiscutivelmente a intrusão é, dentre as lesões luxativas, a de pior prognóstico. Ocorre um completo esmagamento das fibras do ligamento periodontal e o feixe vasculonervoso é totalmente comprimido contra o seu alvéolo. Esse quadro é responsável por levar à necrose pulpar a totalidade dos elementos dentários intruídos com rizogênese

completa. Segundo Andreasen, aproximadamente 60% dos elementos com rizogênese incompleta que sofrem intrusão também sofrerão necrose. Outros fatores, além da maturidade radicular, que parecem concorrer desfavoravelmente para a regeneração pulpar nesses casos é o grau de intrusão e a fratura coronária associada.

Ao exame clínico podemos observar um deslocamento que poderá ser desde quase imperceptível até a completa introdução do elemento dentário no seu alvéolo.

Encontraremos, junto ao elemento intruído, as mesmas características clínicas encontradas na anquilose, ou seja, ausência de mobilidade; na percussão vertical, não apresentará sensibilidade e obteremos o "som metálico característico das anquiloses".

Quando estamos diante de uma intrusão completa de um dos incisivos centrais superiores, um dos sinais que podemos detectar será o sangramento nasal em função de penetração do mesmo no interior da fossa nasal. A palpação das estruturas envolvidas ajudará a precisar a localização do elemento acometido.

O exame radiográfico evidenciará o desaparecimento do espaço do ligamento periodontal.

Em várias situações a melhor conduta ainda é um dilema. No seu protocolo de tratamento a International Association of Dental Traumatology (IADT) ressalta, em todas as condutas de tratamento para as intrusões, que "existe conflito e/ou divergência de opinião sobre a eficácia do procedimento".

Nos casos de rizogênese incompleta, poderemos esperar por uma reerupção espontânea. Uma luxação realizada, cuidadosamente, com fórceps pode ajudar o processo.

Nos casos de rizogênese completa, a luxação com fórceps seguida do tracionamento ortodôntico parece ser a melhor conduta, visto que alguns autores vêm mostrando uma relação do aumento da perda óssea marginal, bem como da gravidade nas reabsorções substitutivas com as reduções cirúrgicas desses elementos. Como a necrose pulpar irá ocorrer na totalidade dos casos de ápice completamente formados, a extirpação da polpa deverá ser realizada no máximo até a terceira semana. Estaremos agindo profilaticamente, com a recomendação desse passo endodôntico, diminuindo a possibilidade de infecção do conduto radicular, e, dessa forma, buscando a prevenção das reabsorções inflamatórias.

Nosso paciente deverá ainda receber orientação para uma alimentação líquido-pastosa, usar colutório de clorexidina 2 vezes/dia, durante a primeira semana, como complemento de sua higienização oral.

Normalmente não se faz necessário o uso de antibióticos, anti-inflamatórios e até mesmo de analgésicos. A utilização desses medicamentos fica reservada para casos em que outras lesões estejam presentes concomitantemente.

LUXAÇÃO EXTRUSIVA

Na luxação lateral o choque de forças oblíquas desloca parcialmente o dente do seu alvéolo. O rompimento das fibras periodontais é variável, dependendo de quanto o dente extruiu. O rompimento do feixe vasculonervoso será determinado, principalmente, pelo grau de deslocamento do elemento. Melo destaca que o estágio de maturidade radicular também influenciará a ruptura do feixe.

Clinicamente, será observado um desnível oclusal, com deslocamento axial para fora do seu alvéolo. O aumento da mobilidade estará presente, sendo tanto maior quanto for o deslocamento.

Ao exame radiográfico periapical será visualizado um espaço apical alveolar vazio.

Como conduta terapêutica para as luxações extrusivas deve-se buscar redução e imobilização do dente rapidamente. Se realizarmos essa manobra nas primeiras horas após o trauma, estaremos ampliando a possibilidade para a revascularização pulpar e uma adequada regeneração tecidual periodontal.

A redução consiste em realizar pressão atraumática, constante, no sentido apical. Assim o dente ocupará novamente seu espaço no interior do alvéolo e, gradualmente, o sangue que lá se aloja se deslocará.

A imobilização será realizada respeitando-se todos os princípios biológicos já discutidos, por um período que pode variar de 10 até 21 dias. O tempo irá depender da presença, ou não, de fratura no osso alveolar marginal.

É importante ressaltarmos que o prognóstico do elemento extruído é diretamente dependente do primeiro atendimento. Alcançada uma redução ótima, a revascularização pulpar terá chances de acontecer e a regeneração do ligamento periodontal será acelerada.

Os pacientes devem ser orientados a submeterem-se a acompanhamento endodôntico por 1 ano.

Andreasen mostra que 10% dos elementos com luxação extrusiva e imaturidade radicular sofrem necrose pulpar. Essa porcentagem aumenta para quase 60% quando da rizogênese completa.

A antibioticoterapia profilática parece não ser obrigatória frente aos casos de luxação extrusiva.

A utilização dos anti-inflamatórios pode ser interessante nos casos mais graves, para oferecermos mais conforto analgésico ao paciente.

Os cuidados com a higienização são os mesmos presentes nas outras situações de trauma. Em caso de lesão dos tecidos moles, é importante indicar o uso de colutórios à base de clorexidina.

LUXAÇÃO LATERAL

Nas luxações laterais, forças horizontais ao longo eixo do dente deslocam a coroa do dente no sentido vestibular. Teremos como resposta a esse trauma fratura óssea e deslocamento dentário.

Clinicamente o dente se apresentará sem nenhuma mobilidade. Pelo contrário, estará tão firme em sua nova posição que, à percussão, será obtido o som metálico característico das anquiloses.

Na radiografia pode-se observar um aumento do espaço da membrana periodontal.

O tratamento consiste na redução e na fixação (Figura 10.10).

É necessário entender que, nesses casos, de maneira diferente das luxações extrusivas, o ápice dentário está preso na parede vestibular do osso alveolar. Primeiro, deve-se liberar o dente. Para isso, com movimentos suaves, porém firmes, aumenta-se o deslocamento do dente no sentido incisal. Em seguida aplica-se pressão digital para o reposicionamento do dente. Apesar da aparente estabilidade do "conjunto osso-dente", o uso de contenção é obrigatório.

Normalmente alcança-se o reposicionamento mediante pressão digital. Porém o uso de fórceps não está contraindicado.

O exame físico da área antes de se realizarem as manobras de redução é muito importante para o perfeito diagnóstico do posicionamento do ápice dentário.

É preciso lembrar que temos uma fratura da parede alveolar, por isso a imobilização deve permanecer de 6 a 8 semanas.

O rompimento do feixe vasculonervoso é inevitável. Nosso paciente deve ser orientado para manter acompanhamento endodôntico por 2 anos. Ao ser detectada a necrose pulpar, o tratamento endodôntico deve ser iniciado imediatamente. A capacidade de revascularização pulpar estará ligada ao estágio de maturidade pulpar no momento do trauma e ao tempo que se passou do trauma até o primeiro atendimento (reposicionamento + imobilização).

As reabsorções inflamatórias poderão acontecer. Por isso acreditamos que a antibioticoterapia profilática deve ter início no primeiro atendimento, desde que esse aconteça até 3 horas após o trauma.

Os anti-inflamatórios bloqueadores da COX-2 estão indicados. Normalmente essa medicação é usada durante a primeira semana.

O cuidado com a higiene oral é extremamente importante. Por vezes, essas lesões necessitam de suturas nos tecidos moles. Nessas situações a escovação ideal não é alcançada. Os colutórios de clorexidina estão indicados durante 1 semana, a fim de complementarem a higiene oral.

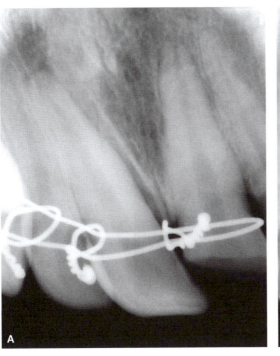
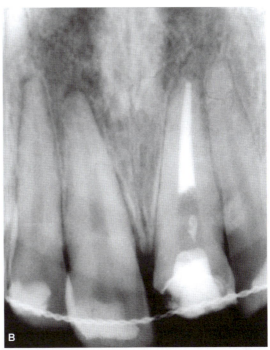
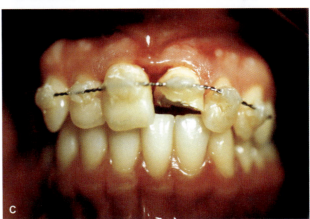

Figura 10.10 A. Paciente apresentando luxação lateral do elemento 11 e fratura complexa da coroa com tratamento inadequado. **B.** Após retirada da imobilização existente, foi realizada redução e nova imobilização, bem como tratamento endodôntico imediato no elemento 21. **C.** Aspecto clínico após a primeira abordagem.

Uma alimentação líquido-pastosa deve ser indicada durante a primeira semana ou mais, dependendo do grau da lesão.

AVULSÃO

Avulsão dentária implica a completa saída do elemento dentário do seu alvéolo, após sofrer um impacto traumático.

Normalmente ocorre durante a prática de esportes, ou como resultado de brigas e acidentes automobilísticos.

A necessidade de realizarmos o tratamento de emergência em um curto espaço de tempo e a natureza multidisciplinar do atendimento que irá se seguir exigem, para tratamento da avulsão, uma campanha de divulgação pública do correto procedimento pós-trauma e também que os diversos profissionais envolvidos possuam o conhecimento necessário para estabelecer a melhor estratégia de tratamento.

Na avulsão sempre teremos uma lesão no ligamento periodontal e uma necrose pulpar. O tratamento, a partir daí, busca limitar danos e minimizar sequelas.

Nossa primeira meta deve ser de manter a viabilidade das células do ligamento periodontal que permaneceram presas à porção radicular. Para isso, é fundamental a informação pública. A realização do reimplante nos primeiros 20 minutos (condição ideal de tratamento como veremos) ou o acometimento em meio de transporte próprio só será possível quando tivermos uma população leiga consciente das ações a serem realizadas imediatamente após a avulsão. A informação científica a professores de educação física, treinadores, médicos e enfermeiros pode ser um bom começo para melhorarmos o prognóstico dos dentes avulsionados.

O segundo objetivo deve ser o de agir para possibilitar a revascularização do tecido pulpar, pois a necrose da polpa é inevitável. Quando a revascularização pulpar não acontece, a preocupação deverá ser impedir a contaminação do canal radicular. Trope salienta que, "apesar de a necrose por si só não trazer maiores consequências, o tecido necrótico é extremamente suscetível a infecções".

É preciso compreender que o perigo de associar as lesões na camada celular cementária e a infecção bacteriana do espaço pulpar está no fato de essa combinação resultar nos processos de reabsorção inflamatória, que poderá conduzir não só à perda do dente, mas também à lise do tecido ósseo perirradicular.

Estabelecido que o fator mais importante que concorre para o sucesso do tratamento das avulsões dentárias é a velocidade com que o dente é reimplantado, devemos sempre orientar no sentido de que esses elementos sejam recolocados no seu alvéolo ainda no local do acidente.

Se por diversas razões isso não for possível, que o dente seja então armazenado em meios próprios para o transporte.

O leite e a solução salina (soro fisiológico) podem prolongar a viabilidade do ligamento periodontal por até 6 horas. A saliva também apresenta a mesma capacidade. A necessidade da cooperação imediata do paciente, que se apresenta em situação de estresse, é a desvantagem na utilização da saliva como meio de transporte. Se levarmos em consideração que grande parte dos pacientes que sofrem a avulsão são crianças e/ou adolescentes, esse ponto torna-se um fator ainda mais importante.

A água só deve ser usada como último recurso de transporte, pois, por sua característica hipotônica, provoca lise celular em curto espaço de tempo. Assim o tempo limite para iniciarmos o reimplante de um elemento conservado em água não deve ser superior a duas horas; de outra forma, realizaremos as manobras para o reimplante tardio.

Existem meios de transporte especializados, que são usados para culturas celulares, como o HBSS (Hank's Balanced Salt Solution) ou o Via Span. São meios importados, que possibilitam o armazenamento por até 24 horas. Esses meios estão muito longe da nossa realidade, face o custo que representam. As informações de que dispomos revelam que até mesmo nos seus países de origem o seu uso é limitado, visto que precisariam existir no local do acidente, o que nem sempre acontece. A IADT possui um cartaz para campanha pública de educação sobre procedimentos frente ao TD. A Sociedade Brasileira de Traumatismo Dentário (SBTD) traduziu e lançou a campanha no Brasil com o título "Salve Seu Dente". Esse cartaz recomenda leite e soro como meios de transporte dos dentes traumatizados.

Considerando que o reimplante não foi realizado no local do acidente, mas o elemento dentário foi entregue ao dentista imerso em apropriado meio de transporte, é fundamental a reconstrução da história do acidente, para que se esclareça exatamente quanto tempo o elemento permaneceu fora do meio de transporte. Esse aspecto é muito relevante, visto que o meio tem capacidade de preservar a vitalidade das células viáveis. As células já necrosadas não têm capacidade de regeneração. É preciso ter em mente que nos primeiros 30 minutos 20% do ligamento periodontal se tornam inviáveis e que, ao completar uma hora, 60% do ligamento periodontal estarão necrosados.

No início da avaliação faz-se a construção da história do acidente. Perguntas que direcionem ao correto diagnóstico com relação à viabilidade do ligamento periodontal são fundamentais para decidir se o protocolo de tratamento será para reimplante imediato ou tardio.

A simples pergunta "Quanto tempo o dente permaneceu fora do meio de transporte?" pode não ser suficiente para concluir o real estado das células periodontais. O estresse vivido pelo paciente ou parentes tende normalmente a encurtar o tempo, daí a necessidade de se ter paciência para extrair as informações necessárias.

Após os esclarecimentos realizados pela coleta da história do acidente, começa-se o exame clínico das estruturas anatômicas envolvidas, ou seja, o elemento dentário, mais particularmente a porção radicular e o alvéolo dentário.

Assim haverá condições de distinguir quatro situações:

- Reimplante imediato com rizogênese completa
- Reimplante imediato com rizogênese incompleta
- Reimplante tardio com rizogênese completa
- Reimplante tardio com rizogênese incompleta.

Com relação ao reimplante imediato, a maioria dos autores concorda que essa situação acontece desde que o dente seja reposicionado no seu alvéolo dentro da primeira hora, destacando ainda que, nos 30 minutos iniciais, o prognóstico é muito mais favorável.

Cabe ressaltar que dentro da segunda metade da primeira hora reside um grande desafio: aproveitar o ligamento periodontal ainda viável sem que o necrótico nos leve às reabsorções radiculares. Muitos trabalhos têm sido desenvolvidos na busca de tratamentos que melhorem o prognóstico desses elementos.

Nos últimos 2 anos alguns autores encontraram no Endogain® (gel derivado da matriz do esmalte) uma possibilidade de não só aumentar a resistência da raiz aos processos de reabsorção como também levantar a possibilidade da formação de um novo ligamento periodontal. Aqui está um dos campos da traumatologia dentária abertos à pesquisa.

Trabalhos científicos precisam ser desenvolvidos antes de assegurarmos um melhor prognóstico nesses casos.

Quando estamos frente a um elemento avulsionado com rizogênese incompleta e tempo extra-alveolar menor do que 30 minutos é possível esperar que aconteça não só a regeneração do ligamento periodontal, mas também a revascularização do tecido pulpar.

A doxiciclina parece proporcionar aumento da capacidade de revascularização desses elementos. Mantermos esses elementos por 5 minutos em solução salina de doxiciclina (1 mg – 20 mℓ de soro fisiológico) antes do reimplante parece melhorar o prognóstico desses elementos quanto à possibilidade de revascularização.

Quando o elemento avulsionado, imaturo, não for reimplantado na primeira hora, o prognóstico é muito desfavorável para a manutenção do elemento. Sequelas como a anquilose e a reabsorção inflamatória são sempre esperadas. A perda do elemento dentário invariavelmente acontece, seja pela reabsorção por substituição (anquilose), seja pela reabsorção inflamatória.

Face o iminente fracasso do reimplante, muitos profissionais declaram-se frustrados quando se deparam com quadros clínicos dessa natureza.

Com a evolução da terapêutica endodôntica, com o maior conhecimento dos processos histopatológicos, com o avanço técnico-científico da implantodontia, da periodontia, da cirurgia oral, enfim da Odontologia como um todo, não podemos mais sentir-nos despreparados para enfrentar as sequelas advindas de um reimplante tardio.

Cabe a nós aumentar a previsibilidade das ações, orientando nossos pacientes e norteando as ações terapêuticas ao longo do tempo. O sucesso do tratamento desses elementos não mais se resume ao sucesso do reimplante em si. Nossa visão tem de ser maior. Nosso dever é reabilitar nossos pacientes. E neste amplo sentido a permanência do elemento reimplantado pode ser apenas uma etapa.

A qualidade do tecido ósseo envolvido deve ser também uma constante preocupação, uma vez que os implantes dentários são uma das possibilidades para reabilitarmos esses pacientes. As reabsorções inflamatórias são daninhas para o tecido ósseo.

Os processos líticos que representam a reabsorção inflamatória conduzem a uma definitiva perda de massa óssea, o que dificulta a realização de quaisquer outros procedimentos para reabilitação estético-funcional da área.

A reabsorção substitutiva do elemento reimplantado em crianças e adolescentes resulta normalmente em distúrbios localizados do desenvolvimento ósseo e perda do dente. Contudo é preciso lembrar que restaurações definitivas não podem ser realizadas, até que se tenha alcançado a maturidade óssea. Do ponto de vista histopatológico e microbiano, é preferível enfrentarmos uma reabsorção substitutiva, em vez de uma inflamatória. Estaremos frente a uma mudança do padrão histológico, de que, se bem controlada, podemos tirar proveito, como veremos ao analisarmos o tratamento cirúrgico da anquilose.

Diante da certeza do reimplante tardio, falta analisar a maturidade radicular para estabelecer um diagnóstico apurado e, com isso, aumentar a previsibilidade da evolução do caso.

Na rizogênese completa deve-se remover todo o ligamento periodontal, que, com certeza, já se apresenta necrótico.

Acondicionar o dente por 5 minutos em ácido, lavar intensamente com solução salina ou água destilada, e escolher entre deixá-lo por mais cinco minutos em solução de fluoreto de sódio ou utilizar o Endogain® cobrindo toda a porção radicular.

Todos os trabalhos apresentados até hoje sobre a utilização do Endogain® são extremamente favoráveis ao seu emprego nas situações de prevenção e controle da anquilose. Acreditamos que essa substância possa realmente ser de grande valia, mas é preciso ressaltar que o curto espaço de tempo apresentado nos controles dos casos clínicos ainda não é suficiente para a indicação de forma absoluta desse produto. Como mencionado anteriormente, este é um campo aberto à pesquisa.

A rizogênese completa com tempo extra-alveolar maior do que 1 hora é talvez o quadro clínico mais crítico dentro da avulsão. O potencial de complicações é muito grande. Alguns profissionais contraindicam o reimplante nessa situação.

A posição da IADT é contrária ao reimplante desses elementos, apesar de deixar claro que não existe um consenso.

Olhamos esse contexto de modo diferente. Assistimos, com certa rotina, ao forte impacto psicológico que uma avulsão dentária causa não só na criança, como também nos pais e responsáveis. O desenvolvimento do arcabouço ósseo facial impede que ações definitivas, cirúrgicas ou protéticas, possam ser tomadas.

Existe uma necessidade de conscientizarmos a família do longo e tortuoso caminho a ser percorrido até a completa reabilitação oral da criança.

Não vejo como separar o físico do emocional. O profissional deve estar apto a cuidar de todos os aspectos. O atendimento seguro, a explicação clara das sequelas que serão enfrentadas, o estudo das possibilidades terapêuticas a curto e longo prazos são pontos que se coadunam para oferecer segurança a todos os envolvidos nesses episódios.

Consideramos que o reimplante realizado nesses casos reabilita de forma imediata, estética e funcionalmente, a criança. Permite, assim, traçarmos toda a estratégia do tratamento a ser efetuado a longo prazo, de forma mais segura e tranquila. Contudo, é de extrema importância acompanharmos esses pacientes cuidadosamente. A permanência do elemento reimplantado está associada ao não surgimento das reabsorções inflamatórias que impedem a formação de um leito ósseo capaz de receber mais tarde um implante como tratamento reabilitador definitivo.

O elemento com rizogênese incompleta reimplantado tardiamente deve ser, portanto, acompanhado por profissional experiente, que avalie constantemente o tratamento que está sendo realizado. Não se pode deixar de destacar que ótimos resultados têm sido alcançados por alguns autores com a técnica do autotransplante.

Vislumbramos nessa técnica cirúrgica grandes vantagens. Destacamos o baixo custo e a antecipação da solução definitiva nos casos de avulsão em crianças. Porém é extremamente importante selecionar corretamente os pacientes que poderão se submeter a essa técnica cirúrgica, visto que, ao fracassar, o paciente estará condenado a perder dois elementos dentários.

Feita a opção pelo reimplante, a porção radicular pode ser tratada de forma semelhante aos elementos com rizogênese completa.

Recomenda-se o esvaziamento do espaço pulpar, antes do reimplante, mas não realização da obturação desse espaço de forma definitiva. Pastas reabsorvíveis à base de hidróxido de cálcio são a nossa escolha. Utilizamos Endogain® no interior do canal radicular de elementos imaturos, mas não foi alcançado o sucesso.

As reabsorções substitutivas controladas são nosso objetivo. Temos alcançado excelentes resultados, como mostraremos mais à frente, com o reimplante tardio de elementos, acompanhamento endodôntico permanente e o tratamento cirúrgico da anquilose. Dessa forma, temos mantido excelente leito ósseo.

O alvéolo dentário não deve ser manipulado. Sua investigação precisa ser feita com absoluto cuidado.

Quando da presença de coágulo no seu interior, este pode ser removido com delicada combinação de aspiração e irrigação.

Quando houver fratura de parede alveolar, com auxílio de instrumentos, como sindesmótomos delicados, e com movimentos cuidadosos, o reposicionamento da parede fraturada deve ser realizado. Após essa manobra, terá sido criada condição para a realização de um reimplante atraumático (Figura 10.11).

Depois de posicionado no interior do seu alvéolo, com movimentos delicados, o dente será submetido à pressão digital, suave e constante, no sentido apical, por aproximadamente 3 minutos. Ao fim deste tempo, o elemento dentário será liberado e avaliado quanto ao seu posicionamento e estabilidade.

O dente sofrerá novamente pressão digital, segundo a necessidade de acomodá-lo melhor no interior do alvéolo dentário.

Concluída esta etapa, a preocupação passa a ser a construção da imobilização.

A avulsão normalmente exige a colocação de esplintagem. Nunca é demais lembrar que esta deve respeitar os princípios biológicos preestabelecidos. É importante observar que, nos casos em que a integridade do osso alveolar estiver preservada, não há necessidade de a esplintagem ultrapassar o décimo dia. Se concomitantemente à avulsão também acontecer a fratura da parede do alvéolo, a esplintagem permanecerá por período de 4 a 6 semanas, de acordo com a evolução de cada caso.

Após a colocação da imobilização, a oclusão deverá ser examinada. O elemento dentário reimplantado não poderá estar fixo, em oclusão traumática. O ajuste

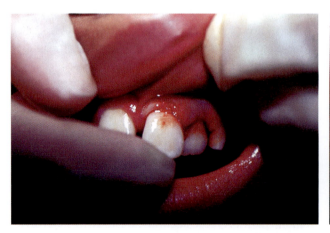 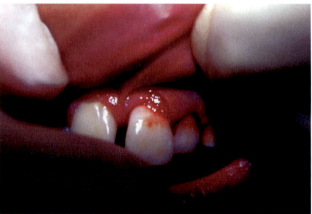

Figura 10.11 O reimplante deve ser realizado com suave pressão digital.

oclusal, com pequenos desgates, trará grandes benefícios ao processo de regeneração tecidual. Ressalte-se, porém, que a infraoclusão não é desejável. A busca pela manutenção das forças e dos movimentos fisiológicos deve ser o objetivo final do dentista.

Nas situações em que houver necessidade, este é o momento de se realizar a sutura das papilas gengivais.

Com relação à antibioticoterapia como profilaxia das reabsorções radiculares, é importante destacar que só estará indicada se iniciada até três horas após o reimplante. A medicação de escolha para os pacientes adultos com a formação dentária concluída é a tetraciclina. As amoxicilinas serão prescritas nos casos de avulsão dentária em crianças, nas quais as tetraciclinas poderão interferir na evolução dos tecidos duros dos dentes.

Os anti-inflamatórios apresentam indicação nas avulsões dentárias, acompanhadas ou não de fratura da parede alveolar. Os pacientes apresentam boa resposta com o uso do rofecoxibe 50 mg para adultos e rofecoxibe 12,5 mg em crianças. Ambos com dose única diária.

Os colutórios de clorexidina devem ser prescritos 2 vezes/dia, como complemento da higienização oral durante a primeira semana.

A alimentação não deve ser capaz de causar danos. Assim, nos casos em que a fratura alveolar estiver presente, a alimentação líquido-pastosa deve ser indicada. Quando a avulsão não for acompanhada de fratura do processo alveolar, a restrição a alimentos duros (maçã, pães etc.) durante a primeira semana será o suficiente.

DENTIÇÃO DECÍDUA

Apesar da alta incidência das lesões traumáticas na dentição decídua, poucas são as pesquisas direcionadas a esse campo. A maioria dos trabalhos publicados refere-se a casos clínicos e a estudos epidemiológicos.

Na dentição decídua, a incidência das lesões traumáticas varia de 31 a 40% nos meninos e de 16 a 30% nas meninas. Existe um pico de envolvimento dessas lesões entre 2 e 4 anos de idade, quando as crianças ganham mais independência. Na maioria dos casos ocorre o envolvimento dos incisivos centrais superiores, mas normalmente apenas um deles é atingido.

As quedas são consideradas as causas mais comuns das lesões traumáticas na primeira infância. As luxações são, segundo a maioria dos autores, as lesões de maior incidência. Alguns trabalhos apresentam fraturas coronárias de esmalte e dentina como sendo as lesões mais comuns. Talvez o local onde esses trabalhos foram realizados explique os diferentes resultados. Dados coletados em um hospital de emergência fatalmente levarão a resultados diferentes dos coletados em uma enfermaria de uma escola particular.

Em recente trabalho que serviu como suporte científico para a IADT, Flores destaca que, na maioria dos casos de traumatismo agudo na dentição decídua, alcança-se uma regeneração tecidual espontânea e que o tratamento conservador é o mais indicado. O mesmo trabalho ressalta, ainda, que o controle da dor, a habilidade do dentista em lidar com a ansiedade da criança e instruções de técnicas de higiene oral permitirão que elementos decíduos traumatizados, que normalmente são perdidos por ocasião do trauma, sejam salvos.

História médica

É fundamental lembrar que nenhum tratamento ou medicamento deverá ser administrado até que toda história médica tenha sido tomada.

Saber, precisamente, sobre os medicamentos que estão sendo usados pela criança; a respeito das anomalias cardíacas, em que será importante a profilaxia antibiótica para a prevenção da endocardite bacteriana subclínica; sobre epilepsia, alergias a fármacos (antibióticos/ anti-inflamatórios/analgésicos) que possamos prescrever são apenas exemplos de tópicos a serem obrigatoriamente abordados nessa etapa do atendimento.

Também é importante questionar os pais ou responsáveis acerca da profilaxia do tétano. Cabe ao dentista orientá-los quanto à oportunidade da vacinação ou do reforço necessário.

História do acidente

O atendimento de emergência a crianças durante a primeira infância é acompanhado de todo o impacto psicológico, não só do paciente, mas também dos familiares. Precisamos transmitir tranquilidade e segurança à criança e aos responsáveis. Controlar imediatamente a dor, estabelecer um diagnóstico correto e pontuar o prognóstico são os caminhos mais curtos para o estabelecimento de uma relação de confiança e a criação de um ambiente tranquilo.

Assim a história do acidente, como já mencionamos no início deste capítulo, nos fornecerá importantes informações.

É preciso chamar a atenção para certas situações que infelizmente ocorrem com alguma frequência. Quando se pergunta "Como ocorreu?", os responsáveis que respondem com hesitação ou que mudam a história com rapidez podem estar oferecendo indícios de violência ou abusos contra a criança. O dentista que lida com trauma de qualquer ordem precisa estar preparado para identificar todas as possibilidades.

O aspecto clínico apresentado pela criança deve oferecer sentido à história relatada pelos responsáveis. Por exemplo, uma criança que ainda não anda não pode cair "da própria altura".

Exame extraoral

Após a obtenção de todas as informações sobre a história médica e do acidente, damos início ao exame físico da criança.

O exame tem início com uma avaliação das funções vitais (vias respiratórias e sistema circulatório), evolução do nível de consciência e padrão neurológico.

A seguir, inicia-se a exploração da face. É extremamente importante descartarmos fratura dos ossos faciais (ver Capítulo 22, *Traumatologia Bucomaxilofacial*). Registrar edemas, feridas contusas, dilacerações, estabelecer, enfim, uma completa avaliação atual do paciente.

Exame intraoral

É essencial alcançar um detalhado diagnóstico das lesões dentoalveolares. Os tecidos moles e a língua devem ser cuidadosamente examinados.

É comum o dentista desejar abordar imediatamente o elemento dentário claramente traumatizado. Mas todas as estruturas devem ser cuidadosamente observadas. Um diagnóstico cuidadoso de todos os dentes deve ser realizado. Em se tratando da dentição decídua, ao detectarmos lesões traumáticas nesses elementos, é imperativo que pensemos imediatamente nas possíveis consequências ao germe do permanente. Nunca podemos deixar de olhar o elemento decíduo sem que nossa mente esteja voltada para o permanente (Figura 10.12).

Acreditamos que, frente a um traumatismo dentário na dentição decídua, o dentista deve sempre seguir esta orientação:

- Preservar a saúde sistêmica da criança
- Preservar o germe do permanente
- Preservar o elemento decíduo traumatizado.

Fraturas coronárias

As fraturas coronárias dividem-se em simples e complexas.

Nas fraturas simples da coroa teremos a fratura do esmalte ou do esmalte e da dentina. Nenhuma intervenção terapêutica se faz necessária na maior parte dos casos. Em algumas situações o acerto e o polimento das faces envolvidas podem oferecer mais conforto, além de favorecer o aspecto estético.

Nas fraturas complexas, além do envolvimento dos tecidos duros do dente, apresentarão sempre o comprometimento do tecido pulpar.

A pulpotomia pode ser uma boa opção, principalmente quando ainda na fase de formação radicular ou antes de o processo de reabsorção fisiológica se iniciar. Quando a pulpotomia for indicada, podem-se utilizar o formocresol e o OZOE.

É importante salientar que, em ambas as situações, a avaliação cuidadosa é imperativa. A radiografia periapical é obrigatória para que se possa obter informações como: tamanho da câmara pulpar, estágio de formação radicular, grau de reabsorção fisiológica da raiz e periapicopatias preexistentes.

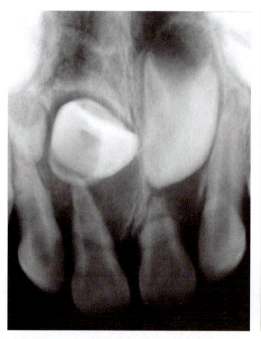 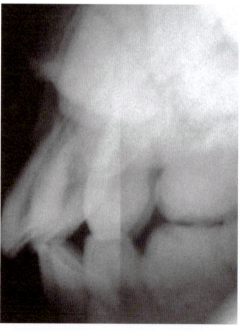

Figura 10.12 Posicionamento atípico do germe dentário do dente 11, com lesão cística envolvendo-o, além da paralisação da reabsorção radicular do dente 51. O quadro é fruto de traumatismo dentário sofrido há 2 anos. Tratamento com indicação duvidosa, além da falta de controle clinicorradiográfico, colocou em risco a saúde sistêmica da criança e a integridade do germe dentário permanente.

O acompanhamento do elemento até sua completa esfoliação é recomendável, mediante consultas semestrais.

A restauração nos casos de fraturas da coroa pode ser realizada com a utilização do ionômero de vidro ou resinas.

Fraturas coronorradiculares

A avaliação radiográfica é fundamental para a localização o traço de fratura. O fragmento coronário apresentará mobilidade aumentada e deverá ser extraído. Não se deve tentar a remoção da porção radicular, para evitar dano maior ao germe do permanente.

Somente com a realização de um acompanhamento clinicorradiográfico será possível avaliar a evolução do processo de reabsorção fisiológica do remanescente radicular.

Fraturas alveolares

O exame radiográfico é importante para estabelecermos o quadro clínico inicial. Essa avaliação servirá sempre de base para o acompanhamento que deverá ser realizado até a erupção dos elementos permanentes envolvidos.

O reposicionamento do bloco deverá ser complementado com uma esplintagem nos elementos adjacentes por período mínimo de 4 semanas.

Concussão

Nas concussões, observamos, no quadro imediato, um aumento de sensibilidade do elemento envolvido, sem, contudo, apresentar aumento de mobilidade ou sangramento no sulco gengival.

Normalmente, esse quadro não preocupa o paciente e/ou os responsáveis. A procura por cuidados é observada tempos depois, quando acontece o escurecimento da coroa do elemento dentário.

O escurecimento da coroa, isoladamente, não é critério para a realização do tratamento endodôntico. Manter esse elemento sob controle clinicorradiográfico é a melhor conduta. A intervenção só se faz necessária na presença de infecção, que será diagnosticada com associação do escurecimento a outros dois sinais: reabsorção radicular e surgimento de fístula.

Subluxação

O trauma sofrido não é suficiente para deslocar o dente, porém será observado um aumento da mobilidade. O sangramento no sulco gengival pode ou não ser vizualizado.

Somente o controle clinicorradiográfico por período de 1 ano se faz necessário. Normalmente em 2 semanas ou menos teremos a normalidade restabelecida. A orientação visando a um cuidado maior com a higiene

oral deve ser salientada. O único fator que pode alterar o bom prognóstico é o surgimento de infecção, que será diagnosticado como discutido na concussão.

Luxação lateral

O dente é deslocado lateralmente com a coroa, normalmente assumindo um posicionamento palatino.

Nessas situações, como já descrevemos com relação à dentição permanente, o elemento dentário é deslocado da sua posição natural, com a coroa normalmente assumindo uma posição palatina.

A avaliação clínica deve ser complementada com tomadas radiográficas: oclusal e lateral.

Nos casos em que não exista interferência oclusal, deve-se deixar o elemento em observação, controlando exclusivamente a regeneração tecidual.

Quando da interferência oclusal, pode-se optar entre a extração e o reposicionamento, seguido de fixação por período de 2 a 3 semanas.

É importante manter os elementos envolvidos em estreito controle, até que se obtenha a esfoliação deles com a erupção do permanente correspondente. O diagnóstico precoce de sequelas pode evitar maiores sofrimentos aos nossos pacientes.

O sucesso do tratamento não está simplesmente no reposicionamento do elemento decíduo traumatizado, mas sim quando preservamos o elemento permanente das complicações que comumente acontecem.

A utilização de antibióticos, na maioria dos casos, não se faz necessária. Os anti-inflamatórios e os analgésicos são recursos que podem oferecer conforto imediato.

A instrução quanto à higienização deve ser enfatizada. Os colutórios de clorexidina são de grande valia.

A dieta deve ser líquido-pastosa durante 1 semana.

Luxação intrusiva

Como em qualquer situação de trauma agudo na dentição decídua, a preocupação deve estar voltada, principalmente, para o elemento permanente envolvido. Nos casos de intrusão essa questão toma grande evidência, visto que o germe do permanente pode sofrer uma agressão direta por parte do elemento decíduo intruído. Assim o diagnóstico do posicionamento assumido pelo dente decíduo é decisivo para determinar o tratamento a ser instituído.

Se concluirmos que o ápice radicular está posicionado na direção da tábua óssea vestibular, pode-se deixar o elemento para que ele reerupcione espontaneamente. Se, ao contrário, detectarmos que o ápice foi deslocado para "dentro" do germe do permanente, a extração estará indicada.

Holan destaca, em recente artigo, a necessidade de valorizar o exame clínico para definir o posicionamento radicular. O auxílio da avaliação radiográfica é importante, mas não conclusivo, principalmente em situações em que há envolvimento de mais de um elemento. O mesmo autor acrescenta, ainda, que a dificuldade da avaliação radiográfica pode acontecer até mesmo quando somente um elemento estiver envolvido, citando como exemplo o incisivo lateral.

O exame radiográfico deverá constar de radiografias intraoral (periapical) e extraoral (lateral). No exame periapical, quando o ápice for deslocado em direção à tábua vestibular, a ponta do ápice radicular será visualizada e o elemento estará aparentemente menor do que seu contralateral. Quando o elemento decíduo é deslocado para o interior do permanente, o ápice radicular não estará nítido e o elemento aparecerá alongado.

Luxação extrusiva

O dente extruído por um trauma agudo apresenta-se com aumento de mobilidade e deslocado para fora do seu alvéolo.

O tratamento nesses casos estará entre a extração do dente decíduo e ou seu reposicionamento, seguido de imobilização.

Face à mobilidade aumentada associada ao surgimento de dor e à interferência oclusal, o tratamento conservador não está indicado nesses casos.

Avulsão

A avulsão do elemento decíduo causa grande preocupação e angústia, não só para a criança, como também para os pais e/ou responsáveis. Normalmente frente a uma avulsão a procura por atendimento especializado é imediata, visto que a ansiedade para a reposição estética e a sensação da perda da função mastigatória são grandes.

Cada caso deve ser analisado cuidadosamente. De forma geral, concordamos que os dentes decíduos avulsionados não devem ser reimplantados. O risco de aumentarmos o trauma no germe permanente durante a realização do reimplante, aumentando o risco de surgimento de sequelas, deve ser levado em consideração e esclarecido junto aos responsáveis.

Na maioria dos casos não há necessidade de suturas no alvéolo do elemento avulsionado. Esta poderia induzir a formação de área fibrótica, o que seria prejudicial para a evolução do permanente.

Como em todas as situações de traumatismo dentário na dentição decídua, a criança deverá ser acompanhada até que tenha completado a erupção do permanente envolvido.

TRATAMENTO CIRÚRGICO DA ANQUILOSE

A reabsorção substitutiva ou anquilose é a sequela mais frequente nos casos de reimplantes dos elementos avulsionados com tempo extra-alveolar superior a uma hora. Na anquilose ocorre a fusão do osso alveolar com a superfície radicular, que continuamente é reabsorvida e substituída pelo tecido ósseo. O processo é progressivo, podendo reabsorver toda a raiz dentária. Até hoje nenhuma terapia conseguiu, efetivamente, reverter ou paralisar este processo.

O TD é muito comum em crianças de 8 a 12 anos de idade, um período de raízes dentárias incompletas e intenso desenvolvimento do esqueleto facial. A reabilitação definitiva, nesta fase, por meio de próteses fixas ou implantes, está contraindicada. Há necessidade de se esperar o fim do desenvolvimento ósseo.

A anquilose sempre foi motivo de preocupação, pois significa, em última análise, a perda do elemento dentário reimplantado. Além do fim já estabelecido, sem que condutas possam mudar o prognóstico desses elementos, complicações como infecções bacterianas, fraturas coronorradiculares e a infraposição dos dentes acometidos pela anquilose frequentemente ocorrem.

A experiência clínica mostra que a perda precoce dos dentes anquilosados pode causar grandes prejuízos ao tecido ósseo adjacente, levando à perda do volume do osso alveolar. Quando se trata de crianças em fase de crescimento, a atrofia óssea resultante deste processo dificultará enormemente a reabilitação protética.

Malmgren desenvolveu técnica cirúgica em que ocorrem a retirada da coroa e o sepultamento intencional da raiz do dente anquilosado. Considerando a natureza das reabsorções substitutivas, parece lógico que se retire a coroa desses elementos e deixe a raiz para ser gradativamente substituída por osso. Com esse método, observam-se a manutenção dos limites ósseos e a correção da infraoclusão; com o emprego do tratamento cirúrgico estabelecem-se condições para a evolução do esqueleto facial até o momento de se realizar a reabilitação definitiva (Figuras 10.13 e 10.14).

Técnica cirúrgica

Após aplicação de anestésico local, realizam-se incisão e rebatimento do retalho mucoperiosteal. Com a visualização adequada da região a ser manipulada inicia-se o corte da coroa do elemento dentário com a utilização de ponta diamantada sob abundante irrigação de soro fisiológico ou água destilada. Após a remoção da coroa, o canal dentário deve ser manipulado até que se encontre completamente livre de qualquer corpo estranho, como o material obturador. Então a porção radicular é rebaixada aproximadamente 2 mm do limite ósseo. A utilização de brocas com borda esférica (n.ºs 2 e 4) facilita esse passo cirúrgico. Destaque deve ser dado para a irrigação a ser realizada durante o rebaixamento radicular. É muito importante que o conduto radicular esteja vazio, sem nenhum tipo de material obturador e/ou medicamentos. Ao término da irrigação, o sangue deverá preencher completamente o canal. É muito importante que o coágulo sanguíneo se organize em torno dos tecidos. O retalho deverá ser reposicionado e suturado de maneira que recubra toda a estrutura óssea. A sutura precisa ser compressiva, realizada com pontos simples. Essas condições favorecerão a manutenção do coágulo.

É importante lembrar que:

- A antibioticoterapia para profilaxia das reabsorções radiculares só tem sentido se iniciada nas primeiras três horas que se seguem ao trauma (avulsão – luxação lateral – luxação intrusiva)
- O primeiro tratamento pode ser o diferencial entre sucesso e ou fracasso, quando se trata de traumatismo dentário agudo
- É fundamental a formação de equipes multiprofissionais para o tratamento do TD. Equipes capazes de estabelecer um correto diagnóstico e planejar tratamentos minimizando danos e prevenindo sequelas

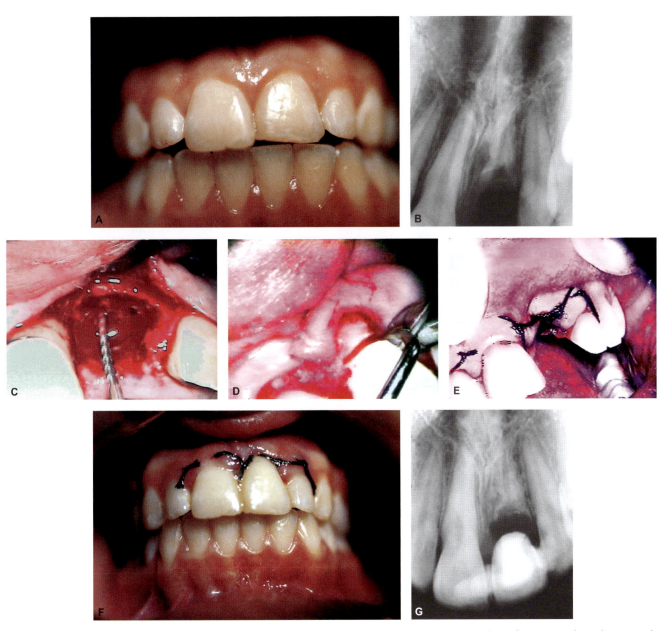

Figura 10.13 Caso 1. **A.** Observar infraoclusão do elemento 21, característica da anquilose. **B.** Radiografia periapical revela avançado estágio da anquilose e início de reabsorção inflamatória na parede mesial do 21. **C.** Corte do dente, que deverá ficar 2 mm abaixo do osso alveolar. **D.** Retirada de medicamento do canal radicular. **E.** Sutura compressiva para manutenção do coágulo. **F.** Prótese provisória imediata. **G.** Radiografia para controle (4 meses após cirurgia), evidenciando formação óssea no local da reabsorção inflamatória.

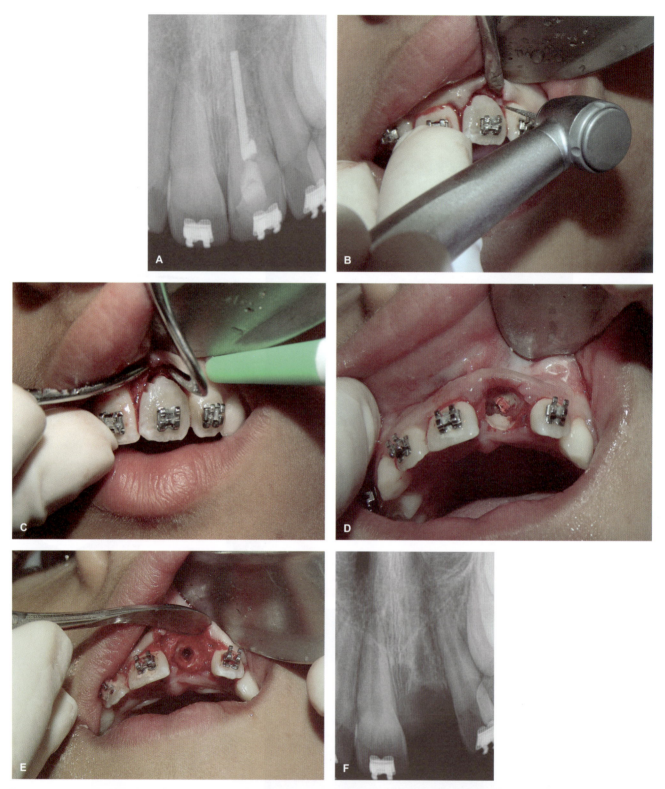

Figura 10.14 Caso 2. **A.** Radiografia periapical de diagnóstico, mostrando a reabsorção radicular substitutiva (anquilose). **B.** Realização do corte para remoção da coroa. **C.** Remoção da coroa. **D.** Vista axial do dente evidenciando presença de corpo estranho (material obturador) no interior do canal radicular. **E.** Vista axial da raiz do dente, mostrando o canal livre de material e já cheio de coágulo. **F.** Radiografia periapical da região. (*Continua*)

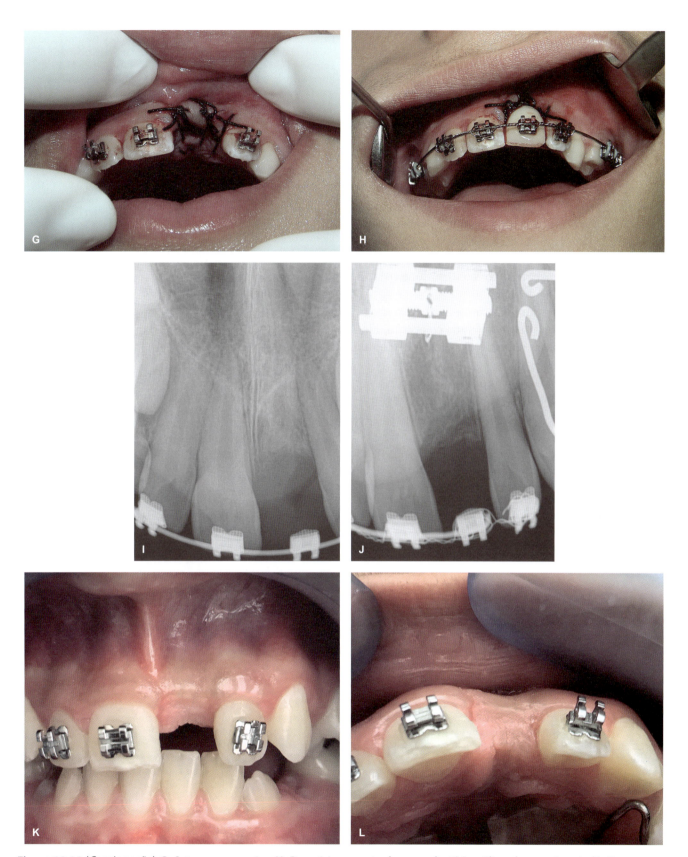

Figura 10.14 (*Continuação*) **G.** Sutura compressiva. **H.** Reposicionamento da coroa dentária, utilizando aparato ortodôntico para sua estabilização. **I.** Radiografia periapical de controle de 1 ano. **J.** Radiografia periapical de controle de 2 anos. **K** e **L.** Aspecto clínico da região do dente 21 (3 anos de controle).

- Quando da ocorrência de traumatismo na dentição decídua, o protocolo de atendimento deve estabelecer que em primeiro lugar deve-se preservar a saúde sistêmica da criança, depois impedir maior agressão ao germe do elemento permanente, e só então avaliar a possibilidade da manutenção do dente decíduo
- A água não é meio adequado para o armazenamento e transporte de dentes avulsionados
- Tratamentos ortodônticos podem ser realizados sempre que se estabelecer a regeneração do ligamento periodontal
- Todo TD merece um período de controle clinicorradiográfico a ser determinado pelo tipo de trauma, idade do paciente e maturidade radicular
- Nas intrusões a pulpectomia parece facilitar o reposicionamento (espontâneo ou ortodôntico) do dente
- Nos casos em que a imobilização se faz necessária, é importante avaliar a oclusão após sua colocação. Elementos dentários não podem permanecer fixos em oclusão traumática
- As fraturas coronárias podem ser múltiplas e proporcionar que pequenos fragmentos se alojem nos tecidos moles. Lábios e língua devem ser explorados com atenção
- Dentes jovens precocemente necrosados devem receber restaurações que reforcem suas estruturas
- Consulte o *site*: www.dentaltraumaguide.org.

BIBLIOGRAFIA

Andreasen JO. Etiology and pathogenesis of traumatic dental injuries. A clinical study of 1.298 cases. Scand Dent Res. 1970; 78:329-42.

Andreasen JO. The effect of splinting upon periodontal healing after replantation of permanent incisors in monkeys. Act Odent Scand. 1975; 33:313-23.

Andreasen JO, Andreasen M. Textbook and Color Atlas of Traumatic Injuries to the Teeth. 3rd ed. Copenhagen and St. Louis: Munksgaard and CV Mosby, 1994.

Andreasen JO, Storgård Jensen S, Sae-Lim V. The role of antibiotics in preventing healing complications after traumatic dental injuries: a literature review. Endodontic Topics. 2006; 14:80-92.

AAE and AAOMR Joint Position Statement. Use of cone-beam computed tomography in endodontics, 2015 Update. Disponível em: <http://www.aae.org/uploadedfiles/clinical_resources/guidelines_and_position_statements/cbctstatement_2015 update.pdf >. Acesso em: 23 set. 2015.

Barret EJ, Kenny DJ. Avulsed permanent teeth: a review of the literature and treatment guidelines. Endod Dent Traumatol. 1997; 13:153-63.

Buttke TM, Trope M. Effect of catalase supplementation in storage media for avulsed teeth. Dent Traumatol. 2003; 19:103-8.

Consolaro A. Reabsorções Dentárias nas Especialidades Clínicas. 3 ed. Ampl. Rev. Maringá: Dental Press, 2012.

Croll T. Bonded composite resin/ligature wirw splint for stabilization of traumatically displaced teeth. Quintessence Int. 1991; 22:17-21.

Cunha RF, Pugliesi DMC, Vieira AEM. Oral trauma in Brazilian patients aged 0-3 years. Dent Traumatol 2001; 17:210-2.

Dewhurst SN, Mason C, Roberts GJ. Emergency treatment of orodental injuries: a review. Br J Oral Maxillofac Surg. 1998; 36:165-75.

Dumsha TC. Luxation injuries. Dent Clin N Am. 1995; 39:79-91.

Ebeleseder KA, Friehs S, Ruda CJ *et al*. A study of replanted permanent teeth in different age groups. Endod Dent Traumatol. 1998; 14:274-8.

Hammarstrom L, Lindskog S. General morphologic aspects of resorption of teeth and alveolar bone. Int Endod J. 1985; 18:93-9.

Kehoe JC. Splinting and replantation after traumatic avulsion. JADA. 1986; 112:224-30.

Lenzi R, Trope M. Revitalization procedures in two traumatized incisors with different biological outcomes. J Endod. 2012; 38(3):411-4.

Levin L, Trope M. Root resorption. In: Kenneth M. Hargreaves, Harold E. Goodis (eds). Seltzer and Bender's Dental Pulp. London: Quintessence Books, 2002. pp. 425-47.

Llarena del Rosario ME, Acosta AV, Garcia-Godoy F. Traumatic injuries to primary teeth in Mexico City children. Endod Dental Traumatol. 1992; 8:213-4.

Majorana A, Pasini S, Bardellini E, Keller E. Clinical and epidemiological study of traumatic root fractures. Dent Traumatol. 2002; 18:77-80.

Malmgren B, Cvek M, Lundberg M, Frykholm A. Surgical treatment of ankylosed and infrapositioned re-implanted incisors in adolescents. Scand J Dent Res. 1984; 92:391-9.

Malmgren B, Malgren O. Rate of infraposition re-implanted ankylosed incisors related to age and growth in children and adolescents. Dent Traumatol. 2002; 18:28-36.

Malmstrom K, Daniels S, Kotey P, Seidenberg B, Desjardins PJ. Comparason of Rofecoxib and Celecoxb, two cyclooxygenase-2 inhibitors, in postoperative dental pain. Clinical Therapeutics. 1999; 21:1653-62.

Melo L (ed). Traumatismo Alvéolo-Dentário: Etiologia, Diagnóstico e Tratamento. São Paulo: Artes Médicas, 1998. pp. 287.

Morrison BW, Christensen S, Yuan W *et al*. Analgesic efficacy of the cyclooxygenase-2 specific inhibitor Rofecoxib in post-dental surgery pain: a randomized, controlled trial Clinical Therapeutics. 1999; 21:943-53.

Oikarinen K. Comparison of the flexibility of various splinting methods for tooth fixation. Int J Oral maxillifac Surg. 1998; 17:125-7.

Oikarinen K. Functional fixation for traumatically luxated teeth. Endod Dent Traumatol. 1987; 3:224-8.

Oikarinen K. Tooth splinting: a review of the literature and consideration of the versatility of a wire – composite splint. Endod Dent Traumatol. 1990; 6:237-50.

Onetto JE, Flores MT, Garbarino ML. Dental trauma in children and adolescent in Valparaiso, Chile. Endod Dent Traumatol. 1994; 10:223-7.

Richards D, Lawrence A. Evidence-based dentistry. Br Dent J. 1995; 179:270-3.

Trope M. Root Resorption due to dental trauma. Endodontic Topics. 2002; 1:79-93.

Trope M. Clinical management of the avulsed tooth: present strategies and future directions. Dental Traumatology. 2002; 18:1-11.

Tsukiboshi M (ed). Autotransplantation of Teeth. Tokyo: Quintessence Books, 1999. 192 p.

Villoria EM, Lenzi AR, Soares RV, Souki BQ, Sigurdsson A, Marques AP *et al*. Post-processing open-source software for the CBCT monitoring of periapical lesions healing following endodontic treatment: Technical report of two cases. Dentomaxillofacial Radiology. 2016; 46(1) [20160293]. DOI: 10.1259/dmfr.20160293.

Von Arx T. Developmental disturbances of permanent teeth following trauma to the primary dentition. Aust Dent J. 1993; 38:1-10.

Von Arx T, Filippi A, Buser D. Splinting of traumatized teeth with a new device. TTS (Titanium Trauma Splint). Dent Traumatol. 2001; 17: 266-74.

11 Cirurgia Pré-Protética

Daniela Nascimento Silva • Rossiene Motta Bertollo

INTRODUÇÃO

A cirurgia pré-protética vem passando por várias mudanças ao longo dos anos, principalmente devido às novas tecnologias associadas ao processo de recuperação do sistema estomatognático. Apesar dos avanços obtidos na área de prevenção e de cuidado dental no último século, o Brasil ainda apresenta elevado número de indivíduos com edentulismo parcial ou total e necessidade de confecção de próteses dentárias em larga escala.

Uma parcela significativa dos pacientes submetidos à cirurgia pré-protética é idosa, sendo mais prevalente em pacientes acima de 40 anos de idade, predominantemente nas 5ª e 6ª décadas de vida, pois as perdas dentárias acometem particularmente a população idosa, em decorrência de fatores como má higiene oral, agravados por patologias como diabetes, doença periodontal e cárie. Segundo dados do Ministério da Saúde, em 2010 no Brasil, 63,1% dos indivíduos com idade entre 65 e 74 anos usavam prótese total e, segundo estatísticas, até o ano de 2025, o Brasil será a sexta maior população idosa do mundo, com mais de trinta milhões de habitantes, sendo esta faixa etária aquela cuja demanda de reabilitação por próteses dentárias é mais significativa.

Mesmo com o advento dos implantes dentários, as próteses convencionais continuam sendo prevalentes na população, particularmente em áreas de menor influência de fator econômico. As próteses possibilitam a reabilitação oral funcional e estética dos pacientes, no entanto precisam ser confeccionadas adequadamente para que não interfiram no sistema estomatognático. A reconstrução protética de dentes perdidos ou ausentes naturalmente requer uma área ideal de suporte para as próteses. Em algumas ocasiões podem ser necessárias abordagens cirúrgicas prévias dos tecidos bucais, denominadas tradicionalmente como cirurgias pré-protéticas, e consistem em toda manobra cirúrgica realizada na cavidade bucal necessária para manter bem adaptada uma prótese, objetivando a recuperação estética e funcional do paciente. Estas cirurgias podem ser realizadas em tecidos moles e/ou no tecido ósseo da maxila ou mandíbula (Quadro 11.1).

Quadro 11.1 Cirurgias com finalidade de reabilitação oral.

Tecidos duros	Tecidos moles
• Exodontias múltiplas, seguidas de prótese imediata • Alveoloplastia (primária, secundária) • Redução de tubérculo geniano • Tratamento de exostose • Exérese de tórus palatino e mandibular • Redução de crista milo-hióidea	• Cirurgia dos frênulos e bridectomias (frenulotomia, frenulectomia, reinserção de frênulo) • Vestibuloplastias • Exérese de hiperplasias • Remoção de hipermobilidade tecidual

• Redução de tuberosidade maxilar

• Cirurgias prévias à instalação de implantes dentários

Dessa forma, toda a indicação cirúrgica deverá prever as características ideais da prótese indicada. Nos casos de próteses convencionais mucossuportadas, a sua retenção, suporte e estabilidade, assegurados por um bom selamento periférico, contato com os tecidos de suporte e boa dimensão da área chapeável.

AVALIAÇÃO CLÍNICA DO PACIENTE

O conhecimento específico da história clínica do paciente é de suma importância para o plano de tratamento, pois os fatores etiológicos relacionados às perdas dentárias evidenciam as dificuldades e os desafios para a reabilitação do paciente. A avaliação inicial cuidadosa do paciente quanto à sua história médica pregressa, bem como suas principais queixas e expectativas devem ser muito bem elucidadas. Deve-se verificar a eficiência das próteses utilizadas pelo paciente. Informar ao paciente que os desajustes nas próteses removíveis são comuns com o passar do tempo em decorrência da reabsorção óssea ou do desgaste dos dentes artificiais, e que a falta de acompanhamento e controle na adaptação das próteses pode ocasionar o aparecimento de lesões na mucosa bucal e problemas no sistema neuromuscular, interferindo diretamente na sua reabilitação.

Com o avanço da idade pode ocorrer diminuição do fluxo salivar e, em usuários de prótese, esta hipossalivação pode provocar dor, aderência da língua na base da prótese, falta de retenção, bem como o desenvolvimento de lesões na cavidade bucal.

Na avaliação do paciente pode-se incluir a solicitação de exames laboratoriais para analisar os fatores hematológicos principais e também os níveis séricos de cálcio, fósforo e fosfatase alcalina com objetivo de avaliar o metabolismo do cálcio. Outros transtornos devem ser analisados, como as alterações da articulação temporomandibular (ATM), as modificações da fala, as atrofias ósseas e o comprometimento nutricional do paciente associado principalmente à alteração do fluxo salivar, com diminuição da capacidade de mastigação e de deglutição com a elevação da ingestão de carboidratos e alimentos pouco consistentes e menos nutritivos.

AVALIAÇÃO DOS TECIDOS DE SUPORTE

A avaliação das estruturas maxilares e mandibulares de suporte é fator determinante para o sucesso da reabilitação protética. Em uma área ideal de suporte para as próteses os maxilares não podem apresentar evidências de patologia; devem ter uma relação apropriada no sentido anteroposterior, vertical e transversal; o rebordo alveolar deve ser largo e em forma de U, ou seja, deve apresentar altura, espessura e configuração óssea apropriadas, com um contorno adequado da abóbada palatina e da tuberosidade maxilar; ausência de protuberâncias em tecidos ósseo e mole, bem como um revestimento com mucosa queratinizada do tecido mole inserido na área de suporte primário e uma profundidade apropriada de vestíbulo.

A reabsorção e o remodelamento do rebordo alveolar após a remoção do dente são fenômenos naturais da cicatrização, fisiologicamente indesejável e possivelmente inevitável.

A arquitetura do processo alveolar é formada a partir da anatomia e do posicionamento dos dentes, com mudanças contínuas após as extrações dentárias, devido a reabsorções ósseas e subsequente rearranjo estrutural, sendo a perda em espessura do rebordo alveolar maior quando comparada à altura. Nos três primeiros meses após extração dentária, a neoformação óssea e a perda de altura do rebordo acontecem simultaneamente, com uma redução aproximada de dois terços da espessura alveolar. Outros aspectos como a morfologia do alvéolo, a altura óssea interproximal, a presença e a espessura das paredes corticais, vestibular e lingual influenciam as alterações dimensionais no osso após a extração dentária e a previsibilidade de procedimentos de reconstrução alveolar. Os alvéolos pós-extração com paredes ósseas intactas são capazes de alcançar a reestruturação óssea por si mesmos; no entanto, o osso não regenera em nível coronal em relação ao plano horizontal da crista óssea dos dentes vizinhos, assim sendo, um preenchimento completo do alvéolo nunca ocorre. O fechamento por primeira intenção da ferida cirúrgica tem sido sugerido como sendo capaz de melhorar a estabilidade da ferida e de oferecer melhor proteção aos materiais de enxerto. Penteado *et al.* (2005), em contrapartida, afirmaram que o crescimento de tecido conjuntivo para dentro de um defeito ósseo pode perturbar ou prevenir totalmente a osteogênese na área. Em outras palavras, o contato direto entre o tecido conjuntivo gengival com a área do alvéolo, como observado quando os retalhos são avançados, favoreceria a reabsorção do osso alveolar. Quando os tecidos gengivais são mantidos afastados da área do alvéolo durante as fases iniciais da cicatrização, deixando a abertura do alvéolo exposta, acontece menor reabsorção do osso alveolar.

Os tecidos moles de suporte devem ser examinados cuidadosamente por meio de palpação e exame clínico, no qual se identificam áreas de hipermobilidade tecidual que podem mascarar uma altura óssea inexistente ou o excesso de tecido, deixando imperceptíveis irregularidades ósseas que comprometeriam o sucesso do tratamento; a presença de bridas e freios com inserções muito próximas ao rebordo; as inserções musculares e seu efeito na posição dos lábios superior e inferior. Para avaliação da crista milo-hióidea, a palpação cuidadosa é indicada com objetivo de se verificar a profundidade lingual e a projeção desta crista. Em alguns pacientes esta é uma área de extrema sensibilidade por se apresentar em forma de lâmina, traumatizando o tecido e o nervo lingual. A avaliação do aparelho protético utilizado pelo indivíduo é importantíssima, pois o mesmo pode ser responsável pela hiperplasia fibrosa inflamatória ou papilar inflamatória que deverá ser tratada antes da elaboração de um novo sistema protético.

AVALIAÇÃO IMAGINOLÓGICA

Alguns princípios devem ser respeitados antes de escolher o exame a ser solicitado: saber o que se está procurando, ter conhecimento da técnica que melhor visualizará o tecido a ser observado, ser pouco invasivo, expor o paciente à mínima radiação possível, evitar gastos desnecessários e iniciar o estudo sempre pela técnica mais simples.

A importância do exame radiográfico como método auxiliar de diagnóstico foi estabelecida desde a sua descoberta. Todos os exames de imagem devem ser otimizados para a obtenção do máximo de informação com um mínimo de radiação. Um exame útil é aquele cujo resultado contribui para alterar a abordagem ou para comprovar o diagnóstico e o plano de tratamento formulado pelo profissional.

A radiografia cefalométrica, mais comumente chamada de telerradiografia, é um dos exames mais realizados nas clínicas de Radiologia Odontológica. A avaliação do padrão esquelético, a posição da maxila em relação à mandíbula e entre os ossos do crânio e os tecidos moles da face fornece subsídios para a instalação das próteses.

A radiografia panorâmica, apesar do baixo grau de detalhamento, é um exame que possibilita a visualização total dos arcos dentários em uma única película, mostrando as estruturas ósseas dos terços médio e inferior da face; identificação inicial de patologias, alterações ósseas, bem como dos elementos dentários inclusos, sendo ainda considerada indispensável no estudo das articulações temporomandibulares e com aplicabilidade específica para área da implantodontia. As vantagens da radiografia panorâmica já estão bem descritas na literatura, porém sabe-se também que esta técnica radiográfica apresenta algumas limitações, precisando, em casos específicos, da indicação de exames mais detalhados como a tomografia computadorizada (TC). Atualmente, a TC auxilia na avaliação e no diagnóstico de casos mais complicados devido à minimização de distorção na sua imagem, sendo possível medir distâncias, deslocamentos, diâmetros e espessuras das estruturas ósseas. A análise pré-operatória, tanto na mandíbula quanto na maxila, requer um olhar individualizado para os detalhes anatômicos, diferentes em cada osso: na mandíbula, o contorno do osso alveolar e a localização do nervo alveolar inferior; e na maxila, o tamanho e o contorno do processo alveolar, pelo posicionamento de ambas as corticais e estruturas anatômicas relacionadas. Devido principalmente ao reduzido custo financeiro e à menor dose de radiação, vislumbra-se crescente uso e difusão da TC de feixe cônico na Odontologia.

CIRURGIAS PRÉ-PROTÉTICAS RELACIONADAS AOS TECIDOS ÓSSEOS

Exodontias múltiplas

As exodontias múltiplas são cirurgias pré-protéticas realizadas em situações específicas e devem ser entendidas como uma opção terapêutica ao paciente que anseia por um resultado estético e funcional e a dentição não mais permite. O cirurgião-dentista deve promover, de maneira conservadora, a remoção dos elementos dentários, preservando a integridade dos tecidos moles e ósseos de suporte. As exodontias podem ser seguidas ou não de alveoloplastia (Figura 11.1).

Exodontia seguida de prótese imediata

Às próteses totais ou parciais imediatas, são atribuídas as funções de restaurar o sistema estomatognático, bem como recuperar a estética do indivíduo. Acrescentados a estes fatores estão o favorecimento do processo de cicatrização, a promoção de hemostasia local pela estabilização do coágulo, o auxílio na determinação da dimensão vertical e ser um facilitador para o paciente na adaptação ao aparelho protético. Assim sendo, as próteses imediatas, principalmente as próteses totais, são de fundamental importância no restabelecimento do indivíduo. Entretanto, cabe ressaltar algumas desvantagens na sua indicação, como: quantidade maior de consultas a que o paciente deverá se submeter devido aos ajustes necessários à prótese total imediata; menor precisão da moldagem usada para a confecção da mesma; dor local associada à instabilidade da prótese imediata, bem como o maior custo, visto que essa peça protética é provisória. A realização de uma prótese total final está prevista para ser confeccionada 6 meses após a cirurgia.

Para a indicação de uma prótese total imediata deve-se avaliar a ausência de: mucosa hiperplásica, más oclusões graves e radioterapia imediata. O paciente deverá ser submetido, antes das exodontias, a todas as etapas necessárias à confecção de uma prótese total. Estando a prótese total imediata confeccionada o paciente será submetido ao procedimento cirúrgico de extração dentária, que deverá ser realizado com lesão mínima ao remanescente ósseo. Em alguns casos é essencial a realização de alveoloplastia apenas na remoção de irregularidades ósseas que possam gerar dor e desconforto local. Após o procedimento cirúrgico, a prótese é ajustada e reembasada com material condicionador de tecido que auxilia na estabilização da prótese e no processo de cicatrização tecidual. A remoção da sutura acontecerá em 1 semana de pós-cirúrgico.

A Figura 11.2 ilustra as etapas de reabilitação com prótese total imediata após exodontia e regularização do rebordo.

Alveoloplastias

Intervenções cirúrgicas que intentam alterar, de forma planejada, a conformação do tecido ósseo alveolar com propósito de favorecer a reparação tecidual ou obter um

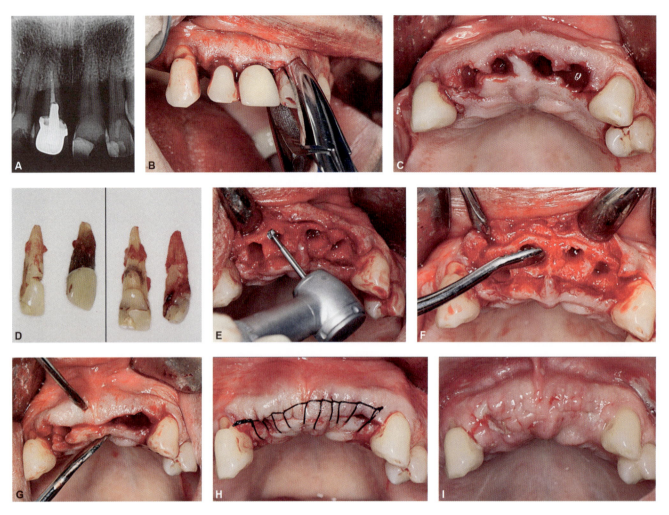

Figura 11.1 A. Radiografia periapical pré-operatória, evidenciando reabsorção alveolar vertical acentuada na região de incisivos superiores. **B.** Exodontia dos incisivos centrais. **C.** Alvéolos após extração. **D.** Dentes extraídos. **E** e **F.** Alveoloplastia primária com broca esférica e lima para osso, respectivamente. **G.** Aproximação dos bordos após gengivoplastia. **H.** Sutura contínua. **I.** Pós-operatório de 7 dias.

rebordo residual ausente de irregularidades que possam interferir na estabilidade e na retenção do aparelho protético para que haja uma distribuição homogênea de forças sobre a área chapeável. São assim subdivididas e conceituadas:

Alveoloplastia primária

Realizada no momento das cirurgias de exodontia, cujo objetivo é favorecer a cicatrização da ferida cirúrgica (ver Figura 11.1).

Alveoloplastia secundária

Realizada em regiões edêntulas, cujo objetivo é a remoção das irregularidades presentes no rebordo para que um contorno ósseo adequado seja obtido.

A técnica de alveoloplastia após exodontia tem se tornado cada vez mais conservadora devido ao conhecimento que se tem com relação ao processo de remodelação do osso alveolar. Desse modo, as pequenas irregularidades ósseas, no momento das exodontias, seriam removidas com uso de alveolótomos e limas para osso. As alveoloplastias intrasseptais têm sido abolidas devido à diminuição em espessura da estrutura óssea, o que poderia dificultar a instalação futura de implantes.

Alveoloplastias mais complexas, em áreas com múltiplas irregularidades devem ser realizadas utilizando manobras cirúrgicas com elevação de retalho. Devem ser executadas cuidadosamente para que o tecido mole seja deslocado o mínimo possível, pois a diminuição no suprimento vascular, fornecida pelo periósteo, contribui para o aumento da reabsorção do osso exposto. Após a elevação do retalho a estrutura óssea é nivelada, com instrumentos manuais ou rotatórios. Posteriormente é realizada a irrigação local e a sutura. Caso ocorra excesso de tecido mole, o mesmo é removido antes da sutura (Figura 11.3).

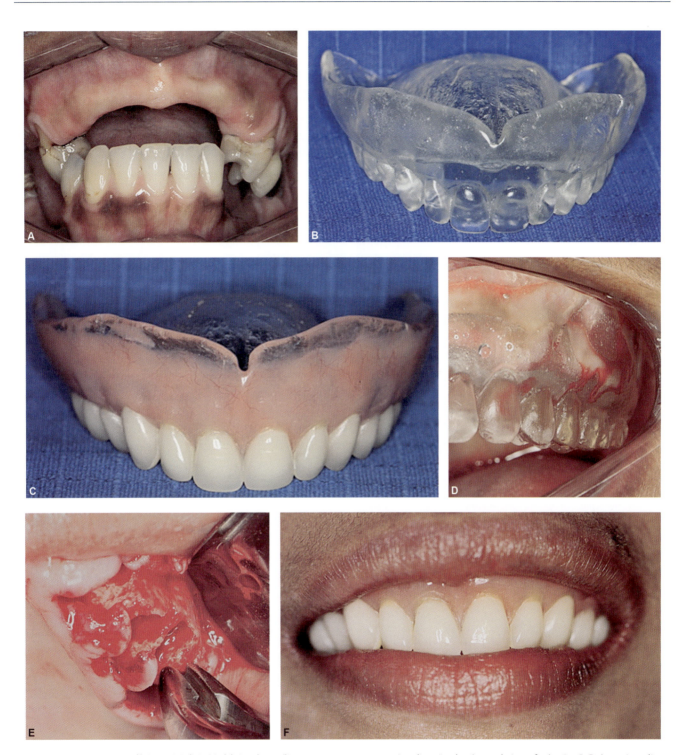

Figura 11.2 A. Imagem clínica inicial. **B.** Moldeira de acrílico transparente para visualização das áreas de interferência. **C.** Prótese imediata. **D.** Imagem das áreas de interferência no posicionamento da moldeira de acrílico. **E.** Regularização óssea com pinça goiva após exodontia. **F.** Prótese imediata instalada.

Redução de tubérculo geniano

Anatomicamente o tubérculo geniano é uma proeminência óssea localizada na face interna e na linha média da mandíbula, local de inserção do músculo genioglosso, em sua porção superior. Quando grandes atrofias se instalam na mandíbula, o tubérculo geniano torna-se proeminente, o que poderia dificultar a manutenção de uma prótese. Assim sendo, a decisão para remoção cirúrgica dessa proeminência está vinculada tanto a este fator como à impossibilidade de aumento da estrutura mandibular por meio de enxerto ósseo.

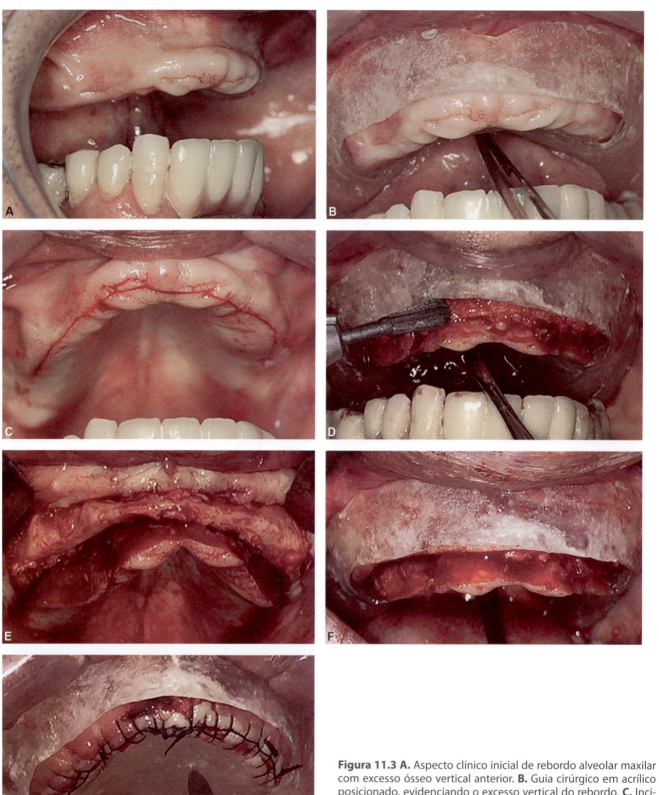

Figura 11.3 A. Aspecto clínico inicial de rebordo alveolar maxilar com excesso ósseo vertical anterior. **B.** Guia cirúrgico em acrílico posicionado, evidenciando o excesso vertical do rebordo. **C.** Incisão sobre a crista do rebordo. **D.** Osteotomia para remoção do tecido ósseo em excesso delimitado pelo guia protético. **E.** Aspecto do rebordo após alveoloplastia secundária. **F.** Remoção do tecido ósseo no nível do guia. **G.** Sutura contínua após gengivoplastia.

➤ **Técnica cirúrgica.** Anestesia mentual associada ao bloqueio do nervo lingual bilateral, seguida de incisão linear sobre o rebordo mandibular, na região anterior, entre os forames mentuais. Divulsão total do retalho por lingual para acesso à região, com desinserção do músculo genioglosso. A osteotomia da proeminência pode ser realizada com instrumentos rotatórios de baixa ou alta rotação, com irrigação constante. A sutura é realizada com pontos contínuos e o músculo genioglosso deverá reposicionar-se casualmente (Figura 11.4).

Redução de crista milo-hióidea

A estrutura anatômica na qual se insere o músculo milo-hióideo denomina-se crista milo-hióidea. À medida que a reabsorção mandibular avança, a localização da inserção dessa musculatura torna-se desfavorável para a estabilização das próteses. Em mandíbula com intensa reabsorção, a superficialização da crista milo-hióidea resulta em sintomatologia dolorosa, por vezes intensa. Nestes casos, se faz necessário o aplainamento da crista milo-hióidea, associado ou não ao aprofundamento do assoalho bucal. Com o advento dos implantes e enxertos ósseos este deslocamento da musculatura está em desuso.

➤ **Técnica cirúrgica.** O bloqueio dos nervos bucal, lingual e alveolar inferior é realizado seguido de uma incisão linear sobre o rebordo, com desvio em sua porção posterior para vestibular a fim de se evitar o nervo lingual. O tecido é rebatido em direção lingual para acesso à crista. A desinserção do músculo poderá ser realizada com bisturi elétrico ou apenas deslocada com o descolador de Molt. A redução da crista será feita por meio de instrumento rotatório e broca cirúrgica esférica n° 8 e formato de pera para alisamento final. Na síntese utiliza-se sutura contínua após abundante irrigação local. A musculatura pode ser inserida de forma aleatória, ou pode-se utilizar um guia cirúrgico ou uma prótese na tentativa de estabilizar o mais inferiormente possível o músculo milo-hióideo (Figura 11.5).

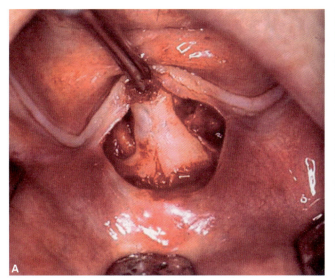
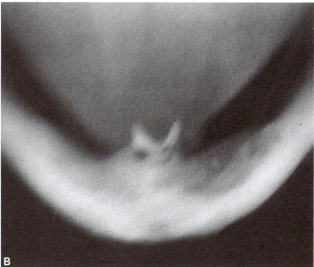

Figura 11.4 A. Exposição cirúrgica do tubérculo geniano após incisão linear sobre o rebordo residual. **B.** Imagem radiográfica oclusal do tubérculo geniano.

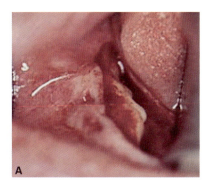
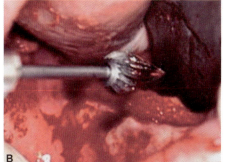
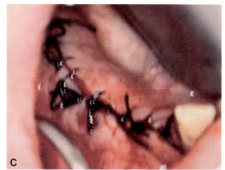

Figura 11.5 A. Exposição da crista milo-hióidea após incisão linear sobre o rebordo. **B.** Osteotomia com utilização de broca. **C.** Sutura com pontos simples.

Tratamento de exostose

Consideradas anomalias do desenvolvimento benignas, as exostoses têm origem tanto em osso cortical como esponjoso. São classificadas de acordo com sua localização em exostose vestibular, na mandíbula ou maxila e exostose palatina na maxila, com predileção pela região da tuberosidade. Sua remoção cirúrgica está indicada apenas quando interferem na estética do indivíduo ou na funcionalidade do sistema estomatognático ou impossibilitam a confecção de peças protéticas (Figura 11.6).

➤ **Técnica cirúrgica.** A partir da extensão da exostose será definida a anestesia a ser utilizada. Em pacientes desdentados totais a incisão se fará sobre o rebordo maxilar ou mandibular com uma extensão de 1 a 1,5 cm em incisões lineares além da área que será removida (pode-se utilizar incisão relaxante anterior à área das exostoses vestibulares). A divulsão do retalho será de espessura total em direção ao tecido ósseo em excesso. Para a remoção da exostose serão utilizados instrumentos rotatórios, pinça goiva e lima de osso na sua regularização. O tecido mole deverá ser reposicionado para verificar, na inspeção tátil, a presença de espículas ósseas. Na síntese poderão ser utilizadas suturas simples ou contínuas (Figura 11.7).

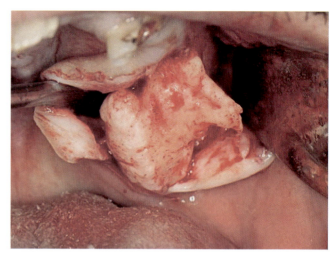

Figura 11.6 Exostose maxilar vestibular e palatina. Predileção pela região de tuberosidade.

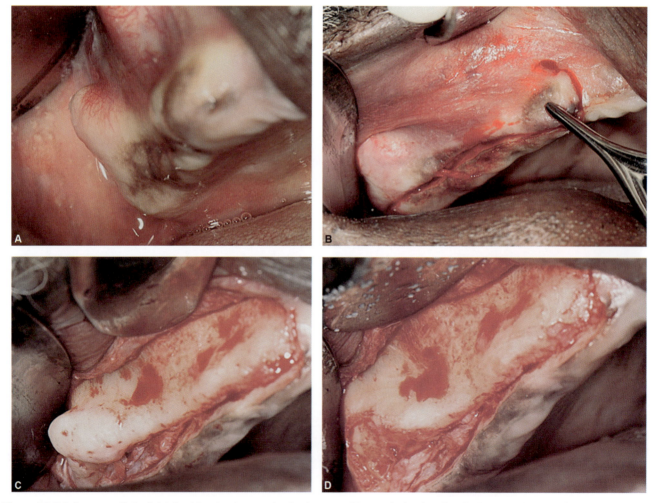

Figura 11.7 A. Imagem clínica inicial evidenciando protuberâncias na região vestibular do rebordo. **B.** Incisão linear sobre o rebordo com relaxante anterior. **C.** Exposição da exostose. **D.** Área do rebordo após regularização.

Exérese de tórus palatino e mandibular

O tórus é considerado uma exostose comum e benigna e não requer tratamento, a menos que seja local de frequentes traumas em sua superfície, resultando em ulceração e dor local ou, ainda, interferindo nos movimentos da língua, na fonação e na fisiologia da mastigação. Se o tamanho do tórus for discreto e não interferir na adaptação da prótese, sua remoção estará contraindicada. Podem apresentar-se como massa única ou lobular, em tamanhos variados (Figura 11.8).

O tórus palatino ocorre na linha média do palato duro, mais frequentemente em pacientes jovens, e sua incidência varia de 9 a 65%, dependendo do grupo étnico estudado, com leve predileção pelo sexo feminino.

O local mais comum de implantação do tórus mandibular é na superfície lingual, sobre a linha milo-hióidea, na região de pré-molares. Pode ser unilateral, principalmente do lado direito, ou bilateral e simétrico; sendo este mais frequente. O tamanho pode variar de 3 a 4 cm de diâmetro, mas são em geral menores que 1,5 cm. Em raras ocasiões, os tórus bilaterais podem se tornar tão grandes na iminência de se unirem na linha média.

▶ **Técnica cirúrgica na maxila.** Bloqueio dos nervos palatinos maiores e do incisivo seguido por infiltração local ao redor da mucosa de revestimento do tórus. A incisão em Y ou duplo Y deverá ser selecionada de acordo com o volume do tórus. O duplo Y promove maior exposição palatina, entretanto, há maior dificuldade em suturar a região posterior dessa incisão. O descolamento subperiosteal deverá ser realizado de forma delicada, tendo em vista ser este tecido bastante friável e suscetível a lacerações. Instrumentos rotatórios são utilizados para a remoção do tórus, devendo ser selecionadas brocas cirúrgicas multilaminadas, considerando a estrutura óssea cortical dessa exostose. Em tórus de grandes dimensões poderá ser realizada a sua segmentação com brocas cirúrgicas tronco-cônicas e estes segmentos removidos com alveolótomos seguido de alisamento final para regularização da região. Atenção especial deverá ser conferida no momento da osteotomia para que não ocorra comunicação da cavidade nasal com a cavidade bucal e que seja realizada com abundante irrigação. A sutura deverá ser em pontos simples (Figura 11.9).

O tecido suturado deverá ser protegido pela prótese ou por um guia confeccionado de resina acrílica reembasado com condicionador de tecido (Figura 11.10).

Esta etapa proporcionará conforto ao paciente e reduzirá o risco de formação de espaço morto e de deiscência de sutura pela compressão do tecido de encontro ao palato duro.

▶ **Técnica cirúrgica na mandíbula.** Bloqueio dos nervos alveolar inferior lingual e bucal. Em pacientes que apresentem tórus bilateral, o procedimento poderá ser realizado no mesmo momento cirúrgico. A incisão será linear sobre o rebordo em pacientes edêntulos ou interpapilar em pacientes parcialmente dentados. A divulsão mucoperiosteal lingual deverá ser cuidadosa devido à fragilidade do tecido de recobrimento e poderá se estender à linha média mandibular, ultrapassando a mesma de acordo com a extensão da exostose. Importante que se entenda que esta manobra aumenta

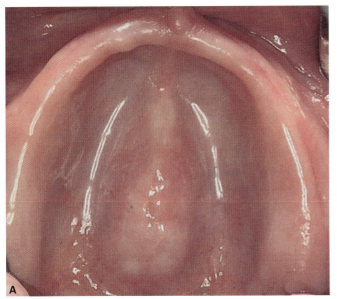
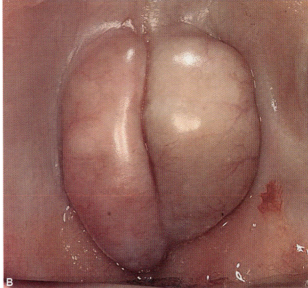

Figura 11.8 Tórus palatino. **A.** Forma única. **B.** Forma lobular.

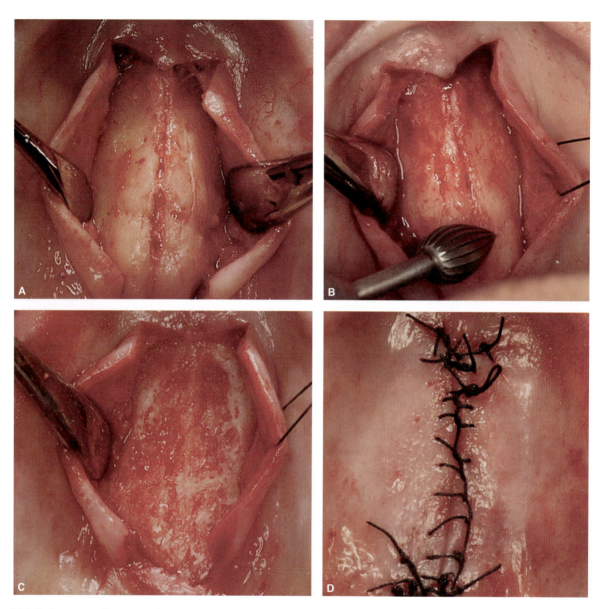

Figura 11.9 A. Exposição do tórus palatino após incisão em duplo Y. **B.** Remoção do tórus palatino com broca. **C.** Regularização óssea finalizada. **D.** Sutura contínua na incisão linear e pontos simples nas relaxantes.

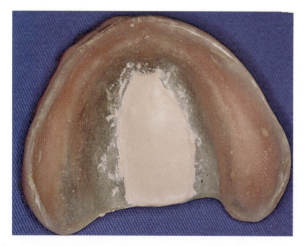

Figura 11.10 Prótese total do paciente reembasada com cimento cirúrgico na região do tórus palatino.

a possibilidade de formação de hematoma sublingual e pode diminuir a profundidade mandibular. A remoção do tórus poderá ser realizada com a utilização de cinzéis ou alveolótomos sempre antecedidos pela fragmentação do mesmo com uso de brocas cirúrgicas. O cirurgião determinará, com sua sensibilidade tátil, a ausência de áreas de retenção e o nivelamento do osso será realizado com instrumentos rotatórios. Irrigação constante e abundante é indispensável durante o procedimento. A sutura poderá ser contínua em rebordos edêntulos. Próteses temporárias ou guias de acrílico podem ser utilizados no pós-operatório imediato com intuito de redução de hematoma; entretanto, este recurso não é indispensável ao prognóstico dessa cirurgia (Figura 11.11).

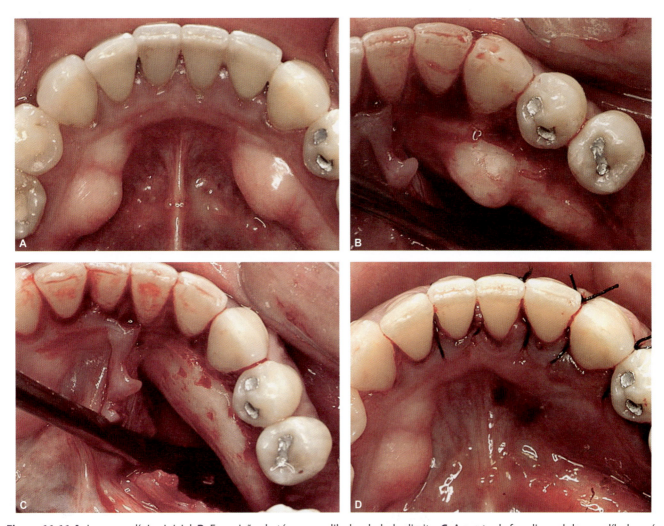

Figura 11.11 A. Imagem clínica inicial. **B.** Exposição do tórus mandibular do lado direito. **C.** Aspecto da face lingual da mandíbula após remoção do tórus. **D.** Reposicionamento do retalho e sutura interpapilar. Observar a diminuição do volume do lado direito comparado ao lado contralateral onde persiste o tórus.

Redução da tuberosidade

Excesso de tecido ósseo ou mole na região de tuberosidade maxilar pode acarretar diminuição da distância entre os arcos, tornando-o inadequado à confecção de uma prótese. Durante o planejamento, o cirurgião-dentista deve identificar o excesso tecidual e a altura final que se deseja obter. A avaliação radiográfica da região, por meio de uma imagem panorâmica, auxilia na quantificação do tecido a ser reduzido e identifica a extensão do seio maxilar, minimizando os riscos no transcirúrgico.

➤ **Técnica cirúrgica.** Após bloqueio do nervo alveolar superior posterior e palatino maior, realiza-se uma incisão linear sobre o rebordo até a região posterior da tuberosidade maxilar. O retalho é então rebatido em toda a sua extensão e nos excessos ósseos a osteotomia é realizada com instrumento rotatório e irrigação constante. Após a osteotomia o excesso de tecido mole deverá ser removido tendo como limite a incisão realizada sobre o rebordo. Quando existir apenas um excedente de tecido mole, poderá ser realizada uma incisão em forma de cunha, sobre o rebordo, com posterior remoção do feixe central do tecido incisado. Posteriormente realiza-se uma redução interna nos bordos laterais do tecido para que se alcance elasticidade suficiente e fechamento da incisão. Um guia cirúrgico poderá ser utilizado para facilitar a visualização da quantidade de tecido que deverá ser removida. Após inspeção da área operada, a sutura é realizada por meio de pontos simples ou contínuos (Figura 11.12).

Nas cirurgias pré-protéticas associadas à correção das estruturas ósseas, exceção às alveoloplastias, está prevista a remoção da sutura em 7 dias após a realização da cirurgia e a moldagem para a confecção de nova prótese a partir de 4 semanas após o início do tratamento. Entretanto, é importante que se reavalie o resultado obtido e a recuperação clínica do paciente, pois cada indivíduo responde de maneira distinta no seu processo de recuperação pós-operatória.

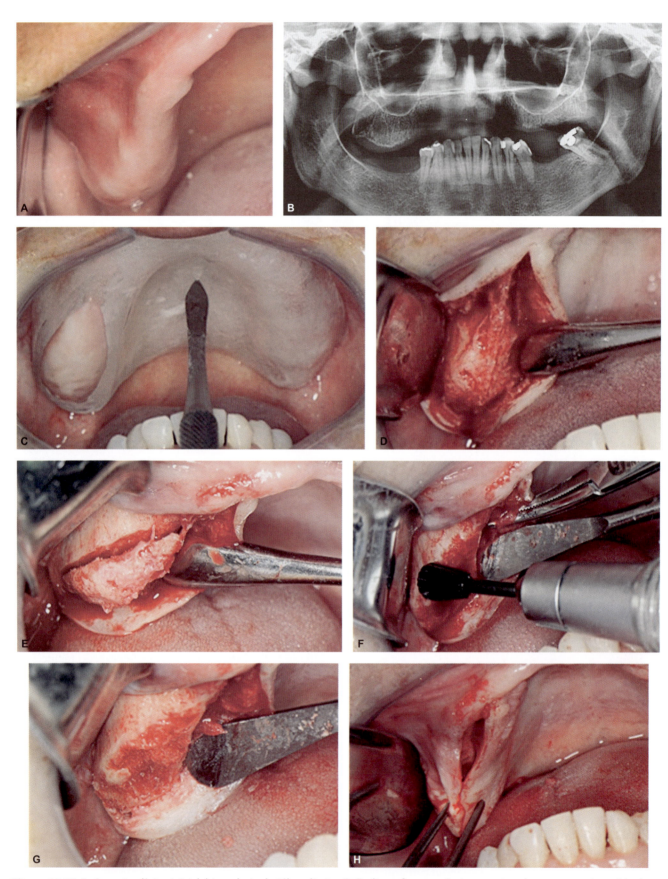

Figura 11.12 A. Aspecto clínico inicial: hiperplasia de túber direito. **B.** Radiografia panorâmica, mostrando o excesso de tecido ósseo vertical no túber direito. **C.** Guia cirúrgico em acrílico posicionado, evidenciando hiperplasia de tuberosidade. **D.** Hiperplasia óssea após incisão e divulsão dos tecidos moles. **E.** Delimitação e remoção do tecido ósseo em excesso. **F.** Arredondamento das arestas ósseas. **G.** Aspecto do túber após regularização óssea. **H.** Excesso de tecidos moles após tuberoplastia. *(Continua)*

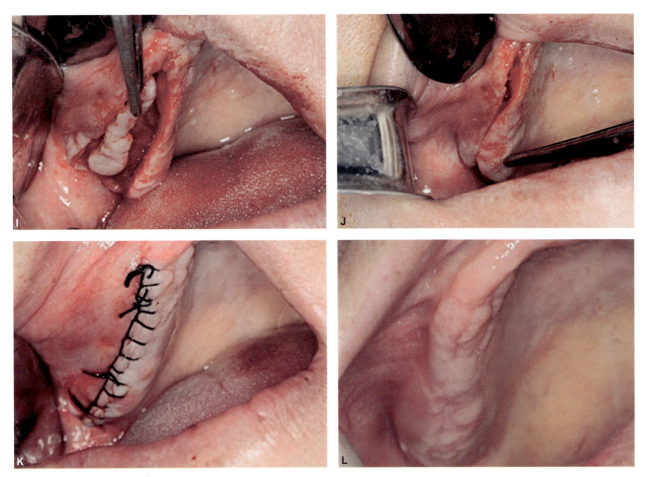

Figura 11.12 *(Continuação)* **I.** Remoção do excesso de tecidos moles. **J.** Aproximação dos bordos do retalho. **K.** Sutura contínua. **L.** Aspecto clínico aos 15 dias do pós-operatório.

CIRURGIAS PRÉ-PROTÉTICAS RELACIONADAS AOS TECIDOS MOLES

Cirurgia dos frênulos e bridectomias

Os freios ou frênulos bucais são estruturas de origem congênita, consistem em cordões de tecido conjuntivo fibroso, muscular ou fibromuscular, recobertos por membrana mucosa e localizados na linha média. Os freios labiais superior e inferior desempenham a função de delimitar os movimentos labiais, estabilizando-os na linha média e impedindo a excessiva exposição da mucosa gengival e, juntamente com o freio lingual, unem o lábio e a língua ao rebordo alveolar.

Em pacientes edêntulos, um freio labial hipertrófico, firme e tenaz, ou com inserção inadequada, devido à reabsorção vertical do rebordo alveolar, pode interferir na estabilidade e promover o deslocamento de próteses dentárias, tornando necessária a sua remoção cirúrgica.

As cirurgias dos frênulos compreendem as frenectomias (remoção cirúrgica do freio), as frenulotomias (secção do freio sem, no entanto, removê-lo) e a reinserção do freio que promove o seu reposicionamento). Para os procedimentos cirúrgicos dos freios, é importante a imobilização dos lábios e a tração simétrica bidigital por um auxiliar. Pode-se realizar anestesia locorregional ou terminal infiltrativa a cada lado do freio, respeitando uma distância de aproximadamente 1 cm para prevenir distorção do mesmo. Anestesia do nervo nasopalatino deve ser considerada, devido à aproximação do freio labial superior com a crista do rebordo ou mesmo com inserção na papila incisiva. As intervenções nos freios labiais inferiores podem exigir complementação da anestesia parcial do nervo lingual.

As principais técnicas de frenectomias descritas na literatura incluem:

- *Técnica de Federspiel (1933)*: é realizada uma incisão circunferencial ou elíptica em toda a extensão do freio labial, abrangendo o periósteo subjacente, seguida de divulsão, exérese do freio e sutura
- *Técnica do pinçamento único*: utilizando-se uma pinça hemostática reta, faz-se o pinçamento único na bissetriz formada entre o lábio e o rebordo alveolar.

Com auxílio da pinça, traciona-se a pinça para um dos lados e realiza-se uma incisão em cunha adjacente e a cada lado do freio, a expensas do rebordo alveolar. Em seguida promove-se o descolamento mucoperiostal das fibras aderidas no rebordo alveolar. Traciona-se o freio para frente e realiza-se a frenectomia propriamente dita por meio da incisão do freio adjacente ao lábio. Após divulsão das bordas da ferida cirúrgica procede-se à sutura. Uma goteira cirúrgica ou a prótese do paciente reembasada com condicionador de tecido pode ser útil para cicatrização (Figura 11.13)

- *Técnica do pinçamento duplo ou de Archer (1956, apud Archer, 1975)*: são utilizadas duas pinças, uma na extremidade labial e outra na extremidade alveolar do freio. Para exérese do freio, são realizadas incisões adjacentes às pinças. Nos casos de inserção palatina do freio, podem ser necessárias incisões adicionais para remoção do freio nesta região. Em seguida promovem-se a desinserção das fibras inseridas no osso alveolar, a divulsão da mucosa labial nas bordas da incisão e a sutura.

 Vídeo 11.1 Incisão técnica de frenectomia labial pelo duplo pinçamento.

 Vídeo 11.2 Divulsão – técnica de frenectomia labial.

As frenulotomias incluem:

- *Técnica da simples secção*: secciona-se o freio com tesoura ou bisturi. Um "pique" na porção mediana do freio distendido promove a liberação do freio
- *Técnica da incisão em Z ou zetaplastia*: uma demarcação em Z no freio pode ser útil na orientação das incisões. Realiza-se uma incisão vertical no longo eixo do freio e outras duas nas extremidades da primeira e em sentidos opostos, perpendicular ou oblíqua à incisão vertical. A mucosa é então divulsionada junto às incisões, dando origem a dois retalhos triangulares. Promove-se a inversão do posicionamento dos retalhos e realiza-se a sutura com pontos isolados. Remoção adicional da porção próximo à papila incisiva pode ser necessária.

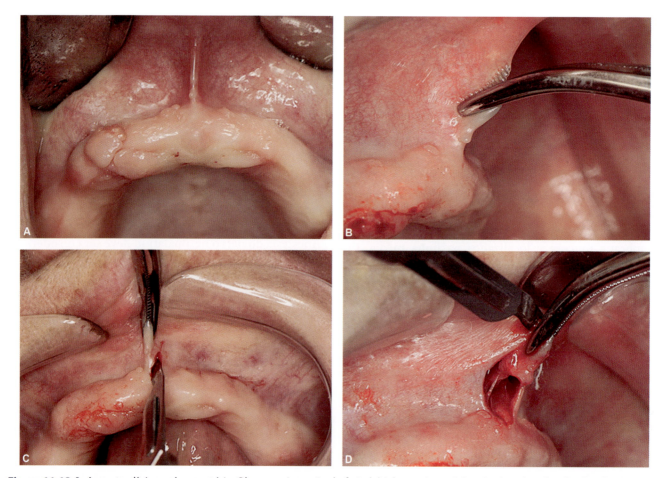

Figura 11.13 A. Aspecto clínico pré-operatório. Observe a inserção do freio labial superior próximo à crista do rebordo alveolar. **B.** Pinçamento único na bissetriz do freio labial. **C.** Incisão alveolar adjacente ao freio. **D.** Incisão labial do freio. *(Continua)*

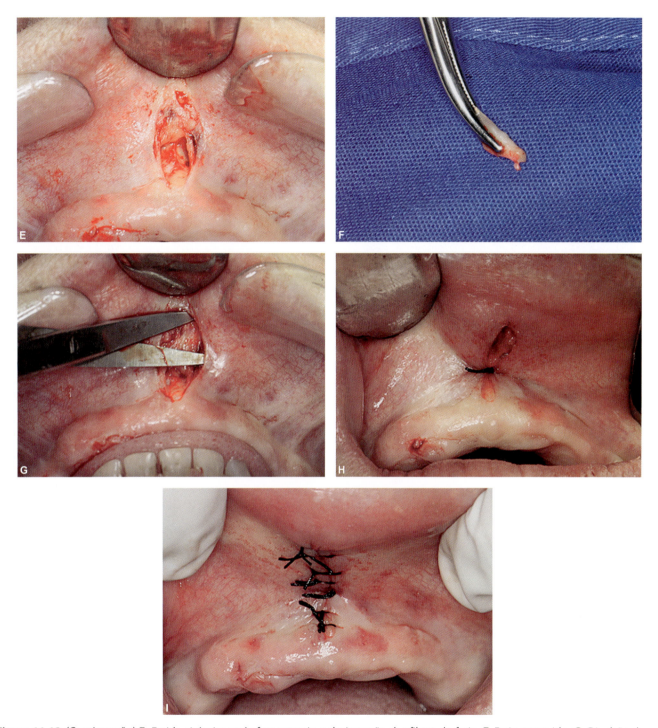

Figura 11.13 *(Continuação)* **E.** Ferida cirúrgica após frenectomia e desinserção das fibras do freio. **F.** Freio removido. **G.** Divulsão dos bordos da incisão. **H** e **I.** Sutura com pontos simples interrompidos, primeiro ponto no fundo do vestíbulo.

A reinserção do freio ou técnica de Ries Centeno é também preconizada para freios labiais presentes em pacientes desdentados, que interfiram na confecção e na retenção de prótese total. Consiste em uma incisão trapezoidal na mucosa gengival, suficientemente distante da base de inserção do freio labial, nas vertentes vestibulares do rebordo ósseo alveolar; divulsão de todo tecido mole circunscrito pelo traçado incisional, inclusive a inserção no periósteo, do freio labial; deslizamento e sutura de todo o tecido divulsionado em sentido às fossas nasais, o suficiente para que o freio labial não interfira na adaptação da prótese e para mantê-lo nesta nova posição por suturas com pontos isolados.

Quando os freios linguais interferem na instalação de uma prótese, a cirurgia deve ser realizada antes de iniciar a reabilitação protética.

▶ **Técnica cirúrgica.** A língua deve ser imobilizada e tracionada em direção ao palato, mantendo-se o freio lingual tenso. Para isto, pode-se realizar uma glossorrafia com a transfixação da ponta da língua com fio de seda, algodão ou náilon, preso por uma pinça hemostática para tornar possível, com segurança, o tracionamento e a imobilização da língua, expondo o campo cirúrgico. Freios linguais membranosos podem ser submetidos à simples secção. Para freios mais volumosos podem ser utilizadas as técnicas de pinçamento único ou duplo. A divulsão das estruturas do freio promove a liberação e a funcionalidade da língua. Durante a sutura, deve-se ter o cuidado para não provocar o aparecimento de um cisto de retenção mucoso com o fechamento do conduto excretor da glândula sublingual na região da carúncula lingual (Figura 11.14).

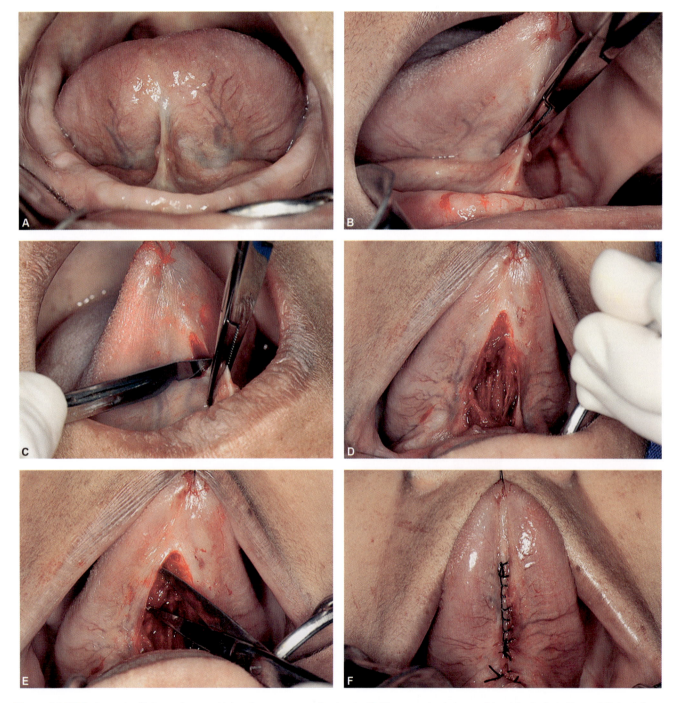

Figura 11.14 A. Aspecto clínico pré-operatório; observe a anquiloglossia. **B.** Pinçamento único na bissetriz do freio lingual. **C.** Incisão no freio adjacente ao ventre lingual. **D.** Ferida cirúrgica após frenectomia e desinserção das fibras do freio. **E.** Divulsão dos bordos da incisão. **F.** Sutura contínua; observe o alongamento da língua.

As técnicas para cirurgias dos frênulos também são úteis para remoção de bridas e inserções musculares, quando estas comprometem a instalação das próteses. Neste caso as cirurgias são denominadas bridectomias.

Vestibuloplastias

O processo de reabsorção óssea alveolar acontece em virtude da falta de estimulação ocorrida com a perda do elemento dentário. A reabsorção óssea alveolar é diferente ao se compararem maxila e mandíbula; esta sofre uma perda quatro vezes maior. O processo pode ser crônico, progressivo, irreversível e cumulativo, e como principais causas destacam-se menor suprimento vascular, menor espessura de tecido fibromucoso e maior área de forças compressivas provocadas pelo maior número de inserções musculares. A atrofia mandibular é uma das principais indicações para vestibuloplastia, que tem como objetivo criar, cirurgicamente, maior área chapeável.

Quando ocorre reabsorção vertical dos rebordos alveolares, um fundo de vestíbulo raso compromete fortemente o desempenho e a estabilidade da prótese.

O aumento da profundidade do vestíbulo pode se dar por meio de enxertos ósseos ou substitutos ósseos, com ganho verdadeiro da altura do rebordo; ou por meio de deslocamento de músculos, ligamentos e da mucosa oral em direção à base óssea, o que denominamos de aprofundamento de sulco vestibular.

Inúmeras técnicas de aprofundamento de sulco foram descritas na literatura. Dentre as técnicas de vestibuloplastia, as mais classicamente descritas foram (a) técnica de Kazanjian (1935), praticada com incisão da mucosa labial, distante 1,5 cm da crista óssea; e (b) técnica de Clarck (1953), na qual a incisão é confeccionada sobre a crista do rebordo alveolar. No entanto, o procedimento de aprofundamento de sulco vestibular vem gradualmente caindo em desuso, visto que os resultados são imprevisíveis e muitas vezes insatisfatórios, restringindo-o às regiões anteriores dos maxilares.

▶ **Técnica cirúrgica.** O procedimento cirúrgico de vestibuloplastia com epitelização secundária consiste basicamente na incisão e no reposicionamento da mucosa que recobre o osso alveolar e das inserções musculares, o retalho é suturado no periósteo, promovendo um aprofundamento do sulco vestibular. O periósteo pode ficar exposto e cicatrizar por segunda intenção. Técnicas de enxertia de tecidos moles podem ser úteis para prevenir encurtamento do lábio. Uma goteira ou mesmo a prótese do paciente pode ser reembasada com condicionador de tecido ou cimento cirúrgico, para auxiliar na manutenção da mucosa na nova posição e na proteção do periósteo exposto. Após 3 ou 4 semanas, a reepitelização do fundo de vestíbulo propiciará uma área adequada para moldagem pré-protética do rebordo (Figura 11.15).

Exérese de hiperplasias

A hiperplasia fibrosa inflamatória (HFI) é a melhor denominação dada a lesões proliferativas benignas com origem na cavidade bucal a partir de um traumatismo crônico de baixa intensidade. Clinicamente, a HFI é uma lesão exofítica bem definida, de consistência firme ou flácida à palpação, superfície lisa, com base séssil ou ocasionalmente pediculada, coloração variando de semelhante à mucosa adjacente à eritematosa, de crescimento lento e geralmente assintomático. Esta lesão pode ser pequena ou atingir alguns centímetros de diâmetro e, ocasionalmente, apresenta-se ulcerada em sua superfície. O aumento do período de uso das próteses está associado com o aumento da HFI. Próteses totais e parciais removíveis, mal adaptadas e antigas, geralmente ocasionam traumas constantes e inflamação dos tecidos bucais. O aparecimento da lesão com o uso de próteses novas pode ocorrer em resposta à pressão exercida pelos bordos cortantes da prótese.

Levantamentos epidemiológicos são unânimes em demonstrar a grande quantidade de lesões diagnosticadas como HFI, liderando um escore em relação às demais lesões do complexo bucomaxilofacial e geralmente estão associadas ao uso de próteses totais ou parciais removíveis mal adaptadas.

Sempre que possível, as HFIs da cavidade bucal deveriam ser tratadas com excisão local, e exame microscópico do tecido excisado, uma vez que a HFI possui amplo diagnóstico diferencial com lesões do tipo lipofibroma, neurofibroma, tumores de glândulas salivares menores, dentre outras. Outras modalidades terapêuticas podem ser adotadas em alguns casos, como a utilização do *laser*, a mucoabrasão ou a crioterapia.

Em qualquer modalidade terapêutica, o prognóstico da exérese de HFI é excelente. As HFI não apresentam potencial maligno. As taxas de recidiva são baixas quando o agente traumático é removido. As recorrências após a excisão são quase sempre o resultado da falha na eliminação da forma particular de irritação crônica. Cuidados com confecção de novas próteses são adotados e orientações sobre higiene bucal e protética devem ser ministradas.

▶ **Técnica cirúrgica.** A técnica anestésica varia de acordo com o tamanho e a localização da hiperplasia, variando de terminal infiltrativa a bloqueio dos nervos locorregionais. Lesões pediculadas são facilmente removidas, tracionando-se o tecido hiperplásico e incisando a base do pedículo. Lesões sésseis podem ser removidas com incisões elípticas, envolvendo a lesão com 1 a 2 mm além dos limites da sua inserção. Os bordos da incisão podem ser aproximados e suturados. Em grandes hiperplasias, principalmente localizadas em fundo de vestíbulo bucal, para se manter ou aumentar a profundidade do vestíbulo

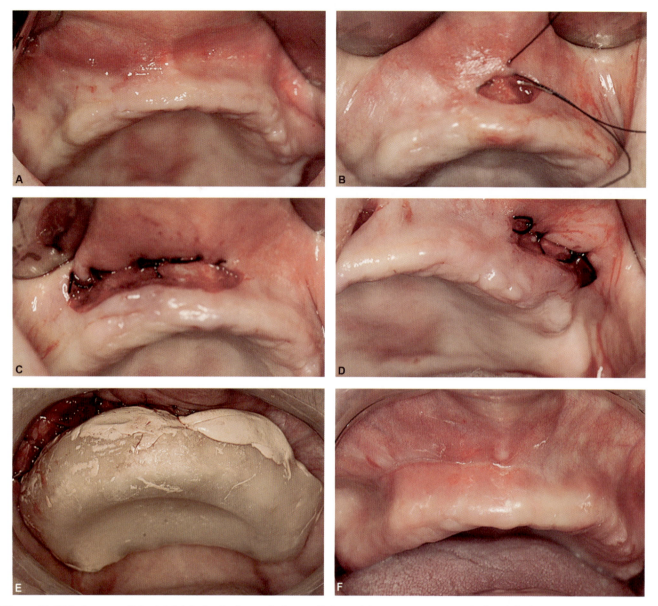

Figura 11.15 A. Aspecto clínico inicial do fundo de vestíbulo raso. **B.** Reposicionamento superior do freio labial superior. **C.** Reposicionamento superior da mucosa no lado direito. **D.** Reposicionamento superior da mucosa no lado esquerdo. **E.** Goteira confeccionada em acrílico reembasada com cimento cirúrgico posicionada para proteger a área cruenta e manter a mucosa na nova posição. **F.** Pós-operatório de 30 dias; observe o ganho vertical do rebordo alveolar após aprofundamento do vestíbulo.

pode ser necessário remover a hiperplasia e deixar o periósteo que reveste o rebordo exposto para cicatrização por segunda intenção (Figura 11.16).

Remoção de hipermobilidade tecidual

A reabsorção do osso alveolar após exodontia pode resultar em hipermobilidade dos tecidos moles de recobrimento. Se a reabilitação incluir o aumento do tecido ósseo por meio de enxertos, o tecido mole deve ser mantido, pois será útil para recobrir o enxerto. Caso a morfologia e as dimensões do rebordo alveolar estejam apropriadas para receber a prótese, a incisão do tecido com hipermobilidade pode ser indicada.

▶ **Técnica cirúrgica.** Após anestesia terminal infiltrativa adjacente à área do tecido mole excedente, realizam-se duas incisões mucoperiostais paralelas, uma por vestibular e outra por lingual/palatino, tangenciando a base do tecido hipermóvel. Um descolador de Molt pode auxiliar na exérese deste tecido. Em seguida, realiza-se a aproximação dos bordos e observa-se a necessidade de remoção adicional para possibilitar adequada coaptação para a sutura. Pode-se realizar sutura por meio de pontos simples ou, preferencialmente, sutura contínua (Figura 11.17).

Após 3 ou 4 semanas, uma cicatrização normal propiciará condições adequadas para moldagem e confecção de nova prótese.

Capítulo 11 • Cirurgia Pré-Protética 297

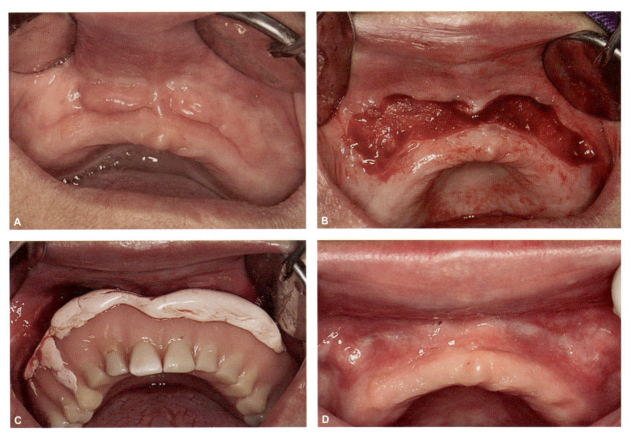

Figura 11.16 A. Aspecto clínico pré-operatório da hiperplasia fibrosa inflamatória localizada no fundo de vestíbulo bucal superior. **B.** Ferida cirúrgica após remoção da hiperplasia. **C.** Prótese total com condicionador de tecido para manter a altura do fundo de vestíbulo. **D.** Aspecto clínico pós-operatório de 21 dias.

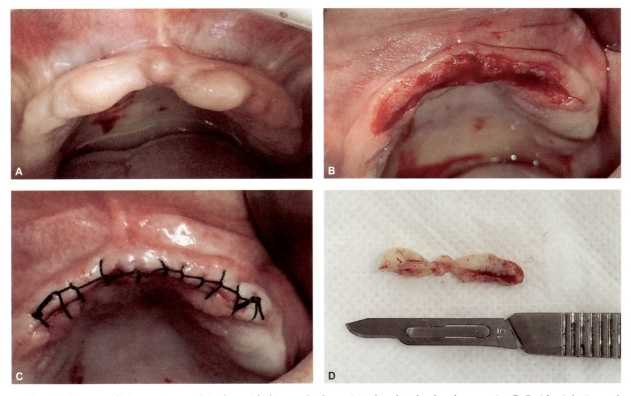

Figura 11.17 A. Aspecto clínico pré-operatório do tecido hipermóvel na crista do rebordo alveolar superior. **B.** Ferida cirúrgica após remoção do tecido hipermóvel. **C.** Sutura contínua. **D.** Tecido gengival removido.

BIBLIOGRAFIA

Aimetti M, Romano F, Griga FB, Godio L. Clinical and histologic healing of human extraction sockets filled with calcium sulfate. Int J Oral Maxillofac Implants. 2009; 24(5):902-9.

Alves NC, Gonçalves HHSB. Estudo descritivo da ocorrência de hiperplasias fibrosas inflamatórias observadas no Serviço do Laboratório de Histopatologia Bucal da Faculdade de Odontologia de Marília. Rev Paul Odontol. 2005; 27(4):4-8.

Araújo MG, Lindhe J. Dimensional ridge alterations following tooth extraction. An experimental study in the dog. J Clin Periodontol. 2005; 32(2):212-8.

Archer WH. Oral surgery for dental prosthesis. In: _____. Oral and maxillofacial surgery. 5th ed. Philadelphia: Saunders, 1975, v. 1, Capítulo 3, p. 135-210.

Barbosa FQ, Rocha FS, Batista JD, Magalhaes AEO, Zanetta-Barbosa D, Marquez IM. Aprofundamento de vestíbulo pela técnica de Kazanjian. Modificada: Relato de Caso. Rev Inpeo Odont. 2008; 2(2):1-56.

Barros CA, Guilherme AS, Zavanelli RA, Fernandes JMA, Castro AT, Danielli J et al. Avaliação da prevalência das reabilitações orais – próteses dentárias e sobre implante – na cidade de Goiânia – GO. Rev Odontol Bras Central. 2011; 20(52):59-63.

Brasil. Ministério da Saúde. Pesquisa Nacional de Saúde Bucal: Resultados Principais [internet]. Brasília DF; 2011[acesso em 10 fev 2017]. Disponível em: http://dab.saude.gov.br/CNSB/sbbrasil/arquivos/projeto_sb2010_relatorio_final.pdf.

Bridi MP, Ribeiro ET, Bertollo RM, Salim MAA, Kano SC, Castro MCC et al. Prevalence of pre-prosthetic surgery in patients treated in the Oral Surgery II course at a university in Brazil between 2010 and 2015. Rev Bras Pesq Saúde Vitória. 2015; 17(1):73-80.

Camargo PM, Lekovic V, Weinlaender M, Klokkevold PR, Kenney EB, Dimitrijevic B et al. Influence of bioactive glass on changes in alveolar process dimensions after exodontia. Oral Surg Oral Med Oral Pathol Oral Radiol Endod. 2000; 90(5):581-6.

Clarck HB Jr. Deepening of labial sulcus by mucosa flap advancernet: report of a case. J Oral Surg. 1953; 11(2):165-8.

Coelho CM, Sousa YT, Daré AM. Denture-related oral mucosal lesions in a Brazilian school of dentistry. J Oral Rehabil. 2004; 31(2):135-9.

Comandulli F, Dinato JC, Dutra V, Susin C. Correlação entre a radiografia panorâmica e tomografia computadorizada na avaliação das alturas ósseas no planejamento em implantodontia. Ciênc Odontol Bras. 2005; 8(2):54-9.

De Carli JP, Giaretta BM, Vieira RR, Linden MSS, Ghizoni JS, Pereira JR. Lesões bucais relacionadas ao uso de próteses dentárias removíveis. Salusvita. 2013; 32(1):103-15.

De Coster P, Browaeys H, De Bruyn H. Healing of extraction sockets filled with boneceramic® prior to implant placement: preliminary histological findings. Clin Implant Dent Relat Res. 2011; 13(1):34-45.

Federspiel MN. Hypertrophied maxillary frenum. Dental Cosmos. 1933; 75:331.

Freitas DQ, Montebello Filho A. Evaluation of two methods of tracings for implants in panoramic radiographs. J Appl Oral Sci. 2004; 12(1):84-8.

Gregori C, Campos AC. Cirurgia bucodento-alveolar. 2 ed. São Paulo: Sarvier, 2005.

Hupp JR, Ellis E, Tucker MR. Cirurgia oral e bucomaxilofacial contemporânea. 6 ed. Rio de Janeiro: Elsevier, 2015.

Kazanjian VH. Surgery as an aid to mare sufficient service with prosthetic dentures. J Am Dent Ass. 1935; 25:566-8.

Lekovic V, Camargo PM, Klokkevold PR, Weinlaender M, Kenney EB, Dimitrijevic B et al. Preservation of alveolar bone in extraction sockets using bioabsorbable membranes. J Periodontol. 1998; 69(9):1044-9.

Lekovic V, Kenney EB, Weinlaender M, Han T, Klokkevold P, Nedic M et al. A bone regenerative approach to alveolar ridge maintenance following tooth extraction. Report of 10 cases. J Periodontol. 1997; 68(6):563-70.

Marzola C. Cirurgia pré-protética. 3 ed. São Paulo: Pancast, 2002.

Meza Flores JL. Torus palatinus and Torus mandibularis. Rev Gastroenterol Peru. 2004; 24(4):343-8.

Miloro M, Ghali GE, Lasen PE, Waite PD. Princípios de cirurgia bucomaxilofacial. 3 ed. São Paulo: Santos, 2016.

Neville BW, Damm DD, Allen CM, Chi AC. Patologia oral e maxilofacial. 4 ed. Rio de Janeiro: Elsevier, 2016.

Obwegeser HL. Surgical preparation of the maxila for the prostheses. J Oral Surg Anaesth Hosp Dent Serv. 1964; 22(1):127-34.

Paraguassú GM, Sarmento VA, Gurgel CAS, Santos AR, Pimentel PA. Prevalência de lesões bucais associadas ao uso de próteses dentárias removíveis em um serviço de estomatologia. Rev Cub Estomatol. 2013; 32(1):268-76.

Pelegrine AA, da Costa CE, Correa ME, Marques Júnior JF. Clinical and histomorphometric evaluation of extraction sockets treated with an autologous bone marrow graft. Clin Oral Implants Res. 2010; 21(5):535-42.

Penteado RP, Romito GA, Pustiglioni FEP, Marques MMM. Morphological and proliferative analysis of the healing tissue in human alveolar sockets covered or not by an e-PTFE Membrane: a preliminary immunohistochemical and ultrastructural study. Braz Oral J Sci. 2005; 4(12):664-9.

Regezi A, Sciubba J, Jordan K. Patologia oral correlações clinicopatológicas. 6 ed. São Paulo: Elsevier, 2013.

Rouas A, Midy D. About a mandibular hyperostosis: the torus mandibularis. Surg Radiol Anat. 1997; 19(1):41-3.

Santos MESM, Costa WRM, Silva Neto JC. Terapêutica cirúrgica da hiperplasia fibrosa inflamatória – relato de caso. Rev Cir Buco-Maxilo-Fac. 2004; 4(4):241-5.

Šečić S, Prohić S, Komšić S. Oral surgical procedures and prevalence of oral diseases in Oral Surgery Department in Faculty of Dentistry Sarajevo. Journal of Health Sciences. 2013; 3(3):210-5.

Sewell CMD, Fenyo-Pereira M, Marques JLL, Panella J. Avaliação do tratamento endodôntico em radiografias periapicais e panorâmicas. Rev Odontol Univ São Paulo. 1999; 13(3):295-302.

Steinhauser EW. Pre-prosthethic surgery in the lower jaw. In: International Conference on Oral Surgery. 3. Proceedings. Edinburgh, Livingstone, 1979, p. 203.

Van der Weijden F, Dell'Acqua F, Slot DE. Alveolar bone dimensional changes of post-extraction sockets in humans: a systematic review. J Clin Periodontol, 2009; 36(12):1048-58.

12 Conceitos Básicos de Implantodontia e Princípios de Reconstruções Ósseas

Maurício Albuquerque • Alexander Höhn

CONCEITOS BÁSICOS DE IMPLANTODONTIA

Implantes osseointegráveis

Há mais de 40 anos a implantodontia é considerada um método previsível de reabilitação oral. Em 1982, na Conferência de Toronto, foram apresentados os resultados das pesquisas suecas sobre a interface osso-implante, denominada osseointegração. A equipe, liderada por Per-Ingvar Brånemark, comunicou o sucesso de 91% dos implantes realizados em mandíbula durante um período de 15 anos, observando que foram instalados de forma atraumática e com carga ativada somente após o período de osseointegração – média de 3 meses em região de mandíbula, e de 6 meses na maxila.

Por intermédio dos implantes dentários podemos reabilitar desde casos unitários a edentulismo total, devolvendo ao paciente não só a função, mas também a estética. Particularmente, em casos de edentulismo total, é importante ressaltar a segurança e a satisfação que o paciente passa a ter com a prótese retida sobre implantes, recuperando a sua capacidade mastigatória e, em alguns casos, a sua vida social.

Podemos oferecer ao paciente cinco tipos de próteses, sendo três fixas e duas removíveis:

- Prótese fixa de um ou mais dentes que recupera somente a porção coronária, devido à manutenção adequada do rebordo alveolar, classificada como PF1 (Figura 12.1)
- Prótese fixa de um ou mais elementos dentários que recupera a coroa e uma porção cervical, devido ao avanço da reabsorção óssea, classificada como PF2 (Figura 12.2)
- Prótese fixa indicada para pacientes com avançada reabsorção alveolar; recupera a área de papilas, parte dentária e gengival perdidas, classificada como PF3 (Figura 12.3)

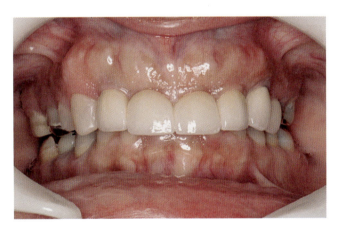

Figura 12.1 Prótese PF1.

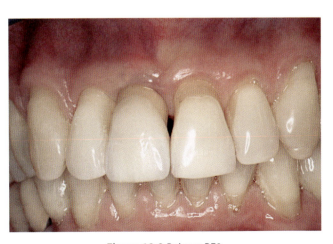

Figura 12.2 Prótese PF2.

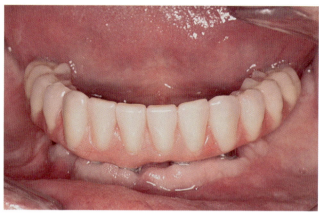

Figura 12.3 Prótese PF3.

- Prótese removível retida por implantes (implantorretida e implantossuportada), classificada como PR4 (Figura 12.4)
- Prótese removível: sobredentadura apoiada em implantes e em tecidos moles (implantorretida e mucossuportada), classificada como PR5 (Figura 12.5).

A indicação da prótese depende de algumas variáveis que serão avaliadas durante a fase de planejamento reverso do caso, como: remanescente ósseo; qualidade

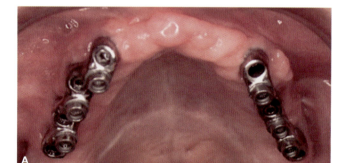

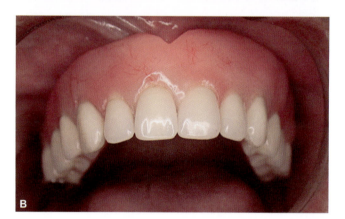

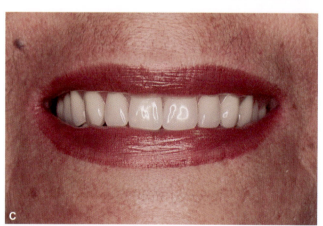

Figura 12.4 A. Barras instaladas para suportar prótese PR4. B. Prótese PR4. C. Aspecto final da prótese.

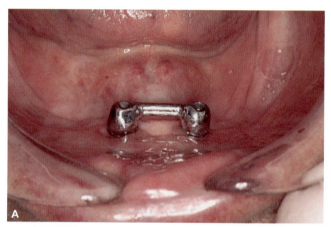

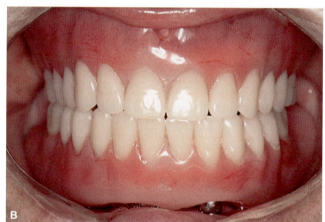

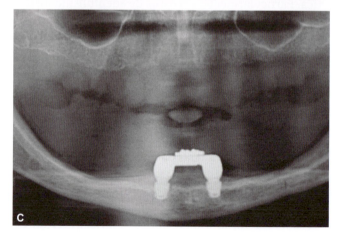

Figura 12.5 A. Barra instalada. B. Prótese em posição. C. Radiografia panorâmica final.

óssea; número de ausências dentárias; presença e posicionamento de dentes antagonistas; idade do paciente; expectativa do paciente; saúde geral do paciente; linha do sorriso, e até mesmo, condição social do paciente.

Implantodontia atual

Em função dos avanços da implantodontia, principalmente do aumento da qualidade dos implantes, com diferentes formas e tratamentos de superfícies, podemos vir a oferecer próteses feitas em um curto espaço de tempo. Pacientes com perdas unitárias que apresentam estrutura óssea adequada podem receber o implante e a coroa provisória em uma única sessão. Do mesmo modo, pacientes com edentulismo total e um bom remanescente ósseo podem receber implantes em uma sessão, e a prótese total ser instalada em até 72 horas. Estas técnicas, conhecidas como provisionalização imediata e carga imediata, respectivamente, tornam maior a aceitação do tratamento com implantes, porque o tempo é minimizado e o custo do trabalho é valorizado.

No passado, o protocolo para todos os casos nos obrigava a esperar o período de osseointegração, que era dependente da qualidade óssea: osso D1 (compacto denso) em torno de 4 meses; D2 (compacto poroso com trabeculado denso) em torno de 4 meses; D3 (compacto poroso e trabeculado fino) em torno de 6 meses; e D4 (trabeculado fino) em torno de 8 meses. Atualmente, encontramos implantes no mercado que osseointegram a partir de 21 dias.

Os resultados satisfatórios dependem diretamente do planejamento cirúrgico-protético, que deve ser realizado com muita cautela. Em função da anamnese, da avaliação clínica e da avaliação das imagens, podemos eleger o melhor tratamento para os nossos pacientes. São eles:

- *Implante convencional*: implante instalado em osso neoformado
- *Implante imediato*: implante instalado no mesmo ato cirúrgico da exodontia
- *Implante secundário*: implante instalado, de maneira planejada, após o período de reparo ósseo
- *Carga imediata não funcional ou provisionalização imediata*: implante e prótese provisória instalados na mesma sessão, fora de função (infraoclusão)
- *Carga imediata funcional*: implante instalado com prótese confeccionada e instalada em até 72 horas, em função (contato oclusal direto)
- *Enxertos ósseos*: cirurgias que buscam reconstruir defeitos ósseos existentes.

O planejamento deve avaliar alguns conceitos, atualmente definidos, para que o resultado estético seja favorável:

- Volume topográfico da crista óssea
- Qualidade e forma dos tecidos moles
- Posição tridimensional do implante
- Pilar de cicatrização
- Provisórios
- Perfil de emergência
- Localização da gengiva marginal
- Pilar protético
- Alinhamento com dentes adjacentes.

A cirurgia é guiada pelos volumes ósseo e mucoso disponíveis, por considerações anatômicas e necessidades protéticas, estéticas, mecânicas e oclusais. Por consequência, a posição ideal deve ser analisada tridimensionalmente. O diâmetro e o posicionamento tridimensional do implante são fundamentais para um perfil de emergência adaptado às necessidades das restaurações protéticas e serão descritos a seguir.

Plano mesiodistal

- Distância ao nível cervical
- Distância mais estreita entre os dentes adjacentes
- Preconizados 2 mm entre implante e dente e 3 mm entre dois implantes
- Implante paralelo ao longo eixo dentário
- Quanto mais próxima a plataforma do implante estiver da largura mesiodistal, maior será o pilar, limitando a morfologia cervical da prótese

Plano vestibulolingual

- A maioria dos autores está de acordo com um posicionamento levemente para a lingual
- Presença de 1,5 a 2 mm de osso na vestibular.

Plano apicocoronário

A maioria dos pesquisadores na área de implantodontia orienta posicionar os implantes entre 2 e 3 mm da junção amelocementária (JAC).

CASO CLÍNICO | PROVISIONALIZAÇÃO IMEDIATA

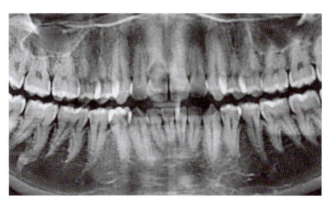

Figura 12.6 Radiografia panorâmica apresentando o elemento 21 com reabsorção radicular.

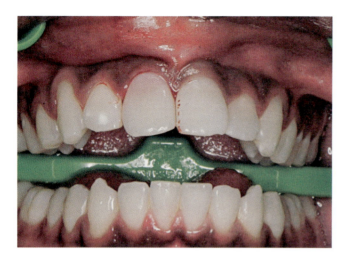

Figura 12.7 Aspecto clínico inicial.

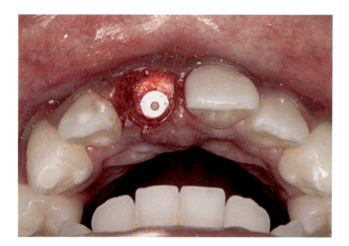

Figura 12.8 Implante instalado, respeitando o posicionamento tridimensional. Enxerto do *gap* com material aloplástico.

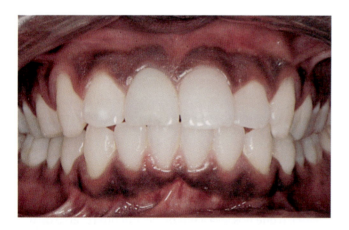

Figura 12.9 Coroa provisória instalada, confeccionada com a coroa do próprio paciente.

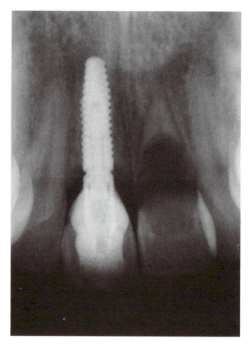

Figura 12.10 Radiografia periapical final.

CASO CLÍNICO | INSTALAÇÃO DE IMPLANTE SECUNDÁRIO

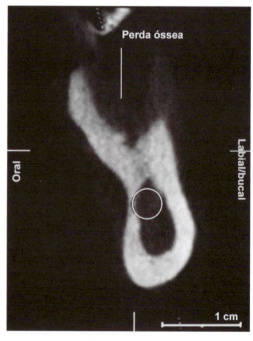

Figura 12.11 Corte tomográfico. Defeito ósseo da tábua vestibular.

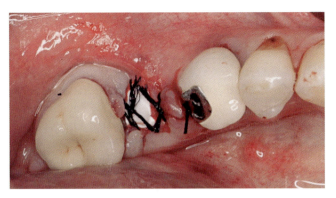

Figura 12.12 Extração e instalação de membrana para auxiliar no reparo ósseo.

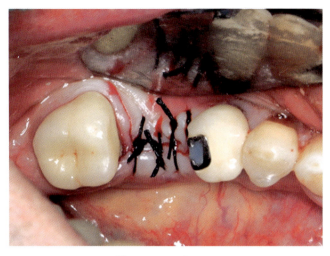

Figura 12.15 Sutura.

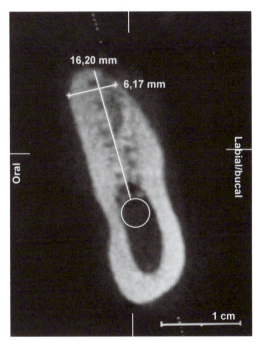

Figura 12.13 Corte tomográfico após 60 dias da extração dental. Observar a imagem de reparo ósseo.

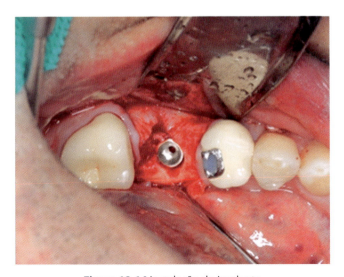

Figura 12.14 Instalação do implante.

A instalação do implante não deve ultrapassar o período de reparo; várias mudanças ocorrem ao longo deste período e o resultado final pode ser prejudicado. De 6 a 12 meses após a extração, a redução vertical é de 2 a 4,5 mm, e a redução horizontal é de 5 a 7 mm – 50% do osso inicial; 75% desta perda ocorrem nos primeiros 4 meses, sendo maior em casos de extrações múltiplas. O nível da crista óssea adjacente aos dentes vizinhos praticamente não se altera: 0,1 mm nos primeiros 12 meses. Em contraste, a perda óssea nas paredes laterais do alvéolo é de 0,3 mm, e é praticamente impossível que osso regenerado atinja o nível ósseo dos dentes adjacentes.

Classificamos como implantes imediatos os que são instalados no ato da extração; como tardios ou secundários, os implantes instalados dentro de um prazo de 45 a 70 dia; e, como atrasados, os instalados após 6 meses da exodontia ou mais, os quais, devido a reabsorção e remodelamento ósseos, provavelmente apresentarão maiores dificuldades de alcançar resultados estéticos favoráveis – principalmente nos casos em que reconstruções ósseas forem necessárias.

Atrofia óssea dos maxilares

Comumente nos deparamos com casos de pacientes que usaram próteses totais ou parciais removíveis por muitos anos e necessitam de reabilitação por meio de implantes dentários. Mediante exames clínicos e tomográficos, observamos as limitações ósseas, teciduais e anatômicas (como o assoalho do seio maxilar e o nervo alveolar inferior), o que nos leva a um planejamento reverso de menor morbidade possível.

No passado, maxilas atróficas eram reconstruídas por enxertos autógenos extraorais, um procedimento complexo, de altos custo e morbidade, além de gerar desconforto e um longo tempo de tratamento para o paciente. Atualmente, são vários os materiais e as técnicas possíveis de reconstrução óssea que visam a soluções mais simples e de menor morbidade para o paciente, como a do *All on four*, que consiste em instalar 4 implantes, sendo 2 retos e 2 inclinados na zona posterior, desviando de áreas anatômicas importantes e evitando enxertos, utilizando somente o osso disponível.

Na técnica dos implantes palatinizados (*approach* palatino), estes são instalados na vertente palatina da crista óssea alveolar, travando no osso basal, sendo a exposição de expiras do implante uma consequência comum, que não demanda preocupação, pois são protegidas pelo tecido queratinizado da região. Sua indicação consiste em evitar a enxertia dos seios maxilares e diminuir o cantiléver da prótese PR5, proporcionando melhor biomecânica.

No caso de mandíbulas edentadas, o planejamento é mais previsível devido a uma situação óssea mais favorável, geralmente encontrada entre os mentonianos, e melhor densidade óssea para a estabilização dos implantes.

CASO CLÍNICO | TÉCNICA CIRÚRGICA *ALL ON FOUR*

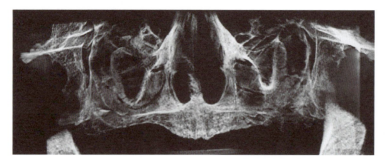

Figura 12.16 Tomografia inicial.

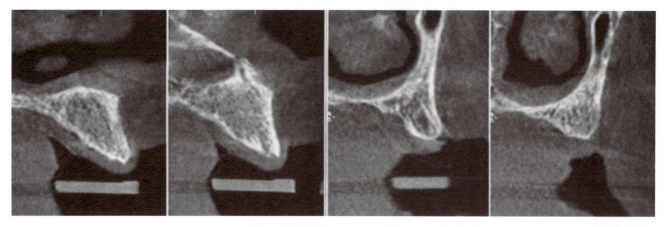

Figura 12.17 Cortes tomográficos.

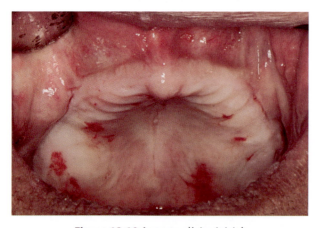

Figura 12.18 Aspecto clínico inicial.

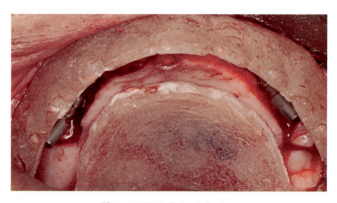

Figura 12.19 Guia cirúrgico.

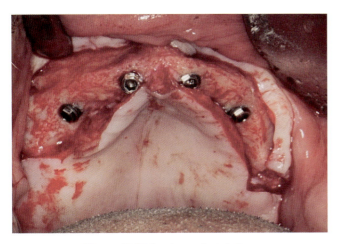

Figura 12.20 Implantes instalados.

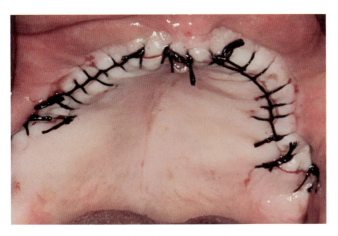

Figura 12.21 Aspecto da sutura.

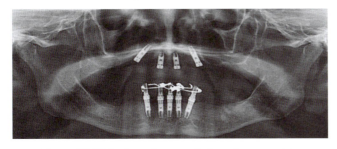

Figura 12.22 Radiografia panorâmica pós-operatória.

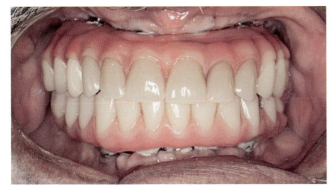

Figura 12.23 Próteses instaladas.

PRINCÍPIOS DE RECONSTRUÇÕES ÓSSEAS

A busca pela excelência estética levou à necessidade do desenvolvimento de novas técnicas reconstrutivas dos rebordos alveolares, buscando o ideal posicionamento dos implantes.

Concomitantemente à perda de elementos dentários instala-se um desequilíbrio no processo de manutenção óssea, o qual pode levar a atrofias ou reabsorções do remanescente ósseo a pontos críticos para o tratamento com implantes. Dependendo da causa, do tempo e da circunstância da perda dentária, a insuficiência de estrutura óssea pode ser ainda mais preocupante, tornando as técnicas de reconstrução óssea menos previsíveis.

A variedade de materiais de enxertia é grande, e é preciso conhecer as características de cada um. Temos então:

- Autógenos (mesmo indivíduo)
- Alógenos (mesma espécie)
- Xenógenos (diferentes espécies)
- Aloplásticos (sintéticos).

Independente da escolha do material, todos precisam de uma proteção à compressão dos tecidos moles, um arcabouço que defina a área a ser reconstruída e que contenha o material em posição. Com este objetivo, algumas técnicas, utilizando diferentes materiais, foram desenvolvidas. As técnicas associando enxertos particulados com membranas com reforço de titânio ou malhas de titânio são hoje as mais utilizadas.

Para entendermos melhor todas os aspectos que envolvem a viabilidade de um enxerto precisamos conceituar:

- *Osteogênese*: uma propriedade exclusiva do enxerto ósseo autógeno fresco de estimular diretamente os osteoblastos à formação de osso. Embora o enxerto possa ser rapidamente transplantado para a área receptora, os osteócitos morrem, deixando uma lacuna vazia na estrutura óssea; no entanto, uma pequena porção de pré-osteoblastos e pré-osteoclastos podem sobreviver no enxerto, responsáveis pela neoformação e reabsorção óssea. A sobrevivência de células do enxerto é diretamente dependente de sua velocidade de revascularização, a qual é ditada pela técnica cirúrgica de obtenção e armazenamento do enxerto. Em uma pequena porcentagem da área enxertada, a revascularização ocorre através de microanastomoses (terminoterminais) entre os vasos sanguíneos do enxerto e da área receptora. Esse fenômeno é mais expressivo no osso esponjoso do que no osso cortical
- *Osteocondução*: capacidade do enxerto ósseo (geralmente inorgânico) de se comportar como um arcabouço, pois apresenta propriedades tridimensionais

que facilitam a migração de capilares e células do leito receptor para se diferenciar dentro desta estrutura calcificada

- *Osteoindução*: capacidade do enxerto ósseo de induzir a transformação de células mesenquimais indiferenciadas, recrutadas, sobretudo, pelas proteínas morfogenéticas ósseas (fatores de crescimento) em osteoblastos.

Discutiremos algumas técnicas cirúrgicas empregadas para obtenção de aumento de espessura e altura dos rebordos alveolares.

Osso autógeno

O enxerto ósseo autógeno, oriundo do próprio indivíduo, é considerado o padrão-ouro nas reconstruções ósseas, já que é o único a fornecer ao leito receptor células com capacidade de neoformação óssea; fatores de crescimento, além de um arcabouço ósseo imunologicamente idêntico, tendo a capacidade de restaurar a estabilidade estrutural e sua mecânica original. Um dado relevante sobre a importância do enxerto ósseo autógeno como metodologia de aumento de volume pode ser ilustrado pelo fato de o osso ser o segundo tecido mais comumente transplantado nos organismos, com exceção, apenas, do tecido sanguíneo.

O osso autógeno pode ser removido das regiões intra ou extraorais, dependendo, principalmente, da quantidade de material que se faz necessária. Sempre que possível, deve ser dada preferência a áreas doadoras intraorais, pois, por encontrarem-se mais próximas da região a ser reconstruída, tendem a reduzir o tempo da cirurgia e a quantidade de solução anestésica aplicada. Este tipo de cirurgia pode ser realizado com segurança em ambiente ambulatorial, apresentando menor morbidade ao paciente, sem cicatrizes externas e com pós-operatório satisfatório.

Dentre os sítios doadores intraorais temos: regiões mentoniana e retromolar, tuberosidade maxilar e palato. É preciso avaliar o volume de material necessário, a morbidade, a qualidade do pós-operatório e a opinião do paciente antes de se escolher a área em questão.

Região mentoniana

Trata-se de uma área que fornece um material cortico-esponjoso, o que é considerado ideal na técnica de enxertos em bloco. O bloco ósseo que apresenta apenas a porção cortical é um material que irá precisar de maior tempo de espera para sua integração ao novo leito; os osteoclastos terão de iniciar todo o processo, criando lacunas para que se inicie a angiogênese.

Quando o osso obtido apresenta também uma porção esponjosa, trabeculada, a integração ocorre em menor tempo, em torno de 4 meses. A porção cortical

é extremamente importante para a fixação do bloco ao leito; em sua ausência a estabilidade do mesmo fica difícil de ser alcançada. Estabilidade e nutrição são fatores cruciais no resultado final.

Esta técnica pode ser realizada em ambiente ambulatorial: o acesso é mais fácil por ser uma área de boa visualização. A região do mento deve ser eleita quando a necessidade de material a ser obtido for maior que 4 mm de espessura e quando a região receptora estiver próxima, facilitando incisão e retalho. Temos uma quantidade limite de material a ser obtido e devemos respeitar o forame mentoniano e os ápices radiculares dos caninos, mantendo 5 mm de distância, preventivamente. Parestesia labial e/ou dental temporária ou definitiva, apicetomia e desvitalização da polpa de elementos dentários são aspectos a serem observados e discutidos previamente com o paciente. Edema, sangramento e deiscências de sutura podem ocorrer devido à força muscular da área em questão e ao comportamento do paciente no período pós-operatório. Visando minimizar esta complicação devemos utilizar contenções mecânicas, como, por exemplo, o uso de esparadrapo na região perioral.

Técnica cirúrgica

Faremos agora uma descrição mais abrangente que abordará conceitos empregados em todas as técnicas citadas neste capítulo.

O primeiro passo no planejamento cirúrgico é a avaliação por meio de imagens precisas. Atualmente a tomografia computadorizada *cone-beam* tornou-se um elemento indispensável nestas situações, fornecendo imagens tanto do leito receptor, para podermos mensurar o tamanho do enxerto necessário, como da área doadora, pelas quais poderemos avaliar se obteremos material suficiente para o procedimento em questão. O uso de radiografias panorâmicas, especificamente para avaliação do mento, pode nos levar a erros de interpretação quanto à disponibilidade óssea da região, como podemos observar na Figura 12.24.

Para a realização do procedimento de modo seguro e o mais confortável possível para o paciente, devemos determinar, por meio da anamnese, a indicação de sedação consciente, seja por via oral, inalatória ou intravenosa, sendo ainda imprescindível a seleção de anestésico local compatível com a extensão do procedimento e a execução de técnicas anestésicas eficazes.

Antibioticoterapia profilática está indicada nestes procedimentos, sendo o antibiótico ainda utilizado no período pós-operatório de forma terapêutica, por cerca de 10 dias. A terapia com corticoides e anti-inflamatórios também é necessária para um pós-operatório com menor desconforto e minimização do edema.

Capítulo 12 • Conceitos Básicos de Implantodontia e Princípios de Reconstruções Ósseas 307

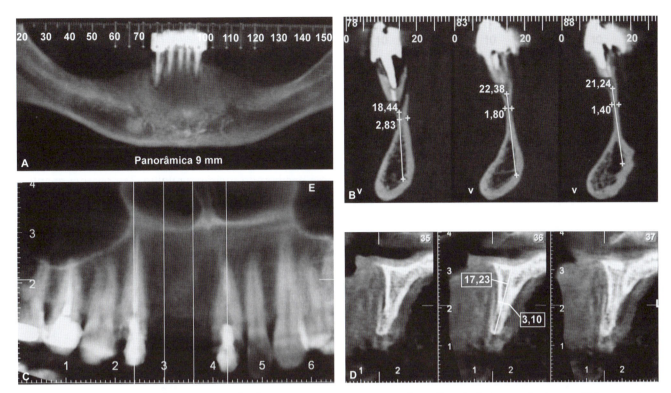

Figura 12.24 A. Imagem panorâmica mostrando altura e espaço entre os mentonianos favoráveis à remoção de osso. **B.** Imagem transversal de tomografia computadorizada *cone-beam* mostrando a deficiência em espessura que inviabiliza a remoção de osso desta região. **C.** Imagem panorâmica da tomografia mostrando altura e espaço entre os dentes adjacentes. **D.** Imagem transversal de tomografia computadorizada *cone-beam* mostrando a deficiência em espessura que inviabiliza a instalação de implante nesta região.

Após a incisão, descolamento do retalho e a realização de manobras de divulsão (Figuras 12.25 e 12.26), que facilitarão o fechamento da área com o aumento de volume obtido com o enxerto, poderemos avaliar precisamente as dimensões do sítio receptor, partindo para o procedimento no sítio doador (Figuras 12.27 e 12.28).

A incisão por planos deve ser realizada com lâmina de bisturi nº 15 ou 15C, fazendo uma primeira incisão linear 5 mm abaixo da linha mucogengival com inclinação de 45° em relação à mucosa de recobrimento da região, que se estende de canino a canino, seguida de uma segunda incisão a 90° em relação ao osso. Esta técnica tem como objetivo manter uma faixa de tecido muscular aderida ao osso que facilitará a realização de um fechamento do retalho por planos, minimizando o risco de deiscência da sutura. O descolamento total do retalho é realizado abaixo deste coxim com o Molt nº 9 e a proteção do mesmo será feita com descolador do tipo Minnesota.

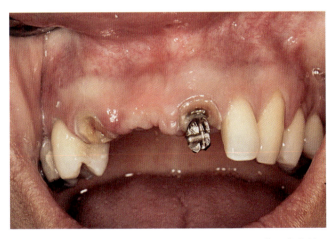

Figura 12.25 Imagem inicial do caso clínico, mostrando a deficiência de espessura vestibulopalatal.

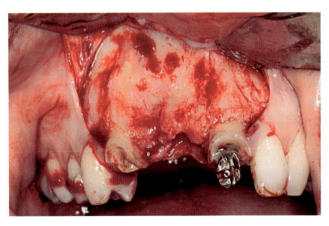

Figura 12.26 Retalho trapezoidal com incisões relaxantes divergentes incluindo um dente de cada lado. A incisão na crista do rebordo fica posicionada um pouco palatinizada.

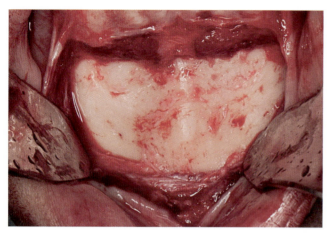

Figura 12.27 Imagem inicial do sítio doador. Incisão abaixo da linha mucogengival feita por planos mantendo tecido suficiente para o reposicionamento do retalho.

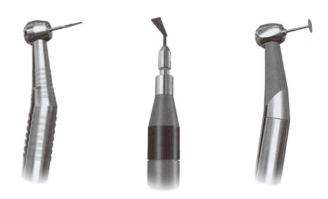

Figura 12.29 Instrumentos rotatórios e serra oscilatória.

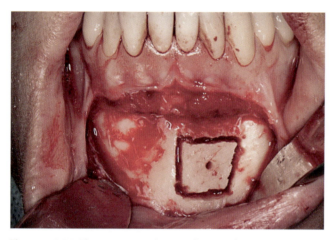

Figura 12.28 Bloco seccionado e perfuração feita ainda no sítio doador.

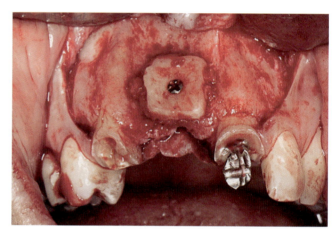

Figura 12.30 Visão frontal de bloco ajustado e fixado no sítio receptor.

A medição da extensão do defeito na área receptora com o auxílio de sonda milimetrada ou confecção de *templates* ajudará a determinar de forma mais precisa o tamanho do bloco a ser removido.

Atualmente dispomos de vários recursos para executar a osteotomia, sendo empregados frequentemente instrumentos rotatórios de alta ou baixa rotação montados com brocas cirúrgicas e mais especificamente este último, montado com discos diamantados que muito nos auxiliam na delimitação do bloco (Figura 12.29).

Outros recursos, como instrumentos oscilatórios, têm sido empregados visando à obtenção de cortes mais precisos, sendo ainda considerados menos invasivos aos tecidos moles, diminuindo deste modo o índice de acidentes no transoperatório.

A profundidade da perfuração dependerá da espessura necessária do bloco e da percepção por parte do cirurgião no momento que alcance a região medular do osso, respeitando sempre os limites anatômicos observados no exame tomográfico, possibilitando, deste modo, a manutenção da integridade da cortical lingual.

Após a osteotomia, o bloco deverá ser deslocado do sítio doador com o auxílio de cinzéis, retos e curvos, e martelo cirúrgico, empregados de maneira controlada e com apoio extraoral na região do mento realizado pelo auxiliar cirúrgico objetivando minimizar o desconforto na articulação temporomandibular. Neste momento podemos realizar as perfurações no bloco, com o *kit* de brocas específicas, ainda localizado no sítio doador, diminuindo, desta forma, o período que o bloco fica fora do ambiente oral.

O próximo passo é checar a adaptação do bloco ao sítio receptor, que já deverá estar preparado com múltiplas perfurações (Figuras 12.30 e 12.31) que auxiliarão no suprimento sanguíneo do bloco enxertado, sendo este um fator vital para o sucesso do procedimento.

Para a manutenção de maior controle da hemostasia, durante esta fase do procedimento, é importante manter uma compressa de gaze umedecida em solução salina comprimindo o sítio doador (Figura 12.32). Ajustes fora

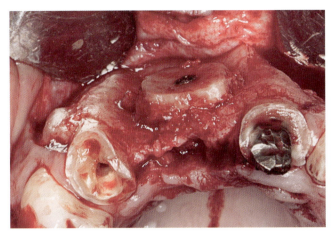

Figura 12.31 Visão axial de bloco ajustado e fixado no sítio receptor.

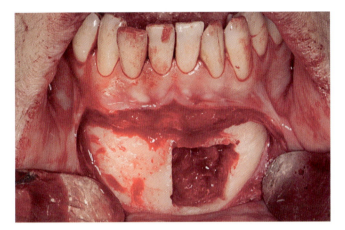

Figura 12.32 Sítio doador mostrando as áreas de remoção dos blocos. Foram colocadas esponjas de colágeno hemostáticas antes do fechamento.

do campo operatório visando a uma boa adaptação do bloco ao sítio receptor deverão ser realizados com instrumentos rotatórios sob irrigação constante de solução salina ou água destilada estéril.

Um aspecto muito importante desta etapa é a regularização dos bordos do bloco ósseo, objetivando minimizar o processo de reabsorção do mesmo, e sua exposição precoce durante o período de cicatrização, o que determinaria grande perda de material ou até mesmo o fracasso do procedimento. Para que sejam feitas as perfurações da vertente vestibular do processo alveolar de maneira precisa, o bloco deverá ser totalmente estabilizado no sítio receptor com o auxílio de pinça apropriada. Após a colocação dos parafusos e retirada da pinça de fixação devemos checar se o bloco apresenta algum grau de mobilidade, o que acarretaria a perda deste.

A sutura da área receptora deverá ser feita de modo a obter-se um total fechamento, sem tensão, dos bordos da ferida (Figura 12.33). Nas incisões verticais podem-se utilizar suturas simples e, na crista do rebordo alveolar, a sutura do tipo colchoeiro horizontal, seguida de pontos simples mais superficiais. Quanto à área doadora, poderemos utilizar esponjas de colágeno hemostáticas no local da osteotomia e, posteriormente, realizar o fechamento da ferida por planos (Figura 12.34).

Passado um período de 6 meses, uma nova tomografia *cone-beam* deve ser feita e, após as devidas medições, os implantes poderão ser instalados (Figura 12.35).

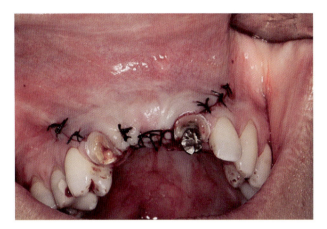

Figura 12.33 Sutura do sítio receptor.

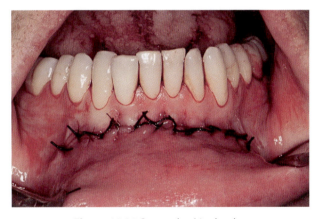

Figura 12.34 Sutura do sítio doador.

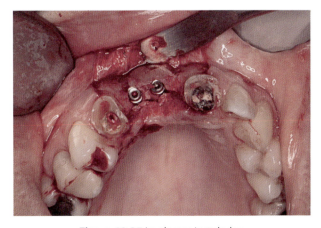

Figura 12.35 Implantes instalados.

Região retromolar

A região retromolar oferece material de boa qualidade para os enxertos em bloco, grande quantidade de osso cortical e pouca de osso medular (Figura 12.36). Assim como a técnica de remoção óssea da região mentoniana, esta também pode ser realizada em ambiente ambulatorial.

O acesso cirúrgico é simples; o pós-operatório com morbidade e edema moderados assemelha-se ao da cirurgia para remoção de terceiros molares inferiores inclusos. Alterações de sensibilidade não são comuns, mas se a técnica não for observada de maneira adequada, o feixe vasculonervoso alveolar inferior e/ou o nervo lingual poderão ser atingidos ou seccionados, podendo provocar parestesia temporária ou permanente, hematomas e hemorragia.

A quantidade de material necessária deve ser bem avaliada antes da cirurgia, já que a anatomia da área é variável e a quantidade de osso é limitada pelo processo coronoide, dentes molares, canal alveolar inferior, borda posterior e inferior da mandíbula. A espessura média que pode ser obtida com segurança está entre 2,5 e 3 mm de espessura, para se definir a altura é preciso avaliar a posição do nervo alveolar inferior, sendo a maior parte do corpo encontrada entre a distal do segundo e mesial do primeiro molar inferior, bem e facilmente identificada em pacientes dentados e mantida em desdentados pela inserção do músculo masseter. Para um correto planejamento, uma tomografia computadorizada *cone-beam* da área deve ser solicitada.

A incisão mais utilizada para a realização desta técnica cirúrgica assemelha-se à que se emprega nas cirurgias para remoção dos terceiros molares inferiores, mas o descolamento do retalho nos sentidos lateral e superior é comparativamente mais abrangente. Antes de incisar é muito importante que o cirurgião realize a palpação digital da região retromolar, para ter certeza de que irá realizá-la com segurança, já que nesta área observamos uma divergência para lateral do ramo ascendente da mandíbula, quando comparado ao corpo mandibular.

Outro aspecto importante a ser ressaltado é a presença do nervo lingual nesta área, pois este segue a margem superomedial da crista alveolar e pode ser, dentro da variabilidade individual, muito superficial.

Durante todo o procedimento é fundamental a utilização do afastador do tipo Minnesota (sendo muitas vezes necessária a utilização de dois afastadores), já que estruturas anatômicas nobres, como o nervo bucal e a artéria facial, e algumas de suas ramificações, estão presentes neste retalho.

Nesta técnica torna-se difícil a realização das perfurações do bloco *in loco* pela dificuldade em posicionar o contra-ângulo corretamente, o que aumentaria o risco de lesão ao feixe vasculonervoso alveolar inferior.

Tuberosidade maxilar

A tuberosidade maxilar, até o surgimento da técnica de reconstrução dentoalveolar imediata (RDI) criada pelo professor José Carlos Martins da Rosa, era uma opção pouco utilizada nas reconstruções em bloco, sendo mais empregada como fonte de material particulado para preenchimento de defeitos. A técnica RDI preconiza a instalação de implantes em alvéolos pós-exodontia que apresentam comprometimento de pelo menos uma das paredes, identificado por meio de estudos tomográficos. Deve-se realizar a cirurgia para remoção do elemento dentário de forma atraumática. A instalação do implante deve ser realizada com o máximo de cautela, objetivando a obtenção de torque adequado para realização da provisionalização imediata. Após esta etapa procede-se à obtenção de uma lâmina de tecido ósseo corticomedular da tuberosidade que será modelada com pinça minigoiva e encaixada por justaposição no local do defeito. O *gap* entre o implante e a lâmina óssea será preenchido por material particulado obtido da mesma região. O fato de realizarmos o enxerto concomitantemente a instalação do implante e provisionalização torna a técnica muito atrativa por abreviar o tempo de tratamento. Os estudos realizados para avaliação da técnica têm mostrado resultados muito positivos quanto à estabilização dos tecidos ao redor dos implantes, tornando-se um excelente recurso nos casos preconizados.

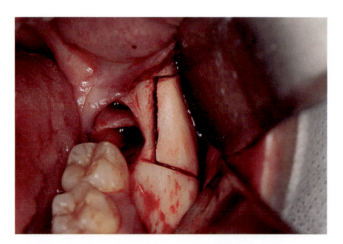

Figura 12.36 Remoção de enxerto em bloco da região retromolar.

CASO CLÍNICO | TÉCNICA DA TUBEROSIDADE MAXILAR

Sequência clínica da utilização de enxerto de tuberosidade maxilar para reconstrução óssea alveolar imediata e posterior instalação de implante osteointegrado.

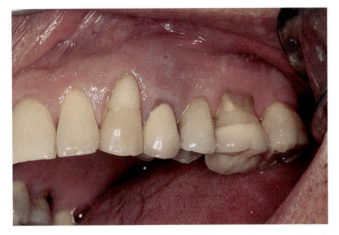

Figura 12.37 Imagem inicial do caso. Podemos observar a fístula na região apical do dente 24.

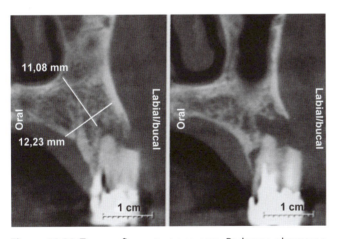

Figura 12.38 Tomografia; corte transverso. Podemos observar o comprometimento da cortical vestibular e região apical do dente 24.

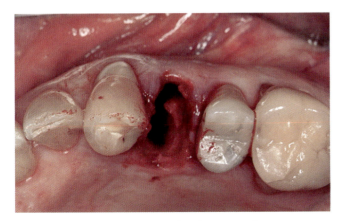

Figura 12.39 Visão do alvéolo pós-exodontia.

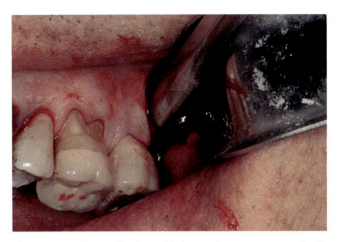

Figura 12.40 Acesso à tuberosidade maxilar para a remoção do bloco com cinzel e martelo apropriados.

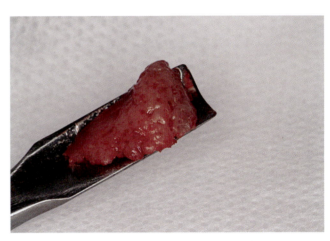

Figura 12.41 Fragmento obtido do túber.

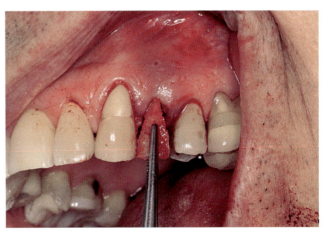

Figura 12.42 Enxerto que foi remodelado com pinça minigoiva e adaptado por justaposição no leito receptor.

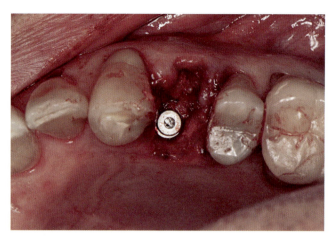

Figura 12.43 Posicionamento do implante com *gap* preenchido com osso autógeno triturado.

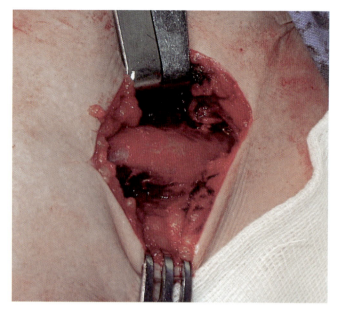

Figura 12.45 Osso da crista ilíaca.

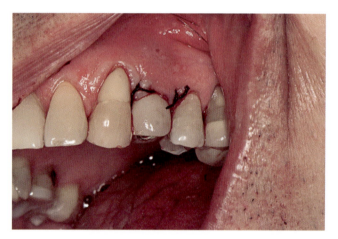

Figura 12.44 Provisório instalado em infraoclusão.

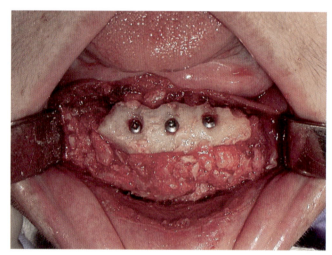

Figura 12.46 Bloco ósseo fixado.

Crista ilíaca

Quando há a necessidade de se obterem grandes volumes de material para reconstruções ósseas, esta é, sem dúvidas, a grande vantagem da escolha da crista ilíaca como sítio doador (Figura 12.45). O material obtido é de boa qualidade, apresentando cortical fina e grande presença de osso medular, assemelhando-se às características do osso do túber.

O procedimento de remoção é considerado relativamente simples e seguro, com tempo cirúrgico menor, já que o sítio doador e o sítio receptor podem ser preparados simultaneamente (Figura 12.46). As principais desvantagens da técnica estão relacionadas com as complicações pós-operatórias. São comuns os relatos de dor intensa, edemas e hematomas, relacionados à extensão e à quantidade de osso retirado. Casos de fraturas, infecções, dificuldades de locomoção, deformidades e ossificações heterotópicas também são relatados. A técnica deve ser realizada por uma equipe multiprofissional, em ambiente hospitalar sob anestesia geral, o que gera um alto custo.

Após a cirurgia de enxerto é possível notar, principalmente nos primeiros meses, um significativo processo de reabsorção, considerado por alguns como uma simples remodelação causada pela busca do próprio organismo em devolver a anatomia normal da região, removendo apenas os excessos enxertados. É importante ressaltar que, mesmo com este processo de reabsorção, maior também por se tratar de osso endocondral, permanece material enxertado suficiente para a instalação dos implantes.

Os resultados referentes a implantes instalados nestas áreas enxertadas são variáveis, sendo que os maiores índices de perdas foram encontrados nos trabalhos em que implantes e enxertos foram realizados concomitantemente. A instalação de implantes após um período de maturação do enxerto, em torno de 4 meses, é defendida por vários autores.

Calota craniana

Em função do grande índice de complicações e reabsorções dos enxertos de crista ilíaca, outras alternativas de sítios doadores com grande capacidade de volume ósseo foram pesquisadas.

A calota craniana surgiu como uma região promissora para as enxertias maxilares de grande porte. Apesar da dificuldade de aceitação por parte dos pacientes de realizar esta cirurgia, as vantagens nesta opção consistem na qualidade do osso desta área, de origem embrionária membranosa, tal qual a mandíbula, que após 5 meses se apresenta bem cicatrizado, com células vivas presentes, sem reabsorção significativa, maduro e com densidade similar à do sítio receptor; e do pós-operatório mais confortável quando comparado à técnica descrita anteriormente.

Assim como a técnica de remoção óssea da crista ilíaca, a cirurgia de remoção do enxerto desta área é realizada por uma equipe multiprofissional, contando com a presença do cirurgião bucomaxilofacial, em ambiente hospitalar, sob anestesia geral do paciente. O tempo cirúrgico desta técnica é maior do que o do osso ilíaco, devido à limitação do preparo simultâneo dos sítios doador e receptor.

A região da calota craniana é de fácil acesso, sendo a região parietal a melhor área para a captação do material, entre a linha média do crânio e a linha occipital (Figura 12.47). Normalmente se apresenta com duas camadas de osso cortical separadas por uma camada de osso medular; a espessura da díploe pode variar de 6,5 a 7,5 mm, sendo mais fina nos pacientes idosos.

Há poucos relatos de complicações trans e pós-operatórias neste tipo de cirurgia, mas devido ao fato de variações de espessura serem encontradas, torna-se necessário um estudo tomográfico da região parietal a fim de evitar lacerações da dura-máter. A fixação do bloco ósseo segue o mesmo protocolo das técnicas descritas anteriormente (Figura 12.48).

Estudos com implantes instalados em áreas enxertadas mostraram altos índices de osseointegração e manutenção a longo prazo.

Enxertos particulados

Reconstruções com materiais particulados, quando bem indicadas, podem trazer algumas vantagens, como:

- Redução do tempo do tratamento
- Técnica mais simples
- Menor morbidade.

Podemos também, com o intuito de reduzir morbidade, associar enxertos em bloco com enxertos particulados (Figura 12.49). Nestes casos, em vez de instalarmos blocos com o tamanho real do defeito, fixamos blocos menores, o que diminui a complexidade técnica, a morbidade, e complementamos o defeito com materiais particulados. O bloco autógeno irá funcionar como um arcabouço, formando picos ósseos que irão guiar a neoformação óssea.

As principais complicações destas técnicas são as exposições das malhas de titânio (Figura 12.50), mas estas apresentam melhores resultados e controle quando comparadas às membranas (Figura 12.51). Estas, quando expostas, apresentam alto índice de infecção, o que

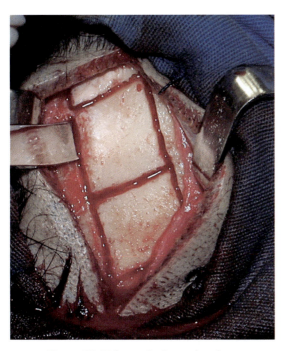

Figura 12.47 Remoção óssea da calota.

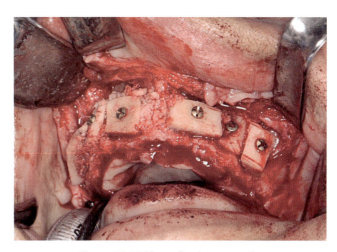

Figura 12.48 Blocos fixados na maxila.

obriga a sua remoção, afetando muito o resultado final. Para diminuir estes índices, as cirurgias precisam de um bom planejamento reverso:

- Retalhos bem planejados
- Descolamentos corretos
- Tamanho e posicionamento das malhas
- Fixação das malhas
- Divulsão dos retalhos
- Fechamento passivo (sem tensão do retalho cirúrgico).

Mesmo seguindo estes passos, encontramos na literatura trabalhos que citam 80% de malhas expostas, sendo 46% precoces; nestes casos os resultados mostram 32% a menos de formação óssea do planejamento inicial. Quando o procedimento busca a formação óssea de espessura e altura ao mesmo tempo, os índices de exposição são maiores. Tecidos fibrosos são encontrados nas áreas expostas, mas também podem ser encontrados em casos em que não foram detectadas exposições; o modelo da malha, sua espessura e o tamanho de seus orifícios são importantes. É indicada a proteção da malha por membrana de colágeno, pois, mesmo nos casos de não exposição, a membrana ajuda no processo de não formação de tecidos fibrosos.

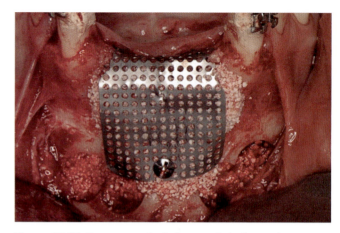

Figura 12.50 Enxerto particulado associado à membrana com reforço de titânio.

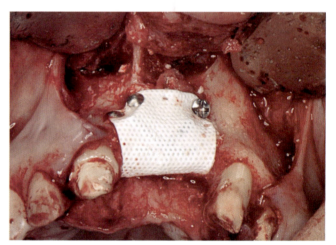

Figura 12.51 Enxerto particulado associado à malha de titânio.

CASO CLÍNICO | MATERIAL ALOPLÁSTICO FIXADO COM MALHA DE TITÂNIO ASSOCIADO À MEMBRANA DE PLASMA RICO EM FIBRINA (PRF)

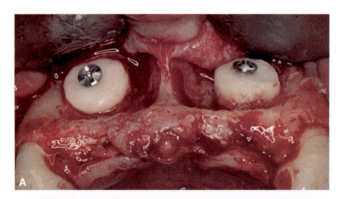

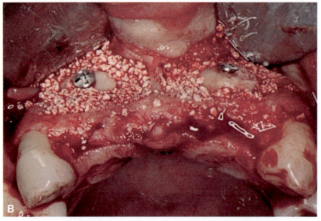

Figura 12.49 A. Blocos trefinados e fixados ao defeito ósseo. **B.** Material particulado complementando o defeito ósseo.

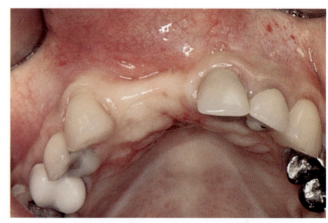

Figura 12.52 Aspecto clínico inicial. Observar atrofia óssea em região vestibular do rebordo maxilar.

Capítulo 12 • Conceitos Básicos de Implantodontia e Princípios de Reconstruções Ósseas 315

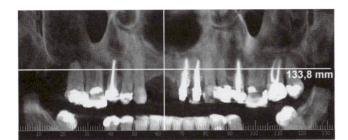

Figura 12.53 Tomografia computadorizada *cone-beam* inicial.

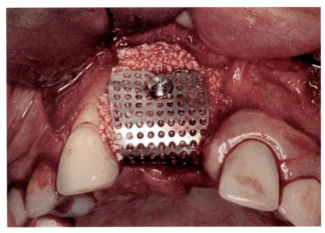

Figura 12.56 Material aloplástico e fixação de malha de titânio.

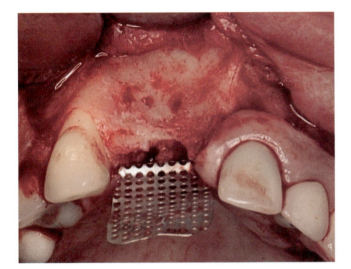

Figura 12.54 Defeito ósseo e malha de titânio posicionada.

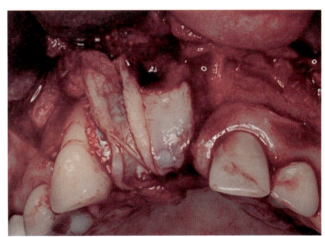

Figura 12.57 Membranas de PRF em posição.

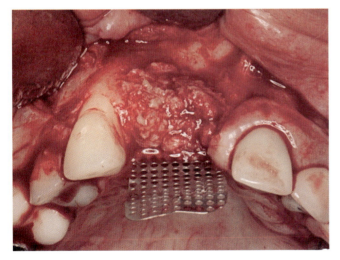

Figura 12.55 Raspas de enxerto autógeno em posição.

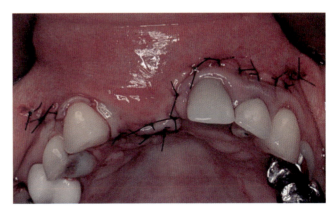

Figura 12.58 Sutura.

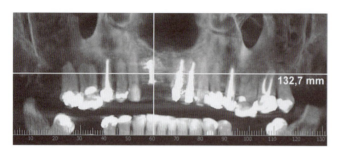

Figura 12.59 Tomografia computadorizada *cone-beam* pós-operatória.

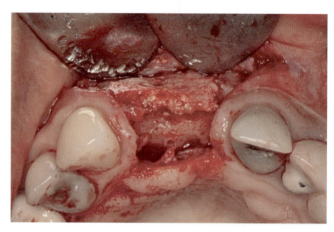

Figura 12.62 Remoção de tecido fibroso.

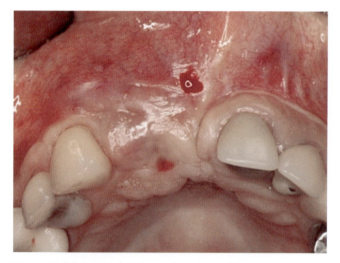

Figura 12.60 Aspecto clínico após 6 meses. Observar o aumento em largura de rebordo alveolar.

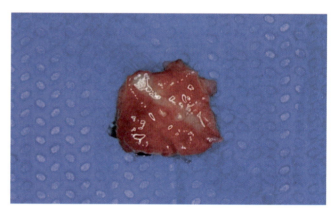

Figura 12.63 Aspecto de tecido fibroso.

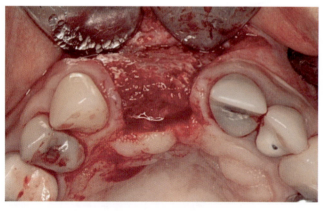

Figura 12.61 Malha de titânio removida.

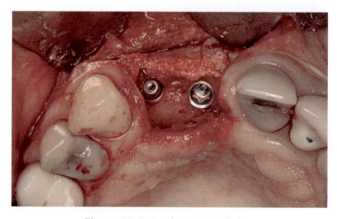

Figura 12.64 Implantes instalados.

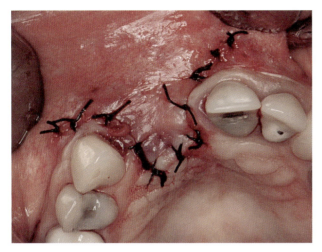

Figura 12.65 Sutura.

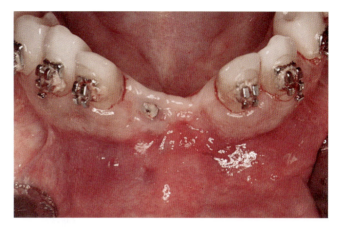

Figura 12.67 Aspecto clínico inicial. Observar rebordo alveolar com atrofia óssea.

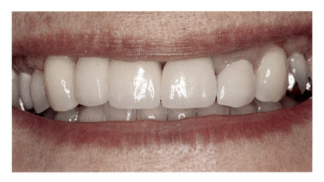

Figura 12.66 Coroas metalocerâmicas dos elementos 21 e 22 instaladas.

Aumento ósseo tridimensional com instalação imediata de implante

A técnica desenvolvida por Giesenhagen preconiza a obtenção de um anel ósseo, que pode ser removido tanto da região retromolar, como do mento ou do palato, o qual deve ser posicionado na área receptora e estabilizado pelo próprio implante em um único tempo cirúrgico. Sua indicação estende-se desde rebordos alveolares, com grande comprometimento ósseo (Figura 12.67), até cirurgias de enxerto de seio maxilar. Como principais requisitos para obtenção de êxito na execução da técnica teremos:

- Deverá haver osso residual suficiente no sítio receptor para ancoragem adequada do implante (Figuras 12.68 e 12.69)
- Deverá haver íntimo contato entre o sítio receptor e a porção medular do enxerto (Figuras 12.70 e 12.71)
- O enxerto deverá permanecer estável (Figura 12.72)
- Membrana de colágeno deverá ser utilizada no recobrimento do enxerto (Figura 12.73)
- O fechamento do retalho deve ser total e livre de tensão para obtenção de sucesso (Figura 12.74).

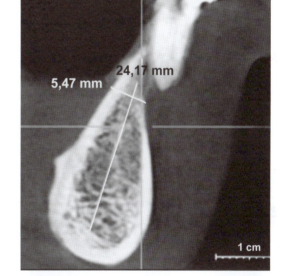
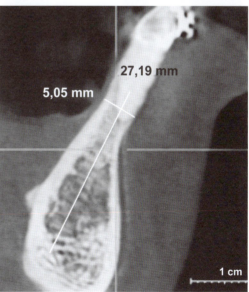

Figura 12.68 Cortes sagitais de tomografia computadorizada tipo *cone-beam*. Observar as medidas de altura e largura ósseas.

Os estudos de Nakahara *et al.* de defeitos criados em mandíbulas de cães demonstraram não haver diferença estatisticamente significativa entre a técnica de um estágio e a de dois estágios cirúrgicos. Um aspecto muito interessante da utilização desta técnica é o fato de abreviarmos o tempo de espera para confecção da prótese em pelo menos 4 meses, pois nos casos convencionais temos que aguardar a integração do enxerto, que leva cerca de 5 a 6 meses, e depois instalarmos o implante e esperar ainda o seu período de osseointegração.

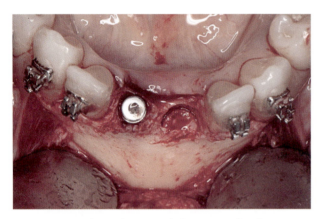

Figura 12.69 Implante do 41 instalado no osso alveolar e preparo com a trefina do leito receptor na região do 31.

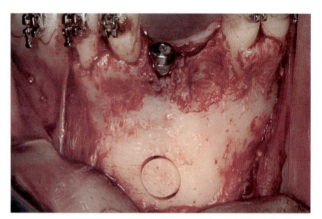

Figura 12.70 Marcação do leito doador com a trefina.

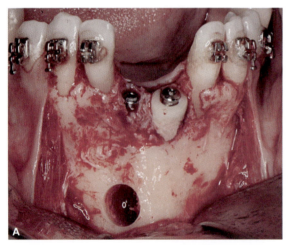
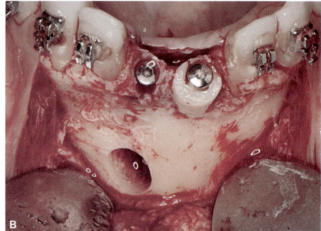

Figura 12.71 A. Visão frontal da instalação do implante com o enxerto. **B.** Visão axial da instalação do implante com o enxerto.

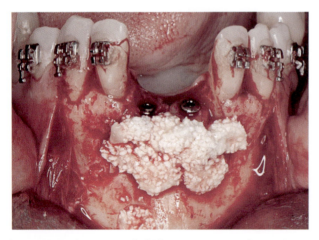

Figura 12.72 Associação de hidroxiapatita com plasma rico em fibrina L-PRF).

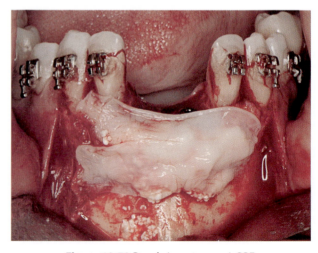

Figura 12.73 Recobrimento com L-PRF.

Capítulo 12 • Conceitos Básicos de Implantodontia e Princípios de Reconstruções Ósseas 319

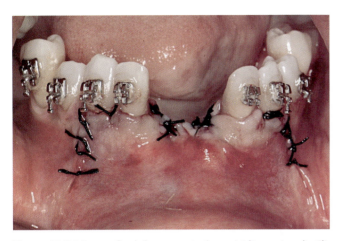

Figura 12.74 Sutura final de aumento ósseo tridimensional utilizando a técnica de 1 estágio cirúrgico.

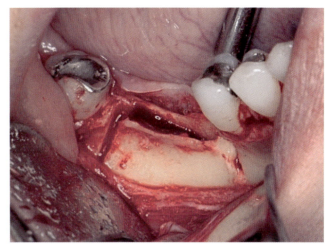

Figura 12.77 Osteotomias realizadas.

CASO CLÍNICO | TÉCNICA DE AUMENTO ÓSSEO TRIDIMENSIONAL EM 2 ESTÁGIOS CIRÚRGICOS

Sequência de imagens tomográficas e técnica cirúrgica de reconstrução de rebordo alveolar atrófico (técnica de reconstrução em altura e largura ósseas), realizadas em duas etapas cirúrgicas distintas.

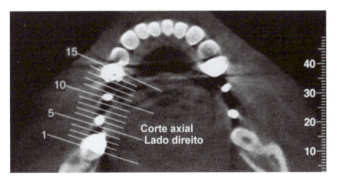

Figura 12.75 Tomografia computadorizada *cone-beam* inicial – região dos elementos 46 e 47.

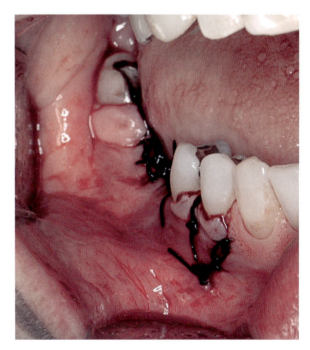

Figura 12.78 Sutura.

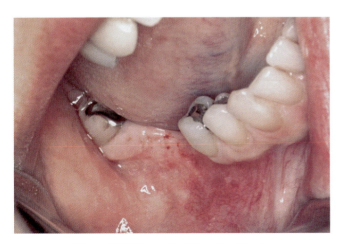

Figura 12.76 Aspecto clínico do rebordo.

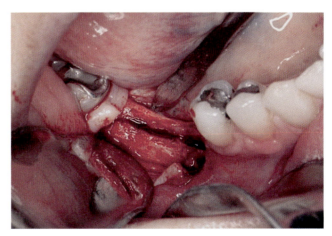

Figura 12.79 Expansão do rebordo alveolar em 40 dias.

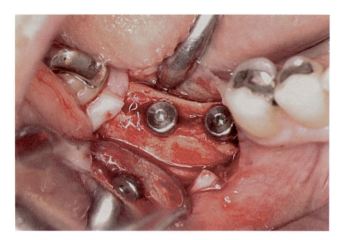

Figura 12.80 Implantes instalados.

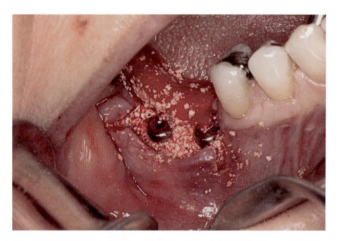

Figura 12.81 Enxertia do *gap* com material aloplástico associado à membrana de colágeno.

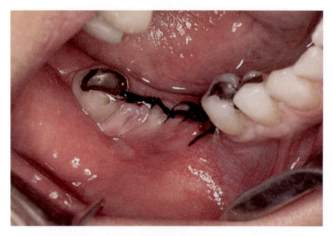

Figura 12.82 Sutura.

Expansão de crista de rebordo alveolar

A técnica de expansão apresenta, na literatura, altos índices de sucesso; quando realizada dentro de suas indicações, encontramos resultados de 95 a 98% de sucesso dos implantes instalados.

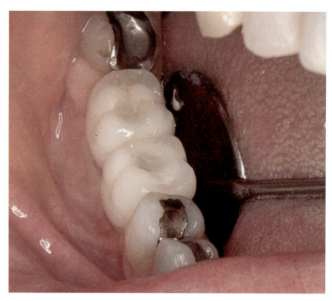

Figura 12.83 Coroas metalocerâmicas instaladas sobre os implantes da região dos elementos 46 e 47.

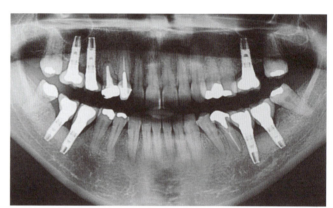

Figura 12.84 Radiografia panorâmica final.

O objetivo da técnica é o ganho de espessura, apresentando algumas vantagens em comparação a outras técnicas reconstrutivas, como enxertos em bloco e regenerações ósseas guiadas. A técnica é simples, de grande previsibilidade e com menor morbidade. Sua indicação é limitada às condições ósseas e ao formato do rebordo, que devem apresentar osso medular entre as paredes, boa densidade óssea, 3 a 4 mm de osso apical para estabilidade inicial do implante. Quando realizada, apresenta ganhos de 3 a 5 mm de espessura e os implantes instalados podem ser reabertos dentro do período normal de osseointegração, o que traz um relativo ganho de tempo em relação às outras técnicas. O grande risco que a técnica apresenta é a fratura da parede vestibular e a sua consequente reabsorção, causando assim um problema maior aos pacientes.

Em função disso, técnicas alternativas foram desenvolvidas para minimizar este risco. Visando limitar a reabsorção da tábua fraturada, diferentes tipos de retalhos e o advento da expansão da crista óssea alveolar em dois passos cirúrgicos podem ser feitos. Quando o formato do rebordo, avaliado por cortes tomográficos, sugere risco de fratura, a técnica em dois passos é indicada.

Em situações em que o ganho de espessura desejado não for grande, podemos optar pela técnica de expansão rotatória. A técnica promove pequenas fraturas em galho verde, deslocando, assim, a parede vestibular; tudo é realizado em um único tempo cirúrgico, sendo necessário seguir a sequência do expansores, que irá depender do implante selecionado. Enxertos não são obrigatórios. Com o uso dos expansores rotatórios, a técnica se tornou mais simples quando comparada aos expansores de Summers, o que fez com que a técnica passasse a ser indicada também para casos mandibulares. Sendo assim, o controle cirúrgico se tornou mais simples e a técnica mais segura, como podemos observar no caso clínico a seguir.

CASO CLÍNICO | EXPANSÃO ROTATÓRIA DE CRISTA DE REBORDO ALVEOLAR

Sequência das etapas da técnica rotatória para expansão da crista óssea alveolar (Figuras 12.85 a 12.95).

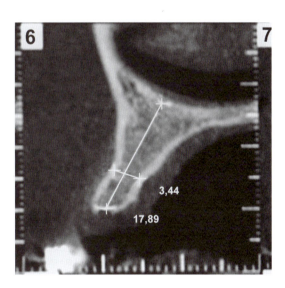

Figura 12.85 Corte tomográfico inicial.

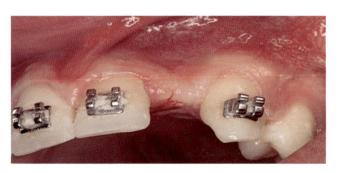

Figura 12.86 Aspecto clínico inicial.

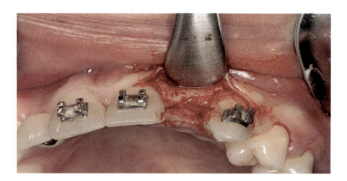

Figura 12.87 Retalho descolado.

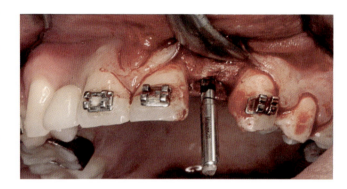

Figura 12.88 Broca lança em posição.

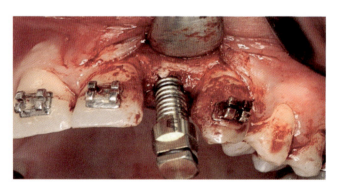

Figura 12.89 Expansor final.

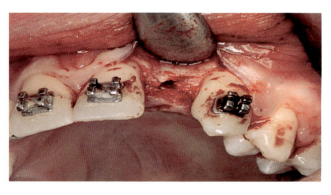

Figura 12.90 Rebordo após expansão óssea.

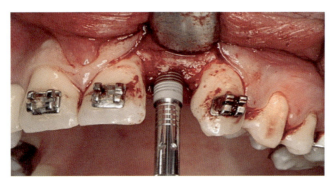

Figura 12.91 Instalação do implante.

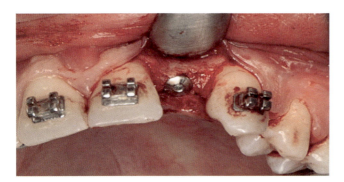

Figura 12.92 Implante instalado.

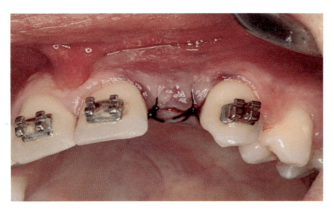

Figura 12.93 Sutura.

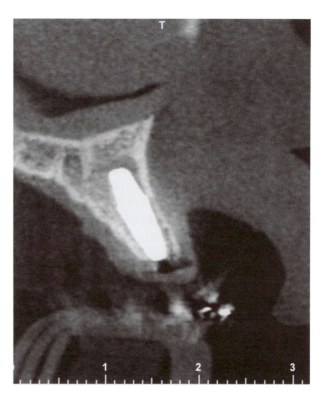

Figura 12.94 Corte tomográfico pós-cirúrgico.

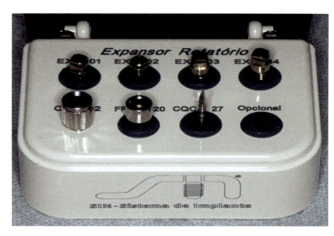

Figura 12.95 *Kit* de expansores utilizado na cirurgia.

Técnica cirúrgica

O primeiro passo no planejamento cirúrgico é uma criteriosa avaliação tomográfica da área a ser operada (Figuras 12.96 e 12.97), definindo o formato do rebordo (altura e largura) e densidade óssea. A técnica mais indicada para o caso em questão é eleita.

Buscando oferecer conforto e segurança ao paciente, anamnese e interpretação de exames complementares irão ajudar na indicação de sedação consciente, seja por via oral, inalatória ou venosa. Além disso, o uso de antibioticoterapia, corticoides e anti-inflamatórios se faz necessário para um bom pós-operatório, com menor desconforto e edema.

Após a incisão, descolamento do retalho e manobras de divulsão (Figura 12.98), que facilitarão o fechamento após o ganho de espessura, iniciamos as osteotomias. Estas serão realizadas na mesial e distal da parede vestibular e na crista do rebordo, daí a necessidade de 3 mm no mínimo de espessura. É preciso que sejam feitas até a altura do ponto que queremos expandir, e que as osteotomias na mesial e distal da parede vestibular se encontrem com a osteotomia da crista no osso medular. As osteotomias podem ser realizadas com discos, brocas, mas o mais indicado é o uso do *Piezo Cirúrgico*.

Capítulo 12 • Conceitos Básicos de Implantodontia e Princípios de Reconstruções Ósseas 323

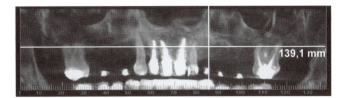

Figura 12.96 Corte panorâmico de tomografia computadorizada do tipo *cone-beam*.

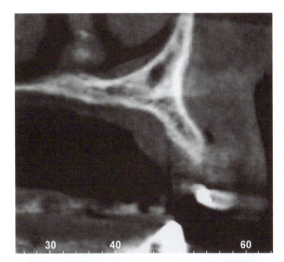

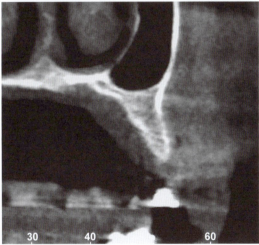

Figura 12.97 Cortes tomográficos.

A cirurgia piezoelétrica é indicada para cortes de ossos delicados e/ou que se encontram em regiões ricas em vasos e terminações nervosas, como por exemplo cirurgias bucomaxilofaciais que envolvam mucosa em seio maxilar ou estruturas nervosas.

Os equipamentos do tipo motor Piezoelétrica trabalham com frequência de 27 a 31 Khz e têm como características principais:

- Não lesar tecido mole como vasos, terminações nervosas ou de tecidos moles durante os procedimentos cirúrgicos
- Corte apenas dos tecidos duros
- Realiza cortes extremamente precisos, micrométricos e delicados de (60 a 200 mícrons)
- Manutenção da sensibilidade táctil do operador, oferecendo menor risco ao paciente
- Pouca trepidação ou necessidade de força mecânica durante o corte
- Maior precisão de corte ósseo
- Cirurgia menos traumática, com melhor pós-operatório
- Estimulação fisiológica no local operado.

Se a escolha foi de apenas um passo cirúrgico, iniciamos a expansão da crista, que pode ser realizada com o uso de cinzéis, de modo delicado e preciso.

Assim que a expansão desejada for alcançada, iniciamos a instalação dos implantes, que terão sua estabilidade inicial apenas nos 3 a 4 mm de osso apical, após a área expandida (Figura 12.99). Com os implantes instalados, partimos para a enxertia do espaço entre as paredes (Figura 12.100), e a literatura deixa claro que a qualidade do material utilizado influencia diretamente nos resultados. Realizam-se, então, a sutura (Figura 12.101) e a radiografia periapical de controle (Figura 12.102). Após 4 a 6 meses, a finalização protética pode ser feita (Figura 12.103).

No caso de opção pela técnica em dois passos cirúrgicos, espera-se um prazo de 28 a 40 dias para a segunda intervenção, facilitando a expansão, pois encontramos

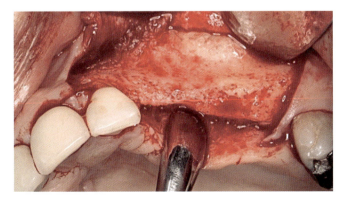

Figura 12.98 Retalho descolado.

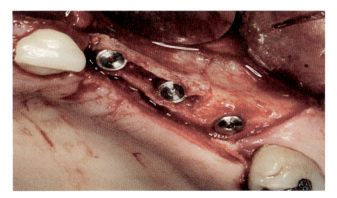

Figura 12.99 Expansão realizada e implantes instalados.

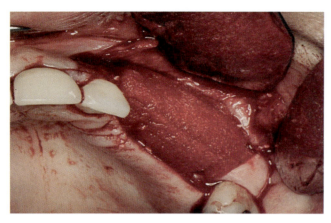

Figura 12.100 Enxertia do *gap* e proteção com membrana de colágeno.

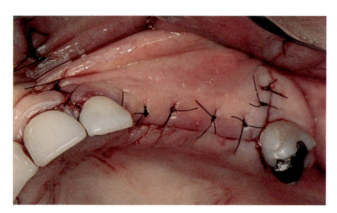

Figura 12.101 Sutura.

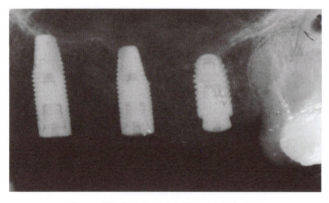

Figura 12.102 Radiografia pós-cirúrgica.

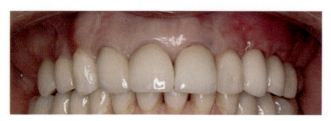

Figura 12.103 Coroas metalocerâmicas instaladas.

um osso imaturo entre as paredes, um periósteo aderido e a consequente diminuição do risco de reabsorção da parede vestibular, caso ocorra fratura da mesma. Incisões pequenas, restritas à região da crista do rebordo, são realizadas, além de descolamento do retalho, expansão do rebordo, instalação dos implantes, enxertia do *gap* e sutura.

BIBLIOGRAFIA

Adell R, Lekholm U, Rockler B, Branemark PI. A 15-year study of osseointegrated implants in the treatment of the edentulous jaw. Int J Oral Max Surg. 1981; 10:387-416.

Anitua E. Ridge expansion with motorized expander drills. Implant Dialogue. Vitoria, Spain. 2004. pp. 2-14.

Becker W, Becker BE, Alsuwyed A, Al-Mubarak S. Long-term evaluation of 282 implants in maxillary and mandibular molar position: a prospective study. J Periodontol. 1999; 70:896-901.

Bhaskar SN. Synopsis of oral pathology. 7. ed. St Louis: Mosby–Year Book, 1986.

Blus C, Szmukler-Moncler S, Vozza I, Rispoli L, Polastri C. Split-crest and immediate implant placement with ultrasonic bone surgery (piezosurgery):3-year follow-up of 180 treated implant sites. Quintessence Int. 2010; 41(6):463-9.

Butura C, Galindo D. Implant placement in alveolar composite defects regenerated with rhBMP-2, anorganic bovine bone, and titanium mesh: a report of eight reconstructed sites. Int J Oral Maxillofac Implants. 2014; 29(1):139-46.

Chan HL, Benavides E, Tsai CY, Wang HL. A titanium mesh and particulate allograft for vertical ridge augmentation in the posterior mandible: a pilot study. Int J Periodontics Restorative Dent. 2015; 35(4):515-22.

Chen N, Du YF, Guo JL, Zhang SY, Tao JF. Biologic response to autogenous particulate bone graft and shaped titanium mesh in segmental mandibular defect reconstruction. Int J Oral Maxillofac Implants. 2011; 26(2):333-40.

Colomina LE. Immediate loading of implant – fixed mandibular protheses: a prospective 18 month follow-up clinical study – preliminary report. Implant Dent. 2001; 10(1):23-9.

Engelhardt S1, Papacosta P, Rathe F, Özen J, Jansen JA, Junker R. Annual failure rates and marginal bone-level changes of immediate compared to conventional loading of dental implants. A systematic review of the literature and meta-analysis. Clin Oral Implants Res. 2015; 26(6):671-87.

Enislidis G, Wittwer G, Ewers R. Preliminary report on a staged ridge splitting technique for implant placement in the mandible: a technical note. Int J Oral Maxillofac Implants. 2006; 21(3):445-9.

Fazi G, Tellini S, Vangi D, Branchi R. Three-dimensional finite element analysis of different implant configurations for a mandibular fixed prosthesis. Int J Oral Maxillofac Implants. 2011; 26(4):752-9.

Hohn AR, Araújo J, Mesquita Filho RR, Ganimi ACA. Divisão e expansão da crista do rebordo em duas etapas para instalação de implantes na região mandibular posterior. Rev Impl News. 2012; 9(5):721-8.

Jainkittivong A, Langlais RP. Buccal and palatal exostoses: prevalence and concurrense with tori. Oral Surg Oral Med Oral Pathol Oral Radiol Endod. 2000; 90(1):48-53.

Lee SP, Paik KS, Kim MK. Variations of the prominences of the bony palate and their relationship to complete dentures in Korean skulls. Clin Anat. 2001; 14(5):324-9.

Levine RA, Manji A, Faucher J, Fava P. Use of titanium mesh in implant site development for restorative-driven implant placement: case report. Part 2 – Surgical protocol for single-tooth esthetic zone sites. Compend Contin Educ Dent. 2014; 35(5):324-6; 328; 330-3.

Liang J, Jiang B, Lan J, Huang H, Zhu Z, Wen Y *et al*. Short-term evaluation of clinical effect of bone ring grafting and immediate insertion. Hua Xi Kou Qiang Yi Xue Za Zhi. 2014; 32(1):40-4.

Lizio G, Corinaldesi G, Marchetti C. Alveolar ridge reconstruction with titanium mesh: a three-dimensional evaluation of factors affecting bone augmentation. Int J Oral Maxillofac Implants. 2014; 29(6):1354-63.

Lyndon FC, Amin R, John M, Nancy C, Debra S. Immediate mandibular rehabilitation with endosseous implants: simultaneous extraction, implant placement and loading. Int J Oral Maxillofac Implants. 2002; 17: 517-25.

Maló P, Nobre MA, Lopes A, Francischone C, Rigolizzo M. "All-on-4" immediate-function concept for completely edentulous maxillae: a clinical report on the medium (3years) and long-term (5 years) outcomes. Clin Implant Dent Relat Res. 2012; 14(Suppl 1):139-50.

Maló P, Nobre MA, Lopes A, Moss SM, Molina GJ. A longitudinal study of the survival of All-on-4 implants in the mandible with up to 10 years of follow-up. J Am Dent Assoc. 2011; 142(3):310-20.

Marx RE, Shellenberger T, Wimsatt J, Correa P. Severely resorbed mandible: Predictable reconstruction with soft tissue matrix expansion (tent pole) grafts. J Oral Maxillofac Surg. 2002; 60(8):878-88; discussion 888-9.

Mestas G, Alarcón M, Chambrone L. Long-term survival rates of titanium implants placed in expanded alveolar ridges using split crest procedures: a systematic review. Int J Oral Maxillofac Implants. 2016; 31(3):591-9.

Michael CG, Barsoum WM. Comparing ridge resorption with various surgical techniques on immediate dentures. J Prosthet Dent. 1976; 35:142.

Minsk L. The frenectomy as an adjunct to periodontal treatment. Compend Contin Educ Dent. 2002; 23(5):424-6; 428.

Nakahara K, Haga-Tsujimura M, Sawada K, Kobayashi E, Mottini M, Schaller B et al. Single-staged vs. two-staged implant placement using bone ring technique in vertically deficient alveolar ridges – part 1: histomorphometric and micro-CT analysis. Clin Oral Implants Res. 2016; 27(11):1384-91.

Nakahara K, Haga-Tsujimura M, Sawada K, Kobayashi E, Schaller B, Saulacic N. Single-staged vs. two-staged implant placement in vertically deficient alveolar ridges using bone ring technique – part 2: implant osseointegration. Clin Oral Implants Res. 2016; 19.

Noia CF, Pinto JMV, Sá BCM, Lopes RO, Moraes PH. Considerações clínicas para otimização dos resultados em enxertia óssea: parte II. Dent Press Implantol. 2015; 9(1):88-103.

Omara M, Abdelwahed N, Ahmed M, Hindy M. Simultaneous implant placement with ridge augmentation using an autogenous bone ring transplant. Int J Oral Maxillofac Surg. 2016; 45(4):535-44.

Piera-Navarro N, Daniele-Rios N, Villalain-Blanco D. Clinical evaluation of hard tissue proliferations in the mouth. Med Oral. 2002; 7(2):97-102.

Rosa JCM. Restauração dentoalveolar imediata: implantes com carga imediata em alvéolos comprometidos. 1. ed. São Paulo: Santos; 2010.

Rosa JCM, Rosa DM, Zardo CM, Rosa ACPO, Canullo L. Restauração dentoalveolar imediata pós-exodontia com implante platform switching e enxertia. Rev Imp News. 2009; 6(5):551-8.

Stricker A, Fleiner J, Dard M, Voss P, Sauerbier S, Bosshardt D. Evaluation of a new experimental model to study bone healing after ridge expansion with simultaneous implant placement-a pilot study in minipigs. Clin Oral Implants Res. 2014; 25(11):1265-72.

13 Infecções Odontogênicas

Martha Salim • Roberto Prado

INTRODUÇÃO

As infecções odontogênicas são a fonte mais comum de infecções na cabeça e no pescoço entre adultos e podem variar de infecções bem localizadas e de baixa intensidade a infecções graves que se disseminam pelos espaços fasciais, atingindo áreas distantes do foco original. Elas podem se apresentar clinicamente como uma doença localizada e de baixa intensidade e de simples tratamento, até infecções graves, generalizadas e que causem risco à vida do paciente. Cáries, doenças periodontais e pulpites são infecções iniciais que podem se disseminar além do local de origem em direção aos tecidos alveolares e para tecidos profundos da face, da cavidade oral, da cabeça e do pescoço.

Sendo assim, torna-se importante o conhecimento das características clínicas das infecções odontogênicas e dos fatores sistêmicos do paciente para que, então, se possa evitar que quadros simples se tornem mais graves.

MICROBIOLOGIA DAS INFECÇÕES ODONTOGÊNICAS

As bactérias que causam infecção odontogênica são habitantes da flora da cavidade bucal e, em condições normais, vivem em equilíbrio e sem causar doença. A infecção odontogênica é causada pelas bactérias que formam a placa bacteriana, as que são encontradas nas superfícies da mucosa e as que habitam o sulco gengival. Basicamente são compostos por cocos aeróbios gram-positivos, cocos anaeróbios e bastonetes anaeróbios gram-negativos, sendo estas bactérias as mesmas causadoras de doenças comuns da cavidade bucal, como a cárie dental, a gengivite e a doença periodontal. Quando estas bactérias têm acesso aos tecidos subjacentes mais profundos, através da polpa necrótica ou das bolsas periodontais profundas, tornam-se mais patogênicas e causam infecções odontogênicas.

Os microrganismos da cavidade oral constituem uma das floras mais variadas no corpo humano. A variação refere-se a muitos microambientes na cavidade oral, como as várias superfícies dos dentes, o sulco gengival, a língua e a mucosa bucal. Cada um tem um conjunto único de condições que permitem aos microrganismos estabelecer crescimento e proliferar, incluindo receptores para aderência seletiva, nutrientes apropriados e tensão de oxigênio ou simplesmente proteção física contra condições desfavoráveis. A doença nada mais é do que a quebra do equilíbrio entre microrganismo–hospedeiro–meio ambiente, sendo que qualquer alteração significativa entre um ou mais destes determinantes provocará infecção ao hospedeiro.

As bactérias nativas são as mesmas presentes na placa supra e subgengival, sendo diferentes apenas em infecções atípicas. Sua predominância varia de acordo com o estágio e o tempo de evolução da infecção. Dentre os microrganismos destacam-se cocos aeróbios gram-positivos; cocos anaeróbios gram-negativos e bastonetes anaeróbios gram-negativos.

Alguns fatores devem ser observados para o estudo das infecções odontogênicas; o primeiro deles é a natureza polimicrobiana (causadas por múltiplas bactérias) das infecções odontogênicas. A maioria das infecções odontogênicas é mista, isto é, causada por inúmeras bactérias, podendo-se identificar em média de cinco a oito diferentes espécies de bactérias. Apenas em ocasiões raras é encontrada uma única espécie de microrganismo. Por serem causadas por múltiplas bactérias, é necessário que o clínico compreenda essa natureza polimicrobiana. Muitos estudos microbiológicos detalhados sobre infecções odontogênicas têm demonstrado a composição microbiológica dessas infecções.

O segundo fator importante é a característica aeróbia e anaeróbia das bactérias causadoras de infecção odontogênica. Como a flora da cavidade bucal é composta por bactérias aeróbias e anaeróbias, a flora da infecção odontogênica pode se desenvolver usando concomitantemente ou alternadamente estas duas vias do metabolismo, sendo a maioria das infecções odontogênicas composta por estes tipos de bactérias. Infecções causadas apenas por bactérias aeróbias são responsáveis por cerca de 6% das infecções odontogênicas, 44% são causadas apenas por bactérias anaeróbias e 50% de todas as infecções odontogênicas são causadas por flora mista (aeróbia e anaeróbia). O caráter aeróbio/anaeróbio das infecções odontogênicas foi a causa mais importante de erros na interpretação de culturas na microbiologia das infecções odontogênicas.

As bactérias aeróbias que causam infecções odontogênicas consistem em um grande número de espécies. Os microrganismos aeróbios mais comumente encontrados são os estreptococos do tipo *viridans* que constituem 90% das bactérias aeróbias da infecção odontogênica; outras cepas menos frequentes caracterizam-se por espécies de *Staphylococcos* sp., *Neisseria* sp., *Corynebacterium* sp. e *Haemophilus* sp. Os estafilococos são encontrados em cerca de 6% das infecções odontogênicas e um grande número de bactérias constitui 1% ou menos.

Entre as bactérias anaeróbias, diversas desempenham papel patogênico importante. As bactérias anaeróbias incluem uma variedade ainda maior de espécies e dividem-se em dois grupos de cocos gram-positivos (representados por *Streptococcus*, *Peptococcus* e *Peptostreptococcus* spp. anaeróbios) e bastonetes gram-negativos que representam até 50% dos casos, sendo os *Bacteroides* sp. e *Fusobacterium* sp. os mais predominantes. Os cocos aeróbios gram-negativos e os bastonetes anaeróbios gram-positivos demonstram desempenhar pouca ou nenhuma função na etiologia das infecções odontogênicas, representando muito mais microrganismos oportunistas.

O mecanismo pelo qual as bactérias aeróbias e anaeróbias presentes em uma infecção odontogênica de flora mista causam progressão da doença inicia-se com a penetração de bactérias mais invasivas e de maior virulência (*Streptococcus* spp. aeróbios) nos tecidos profundos, dando início a um processo de infecção do tipo celulite. A partir disso, há crescimento dos microrganismos, havendo também o crescimento de bactérias anaeróbias. À medida que o potencial de oxidorredução é diminuído pelo crescimento de bactérias aeróbias, as bactérias anaeróbias se tornam proeminentes, e à medida que a infecção torna-se crônica (abscesso), as bactérias anaeróbias serão predominantes.

Após a inoculação inicial, as bactérias provenientes de lesões cariosas ou periodontais chegarão por progressão à polpa e ao tecido periodontal, respectivamente. Nesses locais os microrganismos aumentam sua patogenicidade, gerando infecção ao hospedeiro. Inicialmente as infecções tendem a ter caráter aeróbio ou facultativo, devido aos níveis de oxigênio presentes na cavidade bucal, e à medida que progridem e se proliferam nos tecidos mais profundos, a tensão de oxigênio diminui drasticamente, facilitando a predominância de bactérias facultativas e anaeróbias. Assim, as infecções precoces, que inicialmente se manifestam por celulite, podem ser caracterizadas como infecções por estreptococos aeróbios e os abscessos crônicos podem ser caracterizados por infecções anaeróbias.

Os microrganismos produzem várias toxinas e fatores de virulência, incluindo endotoxinas, exotoxinas e fatores estruturais importantes para a patogenicidade, como a aderência à mucosa oral e a resistência aos fatores que tendem a eliminá-los (meios mecânicos, competição por nutrientes, antagonismo de outros microrganismos e defesas do hospedeiro). As endotoxinas são importantes na patogênese das bactérias gram-negativas, podendo contribuir de maneira significativa quando ocorre a invasão dos tecidos e da circulação. As exotônicas são toxinas potentes liberadas tanto por bactérias gram-positivas como negativas. Em contraste com a endotoxina, ela tende a ser mais específica em seus locais e no seu modo de ação e tende a atuar em um local distante daquele da produção.

ETIOLOGIA DAS INFECÇÕES ODONTOGÊNICAS

As infecções odontogênicas podem ter origem periapical, decorrentes de cárie dental, causando necrose pulpar que se dissemina em direção aos tecidos periapicais; ou origem periodontal decorrente principalmente de uma infecção bacteriana através de uma bolsa periodontal ou de um saco pericoronário de um dente parcialmente erupcionado (Figuras 13.1 e 13.2). A seguir são descritas as origens dessas infecções.

➤ **Origem periapical.** A infecção se propaga por meio de lesão cariosa através do esmalte, da dentina, do cemento e da polpa dental. À medida que alcança a região periapical, essas bactérias se disseminam em direção ao periápice e ao osso alveolar.

➤ **Origem periodontal.** As bactérias causadoras da placa subgengival e da periodontite, por meio da liberação de toxinas, causam destruição óssea, chegando ao osso alveolar.

➤ **Origem pericoronária.** Bactérias colonizam o tecido gengival que recobre dentes semierupcionados, como, por exemplo, os terceiros molares, propagando-se, então, aos tecidos gengival e ósseo circunjacentes.

Os primeiros passos para o sucesso do tratamento das infecções são a identificação e a eliminação do agente etiológico, a causa de inúmeros insucessos no tratamento de quadros infecciosos.

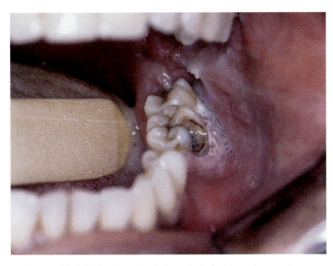

Figura 13.1 Cárie dental originando infecção odontogênica.

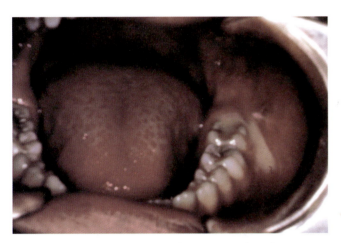

Figura 13.2 Pericoronarite do terceiro molar inferior.

FATORES QUE INFLUENCIAM A INSTALAÇÃO E A DISSEMINAÇÃO DAS INFECÇÕES

Os fatores que influenciam a instalação e a disseminação das infecções são aqueles relacionados aos microrganismos presentes na infecção e os fatores locais e gerais associados ao hospedeiro.

Em relação aos fatores microbianos devemos considerar a quantidade e a virulência das bactérias. Uma grande quantidade de bactérias presente em uma infecção pode limitar a capacidade de fagocitose das células brancas de defesa. Se o número de bactérias fagocitadas por um leucócito superar a sua capacidade, esta célula sofrerá intoxicação celular e autólise (processo de autodestruição). O aumento do número de bactérias em uma infecção associado à morte de leucócitos faz com que a medula lance células brancas jovens e imaturas para a corrente sanguínea em uma tentativa de defesa. Clinicamente significa que a bactéria predominante na infecção apresenta um alto índice mitótico ou é muito virulenta. A virulência refere-se a todas as características do microrganismo que sejam lesivas ao hospedeiro, como invasividade bacteriana, produção de toxinas, enzimas, entre outras substâncias.

O organismo defende-se da invasão bacteriana por meio de três mecanismos principais: as defesas locais, as defesas humorais e as defesas celulares.

As defesas locais compreendem integridade da pele e da mucosa, produção de saliva, sistema imunológico da mucosa e presença de bactérias da flora oral normal. A ausência de solução de continuidade da superfície de revestimento proporciona uma barreira física para a instalação de infecção. Do mesmo modo, áreas de ferimentos da pele ou lesões em mucosas facilitam a instalação de infecções. A salivação normal diminui a colonização bacteriana, pois as bactérias são constantemente diluídas, seguindo para o sistema digestório, no qual são destruídas. O sistema imunológico da mucosa bucal é representado principalmente pelos linfócitos B, T e plasmócitos, que sintetizam localmente imunoglobulinas A, E, G e M. Além disto, na cavidade bucal existe um equilíbrio entre as diversas espécies de bactérias e o hospedeiro, que geralmente vivem em harmonia e não causam doença. Entretanto, se bactérias da flora normal são destruídas ou modificadas, ocorrerá aumento de concentrações bacterianas de um grupo, resultando em desequilíbrio e, consequentemente, doença.

As defesas humorais são acelulares e estão presentes em plasma sanguíneo e secreções orgânicas do paciente. Os dois componentes principais são as imunoglobulinas e o sistema do complemento. As imunoglobulinas são componentes importantes das defesas orgânicas contra os agentes infecciosos, pois previnem a aderência de bactérias e parasitas nas células, neutralizam toxinas microbianas, ativam o sistema de complemento e fagócitos para destruir os microrganismos patogênicos. O complemento representa um grupo de proteínas sintetizadas pelo fígado, que, mediante múltiplas reações, produzem substâncias que iniciam o processo inflamatório, regulam e controlam a fagocitose e agem na membrana celular bacteriana.

As defesas celulares do hospedeiro são constituídas basicamente de fagócitos e linfócitos. Os fagócitos são células que englobam os microrganismos e, por intermédio de enzimas lisossomais, promovem a lise e a morte bacteriana. Neste grupo incluem-se os granulócitos polimorfonucleares (neutrófilos e eosinófilos) e os monócitos do sangue, e nos tecidos os macrófagos. Os linfócitos participam da defesa imune da mucosa na reação imunológica de reconhecimento dos antígenos.

Os linfócitos B diferenciam-se em plasmócitos, sendo capazes de produzir anticorpos específicos como a IgG. Os linfócitos T, como função secundária, auxiliam os linfócitos B no combate a algumas infecções.

DIAGNÓSTICO DA INFECÇÃO ODONTOGÊNICA

A infecção pode se apresentar em diferentes estágios:

- Estágio inicial ou de inoculação
- Celulite
- Abscesso.

No estágio inicial a infecção ainda está confinada ao osso, não tendo ainda ultrapassado as barreiras do periósteo e a cortical óssea. Clinicamente o paciente tem a sensação de extrusão do dente no alvéolo e dor durante a mastigação, este quadro pode também ser chamado de "osteíte periapical". Durante o exame clínico por percussão do dente, observa-se sensibilidade dolorosa local. Quando a progressão do quadro infeccioso vence as barreiras ósseas, é caracterizado por edema localizado na face, com período curto de duração, consistência mole à palpação, coloração normal ou levemente ruborizada e sem secreção purulenta. Com o crescimento e a multiplicação bacteriana, o quadro pode evoluir para uma condição mais grave denominada celulite.

A celulite (também chamada de fleimão) consiste na disseminação da infecção aos tecidos adjacentes. Nesta etapa a infecção venceu as barreiras ósseas corticais e difunde-se aos tecidos circunvizinhos, causando intensa resposta inflamatória reacional que se manifesta clinicamente como aumento de volume intenso e difuso. Admite-se que a duração da celulite seja de um processo agudo e inicial da infecção. Os sinais cardinais da inflamação estão sempre presentes – dor, calor, rubor e tumor (tumefação local) e lesão funcional (limitação da abertura bucal [trismo] e dificuldade de deglutição, mastigação ou respiração). Caracteriza-se por dor aguda generalizada, limites imprecisos e difusos, consistência endurecida à palpação. A celulite apresenta sempre maior risco ao paciente pela probabilidade de rápida disseminação. Na celulite não há necrose tecidual significativa, não ocorrendo, então, a formação de pus, sendo predominantes as bactérias que fazem via aeróbia de metabolismo (Figura 13.3).

O abscesso representa o estágio de cronificação do processo infeccioso, apresentando-se com infecção de localização bem delimitada e circunscrita. Ao contrário da celulite, o abscesso apresenta-se com consistência mole e flutuante, pouca distensão local dos tecidos e geralmente dor localizada. O abscesso é tipicamente menos perigoso, por ser um processo crônico e menos agressivo. Nele há predominância de bactérias que fazem a via anaeróbia do metabolismo (Figura 13.4).

Esses estágios não são necessariamente sequenciais, podendo um quadro apresentar-se como cronificação logo após o estágio inicial, assim como após o período cronificado voltar a se tornar um processo infeccioso agudo (Quadro 13.1).

Outra condição que requer cuidado especial é quando a infecção se propaga rápida e progressivamente, sendo denominada fascite necrosante. Encontrada ocasionalmente na cabeça e no pescoço, sendo nestes casos, na maior parte das vezes, proveniente de focos dentários, a fascite necrosante se dissemina rapidamente pelo

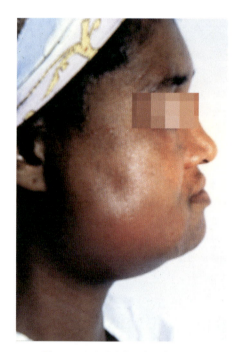

Figura 13.3 Celulite facial.

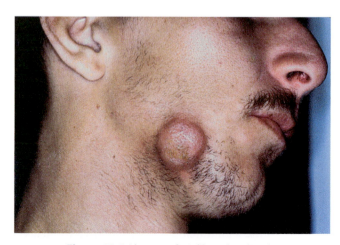

Figura 13.4 Abscesso facial bem localizado.

Quadro 13.1 Diferenças entre os estágios da infecção odontogênica.

Características	Estágio inicial	Celulite	Abscesso
Duração	0 a 3 dias	1 a 5 dias	4 a 10 dias
Dor	Leve/moderada	Grave e generalizada	Localizada
Volume/tamanho	Variável	Grande	Pequeno
Localização	Difusa	Difusa	Circunscrita
Aspecto clínico	Coloração normal/levemente avermelhada	Vermelho intenso	Periferia avermelhada com centro colapsado
Temperatura do local	Ligeiramente aumentada	Muito aumentada	Moderadamente aumentada
Perda de função	Mínima	Grave	Moderada
Pus	Ausente	Ausente	Presente
Consistência à palpação	Macia	Endurecida	Flutuante
Sensibilidade local	Sensível	Muito sensível	Pouco sensível
Potencial de gravidade	Baixa	Alta	Baixa
Bactérias	Aeróbia	Mista	Anaeróbia

músculo platisma em direção ao pescoço e sobre a parede anterior do tórax, podendo evoluir para quadro grave de mediastinite. Os comprometimentos médicos mais associados a esta condição são o diabetes e o alcoolismo, com uma taxa de mortalidade alta. A fascite necrosante deve ser tratada como emergência cirúrgica, requerendo hospitalização, uso de antibióticos de largo espectro e abordagens cirúrgicas mais radicais.

PROGRESSÃO DAS INFECÇÕES ODONTOGÊNICAS

Uma vez que os tecidos profundos foram inoculados por bactérias, estabelecem-se a infecção ativa e o processo de disseminação, que ocorrerá em iguais direções, mas, preferencialmente, ao longo das linhas de menor resistência. A infecção propaga-se extensamente pelo osso medular e dissemina-se até encontrar o periósteo e a lâmina óssea cortical. A localização da infecção é determinada por dois fatores principais: a espessura da cortical óssea, adjacente ao dente envolvido, e a relação do local de perfuração do osso com as várias inserções musculares na maxila e mandíbula. Quando a infecção odontogênica se dissemina pelo osso medular, ela buscará o ponto de menor resistência para perfurar a cortical óssea. Quando o ápice dental está mais próximo da cortical vestibular, a perfuração ocorrerá por vestibular; estando o ápice dental mais próximo da cortical lingual ou palatina, a perfuração ocorrerá nessa direção (Figura 13.5).

Assim que a infecção perfura a cortical óssea, a localização de sua exteriorização nos tecidos será determinada pela posição da perfuração em relação às inserções musculares locais. Por exemplo, se uma infecção oriunda de um molar superior perfurar a cortical óssea abaixo da inserção do músculo bucinador, resultará em drenagem pelo lado vestibular; se perfurar a cortical acima de sua inserção, resultará em infecção do espaço bucal (Figura 13.6).

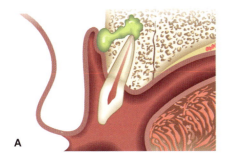
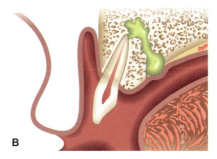

Figura 13.5 A infecção odontogênica seguirá o trajeto de menor resistência para que ocorra a drenagem. **A.** Ápice dental mais próximo à tábua óssea vestibular (drenagem por vestibular). **B.** Ápice dental mais próximo à tábua óssea palatina (drenagem por palatino).

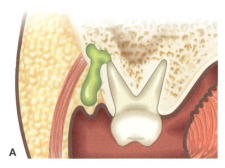 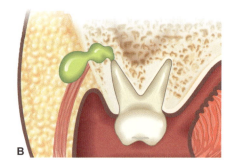

Figura 13.6 A localização da drenagem da infecção odontogênica será determinada pela relação do ápice dental com a inserção muscular local. **A.** Localizada em fundo de vestíbulo. **B.** Localizada no espaço bucal.

É importante o conhecimento anatômico da região para que possamos determinar, durante o diagnóstico clínico, qual o elemento dental possível de ser o causador de uma infecção odontogênica.

Na maioria dos dentes maxilares o local de drenagem é a cortical óssea vestibular. A localização do ápice do dente maxilar em relação à inserção muscular determinará se a drenagem ocorrerá em fundo de vestíbulo intraoral ou externamente no espaço bucal. Os ápices dos incisivos centrais geralmente localizam-se mais próximo à cortical óssea vestibular, possuindo via de drenagem intrabucal. Já as raízes dos incisivos laterais apresentam frequentemente uma inclinação no sentido palatino, o que torna o ápice radicular mais próximo da tábua óssea palatina (Figura 13.7).

Devido à localização do canino superior no rebordo alveolar, sua infecção drenará mais frequentemente pela cortical vestibular (Figura 13.8).

A relação do ápice radicular com a inserção do músculo elevador do ângulo da boca determinará se a drenagem ocorrerá intra ou extrabucal (espaço canino ou infraorbitário).

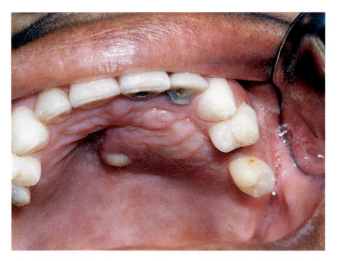

Figura 13.7 Drenagem por palatino originada do incisivo lateral.

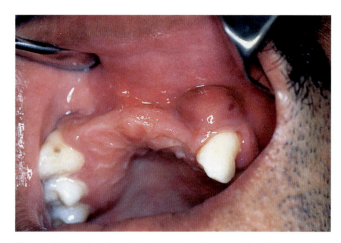

Figura 13.8 Infecção originada do canino maxilar. Observar drenagem localizada pelo lado vestibular.

Espaço canino ou infraorbitário

Localiza-se entre a parede anterior maxilar e o músculo elevador do lábio superior.

Clinicamente a infecção extrabucal oriunda do canino superior é caracterizada por aumento de volume flutuante do canto interno do olho (Figura 13.9).

As infecções originadas dos pré-molares superiores localizam-se mais frequentemente em fundo de vestíbulo intrabucal (ver Figura 13.19A). Como os primeiros pré-molares superiores apresentam uma raiz vestibular e outra palatina, as infecções originadas da raiz palatina poderão drenar na região mediana do palato.

As infecções dos molares superiores drenam preferentemente pela cortical vestibular. À semelhança do que ocorre com o primeiro pré-molar superior, a infecção poderá localizar-se pelo palato se a origem for a raiz palatina. Após rompida a cortical vestibular, a relação do ápice radicular com o músculo bucinador determinará se a via de drenagem será intra ou extrabucal. Se a infecção perfurar a cortical vestibular abaixo da inserção do bucinador, a drenagem ocorrerá no fundo de vestíbulo intrabucal; se ocorrer acima da inserção do bucinador, a drenagem se dará no espaço bucal (ver Figura 13.6).

Capítulo 13 • Infecções Odontogênicas   333

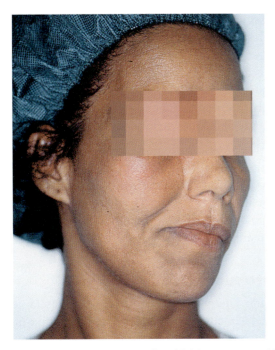

Figura 13.9 Espaço canino ou infraorbitário comprometido.

Devido à íntima relação das raízes do primeiro molar superior com o seio maxilar, pode ocorrer drenagem para o *sinus*, causando empiema do seio maxilar.

Na mandíbula, as infecções originadas dos incisivos, caninos e pré-molares geralmente drenam pela cortical óssea vestibular acima da inserção do músculo mentoniano, resultando em drenagens vestibulares. Se a infecção caminhar profundamente para este músculo, rompendo a cortical lingual, a infecção atingirá o espaço submentoniano, o que resultará em drenagem extrabucal.

Espaço submentoniano

Limitado lateralmente pelo ventre anterior do músculo digástrico; superiormente pelo músculo milo-hióideo; e inferiormente pela pele, fáscia superficial, músculo platisma e fáscia cervical profunda (Figuras 13.11 e 13.12).

Espaço bucal

Limitado medialmente pelo músculo bucinador e sua fáscia bucofaríngea; lateralmente pela pele e tecido subcutâneo; anteriormente pela borda posterior do músculo zigomático maior e depressor do ângulo da boca; posteriormente pelo músculo masseter; superiormente pelo arco zigomático; e inferiormente pela borda inferior da mandíbula (Figura 13.10).

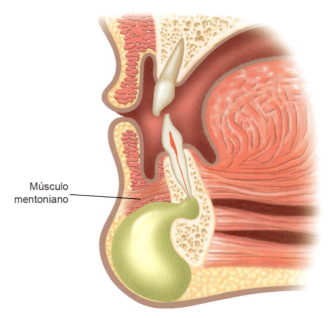

Figura 13.11 Drenagem para o espaço submentoniano.

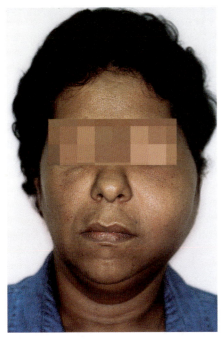

Figura 13.10 Espaço bucal comprometido.

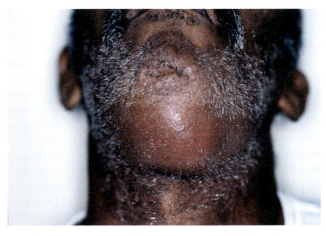

Figura 13.12 Drenagem para o espaço submentoniano.

Os molares inferiores poderão drenar em diferentes localizações, dependendo da posição de suas raízes em relação ao processo alveolar. As infecções do primeiro molar inferior que rompem a cortical vestibular terão sua localização preferencial em fundo de vestíbulo, devido à inserção muito baixa do bucinador nesta região. Caso a infecção caminhe em direção lingual, se relacionará, então, ao músculo milo-hióideo inserido na linha oblíqua interna, ocorrendo a infecção do espaço sublingual.

Espaço sublingual

Limitado inferiormente pelo músculo milo-hióideo, lateral e anteriormente pela fáscia interna do corpo mandibular, superiormente pela mucosa oral e medialmente pelos músculos genioglosso, gênio-hióideo e estiloglosso (Figura 13.13).

O segundo molar inferior localiza-se centralmente no rebordo alveolar, ocorrendo a mesma probabilidade de drenagem pela cortical vestibular e lingual. Sendo assim, a infecção poderá relacionar-se em iguais proporções aos músculos bucinador (drenagem vestibular) e milo-hióideo (drenagem lingual, podendo apresentar-se em quatro possibilidades de localização (Figura 13.14):

- Vestibular, acima do músculo bucinador (intrabucal)
- Vestibular, abaixo do músculo bucinador (espaço bucal)
- Lingual, acima do músculo milo-hióideo (espaço sublingual)
- Lingual, abaixo do músculo milo-hióideo (espaço submandibular).

Espaço submandibular

Limitado lateralmente pela pele e pela fáscia cervical profunda, medialmente pelos músculos milo-hióideo, hipoglosso e estiloglosso, inferiormente pelo músculo digástrico e superiormente pela face interna da mandíbula e inserção do músculo milo-hióideo (Figura 13.15).

Como os terceiros molares inferiores apresentam grande variação em sua posição na mandíbula, a infecção poderá tomar caminhos diversos. Em terceiros molares

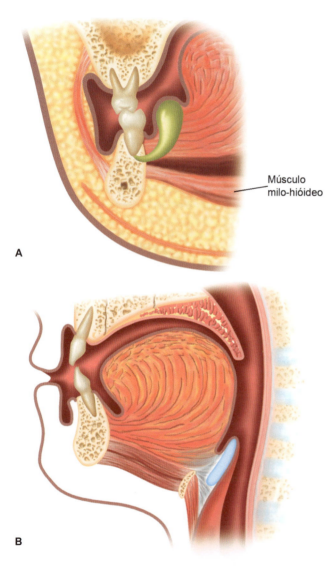

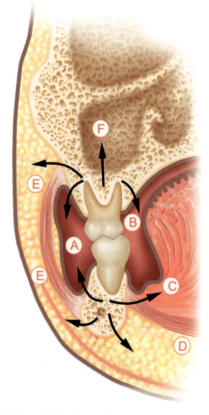

Figura 13.13 A. Infecção do espaço sublingual. O ápice dental do molar inferior está localizado acima da inserção do músculo milo-hióideo. **B.** Vista lateral do espaço sublingual. A infecção odontogênica se dissemina entre as fibras dos músculos genioglosso, gênio-hióideo, milo-hióideo e platisma.

Figura 13.14 Possibilidade de disseminação da infecção odontogênica dos molares. **A.** Vestíbulo. **B.** Palato. **C.** Espaço sublingual. **D.** Espaço submandibular. **E.** Espaço bucal. **F.** Seio maxilar.

Capítulo 13 • Infecções Odontogênicas 335

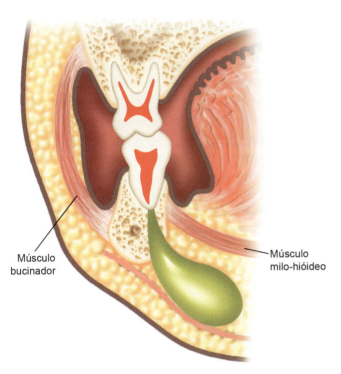

Figura 13.15 Infecção do espaço submandibular. O ápice dental do molar inferior está localizado abaixo da inserção do músculo milo-hióideo.

posicionados verticalmente, a infecção se estenderá lingualmente, abaixo do músculo milo-hióideo, atingindo o espaço submandibular. Com o terceiro molar em posição mesioangular ou horizontal, a relação das raízes se modifica e a infecção tenderá a se localizar acima do músculo milo-hióideo, drenando para o espaço pterigomandibular. Este espaço pode posteriormente comunicar-se com o espaço lateroparíngeo (Figura 13.16).

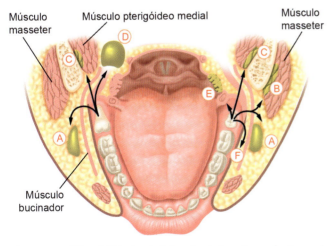

Figura 13.16 Possibilidades de infecção do terceiro molar irrompido e semi-incluso. **A.** Espaço submandibular. **B.** Espaço massetérico. **C.** Espaço pterigomandibular. **D.** Espaço retrofaríngeo. **E.** Espaço lateroparíngeo. **F.** Espaço bucal.

Espaço pterigomandibular

Limitado lateralmente pela fáscia interna do ramo ascendente e medialmente pelo músculo pterigóideo medial.

Ocasionalmente uma infecção do terceiro molar poderá atingir o espaço submassetérico (localizado entre o músculo masseter e pela face externa do ramo mandibular), quando a posição de suas raízes está anormalmente em direção vestibular.

O Quadro 13.2 mostra as principais relações com os espaços fasciais primários e secundários e as vias possíveis de abordagem cirúrgica.

AVALIAÇÃO DE PACIENTE COM INFECÇÃO ODONTOGÊNICA

A avaliação de pacientes com infecção odontogênica é iniciada pela coleta de informação na anamnese e no exame físico. Os dados obtidos determinarão a gravidade da infecção.

Para adequado exame de um paciente com infecção odontogênica, devemos observar os seguintes tópicos:

- História clínica e evolução da infecção
- Estágio da infecção
- História médica do paciente
- Determinação da gravidade da infecção
- Decisão sobre o local do tratamento (ambulatorial ou hospitalar) e indicação a especialistas.

História clínica e evolução da infecção

Durante a coleta da história clínica do paciente, é importante avaliar a evolução da infecção, questionando sobre quando se iniciou a lesão e o tempo decorrido desde o seu início (duração da infecção). Estes dados nos darão informações sobre a invasividade e a agressividade da infecção. Infecções com evolução lenta, de muitos dias, significam que as bactérias predominantes nesta infecção apresentam baixa virulência; e o contrário, infecções rápidas, de horas de evolução, apresentam bactérias de alta virulência, podendo causar infecções graves.

Estágio da infecção

É importante observar o estágio de evolução da infecção, classificando-a como processo inicial infeccioso, celulite ou abscesso (ver Quadro 13.1). A avaliação do estágio da infecção nos auxiliará no diagnóstico da gravidade da infecção.

História médica do paciente

A avaliação da história médica do paciente determinará a capacidade dele em reagir à infecção odontogênica. Pacientes sistemicamente comprometidos poderão apresentar infecções com quadros mais graves e de rápida

336 Cirurgia Bucomaxilofacial | Diagnóstico e Tratamento

Quadro 13.2 Relação dos espaços fasciais e dos dentes causadores da infecção. Mostra as principais relações com os espaços fasciais primários e secundários e as vias possíveis de abordagem cirúrgica.

Espaço	Dentes associados	Espaços adjacentes	Vias de acesso cirúrgico
Bucal	Pré-molares maxilares, molares maxilares, pré-molares mandibulares	Infraorbitário, pterigomandibular, infratemporal	Intraoral (infecção pequena), extraoral (infecção grande)
Infraorbitário	Caninos maxilares	Bucal	Intraoral
Submandibular	Molares mandibulares	Bucal, sublingual, submentoniano, laterofaríngeo	Extraoral
Submentoniano	Dentes anteriores mandibulares	Submandibular (ambos os lados)	Extraoral
Sublingual	Pré-molares mandibulares, molares mandibulares	Submandibular, laterofaríngeo, visceral (traqueia e esôfago)	Intraoral, intra e extraoral
Pterigomandibular	Terceiros molares mandibulares	Bucal, laterofaríngeo, submassetérico, temporal profundo, parotídeo, periamigdaliano	Intraoral, intra e extraoral
Submassetérico	Terceiros molares mandibulares	Bucal	Intraoral
Infratemporal, temporal profundo	Molares maxilares	Bucal, temporal superficial, seio petroso inferior	Intraoral, extraoral, intra e extraoral
Temporal superficial	Molares maxilares, molares mandibulares	Bucal, temporal profundo	Intraoral, extraoral, intra e extraoral
Faríngeo lateral	Terceiros molares mandibulares	Pterigomandibular, submandibular, sublingual, periamigdaliano, retrofaríngeo	Intraoral, intra e extraoral

Adaptado de Topazian *et al.*, 2002.

disseminação local e sistêmica. Quando avaliamos um paciente com quadro de infecção devemos pesquisar as condições que podem resultar em diminuição das defesas do hospedeiro. Existem inúmeras doenças que levam à diminuição das defesas orgânicas, porém algumas devem ser bem reconhecidas e comentadas. São elas:

- Doenças metabólicas não controladas levam à diminuição significativa do sistema de defesa, causando redução da função dos leucócitos, incluindo quimiotaxia, fagocitose e morte bacteriana. São exemplos desta condição diabetes melito e doenças renais graves que cursam com uremia, alcoolismo e desnutrição
- Condições ou doenças que interferem no mecanismo de defesa causam diminuição da função leucocitária e diminuição e síntese de anticorpos. São exemplos destas condições AIDS em estágio terminal, leucemias, linfomas e muitos tipos de câncer
- Pacientes em uso de imunossupressores, como os quimioterápicos no tratamento do câncer, e de medicamentos que reduzem a contagem de leucócitos a menos de 1.000/mm³. Pacientes transplantados ou apresentando doenças autoimunes também fazem parte deste grupo por utilizarem medicamentos imunossupressores, como ciclosporina, corticoides e azatioprina. Esses medicamentos causam alteração na função e produção de linfócitos T e B, e na produção de imunoglobulinas.

Pacientes sistemicamente comprometidos que apresentem infecção devem ser tratados sempre com muito cuidado por apresentarem grande potencial de evoluírem para infecção grave, agressiva e descontrolada. Devemos optar, nestes casos, por tratamentos mais radicais, com terapia cirúrgica precoce e antibioticoterapia parenteral.

Determinação da gravidade da infecção

Deve-se inicialmente determinar se há sinais sistêmicos da infecção. O primeiro passo no exame físico é a coleta dos sinais vitais do paciente, que podem apresentar-se bastante alterados em um quadro infeccioso. São eles: aferição da pressão arterial, frequência cardíaca, frequência respiratória e temperatura corpórea (axilar). Pacientes com infecções graves apresentarão temperatura corpórea elevada (acima de 37,8°C) e aumento das frequências cardíaca e respiratória.

Sinais sistêmicos da infecção (toxemia) representam uma resposta reacional do hospedeiro frente ao processo infeccioso. Devemos observar a aparência geral e o aspecto clínico do paciente. Pacientes com infecções graves ou com envolvimento significativo de suas defesas apresentam aspecto fadigado, sinais de sudorese, estado febril, calafrios, anorexia, desidratação, mal-estar e indisposição geral. Este aspecto é descrito como "face tóxica" (Figura 13.17).

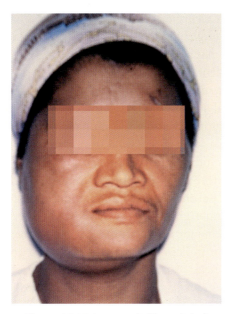

Figura 13.17 Aspecto de "face tóxica".

Sinais vitais e aumento da temperatura corpórea

Os sinais vitais devem ser observados sempre em quadros infecciosos. São eles: pressão arterial, frequência cardíaca, frequência respiratória e temperatura corpórea. A temperatura corpórea geralmente é o sinal mais expressivo nos quadros infecciosos. A temperatura geralmente aumenta devido à formação de prostaglandinas no hipotálamo, que é o centro termorregulador do corpo humano. É considerado quadro febril temperaturas acima de 37,8°C. Febre menor que 39°C tem efeito benéfico ao organismo, pois promove a fagocitose, o aumento do fluxo sanguíneo na área afetada, a elevação da taxa metabólica e a melhora da função de anticorpos; temperaturas muito elevadas apresentam efeito destrutivo pelo aumento das demandas metabólicas e cardiovasculares, além da redução da capacidade fisiológica.

Embora a febre seja um sinal que acompanha as infecções, o aumento de temperatura corpórea está diretamente associado a maior gravidade da infecção. Assim, temperaturas acima de 39°C indicam infecções mais graves, com necessidade de uso de antibióticos.

O pulso e a pressão arterial são raramente alterados na maioria dos quadros infecciosos, exceto quando há dor e ansiedade, ou diante de quadros infecciosos muito graves que desestabilizam o sistema cardiovascular.

A frequência respiratória é avaliada por incursões respiratórias por minuto (irpm). Frequências acima de 25 irpm [normal entre 14 e 18 irpm]) são denominadas taquipneia grave, que se caracteriza pela retenção de CO_2, alteração do equilíbrio acidobásico do sangue que pode evoluir para acidose respiratória. A frequência respiratória pode estar diminuída ou muito dificultada nos casos de obstrução aguda de vias respiratórias por disseminação da infecção, caracterizando-se como um quadro emergencial das infecções odontogênicas, e determina sua gravidade e necessidade de abordagem imediata a fim de preservar as vias respiratórias pérvias, sendo, nos casos mais graves, indicativo de traqueostomia.

Sinais clínicos de toxemia

Pacientes com envolvimento sistêmico pela infecção odontogênica apresentam o aspecto típico de "face tóxica", como descrito anteriormente. O aspecto facial revela olhos lacrimejantes, boca entreaberta, desidratação, febre e fadiga do paciente, demonstrando o aspecto de enfermo e debilitado sistemicamente (ver Figura 13.17).

Este sinal clínico demostra que o hospedeiro não está sendo capaz de, por meio de suas defesas sistêmicas, combater o microrganismo causador da infecção, mostrando-se como um alerta de que existe um desequilíbrio importante no sistema hospedeiro–microrganismo–meio ambiente. Este desequilíbrio pode ser causado pela falha de um desses sistemas: microrganismos altamente virulentos; hospedeiros sistemicamente comprometidos; ou indivíduos saudáveis que não receberam tratamento adequado para controle da progressão da infecção. A toxemia é indicação de internação hospitalar e acompanhamento por profissional especialista. A "face tóxica" unicamente não é sinal determinante de toxemia sistêmica, mas de infecção grave com envolvimento das defesas do hospedeiro.

Exames laboratoriais

Outro parâmetro importante a ser avaliado são os exames laboratoriais de sangue, dentre eles hemograma completo, velocidade de hemossedimentação (VHS) e proteína C reativa (PCR). O hemograma apresenta-se alterado, demostrando aumento de células brancas (leucócitos), denominado leucocitose, nos quadros de infecção bacteriana. Quanto maior este aumento, mais grave a infecção, determinando em alguns casos a presença de "desvio à esquerda" do leucograma. Tradicionalmente, os esquemas didáticos que ilustram o processo de maturação dos granulócitos posicionam as células mais jovens à esquerda, de maneira que a direção da maturação ocorre da esquerda para a direita. O desvio à esquerda ou o desvio maturativo é a denominação utilizada quando há maior quantidade de bastonetes e/ou de células mais jovens da série granulocítica (metamielócitos, mielócitos, promielócitos e mieloblastos).

A VHS e a PCR são marcadores inespecíficos que avaliam o grau de destruição tecidual e são utilizados como parâmetros comparativos da evolução da infecção no acompanhamento do quadro infeccioso, geralmente após tratamento cirúrgico e uso de antibióticos.

Decisão sobre o local do tratamento (ambulatorial ou hospitalar) e indicação a especialistas

Os casos de infecções odontogênicas observados na clínica podem ser adequadamente tratados mediante pequenos procedimentos cirúrgicos e antibióticos; em geral rapidamente, com boa resposta. No entanto, algumas infecções odontogênicas podem potencialmente pôr em risco a vida dos pacientes e exigem tratamentos médicos e cirúrgicos agressivos.

Nesta condição torna-se importante fazer o reconhecimento precoce e determinar a gravidade da infecção, para estipular o tipo de tratamento, e se ele poderá ser realizado por cirurgião-dentista, clínico geral ou há necessidade de encaminhamento para um cirurgião bucomaxilofacial para o tratamento definitivo. Um especialista apresenta melhor treinamento e experiência no tratamento de infecções odontogênicas graves, podendo obter melhores resultados e minimizar as complicações dessas infecções. Alguns pacientes necessitam de internação hospitalar para adequado tratamento, e outros podem ser tratados ambulatorialmente.

A maioria das infecções odontogênicas pode ser tratada facilmente pelo clínico, com grandes taxas de sucesso. Porém, nos casos mais graves, é importante observar alguns fatores que determinarão a necessidade de tratamento especializado. São eles:

- *Infecção de progressão rápida*: quando da anamnese, o paciente deve informar história de evolução e progressão rápidas da infecção, com piora do quadro clínico e aumento progressivo da tumefação local, dor e sinais e sintomas associados. Devemos cuidar para que este paciente seja rapidamente encaminhado e tratado preferencialmente por especialistas, devido ao potencial risco de óbito
- *Dificuldade respiratória (dispneia)*: pacientes com infecções odontogênicas podem apresentar grandes aumentos de volume em tecidos moles das vias respiratórias, que causam obstrução e dificuldades respiratórias. Pacientes que apresentam obstrução de vias respiratórias devem ser encaminhados a tratamento hospitalar de emergência, visando manter pérvias as vias respiratórias
- *Dificuldade de deglutição (disfagia)*: pacientes com tumefação e trismo podem apresentar dificuldade de deglutição até da saliva, indicando com frequência estreitamento da orofaringe e possibilidade de uma obstrução aguda das vias respiratórias
- *Envolvimento dos espaços fasciais*: pacientes que apresentem envolvimento de espaços fasciais, como o submentoniano e o submandibular, podem necessitar de excisões cirúrgicas e cuidados especiais, haja vista a maior probabilidade de disseminação da infecção para as vias ascendentes (sistema nervoso central) ou descendentes (mediastino)
- *Aumento da temperatura corpórea*: embora a febre seja um sinal que acompanha as infecções, os aumentos de temperatura corpórea são diretamente proporcionais à gravidade da infecção. Assim, temperaturas acima de 39°C indicam infecções mais graves
- *Trismo*: leve pode ser definido como abertura máxima interincisal entre 20 e 30 mm; moderado está entre 10 e 20 mm; e grave é caracterizado por abertura interincisal menor que 10 mm. O trismo grave pode representar indício de envolvimento grave dos espaços fasciais pela infecção
- *Pacientes sistemicamente comprometidos*: doenças sistêmicas que comprometam o sistema de defesa do hospedeiro levam a quadros mais graves, com evolução e disseminação rápida da infecção
- *Falha no tratamento anterior*: muitos pacientes apresentam histórico de tratamento clínico e até mesmo cirúrgico sem melhora ou remissão do quadro. Nestes casos, apesar das condutas, observa-se que o quadro infeccioso continua em progressão. Para que se observe sucesso no tratamento este deve se apresentar através de melhora clínica em até 72 horas após medicação e drenagem, caso contrário o tratamento deve ser reavaliado imediatamente.

Em resumo, no momento inicial de exame do paciente, o dentista deve avaliar os princípios anteriormente mencionados e determinar a gravidade da infecção e o comprometimento do paciente para decidir quais as melhores condições para o tratamento. Em caso de dúvidas, é sempre melhor tomar maior cuidado e indicar tratamento especializado, prevenindo assim morbidade e, ocasionalmente, mortalidade, que ainda ocorre devido às infecções odontogênicas (Quadro 13.3).

Quadro 13.3 Critérios para indicação ao tratamento hospitalar com especialista bucomaxilofacial e equipe multiprofissional.

- Dificuldade respiratória
- Dificuldade de deglutição
- Perda de peso e desidratação
- Infecção de progressão rápida
- Sinais clínicos de toxemia sistêmica
- Febre alta e contínua
- Grave envolvimento dos espaços fasciais pela infecção
- Trismo grave
- Pacientes sistemicamente comprometidos
- Falha no tratamento inicial

TRATAMENTO DA INFECÇÃO ODONTOGÊNICA

Etapas para o tratamento das infecções odontogênicas:

- Remoção da causa
- Tratar cirurgicamente
- Terapia de suporte
- Uso de antibióticos
- Acompanhamento periódico do paciente.

Remoção da causa e tratamento cirúrgico

Os passos básicos iniciais para o tratamento de uma infecção odontogênica são a remoção da causa e a drenagem cirúrgica. O tratamento cirúrgico pode variar desde a simples abertura coronária com drenagem de infecção via canal até drenagens complexas, que envolvam múltiplas incisões intra ou extrabucais, com colocação de drenos para contínua drenagem pós-operatória. A remoção da causa visa tratar o foco original da infecção.

Sempre que possível, deve-se tentar preservar o dente causador da infecção, realizando tratamento endodôntico periodontal. Quando o dente causador não puder ser recuperado ou quando condições sistêmicas inviabilizarem o seu tratamento endodôntico, o elemento dental deverá ser extraído o mais cedo possível. A extração dental proporciona tanto a remoção da causa quanto a drenagem de pus e resíduos acumulados. Além do tratamento endodôntico ou a extração do dente causador, muitas vezes tornam-se necessárias a realização de incisão e a drenagem cirúrgica, com a finalidade de proporcionar a drenagem de secreção purulenta e células necróticas. A incisão da cavidade do abscesso propicia a drenagem da secreção purulenta, diminuindo assim a tensão dos tecidos, que se apresentavam distendidos pelo aumento de volume local. Após a drenagem ocorrerá também melhora do suprimento sanguíneo local, o que possibilita a chegada de células de defesa.

A técnica de incisão e a drenagem podem ser realizadas por via intra ou extrabucal, estando na dependência da localização da coleção purulenta. Como visto anteriormente, existem diferentes vias de drenagem das secreções que dependem da espessura da cortical óssea adjacente ao dente envolvido e também pela relação do local de perfuração do osso com as várias inserções musculares na maxila e na mandíbula. Quando a infecção odontogênica se dissemina pelo osso medular, ela buscará o ponto de menor resistência para perfurar a cortical óssea.

Técnica cirúrgica

Incisão

Realiza-se a incisão, que poderá ser em pele ou mucosa, utilizando cabo de bisturi nº 3 e lâmina nº 15. É necessário que a incisão esteja devidamente localizada para que propicie adequada drenagem local. Para isto alguns princípios devem ser observados: deve-se escolher o ponto onde haja flutuação local, indicando-o como ponto mais superficial do abscesso.

A área escolhida para a incisão cirúrgica deverá ser um ponto de drenagem o mais inferior possível, para facilitar a drenagem pela própria força da gravidade.

O local das incisões deverá ser o mais estético possível, devendo-se, sempre que se possa, localizá-lo em linhas de rugas naturais da face ou do pescoço, seguindo os princípios das linhas de tensão da face. As incisões devem ser realizadas sempre perpendicularmente às linhas de contração da musculatura superficial da região.

A incisão deverá ser ampla o suficiente para adequada drenagem de todas as lojas do abscesso.

As incisões devem abranger todos os espaços fasciais envolvidos. Em geral, devemos realizar uma incisão para cada espaço facial envolvido pela infecção.

Antes da execução da incisão para drenagem, deve-se considerar a obtenção de uma amostra da coleção purulenta para cultura e teste de sensibilidade. Caso tenha sido tomada a decisão de realizar uma cultura, ela é executada antes da drenagem cirúrgica. Para a realização deste procedimento, utilizam-se seringa de 20 mℓ e agulha de calibre nº 18 para a coleta do pus. Realiza-se a desinfecção da superfície local, mucosa ou pele, e seca-se com gaze estéril. A agulha é inserida na cavidade do abscesso e aspirada a secreção purulenta. Deve-se manter a seringa em posição vertical e eliminar qualquer bolha de ar contida em seu interior. A ponta da agulha deverá ser vedada com borracha estéril e levada diretamente para o laboratório de microbiologia. Este método de obtenção da amostra de pus torna possível o cultivo de bactérias aeróbias e anaeróbias e a coloração pelo método de Gram.

Os abscessos intrabucais geralmente localizam-se em fundo de vestíbulo maxilar ou mandibular, quase sempre próximos ao dente envolvido. As incisões nestes casos são realizadas em mucosa diretamente sobre a área de flutuação. Deve-se preferir anestesias regionais como os bloqueios de nervo, com injeção do anestésico em uma área afastada do local da incisão (Figuras 13.18 e 13.19).

Nas drenagens cirúrgicas extrabucais, realiza-se a anestesia por meio de infiltrações superficiais do anestésico no local, anterior e posteriormente à área a ser drenada.

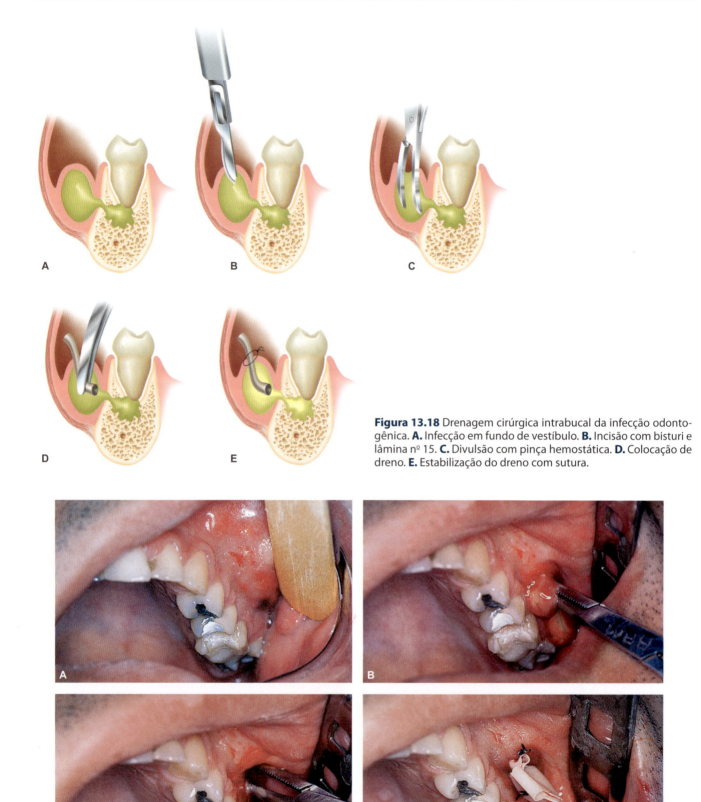

Figura 13.18 Drenagem cirúrgica intrabucal da infecção odontogênica. **A.** Infecção em fundo de vestíbulo. **B.** Incisão com bisturi e lâmina nº 15. **C.** Divulsão com pinça hemostática. **D.** Colocação de dreno. **E.** Estabilização do dreno com sutura.

Figura 13.19 A. Abscesso odontogênico originado do pré-molar superior. **B.** Incisão em fundo de vestíbulo e divulsão para drenagem da infecção. **C.** Drenagem com auxílio de uma pinça hemostática curva. A pinça deve entrar fechada e abrir no interior da loja do abscesso. **D.** Dreno de Penrose estabilizado com sutura.

Após a incisão, que deverá ser superficial, é inserida uma pinça hemostática curva no interior dos tecidos. A pinça hemostática é introduzida fechada e então aberta no interior dos tecidos, em várias direções diferentes, atingindo todas as cavidades formadas pelo abscesso. Com esta manobra, as lojas do abscesso localizadas entre os planos superficiais e musculares são dilatadas e drenadas (Figura 13.20).

A drenagem é a saída da coleção purulenta e dos restos celulares necróticos. A saída do pus é realizada com o auxílio da pinça hemostática e pode ser auxiliada mediante compressão manual realizada pelo operador.

Assim que todas as áreas da cavidade do abscesso forem abertas e a coleção purulenta drenada, deve ser inserido um dreno cirúrgico para manter a abertura e permitir a manutenção da drenagem do pus e dos restos

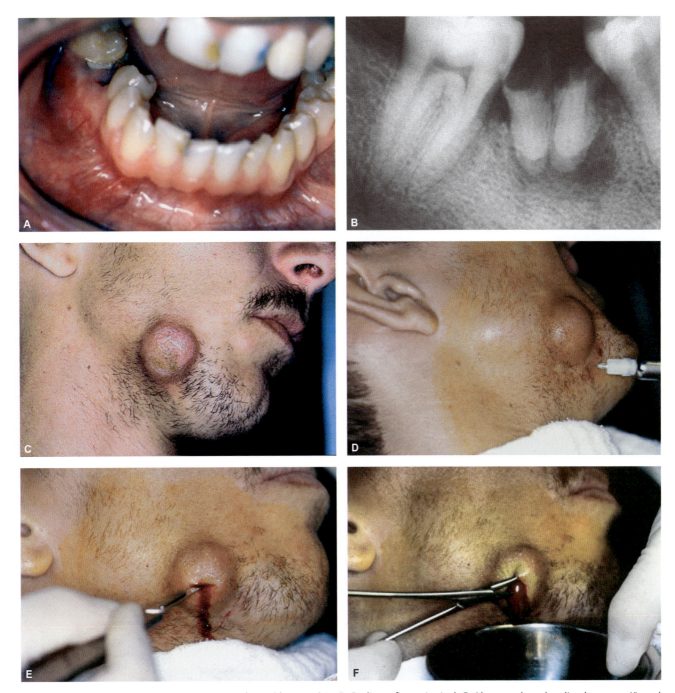

Figura 13.20 A. Primeiro molar extensamente destruído por cárie. **B.** Radiografia periapical. **C.** Abscesso bem localizado em região submandibular. **D.** Anestesia infiltrativa local. **E.** Incisão com bisturi e lâmina nº 15. Deve-se buscar a área mais inferior e de maior flutuação do abscesso. **F.** Divulsão e drenagem com pinça hemostática curva. (*Continua*)

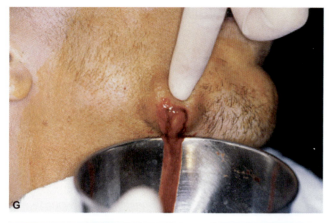
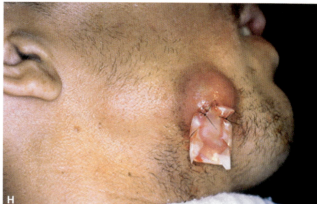
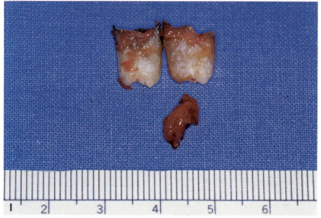

Figura 13.20 (*Continuação*) **G.** A drenagem deverá ser auxiliada manualmente. **H.** Colocação de dreno de Penrose. **I.** Elemento dental causador da infecção foi extraído no mesmo momento da drenagem cirúrgica.

celulares necróticos que não foram eliminados no ato operatório. Existem diversos tipos de drenos que podem ser utilizados:

- *Drenos de gaze embebidos em substâncias antissépticas*: estes drenos não são mais utilizados, tendo em vista a necessidade de trocas frequentes, além de exalarem odor desagradável e acumularem secreções em seu interior
- *Drenos de borracha ou material sintético*: são os drenos mais utilizados na atualidade. Podem ser flexíveis, denominados drenos de Penrose; ou do tipo rígido. Os drenos do tipo rígido são utilizados nas situações em que se necessita irrigação, como via de administração de medicamentos e aspiração da loja cirúrgica. Para a realização da aspiração, podem ser acoplados a um sistema de aspiração ou dispositivos que promovam pressão negativa (vácuo) no interior do dreno
- Os drenos de Penrose são os mais utilizados e se apresentam em diâmetros diferentes e selecionados, de acordo com o tamanho da loja cirúrgica. Os drenos devem ser preparados antes do uso, realizando-se picotes excêntricos, para que, quando inseridos na loja do abscesso, tenham retenção nas fáscias musculares e drenem mais eficazmente através das perfurações.

Os drenos devem ser estabilizados por meio de suturas. Nas drenagens intrabucais utilizamos fio de seda 3-0; nas drenagens extrabucais utilizamos fios de náilon 5-0.

Após o término do procedimento devemos realizar curativo oclusivo, para não permitir o escoamento do pus pelas margens da ferida, e curativo compressivo, para auxiliar a drenagem e evitar a formação de espaço morto (Figura 13.21).

O tratamento só será concluído depois da remoção da causa, seja pelo tratamento endodôntico, exodontia, ou tratamento periodontal. Muitas vezes este tratamento pode não ser conseguido tão prontamente no mesmo momento da drenagem, visto que os pacientes podem apresentar trismo grave, o que impossibilita o acesso imediato ao dente. Nestes casos, a remoção da causa poderá ser adiada por alguns dias, e, após realizada a drenagem cirúrgica, é estipulada fisioterapia para recuperação da abertura bucal. Estes pacientes deverão estar sempre com cobertura antibiótica.

Terapia de suporte

Pacientes portadores de infecções odontogênicas podem apresentar-se muito debilitados e estar com os mecanismos de defesa comprometidos. Devemos orientar os pacientes para adequada alimentação, ingestão de líquidos e repouso.

Os pacientes que apresentem infecções orais moderadas e graves tornam-se facilmente desidratados, por perda de líquidos causada pela sudorese e perspiração cutânea. Além disto, estes pacientes frequentemente apresentam trismo e dificuldade de deglutição, o que dificulta a ingestão de líquidos e alimentos. Aqueles que não conseguirem alimentar-se adequadamente por via oral deverão ser hospitalizados e receber hidratação venosa, para repor líquidos, eletrólitos e calorias.

A fisioterapia com calor deverá ser estimulada, por promover vasodilatação local, levando a maior fluxo de sangue, células de defesa e medicamentos. A vasodilatação também promove a permeabilidade vascular e consequente aumento da atividade de reabsorção do processo formado. Existem algumas controvérsias sobre o uso de agentes térmicos, coadjuvantes ao tratamento das infecções, e a sua utilização intra ou extrabucal. Laskin considera que o uso de agentes térmicos não é relevante

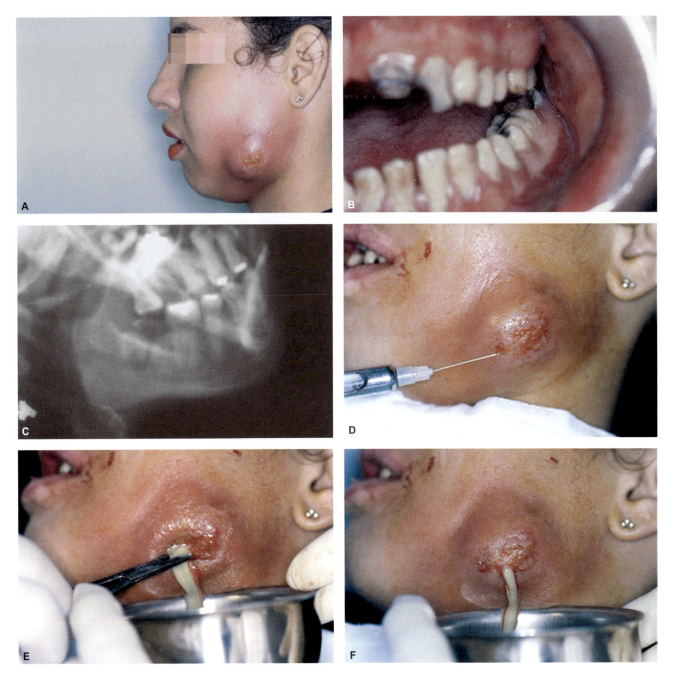

Figura 13.21 A. Infecção localizada em espaço submandibular. Observar sinais de inflamação local e ponto de necrose central sugerindo início de drenagem espontânea. **B.** Limitação grave da abertura bucal. **C.** Radiografia extrabucal mostra restos radiculares de molares inferiores. **D.** Anestesia infiltrativa local. **E.** Incisão com bisturi e lâmina nº 15. Deve-se buscar a área de maior flutuação do abscesso. **F.** Divulsão e drenagem. (*Continua*)

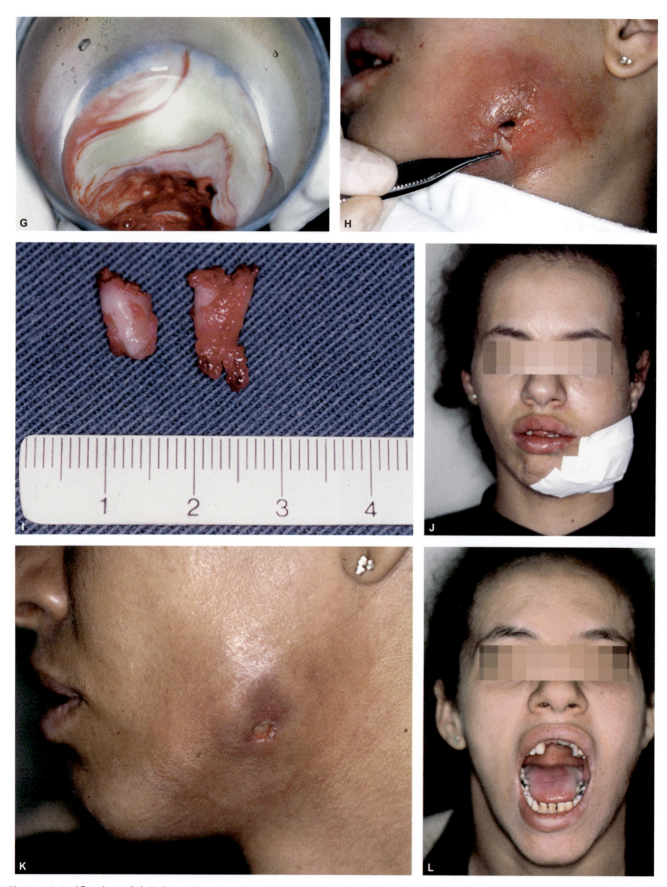

Figura 13.21 (*Continuação*) **G.** Secreção proveniente da drenagem. **H.** Colocação de dreno de penrose. **I.** Elemento dental causador da infecção foi extraído em uma segunda etapa devido ao trismo grave. **J.** Curativo facial. **K.** Pós-operatório de 15 dias. **L.** Pós-operatório de 1 mês. Observar a recuperação da abertura bucal.

na localização intra ou extrabucal da infecção, e que fatores como o relacionamento do ápice dental, a espessura da cortical óssea e inserções musculares realmente influenciam a localização da infecção.

Deste modo, parece-nos adequado que tanto o calor intrabucal quanto o extrabucal devem ser usados na fisioterapia das infecções. A utilização de calor úmido (compressas mornas) é preferível em relação ao calor seco, por atingir maior profundidade nos tecidos. O calor úmido extrabucal deverá ser orientado de 20 a 30 min por hora, após prévia lubrificação da pele com cremes ou vaselina, para evitar queimaduras locais. O calor intrabucal é empregado por meio da utilização de bochechos mornos de solução salina, podendo também ser associados a antissépticos bucais, devendo ser realizados várias vezes ao dia.

Uso de antibióticos nas infecções odontogênicas

A escolha do antibiótico apropriado para o tratamento das infecções odontogênicas deve ser avaliada cuidadosamente. Em algumas circunstâncias nenhum antibiótico pode ser administrado, e em outras situações pode ser necessária a associação de vários antibióticos para sucesso do tratamento. Um erro comum é pensar que todos os casos de infecções odontogênicas necessitam do uso de antibióticos. Ao se decidir pelo uso de antibióticos devemos analisar alguns fatores, como a gravidade da infecção, se a remoção da causa poderá ser obtida prontamente, e o estado de defesa do paciente. Em infecções agudas de rápida progressão, com características de celulite, está indicado o uso de antibióticos. Nas situações em que não seja possível a remoção imediata da causa, seja por tratamento endodôntico ou extração do dente, a antibioticoterapia deverá ser mantida até o tratamento definitivo. É importante a análise do estado de defesa do paciente, visto que a presença de doenças ou medicamentos poderá influenciar a resposta imunológica contra a infecção.

Situações em que é necessário o uso de antibióticos

- Infecção aguda e de progressão rápida
- Infecção difusa e não circunscrita além dos processos alveolares
- Pacientes com doenças sistêmicas
- Febre alta e permanente
- Comprometimento das defesas do hospedeiro
- Envolvimento dos espaços fasciais
- Pericoronarite grave
- Osteomielite.

Situações em que não é necessário o uso de antibióticos*

- Abscessos crônicos e bem-localizados
- Abscessos localizados em fundo de vestíbulo, sem tumefação facial
- Ausência de toxemia
- Pericoronarite branda
- Alveolite sem sinais clínicos de toxemia.

Em resumo, os antibióticos devem ser utilizados quando houver evidência clara de invasão bacteriana nos tecidos subjacentes que exceda as capacidades de defesa do hospedeiro, tornando provável a disseminação da infecção.

O uso dos antibióticos deve ser visto com critério e parcimônia. Embora o uso apropriado possa ter resultado rápido e curar os pacientes com infecções, o uso incorreto destes oferece pouco benefício para contrabalançar os riscos associados e os custos de administração e desenvolvimento de resistência bacteriana.

Uma vez decidido pela realização da antibioticoterapia, existem diferentes tipos de medicamentos disponíveis no mercado, devendo ser selecionado aquele que melhor se adapte a estas infecções. Para selecionar o antibiótico, alguns critérios devem ser observados:

- Microbiologia da infecção odontogênica
- Uso empírico dos antibióticos
- Fármacos bactericidas ou bacteriostáticos
- Amplo ou estreito espectro
- Estágio da infecção
- Toxicidade e efeitos colaterais
- Custo.

As infecções odontogênicas são causadas por um grupo conhecido de bactérias que apresenta sensibilidade aos antibióticos já bem determinada, estável e bastante uniforme. As bactérias que causam mais de 90% das infecções odontogênicas são estreptococos aeróbios e anaeróbios, peptococos, peptoestreptococos, *Fusobacterium* e *Bacteroides*. Grande número de outras espécies presentes na infecção odontogênica é o dos oportunistas e dos não predominantes. Sendo assim, a utilização de culturas e testes de sensibilidade para as infecções odontogênicas de rotina torna-se muitas vezes desnecessária, sendo a antibioticoterapia inicial empírica e baseada nos microrganismos predominantes. A terapia empírica consta em administrar o medicamento acreditando em sua ação contra a infecção. Quando se fazem necessários cultura e antibiograma (teste de sensibilidade aos antibióticos),

---

*Estes critérios não se aplicam a pacientes sistemicamente comprometidos.

deve-se logo após a coleta iniciar terapêutica antibiótica empírica. A fim de não contaminar o material a ser examinado, este deverá ser coletado por punção antes da drenagem cirúrgica e encaminhado imediatamente para análise de cultura e antibiograma. A partir do resultado da cultura, pode ser necessário mudar o antibiótico utilizado inicialmente, pois a mesma identifica quantitativa e qualitativamente os patógenos associados a infecção e testa a sensibilidade a diferentes tipos de antibióticos indicados.

Existem algumas indicações formais para a realização de cultura e antibiograma. São elas:

- Infecções de rápida disseminação e progressão
- Infecções pós-operatórias
- Infecções que não respondem a terapia antibiótica empírica, mesmo que realizada corretamente
- Infecção recidivante
- Comprometimento das defesas do paciente
- Suspeita de actinomicose
- Osteomielite.

Como a microbiologia e a sensibilidade aos antibióticos dos microrganismos orais são bem conhecidas, é uma conduta terapêutica usual utilizar antibióticos de forma empírica, isto é, administrar um antibiótico considerando os principais microrganismos envolvidos na infecção odontogênica e espectro de ação dos mesmos.

O fármaco de primeira escolha é geralmente a penicilina. A clindamicina e a azitromicina são opções para pacientes alérgicos à penicilina. Outra opção menos utilizada atualmente para pacientes alérgicos à penicilina é a eritromicina. As cefalosporinas são úteis quando é necessário um antibiótico de largo espectro. As tetraciclinas foram muito utilizadas no passado, mas, devido às cepas resistentes nos dias atuais, não são mais utilizadas. O metronidazol é útil para infecções predominantes por bactérias anaeróbias, muitas vezes associados a outros grupos de antibióticos. Este não tem ação em aeróbios e sua associação à penicilina apresenta ótima ação sinérgica contra bactérias causadoras da infecção odontogênica.

A maioria dos antibióticos apresenta efeitos colaterais e toxicidade que podem interferir em sua utilização clínica. Estes efeitos podem variar de leves, moderados a graves.

O principal efeito colateral da penicilina é a alergia. Cerca de 2 a 3% da população total apresentam-se alérgicos a esta substância. Em contrapartida, a penicilina, principalmente as naturais e as biossintéticas, são consideradas medicamentos desprovidos de efeitos tóxicos por atuarem na síntese da parede bacteriana, estrutura que não existe igual na célula humana.

A eritromicina e a clindamicina apresentam poucos efeitos tóxicos e alguns efeitos colaterais adversos. Podem causar náuseas, vômito, cólicas abdominais e diarreias. A clindamicina em particular pode causar um quadro grave de diarreia denominado "colite pseudomembranosa", que é causada pela eliminação de grande parte da flora anaeróbia do intestino, propiciando o crescimento de bactérias que são resistentes ao antibiótico, como o *Clostridium difficile*. Esta bactéria produz metabólitos tóxicos ao intestino, ocasionando colite. Outras substâncias podem causar este tipo de problema, uma vez que provoquem a depleção da flora normal intestinal. Este problema pode ser parcialmente solucionado com o aumento da dose administrada.

As cefalosporinas apresentam baixa toxicidade e efeitos colaterais. O maior problema em relação ao seu uso é sua similaridade química com o grupo das penicilinas; não sendo indicado o uso em pacientes alérgicos à penicilina, devido à possibilidade de reação cruzada.

O metronidazol também apresenta poucos efeitos colaterais. Deve-se ter cuidado, pois pode produzir o denominado efeito dissulfam, que causa aos pacientes em uso do metronidazol, ao ingerirem bebidas alcoólicas (súbita dor abdominal e cólicas).

As tetraciclinas são pouco utilizadas na atualidade. Têm como efeitos adversos a possibilidade de distúrbios gastrintestinais, como náuseas, diarreia e vômito. Alguns pacientes podem apresentar fotossensibilidade. Entretanto, o efeito mais indesejável é a hipoplasia óssea, pela quelação do cálcio e incorporação do antibiótico ao osso e ao dente, sendo, portanto, contraindicado na gravidez e em crianças.

Os antibióticos podem ser bactericidas ou bacteriostáticos. Os antibióticos bactericidas destroem as bactérias, enquanto os antibióticos bacteriostáticos interferem na reprodução e no crescimento bacteriano.

Os principais antibióticos bactericidas interferem na síntese da parede celular das bactérias em crescimento, resultando, desta forma, em estruturas defeituosas que não são capazes de suportar a pressão osmótica e acabam rompendo-se. Os antibióticos bactericidas realmente destroem as bactérias, necessitando assim de uma participação menor do sistema de defesa do hospedeiro.

Os antibióticos bacteriostáticos interferem na reprodução e no crescimento bacteriano, tornando-os mais lentos. Desta forma, as defesas do hospedeiro migram para a região da infecção e fagocitam as bactérias existentes. Os antibióticos bacteriostáticos exigem que as defesas do hospedeiro estejam preservadas, devendo ser evitados nos pacientes com doenças sistêmicas e defesas orgânicas debilitadas. Os antibióticos bactericidas são preferíveis aos bacteriostáticos no tratamento das infecções odontogênicas.

Deve-se procurar utilizar antibióticos de espectro reduzido e específico para bactérias que causam infecção odontogênica, devendo ser evitado o uso de antibióticos de amplo espectro, pois atingem não apenas os microrganismos da infecção, mas também destroem a flora normal do organismo, estando frequentemente associados à resistência bacteriana. Em resumo, os antibióticos que possuem espectro reduzido contra os microrganismos causadores da infecção odontogênica são tão eficazes quanto os antibióticos de amplo espectro, sem, entretanto, causarem problemas em relação à flora normal do hospedeiro ou resistências bacterianas.

Por todos os argumentos mencionados ainda nos dias atuais observamos que o fármaco de primeira escolha é geralmente a penicilina, por apresentar características como ser bactericida, de espectro limitado, baixo custo e toxicidade e poucos efeitos colaterais. As principais penicilinas utilizadas são a penicilina G cristalina e a amoxicilina, empregadas por vias parenteral e enteral, respectivamente. A penicilina G cristalina apresenta bom espectro para o uso nas infecções odontogênicas, porém não é indicada para uso oral, necessitando internação hospitalar. Em infecções tratadas em consultório utiliza-se a amoxicilina devido à absorção estável pela via oral. Em casos mais graves ou nos quais suspeita-se de resistência bacteriana, a associação da amoxicilina com o ácido clavulânico ou metronidazol pode ser necessária para conseguir efeitos antimicrobianos melhores, como resultado de um espectro de ação maior que inclua bactérias resistentes à penicilina. Uma forma de superar a ação das betalactamases é associar uma substância inibidora desta enzima, como o ácido clavulânico ou o sulbactam, com a penicilina. Esta combinação é amoxicilina com clavulanato de potássio. O ácido clavulânico é uma substância produzida pela fermentação de *Streptomyces clavuligerus* e tem a propriedade de inativar de modo irreversível as enzimas betalactamases, permitindo, desta forma, que os microrganismos se tornem sensíveis à rápida ação da amoxicilina. A resistência ao fármaco utilizado deverá ser avaliada durante o curso do tratamento.

Para ação adequada contra anaeróbios pode ser utilizada a associação entre penicilinas e metronidazol, devido a sua ação bactericida contra anaeróbios gram-negativos e gram-positivos.

As cefalosporinas não devem ser consideradas segunda opção no tratamento das infecções odontogênicas, pois, apesar de serem bactericidas, não agem adequadamente em anaeróbios bucais.

O antibiótico de segunda escolha mais adequado é a clindamicina, que, apesar de ser bacteriostático, apresenta ação efetiva contra cocos aeróbios gram-positivos e anaeróbios bucais. Ela age em altas concentrações nos leitos ósseos, fator importante nas infecções bucais. Seu uso rotineiro não demostra vantagens pelo seu custo e efeitos colaterais descritos anteriormente.

As penicilinas e o metronidazol têm a vantagem de cruzar a barreira hematencefálica, e a clindamicina não cruza esta barreira. Nestes casos, indica-se a utilização das duas primeiras nos casos em que há riscos de infecção sistêmica oriunda da infecção odontogênica. Apenas algumas cefalosporinas de terceira geração como acetadizima podem atravessar a barreira hematencefálica e ser eficientes contra os estreptococos e a maioria dos anaeróbios orais.

Eritromicina, lincomicina e tetraciclina, cloranfenicol e vancomicina são pouco utilizados nas infecções odontogênicas, ficando assim reservados para infecções por patógenos específicos, em que a sua sensibilidade foi determinada por meio de antibiograma.

Além da escolha adequada, deve-se prescrever o medicamento em doses e intervalos de tempo apropriados. A dose correta geralmente é recomendada pelo fabricante. O pico de concentração sérica do fármaco deverá ser em geral de quatro a cinco vezes a concentração inibitória para as bactérias envolvidas na infecção. O intervalo de tempo na administração é determinado pela meia-vida plasmática. A aplicação do antibiótico em intervalos de tempo adequados favorece a sua ação.

Deve-se também utilizar o antibiótico por um período de tempo determinado. A duração adequada de uma antibioticoterapia deve ser de 2 a 3 dias após debelada clinicamente a infecção. Isto significa que um paciente tratado clinicamente por meio de antibióticos apresentará melhora significativa dos sintomas em torno do 3º dia e, até o 5º dia, estará provavelmente assintomático. Deve-se administrar o antibiótico por mais 2 dias, totalizando média de 7 dias de tratamento. Em algumas infecções mais persistentes, a antibioticoterapia deverá ser mantida por um período de tempo maior.

O custo dos antibióticos é muito variado. Para escolhê-los devemos também avaliar este critério, visto que muitos pacientes poderão não adquirir o medicamento por causa do seu alto custo. É importante que o cirurgião-dentista saiba o custo dos medicamentos que prescreve. Os antibióticos mais novos e modernos tendem a ser mais caros quando comparados aos mais antigos. Os medicamentos genéricos também estão inclinados a ter um custo menor, sendo importante que, ao prescrever o antibiótico, o profissional coloque o princípio ativo da medicação (nome genérico), evitando assim nomes fantasia.

INFECÇÕES ODONTOGÊNICAS COMPLEXAS

Grande parte das infecções odontogênicas pode ser tratada ambulatorialmente mediante remoção da causa, drenagem da infecção e antibioticoterapia. Alguns casos, porém, podem tomar um curso mais sério, tornando-se infecções mais complexas e necessitando abordagem por profissionais especializados e com maior experiência.

Estas infecções complexas envolvem e se disseminam pelos espaços fasciais, sendo sua localização determinada pela espessura da cortical óssea, comprimento radicular e sua relação com a inserção muscular adjacente. A maioria das infecções odontogênicas penetra a lâmina cortical vestibular do osso para tornar-se um abscesso vestibular. Em alguns casos as infecções podem penetrar diretamente dentro dos espaços fasciais profundos.

Os espaços fasciais são áreas anatômicas determinadas por músculos e fáscias musculares, sendo espaços potenciais ausentes em pessoas sadias. Os espaços fasciais são compartimentos teciduais revestidos por fáscias, preenchidos por tecido conjuntivo frouxo areolar, que pode tornar-se inflamado quando invadido por microrganismos.

Na infecção odontogênica pode haver penetração de exsudato e secreção purulenta nestes espaços, causando distensão e aumento de volume.

Os espaços fasciais podem ser invadidos inicialmente pela infecção (espaços primários) ou, posteriormente (espaços secundários), por continuidade a partir do envolvimento inicial dos espaços primários. À medida que os espaços fasciais secundários são envolvidos, a infecção torna-se com frequência mais grave, apresentando maiores complicações e morbidade. Os espaços fasciais primários foram descritos na disseminação das infecções odontogênicas.

Os espaços fasciais secundários ou profundos são apresentados de acordo com suas associações às fontes odontogênicas maxilares e mandibulares; entretanto, esta divisão muitas vezes é apenas didática, pois nem sempre segue os padrões descritos.

Principais espaços fasciais secundários

- Submassetérico
- Pterigomandibular
- Temporal superficial e profundo
- Farígeo lateral
- Retrofaríngeo.

O espaço submassetérico situa-se entre o aspecto lateral da mandíbula e o músculo masseter. É mais comumente envolvido por infecção que acomete o espaço bucal ou infecções que envolvam os tecidos moles ao redor dos terceiros molares. Clinicamente observa-se aumento de volume em região de ângulo mandibular e no ramo da mandíbula (Figura 13.22).

O espaço pterigomandibular situa-se na porção medial da mandíbula e lateralmente ao músculo pterigóideo medial. Este espaço pode ser acometido por infecções primárias dos espaços sublingual e submandibular. Clinicamente, quando este espaço é envolvido isoladamente não há aumento de volume significativo, apresentando-se principalmente por trismo grave. Por ser esta região a área de inserção da agulha durante o bloqueio anestésico do nervo alveolar inferior, podem ocorrer infecções causadas pela contaminação da agulha (Figura 13.22).

O espaço temporal é dividido em espaço temporal superficial e profundo. O espaço temporal superficial estende-se até a fáscia superficial, enquanto o espaço temporal profundo torna-se contínuo com o espaço infratemporal. Quando estes espaços são envolvidos, observa-se tumefação da região temporal, superior ao arco zigomático e posterior ao rebordo orbital lateral (Figura 13.22).

O espaço faríngeo lateral estende-se da base do crânio, ao nível do osso esfenoide, até o osso hioide inferiormente. Pode ser acometido a partir do envolvimento do espaço pterigomandibular. Localiza-se medialmente em relação aos músculos pterigóideo lateral e medial,

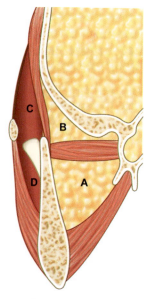

Figura 13.22 Espaços fasciais secundários. **A.** Espaço pterigomandibular. **B.** Espaço temporal profundo. **C.** Espaço temporal superficial. **D.** Espaço massetérico.

anteriormente é limitado pela rafe pterigomandibular e se estende posteriormente até a fáscia pré-vertebral. O processo estiloide e os músculos e fáscias associados dividem este espaço em compartimentos anterior muscular e posterior, que contêm a bainha carótida e vários nervos cranianos. Clinicamente, o paciente terá trismo grave e aumento de volume lateral ao pescoço, especialmente no ângulo mandibular e parede lateral da faringe, apresentando frequentemente muita dificuldade para deglutição. Quando o espaço faríngeo lateral é envolvido, este é um sinal de que a infecção é grave e pode estar progredindo rapidamente. O acometimento deste espaço pode ocasionar diversas complicações, como trombose da veia jugular interna, erosão da artéria carótida ou de seus ramos e comprometimento do IX ao XII pares cranianos. Além disto, pode haver disseminação do espaço faríngeo lateral para o retrofaríngeo (Figura 13.23).

O espaço retrofaríngeo localiza-se atrás do esôfago e da faringe, estendendo-se da base do crânio até o mediastino superior. Posteriormente a este espaço estão localizados a coluna vertebral e o espaço pré-vertebral, que é a via principal de disseminação das infecções para o mediastino, causando sérias complicações. Clinicamente o paciente apresenta-se com dor grave, disfagia, dispneia, rigidez da nuca e regurgitação esofágica. Ao exame intrabucal, observa-se aumento de volume na parede posterior da faringe (Figura 13.23).

O tratamento da infecção odontogênica nos espaços faríngeos envolve antibioticoterapia grave, drenagem precoce e controle de vias respiratórias. O último risco da infecção do espaço retrofaríngeo é o envolvimento progressivo do espaço pré-vertebral, que se separa do espaço retrofaríngeo pela camada alar da fáscia pré-vertebral. Se ocorre a perfuração desta fáscia, o espaço pré-vertebral é envolvido. Quando os espaços retrofaríngeo e/ou pré-vertebral são envolvidos em consequência de uma infecção odontogênica, o paciente está geralmente muito comprometido sistemicamente. As três graves complicações potenciais são:

- Obstrução de via respiratória superior em consequência de deslocamento em direção anterior da parede posterior da faringe
- Rompimento do espaço retrofaríngeo e broncoaspiração da secreção purulenta
- Disseminação para o mediastino.

No manuseio cirúrgico dos espaços faríngeo e retrofaríngeo pode haver a necessidade de anestesia geral para o controle da dor durante a realização da drenagem cirúrgica. Nestes casos é importante lembrar que o

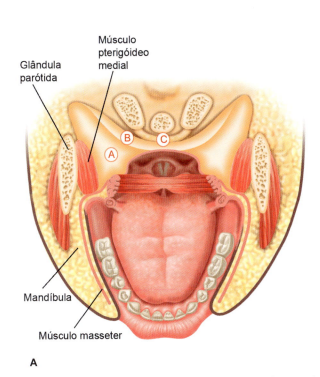

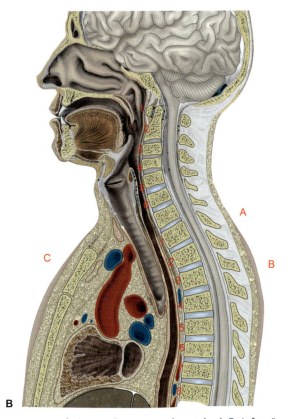

Figura 13.23 A. Espaços fasciais secundários. *A*, espaço faríngeo lateral; *B*, espaço retrofaríngeo; *C*, espaço pré-vertebral. **B.** Infecções podem avançar para espaço retrofaríngeo (*A*) e pré-vertebral (*B*), e daí podem progredir para o mediastino (*C*).

trismo grave impossibilita a intubação traqueal convencional, sendo necessário utilizar métodos coadjuvantes, como a intubação utilizando broncofibroscópio ou até mesmo traqueostomia.

COMPLICAÇÕES DAS INFECÇÕES ODONTOGÊNICAS

A infecção odontogênica pode se disseminar envolvendo os espaços primários, secundários, e tomar vias ascendentes ou descendentes, causando infecções agressivas, generalizadas e que levam risco eminente ao paciente.

Estas complicações, apesar de serem menos frequentes na clínica diária, devem ser bem estudadas e reconhecidas, pois o diagnóstico precoce favorece o prognóstico e o tratamento de tais condições.

Angina de Ludwig

A angina de Ludwig é uma celulite aguda e tóxica que invade os espaços fasciais submandibular, sublingual bilateralmente e espaço submentoniano. O quadro clássico que caracteriza a angina de Ludwig implica o envolvimento bilateral de todos estes espaços mencionados, sendo que nos quadros em que há comprometimento unilateral ou de apenas alguns destes espaços fasciais denominamos de quadros "anginoides". Cerca de 90% das publicações científicas identificam que as infecções odontogênicas são as maiores causas da angina de Ludwig. Outras etiologias são: infecção pós-extração de molares inferiores, sialoadenite submandibular, fraturas de mandíbulas e feridas em soalho bucal.

Os principais sintomas são dor cervical, dispneia, disfagia, aumento de volume simétrico e eritematoso na região cervical envolvendo os espaços submandibular, sublingual bilateralmente e submentoniano, e febre alta (Figuras 13.24). Com o envolvimento dos espaços sublinguais o paciente apresentará elevação do assoalho bucal e deslocamento medial da língua, causando dispneia e até obstrução de vias respiratórias superiores (Figura 13.25). A deglutição e a fonação são extremamente dolorosas para o paciente. Pode haver secundariamente a invasão dos espaços laterofaríngeos e outros espaços fasciais contíguos à região afetada.

A microbiota da angina de Ludwig inclui muitas bactérias gram-negativas, anaeróbios, estreptococos e, em alguns relatos, estafilococos.

Muitas complicações graves podem se originar a partir deste quadro, como colapso respiratório, mediastinite, empiema pleural, pericardites, que podem resultar na morte do paciente.

Esta condição se desenvolve rapidamente e requer diagnóstico e tratamento precoces, dado o grande potencial de mortalidade. O tratamento consiste em manutenção de vias pérvias, antibioticoterapia parenteral intensiva e prolongada, hidratação parenteral, erradicação da causa da infecção e, frequentemente, descompressão cirúrgica e drenagem precoce tornam-se necessárias.

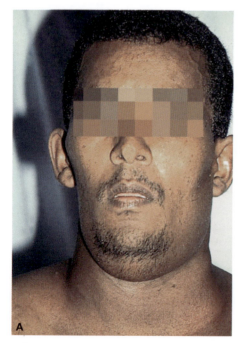
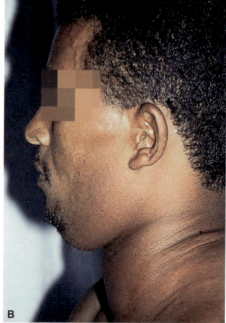

Figura 13.24 A. Angina de Ludwig, foto frontal. **B.** Foto de perfil. Observar envolvimento dos espaços submandilar bilateral e submentoniano.

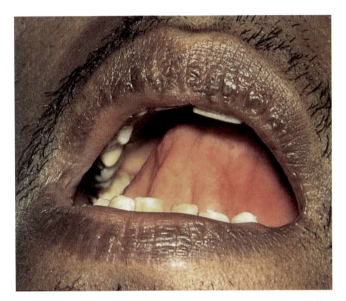

Figura 13.25 Angina de Ludwig – envolvimento do espaço sublingual com trismo grave.

Tomografia computadorizada cervicotorácica e ressonância nuclear magnética devem ser realizadas para determinar a extensão do processo infeccioso. O estabelecimento e a manutenção de vias respiratórias pérvias são condições primordiais durante o tratamento, sendo condição muito comum neste quadro a obstrução de vias respiratórias superiores. A traqueostomia tem sido o método mais empregado para a manutenção da permeabilidade das vias respiratórias. A intubação traqueal por meio da broncofibroscopia pode ser um método menos traumático para ventilar o paciente. É importante ressaltar que nos casos em que há necessidade de manutenção da via respiratória por muitos dias torna-se necessária a substituição do tubo traqueal pela traqueostomia. A antibioticoterapia de primeira escolha envolve a administração empírica de penicilina G cristalina em altas doses de 3 a 5 milhões de unidades a cada 4 horas, em pacientes adultos. O metronidazol também pode ser associado no tratamento. Em pacientes alérgicos à penicilina, utiliza-se a clindamicina como antibiótico para substituição, por apresentar o mesmo espectro de ação das penicilinas, além de ser ativa contra bactérias produtoras de betalactamase. Os aminoglicosídios podem ser também associados ao esquema antimicrobiano, principalmente na fase de celulite, pela grande predominância de aeróbios. Nos quadros de angina de Ludwig opta-se pela extração dental como forma de eliminar o agente causal da infecção. Não se recomenda o tratamento endodôntico pela possibilidade de agudização do quadro durante a manipulação do canal dentário.

A drenagem cirúrgica precoce é um ponto de controvérsia entre os autores. Alguns advogam sua realização o mais cedo possível, mesmo na fase de celulite e sem presença de secreção purulenta. Outros utilizam altas doses de antibióticos, sem cirurgia, até que ocorra a flutuação.

Um diagnóstico precoce e um rápido tratamento podem reduzir a mortalidade deste quadro.

Mediastinite

A mediastinite é uma complicação séria, chegando a taxas de mortalidade de 40%. Esta condição desenvolve-se como complicação de uma infecção odontogênica ou de infecções profundas no pescoço. Carateriza-se clinicamente por um quadro de dor torácica, dispneia grave e febre alta não remissível.

Podem apresentar como complicações septicemia progressiva, abscesso mediastinal, empiema, efusão pleural, pericardite, entre outros, até o óbito do paciente. Geralmente é uma infecção polimicrobiana. O tratamento consta de drenagem transcervical e mediastinal, associada a antibioticoterapia venosa. Nos casos mais graves, torna-se necessária a realização de drenagem através de toracotomia. O exame radiográfico mostra alargamento do mediastino. A mediastinite é frequentemente ocasionada por disseminação da infecção pelos espaços retrofaríngeos e, ocasionalmente, pela progressão dos espaços laterofaríngeos, infratemporal ou submandibular, que alcançaram e penetraram na bainha carótida e descendem até o tórax (Figuras 13.26 e 13.27).

A mediastinite necrosante descendente é uma complicação altamente fatal, que se espalha ao longo do plano cervical profundo em direção ao mediastino, gerando grande celulite, necrose, formação de abscesso, podendo ocorrer septicemia.

Trombose do seio cavernoso

O seio cavernoso é um dos seios da dura-máter que recebem veias do cérebro e da órbita e drenam para a veia jugular interna. As comunicações entre os seios venosos e as veias da face são importantes vias de escoamento, mas proporcionam uma porta de entrada de infecções da face em direção ao crânio. Estas comunicações podem ser diretas, através de pequenas veias calibrosas denominadas de veias emissárias, ou de forma indireta, através das veias oftálmicas. A comunicação mais constante e de maior diâmetro é realizada através da veia oftálmica superior e da veia facial anterior (Figura 13.28). Outra comunicação encontrada é entre a veia oftálmica inferior e o plexo venoso pterigóideo. Como as veias fasciais não têm válvulas, a infecção odontogênica pode se disseminar no sentido retrógrado, por meio de trombos

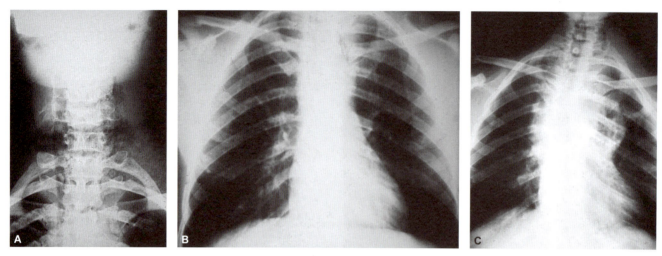

Figura 13.26 Aspecto radiográfico de infecção odontogênica descendente em direção ao mediastino. **A.** Radiografia posteroanterior (PA) cervical. Imagem demonstrando focos gasosos localizado nas partes moles do pescoço, relacionados a enfisema nos planos profundos. **B.** Radiografia de tórax em PA mostrando início do quadro com discreta densificação do mediastino superior, com pequeno aumento das partes moles. **C.** Radiografia de tórax em PA (evolução da imagem radiográfica anterior) demostrando importante aumento das dimensões do mediastino, com densificação das partes moles, sugerindo processo inflamatório significativo.

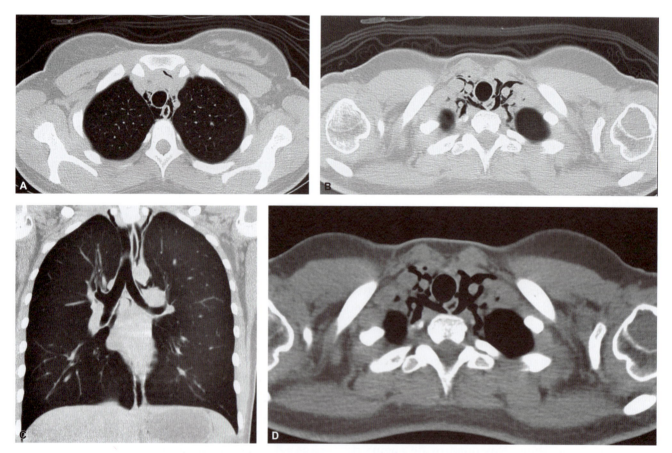

Figura 13.27 Imagens de tomografia computadorizada, quadro compatível com mediastinite. **A.** Imagem no plano axial, com janela para o pulmão, no nível do terço superior do tórax, demonstrando acúmulo de gás no mediastino, circundando o esôfago e a traqueia. **B.** Imagem no plano axial, com janela para o pulmão, no nível da transição cervicotorácica, demonstrando extensão do gás mediastinal para os planos profundos e viscerais do pescoço. **C.** Imagem no plano coronal, com janela para o pulmão, demonstrando gás circundando o esôfago e a traqueia, bem como alguns ramos vasculares, no mediastino. **D.** Imagem no plano axial, com janela de partes moles, identificando facilmente o gás no mediastino, circundando a origem dos troncos supra-aórticos, as veias regionais e a traqueia. Imagem no nível do terço superior do tórax. (Imagens gentilmente cedidas pelo médico radiologista Dr. Fernando Emerich.)

Capítulo 13 • Infecções Odontogênicas   353

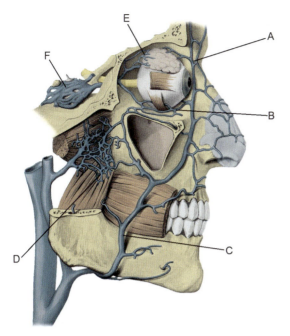

Figura 13.28 Possibilidade de disseminação da infecção odontogênica. **A.** Veia angular. **B.** Veia oftálmica inferior. **C.** Veia facial. **D.** Plexo pterigóideo. **E.** Veia oftálmica superior. **F.** Seio cavernoso.

em direção ao seio cavernoso. A trombose do seio cavernoso é uma complicação da infecção odontogênica que possui uma origem ascendente, isto é, a infecção se dissemina em direção cranial.

Os sintomas iniciais da trombose do seio cavernoso são dor nos olhos, febre alta, calafrios, pulso rápido e sudorese intensa. Pode-se observar edema ou equimose peripalpebral bilateral (Figura 13.29), hemorragia subconjuntival, lacrimejamento e proptose ocular. Pode haver oftalmoplegia (falta de mobilidade orbital) pelo possível envolvimento dos nervos cranianos que atravessam o seio cavernoso (II, IV, VI, V1, e plexo simpático carotídeo), diminuição dos reflexos corneais, ptose e dilatação da pupila.

A trombose do seio cavernoso é uma complicação grave de alta mortalidade, podendo evoluir para septicemia e meningite. O tratamento deverá ser sempre agressivo, com uso de antibióticos venosos que atravessem a barreira hematencefálica e possuam boa concentração no liquor.

A infecção odontogênica pode se disseminar para o sistema nervoso central por possuir relação de contiguidade anatômica, podendo envolver o crânio e seu conteúdo, e levando à formação, por exemplo, de abscessos cerebrais.

Abscesso cerebral e meningite

A infecção odontogênica pode chegar ao SNC, ultrapassando as meninges e barreiras hematencefálicas. Apesar de pouco frequente, o abscesso cerebral pode ser originado da progressão de uma infecção odontogênica ou infecções pós-exodontias, podendo progredir a partir de um foco anatomicamente contíguo ou via hematogênica. A principal via de chegada de patógenos para esta região é através do plexo venoso pterigóideo e pelas veias emissárias. A etiopatogenia pode ser variada, com diversos microrganismos envolvidos; 3 a 10% dos casos são de origem odontogênica.

O abscesso cerebral pode se apresentar como formação de lesão unitária ou lesões múltiplas no cérebro.

Em relação à sintomatologia clínica relacionada aos casos de abscesso cerebral, a cefaleia mostra-se como sintoma mais comumente encontrado. Outros sintomas como náuseas, convulsões, desorientação, tontura, febre e alterações do estado mental têm sido descritos. Em casos mais graves observam-se cefaleia intensa, náuseas, vômitos, disfagia, letargia com marcha instável e rigidez de nuca, complicações decorrentes do diagnóstico tardio e progressão da lesão cerebral. A literatura relata um tempo de 4 dias a 4 semanas entre a evolução do processo infeccioso odontogênico até o aparecimento de sinais e sintomas neurológicos.

A opção do tratamento conservador do abscesso cerebral através de antibioticoterapia é sustentada pela literatura. O uso de antibioticoterapia venosa como a única forma de terapia tem sido indicado para casos de múltiplos abscessos, locais de difícil acesso e lesão única menor do que 2 cm. Nos demais relatos de caso o tratamento antibiótico não foi o único; este se fez adjuvante a alguma intervenção cirúrgica pelo neurocirurgião.

Apesar de o abscesso cerebral ainda apresentar altas morbidade e mortalidade, técnicas de diagnóstico microbiológico modernas, antibióticos de amplo espectro, tomografia computadorizada (TC) e ressonância magnética (RM) têm contribuído para melhoria nas condições de diagnóstico e tratamento (Figuras 13.30 a 13.32).

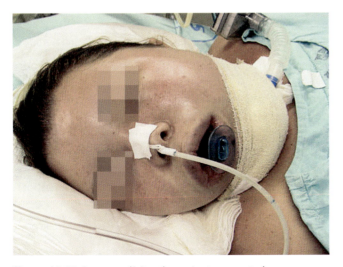

Figura 13.29 Aspecto clínico de paciente em estado grave compatível com trombose do seio cavernoso. Observar edema periorbital intenso bilateral.

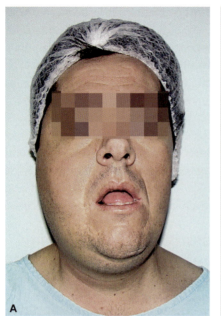
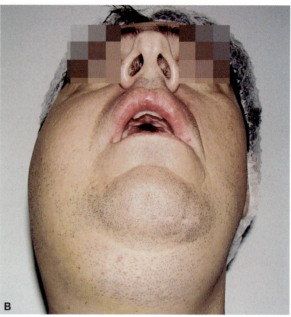

Figura 13.30 Aspecto clínico de paciente com quadro de infecção grave pós-operatória a cirurgia de extração de terceiro molar mandibular. Observar quadro de celulite envolvendo espaços fasciais **A.** Vista frontal. **B.** Vista inferossuperior.

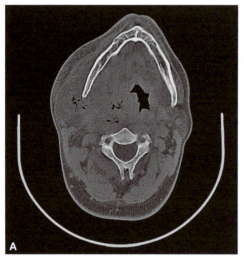
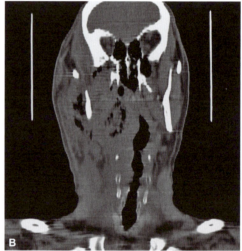

Figura 13.31 Tomografia computadorizada mostrando envolvimento dos espaços mastigatórios, parafaríngeo, temporal e infratemporal lado direito. **A.** Corte axial. **B.** Corte coronal (imagens referentes à Figura 13.30).

Fascite necrosante cervicofacial

A fascite necrosante (FN) da região cervicofacial é uma infecção rara, que acomete, geralmente, os pacientes com doenças que levam à imunossupressão sistêmica grave. É uma complicação grave ocasionada pela disseminação das bactérias através das fáscias musculares, promovendo extensa necrose tecidual. Esta necrose extensa dos tecidos moles, com formação de gases nos tecidos subcutâneos, é seguida por progressão rápida e potencialmente fatal. A microbiota associada a esta complicação é predominantemente gram-negativa e anaeróbia, existindo um grande sinergismo entre patógenos aeróbios e anaeróbios estritos. A FN facial é uma infecção de progressão rápida e potencialmente fatal, que requer diagnóstico e tratamento adequados e imediatos. O tratamento é composto por antibioticoterapia parenteral, desbridamento cirúrgico e monitoramento intensivo, sendo necessários equipe multiprofissional e suporte médico criterioso.

Osteomielite dos maxilares

Por definição, a osteomielite é uma "inflamação da porção medular do osso"; entretanto, este processo é raramente confinado apenas ao osso medular, envolvendo também

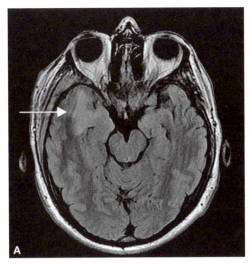
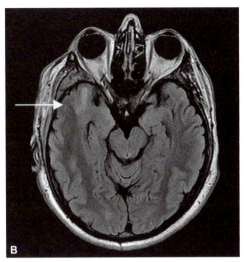

Figura 13.32 A. Tomografia computadorizada de crânio mostrando quadro de abscesso cerebral de origem odontogênica. **B.** Tomografia computadorizada de crânio mostrando involução da lesão com tratamento com antibióticos que atravessam a barreira hematencefálica (paciente da Figura 13.30).

cortical e periósteo. A invasão de bactérias aos espaços medulares leva à inflamação e ao edema, resultando em compressão e comprometimento do suprimento sanguíneo. A deficiência da microcirculação é um aspecto fundamental. A osteomielite é originada a partir de um foco contíguo de infecção ou por disseminação hematogênica.

Clinicamente, quatro tipos de osteomielite dos maxilares são observados: (1) supurativo agudo; (2) crônico secundário (começa como osteomielite aguda e torna-se crônica); (3) crônico primário (não apresentou anteriormente fase aguda, somente crônica); (4) não supurativo.

A identificação precoce da osteomielite, seguida de tratamento antibiótico apropriado por longo período de tempo, pode prevenir perdas extensas de dentes e osso. A terapia com oxigênio hiperbárico fornece um método de auxílio no tratamento.

SUCESSSO NO TRATAMENTO DAS INFECÇÕES ODONTOGÊNICAS

Os quadros de infecção odontogênica devem ser acompanhados de perto pelo profissional. Nos casos tratados ambulatorialmente este acompanhamento deve ser de no máximo 48 horas entre as consultas. Pacientes que necessitem de internação hospitalar devido à gravidade da infecção devem ser acompanhados com controle rigoroso dos sinais vitais e curva térmica pela enfermagem.

Uma vez que o quadro não tenha sofrido remissão ou involução satisfatória deve-se reavaliar o caso no sentido de pesquisar possíveis causas de insucesso. Dentre os fatores que possam levar a não melhora do quadro destacam-se:

- Não eliminação da causa
- Tratamento cirúrgico insatisfatório
- Hospedeiro com grave doença sistêmica levando a imunossupressão
- Acompanhamento ou monitoramento insatisfatório
- Presença de corpos estranhos
- Antibioticoterapia incorreta (dose e/ou tipo do medicamento)
- Resistência bacteriana.

Durante o tratamento do paciente portador de infecção odontogênica deve-se acompanhar atentamente a evolução e o quadro através de exame clínico, avaliação por imagem e exames laboratoriais. Deve-se considerar sempre a indicação de cultura e antibiograma em infecções que não respondam à terapia inicial.

O tratamento destas infecções deve cumprir as seguintes metas: suporte médico do paciente; proteção das vias respiratórias; correção das defesas comprometidas do hospedeiro quando estas existirem; remoção precoce da causa da infecção; drenagem cirúrgica da infecção, com a colocação de drenos adequados; administração de antibióticos corretos e nas doses adequadas; reavaliação frequente da evolução clínica do paciente quanto à resolução do quadro infeccioso. Embora a intensidade do tratamento seja maior nas infecções odontogênicas complexas, os princípios do manejo cirúrgico e médico das infecções dos espaços fasciais são os mesmos daqueles das infecções menos graves.

BIBLIOGRAFIA

Akashi M, Tanaka K, Kusumoto J et al. Brain abscess potentially resulting from odontogenic focus: report of three cases and a literature review. J Maxillofac Oral Surg. 2017; 16(1):58-64.

Araujo A, Gabrielli MFR, Medeiros PJ. Aspectos atuais da cirurgia e traumatologia bucomaxilofacial. São Paulo: Santos, 2007.

Balkan ME, Oktar GL. Descending necrotizing mediastinitis: a case report and review of the literature. Int Surg. 2001; 86(1):62-6.

Cortezi W. Infecção Odontogênica oral e maxilofacial – diagnóstico, tratamento e antibioticoterapia. Pedro Primeiro, 1995.

Ebarakete MS, Jensen MJ, Hemli JM, Graham ER. Ludwigs angina: report of a case and review of management issues. Ann Otol Rhinol Laryngol. 2001; 110(5):453-6.

Fonseca FP, Savassi PR. Cirurgia ambulatorial. 3 ed. Rio de janeiro: Guanabara Koogan, 1999.

Furst IM, Caminiti M. A rare complication of tooth abscess: Ludwigs angina and mediastinitis. J Can Den Assoc. 2001; 67(6):324-7.

Gonçalves L, Lauriti L, Yamamoto MK, Luz JG. Characteristics and management of patients requiring hospitalization for treatment of odontogenic infections. The Journal of Craniofacial Surgery. 2013; 24(5).

Graziane M. Cirurgia bucomaxilofacial. Rio de Janeiro: Guanabara Koogan, 1999.

Gregori C. Cirurgia bucodentoalveolar. Rio de Janeiro: Sarvier, 1996.

Howe GL. Cirurgia oral menor. São Paulo: Santos, 1984.

Hupp JR, Ellis E, Tucker MR. Cirurgia oral e maxilofacial contemporânea. 6 ed. Rio de Janeiro: Elsevier, 2014.

Jundt JS, Gutta R. Characteristics and cost impact of severe odontogenic infections. Oral Surg Oral Med Oral Pathol Oral Radiol. 2012; 114:558-5.

Kruger GO. Cirurgia bucal e maxilofacial. Rio de Janeiro: Guanabara Koogan, 1984.

Laskin D. A new focus on focal infection. Journal of Oral and Maxillofacial Surgery. 1998; 56(7):8-13.

Maraki S, Papadakis IS, Chronakis E, Panagopoulos D, Vakis A. Aggregatibacter aphrophilus brain abscess secondary to primary tooth extraction: Case report and literature review. Journal of Microbiology, Immunology and Infection. 2016; 49:119-22.

Medeiros PJ, Miranda MS, Ribeiro DPB, Moreira LM. Cirurgia dos dentes inclusos – extração e aproveitamento. São Paulo: Santos, 2003.

Miloro M, Larsen PE, Ghali GE, Peter DW. Princípios de cirurgia bucomaxilofacial de Peterson. 2 ed. São Paulo: Santos, 2009.

Nitin Suresh Fating D, Saikrishna GS, Vijay Kumar, Sujeeth Kumar Shetty M, Raghavendra Rao. Detection of bacterial flora in orofacial space infections and their antibiotic sensitivity profile. J Maxillofac Oral Surg. 2014; 13(4):525-32.

Peterson LJ, Ellis E *et al.* Cirurgia oral e maxilofacial contemporânea. 3 ed. Rio de Janeiro: Guanabara Koogan, 2000.

Peterson LJ, Ellis E, Hupp, Tucker *et al.* Princípios de cirurgia bucomaxilofacial de Peterson. 3 ed. Rio de Janeiro: Guanabara Koogan, 2016.

Ramos E, Santamaría J, Santamaría G, Barbier L, Arteagoitia I. Do systemic antibiotics prevent dry socket and infection after third molar extraction? A systematic review and meta-analysis Systemic antibiotics significantly reduce the risk of dry socket and infection in third molar extraction. Oral Surg Oral Med Oral Pathol Oral Radiol. 2016; 122:403-25.

Rana RS, Moonis G. Head and neck infection and inflammation. Radiol Clin N Am. 2011; 49:165-82.

Ray PS, Simonis RB. Management of acute and chronic osteomyelite. Hosp Med. 2002; 63(7):401-7.

Silva Filho EC, Marques SML, Pardini LC. A osteomielite como consequência de infecções odontogênicas: relato de um caso. Rev CROMG. 1997; 3(1):27-30.

Singh M, Kambalimath DH, Gupta KC. Management of odontogenic space infection with microbiology study. J Maxillofac Oral Surg. 2014; 13(2):133-9.

Srirompotong S. The mastigator space infection. J Med Assoc Thai. 2002; 85(7):778-81.

Strauss MB, Bryant B. Hyperbaric oxigen. Ortopedics. 1990; 25(3): 303-10.

Topazian RG, Golberg MH. Infecções Maxilofaciais e Orais. 3 ed. São Paulo: Santos, 1997. pp. 198-251.

Topazian RG, Goldberg MH, Hupp JR. Oral and maxilofacial infections. 4 ed. Philadelphia: WB Saunders, 2002.

14 Complicações Bucossinusais

Martha Salim • Roberto Prado

ANATOMIA E DESENVOLVIMENTO DO SEIO MAXILAR

Os seios maxilares são espaços aéreos que ocupam o osso maxilar bilateralmente. O seio maxilar desenvolve-se embriologicamente da invaginação da mucosa que cresce lateralmente a partir do meato médio da cavidade nasal em direção ao futuro osso maxilar.

Durante o nascimento, o seio maxilar apresenta-se com aproximadamente 1 cm em seu maior diâmetro e, com o desenvolvimento, expande-se em direção anterior e inferior, acompanhando o ritmo de crescimento da maxila. Com a expansão, o soalho do seio maxilar torna-se no mesmo nível do soalho da cavidade nasal. Em geral o crescimento do seio maxilar cessa com a erupção dos dentes permanentes, podendo ocorrer pneumatização (expansão do seio maxilar) em direção ao rebordo alveolar após extrações de dentes posteriores. Acredita-se que a força de circulação contínua de ar seja o principal responsável pela expansão do seio maxilar em direção às áreas maxilares desdentadas (Figura 14.1).

Os seios maxilares são revestidos por epitélio respiratório do tipo pseudoestratificado cilíndrico ciliado mucossecretor e pelo periósteo. A via de drenagem natural do seio maxilar localiza-se no óstio, que está abaixo do meato médio da cavidade nasal, entre as conchas nasais inferior e média. Este óstio fica acima do nível do soalho do seio maxilar, no local da extensão embriológica original da cavidade nasal (Figura 14.2). Para que ocorra a drenagem da secreção produzida pelo seio maxilar, o epitélio do seio maxilar, por meio dos batimentos unilaterais de seus cílios, desloca o muco produzido em direção ao óstio do meato médio e daí, então, para a cavidade nasal. Quando a motilidade destes cílios se encontra modificada por alterações patológicas ou inflamatórias, a drenagem das secreções será prejudicada, favorecendo o seu acúmulo no interior do seio e, consequentemente, a instalação de infecções locais.

O seio maxilar é o maior dos seios paranasais, medindo em média 34 mm no sentido anteroposterior, 33 mm de altura, 23 mm de largura e volume de aproximadamente 15 cc. O seio maxilar é descrito como

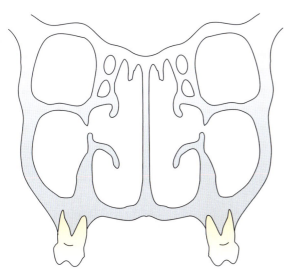

Figura 14.1 Corte frontal mostrando os seios maxilares.

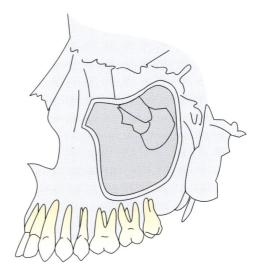

Figura 14.2 O óstio localiza-se acima do nível do soalho do seio maxilar.

uma pirâmide de quatro lados, com sua base voltada para a medial, formando a parede nasal lateral, o ápice estende-se lateralmente em direção à base do osso zigomático, a parede posterior desce em direção à tuberosidade maxilar e, no sentido anterolateral, estende-se até a região de primeiro pré-molar ou canino. O teto do seio maxilar forma o soalho da cavidade orbital, e o soalho do seio maxilar relaciona-se intimamente com o processo alveolar e os ápices radiculares dos dentes maxilares posteriores (ver Figura 14.1).

O seio maxilar tem como funções: aquecer o ar, aliviar o peso do complexo craniofacial e fornecer ressonância à voz, e evolui, por meio de seleção natural, como assistente para o resfriamento das veias intra e extracranianas devido ao intenso calor produzido pelo cérebro humano metabolicamente ativo.

ETIOLOGIA DAS COMUNICAÇÕES BUCOSSINUSAIS

O grande volume do seio maxilar, associado à fragilidade de sua parede anterior e à proximidade de seu soalho com os ápices dos dentes maxilares posteriores, aumenta a probabilidade de uma comunicação entre a cavidade bucal e o seio maxilar.

A comunicação bucossinusal compreende uma complicação durante as extrações dentais maxilares devido à íntima relação dos dentes posteriores com o soalho do seio maxilar. Por esse motivo devemos ter grande atenção e cuidado durante as exodontias destes elementos dentais.

A relação anatômica mais íntima dos dentes maxilares em relação ao seio maxilar obedece à seguinte ordem: primeiro molar, segundo molar, segundo pré-molar, terceiro molar, primeiro pré-molar e, às vezes, o canino. Esta relação pode tornar-se ainda mais estreita quando, após a perda prematura de um dente, ocorrer pneumatização do seio maxilar em direção ao processo alveolar (Figura 14.3).

Os acidentes operatórios são as causas mais comuns de comunicações bucossinusais, ocorrendo após extrações de dentes ou restos radiculares, curetagem dos alvéolos após extração, remoção cirúrgica de dentes inclusos, fraturas de tábuas ósseas ou durante enucleação de cistos ou tumores em íntima relação ao seio maxilar (Figura 14.4).

O apoio incorreto dos instrumentais cirúrgicos, como a alavanca, pode levar ao deslocamento do elemento dental durante a exodontia, causando não só uma comunicação bucossinusal, mas, também, a entrada do dente para o interior do seio maxilar (Figura 14.5).

Outros fatores etiológicos são descritos como responsáveis pela formação de comunicações bucossinusais, como lesões traumáticas da maxila por objetos

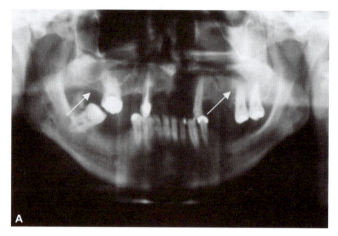

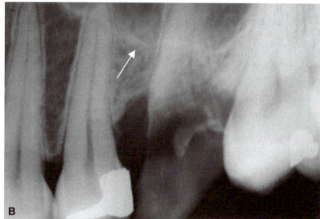

Figura 14.3 A. Pneumatização do seio maxilar em direção ao processo alveolar. **B.** Íntima relação do seio maxilar com o primeiro molar superior a ser extraído.

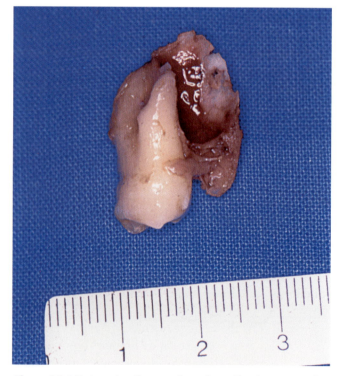

Figura 14.4 Fratura do túber maxilar e do soalho do seio maxilar.

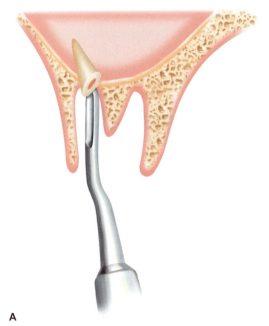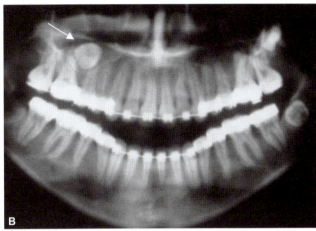

Figura 14.5 A. Apoio incorreto da alavanca, causando deslocamento da raiz para dentro do seio maxilar. **B.** Terceiro molar deslocado para o seio maxilar.

perfurocortantes, armas brancas ou projéteis de arma de fogo; lesões patológicas que envolvam o seio maxilar ou a cavidade oral, causando por contiguidade uma comunicação bucossinusal; infecções do seio maxilar ou da cavidade bucal que causem destruição óssea e formação de sequestro ósseo; além de causas necróticas menos comuns, como a necrose pela radiação ou por intoxicações por mercúrio, fósforo, bismuto, entre outros. Isto é, qualquer destruição óssea que leve a uma situação de continuidade entre o seio maxilar e a cavidade oral ocasiona uma comunicação bucossinusal.

DIAGNÓSTICO

Clínico

As comunicações bucossinusais podem ser classificadas didaticamente em comunicações bucossinusais recentes e fístulas bucossinusais.

As comunicações bucossinusais recentes são aquelas ocasionadas durante o ato operatório e que, se diagnosticadas e tratadas prontamente, fornecem um bom prognóstico ao paciente. Consideramos uma fístula bucossinusal quando não ocorre o diagnóstico e/ou o tratamento imediato desta comunicação com a migração dos epitélios oral e do seio maxilar, ocorrendo, então, epitelização deste orifício da comunicação. A fístula bucossinusal é acompanhada frequentemente por infecções do seio maxilar devido à entrada de líquidos e/ou alimentos dentro do seio durante a alimentação, associada à contaminação do seio por microrganismos oriundos da cavidade bucal. A fístula bucossinusal apresenta, assim, um prognóstico pior, quando comparada à comunicação bucossinusal recente.

O exame das pequenas comunicações poderá ser realizado mediante delicada sondagem do alvéolo e realização de manobra de Valsalva. Durante a sondagem, utiliza-se a cureta para o alvéolo com intuito de checar suas paredes e, principalmente, a integridade do soalho do seio maxilar. A manobra de Valsalva é realizada solicitando-se ao paciente que faça uma expiração forçada pela cavidade nasal, com as narinas ocluídas e a boca aberta. Neste momento, o ar sairá sobre pressão e, estando as narinas fechadas, entrará no interior do seio maxilar. Neste exame, quando realizado imediatamente após extração dental, podemos observar a saída de ar pelo orifício da comunicação e, se houver sangue no alvéolo, observamos a formação de pequenas bolhas de ar. Nas comunicações maiores, esta manobra é muitas vezes desnecessária, uma vez que o orifício da comunicação torna-se bem evidente ao exame clínico (ver Figura 14.6).

Nas fístulas bucossinusais as bordas do orifício entre o seio maxilar e a cavidade oral apresentam-se lisas e arredondadas. Algumas vezes podemos observar a formação de tecido hiperplásico, que prolifera em direção à cavidade oral, oriundo do tecido que reveste o interior do seio maxilar. O diagnóstico clínico das fístulas bucossinusais torna-se fácil pelo aspecto característico do exame intrabucal, associado sempre à história clínica do paciente, que relata alguma extração dental realizada há meses e que não cicatrizou normalmente (Figura 14.6).

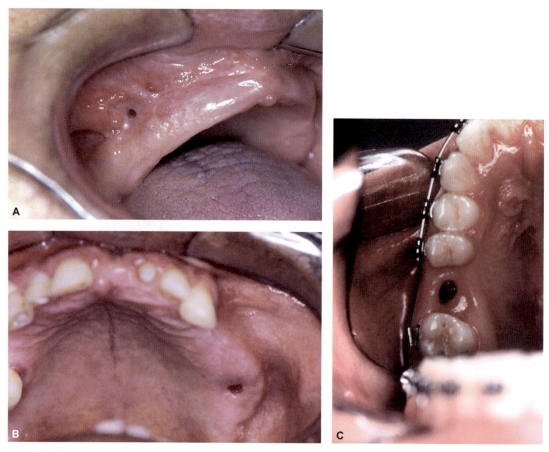

Figura 14.6 Fístula bucossinusal. **A.** Localizada por vestibular. **B.** Localizada por palatino. **C.** Localizada no rebordo alveolar.

O tratamento das comunicações bucossinusais poderá ser feito imediatamente quando a abertura é criada ou, posteriormente, como nos casos de tratamento de fístulas bucossinusais, ou no insucesso na tentativa de um fechamento primário.

Radiográfico

O diagnóstico de complicações bucossinusais muitas vezes associadas a quadros de sinusite maxilar de origem odontogênica envolve, além da realização de anamnese e exame físico detalhados, a realização de exames por imagens, como exames radiográficos intraorais, radiografias extraorais e tomografia computadorizada. Outros exames, como ressonância magnética, ultrassonografia, endoscopia e cintigrafia, também podem ser indicados. No entanto, a tomografia computadorizada é a mais utilizada em virtude de sua alta qualidade e capacidade em avaliar a anatomia sinusal, possibilitando observar lesões na mucosa e na parede sinusal, estruturas ósseas e perdas de continuidade das paredes, bem como as variações anatômicas paranasais.

O exame radiográfico do seio maxilar pode ser realizado mediante ampla variedade de exames, realizados por via intra ou extrabucal, com o intuito de avaliar as áreas de descontinuidade do soalho do seio maxilar, sinusites maxilares e elementos dentais ou corpos estranhos no interior do seio maxilar.

Estes incluem tomadas radiográficas odontológicas como as periapicais, oclusais, panorâmicas e cefalométricas em perfil. Outras radiografias realizadas por via extrabucal poderão ser solicitadas, com o intuito de avaliar os seios da face (posteroanterior frontonaso, posteroanterior mentonaso, perfil de face e tomografias computadorizadas ou lineares).

As comunicações bucossinusais podem ser evidenciadas por meio de radiografias periapicais, nas quais se pode observar a descontinuidade da linha radiopaca que delimita o soalho do seio maxilar (Figura 14.7).

Orifícios muito pequenos ou os localizados na parede anterior do seio maxilar poderão ser de difícil visualização pela sua pequena extensão e pela sobreposição das imagens radiográficas (Figura 14.8).

Com frequência, os ápices radiculares de dentes posteriores superiores, assim como os terceiros molares inclusos, podem ser vistos intimamente associados ao seio maxilar. Nas áreas desdentadas o seio maxilar pode sofrer pneumatização, chegando a estender-se até a crista alveolar.

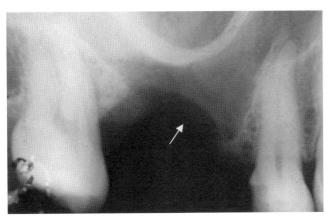

Figura 14.7 Radiografia periapical. Observar a descontinuidade da lâmina óssea do soalho do seio maxilar.

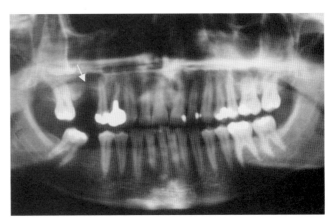

Figura 14.8 Radiografia panorâmica. Observar a descontinuidade da lâmina óssea do soalho do seio maxilar.

A interpretação dos seios maxilares deverá ser realizada sempre comparando-se os seios maxilares bilateralmente. O aspecto radiográfico de um seio maxilar normal apresenta-se como uma imagem de uma grande cavidade cheia de ar circundada por osso e elementos dentais. Apresenta-se radiograficamente radiotransparente e delimitado por uma camada bem demarcada de osso cortical.

As fístulas e as comunicações bucossinusais podem ser avaliadas e diagnosticadas por meio de radiografias intra e extrabucais, nas quais observaremos, em alguns casos, a descontinuidade do soalho do seio maxilar ou corpos estranhos ou elementos dentais alojados no seio maxilar. Incidências radiográficas extrabucais, como posteroanterior mentonaso, posteroanterior frontonaso, perfil de face ou tomografias computadorizadas em cortes axial e coronal, evidenciaram comunicações maiores e velamento do seio maxilar, quando comparadas com as do lado oposto (Figuras 14.9 a 14.12). A opacificação ou o velamento do seio maxilar pode ser causado pela hiperplasia da mucosa do seio maxilar; acúmulos de líquidos, como secreção purulenta e fluidos presentes nas sinusites maxilares; acúmulo de sangue secundário a traumatismos; e até mesmo pela presença de restos alimentares que penetraram no seio maxilar.

A avaliação radiográfica dos seios da face em pacientes portadores de fístulas bucossinusais demonstra sinusite maxilar aguda ou crônica. As alterações radiográficas sugestivas de sinusite crônica do seio maxilar são espessamento da mucosa, velamento do seio e pólipos

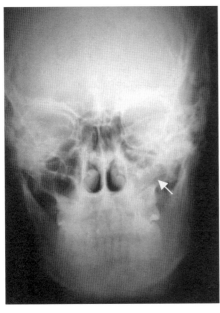

Figura 14.9 Radiografia posteroanterior frontonaso. Observar o velamento do seio maxilar esquerdo.

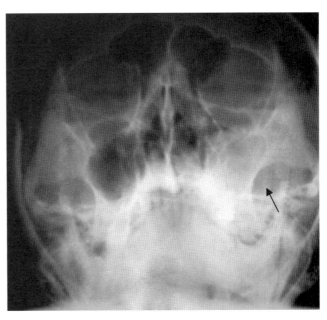

Figura 14.10 Radiografia posteroanterior mentonaso. Observar o velamento do seio maxilar esquerdo.

nasais ou antrais (Figuras 14.9 e 14.10). A presença de nível ar/líquido no seio é mais característica de doença sinusal aguda, podendo ser observada na sinusite crônica, em períodos de exacerbação aguda (Figura 14.11).

A identificação e a localização de dentes ou corpos estranhos que apresentem imagem radiopaca dentro do seio maxilar devem ser realizadas mediante tomadas radiográficas perpendiculares entre si (Figuras 14.13 e 14.14), ou técnicas tomográficas por imagem.

TRATAMENTO DE COMUNICAÇÕES BUCOSSINUSAIS RECENTES

Não existe ainda um consenso sobre as indicações das técnicas para o tratamento desse tipo de complicação cirúrgica. Fechamento espontâneo de comunicações de 1 a 2 mm pode ocorrer, enquanto grandes defeitos que não foram tratados apresentam alguma relação com o desenvolvimento de sinusite maxilar.

O melhor tratamento é sempre a prevenção, realizando avaliação pré-operatória cuidadosa e planejamento cirúrgico. A avaliação radiográfica, revelando seio maxilar pneumatizado, raízes longas, divergentes e/ou dilaceradas que possam causar fraturas do soalho sinusal e exposição acidental do seio maxilar durante

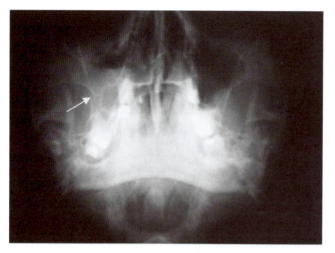

Figura 14.11 Radiografia posteroanterior mentonaso. Observar nível ar–líquido, demonstrando secreção dentro do seio maxilar.

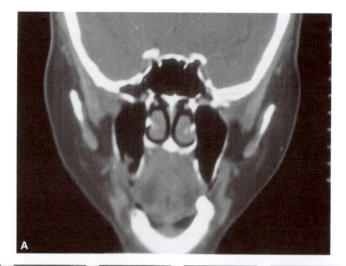

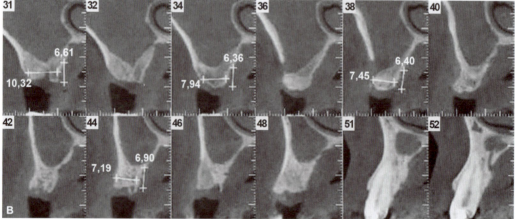

Figura 14.12 A. Tomografia computadorizada em corte coronal. Observar fístula bucossinusal à direita. **B.** Tomografia de feixe cônico mostrando, em corte coronal, a descontinuidade óssea (corte 36).

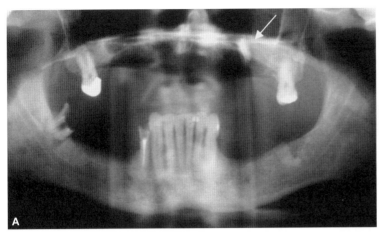 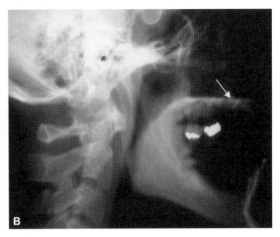

Figura 14.13 A. Radiografia panorâmica. Observar resto radicular dentro do seio maxilar no sentido lateromedial. **B.** Radiografia cefalométrica em perfil. Observar resto radicular dentro do seio maxilar no sentido anteroposterior.

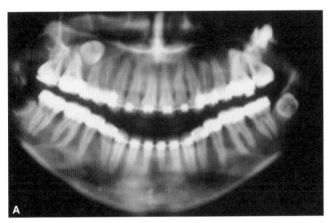 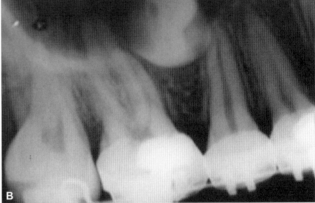

Figura 14.14 A. Radiografia panorâmica. Observar terceiro molar inteiro dentro do seio maxilar. **B.** Radiografia periapical mostrando terceiro molar inteiro dentro do seio maxilar.

as extrações, deve sempre conduzir a um planejamento pré-operatório para a realização de técnica cirúrgica aberta com osteotomias e odontossecção (ver Capítulo 7, *Extração de Dentes Irrompidos*).

O tratamento das comunicações bucossinusais recentes deve ser orientado de acordo com o tamanho da abertura sinusal que ocorreu no transcirúrgico. Se a abertura sinusal for pequena (comunicações que se restrinjam ao diâmetro do ápice dental) e o seio maxilar não apresentar nenhum tipo de doença sinusal prévia, deve-se estipular cuidados trans e pós-operatórios que visem à formação e à manutenção do coágulo no alvéolo do dente extraído. Nestes casos, não é necessária a realização de retalhos cirúrgicos imediatos. Podem-se realizar suturas, formando uma rede local, visando, assim, à maior retenção do coágulo. Pode-se associar materiais hemostáticos à base de colágeno com a finalidade de formar uma barreira protetora local. Além disso, os cuidados pós-operatórios deverão ser rigorosamente seguidos, como não assoar o nariz; não sugar; não fumar; não fazer pressão na cavidade nasal; e evitar espirrar (caso necessário, espirrar de boca aberta, para diminuir a pressão dentro do seio maxilar). Deverão ser prescritos ao paciente antibióticos por via oral (derivados da penicilina) e descongestionantes sistêmicos por um período de 7 a 10 dias, para evitar infecções e reduzir secreções nasais e do seio maxilar.

Nos casos de comunicações bucossinusais grandes, o cirurgião deverá unir primariamente as bordas da ferida através de suturas. Como na região maxilar posterior dificilmente consegue-se este tipo de manobra, devemos, então, lançar mão do fechamento por meio da confecção de retalhos cirúrgicos.

Os retalhos cirúrgicos são os mesmos que serão descritos no tratamento de fístulas bucossinusais e no tratamento de uma comunicação recente; este retalho deverá ser realizado no momento da cirurgia. Os retalhos deslizantes vestibulares (ver adiante) são os mais utilizados nesses procedimentos (Figura 14.15).

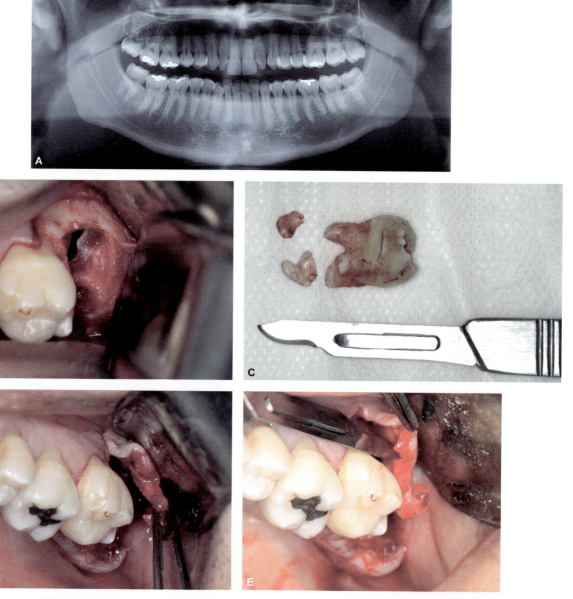

Figura 14.15 Comunicação bucossinusal extensa durante exodontia. **A.** Radiografia panorâmica. Observar a pneumatização do seio maxilar e a relação com os dentes maxilares posteriores. Paciente foi submetido a exodontia do terceiro molar maxilar (lado esquerdo). **B.** Observar comunicação com seio maxilar e rompimento da membrana sinusal. **C.** Elemento dental extraído. **D.** Retalho deslizante vestibular. **E.** Incisões relaxantes no periósteo com a finalidade de aumentar a distensão do retalho. **F.** Retalho deslizante palatino. **G** e **H.** Proteção da membrana sinusal com colágeno hemostático hidrolisado liofolizado. (*Continua*)

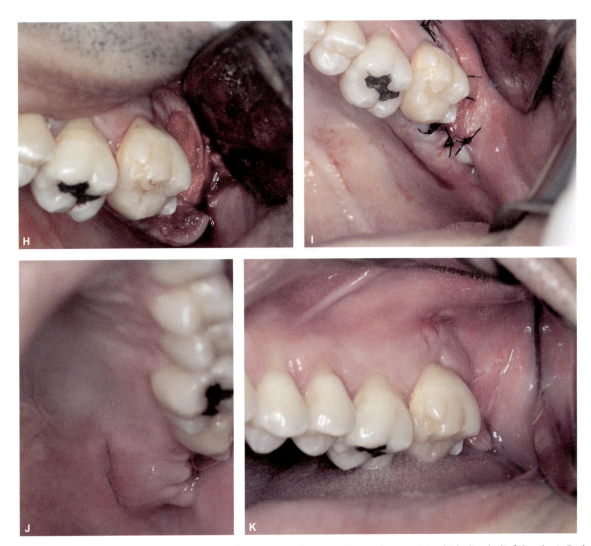

Figura 14.15 (*Continuação*) **G** e **H.** Proteção da membrana sinusal com colágeno hemostático hidrolisado liofolizado. **I.** Fechamento cirúrgico primário por meio de retalhos deslizantes vestibular e palatino. **J** e **K.** Pós-operatório de 7 dias.

Fístulas bucossinusais

A condição clínica do seio maxilar é de fundamental importância no tratamento de fístulas bucossinusais, pois, na maioria das vezes, ele se apresenta com infecções agudas ou crônicas e com drenagem de secreção purulenta.

A microbiota existente no seio maxilar é bastante ampla, compreendendo bactérias aeróbias, anaeróbias e facultativas. Existem variações desta microbiota de acordo com a origem da infecção. Nas sinusites maxilares não odontogênicas observa-se maioria de microrganismos aeróbios como *Streptococcus pneumoniae, Haemophilus influenzae* e *Staphylococcus aureus*. Observam-se menos frequentemente microrganismos anaeróbios, sendo os mais comuns *Bacteroides, Peptococcus* e *Fusobacterium*. As sinusites maxilares de origem odontogênica apresentam flora bacteriana semelhante às infecções odontogênicas mais frequentes causadas por anaeróbios e eventualmente *Haemophilus influenzae* e *Staphylococcus aureus*. Podem predominar nestas infecções estreptococos aeróbios e anaeróbios como *Bacteroides, Peptococcus* e eubactérias (ver Capítulo 13, *Infecções Odontogênicas*).

É necessário, antes do procedimento cirúrgico das fístulas bucossinusais, o tratamento clínico e medicamentoso do seio maxilar por meio de irrigações do seio maxilar, inalações, instilação nasal e antibioticoterapia oral ou, até mesmo venosa, em casos mais graves.

O tratamento inicial da sinusite maxilar consiste em umidificação do ar inspirado para fluidificar as secreções ressecadas da passagem nasal e do óstio sinusal.

Torna-se importante que antes do tratamento cirúrgico seja iniciado o tratamento da sinusite maxilar de origem odontogênica. A sinusite maxilar, se não tratada ou tratada inadequadamente, pode progredir para uma variedade de complicações, como: celulite orbitária, trombose do seio cavernoso, meningite, osteomielite, abscesso intracraniano e até mesmo o óbito do paciente.

Além disso, os procedimentos cirúrgicos restauradores apresentam grandes chances de falha diante de infecção não devidamente tratada do seio maxilar.

Irrigação do seio maxilar

As irrigações do seio maxilar devem ser realizadas diariamente como método auxiliar para o tratamento da sinusite maxilar já instalada e também como meio de remover secreções, coágulos e restos alimentares. São prescritas irrigações diárias do seio maxilar com soro fisiológico a 0,9% ou água destilada. Pode-se associar a estas soluções o uso de água oxigenada 10v que possui ação contra microrganismos anaeróbios, porém esta solução tem sido criticada e contraindicada nos estudos atuais. As soluções devem ser injetadas dentro do seio maxilar através do orifício da própria fístula, penetrando e realizando lavagem mecânica no interior do seio maxilar. Durante a irrigação, a solução sairá do seio maxilar pelo local de injeção ou pela cavidade nasal através do orifício de drenagem do seio, abaixo do meato médio (Figura 14.16). Além das irrigações realizadas pelo profissional em consultório, o paciente deverá ser orientado a realizá-las diariamente em casa.

Após a cirurgia para fechamento das fístulas bucossinusais, a irrigação não será mais realizada da maneira descrita anteriormente, visto que não existirá mais o orifício entre o seio maxilar e a cavidade bucal. Nos casos em que se comprove a necessidade de continuação da irrigação, deve-se realizá-la por meio de uma sonda de Nelaton, de calibre apropriado, colocado em uma contra-abertura realizada abaixo do meato inferior (contra-abertura nasal). Na fase pós-operatória, a irrigação não deverá ser realizada sob pressão, para que não ocorra o rompimento da sutura cirúrgica. As irrigações pós-operatórias devem ser então suspensas assim que o seio estiver limpo e desobstruído.

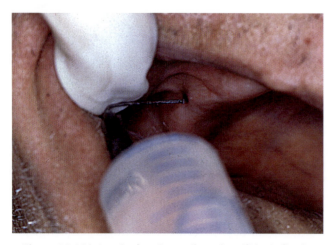

Figura 14.16 Irrigação do seio maxilar pelo orifício da fístula.

Inalação

A inalação por nebulização é um método importante na eliminação de secreções e coágulos sanguíneos, auxiliando a circulação do ar e a desobstrução nasal. A inalação pode ser realizada também com vapores de água destilada pura ou associada a medicamentos contendo substâncias inalatórias mucolíticas.

Instilação nasal

Soluções podem ser gotejadas nas narinas, 2 a 3 vezes/dia, empregando-se para isto descongestionantes nasais ou simplesmente água destilada. O uso de soluções contendo vasoconstritores promove a constrição da mucosa nasal, melhorando significativamente a aeração e a drenagem do seio; porém, estes medicamentos deverão ser utilizados com prudência, e por um curto período de tempo.

Uso de antibióticos

O emprego de antibióticos específicos será importante para o tratamento, devendo ser mantido até a infecção ser debelada. Utiliza-se geralmente antibióticos à base de penicilina, clindamicina e metronidazol; são efetivos para a sinusite de origem odontogênica. O uso de amoxicilina associada ao ácido clavulânico tem apresentado uma excelente resposta para este tratamento, sendo que as doses terapêuticas devem ser mantidas por um período mínimo de 14 dias.

O uso de antibióticos auxilia no tratamento das sinusites maxilares, mas não tem influência no fechamento das fístulas quando instaladas, pois, nestes casos, somente a remoção cirúrgica do trajeto fistuloso e o fechamento por meio de retalhos cirúrgicos mostra-se capaz de solucionar o problema.

Outros medicamentos podem ser utilizados com o intuito de melhorar a condição clínica do seio maxilar, auxiliando a drenagem e reduzindo o edema das vias respiratórias. Estes medicamentos devem ser avaliados e indicados a cada caso de acordo com a condição cínica do paciente. São eles descongestionantes sistêmicos e corticoides com administração oral e tópica nasal.

Descongestionantes de administração sistêmica, como a pseudoefedrina e *spray* nasal contendo vasoconstritores, tais como efedrina 2% ou fenilefrina a 0,25%, diminuem a congestão do seio e do nariz, além de facilitar a drenagem normal. A prescrição de analgésicos, narcóticos ou não esteroidais pode ser necessária em casos selecionados, pois muitos pacientes experimentam dores de moderada a grave intensidade.

Após completada a fase de trato clínico do seio maxilar, e este apresentar-se clinicamente sadio e sem drenagem de secreção purulenta, será possível o tratamento cirúrgico pela realização e rotação de retalhos intrabucais.

RETALHOS CIRÚRGICOS

Diversos tipos de retalhos cirúrgicos para fechamento de fístulas e comunicações bucossinusais foram propostos durante anos.

Atualmente o uso de coxim adiposo de Bichat tem sido muito difundido para esta finalidade. O uso de retalho de gordura bucal (coxim adiposo de Bichat) para fechamento de fístula bucossinusal e oronasal foi relatado pela primeira vez por Egyedi, que o utilizou como pedículo para fechamento de defeitos maxilares pós-operatórios. Vários autores têm descrito o fechamento cirúrgico por meio desta técnica, com resultados variados. Dessa forma, antes de ser utilizada esta técnica, devem ser pesados os benefícios e a experiência do cirurgião.

Anatomicamente a bola de Bichat ou corpo adiposo bucal encontra-se no espaço mastigatório, sendo constituída de um corpo principal com quatro processos, e é envolvido por uma tênue cápsula fibrosa. Seu corpo principal localiza-se lateralmente ao músculo bucinador e na borda anterior do músculo masseter. A bola adiposa da bochecha, devido à sua posição anatômica, apresenta características favoráveis para ser utilizada como enxerto, podendo ser empregada no fechamento das comunicações bucossinusais e apresentar como vantagens a facilidade de execução, além de não interferir com a profundidade do sulco vestibular. Suas desvantagens basicamente são pelo fato de só poder ser usada uma única vez; possibilidade de trismo no pós-operatório; retração ou deiscência do enxerto; não fornece suporte rígido no local devido a sua pouca espessura e possibilidade de ficar uma depressão inestética na bochecha e até mesmo gerar discretas alterações na fala. O maior índice de insucesso da utilização do corpo adiposo bucal ocorre em função de uma necrose do tecido adiposo originada supostamente pela tensão ou manipulação excessiva do mesmo.

A literatura relata casos de fechamento de fístulas bucossinusais utilizando retalho de língua. Klopp e Schurter foram os primeiros a descrever a técnica em que um pedículo da borda lateral da língua foi utilizado para reparar defeitos no palato duro. No entanto, por ser uma técnica muito difícil e com certos inconvenientes na fala e na deglutição, não é atualmente o retalho de escolha para fechamento de fístulas bucossinusais.

O uso de retalhos originados da mucosa bucal compreende uma das formas mais utilizadas para fechamento de fístulas bucossinusais. Os retalhos podem ser vestibulares ou palatinos, podendo ser obtidos por meio de deslizamentos ou rotações. Muitos autores preferem a utilização de retalhos deslizantes, em vez de retalhos de rotação, pois os primeiros não deixam área cruenta, proporcionando um período de cicatrização mais rápido.

Na fase de planejamento pré-operatório devemos observar o tamanho e a localização das fístulas; a altura das paredes ósseas entre o seio maxilar e a cavidade bucal; a condição da mucosa adjacente; e a presença de elementos dentais próximos, que são fatores que podem influir no planejamento e na escolha do tipo de retalho cirúrgico. Independentemente do tipo de retalho escolhido, deve-se lembrar que o defeito ósseo em torno da fístula é sempre muito maior do que a deformidade de tecido mole visível clinicamente (Figura 14.17).

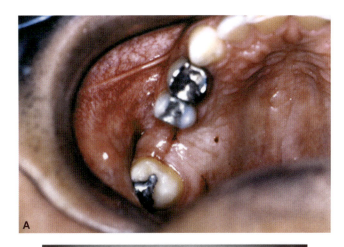

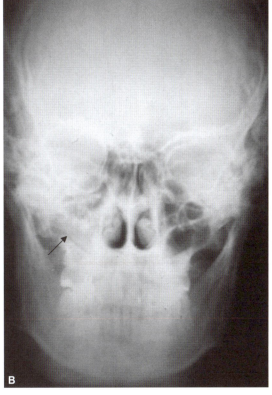

Figura 14.17 A. Fístula bucossinusal localizada em região de primeiro molar superior direito. **B.** Radiografia posteroanterior frontonaso mostrando velamento do seio maxilar direito. (*Continua*)

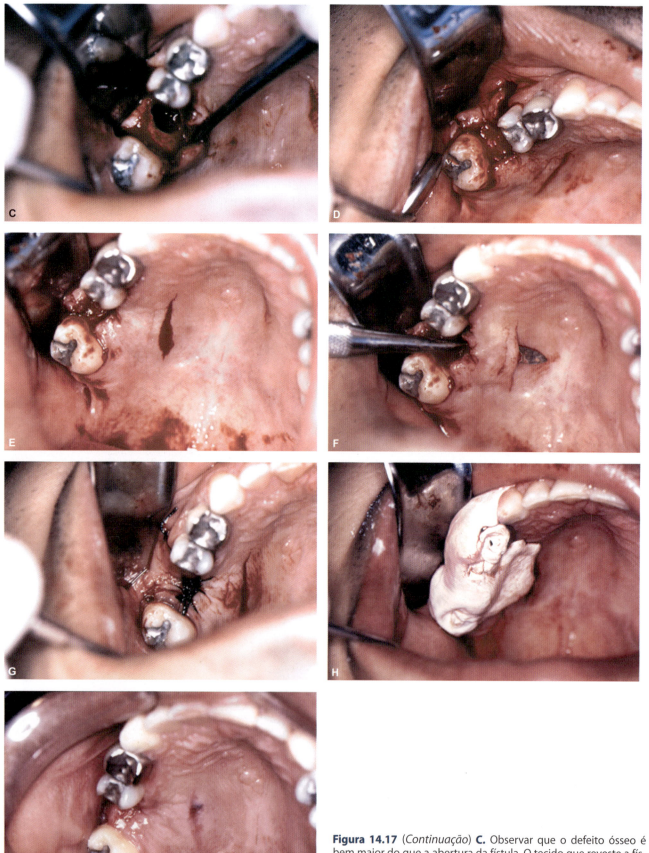

Figura 14.17 (*Continuação*) **C.** Observar que o defeito ósseo é bem maior do que a abertura da fístula. O tecido que reveste a fístula deve ser removido. **D.** Retalho deslizante vestibular. **E** e **F.** Retalho deslizante palatino. Deve-se ter cuidado para não lesar a artéria palatina maior. **G.** Sutura local sem tensão. **H.** Proteção da ferida com cimento cirúrgico. **I.** Controle pós-operatório de 1 semana.

Os retalhos vestibulares devem ser preferencialmente mucoperiosteais e devem ser confeccionados de forma a que a base do retalho seja igual ou mais ampla que seu ápice, a fim de preservar adequadamente sua vascularização. Os retalhos vestibulares podem ser deslizantes ou rotatórios. Para se realizarem retalhos deslizantes empregamos incisões relaxantes, que deverão ser nítidas, precisas e incluir o periósteo (Figura 14.18). Em alguns casos, após a realização de um retalho deslizante vestibular pode ocorrer uma considerável perda de fundo de vestíbulo na região, que poderá exigir uma segunda intervenção cirúrgica para aprofundamento de fundo de vestíbulo. Os retalhos rotatórios vestibulares deverão apresentar base mais ampla, para proporcionar melhor vascularização (Figura 14.19).

Os retalhos palatinos têm a vantagem de serem mais espessos que os retalhos vestibulares e possuírem melhor vascularização, devido à existência da artéria palatina em seu interior. Os retalhos palatinos também podem ser deslizantes ou rotatórios.

Quando do emprego do retalho deslizante palatino devemos ter cuidado para não lesar a artéria palatina maior, que emerge do forame palatino maior na altura do segundo e terceiro molares superiores, devendo-se realizar a incisão medialmente à artéria. A realização deste tipo de retalho poderá estar indicada para os casos em que o fechamento por intermédio de um retalho deslizante vestibular não foi obtido de forma adequada, isto é, sem tensão, realizando-se então retalho deslizante palatino associado a este para um fechamento cirúrgico adequado (ver Figuras 14.17 e 14.20).

O retalho rotatório palatino, por ser nutrido por uma artéria principal de bom calibre, não necessita ter um pedículo muito amplo em relação ao seu comprimento. Nos casos de grandes comunicações devemos dar preferência para realização de retalho rotatório palatino, por ser mais espesso e apresentar melhor vascularização. Por isto, ao confeccionar este retalho, devemos nos preocupar em incluir, de forma adequada, a artéria palatina maior. Uma desvantagem deste tipo de retalho é a de fornecer uma área cruenta palatina extensa, devendo-se, para maior conforto do paciente, confeccionar placas palatinas removíveis em acrílico para proteger a área palatina no pós-operatório (Figura 14.21).

Durante o tratamento das fístulas bucossinusais deve-se sempre remover completamente o epitélio que reveste a fístula, para que a região torne-se cruenta e apta a receber o retalho cirúrgico (Figuras 14.21C e D e 14.22C). Alguns autores preconizam a incisão e o descolamento cuidadoso deste tecido, que terá suas margens suturadas entre si com fios absorvíveis, formando assim um plano profundo que auxiliará o selamento final.

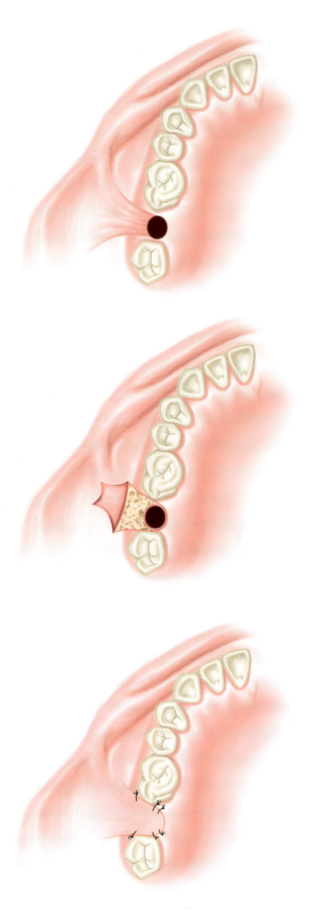

Figura 14.18 Retalho deslizante vestibular.

Este tecido não poderá ser danificado ou macerado, pois acarretará a inviabilidade deste procedimento. Muitas vezes este procedimento torna-se inviável de ser realizado pela natureza friável do tecido que circunda a fístula e pela dificuldade técnica de realização.

As infecções agudas ou crônicas que acometem o seio maxilar podem levar a alterações da mucosa de revestimento do seio, com formação de tecidos necróticos, hiperplasias ou pólipos sinusais. A remoção destes tecidos torna-se importante e deve ser realizada com a cirurgia para correção da fístula. A abordagem será realizada através do acesso de Caldwell-Luc, e a remoção deste tecido, realizada por meio de curetagens delicadas associadas a abundante irrigação local.

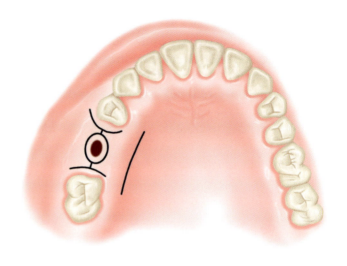

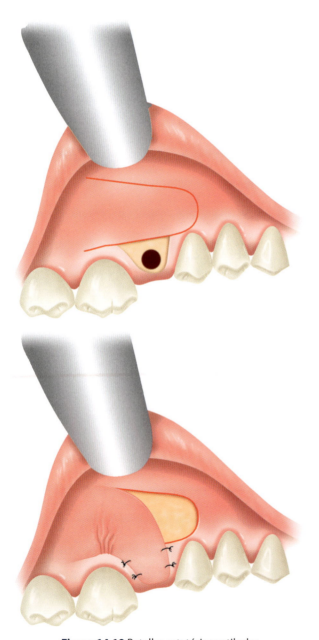

Figura 14.19 Retalho rotatório vestibular.

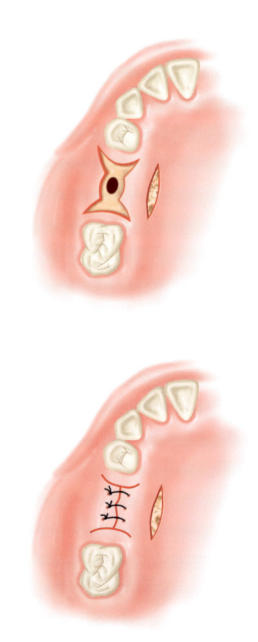

Figura 14.20 Retalhos deslizantes vestibular e palatino associados.

Capítulo 14 • Complicações Bucossinusais 371

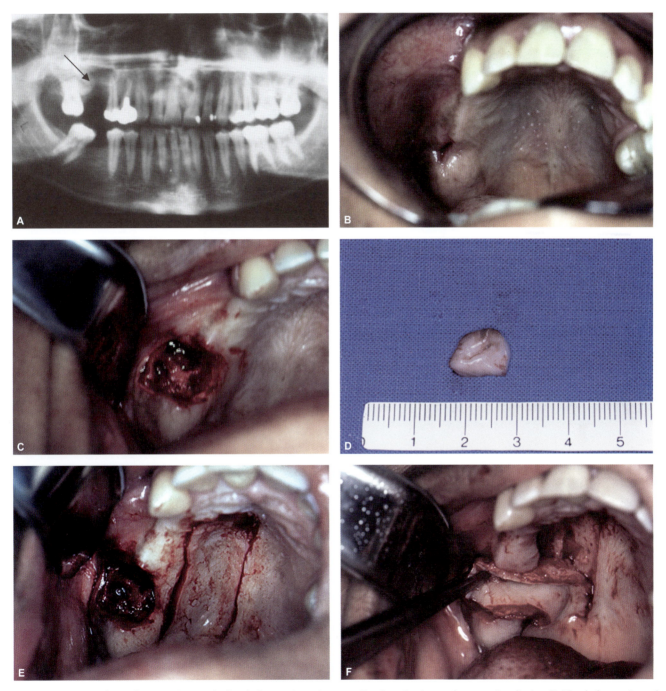

Figura 14.21 A. Radiografia panorâmica de fístula bucossinusal em região de primeiro molar superior direito. **B.** Fístula bucossinusal. **C.** Remoção do epitélio de revestimento da fístula. **D.** Tecido da fístula removido. **E.** Confecção de retalho rotatório palatino. **F.** Retalho rotatório palatino posicionado sem tensão. (*Continua*)

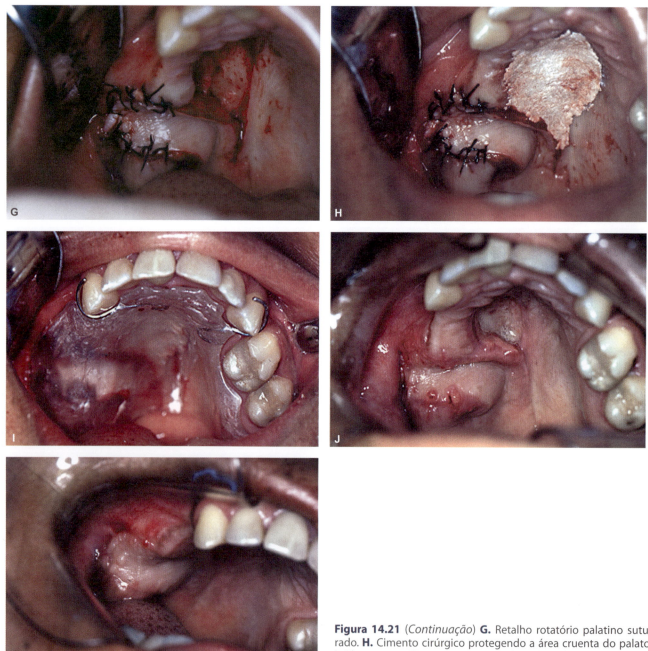

Figura 14.21 (*Continuação*) **G.** Retalho rotatório palatino suturado. **H.** Cimento cirúrgico protegendo a área cruenta do palato. **I.** Placa em acrílico para proteção do palato duro e do retalho. **J.** Pós-operatório de 1 semana. **K.** Pós-operatório tardio.

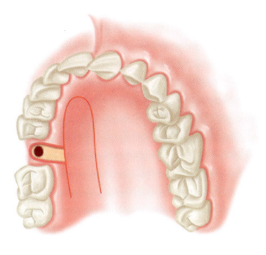

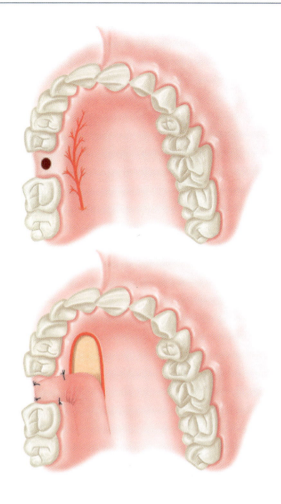

Figura 14.22 Retalho rotatório palatino.

ACESSO CIRÚRGICO AO SEIO MAXILAR (ACESSO DE CALDWELL-LUC)

A remoção de dentes, corpos estranhos e mucosa hiperplásica do interior do seio maxilar é sempre realizada por um acesso cirúrgico denominado de Caldwell-Luc e poderá ser feita no mesmo procedimento cirúrgico para tratamento de grandes comunicações ou fístulas bucossinusais (Figura 14.23).

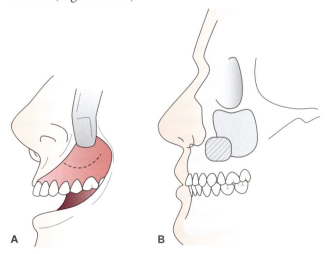

Figura 14.23 A. Incisão para a realização do acesso de Caldwell-Luc. **B.** Osteotomia deverá ser realizada na fossa canina.

Este acesso é realizado pela incisão em fundo de vestíbulo maxilar na região de pré-molares superiores. Após descolamento mucoperiosteal evidenciam-se a parede lateral da maxila e o acidente anatômico denominado fossa canina. A fossa canina localiza-se apicalmente à região de pré-molares e imediatamente atrás da bossa canina (elevação óssea causada pela projeção da raiz do dente canino). Realiza-se, então, uma osteotomia acima dos ápices dentais dos pré-molares superiores na região da fossa canina, obtendo-se, assim, acesso direto ao seio maxilar (Figuras 14.24 e 14.25).

A identificação e a localização de dentes ou corpos estranhos que apresentem imagem radiopaca dentro do seio maxilar devem ser realizadas mediante tomadas radiográficas perpendiculares entre si (ver Figura 14.14).

CONTRA-ABERTURA NASAL (ANTROSTOMIA NASAL)

A contra-abertura nasal ou antrostomia nasal é manobra cirúrgica que consta da criação de uma abertura acessória entre o seio maxilar e a cavidade nasal. Esta abertura é realizada no nível do soalho do seio maxilar, logo abaixo da concha nasal inferior

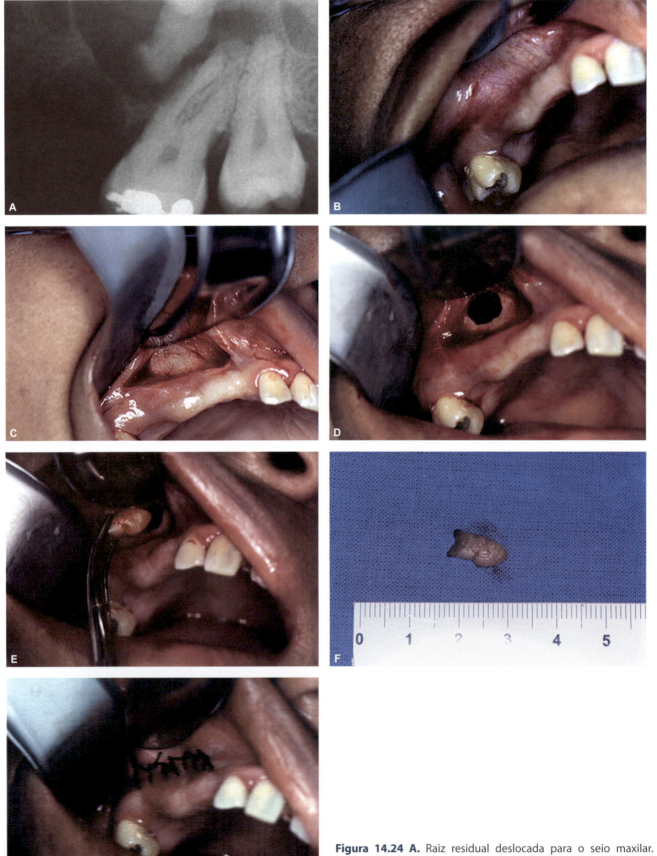

Figura 14.24 A. Raiz residual deslocada para o seio maxilar. **B.** Cicatrização do alvéolo local sem formação de fístula bucossinusal. **C.** Acesso de Caldwell-Luc. **D.** Osteotomia da parede anterior maxilar. **E.** Remoção da raiz. **F.** Raiz removida. **G.** Sutura.

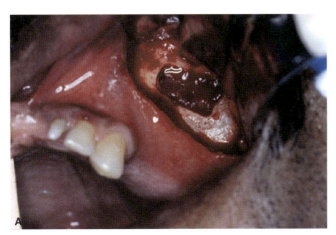
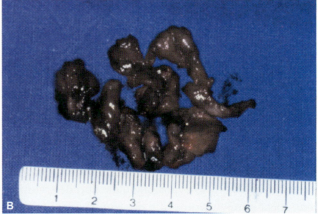

Figura 14.25 A. Acesso de Caldwell-Luc para remoção de mucosa hiperplásica do seio maxilar em um paciente com fístula bucossinusal. **B.** Mucosa hiperplásica removida.

(Figuras 14.26 e 14.27). A contra-abertura nasal apresenta como vantagem, em relação ao óstio natural do seio maxilar, o fato de ser maior e estar mais próximo ao seu soalho, possibilitando, assim, melhor drenagem das secreções em direção à cavidade nasal. Esta abertura permanecerá como um novo acesso e via de drenagem entre o seio maxilar e a cavidade nasal, sendo normalmente revestida por epitélio, que impedirá o fechamento da mesma.

A contra-abertura poderá, se indicada, ser realizada no mesmo ato cirúrgico para o fechamento da fístula bucossinusal, ou alguns dias antes da cirurgia, em que será de grande auxílio na melhora da drenagem do seio maxilar.

CONTRAINDICAÇÕES AO TRATAMENTO CIRÚRGICO

O tratamento cirúrgico está contraindicado nos casos em que a fístula bucossinusal estiver associada à sinusite maxilar não tratada. A cirurgia só poderá ser realizada na ausência de infecção, com o seio maxilar limpo e tecidos vizinhos hígidos.

Fístulas bucossinusais causadas por sífilis, tuberculose ou osteomielite deverão receber tratamento específico antes do fechamento cirúrgico.

A cirurgia está contraindicada nos casos de fístulas de origem necrótica, causadas por queimaduras ou radiação, em que os tecidos ao redor da fístula não apresentem capacidade biológica de recuperação. Nestes casos, próteses bucomaxilofaciais poderão ser empregadas, até que ocorra a recuperação destes tecidos e possa-se então programar o tratamento definitivo.

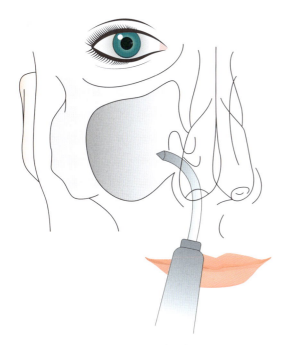

Figura 14.26 Antrostomia nasal realizada com instrumento específico para confeccionar perfuração óssea.

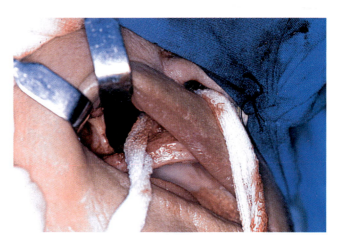

Figura 14.27 Antrostomia nasal. Após a realização da abertura óssea, faz-se a passagem de uma gaze em "vaivém" para regularização da abertura.

CUIDADOS PÓS-OPERATÓRIOS

Após o tratamento cirúrgico, o paciente deverá ser observado em intervalos de 48 a 72 horas e cuidadosamente instruído em relação aos cuidados pós-operatórios rotineiros a qualquer procedimento cirúrgico. Cuidados pós-cirúrgicos específicos que deverão ser seguidos durante 10 a 14 dias para este tipo de procedimento: não assoar o nariz; não sugar; não fumar; não fazer pressão na cavidade nasal e evitar espirrar (caso necessário, espirrar de boca aberta, para diminuir a pressão dentro do seio maxilar). Deve-se evitar qualquer tipo de traumatismo local e movimentos que possam levar ao rompimento da sutura.

BIBLIOGRAFIA

Araujo A, Gabrielli MFR, Medeiros PJ. Aspectos atuais da cirurgia e traumatologia bucomaxilofacial. São Paulo: Santos, 2007.

Aslam D, Mohammad Y, Pareesa R, Uzair L, Shah SAA. Buccal fat pad flap in management of oroantral fistula. Pakistan Oral & Maxillofacial Surgery. 2015; 35(1).

Bascar SN. Histologia e embriologia oral de Orban. 8. ed. Rio de Janeiro: Artes Médicas, 1978. p. 415-29.

Baumann A. Application of buccal fat pad in oral reconstruction. J Oral Maxillofac Surg. 2000; 58:389-92.

Egyedi P. Utilization of the buccal fat pad for closure of oro-antral and/or oro-nasal communications. J Maxillofac Surg. 1977; 5(4):241-4.

Gortzak RA. Oro-antral perforation. Desirability of antibiotic support in surgical closure within 24 hs. Ned Tijdschr Tandheelkd. 1998; 105(12):437-9.

Graziane M. Cirurgia bucomaxilofacial. Rio de Janeiro: Guanabara Koogan, 1999.

Gregori C. Cirurgia buco-dento-alveolar. Rio de Janeiro: Sarvier, 1996.

Guerrero-Santos J, Altamirano JT. The use of lingual flaps in repair of fistula of hard palate. Plast Reconstr Surg. 1966; 38:123.

Hanazawa Y *et al.* Closure of oroantral communications using a pedicled buccal fat pad graft. J Oral Maxillofac Surg. 1995; 53:771-5.

Howe GL. Cirurgia oral menor. São Paulo: Santos, 1984.

Hupp JR, Ellis E, Tucker MR. Cirurgia oral e maxilofacial contemporânea. 6 ed. Rio de Janeiro: Elsevier, 2014.

Khan M, Sattar N, Ahmad T. Buccal fat pad in reconstruction of oral defects. Pakistan Oral & Maxillofacial Surgery. 2016; 36(1).

Klopp CT, Schurter M. The surgical treatment of cancer of the soft palate and tonsil. Cancer. 1956; 9:1239.

Kruger GO. Cirurgia bucal e maxilofacial. Rio de Janeiro: Guanabara Koogan, 1984.

Miloro M, Larsen PE, Ghali GE, Peter DW. Princípios de cirurgia bucomaxilofacial de Peterson. 2. ed. Santos, 2009.

Neder A. Use of buccal fat pad for grafts. Oral Surg. 1983; 55:349.

Neville BW, Damm DD, Allen CM, Bouquot JE. Patologia oral e maxilofacial. 3. ed. Rio de Janeiro: Elsevier, 2016.

Peterson LJ, Ellis E *et al.* Cirurgia oral e maxilofacial contemporânea. 3 ed. Rio de Janeiro: Guanabara Koogan, 2000.

Prashanth R, Nandini GD, Balakrishna R. Evaluation of versatility and effectiveness of pedicled buccal fat pad used in the reconstruction of intra oral defects. Journal of Maxillofacial and Oral Surgery. 2013; 12(2):152-9.

Rapidis AD. The use of the buccal fat pad for reconstruction of oral defects: Review of the literature and report of 15 cases. J Oral Maxillofac Surg. 2000; 58:158-63.

Salim MAA, Prado R, Gadioli B, Almeida TM. Tratamento de fístula buco-sinusal: revisão de literatura e relato de caso clínico. Rev Bras Odontol. 2008; 65(1):101-5.

Siegel EB *et al.* Pedicle tongue flap for closure of an oroantral defect after partial maxillectomy. J Oral Surgery. 1977; 35.

Suvy M, Surej K, Nair PR. The versatility in the use of buccal fat pad in the closure of oroantral fistulas. J Maxillofac Oral Surg. 2015; 14(2):374-7.

Vuillemin T, Raveh J, Ramon Y. Reconstruction of maxilla with bone grafts supported by the buccal fat pad. J Oral Maxillofac Surg. 1988; 46:100.

Zanini SA. Cirurgia e traumatologia bucomaxilofacial. Rio de janeiro: Revinter, 1990.

15 Princípios de Diagnóstico Diferencial e Biopsia

Martha Salim • Roberto Prado • Danielle Camisasca

INTRODUÇÃO

Alterações da normalidade e lesões patológicas podem ocorrer nos tecidos da cavidade bucal, sendo necessário que todo cirurgião-dentista seja capaz de conduzi-las a um diagnóstico clínico e, se necessário, encaminhar para tratamento. O conhecimento de patologia oral e os princípios de diagnóstico diferencial são requisitos essenciais para qualquer profissional de Odontologia.

O exame clínico do paciente tem como finalidade não apenas a constatação de sinais e sintomas, mas principalmente sua interpretação, conhecida como propedêutica. Tais procedimentos exigem uma soma de conhecimentos que devem conduzir ao diagnóstico definitivo e ao planejamento terapêutico.

ANAMNESE

A realização da anamnese é de fundamental importância para o estabelecimento do diagnóstico diferencial. Estima-se que 50% das doenças em medicina possam ser diagnosticadas corretamente pela realização detalhada desta etapa da história clínica. Entretanto, a anamnese não é apenas um processo de coleta de dados, mas a primeira etapa da comunicação entre o paciente e o examinador, importante para estabelecer um vínculo entre eles.

A anamnese é utilizada para identificar o paciente e coletar o maior número de informações sobre ele, para que seja possível a construção de sua história clínica. Quando bem realizada e orientada possibilita, mediante análise e correlação de dados, o diagnóstico das doenças específicas da boca, além de outras patologias de origem sistêmica.

A anamnese pode ser dividida, didaticamente, em duas etapas: identificação do paciente e da história clínica.

Identificação do paciente

A identificação do paciente consta inicialmente da coleta de informações como: dados pessoais (nome completo, idade, cor, sexo, estado civil); dados de origem (nacionalidade, naturalidade); dados de localização (endereço residencial e profissional, telefones de contato); dados ocupacionais (grau de instrução escolar, profissão e/ou ocupação).

Esses dados são importantes para facilitar a comunicação com o paciente, para facilitar o contato com ele, se necessário, para adequar a linguagem ao se dirigir a ele, chamando pelo nome e questionando e explicando as informações necessárias conforme o seu grau de instrução e seu tipo de ocupação.

História clínica

A história clínica é o conjunto de informações coletadas junto ao paciente sobre o motivo da consulta (queixa principal) e a sua saúde geral. A história clínica pode ser obtida por meio de entrevista direta ou indireta mediante questionário de saúde. É importante ressaltar que o ambiente para a realização desta etapa deverá ser apropriado e o mais reservado possível, devendo o profissional ser extremamente claro em seu interrogatório e evitar utilizar termos técnicos de difícil entendimento.

Uma história clínica completa deverá constar dos seguintes itens: queixa principal (QP), história da doença atual (HDA), história patológica pregressa (HPP), história familiar e familial (HF), história social (HS) e revisão dos sistemas (RS). Estes tópicos foram devidamente abordados anteriormente na avaliação pré e pós-operatória (ver Capítulo 2, *Avaliação Pré e Pós-Operatória*).

Em casos de urgência e emergência, pode-se fazer uma história clínica resumida, questionando o paciente sobre as seguintes perguntas norteadoras: se apresenta alguma doença sistêmica, se está sob tratamento médico, se faz uso de algum medicamento, se já sofreu internação hospitalar por algum motivo e se tem alergias. Depois que o paciente estiver estável e comunicando-se bem, a história clínica pode ser completada.

A história do paciente consiste em informações que refletem seu estado de saúde atual e anterior, capaz de influenciar no seu diagnóstico clínico, quando houver relação direta com a queixa do paciente, bem como determinar decisões sobre o tratamento. Mesmo quando a

378 Cirurgia Bucomaxilofacial | Diagnóstico e Tratamento

história clínica não contribui para o diagnóstico em si, ela ajuda a conhecer o paciente e reforçar a relação de confiança entre este e o profissional da saúde; também pode direcionar as intervenções clínicas se o indivíduo apresentar doença sistêmica que assim o exija. Toda a entrevista diagnóstica é exclusiva e pessoal, porque as respostas do paciente a cada tópico determinam a necessidade de informação adicional ou não.

EXAME FÍSICO

O exame físico pode ser dividido em exame físico geral, extraoral e intraoral. O exame físico geral começa quando o paciente se apresenta; ao observarmos suas características como um todo e, após a anamnese, deve ser feita a aferição dos sinais vitais (pressão arterial, frequência cardíaca e respiratória, temperatura).

O exame físico extraoral ocorre em seguida, analisando as estruturas da face e do pescoço, por meio de inspeção visual da face, olhos e pele, bem como inspeção e palpação de músculos, glândulas salivares maiores, cadeias de linfonodos, seios da face, articulação temporomandibular, utilizando ambas as mãos, para comparar as estruturas bilaterais.

O exame físico intraoral deve ser feito observando-se os tecidos moles da boca e seguindo uma ordem preestabelecida para que nenhuma estrutura seja esquecida. Procede-se à inspeção visual seguida de palpação de lábios, mucosa labial e jugal, palato duro e mole, orofaringe, língua, assoalho da boca, região retromolar e gengivas. Em caso de alterações do desenvolvimento, variações da normalidade ou lesões patológicas, manobras semiotécnicas podem ser usadas para esclarecer a origem da alteração.

PRINCÍPIOS DO DIAGNÓSTICO DIFERENCIAL

Após o exame físico do paciente, em caso de detecção de uma lesão ou alteração patológica, é importante descrevê-la e formular hipóteses diagnósticas, que serão, de acordo com as características da lesão, listadas na ordem daquelas mais para as menos prováveis. Diagnóstico diferencial é a determinação de qual de duas ou mais doenças, com sinais e sintomas semelhantes, é a que o paciente apresenta no momento. Isto requer a avaliação dos sinais e sintomas do paciente, além de informações referentes às doenças que podem produzir as manifestações observadas. A formulação do diagnóstico diferencial baseia-se em várias etapas.

Classificação da anormalidade pela característica principal da lesão

Muitas doenças do complexo maxilomandibular distinguem-se por características evidentes que podem indicar a natureza da lesão. O primeiro passo para o diagnóstico

é a descrição detalhada da lesão de acordo com as características que foram observadas durante o exame físico do paciente. As lesões podem ser classificadas como:

- Lesões brancas
- Lesões escuras
- Lesões ulceradas
- Lesões proliferativas
- Lesões vesicobolhosas
- Lesões ósseas com alterações radiográficas
- Várias alterações diferentes concomitantes.

Manifestações clínicas secundárias

A avaliação de uma lesão suspeita, com base em suas manifestações primárias, deve ser seguida da determinação objetiva dos achados clínicos secundários da lesão. Torna-se importante a descrição de todas as características para se chegar a uma hipótese diagnóstica precisa. O profissional menos experiente está muitas vezes inclinado a fazer o diagnóstico com base em uma ou duas características mais expressivas, sem um rigoroso exame global do paciente e da lesão. Vários achados podem ser identificados e deverão ser listados para elaboração de uma descrição precisa do quadro clínico que o paciente apresenta:

- Localização, forma (lesão fundamental ou elementar) e tamanho da lesão
- Alteração da sua superfície
- Ocorrência de lesões isoladas ou difusas
- Delimitação dos bordos da lesão e avaliação das estruturas adjacentes
- Consistência da lesão
- Alterações de coloração durante a compressão
- Sintomatologia do paciente
- Hábitos do paciente
- História da evolução da lesão
- Condições médicas do paciente.

Listagem das condições identificadas como causa da doença

Nesta etapa é importante listar todas as condições que produzam as manifestações encontradas. Após eliminar as condições improváveis, o próximo passo do diagnóstico diferencial é a listagem das causas possíveis por probabilidade.

Elaboração do diagnóstico diferencial e planos para determinação do diagnóstico definitivo

Muitas vezes torna-se necessária a realização de exames complementares, como os por imagem, dentre eles os mais comumente solicitados em Odontologia são os radiográficos e de tomografia computadorizada, e os laboratoriais, que incluem as análises de patologia clínica (exames de sangue, urina, saliva) e anatomia patológica, dentre eles a biopsia, importante para o diagnóstico definitivo de muitas doenças, e a citologia esfoliativa, que pode indicar a natureza de uma neoplasia (se benigna ou maligna) e também auxiliar no diagnóstico definitivo da diversas doenças infecciosas (Figura 15.1).

HISTÓRIA DA LESÃO (HISTÓRIA DA DOENÇA ATUAL)

O relato da história (história da doença atual) e evolução da lesão, associado a uma descrição detalhada de suas características clínicas, é fator determinante no sucesso do diagnóstico.

O paciente deverá ser sempre questionado quanto às informações inerentes ao tempo de evolução e alterações apresentadas. As perguntas a serem realizadas são:

- Há quanto tempo apresenta a lesão? A duração da lesão pode ser de grande valia para se chegar a um diagnóstico sobre sua natureza. As lesões de crescimento rápido têm mais chance de serem agressivas, e as lesões com crescimento lento podem indicar processo benigno. É importante que o examinador seja sempre criterioso quanto às informações dadas, pois algumas vezes o paciente pode não relatar fatos reais, como exemplo um longo tempo de evolução, como forma de proteção da negligência em relação à procura pelo tratamento
- A lesão mudou de tamanho? Quanto? A modificação no tamanho da lesão é uma das informações mais importantes em relação à lesão, principalmente quando associada ao tempo de evolução da lesão. Por exemplo, uma lesão que exista há muitos meses e não mudou de tamanho pode indicar um processo benigno; em contrapartida uma lesão com aumento rápido de tamanho que exista há pouco tempo pode indicar uma lesão mais agressiva
- Há alguma causa identificada para a lesão? O profissional deve buscar informações sobre alguma possível causa ou explicação para o aparecimento da lesão. Lesões bucais podem ter como fatores etiológicos traumas, hábitos viciosos, aplicação de substâncias ou lesões traumáticas causadas por dentes ou restaurações irregulares. Para o tratamento adequado destas lesões é imprescindível a eliminação do agente etiológico agressor
- A lesão mudou de aspecto clínico? A alteração do formato da lesão pode fornecer indícios de sua natureza, por exemplo, uma lesão ulcerada que o paciente afirme ter sido uma vesícula pode indicar a presença de doença viral ou vesiculobolhosa
- Há melhora ou piora associada ao uso de alguma substância ou medicamento, ou a algum período do dia? Algumas lesões ou condições patológicas melhoram com o uso de medicamentos, outras não, além disso, podem indicar quais substâncias o paciente já fez uso, com ou sem sucesso. Alterações patológicas relacionadas ao estresse podem piorar ao longo do dia com o cansaço e acúmulo de situações problemáticas. As sialoadenites podem apresentar mudanças no quadro próximo às refeições, quando a salivação é estimulada

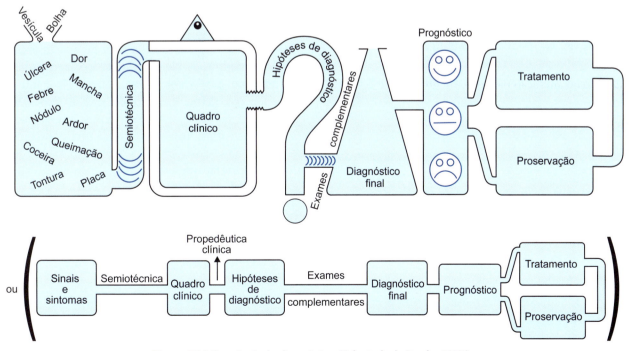

Figura 15.1 Sequência do diagnóstico. (Adaptada de Boraks, 1999.)

Cirurgia Bucomaxilofacial | Diagnóstico e Tratamento

- Quais sintomas estão associados à lesão? O paciente pode relatar dor, alterações de sensibilidade, odor desagradável, entre outros, que associados aos dados anteriores levam a uma hipótese diagnóstica. A dor pode estar mais relacionada a lesões que tenham um componente inflamatório. Parestesia ou paralisia podem indicar lesões malignas. Sintomas constitucionais, como febre e náuseas, associados a achados bucais, podem indicar manifestações de doenças sistêmicas.

DESCRIÇÃO DA LESÃO

Quando se descobre uma lesão, ela deverá ser cuidadosamente examinada, em busca de dados sobre sua natureza. É importante um exame físico completo, intra e extrabucal, avaliando também as áreas perilesionais e se há alterações dos linfonodos regionais. Todos os dados obtidos deverão ser anotados em fichas próprias para este fim, devendo constar sempre informações descritivas e ilustrativas, que facilitam muito no acompanhamento clínico da lesão e na avaliação da lesão por outros profissionais. Nem todas as características listadas a seguir devem ser descritas para qualquer lesão encontrada; observe bem qual se aplica a cada caso detectado.

Quando da realização de biopsias, estas informações deverão ser encaminhadas em anexo para o patologista, servindo de complemento à análise histopatológica.

Formato e tamanho da lesão

A descrição do formato da lesão pode representar a forma geométrica, com a qual a lesão se assemelha (linear, arredondada, poliédrica etc.), ou também a descrição da lesão elementar ou fundamental, na qual a lesão se enquadra (p. ex., nódulo, pápula, úlcera). A dimensão da lesão deve ser descrita em milímetros, levando em consideração o seu maior eixo, ou ainda, se pertinente, descrever duas dimensões (largura e comprimento).

Localização anatômica da lesão

Deve ser descrita com precisão a região anatômica em que a lesão está contida, utilizando-se pontos anatômicos como referência, por exemplo: região posterior do bordo lateral da língua do lado direito do paciente. Devem ser também descritas as regiões anatômicas que fazem fronteira com a lesão.

Cor da lesão

As lesões podem apresentar variações em sua coloração, indicando a origem e o tipo – por exemplo: uma lesão de coloração azulada pode indicar ser uma lesão vascular, uma lesão amarelada pode indicar um componente de tecido adiposo. Algumas lesões podem se apresentar com áreas de diferentes cores, e este fato deve ser cuidadosamente considerado.

Superfície da lesão

O primeiro passo na análise da superfície de uma lesão é sua integridade, isto é, se a lesão apresenta superfície intacta ou rota. Caso haja superfície ulcerada, é importante indicar o aspecto da base da úlcera. O leito da úlcera pode apresentar-se liso ou rugoso. As úlceras de superfície lisa podem apresentar uma membrana de fibrina (lesões ulceradas em mucosas) ou crosta (lesões ulceradas em pele).

As úlceras de superfície irregular podem apresentar áreas centrais de necrose e bordos endurecidos, que são características encontradas em lesões malignas.

Limites e contornos da lesão

A presença de limites da lesão poderá auxiliar na determinação do seu tamanho e do seu formato. As lesões podem ser classificadas, de acordo com sua delimitação, em:

- *Nítidas*: de contorno bem definido
- *Difusas*: quando não se observa o contorno com precisão
- *Regulares*: quando a linha demarcatória pode ser desenhada de maneira uniforme
- *Irregulares*: quando o contorno não se apresenta contínuo.

Textura da lesão

Observa-se a textura da lesão por meio da sensibilidade tátil, podendo ela ser classificada em lisa, áspera ou rugosa.

Base da lesão

Considera-se base da lesão a área de sua inserção nos tecidos vizinhos. A base pode ser do tipo pediculado (estreita) ou séssil (larga). Esta informação é importante para o planejamento cirúrgico, pois as lesões de base pediculada são as de mais fácil remoção e apresentam, durante a cirurgia, uma área cruenta menor do que a das lesões de base séssil (Figuras 15.2 a 15.4). Importante descrever principalmente no caso de pápulas ou nódulos.

Bordos da lesão

Os bordos são as extremidades da lesão delimitadas pelo seu contorno. As extremidades da lesão podem ser classificadas em planas, elevadas ou deprimidas.

Consistência da lesão à palpação

Utiliza-se a palpação para constatar o tipo de consistência das lesões, podendo elas serem consideradas macias ou flácidas, firmes ou duras à palpação. O termo *duro*

Capítulo 15 • Princípios de Diagnóstico Diferencial e Biopsia   381

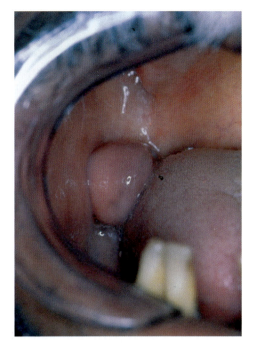

Figura 15.2 Lesão exofítica e nodular em mucosa jugal.

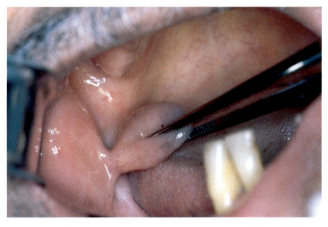

Figura 15.3 Durante o exame clínico observa-se pedículo da lesão.

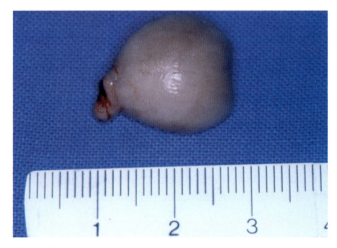

Figura 15.4 Lesão removida por biopsia excisional. Observar pequena área cruenta na base da lesão.

geralmente se emprega para descrever aquelas lesões cuja consistência se assemelha à do osso.

Flutuação

Flutuação é o termo utilizado para lesões que apresentem conteúdo líquido no seu interior. Pode ser identificado pela palpação com dois ou mais dedos, de modo rítmico: um dedo exerce a pressão e o outro sente o impulso transmitido através da cavidade cheia de fluido.

Pulsação

Durante a palpação da lesão, esta pode revelar-se pulsátil, o que indica um grande componente vascular. Esta constatação torna-se importante pelo fato de que lesões vasculares não devem sofrer biopsia cirúrgica pelo risco de hemorragia intensa.

Número de lesões

As lesões podem ser únicas ou múltiplas. Lesões múltiplas podem ser um importante sinal diagnóstico. Por exemplo: uma única lesão ulcerada pode nos conduzir a diferentes tipos de lesão com base no princípio do diagnóstico diferencial, como uma lesão inflamatória ou maligna. Múltiplas lesões ulceradas podem levar ao diagnóstico de lesões do tipo vesicobolhoso, por apresentarem este tipo de padrão, ou ainda de origem infecciosa.

Fixação

Se a lesão apresenta fixação aos tecidos subjacentes, isto indicará a natureza infiltrativa e invasiva da lesão, que são características de malignidade.

Exame dos linfonodos cervicais

Nenhum exame da cavidade oral estará completo sem a avaliação dos linfonodos cervicais. Linfonodos inflamatórios apresentam como características serem doloridos, menos consistentes, lisos, móveis à palpação, aparecem rápido e têm tempo de duração fugaz. Já os linfonodos tumorais são geralmente indolores, têm consistência firme, superfície irregular, são fixos à palpação e com tempo de duração prolongado.

DIAGNÓSTICO POR IMAGEM

Os exames por imagem são úteis como método auxiliar para o diagnóstico definitivo. Podem ser utilizados diversos tipos de exames como: radiografias convencionais, cintigrafia, ultrassonografia, tomografia computadorizada e ressonância nuclear magnética.

A radiografia convencional é o método ainda mais utilizado, sendo sempre solicitada em casos de lesões ósseas ou em suas vizinhanças. Uma variedade de

Cirurgia Bucomaxilofacial | Diagnóstico e Tratamento

projeções radiográficas pode ser utilizada, dependendo da localização anatômica da lesão (ver Capítulo 3, *Diagnóstico por Imagem*). Atualmente a tomografia computadorizada, quer seja a tradicional ou a de feixe cônico, também tem sido bastante empregada.

Em circunstâncias especiais, contrastes ou instrumentos radiopacos podem ser úteis, em associação a técnicas radiográficas de rotina ou incidências especiais.

INVESTIGAÇÃO LABORATORIAL

Os exames laboratoriais são métodos do diagnóstico complementar, sendo em alguns casos necessários para a elaboração do diagnóstico definitivo. Podem ser de vários tipos, como descrito a seguir.

Hemograma

O hemograma é o exame laboratorial de rotina para avaliação quantitativa e qualitativa dos elementos figurados do sangue. Este exame pode revelar anemias, infecções, entre outros.

Bioquímica do sangue

Estuda o metabolismo dos elementos químicos do sangue, como por exemplo glicemia, fosfatase alcalina, cálcio, fósforo.

Reações sorológicas

As reações sorológicas são realizadas com o soro do paciente, procurando alterações específicas de determinada doença.

Cultura e antibiograma

É o exame que proporciona o crescimento microbiano no laboratório em condições ideais, sendo utilizado para determinar qual ou quais são os microrganismos responsáveis pela infecção, e quais os antibióticos específicos que deverão ser utilizados. O antibiograma sempre deve ser realizado quando uma infecção não cede ao tratamento por antibióticos rotineiramente utilizados na clínica odontológica.

Anatomia patológica

O paciente tem direito de que todo espécime retirado de seu corpo seja examinado. O ato de retirar o material ou o tecido para análise é a biopsia, e a análise em si pode ser denominada exame anatomopatológico ou histopatológico. Rotineiramente o tecido enviado para análise é fixado em formol e embebido em parafina para serem confeccionadas lâminas coradas em hematoxilina e eosina (HE), que serão observadas em microscópio de luz. Existem diversas análises complementares com colorações histoquímicas e marcações imuno-histoquímicas para determinar a origem do tecido ou a presença de determinada molécula. Há ainda a análise por congelação, utilizada para uma análise mais rápida, geralmente em centros cirúrgicos e para determinar se a lesão é maligna ou não e se precisa de ampliação de margens de segurança. A citologia esfoliativa também é analisada em laboratórios de anatomia patológica. Lá são observadas apenas as células, sem a arquitetura de todo o tecido. O método de fixação também é diferente, podendo ser usado álcool, fixação a seco ou outros, conforme a coloração e o tipo de análise desejados.

PRINCÍPIOS DE BIOPSIA

Biopsia é a remoção de tecido de um indivíduo vivo com o objetivo de fornecer ao patologista um espécime representativo e viável para interpretação histopatológica e diagnóstico. Embora a biopsia possa ser de grande valor para o diagnóstico e para o plano de tratamento, deve-se sempre lembrar que em muitos tumores o padrão histológico pode variar em diferentes partes de uma mesma lesão, não se devendo negligenciar todas as etapas do diagnóstico que precedem a biopsia ou que a suplementam. Tanto o diagnóstico microscópico como a perspicácia clínica são necessários para que o paciente receba o melhor tratamento possível.

Os quatro principais tipos de biopsia são:

- Biopsia incisional
- Biopsia excisional
- Biopsia aspirativa
- Citologia esfoliativa.

Indicações para realização de biopsia:

- Qualquer lesão que persista por mais de 2 semanas sem fatores etiológicos determinantes
- Lesões inflamatórias que não respondem a tratamento local após 2 semanas de retirada do agente irritante
- Qualquer lesão que provoque alterações morfológicas teciduais características, como, por exemplo, crescimentos hiperplásicos
- Lesões ósseas não especificamente diagnosticadas por achados clínicos e radiográficos
- Qualquer lesão com características de malignidade
- Estabelecer o grau histopatológico de malignidade dos tumores, tendo em vista o prognóstico e o tratamento
- Verificar se a remoção da lesão foi completa. Neste caso, além de diagnosticar a lesão, cabe ao patologista examinar as margens da ressecção cirúrgica, verificando se ainda há tecido patológico não removido
- Alterações hiperceratóticas persistentes na superfície dos tecidos
- Avaliação do funcionamento normal de alguns tecidos, como exemplo, a remoção de glândulas salivares acessórias para diagnóstico de síndrome de Sjögren

- Qualquer tumefação evidente, visível ou palpável, abaixo de tecido relativamente normal.

A realização de biopsias está indicada quando se deseja chegar a um diagnóstico definitivo de qualquer lesão patológica, independentemente de seu fator etiológico ser de origem inflamatória, microbiana, autoimune ou neoplásica.

PRINCÍPIOS CIRÚRGICOS PARA A REALIZAÇÃO DE BIOPSIA

A biopsia é uma técnica que todo o cirurgião-dentista deveria estar apto a realizar. Quando feita de maneira adequada, torna-se um procedimento simples e indolor, que pode ser executado rapidamente no consultório odontológico com instrumentos comuns à cirurgia bucal (Figura 15.5).

Alguns princípios devem ser seguidos em todos os procedimentos de biopsia cirúrgica e serão descritos a seguir:

- Não pincelar a área a ser submetida à biopsia com iodo ou antissépticos coloridos. As substâncias antissépticas superficiais não devem conter corantes, pois estes poderiam atingir de maneira permanente algumas células, dificultando a interpretação histopatológica
- A solução anestésica não deve ser injetada no interior dos tecidos a serem submetidos à biopsia, pois poderá causar artefato na peça, além de distorcer ou deformar a lesão durante o ato operatório. Devem-se realizar anestesias tronculares, sempre que possível, ou bloqueio de campo, injetando a solução anestésica no mínimo a 1 cm de distância da lesão
- Estabilização adequada dos tecidos manualmente ou por meio de instrumentos cirúrgicos
- A incisão deve ser realizada em linha única, uniforme, com formato de elipse na superfície e convergente em sua base. Esta forma de incisão permite uma ferida de fácil sutura e cicatrização
- Utilizar sempre lâmina de bisturi nova e afiada, para evitar a dilaceração dos tecidos
- Deve-se tentar fazer incisões paralelas à trajetória normal dos nervos, das artérias e das veias locais
- Pode-se usar sucção se necessário, contudo deve-se tomar cuidado para evitar a perda do espécime ou a indução de artefatos. Em procedimentos pequenos, uma gaze manipulada com pinça hemostática geralmente é suficiente para manter o campo limpo
- Não utilizar bisturi elétrico durante a remoção da peça cirúrgica, pois este equipamento causa destruição do tecido adjacente à linha de incisão e pode distorcer a arquitetura histológica do espécime. O bisturi elétrico poderá ser utilizado para hemostasia do leito cirúrgico. Deve-se ter os mesmos cuidados com o *laser* cirúrgico (de alta potência)
- A área da biopsia deve estender-se ao tecido adjacente, incluindo uma parte do tecido clinicamente normal
- A biopsia deve ser realizada em áreas representativas e incluir volume adequado de tecido alterado
- As áreas de necrose, geralmente mais centrais da lesão, devem ser evitadas, em virtude das perdas de detalhes celulares que a necrose acarreta (Figura 15.6)
- Orientar o paciente quanto aos cuidados pós-operatórios.

BIOPSIA INCISIONAL

Biopsia incisional é o exame no qual uma parte da lesão é removida para análise histopatológica.

Os princípios cirúrgicos descritos anteriormente para a realização das biopsias devem ser seguidos, tendo-se cuidados com antissepsia, anestesia e incisão. O formato da incisão deverá ser em cunha, o que permite abranger os tecidos mais profundamente situados com o menor dano tecidual. A remoção da lesão deverá ser realizada

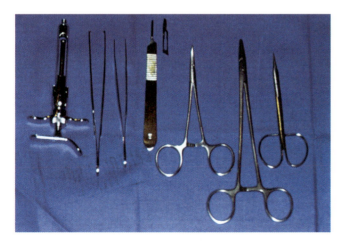

Figura 15.5 Instrumental cirúrgico básico para procedimentos cirúrgicos. Podem ser necessários instrumentos específicos para cada modalidade de biopsia.

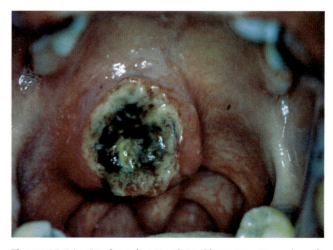

Figura 15.6 Lesão ulcerada em palato. Observar extensa área de necrose central.

na sua periferia, envolvendo uma quantidade suficiente de lesão e tecido normal adjacente (Figura 15.7A e B).

É preferível realizar uma biopsia estreita e profunda do que uma larga e superficial, pois as alterações superficiais podem ser bem diferentes daquelas da profundidade da lesão (Figura 15.7C).

A área escolhida deverá ser característica da lesão. Se a lesão é de grandes dimensões ou apresenta características diferentes em sua extensão, pode-se realizar este exame em mais de uma localidade da mesma.

A sutura pode apresentar algumas dificuldades para a sua aplicação, pois pode abranger tecidos patológicos que geralmente são friáveis e pouco resistentes à tração (Figura 15.8).

Indicações

- Lesões grandes
- Lesões localizadas em áreas que ofereçam risco ao paciente se removidas por completo

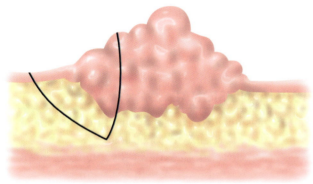
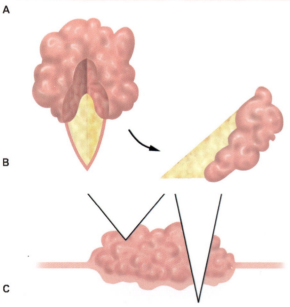

Figura 15.7 A. Deve-se realizar a biopsia incisional na periferia da lesão, envolvendo quantidade suficiente de lesão e tecido normal adjacente. **B.** Vista superior da biopsia incisional. **C.** É preferível realizar uma biopsia estreita e profunda a uma larga e superficial.

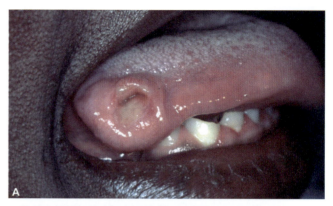
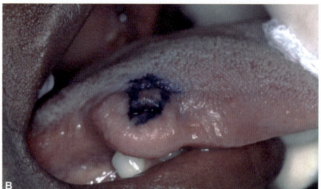
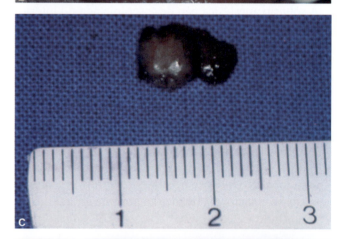
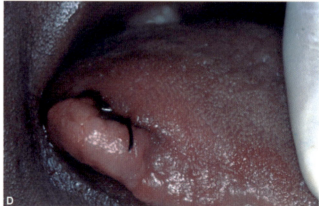

Figura 15.8 A. Lesão ulcerada em língua em uma paciente etilista e tabagista. **B.** Pelas características clínicas sugestivas de uma alteração maligna, optou-se por uma biopsia incisional. Observar a marcação da área da biopsia. **C.** Peça cirúrgica. **D.** Leito cirúrgico suturado.

- Em suspeita de neoplasia maligna
- Lesões em que a biopsia determinará tratamento radical ou conservador
- Lesões que podem ser tratadas por outro meio, e não por cirurgia, depois de estabelecido o diagnóstico.

Contraindicações

Lesões vasculares

Se for realizada biopsia incisional de lesões vasculares, como o hemangioma e as malformações vasculares, principalmente aquelas que apresentam pulsação à palpação (indicativo de sangue arterial), haverá sangramento abundante, o que levará risco ao paciente. Não existe, porém, contraindicação formal para a remoção completa de uma lesão com suspeita de hemangioma ou malformações vasculares, tomando-se cuidado para se realizarem procedimentos hemostáticos como ligadura de vasos que alimentam a lesão, e identificação por meio de angiografia nos casos de lesões extensas. Como tratamento dessas lesões pode-se associar escleroterapia e cirurgia (Figuras 15.9 e 15.10).

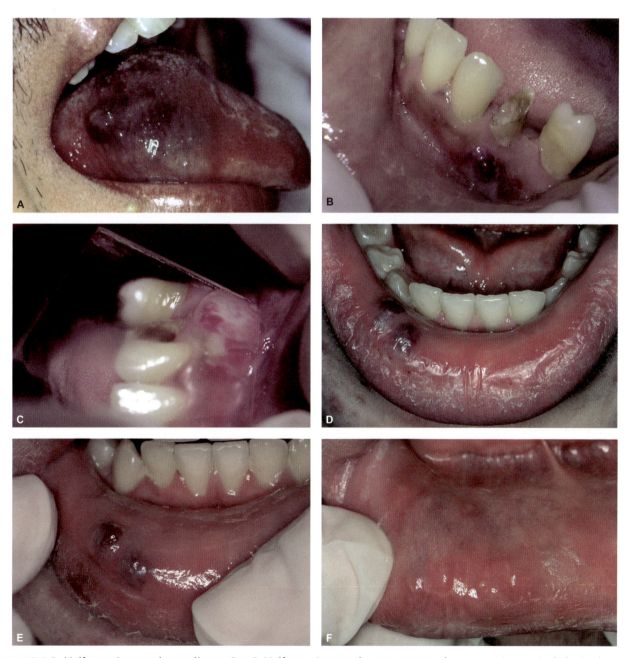

Figura 15.9 A. Malformação vascular em língua. **B** e **C.** Malformação vascular em gengiva: observa-se a isquemia da lesão durante a manobra de vitropressão ou diascopia. **D** a **F.** Malformação vascular em lábio em paciente adulto jovem: lesão tratada inicialmente com escleroterapia e, após, biopsia excisional. (Imagens gentilmente cedidas pelo Núcleo de Diagnóstico Bucal da Universidade Federal do Espírito Santo.)

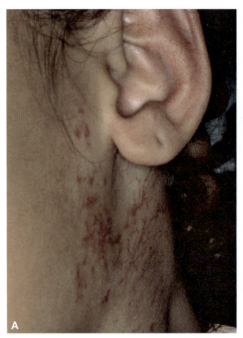
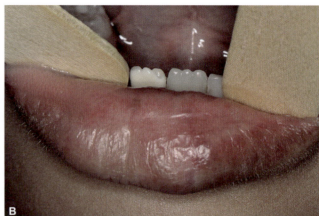
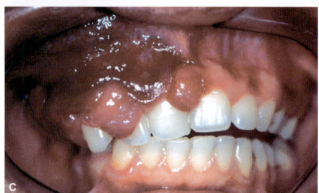

Figura 15.10 Hemangioma em criança. **A.** Pele do pescoço e parte da face, mostrando lesão de origem vascular em regressão. **B.** A vermelhidão do lábio e da mucosa labial mostra alterações leves onde anteriormente havia o hemangioma, que está presente ao nascimento e tende a desaparecer ainda na infância. (Imagens gentilmente cedidas pelo Núcleo de Diagnóstico Bucal da Universidade Federal do Espírito Santo.) **C.** Hemangioma em maxila em paciente com síndrome de Sturge-Weber.

Melanoma

Recentemente, a Sociedade Brasileira de Dermatologia lançou uma atualização dos protocolos para diagnóstico, tratamento e acompanhamento dos melanomas cutâneos primários, respondendo a diversas questões com base em artigos classificados de acordo com o nível de evidência científica.

As recomendações atuais são de que seja realizada, sempre que possível, a biopsia excisional, com margens de 1 a 3 mm, como primeira escolha de terapia para lesões com suspeita de melanoma, o que permite melhor avaliação histopatológica, inclusive da espessura tumoral, o que impacta diretamente a conduta e o prognóstico. Contudo, a biopsia incisional não afeta o prognóstico dos pacientes com melanoma e pode ser utilizada quando necessário, principalmente nos casos de lesões pigmentadas extensas, com pouca suspeita de malignidade e em lesões localizadas em mucosa.

A preocupação de que a manipulação mecânica (tal como ocorre nas biopsias incisional e por *punch,* ou ainda na punção aspirativa por agulha fina) poderia implantar as células neoplásicas nos vasos linfáticos ou sanguíneos e aumentar o risco de metástases a distância foi grande durante muitos anos e a biopsia incisional era contraindicada naquela época. Esse risco tem sido discutido tanto para o melanoma quanto para outros tumores e, atualmente, acredita-se que as características moleculares dos tumores sejam mais importantes do que a manipulação mecânica no que concerne à habilidade de um tumor migrar e induzir vascularização, disseminando as células tumorais.

Dessa forma, o uso constante de biopsias incisionais não é recomendado, pois a espessura tumoral não pode ser avaliada adequadamente; contudo, elas podem ser valiosas para confirmar o diagnóstico nos casos em que uma biopsia excisional não pode ser praticada.

Condições sistêmicas

No caso de pacientes medicamente comprometidos, deve ser feita uma avaliação médica da condição que ele apresenta antes do procedimento cirúrgico. Atenção deve ser dada principalmente aos que apresentam doença grave ou não controlada, seja hepática, renal, cardiológica, endócrina, um estado de imunocomprometimento ou uma discrasia sanguínea. Os pacientes que fazem ou fizeram terapia com bisfosfonatos ou aqueles que foram expostos à radioterapia correm risco maior de osteonecrose se a biopsia envolver o osso.

BIOPSIA EXCISIONAL

A biopsia excisional consta de remoção completa da lesão no momento em que se realiza o procedimento cirúrgico diagnóstico. A região adjacente à lesão também deverá ser removida, para assegurar a sua supressão completa, com margem cirúrgica aparentemente normal de cerca de 2 a 3 mm.

Os princípios cirúrgicos para a prática de biopsias também se aplicam a esta técnica, tendo-se os devidos cuidados quando da realização de antissepsia, anestesia e incisão da lesão.

A sutura pode ser realizada sem maiores dificuldades, pois os tecidos adjacentes possuem consistência normal (Figuras 15.11 e 15.12).

Indicações

- Lesões menores que 1 cm de diâmetro
- Lesões consideradas benignas clinicamente
- Qualquer lesão que possa ser removida completamente sem mutilar o paciente
- Lesões pigmentadas e vasculares pequenas também devem ser removidas por esta técnica.

Cuidados com o espécime

- Fixar o material imediatamente após a remoção, para evitar que a peça possa ressecar, sofrendo assim autólise, que se inicia tão logo o suprimento sanguíneo para o tecido seja interrompido
- Cuidados devem ser tomados ao manipular o tecido removido, procurando não esmagá-lo ou distorcê-lo (Figuras 15.13 e 15.14)
- O material deve ser fixado em formol a 10%, de preferência tamponado e neutro
- O volume do formol deve ser 20 vezes maior do que o volume do próprio espécime (Figura 15.15)
- O espécime deve estar totalmente imerso na solução de formol, tomando-se o cuidado para que não fique preso nas paredes do recipiente
- Se o espécime for delgado, aconselha-se colocá-lo em um pequeno pedaço de papel, com o tecido conjuntivo voltado para baixo, para se assegurar de

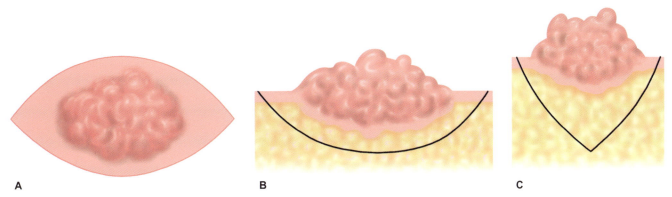

Figura 15.11 A. Vista superior. O traçado da biopsia excisional deverá ser elíptico, passando pelo maior eixo da lesão. **B.** Vista longitudinal. A biopsia deverá abranger tecido normal também em profundidade. **C.** Vista sagital.

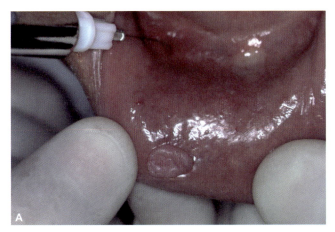
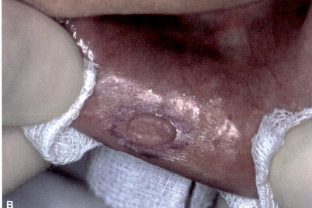

Figura 15.12 A. A anestesia deverá ser realizada distante da lesão. **B.** Demarcação da área da biopsia excisional. *(Continua)*

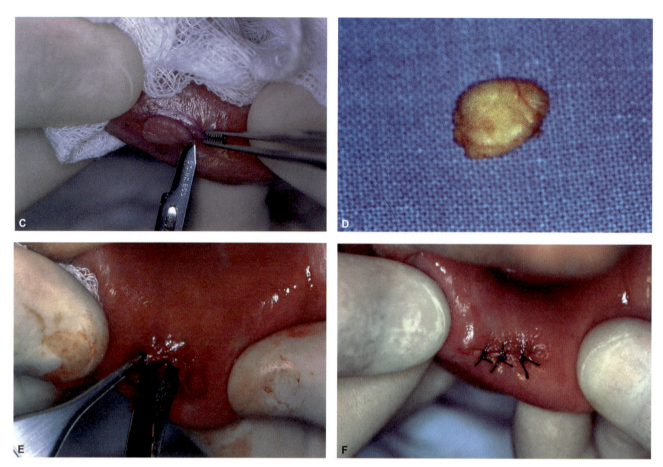

Figura 15.12 *(Continuação)* **C.** A lâmina de bisturi deverá ser posicionada formando um ângulo de 45° com a superfície da lesão, possibilitando assim a remoção da peça cirúrgica em forma de elipse. A área da biopsia deve estender-se ao tecido adjacente, incluindo uma parte do tecido clinicamente normal. **D.** Peça cirúrgica. **E.** Divulsão dos tecidos. **F.** Sutura com pontos isolados.

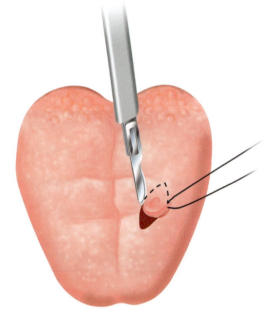

Figura 15.13 Esquema de estabilização com fios de sutura: maneira menos traumática de manipulação da lesão.

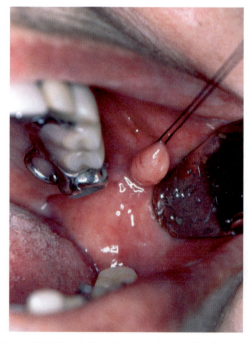

Figura 15.14 Estabilização da lesão com fio de sutura.

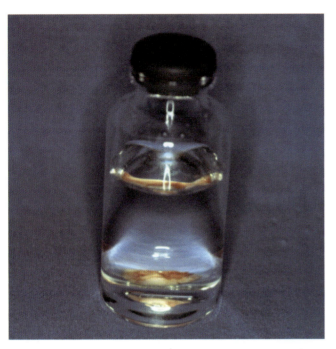

Figura 15.15 Volume do formol (20 vezes maior do que o volume da peça cirúrgica).

que ele permanecerá estirado durante a fixação. O conjunto papel e espécime deve ser colocado no recipiente
- O frasco em que será armazenado o espécime deverá ser de abertura ampla suficiente para que este seja colocado sem compressão
- O frasco deverá ser lacrado e etiquetado (Figura 15.16)

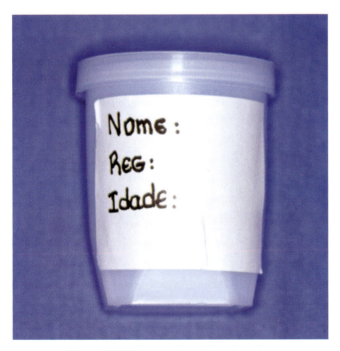

Figura 15.16 Frasco etiquetado e lacrado.

- Informar ao patologista quando houver tecido duro na peça, pois será necessário preparo com descalcificação prévia.

Considerações quanto ao local anatômico da biopsia

- *Palato*: observar o posicionamento dos vasos subjacentes
- *Gengiva*: a biopsia pode levar à recessão gengival e até defeitos estéticos e exposição radicular
- *Lábios*: no transcirúrgico, a hemostasia local e a estabilização dos tecidos podem ser obtidas se o auxiliar segurar firmemente o lábio, colocando os dedos indicador e polegar de cada lado da lesão. Cuidados estéticos devem ser tomados se a incisão ultrapassar o limite entre vermelhão do lábio e pele perioral. Pode ocorrer parestesia se os nervos forem lesados
- *Língua*: no transcirúrgico pode ser estabilizada com fio de sutura ou com uso de gaze pelo auxiliar. Cuidado redobrado ao suturar, pois a constante movimentação da língua pode dificultar a manutenção dos pontos.

BIOPSIA ASPIRATIVA

A biopsia aspirativa emprega agulha e seringa para penetrar a lesão e aspirar seu conteúdo.

Qualquer lesão radiolúcida dos maxilares deverá ser submetida a uma biopsia aspirativa prévia antes da exploração cirúrgica, pois esta manobra permite informações sobre a natureza da lesão, principalmente descartando a possibilidade de lesões vasculares intraósseas.

A biopsia aspirativa é de grande importância para reconhecimento e identificação de líquidos em lesões intraósseas e também em algumas lesões de tecidos moles. A presença de líquidos, sua cor e densidade macroscópica, em muitos casos, é fator determinante para firmar-se o diagnóstico (Figuras 15.17 e 15.18). Por exemplo, ao encontrarmos uma lesão radiolúcida na mandíbula, em que durante punção intraóssea foi coletado um líquido brancacento, denso, com aspecto de vela derretida, o diagnóstico será altamente sugestivo de tumor odontogênico ceratocístico (ou ceratocisto).

A aspiração de sangue vivo, pulsátil, pode indicar uma lesão vascular que não deve ser submetida à exploração cirúrgica. A impossibilidade de aspirar fluido ou ar indicará que a lesão constitui-se de massa sólida, provavelmente uma neoplasia. Até mesmo quando a realização da biopsia aspirativa não obtém saída de líquido (p. ex., aspiração de ar), pode-se suspeitar de uma

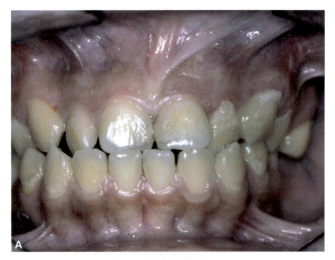
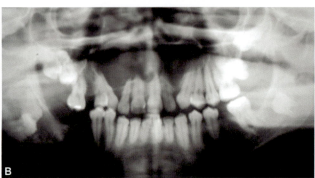
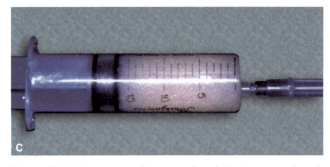

Figura 15.17 A. Aspecto clínico intrabucal. **B.** Aspecto radiográfico mostrando extensa lesão radiolúcida em maxila. **C.** Punção aspirativa mostra conteúdo branco leitoso sugestivo de ceratocisto odontogênico. (Imagens do serviço de residência em Cirurgia Bucomaxilofacial do Hospital Universitário Pedro Ernesto da Univesidade do Estado do Rio de Janeiro (HUPE-UERJ).)

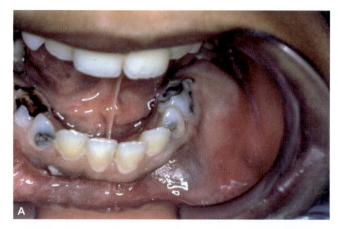
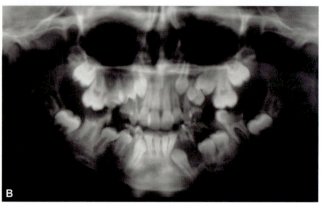
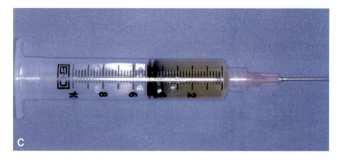

Figura 15.18 A. Aspecto clínico intrabucal. Observar a expansão da cortical vestibular em mandíbula, lado esquerdo. **B.** Aspecto radiográfico mostrando lesão radiolúcida envolvendo a coroa de canino inferior. Aspecto radiográfico sugestivo de cisto dentígero ou cisto folicular inflamatório. **C.** Punção aspirativa mostrando conteúdo líquido amarelado, compatível com o diagnóstico de um cisto.

cavidade óssea traumática, ou, mesmo, que a agulha esteja no interior do seio maxilar.

Uma lesão de tecidos moles que apresente clinicamente flutuação também deverá ser aspirada, para se determinar o conteúdo antes do tratamento definitivo.

O material obtido pela biopsia aspirativa poderá ser submetido a exame patológico, análise bioquímica ou cultura microbiológica. Ao enviar o material para análise histopatológica, ele deve ser distendido sobre uma lâmina, semelhante ao procedimento de citologia esfoliativa (ver adiante).

Indicações
- Toda lesão que contenha fluido em seu interior
- Toda lesão radiolúcida intraóssea antes da exploração cirúrgica.

Técnica
Para a realização de biopsia aspirativa, deve-se optar por agulhas de calibre grosso, para não causar obstrução do lúmen da mesma. Pode-se utilizar agulha 18 G (Gauge) conectada a uma seringa de 10 ou 20 mℓ. A área deverá ser previamente anestesiada, e a seringa inserida no

interior da lesão, sendo o conteúdo aspirado. Para lesões intraósseas, nas quais a cortical apresente-se expandida e delgada, a agulha pode ser aplicada diretamente sobre a mucosa, até perfurar a cortical óssea e penetrar no interior da lesão. Se a cortical se apresentar mais espessa, é necessário confeccionar retalho mucoperiosteal e realizar osteotomia, para que a penetração da agulha aconteça mais facilmente.

BIOPSIA (PUNÇÃO) ASPIRATIVA COM AGULHA FINA

A biopsia ou a punção aspirativa com agulha fina deve ser utilizada para lesões de localização profunda nos tecidos, como nas glândulas salivares maiores ou linfonodos, e ainda em massas com suspeita de neoplasias benignas ou malignas. Tem acurácia geral alta para tumores de parótida.

Esta técnica diminui os riscos de uma biopsia cirúrgica local, além de ser de fácil execução e baixo custo operacional (Figura 15.19).

Para realização deste procedimento a agulha deverá ter comprimento suficiente para alcançar a lesão. Primeiramente deve-se palpar a massa tumoral ou o nódulo e inserir a agulha na lesão. O êmbolo da agulha então é puxado e, com ele nessa posição, são realizados movimentos, em diversas direções, aplicando sucção, com o intuito de descamar e aspirar as células do interior da lesão, até que uma pequena quantidade de aspirado apareça no bojo da agulha. Volte o êmbolo para a posição inicial antes de retirar a agulha (retirar a pressão negativa). Remove-se a agulha, enche-se a seringa de ar, reposiciona-se a agulha e deposita-se o material recolhido sobre a lâmina, distendendo com outra lâmina de vidro ou com espátula/escova. O material deve ser fixado e enviado ao laboratório.

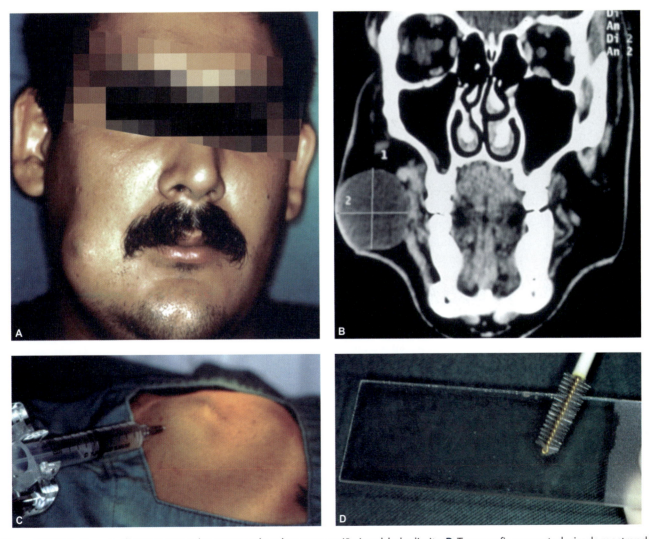

Figura 15.19 A. Aspecto clínico mostrando aumento de volume em região jugal, lado direito. **B.** Tomografia computadorizada mostrando a extensão da lesão. **C.** Punção aspirativa por agulha fina. **D.** O material obtido pela punção é colocado em lâmina de vidro e processado como na citologia. (Caso clínico gentilmente cedido pela Dra. Renata Pittella e pelo Dr. Eduardo Cardoso.)

FICHA PARA REGISTRO DA BIOPSIA

Todos os espécimes devem ser devidamente registrados em formulário especial cedido pelo laboratório de patologia ou em formulário livre escrito pelo próprio profissional. Este formulário deve conter todos os dados relativos ao paciente (nome completo, sexo, raça e profissão), todas as características e as informações relacionadas com a lesão (história clínica, tempo de evolução, sintomatologia e características clínicas), assim como toda e qualquer informação que possa ser relevante para o diagnóstico. Devem-se também incluir dados relacionados com o tipo de biopsia praticada. Quando a lesão possuir imagem radiográfica, tal exame deverá ser enviado ao patologista. O pedido do exame deve incluir as principais hipóteses de diagnóstico formuladas pelo profissional. Atualmente, com a facilidade de se obterem fotografias digitais da lesão, essas também podem ser enviadas ao patologista.

Uma biopsia com identificação das margens ou múltiplas peças cirúrgicas deve ter cuidadosamente anotados seus dados, a fim de que não cause confusão ao patologista.

TÉCNICA E PRINCÍPIOS CIRÚRGICOS PARA BIOPSIAS INTRAÓSSEAS

Toda lesão intraóssea de aspecto radiolúcido deverá ser submetida previamente a uma biopsia aspirativa antes da exploração cirúrgica. A indicação para a realização de biopsia incisional ou excisional deve seguir o mesmo procedimento citado anteriormente; por exemplo, em uma pequena lesão cística na mandíbula realiza-se primeiro a biopsia aspirativa, seguida da biopsia excisional. Já ao nos depararmos com lesões extensas, suspeitas de neoplasia maligna ou benigna, em que o planejamento cirúrgico dependerá do tipo da lesão, a melhor conduta é a biopsia aspirativa associada à biopsia incisional.

As biopsias realizadas em tecidos duros não diferem daquelas em tecidos moles quanto aos princípios cirúrgicos e patológicos, porém alguns passos requerem considerações especiais:

Biopsia aspirativa

Em lesões radiolúcidas realizar sempre biopsia aspirativa por agulha grossa antes da exploração cirúrgica (Figura 15.20G e H).

Confecção de retalho cirúrgico

Devido a sua localização, as lesões intraósseas devem ser acessadas mediante retalho mucoperiósteo.

A escolha do tipo e a extensão do retalho dependerão do tamanho e da extensão da lesão (Figura 15.20A a D), e o planejamento utilizará os mesmos princípios da confecção de retalhos para outras cirurgias bucais (Figura 15.20E e F).

Confecção de janela óssea

É importante palpar a região cuidadosamente antes da realização da biopsia. Geralmente, quando o osso está firme à palpação, indicará que a lesão não sofreu expansão a ponto de destruir a cortical óssea; ao contrário, uma sensação de compressibilidade local ou flutuação indicará destruição da cortical óssea (Figura 15.20F).

A janela óssea poderá ser realizada com uso de brocas esféricas, trefina ou, nos casos em que a cortical óssea torna-se mais fina, pode-se utilizar pinça goiva. A lâmina óssea retirada também deverá ser submetida a exame histopatológico, assim como a peça cirúrgica removida.

O tamanho da janela óssea dependerá do tamanho da lesão e de sua proximidade com estruturas anatômicas, como raízes dentárias, feixes vasculonervosos, seio maxilar, entre outros.

Remoção da peça cirúrgica

A técnica para a retirada da peça dependerá da natureza da biopsia (excisional ou incisional) e da consistência do tecido encontrado (Figura 15.20I). Uma cureta de Lucas pode ser utilizada para a remoção de lesões pequenas e encapsuladas (Figura 15.20J).

Hemostasia

A hemostasia do leito cirúrgico deverá ser realizada da mesma forma que em outros procedimentos de cirurgia bucal. A compressão com gaze úmida muitas vezes é suficiente para tal; caso contrário, pode-se lançar mão de substâncias hemostáticas, como cera para osso ou esponja de fibrina (Figura 15.20K).

Sutura

A sutura deverá ser realizada de acordo com o tipo de retalho confeccionado. Retalhos em trapézio ou triangulares devem ter seus ângulos suturados previamente para a reposição correta do retalho. Os princípios para sutura são os mesmos preconizados no Capítulo 6, *Técnica Cirúrgica e Instrumentais em Cirurgia Oral*) (Figura 15.20L).

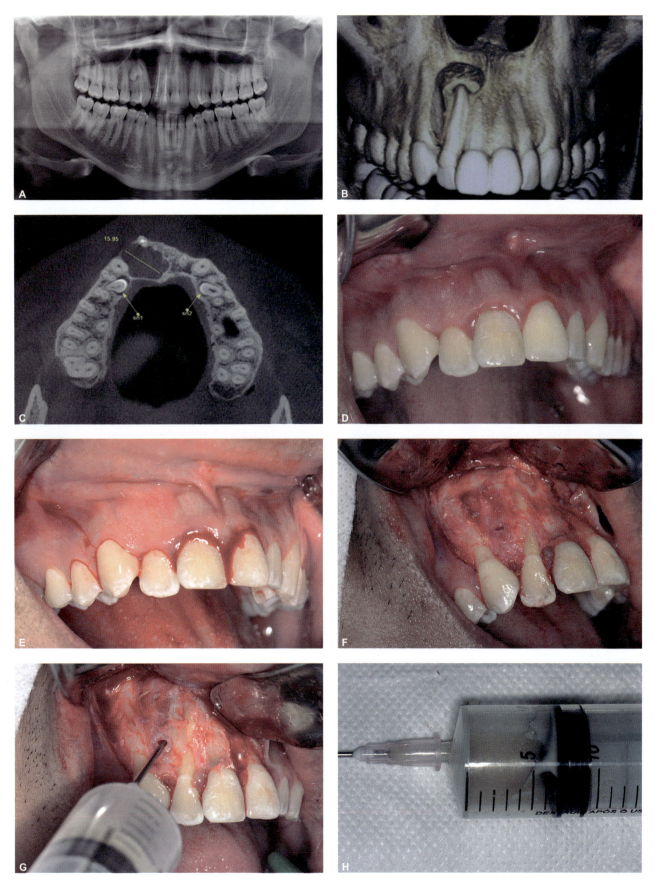

Figura 15.20 A. Radiografia panorâmica mostrando lesão radiolúcida intraóssea em região anterior de maxila (lado direito). **B.** Reconstrução tomográfica em 3D. **C.** Corte axial mostrando a extensão da lesão. **D.** Aspecto clínico intrabucal. **E.** Incisão em L para realização da cirurgia. **F.** Retalho mucoperiosteal rebatido. **G.** Punção aspirativa intraóssea. **H.** Material obtido pela punção aspirativa. *(Continua)*

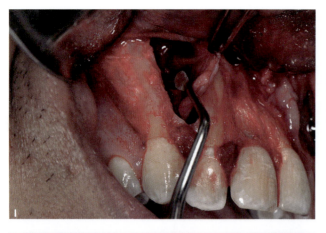
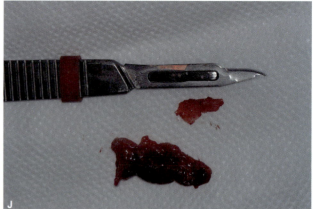
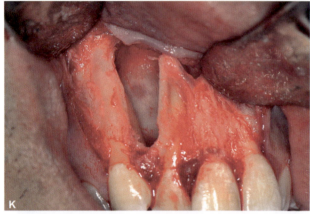
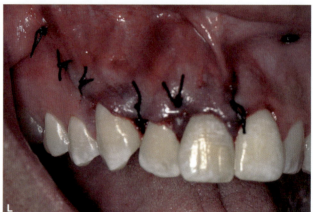
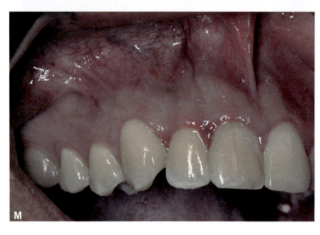

Figura 15.20 *(Continuação)* **I.** Enucleação da lesão com cureta de Lucas (biopsia excisional). **J.** Material coletado que será enviado para análise histopatológica. **K.** Loja cirúrgica após hemostasia. **L.** Sutura isolada simples. **M.** Pós-operatório de 7 dias após remoção das suturas. (Imagens gentilmente cedidas pelo Núcleo de Diagnóstico Bucal e Disciplina de Cirurgia Bucal II da Universidade Federal do Espírito Santo.)

BIOPSIA POR CONGELAÇÃO

Entende-se por biopsia por congelação aquela em que é feita a retirada do espécime e seu estudo imediato. Pode-se realizar congelação em biopsias incisionais ou excisionais. Este exame auxilia a identificação transoperatória do tipo histopatológico da lesão ou presença de neoplasia maligna. Este procedimento é muito útil também para identificar no transoperatório se as margens cirúrgicas foram adequadamente removidas e se, no leito cirúrgico, ainda resta lesão.

As margens da peça cirúrgica da biopsia poderão ser marcadas com fio de sutura, orientando a análise do patologista.

Para a realização deste exame, o patologista deverá estar a postos e a peça encaminhada imediatamente. O patologista realiza a análise macroscópica e escolhe a área a ser seccionada, sobre a qual é lançado jato de CO_2 ou nitrogênio líquido, congelando assim a peça operatória. Com o micrótomo fazem-se cortes, que serão corados e lidos imediatamente, proporcionando um rápido resultado.

A orientação espacial de como a peça cirúrgica foi marcada deve vir ilustrada na ficha de dados da biopsia. Se a lesão for diagnosticada como requerendo tratamento adicional, o patologista poderá determinar quais margens apresentam tumor residual.

CITOLOGIA ESFOLIATIVA

A citologia esfoliativa é um exame complementar de diagnóstico que utiliza células obtidas por meio de raspagem da superfície de uma lesão. Podem-se avaliar por este método lesões tumorais, infecciosas e outras que ocorram na mucosa bucal por intermédio de células que se descamam. Este exame não tem valor em lesões profundas ou superfície intacta.

A citologia é um método limitado pela quantidade escassa de material e na maioria das vezes apenas indica ou sugere determinada patologia, devendo ser comprovada por biopsia cirúrgica, principalmente nos casos de neoplasias malignas.

A citologia esfoliativa possibilita analisar e avaliar as características das células de forma a classificar uma lesão conforme foi estabelecido por Papanicolaou e Traut, em 1943.

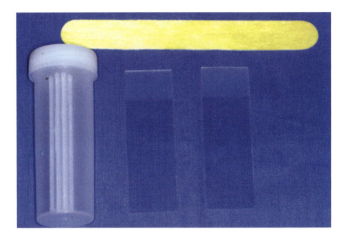

Figura 15.21 Material necessário para realização de citologia esfoliativa.

Indicações

- Nas lesões de localização em superfície aparentemente inócua, que não apresenta indicação de biopsia cirúrgica
- Nas lesões vesiculares que se tornam ulceradas, como herpes e pênfigo
- Em pacientes nos quais a condição geral de saúde não possibilite intervenção cruenta sem preparo pré-operatório
- No acompanhamento pós-operatório de pacientes operados de tumores malignos ou irradiados, com o intuito de controlar o resultado terapêutico
- No controle de biopsias falso-negativas
- Lesões extensas e múltiplas, selecionando o local mais indicado para a biopsia
- Por ser um procedimento de baixo custo e isento de complicações, pode ser utilizado em campanhas de saúde com a finalidade de rastreamento de doenças endêmicas e epidêmicas que tenham manifestações bucais.

Técnica

A técnica da citologia esfoliativa é um procedimento rápido e simples, necessitando de poucos recursos para sua realização (Figura 15.21):

- Espátula metálica, espátula de madeira ou escova própria para citologia
- Lâmina de vidro para microscopia
- Fixador.

As lâminas de vidro deverão estar limpas e marcadas na face que receberá o esfregaço. A superfície da lesão é raspada com a espátula e o material obtido é espalhado sobre a lâmina de vidro e fixado imediatamente em álcool a 95° ou em uma solução álcool/éter 1:1. O encaminhamento ao laboratório segue os mesmos requisitos descritos para as biopsias.

Classificação dos esfregaços segundo o Papanicolaou

- *Classe 0*: material inadequado ou insuficiente para exame
- *Classe I*: células normais
- *Classe II*: células atípicas decorrentes de processos inflamatórios, sem evidência de malignidade (Figura 15.22)
- *Classe III*: células sugestivas, mas não conclusivas de malignidade
- *Classe IV*: células fortemente sugestivas de malignidade
- *Classe V*: citologia conclusiva de malignidade.

Sempre que o resultado da citologia indicar esfregaços classes III, IV ou V, é necessária a realização complementar de biopsia cirúrgica para confirmação do resultado obtido.

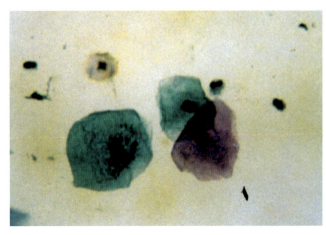

Figura 15.22 Citologia esfoliativa classe II de Papanicolaou.

MÉTODOS VISUAIS AUXILIARES PARA O DIAGNÓSTICO

Os métodos visuais são usados para ajudar no diagnóstico clínico da lesão ou na seleção da área de biopsia. Eles incluem corantes nucleares e fontes de luz e são utilizados principalmente para assistir na detecção precoce das alterações pré-malignas (com potencial de malignização) e malignas (câncer). O azul de toluidina, um corante metacromático, pode indicar as áreas com maior chance de apresentar displasia à análise histopatológica, além de tornar mais evidentes à inspeção visual lesões suspeitas de malignidade. Os métodos que utilizam a visualização direta da autofluorescência dos tecidos empregam um aparato portátil simples, construído com base nos princípios físicos da óptica, e também aumentam a acuidade visual, tornando detectáveis lesões previamente inconspícuas. Além disso, eles vêm sendo estudados para delinear as alterações promovidas pela cancerização de campo ao redor de displasias de alto grau e neoplasias malignas, e assim guiar a excisão dessas lesões de modo eficaz.

ENTREGA DO RESULTADO

Quando o resultado da biopsia estiver pronto, é responsabilidade do cirurgião-dentista entregá-lo ao paciente, explicar o diagnóstico e direcionar seu tratamento, quer este seja conduzido pelo próprio dentista ou haja necessidade de encaminhamento. Se o diagnóstico microscópico não for consistente com a impressão clínica, o profissional da saúde deve debater com o patologista e, se necessário, realizar nova biopsia.

BIBLIOGRAFIA

Araújo MS, Mesquita RA, Souza SO. Oral esfoliative cytology in the diagnosis of paracoccidioidomycosis. Acta Cytol. 2001; 45(3):360-4.

Avon SL, Klieb HBE. Oral soft-tissue biopsy: an overview. J Can Dent Assoc. 2012; c-75-8.

Bong JL, Herd RM, Hunter JA. Incisional biopsy and melanoma prognosis. J Am Acad Dermatol. 2002; 46(5):690-4.

Boraks S. Diagnóstico Bucal. 2 ed. São Paulo: Editora Artes Médicas, 1999.

Castro LGM, Loureiro W, Duprat-Neto JP, Bittencourt FV, Serpa SS, Gontijo G et al. Guidelines of the Brazilian Dermatology Society for diagnosis, treatment and follow up of primary cutaneous melanoma – Part I. An Bras Dermatol. 2015; 90(6):851-61.

Coleman GC, Nelson JF. Princípios de Diagnóstico Bucal. Rio de Janeiro: Guanabara Koogan, 1996.

Gudmundsson JK, Ajan A, Abtahi J. The accuracy of fine-needle aspiration cytology for diagnosis of parotid gland masses: a clinicopathological study of 114 patients. J Appl Oral Sci. 2016; 24(6):561-7.

Hauschild A, Eiling S, Lischner S, Haacke TC, Christophers E. Safety margins in the excision of primary malignant melanoma. Proposals based on contolled clinical trials. Hautarzt. 2002; 53(4):291-91.

Howe GL. Cirurgia Oral Menor. 3 ed. São Paulo: Santos, 1995.

Kazanowska K, Hałoń A, Radwan-Oczko M. The role and application of exfoliative cytology in the diagnosis of oral mucosa pathology – contemporary knowledge with review of the literature. Adv Clin Exp Med. 2014; 23(2):299-305.

Lamey PJ, Lewis MAO. Manual Clínico de Medicina Oral. 2 ed. São Paulo: Santos, 2000.

Little JW, Falace DA, Miller CS, Rhodus NL. Manejo odontológico do paciente clinicamente comprometido. 7 ed. Rio de Janeiro: Elsevier, 2009.

Marcucci G. Estomatologia. Organização: Oswaldo Crivello Junior. 2 ed. São Paulo: Guanabara Koogan, 2014.

Mercadante V, Paderni C, Campisi G. Novel non-invasive adjunctive techniques for early oral cancer diagnosis and oral lesions examination. Curr Pharm Des. 2012; 18(34):5442-51.

Neville BW, Damm DD, Allen CM, Chi AC. Patologia oral e maxilofacial. Rio de Janeiro: Elsevier, 2016.

Regezi JA, Sciuba JJ, Jordan RC. Patologia oral. Correlações clinicopatológicas. Rio de Janeiro: Elsevier, 2012.

Shafer WG, Hine MK, Levy BM. Patologia bucal. 4 ed. Rio de Janeiro: Interamericana, 1985.

Sonis ST, Fazio RC. Medicina oral. 2 ed. Rio de Janeiro: Guanabara Koogan, 1996.

Tommasi MHM. Diagnóstico em patologia bucal. 4 ed. Rio de Janeiro: Elsevier, 2014.

Tong TR, Chow TC et al. Clear-cell sarcoma diagnosis by fine-nedle aspiration: cytologic, histologic, and ultraestructural features; potencial pit falls; and literature review. 2002; 26(3):174-80.

Williams PM, Poh CF, Hovan AJ, Ng S, Rosin MP. Evaluation of a suspicious oral mucosal lesion. JCDA. 2008; 74(3):275-80.

Yamashita Y, Hashimoto I, Abe Y, Seike T, Okawa K, Senzaki Y et al. Effect of biopsy technique on the survival rate of malignant melanoma patients. Arch Plast Surg. 2014; 41(2):122-5.

16 Hiperplasias Reacionais Inflamatórias

Renato Kobler Sampaio • Renata Lopes Sampaio • Roberto Prado

INTRODUÇÃO

No princípio do século 19 foram iniciadas várias investigações científicas que culminaram na descoberta da "Teoria Celular", segundo a qual todos os seres vivos são compostos por células. Ao longo do século 20, foram realizados muitos progressos na compreensão das transformações físico-químicas em nível celular.

Descobriu-se que o ambiente em que vivem os organismos vivos varia a cada instante e algumas dessas variações representam estímulos que irão desencadear respostas adaptativas nas células. É de fundamental importância a compreensão dos mecanismos básicos utilizados pelas células e pelos tecidos para se adaptarem às variações ambientais, sujeitas a constantes alterações, tanto de processos fisiológicos normais como de alterações ambientais diversas, inclusive os efeitos decorrentes de tratamento medicamentoso.

Se as células fossem sistemas estáticos, tais alterações afetariam profundamente o funcionamento celular, podendo resultar em dano e morte celular.

Existem alguns mecanismos de adaptação celular visando adequar os tecidos às novas situações, com o objetivo de limitar o dano imposto em resposta aos processos agressores de uma doença ou condição.

As alterações morfológicas e funcionais que as células sofrem em resposta a estímulos e agressões são consideradas formas de adaptação celular.

As principais respostas de adaptação são: regeneração, hiperplasia, hipertrofia, atrofia e metaplasia.

HIPERPLASIAS E HIPERTROFIAS

As hiperplasias e as hipertrofias constituem alterações representativas de um aumento do metabolismo das células, em consequência de maior necessidade funcional. Hipertrofia é o aumento de volume celular resultante da síntese de maior número de componentes estruturais, sem ocorrer alteração no número de células. Hiperplasia é o aumento do número de células em um órgão ou parte dele, em consequência do aumento das mitoses, com manutenção do padrão morfofuncional do tecido. Ambas as condições são provocadas por um aumento da exigência funcional específica de cada tipo celular, como, por exemplo, aumento de carga a suportar ou aumento da necessidade de secreção de determinado produto.

Tanto as hipertrofias como as hiperplasias repercutem clinicamente em aumento de tamanho e peso das estruturas anatômicas correspondentes.

Nos seres humanos, o potencial de multiplicação celular durante o desenvolvimento embrionário e as características morfofuncionais das diferentes células são programados geneticamente. De acordo com a capacidade multiplicativa no período pós-natal, as células são divididas em três grupos: perenes, sem capacidade proliferativa; estáveis, quando submetidas a um estímulo adequado podem proliferar; e lábeis, que estão em constante multiplicação e podem proliferar exageradamente quando submetidas a determinados estímulos.

As células perenes são os neurônios e as miofibras estriado-esqueléticas e cardíacas, sem capacidade proliferativa após o nascimento.

As células estáveis são as miofibras lisas, o tecido epitelial do baço, do rim, da parte exócrina do pâncreas, das glândulas endócrinas e dos tecidos de linhagem conjuntiva. A multiplicação se realiza durante todo o período do crescimento, cessando quando atingem sua diferenciação. Entretanto, se forem submetidas a um estímulo adequado, podem proliferar.

As células lábeis são o epitélio de revestimento cutâneo e as glândulas anexas, os epitélios dos sistemas respiratório, digestório e urogenital, as gônadas, os elementos do sistema linfo-hematopoético e do sistema reticuloendotelial, que além de gradual e continuamente se renovarem têm capacidade de proliferar exageradamente quando submetidos a determinados estímulos.

Considerando esta classificação, fica fácil entender por que um paciente, ao produzir um trauma crônico na língua, desenvolve hiperplasia fibrosa e não hiperplasia de tecido muscular, apesar de este ser predominante na língua.

Do mesmo modo um trauma na bochecha formará uma hiperplasia fibrosa ou uma hiperplasia epitelial, pois estão na categoria das células lábeis ou estáveis, e não na de células perenes.

A classificação das diferentes células nestes três grupos permite-nos compreender por que apenas as células lábeis e estáveis podem sofrer aumento de número (hiperplasia) enquanto qualquer tipo celular pode sofrer aumento de volume (hipertrofia), determinando a ocorrência destas condições nos diferentes tipos de tecidos do organismo.

Embora hipertrofia e hiperplasia sejam por definição processos distintos, nos tecidos constituídos por células lábeis e estáveis estes processos podem ocorrer concomitantemente. Assim, estímulos que atuam sobre a célula estimulando a síntese proteica levam a aumento de volume da célula e/ou aumento do número de células.

Os estímulos para a hiperplasia podem ter diferentes origens, como sobrecarga de trabalho, estímulos hormonais, processos de regeneração tecidual e reações inflamatórias.

As hiperplasias podem ser consideradas, em alguns casos, como fisiológicas, como na hiperplasia de mama e útero, que ocorre na gravidez em consequência de estímulos hormonais.

As hiperplasias podem ocorrer também para compensar um determinado acontecimento, como é o caso da hiperplasia da medula óssea em hemorragias e anemias, em que ocorre um estímulo para aumentar sua produção celular.

As hiperplasias também podem acontecer em consequência de estímulos patológicos, como maior atuação hormonal, trauma de repetição em uma determinada região ou iatrogênico, como no caso da administração de alguns medicamentos. As hiperplasias reacionais são observadas no processo inflamatório, ocasionando a proliferação de fibroblastos e de vasos sanguíneos, dando origem ao tecido de granulação. Vários mediadores químicos observados na resposta inflamatória estimulam esta proliferação celular.

Alguns tipos de neoplasias benignas constituem diagnósticos diferenciais importantes com as hiperplasias.

A neoplasia é uma proliferação celular excessiva e autônoma, evoluindo independentemente dos fatores que controlam a proliferação celular. Estas características as diferenciam do ponto de vista conceitual das hiperplasias, uma vez que nas neoplasias a proliferação é inoportuna e desnecessária, sem finalidade biológica e escapa dos mecanismos de controle do organismo. Enquanto

nas hiperplasias, uma vez interrompido ou retirado o estímulo que estava levando à multiplicação celular, esta cessa; nas neoplasias a multiplicação é autônoma e contínua, mesmo que seja retirada a eventual causa inicial.

As lesões hiperplásicas na cavidade oral são estudadas nos livros de patologia oral em diferentes capítulos. Alguns livros as incluem nos crescimentos exofíticos, junto a outras formas de crescimento, principalmente de natureza neoplásica.

A classificação das hiperplasias inflamatórias da cavidade oral pode ser feita considerando a sua localização, seu aspecto clínico, seu aspecto histológico e sua etiologia.

O melhor exemplo é o denominado épulis ou epúlide, utilizado quando se observa aumento na região da gengiva, aceitando-se o conceito de que qualquer crescimento da gengiva ou da mucosa alveolar receberia esta denominação. Apesar de não ser comumente utilizada a denominação uloma, ela também significa qualquer crescimento na gengiva.

Quanto à etiologia, o trauma e a infecção contribuem para a formação deste tipo de lesão, incluindo o cálculo dentário, margens mal adaptadas de restaurações, dentes muito destruídos pela cárie, espículas ósseas, aparelhos protéticos e hábitos viciosos, como morder, atritar ou sugar tecidos moles na região.

Também estão relacionadas com as hiperplasias algumas substâncias químicas, afetando principalmente a gengiva.

O tecido de granulação é encontrado em várias destas lesões e a modificação de seu aspecto histológico se traduz por alteração no aspecto clínico das mesmas.

O tecido de granulação é constituído pela proliferação e migração de elementos do tecido conjuntivo. Em primeiro lugar pela proliferação de células endoteliais, fibroblastos, células inflamatórias variáveis e numerosos capilares.

Inicialmente é muito vascularizado, porém com o decorrer do tempo há modificação deste aspecto. São reconhecidas duas fases: na primeira há vascularização, seguida de desvascularização. A partir dos vasos sanguíneos da região, surgem brotos de células endoteliais que se unem aos já existentes, sendo os vasos neoformados iguais. Há saída de proteínas desses vasos neoformados, constituindo um meio favorável ao crescimento de células, especialmente dos fibroblastos, havendo mudança lentamente para formação de fibras colágenas. À medida que a maturação prossegue, há regressão dos capilares, acompanhando a proliferação do colágeno.

Toda esta evolução vai se refletir no aspecto clínico, com modificação da cor vermelha para a rosa nas lesões que sofreram esta transformação. Portanto, quanto mais vermelha for a lesão clinicamente, maior será a vascularização existente, sendo que a hemorragia que acompanha algumas condições, quando tocadas, não está relacionada apenas ao aumento de capilares, mas também à integridade do epitélio existente na superfície. Quando o epitélio está atrofiado e principalmente ulcerado, as hemorragias são mais frequentes.

Quanto a consistência à palpação, novamente a modificação no aspecto histológico será fator determinante de variação. Quanto mais fibrosas são as calcificações eventuais, seja pela formação de osso, cemento ou calcificação distrófica, mais duras serão à palpação.

As principais condições apresentadas são:

- Fibroma de irritação (hiperplasia fibrosa)
- Granuloma piogênico
- Fibroma ossificante periférico
- Granuloma periférico de células gigantes
- Epúlide granulomatosa
- Hiperplasia fibrosa relacionada à borda de dentadura
- Hiperplasia papilar inflamatória (papilomatose palatina)

Fibroma de irritação | Fibroma traumático, hiperplasia fibrosa, hiperplasia fibrosa focal, nódulo fibroso e epúlide fibrosa

O traumatismo mecânico nos tecidos moles da cavidade oral, dependendo de sua intensidade e do tempo de duração, provocará reações diferentes. Podemos ter uma úlcera, se este trauma for de grande intensidade, mesmo que por pouco tempo. Entretanto, se o trauma for de baixa intensidade e por tempo prolongado, haverá formação de hiperplasia.

Quando o paciente morde a bochecha, o lábio ou a borda lateral da língua, dependendo se for momentânea ou continuamente, a lesão poderá ser uma úlcera traumática ou um fibroma traumático.

As denominações fibroma traumático ou fibroma de irritação, já consagradas na literatura, causam confusão quanto ao seu significado, uma vez que não se trata de uma verdadeira neoplasia e sim de uma hiperplasia.

A verdadeira neoplasia fibroblástica benigna (fibroma) é rara de ocorrer na cavidade oral. A hiperplasia fibrosa (fibroma de irritação) pode ocorrer em qualquer região como gengiva, lábio, bochecha e língua.

Nas localizações onde se pode relacionar com traumatismo crônico produzido pelo paciente, o diagnóstico é feito clinicamente, pois histologicamente não se pode fazer diagnóstico diferencial entre uma hiperplasia fibrosa e um fibroma verdadeiro.

São mais frequentes na terceira, quarta e quinta décadas de vida e a proporção mulheres para homens é de 2:1.

Clinicamente se observa um nódulo de coloração semelhante à da mucosa; se não houver ulceração, algumas vezes é esbranquiçado, por haver hiperceratose, indolor, em geral séssil, ocasionalmente pedunculado, variando o tamanho de alguns milímetros a vários centímetros, dependendo da forma como o paciente traumatiza a região, e do tempo de duração deste traumatismo (Figuras 16.1 e 16.2).

Quanto à consistência, alguns autores classificam-no como mole e duro, porém estes termos não têm significado, porque há pouca correlação entre a consistência e o aspecto histopatológico.

A maior dificuldade no diagnóstico clínico da hiperplasia fibrosa são os casos de seu desenvolvimento na gengiva, pois para alguns autores esta condição poderia se desenvolver a partir de um granuloma piogênico e, em um estágio subsequente, poderia originar um fibroma ossificante periférico.

Histologicamente é constituído por feixes de fibras colágenas, quantidade variada de fibroblastos e alguns capilares.

Células inflamatórias poderão ser encontradas nas lesões que apresentam ulceração. O epitélio está atrofiado, podendo apresentar ceratinização superficial.

Quanto ao tratamento, este é feito por remoção cirúrgica, com excelente prognóstico, pois não há recidiva. Porém o hábito de morder do paciente ou as condições de higiene na gengiva que possam favorecer a formação de uma nova lesão devem ser eliminados (Figura 16.3).

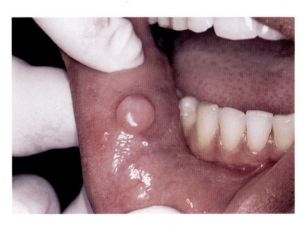

Figura 16.1 Fibroma traumático (irritação) na mucosa jugal.

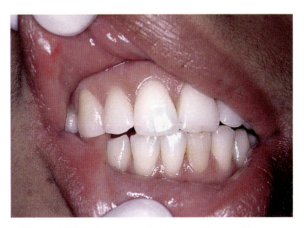

Figura 16.2 Paciente mordendo a região com fibroma.

400 Cirurgia Bucomaxilofacial | Diagnóstico e Tratamento

CASO CLÍNICO 1 | FIBROMA TRAUMÁTICO

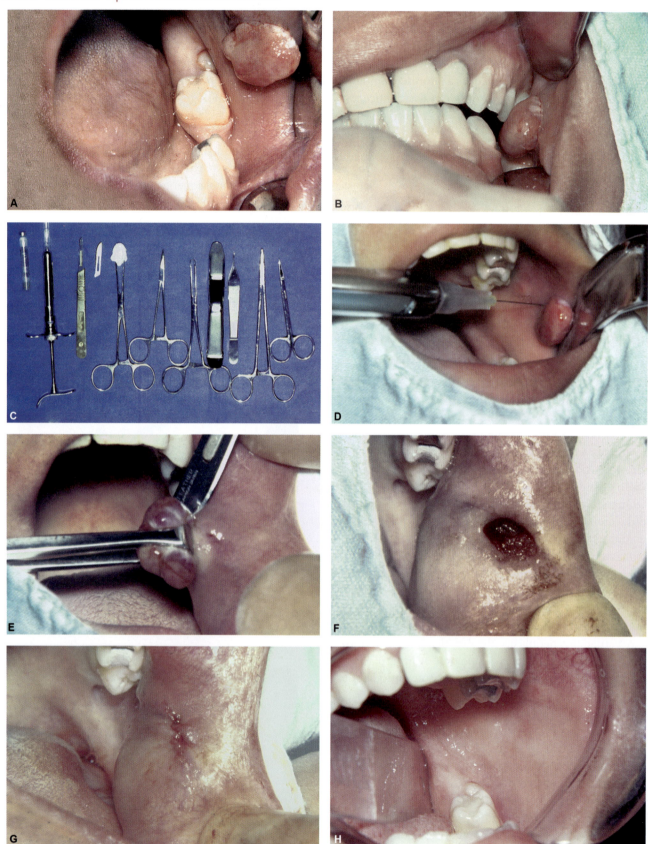

Figura 16.3 A. Foto clínica do fibroma traumático na região jugal. **B.** Paciente com hábito de fazer sucção na mucosa jugal. **C.** Instrumental cirúrgico utilizado. **D.** Infiltração da solução anestésica na periferia da lesão. **E.** Incisão em forma de cunha. **F.** Ferida cirúrgica. **G.** Sutura com categute 3-0 simples. **H.** Controle pós-operatório de 45 dias. *(Continua)*

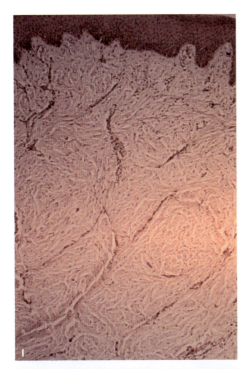

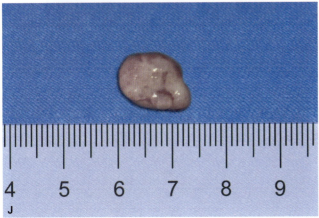

Figura 16.3 *(Continuação)* **I.** Histopatologia da lesão. **J.** Peça cirúrgica.

Granuloma piogênico | Hemangioma capilar lobular, epúlide vascular, epúlide da gravidez, tumor da gravidez, tumor hormonal, angiogranuloma, granuloma telangiectásico e botriomicoma

O granuloma piogênico é uma condição controvertida quanto a sua denominação, pois realmente não há produção de pus.

Inicialmente acreditava-se que o granuloma piogênico fosse uma infecção botriomicótica que ocorria nos cavalos e era transmitida para o homem. Posteriormente foi sugerido que estava relacionado com infecção produzida por estafilococos ou estreptococos.

Como são encontrados no aspecto histológico muitos neutrófilos, ocorreu o erro de interpretação que havia uma etiologia bacteriana. Atualmente acredita-se que o granuloma piogênico se desenvolva a partir de um traumatismo, permitindo a invasão de microrganismos inespecíficos. Estes microrganismos de baixa virulência causam uma reação nos tecidos, com formação de um tecido de granulação ou fibrovascular, com acentuada proliferação endotelial.

A penetração dos microrganismos nos tecidos não ocorre em profundidade, sendo que na superfície, especialmente nas áreas ulceradas, são encontradas colônias típicas de microrganismos saprófitos.

Poucos autores fazem referência que alguns granulomas piogênicos (também conhecidos como hemangiomas capilares lobulares) possam ser classificados como neoplasias vasculares e citam a classificação da International Society for the Study of Vascular Anomalies.

Entretanto, não concordamos com esta possibilidade pois, na descrição do granuloma piogênico feita por eles, são enfatizados o trauma e a inflamação gengival como fatores precipitadores, citando-se que 75 a 85% dos casos ocorrem nesta região.

Além disso, relatam que podem ter crescimento rápido, inclusive na gravidez, e que regridem sem tratamento ou sofrem maturação fibrosa, ao contrário do que ocorre em uma verdadeira neoplasia. Considerar o granuloma piogênico como um tumor vascular não está coerente com o conceito de neoplasia.

Um princípio biológico bem conhecido relata que um irritante agindo em tecidos vivos pode estimular, destruir ou produzir ambas as reações.

Na inflamação que resulta na formação do granuloma piogênico, a destruição de células fixas dos tecidos não é muito significativa, mas o estímulo à proliferação do endotélio vascular persiste e exerce sua influência durante um período de tempo prolongado.

O granuloma piogênico pode ocorrer em qualquer região do corpo, sendo comum nos dedos das mãos e do pés, perto das unhas.

Na cavidade oral a localização mais comum de ser observado é na gengiva. Aproximadamente 70% dos casos ocorrem nesta região, especialmente na papila gengival, podendo também ser encontrado na língua, nos lábios, na bochecha, no palato e, ocasionalmente, em outras regiões (Figuras 16.4 a 16.6).

Ocorrem em ambos os sexos, apresentando maior número de casos nas mulheres, e quanto à idade, segunda, terceira e quarta décadas são as mais afetadas.

Clinicamente pode se desenvolver rapidamente e atingir determinado tamanho, permanecendo inalterado por tempo indefinido.

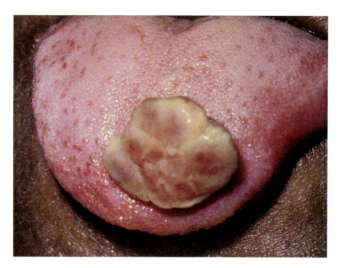

Figura 16.4 Granuloma piogênico na língua.

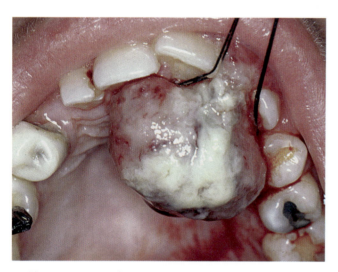

Figura 16.5 Granuloma piogênico na gengiva de gestante.

Apresenta-se como uma pápula, ou nódulo séssil ou pedunculado, com superfície lisa ou lobulada, frequentemente ulcerado, podendo estar recoberto por material necrosado que se assemelha ao pus, o que levou aos que inicialmente o descreveram a denominá-lo granuloma piogênico, apesar de não haver pus na lesão.

É indolor, de cor vermelha, podendo variar a intensidade de acordo com a vascularização, sendo de consistência mole.

Na gravidez, com relativa frequência, ocorre na gengiva uma lesão clínica e histologicamente idêntica ao granuloma piogênico que recebe a denominação de tumor gravídico. Costuma se desenvolver no primeiro ou no segundo trimestre de gravidez, aumentando lentamente de tamanho, e alguns autores acreditam que possa ter relação com o aumento dos níveis de hormônios neste período, podendo diminuir ou não de tamanho após o parto (Figura 16.7).

CASO CLÍNICO 2 | GRANULOMA PIOGÊNICO

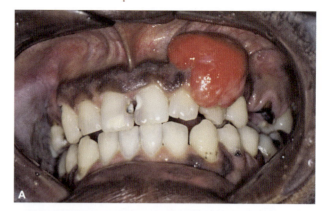

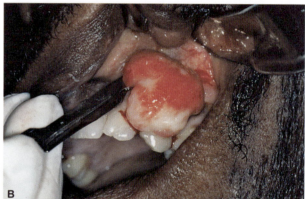

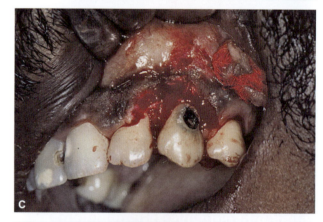

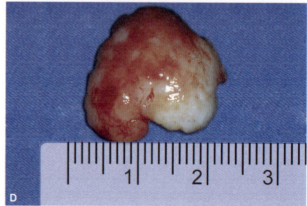

Figura 16.6 A. Granuloma piogênico na área do canino superior. **B.** Exame clínico evidenciando lesão pediculada. **C.** Ferida cirúrgica apresentando cárie na vestibular do canino. **D.** Peça cirúrgica.

CASO CLÍNICO 3 | TUMOR GRAVÍDICO

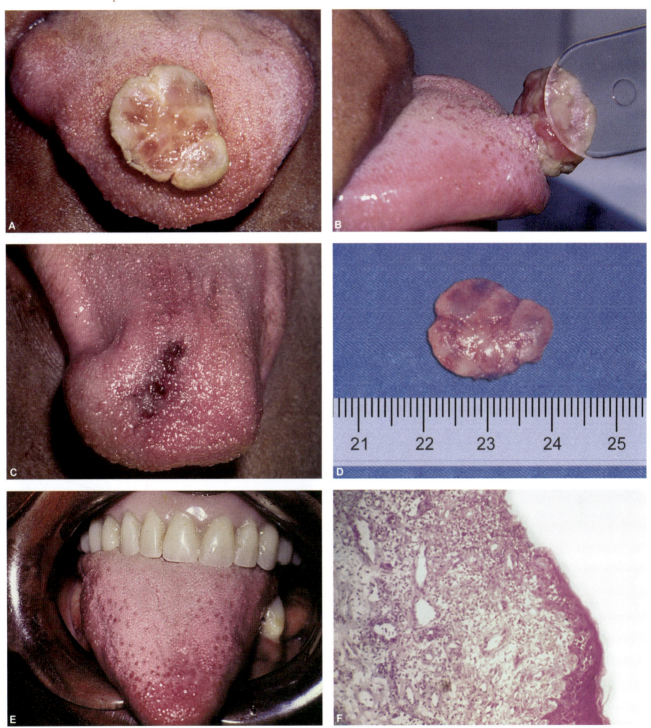

Figura 16.7 A. Tumor gravídico no dorso lingual. **B.** Observar junção da área patológica com área sadia. **C.** Ferida cirúrgica suturada. **D.** Peça cirúrgica. **E.** Foto pós-operatória. **F.** Histopatologia do tumor gravídico.

O tumor gravídico é, na realidade, um granuloma piogênico, ocorrendo como resposta a um pequeno trauma ou infecção local, com reação tecidual aumentada pela alteração dos hormônios estrogênio e progesterona que ocorre na gravidez, e a ação destes hormônios exercerá grande efeito no endotélio vascular.

Como na realidade o tumor gravídico é um granuloma piogênico que ocorre em mulheres grávidas, e que para o leigo tumor representa um quadro de lesão cancerosa, esta denominação deve ser eliminada.

As características histológicas do granuloma piogênico são semelhantes às do tecido de granulação, com acentuada proliferação endotelial, formação de numerosos capilares, fibroblastos, infiltrado de plasmócitos e neutrófilos, sendo que este infiltrado variará, dependendo de haver ou não ulceração. Não se observam células gigantes multinucleadas. O epitélio de revestimento pode estar ulcerado, atrofiado ou hiperplasiado. Quando ulcerado, pode-se encontrar necrose superficial.

O tratamento se dá por remoção cirúrgica e por eliminação do agente traumático, principalmente na gengiva. A cirurgia dos casos existentes em pacientes grávidas pode depois apresentar recidiva. Alguns casos recidivantes na verdade podem ser novos granulomas piogênicos que se desenvolvem por não ter sido eliminado o agente causador.

Fibroma ossificante periférico | Fibroma periférico com calcificação, epúlide fibroide ossificante, fibroma cementificante periférico, fibroma odontogênico periférico, granuloma fibroblástico calcificante e hiperplasia fibrosa com calcificação

O fibroma ossificante periférico é outra hiperplasia reacional que é motivo de controvérsias quanto à sua denominação e etiologia.

A discussão quanto à sua etiologia resulta na existência de numerosas sinonímias para a lesão, fazendo com que a mais conhecida não seja coerente com a origem de seu desenvolvimento.

A maioria dos autores acredita que não seja uma neoplasia, e sim uma hiperplasia, e que não tenha nenhuma relação com o fibroma ossificante central (intraósseo), reconhecido como uma neoplasia verdadeira.

Em nossa opinião, as melhores denominações para esta lesão seriam granuloma fibroblástico calcificante ou hiperplasia fibrosa com calcificação, pois afastaria a confusão com qualquer tipo de neoplasia existente.

Atualmente a maioria dos autores considera esta condição como uma hiperplasia reacional que pode estar relacionada com o ligamento periodontal.

Por ser uma lesão que ocorre apenas na gengiva e no rebordo alveolar, localização mais frequente do granuloma piogênico, há a possibilidade de que tenha origem em um granuloma piogênico que desenvolve maturação fibrosa, em que posteriormente ocorre calcificação.

A sequência de uma lesão com predominância de componente endotelial fibrosar e, com o decorrer do tempo, haver formação de calcificação é reconhecida. Inclusive, ao exame microscópico, podem ser observados, em alguns casos de fibroma ossificante periférico, os dois aspectos histológicos.

Clinicamente, quando se desenvolve na gengiva, a papila gengival é mais afetada, e a sequência de alteração histológica se reflete no aspecto clínico, pois quando ulcerado apresenta cor vermelha semelhante ao granuloma piogênico, e quando ocorre a cicatrização da ulceração fica com a cor rosa, semelhante à hiperplasia fibrosa (fibroma de irritação).

Afeta mais as mulheres – em 50% dos casos ocorre em pacientes jovens (menos de 25 anos de idade), principalmente na segunda década de vida.

Quanto à localização, há pequena predileção pela maxila, porém em 80% dos casos se desenvolve anteriormente aos molares, principalmente na região vestibular de incisivos e caninos.

Clinicamente consiste em aumento bem delimitado na gengiva, séssil ou pedunculado, indolor, variando a coloração do avermelhado ao rosa, dependendo se a superfície está ulcerada ou íntegra; a consistência é firme e, com fibrose e calcificação, pode se tornar endurecido.

Sua evolução é lenta, por semanas ou meses, e uma característica que acontece em vários casos é o afastamento dos dentes na região, devido ao tempo e à dureza da lesão (Figura 16.8).

O exame clínico do paciente pode detectar um fator irritante no local, que tenha contribuído para o seu desenvolvimento.

Ao contrário das outras lesões hiperplásicas da gengiva, o fibroma ossificante periférico, dependendo da quantidade de material calcificado, pode apresentar no exame radiográfico uma imagem em que se constata presença de material radiopaco (Figura 16.9).

No exame histopatológico, o epitélio da superfície pode estar íntegro ou ulcerado. O conjuntivo apresenta fibroblastos, fibras e estroma fibrilar. A sua maior celularidade é um componente diferente da hiperplasia fibrosa. Não há uma verdadeira cápsula na lesão, separando-a da região adjacente, e a vascularização não é tão proeminente como no granuloma piogênico. Células inflamatórias ocorrem nas lesões ulceradas, bem como, algumas vezes, células gigantes multinucleadas semelhantes a osteoclastos, observadas próximo das calcificações.

A calcificação varia em quantidade, podendo ocorrer sob a forma de trabéculas isoladas ou múltiplas, osteoide, material globular semelhante ao cemento ou calcificação distrófica difusa. Interessante ressaltar que o grau de celularidade da lesão é mais acentuado nas áreas onde ocorrem calcificações.

O tratamento é a remoção cirúrgica, não havendo necessidade de extração dos dentes adjacentes, exceto quando clinicamente não podem ser aproveitados. O tratamento periodontal nos dentes da região é necessário para eliminar possíveis irritantes locais (Figura 16.10).

Capítulo 16 • Hiperplasias Reacionais Inflamatórias 405

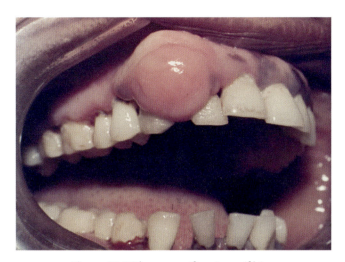

Figura 16.8 Fibroma ossificante periférico.

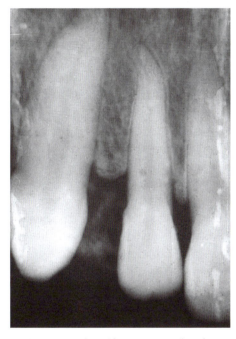

Figura 16.9 Aspecto radiográfico, mostrando afastamento dos dentes e material calcificado.

CASO CLÍNICO 4 | FIBROMA OSSIFICANTE PERIFÉRICO

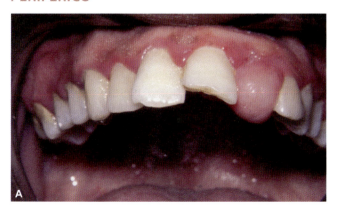

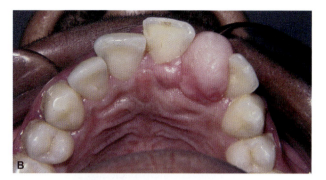

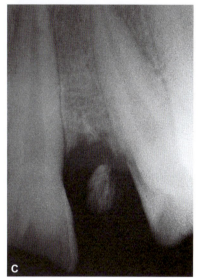

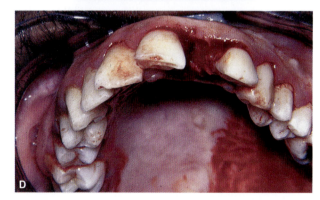

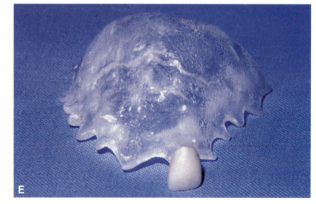

Figura 16.10 A. Aspecto vestibular da lesão. B. Vista palatina, lesão de base séssil. C. Radiografia periapical com calcificação no interior da lesão. D. Ferida cirúrgica. E. Prótese parcial provisória imediata. *(Continua)*

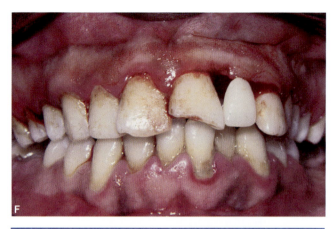

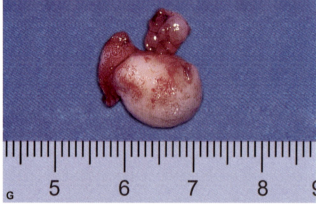

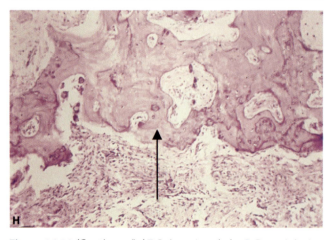

Figura 16.10 *(Continuação)* **F.** Prótese instalada. **G.** Peça cirúrgica. **H.** Histopatologia do fibroma ossificante periférico. A *seta* indica formação de osso.

Granuloma periférico de células gigantes | Epúlide de células gigantes, lesão de células gigantes, granuloma reparador de células gigantes, osteoclastoma e tumor periférico de células gigantes

Como as outras lesões hiperplásicas, apresenta várias denominações, o que indica a confusão que existe sobre esta condição, não havendo, mesmo hoje em dia, concordância sobre sua verdadeira natureza. Exames feitos pela imuno-histoquímica indicam que as células gigantes mostram características de osteoclastos.

Ao contrário do que se pensava inicialmente, o granuloma de células gigantes periférico não é uma neoplasia, sendo considerado uma resposta proliferativa incomum dos tecidos ao trauma ou irritação local. Consequentemente, o termo "reparador" não é mais utilizado para a lesão.

O tipo de trauma varia, podendo estar relacionado a extração dentária, irritação por dentadura ou infecção crônica. O granuloma de células gigantes periférico ao exame microscópico é semelhante ao granuloma de células gigantes central, acreditando-se que represente o correspondente extraósseo da lesão intraóssea.

Novamente há confusão quanto à sua denominação, que suscita discussão entre os autores, havendo quem defenda a denominação de "lesão de células gigantes periféricas", por não ser verdadeiramente um granuloma.

Da mesma maneira como os autores sugeriram para todos os crescimentos na gengiva a denominação epúlide, acreditamos que a denominação hiperplasia de células gigantes também poderia ser usada em lugar de lesão, pois lesão tem um sentido mais abrangente, significando qualquer alteração que ocorra no organismo, inclusive de natureza ulcerativa. Hiperplasia é mais coerente com o quadro clínico da condição.

Clinicamente ocorre sempre na gengiva ou mucosa alveolar, em região onde existem ou existiram dentes. As mulheres são afetadas em aproximadamente 65% dos casos, podendo ser encontrados em diferentes faixas etárias, porém a quinta e sexta décadas parecem mais envolvidas, com média de idade de 30 anos.

No que concerne ao aspecto clínico, este poderá variar, devendo entrar no diagnóstico diferencial com a hiperplasia fibrosa, o granuloma piogênico e o fibroma ossificante periférico.

A lesão pode ser séssil ou pedunculada, geralmente com menos de 2 cm, podendo estar ulcerada ou não.

A cor varia de vermelho ao roxo-azulado, e alguns autores consideram que difere do granuloma piogênico, por este ser mais vermelho (Figura 16.11).

Parece ter origem mais profunda, provavelmente por derivar-se do ligamento periodontal ou do periósteo, ao contrário da hiperplasia fibrosa e do granuloma piogênico, que têm origem mais superficial.

Nos pacientes edentados a condição parece estar crescendo do tecido que recobre o rebordo alveolar, sendo a ulceração menos comum nestes pacientes (Figura 16.12).

A mandíbula e a maxila são afetadas, com ligeiro predomínio da mandíbula, e a região posterior (molares) é menos envolvida.

Apesar de o granuloma de células gigantes periférico se desenvolver nos tecidos moles, em algumas ocasiões, pela possibilidade de causar reabsorção superficial do osso, fica difícil de diagnosticar com precisão se é uma lesão periférica ou se é um granuloma de células gigantes central que rompeu o osso e invadiu os tecidos moles.

O exame radiográfico nestes casos pode mostrar reabsorção óssea superficial (reabsorção em taça), além de que alguns casos há formação de trabéculas ósseas finas, produzindo discreta radiopacidade (Figura 16.13).

O aspecto histológico é característico. Consiste em uma massa não encapsulada contendo um estroma de tecido conjuntivo fibrilar com grande quantidade de células mesenquimais ovoides ou fusiformes e numerosas células gigantes multinucleadas, variando o número de núcleos existentes.

Focos de hemorragia com formação de hemossiderinas são frequentes, assim como formação de espículas ósseas e osteoide. O epitélio da superfície pode estar ulcerado, havendo neste caso células inflamatórias. Na periferia há uma zona de tecido conjuntivo fibroso separando as células gigantes multinucleadas do epitélio.

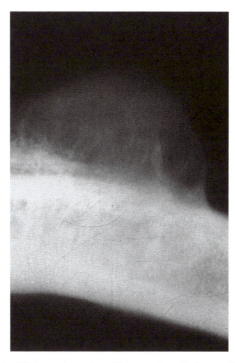

Figura 16.13 Aspecto radiográfico mostrando formação óssea.

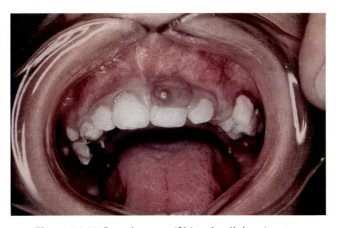

Figura 16.11 Granuloma periférico de células gigantes.

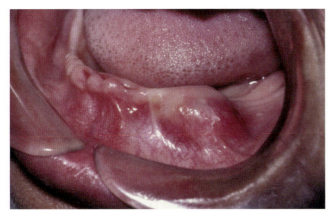

Figura 16.12 Granuloma periférico de células gigantes no rebordo alveolar.

A discussão sobre as células gigantes multinucleadas levou à suposição de uma origem a partir das células endoteliais, de células gigantes relacionadas com a reabsorção radicular dos dentes decíduos e, finalmente, com origem nos osteoclastos.

O tratamento é a remoção cirúrgica, havendo o cuidado de remover a base da lesão, pois, se for feita apenas uma cirurgia superficial, ocorrerá recidiva. Os dentes adjacentes podem ser mantidos, porém o tratamento periodontal está indicado. Algumas vezes pela extensão da lesão os dentes não podem ser mantidos, devido às dificuldades de se remover totalmente a lesão (Figura 16.14).

Epúlide granulomatosa

Na literatura encontramos com a denominação de epúlide granulomatosa uma hiperplasia que ocorre no alvéolo dentário após extração ou esfoliação dentária.

A causa muitas vezes é uma espícula óssea na parede do alvéolo com crescimento em aproximadamente 1 ou 2 semanas após a extração, e características semelhantes a outras hiperplasias reacionais, principalmente com o granuloma piogênico.

Não achamos que esta condição mereça uma classificação separada principalmente do granuloma piogênico, porque se trata de uma formação do tecido de granulação (Figura 16.15).

Duas lesões podem ser confundidas com esta hiperplasia, podendo trazer dificuldades para o diagnóstico.

CASO CLÍNICO 5 | GRANULOMA PERIFÉRICO DE CÉLULAS GIGANTES

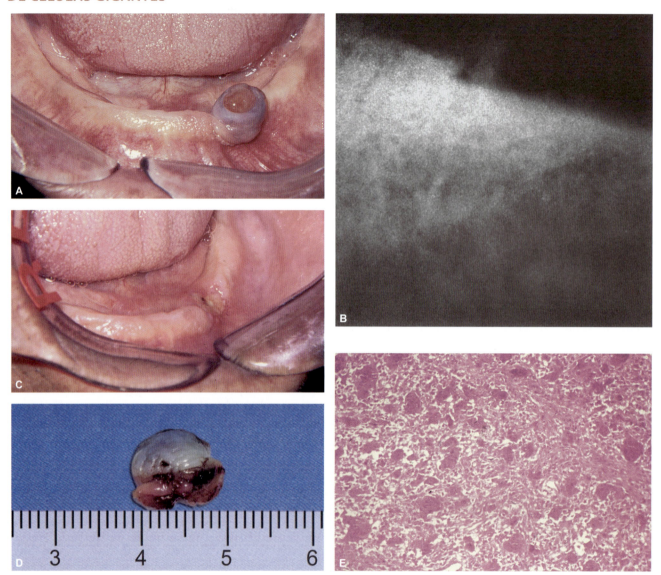

Figura 16.14 A. Aspecto clínico da granuloma periférico de células gigantes. **B.** Radiografia periapical mostrando esporão ósseo subperiosteal. **C.** Cicatrização da cirurgia por segunda intenção 10 dias de pós-operatório. **D.** Peça cirúrgica. **E.** Histopatologia da lesão.

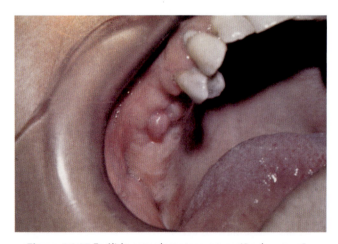

Figura 16.15 Epúlide granulomatosa em região de extração.

A primeira é um pólipo do seio maxilar que se projeta pelo alvéolo de pré-molares e molares superiores. A outra é a evidenciação de um tumor maligno crescendo no alvéolo onde houve a extração dentária. Neste caso, o exame radiográfico mostrará a destruição irregular do osso, com rompimento da parede do seio maxilar.

No pólipo do seio maxilar, a fístula bucossinusal que permite a extrusão do pólipo estará evidente, com perda bem definida de osso no assoalho do seio.

Histologicamente apresentará processo inflamatório crônico, fibroblastos e diversos capilares.

O tratamento é a cirurgia com curetagem do alvéolo para a eliminação das espículas ósseas existentes. Após este tratamento, há cicatrização normal da região (Figura 16.16).

CASO CLÍNICO 6 | EPÚLIDE GRANULOMATOSA

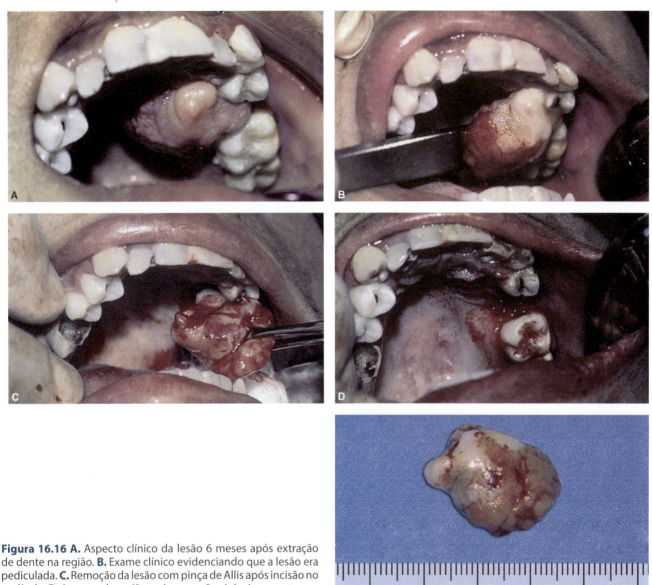

Figura 16.16 A. Aspecto clínico da lesão 6 meses após extração de dente na região. **B.** Exame clínico evidenciando que a lesão era pediculada. **C.** Remoção da lesão com pinça de Allis após incisão no pedículo. **D.** Aspecto da região após remoção cirúrgica, curetagem e irrigação do alvéolo com soro fisiológico. **E.** Peça cirúrgica.

Hiperplasia fibrosa associada à borda de dentadura | Epúlide fissurada, hiperplasia fibrosa inflamatória, tumor por lesão de dentadura, epúlide por dentadura e tumor por traumatismo de dentadura

A utilização de peças protéticas removíveis, tanto parciais como totais, se constitui em um recurso muito utilizado em Odontologia para substituir os dentes perdidos.

Ao ser colocada uma prótese removível podemos ter uma resposta local, dependendo da forma de traumatismo, que poderá produzir dois tipos de lesões relacionadas com o trauma.

Estas lesões podem dever-se à má confecção da prótese, constituindo-se, neste caso, como lesões iatrogênicas, ou podem estar relacionadas ao uso prolongado, com reabsorção óssea, e ao relaxamento do paciente com a utilização da prótese, quando o profissional não pode ser considerado como responsável pelo seu aparecimento.

A lesão aguda acontece comumente pouco tempo depois da colocação da prótese que não foi bem adaptada, produzindo pressão excessiva em uma ou mais áreas localizadas do tecido mole que, pelo atrito, resulta em ulceração e dor. A úlcera traumática produzida por prótese é fácil de ser diagnosticada, considerando a relação causa e efeito, não devendo ser confundida com uma lesão mais agressiva, como o carcinoma de células escamosas.

A injúria crônica poderá originar diferentes tipos de lesão. De acordo com a localização e com a resposta dos tecidos na região, praticamente são encontradas hiperplasias em fundo de vestíbulo e hiperplasias no palato, e uma delas, que era comum no passado, se constitui também em uma injúria iatrogênica, pois está associada à presença de câmara de vácuo (sucção) na prótese.

A hiperplasia fibrosa associada à borda de dentadura é uma hiperplasia do tecido conjuntivo fibroso que se desenvolve no fundo do vestíbulo, relacionado com bordas de uma prótese parcial ou total que ficou mal adaptada. A denominação mais comum da condição é epúlide fissurada; entretanto, a maioria dos autores atualmente condena esta denominação, por ser epúlide um termo genérico para qualquer crescimento na gengiva.

A lesão clinicamente apresenta uma ou mais pregas na região vestibular, porém são mais frequentes duas pregas de tecido hiperplasiado com a borda da prótese situada na fissura entre as pregas. O diagnóstico clínico é fácil de ser feito em função do trauma evidente (Figuras 16.17 e 16.18).

A localização mais comum é na região anterior da maxila ou mandíbula, principalmente na face vestibular do rebordo alveolar, embora ocasionalmente a superfície lingual da mandíbula possa ser afetada.

Há uma predileção acentuada pelo sexo feminino, com várias hipóteses para isso acontecer:

- As mulheres vivem mais do que os homens, tendo a possibilidade de ficar mais anos utilizando a prótese
- As mulheres usam as próteses com mais frequência (inclusive durante a noite) e procuram tratamento odontológico mais assiduamente, permitindo a identificação da hiperplasia
- Alteração das taxas hormonais após a menopausa podem favorecer hiperplasias na mucosa de revestimento.

Clinicamente a cor pode variar do rosa ao vermelho, dependendo de estar a superfície íntegra ou ulcerada; o tamanho varia de menos de 1 cm a vários centímetros, é indolor e tem consistência fibrosa à palpação.

Histologicamente o epitélio da superfície pode apresentar hiperplasia para o tecido conjuntivo ou, em algumas ocasiões, pode estar ulcerado. O tecido conjuntivo possui acentuada formação de tecido fibroso, alguns capilares e infiltrado inflamatório crônico, que será mais acentuado quando houver ulceração (Figura 16.19).

O tratamento é a remoção cirúrgica, e a dentadura mal adaptada deve ser substituída ou corrigida para evitar recorrências (Figura 16.20).

Lesão hiperplásica rara pode ser observada no palato duro por baixo de dentaduras, apresentando um crescimento achatado com um pequeno pedículo, unindo-o ao palato; é facilmente elevado com auxílio de instrumento, tem coloração rósea com periferia de contorno sinuoso, lembrando a superfície externa de uma folha, sendo denominado fibroma por dentadura semelhante à folha ou pólipo fibroepitelial. No aspecto histopatológico apresenta tecido conjuntivo fibroso e epitélio de recobrimento escamoso estratificado.

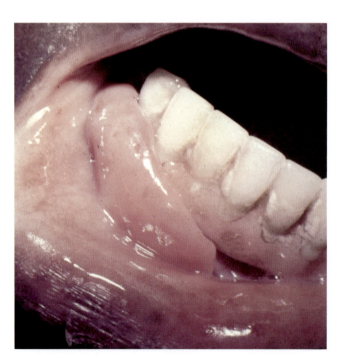

Figura 16.17 Hiperplasia fibrosa por borda de dentadura.

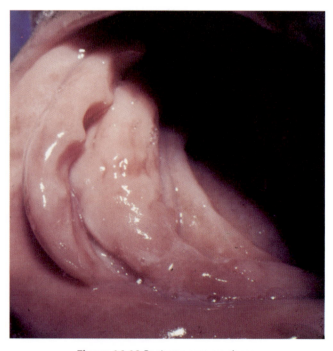

Figura 16.18 Paciente sem a prótese.

Capítulo 16 • Hiperplasias Reacionais Inflamatórias 411

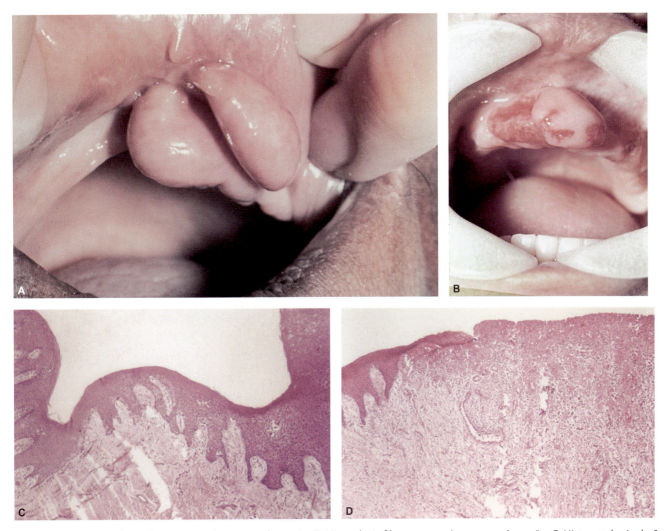

Figura 16.19 A. Hiperplasia fibrosa por prótese sem ulceração. **B.** Hiperplasia fibrosa por prótese com ulceração. **C.** Histopatologia de **A**. **D.** Histopatologia de **B**. Observar epitélio ulcerado e reação inflamatória.

CASO CLÍNICO 7 | HIPERPLASIA FIBROSA ASSOCIADA À BORDA DE DENTADURA

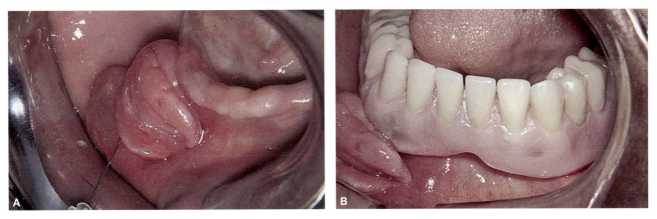

Figura 16.20 A. Aspecto clínico da lesão. **B.** Prótese sem adaptação ao rebordo. *(Continua)*

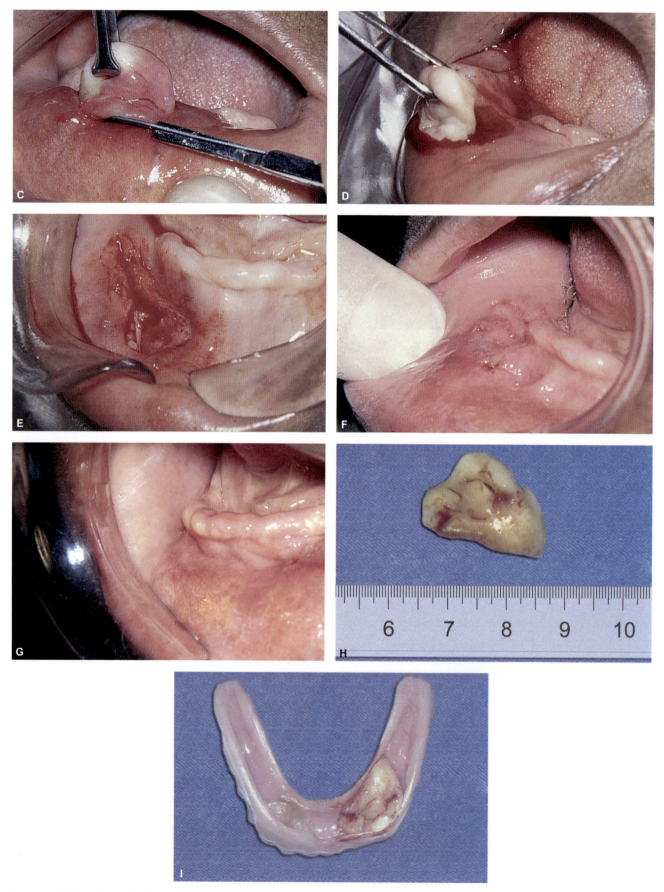

Figura 16.20 *(Continuação)* **C.** Incisão. **D.** Remoção com pinça de Allis. **E.** Ferida cirúrgica. **F.** Aspecto pós-operatório com 1 semana, no dia da remoção da sutura. **G.** Aspecto pós-operatório com 1 mês. **H.** Peça cirúrgica. **I.** Lesão removida encaixada na prótese.

O tratamento é por cirurgia e correção da prótese (Figuras 16.21 e 16.22).

Outro tipo de hiperplasia é a que só ocorre associada às dentaduras com câmara de vácuo (sucção). Raramente descrito em livros, este artifício de retenção da prótese, extremamente condenável, promove um estímulo no palato, que se hiperplasia até preencher totalmente a câmara de vácuo. O crescimento é conhecido como calo de dentadura, sendo constituído de tecido conjuntivo fibroso com pequeno infiltrado inflamatório.

Muita discussão tem sido feita a respeito da possibilidade de transformação maligna desta condição. Raramente isso acontece; entretanto, é uma lesão iatrogênica que pode e deve ser evitada pelos profissionais conscientes e cientificamente preparados (Figuras 16.23 e 16.24).

O tratamento é cirúrgico, com remoção da prótese e sua correção (Figura 16.25).

A última hiperplasia relacionada com as próteses é denominada hiperplasia papilar inflamatória (papilomatose palatina, papilomatose por dentadura e hiperplasia papilomatosa inflamatória).

Esta hiperplasia é de etiologia discutida, sendo considerada uma forma de hiperplasia inflamatória associada ao traumatismo e à má higiene, que favorece a proliferação de determinados microrganismos.

Três fatores parecem contribuir para o seu desenvolvimento: dentadura mal adaptada, que condicionaria um atrito no palato; má higiene da dentadura, com presença de *Candida albicans*; e utilização da prótese durante 24 horas por dia.

Afeta aproximadamente 10% dos pacientes com prótese total ou parcial superior e que usam continuamente a dentadura, sem promover sua higienização. Raramente ocorre em pacientes sem dentadura.

Sua localização é no palato duro, algumas vezes estando associada a crescimento causado pela câmara de vácuo, manifestando-se como numerosas projeções papilares próximas umas das outras, dando um aspecto verrucoso à região, de cor avermelhada, raramente são

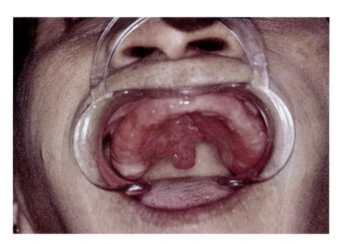

Figura 16.21 Fibroma por dentadura semelhante a folha.

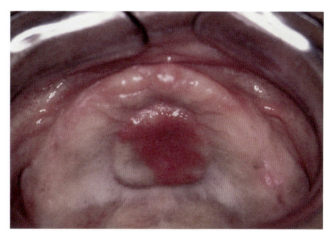

Figura 16.23 Hiperplasia por câmara de vácuo (sucção).

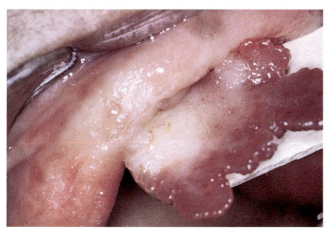

Figura 16.22 Contorno da hiperplasia e presença de pedículo.

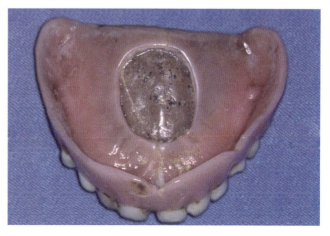

Figura 16.24 Peça protética com câmara de vácuo (sucção).

414 Cirurgia Bucomaxilofacial | Diagnóstico e Tratamento

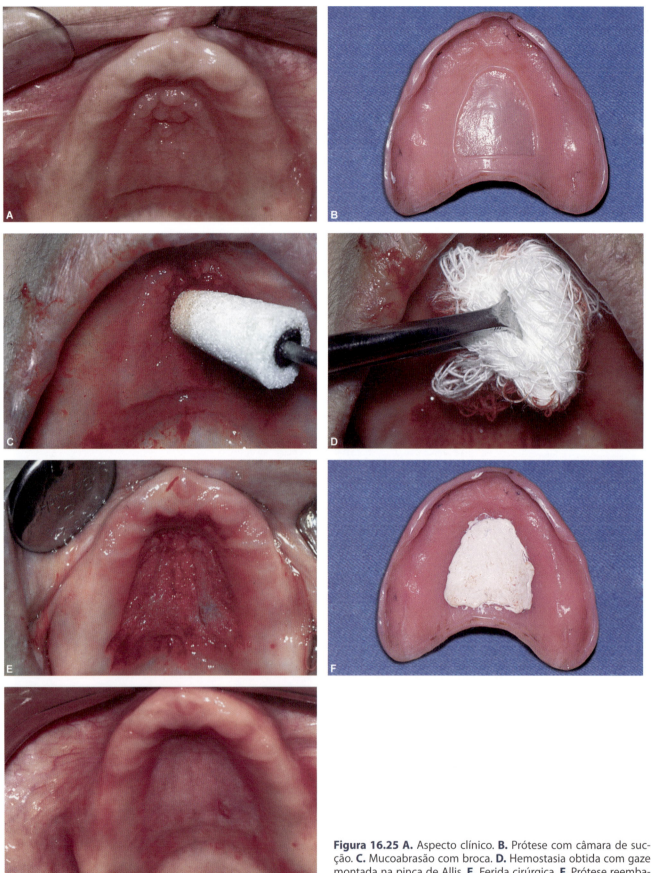

Figura 16.25 A. Aspecto clínico. **B.** Prótese com câmara de sucção. **C.** Mucoabrasão com broca. **D.** Hemostasia obtida com gaze montada na pinça de Allis. **E.** Ferida cirúrgica. **F.** Prótese reembasada temporariamente com cimento cirúrgico. **G.** Pós-operatório de 20 dias.

ulceradas, possuem consistência mole e muitas vezes o paciente se queixa de ardência na região, e outras vezes é assintomática (Figura 16.26).

Seu diagnóstico é principalmente clínico, fazendo-se uma relação da lesão com a prótese, uma vez que, no exame histopatológico, pode haver dúvidas ao ser observada por um patologista menos experiente.

Histologicamente observam-se numerosas projeções verticais, constituídas por epitélio escamoso estratificado hiperplasiado e tecido conjuntivo fibroso, com presença de células inflamatórias crônicas em quantidades variadas.

A hiperplasia epitelial apresenta aspecto pseudoepiteliomatoso, que pode levar a uma confusão com carcinoma de células escamosas.

O tratamento é cirúrgico, variando a remoção de hiperplasia pela preferência da técnica cirúrgica. Excisão, curetagem, eletrocirurgia, criocirurgia ou mucoabrasão são técnicas utilizadas (ver Figura 16.27).

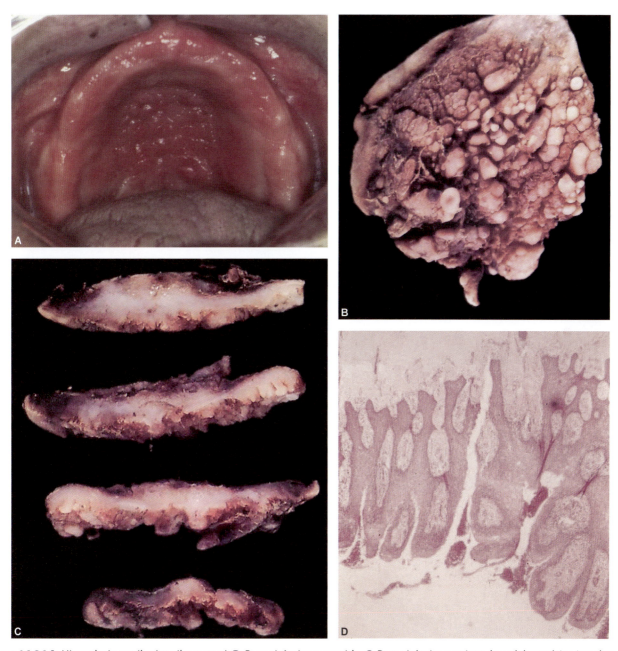

Figura 16.26 A. Hiperplasia papilar (papilomatose). **B.** Peça cirúrgica removida. **C.** Peça cirúrgica seccionada no laboratório vista de perfil. **D.** Histopatologia. Observar a hiperplasia pseudoepiteliomatosa do epitélio.

CASO CLÍNICO 8 | PAPILOMATOSE POR DENTADURA

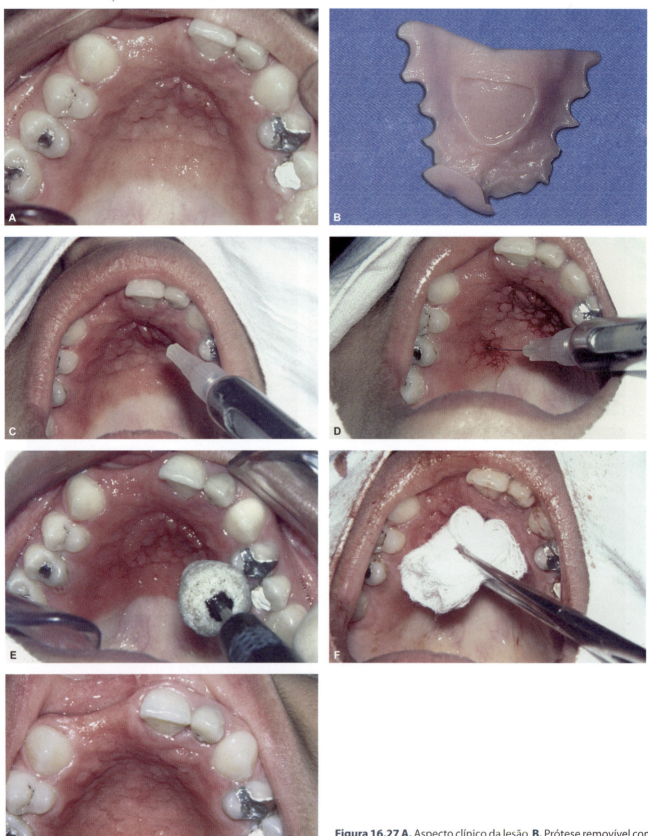

Figura 16.27 A. Aspecto clínico da lesão. **B.** Prótese removível com câmara de sucção. **C.** Anestesia do nervo nasopalatino. **D.** Anestesia do nervo palatino maior. **E.** Mucoabrasão. **F.** Hemostasia obtida com gaze montada em pinça de Allis. **G.** Controle pós-operatório de 3 meses.

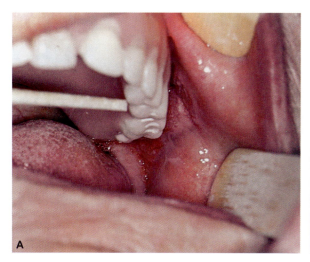
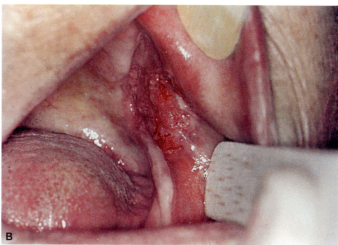

Figura 16.28 Carcinoma de células escamosas. **A.** Com a prótese. **B.** Sem a prótese.

O prognóstico é bom se a prótese não possuir câmara de vácuo, devendo-se orientar o paciente para remover a dentadura durante a noite e limpá-la rotineiramente.

Quanto à relação das hiperplasias produzidas por próteses e o desenvolvimento do câncer, novamente existem controvérsias, pois alguns autores acreditam que o trauma crônico pode estar relacionado com o câncer em pacientes propensos a ele, e que em raras ocasiões isso poderá ocorrer (Figura 16.28).

Entretanto, considerando o número de pessoas portadoras de próteses e sua relação com possíveis lesões cancerosas, veremos que o percentual é insignificante, nada havendo que contraindique o uso das próteses.

É óbvio que o profissional consciente e responsável não confeccionará próteses iatrogênicas e orientará seus pacientes quanto à utilização delas.

De um modo geral, o tratamento das hiperplasias reacionais consiste no diagnóstico da lesão por meio de exame clínico, identificação da causa do surgimento da lesão (traumatismo crônico), com sua eliminação e remoção cirúrgica, que na grande maioria das vezes são realizadas com biopsias excisionais, que, além de promoverem o tratamento cirúrgico, servem para confirmar o diagnóstico clínico.

BIBLIOGRAFIA

Araújo NS, Araújo VC. Patologia bucal. 1. ed. São Paulo: Artes Médicas, 1984. pp. 39-72.

Barnes L, Eveson JW, Reichart P, Sidransky D. World Health Organization Classification of tumours. Pathology & genetics. Head and neck tumours. Lyon: IARC Press, 2005. p. 189.

Bhaskar SN, Beasley JD III, Cutright DE. Inflamatory papillary hyperplasia of oral mucosa: report of 341 cases. J Am Dent Assoc. 1970; 81:949-52.

Bhaskar SN, Jacoway JR. Pyogenic granuloma – clinical features: incidence, histology and result of treatment, report of 242 cases. J Oral Surg. 1966; 24:391-8.

Cabrini RL. Anatomia e patologia bucal. 1. ed. Buenos Aires: Mundi. 1980. pp. 145-80.

Coelho CMP, Zucolato S, Lopes RA. Denture induced fibrous inflamatory hyperplasia: a retrospective study in a school of dentistry. Int J Prosthodont. 2000; 13:148-51.

Cutright DE. The histopathologic findings in 583 cases of epulis fissuratum. Oral Surg Oral Med Oral Pathol. 1974; 37:401-11.

Delbem ACB, Cunha RF, Silva JZ, Soubhia AMP. Peripheral cemento-ossifying fibroma in child. A follow-up of 4 years. Report of a case. Eur J Dent. 2008; 2:134-7.

Epivatianos A, Antoniades D, Zarabouhas T. Pyogenic granuloma of oral cavity: comparative study of its clinicopathological and immunohistochemical features. Pathol Int. 2005; 55:391-7.

Gorlin RJ, Goldman HM. Thomas' oral pathology. 6 ed. St Louis: Mosby, 1970. pp. 861-920.

Guimarães SA. Patologia básica da cavidade bucal. 1. ed. Rio de Janeiro: Guanabara Koogan, 1982:26-39.

Israel MS, Conde DC, Kalaoun R, Dias EP. Granuloma periférico de células gigantes: Revisão de literatura e relato de um caso. RBPO. 2004; 3(3):141-4.

Kramer IRH, Pindborg JJ, Shear M. World Health Organization International Histological Classification of tumours. Histological Typing of Odontogenic tumours. 2. ed. Washington: Springer-Verlag, 1992:22.

Neville BW, Damm DD, Allen CM, Chi AC. Oral and maxillofacial pathology. 4. ed. Missouri: Elsevier. 2015:473-87.

Prasad S, Reddy SB, Patil SR, Kalburgi NB, Puranik RS. Peripheral ossifying fibroma and pyogenic granuloma. Are they interrelated? N Y State Dent J. 2008; 74(2):50-2.

Poulopoulos A, Belazi M, Epivatianos A, Velegraki A, Antoniades D. The role of Candida in inflammatory papillary hyperplasia of the palate. J Bucal Rehabil. 2007; 34(9):685-92.

Regezzi JA, Sciubba JJ, Jordan RCK. Patologia oral. Correlações clinicopatológicas. 6. ed. Rio de Janeiro: Elsevier, 2013. pp. 163-5.

Rezvani G, Azarpira N, Bita G, Zeynab R. Proliferative activity in bucal pyogenic granuloma: a comparative immunohistochemical study. Indian J Pathol Microbiol. 2010; 53(3):403-7.

Sampaio RKPL, Sampaio RL. Patologia e diagnóstico das principais hiperplasias reacionais da cavidade bucal. In: Odontologia integrada: Atualização multidisciplinar para o clínico e especialista. Rio de Janeiro: Medsi, 2003. pp. 499-512.

Sapp JP, Eversole LR, Wysocki GP. Contemporary oral and maxillofacial pathology. 2. ed. St. Louis: Mosby, 2004. pp. 287-96.

Sciubba JJ, Fantasia JE, Kahn LB. Tumors and cysts of the jaw. 3. ed. Washington: AFIP, 2001. pp. 108-9.

Shafer WG, Hine MK, Levy BM. Oral pathology. 4. ed. Philadelphia: Saunders, 1983. pp. 86-230.

Soames JV, Southam. Patologia oral. 4. ed. Rio de Janeiro: Guanabara Koogan, 2008. pp. 99-105.

Tiffee JC, Audfdemorte TB. Markers for macrophage and osteoclast loneages in giant cell lesions of the bucal cavity J Bucal Maxillofac Surg. 1997; 55:1108-12.

Tommasi F, Garrafa W. Câncer bucal. 1. ed. São Paulo: Medisa, 1980. pp. 130-47.

Walter JB, Hamilton MC, Israel MS. Patologia em odontologia. Traduzido por Sylvio Bevilacqua. 4. ed. Rio de Janeiro: Guanabara Koogan, 1988. pp. 259-69.

Wood NK, Goaz PW. Differential diagnosis of oral and maxillofacial lesions. 5. ed. St. Louis: Mosby, 1997. pp. 130-61.

Woo SB. Oral pathology: a comprenhensive atlas and text. Philadelphia: Elsevier Saunders, 2012. pp. 28, 63, 88, 106.

Yadav R, Gulati A. Peripheral ossifying fibroma: a case report. J Bucal Sci. 2009; 51:151-4.

17 Cirurgia dos Tumores Odontogênicos

Renato Kobler Sampaio • Roberto Prado • Martha Salim • Mário José Romañach

INTRODUÇÃO

Os tumores odontogênicos são lesões que ocorrem exclusivamente na maxila e na mandíbula, em geral como neoplasias benignas assintomáticas e de crescimento lento, que podem ser localmente expansivas, necessitando diferentes tipos de tratamento cirúrgico.

A primeira tentativa de classificação dos tumores odontogênicos foi atribuída a Broca, em 1866, que denominou de "odontoma" todos os tumores odontogênicos conhecidos naquela época. Somente após 80 anos, Thoma e Goldman formularam uma classificação que é considerada a base de todas as demais classificações que a sucederam, e que foi fundamentada na origem embrionária da lesão. Os tumores odontogênicos foram classificados em epiteliais, mesenquimais e mistos, ficando o termo "odontoma" restrito apenas às lesões que mostravam formação de esmalte, dentina e cemento. Em 1970, Pindborg subdividiu os tumores de origem epitelial de acordo com sua capacidade indutiva ou não no tecido mesenquimal.

Logo após, em 1971, a Organização Mundial de Saúde (OMS), com a colaboração de um grupo de especialistas de diferentes países, inclusive do Brasil, publicou a Classificação Histológica Internacional de Tumores Número 5, na qual as neoplasias odontogênicas foram subdivididas apenas em dois grupos: tumores *benignos* e *malignos*. Esta classificação foi muito difundida, permanecendo por mais de 20 anos, até que, em 1992, a OMS apresentou uma nova classificação, em que foram introduzidas algumas modificações, e apesar de conservarem as duas grandes categorias de *benignos* e *malignos*, os tumores odontogênicos benignos foram subdivididos em três grupos em relação à presença de epitélio odontogênico, mesênquima e ectomesênquima odontogênico: (1) *epitélio odontogênico sem ectomesênquima odontogênico*, (2) *epitélio odontogênico com ectomesênquima odontogênico, com ou sem formação de tecidos dentários mineralizados* e (3) *ectomesênquima odontogênico com ou sem epitélio odontogênico*. Em 2005 a OMS publicou

a classificação de tumores odontogênicos *benignos* e *malignos*, com a inclusão de um terceiro grande grupo denominado *lesões ósseas relacionadas*, e o grupo de cistos odontogênicos foi suprimido desta edição.

Em 2017 a OMS publicou uma classificação atual em que permaneceram dois grandes grupos de tumores odontogênicos *benignos e malignos* (este último incluindo carcinomas, carcinossarcoma e sarcomas odontogênicos), além de quatro grupos adicionais de lesões denominadas: *cistos de desenvolvimento odontogênicos e não odontogênicos, tumores maxilofaciais de osso e cartilagem, lesões fibro-ósseas e osteocondromatosas* e *lesões de células gigantes e cistos ósseos*. Os tumores odontogênicos continuaram a ser subdivididos em três grupos considerando a presença de epitélio odontogênico, mesênquima e ectomesênquima odontogênico.

CLASSIFICAÇÃO DE TUMORES ODONTOGÊNICOS (OMS, 2017)

- Tumores odontogênicos epiteliais benignos
  - Ameloblastoma
  - Ameloblastoma, tipo unicístico
  - Ameloblastoma, tipo extraósseo/periférico
  - Ameloblastoma metastatizante
  - Tumor odontogênico escamoso
  - Tumor odontogênico epitelial calcificante
  - Tumor odontogênico adenomatoide
- Tumores odontogênicos mistos epiteliais e mesenquimais benignos
  - Fibroma ameloblástico
  - Tumor odontogênico primordial
  - Odontoma
  - Odontoma, tipo composto
  - Odontoma, tipo complexo
  - Tumor dentinogênico de células fantasmas
- Tumores odontogênicos mesenquimais benignos
  - Fibroma odontogênico
  - Mixoma odontogênico/mixofibroma

- Cementoblastoma
- Fibroma cemento-ossificante
- Carcinomas odontogênicos
  - Carcinoma ameloblástico
  - Carcinoma intraósseo primário, SOE
  - Carcinoma odontogênico esclerosante
  - Carcinoma odontogênico de células claras
  - Carcinoma odontogênico de células fantasmas
- Carcinossarcoma odontogênico
- Sarcomas odontogênicos.

Comparando a classificação da OMS de 2005 com a de 2017, podemos observar algumas mudanças significativas, como a simplificação do termo ameloblastoma sólido/multicístico para ameloblastoma.

Entretanto, as modificações mais importantes ocorreram em relação ao tumor odontogênico cístico calcificante e ao tumor odontogênico queratocístico, que tiveram seus nomes substituídos por termos previamente consagrados de cisto odontogênico calcificante e ceratocisto odontogênico, respectivamente, retornando ao grupo de cistos odontogênicos.

De fato, alguns autores haviam questionado a classificação de 2005 que considerava o ceratocisto odontogênico como tumor, modificação esta que foi ignorada amplamente na Europa e EUA durante os últimos anos. Outras modificações relevantes observadas na atual classificação foram a retirada do odonto-ameloblastoma e a inclusão de um novo tumor chamado tumor odontogênico primordial, o qual mostra características clinicas e radiográficas semelhantes ao fibroma ameloblástico. Além disso, o fibroma cemento-ossificante atualmente é considerado um tumor odontogênico mesenquimal benigno.

Considerando estas informações, vamos alterar a classificação da primeira edição deste livro de acordo com a nova classificação de tumores odontogênicos da OMS de 2017. O ceratocisto odontogênico e o cisto odontogênico calcificante serão discutidos no Capítulo 18, *Cirurgia dos Cistos Odontogênicos e Não Odontogênicos.*

Os tumores odontogênicos também possuem uma classificação, considerando seu aspecto radiográfico, em tumores radiolúcidos, radiopacos e mistos (radiolúcidos e radiopacos). A imagem radiográfica, a faixa etária do paciente e a localização podem contribuir para o diagnóstico da neoplasia, entretanto, na maioria dos casos, o diagnóstico final é obtido pelo exame histopatológico, por meio de uma biopsia incisional ou excisional. Clinicamente, os tumores odontogênicos benignos não costumam apresentar sintomas, podem deslocar dentes e produzir expansão da cortical óssea, algumas vezes atingindo grandes dimensões, principalmente os ameloblastomas.

Quanto aos tumores malignos, estes são raros, têm um comportamento clínico semelhante ao dos tumores malignos não odontogênicos e seu diagnóstico é estabelecido por exame histopatológico, algumas vezes sendo necessária a correlação com as características clínicas e radiográficas.

Com relação à frequência dos tumores odontogênicos, o odontoma, principalmente o composto, é o mais comum, com aproximadamente 65% dos casos de tumores odontogênicos. Depois vem o ameloblastoma, que é encontrado em aproximadamente 11%, seguindo-se o tumor odontogênico adenomatoide, o mixoma odontogênico e o tumor odontogênico epitelial calcificante, com 1% dos casos.

AMELOBLASTOMA

O ameloblastoma é um tumor odontogênico benigno de origem epitelial que tem um crescimento localmente invasivo e um alto índice de recidiva, principalmente quando removido de maneira inadequada. Pode se originar de distúrbios de desenvolvimento do órgão do esmalte, de restos celulares do órgão do esmalte, de epitélio de cistos odontogênicos e de células basais do epitélio da mucosa oral, porém em nenhuma situação há indução para formar material calcificado.

Nas classificações anteriores existiam três aspectos clinicorradiográficos do ameloblastoma:

- Sólido ou multicístico (85% dos casos)
- Unicístico (aproximadamente 14% dos casos)
- Periférico (extraósseo) em 1% dos casos.

Na atual classificação da OMS de 2017 o conceito de ameloblastoma sólido/multicístico passou a ser denominado apenas pelo termo ameloblastoma e considerou três outros aspectos clinicorradiográficos, que apresentam tratamento e prognóstico diferentes do ameloblastoma (anteriormente conhecido como ameloblastoma sólido/multicístico):

- Tipo unicístico (aproximadamente 14% dos casos)
- Tipo extraósseo/periférico (extraósseo) em 1% dos casos
- Ameloblastoma metastatizante.

O ameloblastoma (ameloblastoma sólido/multicístico) é uma lesão assintomática, de crescimento lento, que pode atingir tamanho acentuado. Os homens são um pouco mais afetados, ocorrendo principalmente entre a terceira e a quinta década de vida, e a região posterior da mandíbula é o sítio mais acometido.

Clinicamente ameloblastomas são duros à palpação, pois perfurações das corticais não são observadas frequentemente. Pode ocorrer expansão da cortical, sendo comum a reabsorção radicular nos dentes adjacentes ao tumor. Os dentes podem ser deslocados da sua posição normal ou, até mesmo, estar ausentes. A dor e a parestesia são incomuns, mesmo em tumores que tenham atingido grandes proporções.

Radiograficamente, apresenta-se com imagem radiolúcida unilocular ou multilocular, sendo esta última mais comum. As lesões multiloculares são descritas como tendo aspecto de "bolhas de sabão" quando as loculações são grandes, ou de "favos de mel", quando as loculações são pequenas. As lesões uniloculares em geral são delimitadas por um halo esclerótico na periferia, com uma aparência semelhante a qualquer lesão cística (Figuras 17.1 a 17.6). Eventualmente, ameloblastomas podem ter aparência radiográfica mista semelhante à das lesões fibro-ósseas devido ao seu estroma que pode ser mais desmoplásico.

O diagnóstico final de ameloblastoma é baseado na avaliação microscópica de fragmento previamente removido por biopsia incisional. Diferentes subtipos histológicos são descritos para o ameloblastoma, alguns deles podendo ser observados no mesmo tumor. O tipo folicular é o mais frequente, seguido do plexiforme. Outros tipos histológicos também observados são acantomatoso, de células granulares, de células basais e desmoplásico (Figura 17.7). Raramente ameloblastomas podem ocorrer em associação com odontomas, o que é designado por alguns autores como odonto-ameloblastoma. Vale ressaltar que o subtipo histológico de ameloblastoma não determina o seu comportamento biológico ou prognóstico. O cirurgião que receber um laudo histopatológico com conclusão de ameloblastoma deve entender que este tumor é sólido/multicístico e deve ser tratado como tal, independente do subtipo histológico (Figuras 17.8 e 17.9).

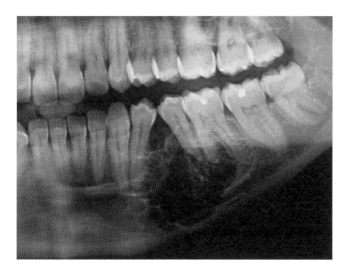

Figura 17.1 Ameloblastoma com imagem radiográfica do tipo "bolhas de sabão". (Caso operado pela Dra. Maria Aparecida de Albuquerque Cavalcante e pelo Dr. Ítalo Honorato Alfredo Gandelmann – Hospital Universitário Clementino Fraga Filho da Universidade Federal do Rio de Janeiro [HUCFF/UFRJ].)

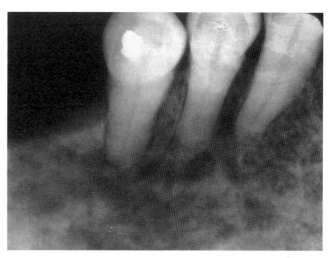

Figura 17.3 Ameloblastoma com imagem radiográfica do tipo "favos de mel"; observar reabsorção apical nos dentes.

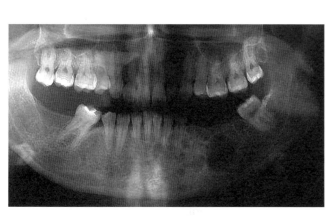

Figura 17.2 Ameloblastoma mostrando aparência radiolúcida multilocular em corpo mandibular. (Caso operado pelo Dr. Wladimir Cortezzi – Hospital Federal dos Servidores do Estado [HFSE].)

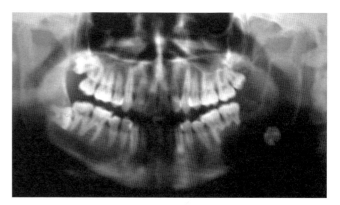

Figura 17.4 Ameloblastoma unicístico associado ao terceiro molar inferior deslocado para a borda da mandíbula e reabsorção radicular.

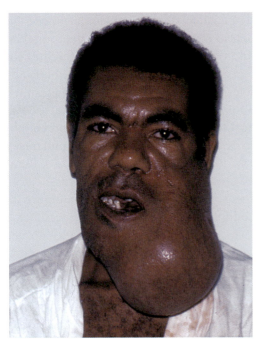

Figura 17.5 Ameloblastoma de tamanho acentuado em paciente de 38 anos. (Caso operado pelo Dr. Ricardo Cruz – Instituto Nacional de Traumatologia e Ortopedia [INTO].)

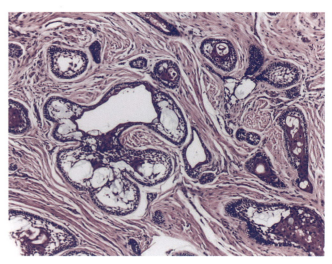

Figura 17.7 Histopatologia de ameloblastoma folicular. Ninhos e cordões com células colunares periféricas mostrando polarização nuclear invertida e células centrais semelhantes a retículo estrelado.

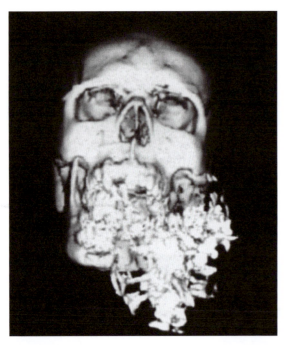

Figura 17.6 Tomografia computadorizada do caso da Figura 17.5 (reconstrução 3D).

Nos últimos anos, mutações em genes que pertencem à via MAPK foram identificadas em 90% dos ameloblastomas, a mais comum delas sendo a mutação no gene *BRAF V600E*, o que tem representado um avanço na terapia alvo anti-BRAF como uma nova possibilidade de tratamento complementar à cirurgia, principalmente para ameloblastomas agressivos ou recorrentes.

O ameloblastoma unicístico é uma variante que ocorre como uma cavidade cística, com ou sem proliferação luminal. Ameloblastoma unicístico corresponde de 5 a 22% de todos os tumores, e aproximadamente 50% dos casos ocorrem em pacientes mais jovens, principalmente na segunda década de vida. Em 90% dos casos ocorrem na região posterior da mandíbula como uma lesão radiolúcida unilocular associada à coroa de um terceiro molar incluso. Outras vezes pode aparecer como uma lesão radiolúcida unilocular bem definida, sem associação com dente incluso, entrando no diagnóstico diferencial com um cisto radicular, residual ou ceratocisto odontogênico.

Duas variantes histopatológicas podem ser observadas no ameloblastoma unicístico. O tipo luminal, com epitélio ameloblastomatoso localizado apenas focalmente no limitante epitelial, e o tipo intraluminal, que apresenta um ou mais nódulos de epitélio ameloblastomatoso projetando-se para o lúmen do cisto. Atualmente considera-se que a infiltração de epitélio ameloblastomatoso em direção à cápsula fibrosa (invasão mural) é encontrada em lesões que se comportam de maneira agressiva, devendo ser tratada de maneira similar ao ameloblastoma (ameloblastoma sólido/multicístico). Entretanto, estudos adicionais ainda são necessários para definir se estas lesões com envolvimento mural devem ser consideradas como um tipo mais agressivo de ameloblastoma unicístico ou devem ser reclassificadas como ameloblastoma (ameloblastoma sólido/multicístico).

Capítulo 17 • Cirurgia dos Tumores Odontogênicos 423

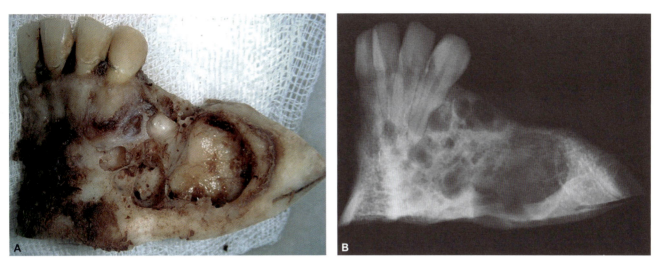

Figura 17.8 Peça cirúrgica de ameloblastoma da Figura 17.2 (**A**) e sua radiografia (**B**). (Caso operado pelo Dr. Wladimir Cortezzi – HFSE.)

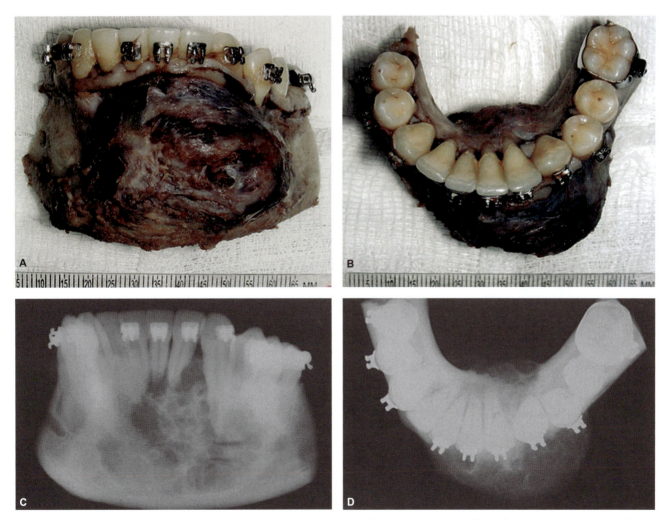

Figura 17.9 Peça cirúrgica de ameloblastoma na região anterior da mandíbula (**A** e **B**) e suas radiografias (**C** e **D**). (**A** e **C**, vistas frontais; **B** e **D**, vistas oclusais). (Caso operado pelo Dr. Wladimir Cortezzi – HFSE.)

Importante ressaltar que o diagnóstico definitivo de ameloblastoma unicístico depende da ausência microscópica de invasão mural após análise de vários cortes de blocos de parafina contendo diferentes áreas da peça cirúrgica completa, a qual deve apresentar apenas uma loja cística ao exame macroscópico. Pela semelhança com uma lesão cística, o tratamento inicial do ameloblastoma unicístico pode consistir em enucleação, porém tratamento cirúrgico adicional ou acompanhamento estrito do paciente podem ser necessários caso exista evidência microscópica de invasão mural. O acompanhamento clinicorradiográfico de no mínimo dez anos ou mais é recomendado devido à possibilidade de recorrências durante ou mesmo após este período (Figura 17.10).

O ameloblastoma extraósseo/periférico é muito raro e provavelmente se origina de restos de epitélio odontogênico abaixo da mucosa oral ou de células epiteliais da camada basal do epitélio da mucosa. Manifestam-se clinicamente como um aumento de volume pedunculado ou séssil, indolor e não ulcerado, localizado no rebordo alveolar ou gengiva (principalmente nas regiões retromolar mandibular e tuberosidade da maxila) de pacientes em torno dos 50 anos de idade. Sua aparência clínica pode ser confundida com uma lesão reacional e radiograficamente uma reabsorção óssea superficial pode ser observada em alguns casos. O seu diagnóstico é estabelecido por meio da avaliação histopatológica e os índices de recorrência são baixos após tratamento cirúrgico conservador.

Finalmente o ameloblastoma metastatizante é uma lesão ainda mais rara, e o seu diagnóstico só pode ser estabelecido de maneira retrospectiva, após a detecção de metástase de um ameloblastoma (ameloblastoma sólido/multicístico) com características histológicas benignas (sem atipia celular). Os depósitos metastáticos se estabelecem principalmente no pulmão (70% dos casos), linfonodos (28%) e ossos (12%), e nenhuma característica clínica ou microscópica pode predizer a metástase de um ameloblastoma, que normalmente tem um período longo de latência antes da sua descoberta. Alguns casos ocorrem em pacientes com história de muitas intervenções cirúrgicas. A taxa de sobrevida em 5 anos é de cerca de 70%, dependendo do sítio de metástase e da possibilidade de sua remoção cirúrgica.

O diagnóstico definitivo de qualquer lesão com proliferação de epitélio ameloblastomatoso requer a avaliação histopatológica após os procedimentos clínicos prévios de punção exploratória e biopsia incisional. A correlação das características microscópicas com as características clínicas, radiográficas e macroscópicas é aconselhável na maioria dos casos a fim de se evitarem erros diagnósticos de um tumor que pode trazer grande morbidade aos pacientes.

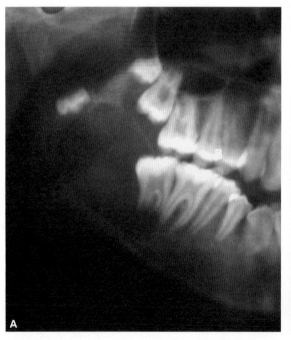
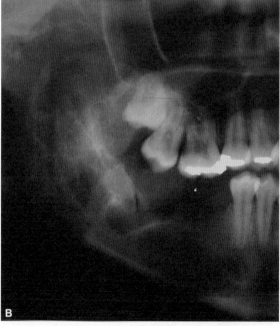

Figura 17.10 Lesão radiolúcida unilocular diagnosticada inicialmente como ameloblastoma unicístico com invasão mural (**A**) e tratada por curetagem conservadora e extração dos molares inferiores. Cinco anos mais tarde observa-se lesão radiolúcida multilocular expansiva na mesma região, com diagnóstico de ameloblastoma (**B**). (Caso cedido pelo Dr. Roman Carlos – Centro Clínico de Cabeza y Cuello – Guatemala.)

Devemos ressaltar que a nova classificação da OMS de 2017 utilizando o único termo "ameloblastoma" provavelmente no início poderá causar alguma confusão na denominação da lesão, que antes era conhecida como ameloblastoma sólico/multicístico.

TUMOR ODONTOGÊNICO ADENOMATOIDE

O tumor odontogênico adenomatoide é um tumor epitelial benigno que apresenta microscopicamente estruturas semelhantes a ductos e mostra potencial de crescimento limitado, sendo considerado por alguns autores como um hamartoma. Importante considerar que, historicamente, este tumor já foi erroneamente considerado uma variante do ameloblastoma, sob o termo adenoameloblastoma, o que resultou em cirurgias mutiladoras desnecessárias em pacientes jovens. Após 1969, o termo tumor odontogênico adenomatoide foi reconhecido e desde então os pacientes mostram baixos índices de recidiva após tratamento com enucleação cirúrgica conservadora.

Em 75% dos casos, o tumor odontogênico adenomatoide acomete pacientes com menos de 20 anos de idade, sendo as mulheres duas vezes mais afetadas do que os homens, principalmente na região anterior da maxila. A lesão é indolor, de crescimento lento, causando algumas vezes aumento de volume na região. Porém, considerando que em 75% dos casos está relacionada com a coroa de um dente incluso, principalmente o canino permanente, costuma ser descoberto durante um exame radiográfico feito para pesquisar a causa de não ter havido a erupção do dente permanente.

Radiograficamente se apresenta como uma lesão radiolúcida unilocular bem definida, que pode apresentar pequenos focos radiopacos, indicando a formação de material calcificado. Nos casos associados à coroa de um dente incluso (folicular), pode ser confundido com cisto dentígero. Dois aspectos radiográficos devem ser considerados para se fazer o diagnóstico diferencial das duas lesões. No primeiro a existência de pontos radiopacos, comparados com o aspecto de "flocos de neve", que não ocorrem no cisto dentígero. No segundo, é que a área radiolúcida que envolve a coroa do dente incluso não termina na junção coroa-raiz, se estendendo mais apicalmente no dente (Figuras 17.11 e 17.12). Nos casos em que não está relacionado com a coroa de um dente incluso (extrafolicular), o aspecto é o de uma lesão radiolúcida unilocular, de limites bem definidos, com presença ou não de pontos radiopacos. Se estiver localizado entre raízes de dentes, estes podem se apresentar afastados.

O seu aspecto histopatológico é representado por células epiteliais odontogênicas constituindo nódulos que formam rosetas com um espaço central contendo material que pode ser corado como amiloide, em um estroma fibroso escasso (Figura 17.13). Entretanto, seu aspecto mais importante é a presença de células epiteliais colunares ou cuboides lembrando ducto de glândulas salivares, o que justifica sua denominação.

TUMOR ODONTOGÊNICO EPITELIAL CALCIFICANTE (TUMOR DE PINDBORG)

O tumor odontogênico epitelial calcificante foi descrito em 1956 por Jens J. Pindborg, passando a ser conhecido pelo seu epônimo. Embora sua histogênese seja discutida, atualmente considera-se como um tumor odontogênico benigno de origem epitelial que produz proteína amiloide e que tem a tendência a calcificar. É um tumor relativamente raro, que em 6% dos casos tem localização extraóssea, porém a forma intraóssea é a mais observada (94%), afetando em 75% dos casos a mandíbula, principalmente a região posterior. Pacientes de ambos os sexos são acometidos, com faixa etária variando de

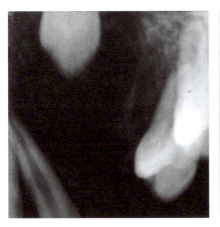 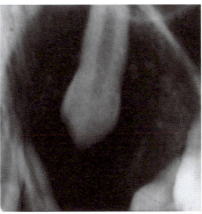 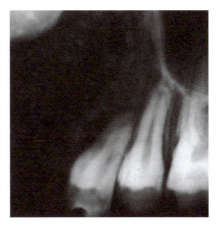

Figura 17.11 Tumor odontogênico adenomatoide. Observar imagem radiolúcida se estendendo no sentido da raiz e presença de pequenas calcificações.

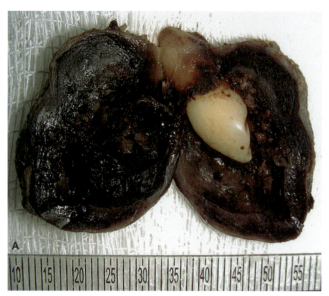
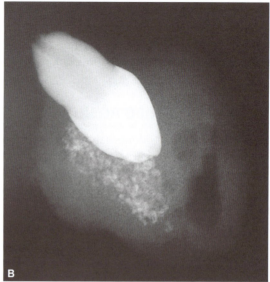

Figura 17.12 Peça cirúrgica do tumor odontogênico adenomatoide incluindo um canino impactado (**A**), mostrando focos radiopacos em seu interior (**B**).

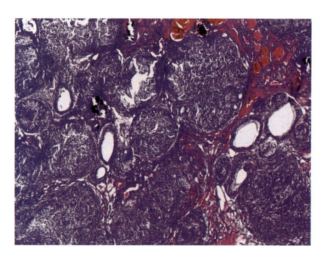

Figura 17.13 Histopatologia do tumor odontogênico adenomatoide, com estruturas semelhantes a ductos e calcificação.

20 a 60 anos e média de idade de 40 anos. Os pacientes são, em geral, assintomáticos e o tumor tem crescimento lento, podendo causar aumento de volume na região, estando relacionado com um dente incluso em aproximadamente 50% dos casos.

Radiograficamente, pode apresentar aspecto radiolúcido unilocular, mas 25% dos casos podem ser multiloculares. Quando unilocular, associado à coroa de um dente incluso, entra no diagnóstico diferencial com o cisto dentígero, e, quando multilocular, apresenta aspecto semelhante a "favos de mel", podendo ser confundido com o ameloblastoma (ameloblastoma sólido/multicístico). Finalmente, pode se apresentar como lesão mista (radiolúcida e radiopaca), com aparência radiográfica semelhante à do fibrodontoma ameloblástico, tumor odontogênico adenomatoide e cisto odontogênico calcificante. A presença destas calcificações no exame radiográfico tem sido descrita como em aspecto de "neve caindo" (Figuras 17.14 a 17.16).

Histologicamente, este tumor é constituído por ilhas ou cordões de células epiteliais eosinofílicas com pontes intercelulares proeminentes e pleomorfismo nuclear. Durante a avaliação microscópica, um patologista que desconheça estas características pode confundí-lo com uma lesão maligna, por isso é fundamental a sua avaliação por um patologista oral para o diagnóstico correto e tratamento adequado (Figura 17.17).

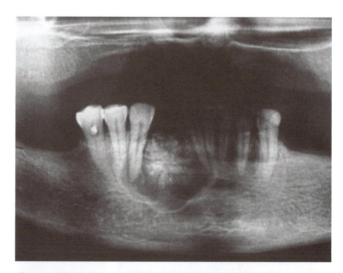

Figura 17.14 Tumor odontogênico epitelial calcificante unilocular, com calcificações, deslocamento dentário e reabsorção radicular. (Caso operado pela Dra. Maria Aparecida de Albuquerque Cavalcante e pelo Dr. Ítalo Honorato Alfredo Gandelmann – HUCFF/UFRJ.)

O tumor odontogênico epitelial calcificante é menos agressivo que o ameloblastoma (ameloblastoma sólido/multicístico), podendo ser tratado com ressecção local com pequena margem de osso adjacente. Quanto ao tratamento por curetagem, o índice de recidiva tem sido de 15%.

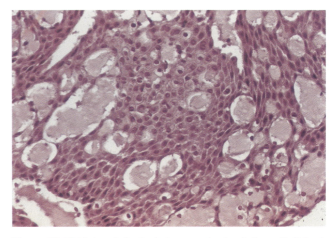

Figura 17.17 Histopatologia do tumor odontogênico calcificante. Células poliédricas com pleomorfismo e material semelhante a amiloide.

ODONTOMA

Os odontomas são os tumores odontogênicos mais comuns. Para alguns os odontomas são anomalias de desenvolvimento (hamartomas), e não verdadeiras neoplasias, compostas por tecidos epitelial e mesenquimal que formam material semelhante a esmalte, dentina, cemento e polpa. São tipicamente diagnosticados em pacientes nas duas primeiras décadas de vida, sem predileção por gênero.

Dependendo da maneira como se arrumam estes tecidos, o odontoma é classificado em composto e complexo. No composto encontramos a formação de numerosas estruturas, semelhantes a dentes conoides, enquanto, no complexo, o esmalte, a dentina e o cemento formam massa que não lembra a morfologia dentária. Entretanto, estes dois aspectos podem ser encontrados, algumas vezes, em um mesmo odontoma.

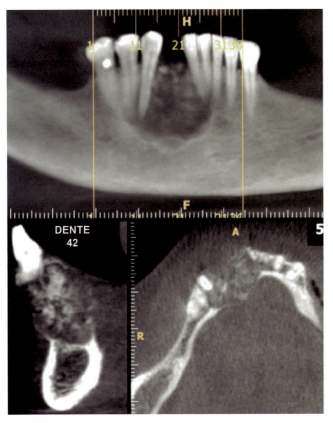

Figura 17.15 Tomografia computadorizada de feixe cônico do caso da Figura 17.14.

O odontoma composto na grande maioria dos casos está associado a um dente permanente não irrompido, sendo mais frequente na região anterior da maxila. São totalmente assintomáticos, e diagnosticados quando se procura identificar a causa de um dente permanente não ter feito sua erupção. Em raras ocasiões podemos observar um odontoma composto em que há a erupção de alguns dentículos. Seu diagnóstico é feito pelo exame radiográfico, constatando-se a presença de diversos dentículos agrupados, com superposição das imagens na radiografia (Figuras 17.18 a 17.20).

O odontoma complexo está normalmente associado a um dente permanente não irrompido, porém é mais comum na região posterior da mandíbula. O odontoma complexo é assintomático, porém pode atingir tamanho maior do que o odontoma composto, havendo, neste caso, aumento de volume da região. Seu diagnóstico também é feito pelo exame radiográfico, porém não é

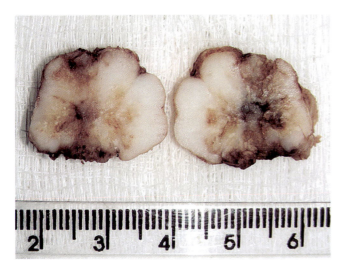

Figura 17.16 Peça cirúrgica do caso da Figura 17.14. Observe pontos amarelados na superfície de corte que correspondem a calcificações centrais.

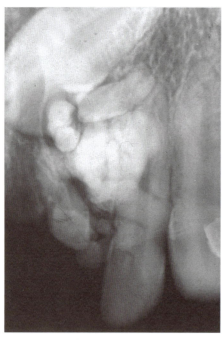

Figura 17.18 Odontoma composto impedindo a erupção de incisivo superior permanente.

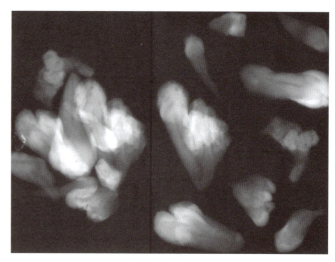

Figura 17.20 Radiografias dos dentículos da Figura 17.19, estando separados e agrupados.

exclusivo, como no caso do odontoma composto. Apresenta-se como massa calcificada circundada por estreita linha radiolúcida. A imagem pode ser confundida com as de um osteoma e uma displasia cemento-óssea. Associação com um dente incluso, presença de linha radiolúcida na periferia (que indica cápsula fibrosa) e idade do paciente servem de auxílio na distinção radiográfica destas lesões.

A imagem radiográfica do odontoma complexo, dependendo do seu estágio de desenvolvimento, pode variar de radiolúcida, radiolúcida e radiopaca e, finalmente, radiopaca (Figuras 17.21 e 17.22). Em seu estágio inicial, o tumor é totalmente radiolúcido, e devemos considerar, no diagnóstico diferencial, um fibroma ameloblástico ou outra lesão odontogênica não calcificada, incluindo o cisto dentígero. No estágio misto (radiolúcido e radiopaco) deve ser feito diagnóstico diferencial com outras lesões odontogênicas mistas, como o cisto odontogênico calcificante e o fibro-odontoma ameloblástico.

Ao exame histopatológico, o odontoma composto apresenta numerosos dentículos, com presença de esmalte, dentina, cemento e polpa. O odontoma complexo é constituído de grande quantidade de dentina, com

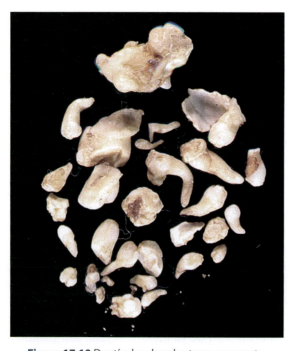

Figura 17.19 Dentículos do odontoma composto.

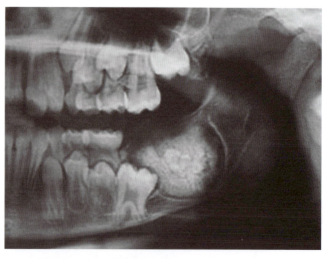

Figura 17.21 Odontoma complexo localizado na região posterior da mandíbula. (Caso operado pelo Dr. Jhonatan Arandia – Hospital Municipal Lourenço Jorge [HMLJ].)

Capítulo 17 • Cirurgia dos Tumores Odontogênicos   429

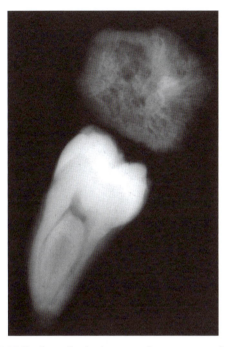

Figura 17.22 Radiografia de dente e odontoma complexo removidos.

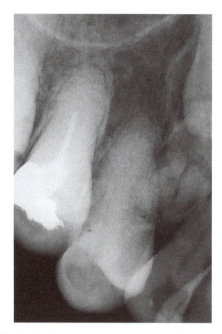

Figura 17.24 Odontoma composto na maxila de um paciente com 76 anos de idade.

espaços vazios que continham o esmalte dissolvido na descalcificação, tecido conjuntivo semelhante à polpa e alguma estrutura semelhante ao cemento (Figura 17.23).

Quanto ao tratamento, ele pode ser conservador, com excelente prognóstico, porque não há recidivas. Alguns odontomas que não foram diagnosticados e tratados quando o paciente era jovem permanecem por muitos anos sem causar nenhum problema, e somente são identificados durante a realização de radiografias de rotina em pacientes idosos (Figura 17.24). Dentes rudimentares semelhantes a odontoma composto podem ser observados em teratomas (Figura 17.25).

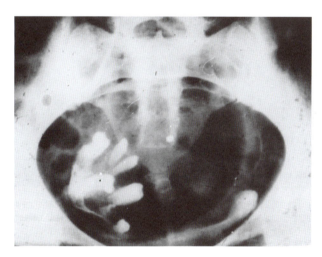

Figura 17.25 Teratoma de ovário exibindo dentes rudimentares semelhantes a odontoma (radiografia da região pélvica).

FIBROMA AMELOBLÁSTICO

O fibroma ameloblástico é um tumor odontogênico raro, verdadeiramente misto, composto por mesênquima odontogênico semelhante à papila dentária e ninhos e cordões de epitélio ameloblástico, sem a formação de tecidos duros semelhantes à dentina e ao esmalte.

Fibroma ameloblástico acomete preferencialmente a região posterior da mandíbula de pacientes com média de idade de 15 anos, com leve predileção pelo gênero masculino. Em geral se apresenta como um aumento de volume de crescimento lento e assintomático, que pode ocasionalmente causar expansão de corticais ósseas e deformidade facial.

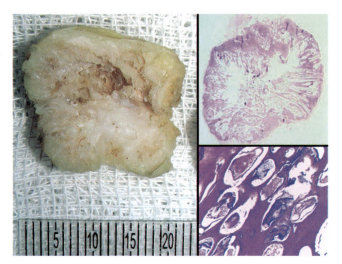

Figura 17.23 Peça cirúrgica e histopatologia de odontoma complexo.

Radiograficamente, 56% dos casos se apresentam como pequena lesão radiolúcida unilocular e bem delimitada e em 80% dos casos existe associação com um dente impactado, principalmente o primeiro e segundo molares permanentes. Lesões multiloculares geralmente são observadas em lesões maiores. Reabsorção radicular e perfuração de corticais são incomuns (Figuras 17.26 e 17.27).

Tumores pequenos em crianças podem ser tratados de maneira conservadora e lesões extensas e agressivas devem ser submetidas a tratamento radical. Após o tratamento, os pacientes devem ser acompanhados clinicamente por um longo período devido à possibilidade de recorrência tardia, que pode eventualmente estar associada à transformação sarcomatosa deste tumor, dando origem ao fibrossarcoma ameloblástico.

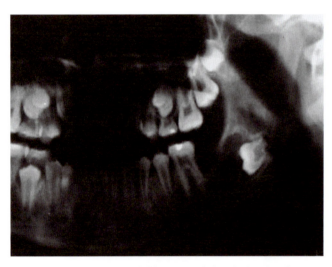

Figura 17.26 Fibroma ameloblástico multilocular localizado na região posterior da mandíbula, associado a coroa de molar impactado. (Caso cedido pelo Dr. Roman Carlos – Centro Clínico de Cabeza y Cuello – Guatemala.)

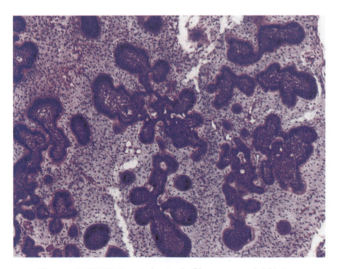

Figura 17.27 Histopatologia do fibroma ameloblástico.

FIBROMA ODONTOGÊNICO

O fibroma odontogênico é um tumor raro de tecido conjuntivo fibroso maduro com quantidades variáveis de epitélio odontogênico de aparência inativa, com ou sem evidência de calcificação. Duas variantes são reconhecidas: fibroma odontogênico central ou intraósseo e fibroma odontogênico periférico ou extraósseo.

Fibromas odontogênicos centrais ocorrem com frequência relativamente similar na maxila e na mandíbula. Na maxila, as lesões em geral são anteriores ao primeiro molar, enquanto na mandíbula, cerca da metade das lesões são encontradas distalmente ao primeiro molar. São assintomáticos, porém quando atingem grandes tamanhos podem apresentar dor, perda de dentes e expansão de corticais. Os tumores geralmente produzem lesões radiolúcidas que podem ser uniloculares (pequenas) e multiloculares (maiores), com margens corticalizadas, produzindo deslocamento e reabsorção das raízes de dentes adjacentes (Figuras 17.28 a 17.31). A variante periférica é mais comum e acomete mais mulheres do que homens, entre a segunda e quarta décadas de vida. Os tumores periféricos são observados principalmente na gengiva anterior.

Proliferações hamartomatosas semelhantes a fibroma odontogênico podem ser observadas ocasionalmente em capuz pericoronário dilatado, podendo levar ao diagnóstico equivocado de fibroma odontogênico. O tratamento em geral é conservador, com enucleação ou curetagem; algumas vezes incluindo a extração dos dentes adjacentes, e a recorrência não é esperada na maioria dos casos.

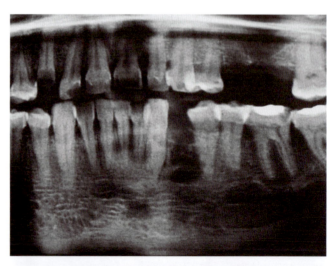

Figura 17.28 Fibroma odontogênico com aparência radiolúcida multilocular localizado na região de pré-molares inferiores, provocando deslocamento dentário. (Caso operado pelo Dr. Emanuel Mendes e pelo Dr. Gerson Hayashi de Almeida – Faculdade de Odontologia [FO]/UFRJ.)

MIXOMA ODONTOGÊNICO

O mixoma odontogênico é um tumor benigno relativamente raro, com origem atribuída ao mesênquima odontogênico da papila dentária derivado da crista neural, apresentando células fusiformes dispersas em abundante matriz extracelular mixoide.

Mixomas odontogênicos são, em geral, diagnosticados na segunda e terceira décadas de vida, sendo raros a partir da sexta década de vida. Sessenta por cento dos casos ocorrem nas mulheres, afetando principalmente as regiões de molares, um pouco mais frequente na mandíbula do que da maxila. O mixoma odontogênico cresce lentamente, sem sintomatologia, podendo em alguns casos ter crescimento rápido, provavelmente relacionado ao acúmulo de substância mixoide no tumor. Lesões menores podem ser descobertas apenas durante um exame radiográfico, enquanto lesões maiores podem causar expansão e perfuração de cortical óssea. Como outros tumores odontogênicos, os dentes da região poderão estar afastados ou com as raízes reabsorvidas.

No exame radiográfico, o mixoma odontogênico se manifesta como uma lesão radiolúcida unilocular ou multilocular, sendo na maioria das vezes com margens bem definidas e, ocasionalmente, mal definidas. A forma multilocular é a mais frequente, e as trabéculas ósseas tendem a se arranjar em ângulos retos, que levam aos autores a descreverem este aspecto como semelhante a "raquete de tênis". Entretanto, em muitos casos, a imagem da lesão pode lembrar bolhas de sabão, semelhante ao observado no ameloblastoma, ou ainda semelhante ao ceratocisto odontogênico, hemangioma intraósseo e granuloma central de células gigantes (Figuras 17.32 e 17.33).

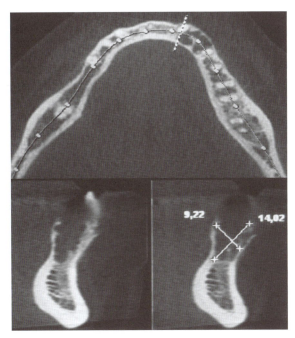

Figura 17.29 Tomografia computadorizada por feixe cônico do caso da Figura 17.28.

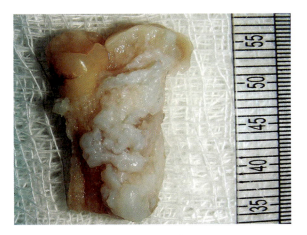

Figura 17.30 Peça cirúrgica do caso da Figura 17.28 que mostra tecido fibroso esbranquiçado envolvendo o pré-molar.

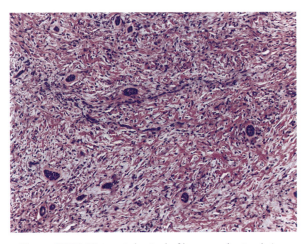

Figura 17.31 Histopatologia do fibroma odontogênico.

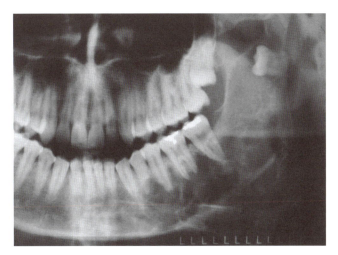

Figura 17.32 Mixoma odontogênico com aparência radiolúcida multilocular localizado na região posterior da mandíbula, provocando deslocamento do terceiro molar em direção ao côndilo. (Caso cedido pelo Dr. Roman Carlos – Centro Clínico de Cabeza y Cuello – Guatemala.)

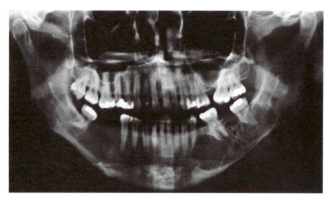

Figura 17.33 Mixoma odontogênico com aparência radiolúcida multilocular localizado na região posterior de mandíbula. (Caso operado pela Dra. Maria Aparecida de Albuquerque Cavalcante e pelo Dr. Ítalo Honorato Alfredo Gandelmann – HUCFF/UFRJ.)

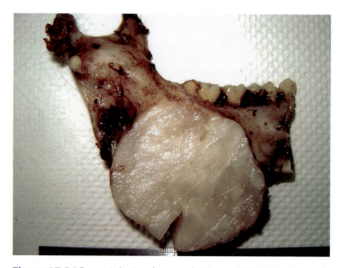

Figura 17.34 Peça cirúrgica do caso da Figura 17.32 (vista lingual).

A forma unilocular, quando associada a um dente incluso, simula outras lesões odontogênicas, principalmente o cisto dentígero.

O aspecto macroscópico é muito característico. A consistência gelatinosa do material e a superfície homogênea, esbranquiçada e translúcida da peça são altamente sugestivas de mixoma odontogênico (Figuras 17.34 e 17.35). Entretanto, se houver formação de muitas fibras colágenas (fibromixoma), é encontrado um aspecto firme e sem consistência gelatinosa. O exame microscópico é fundamental para o diagnóstico final,

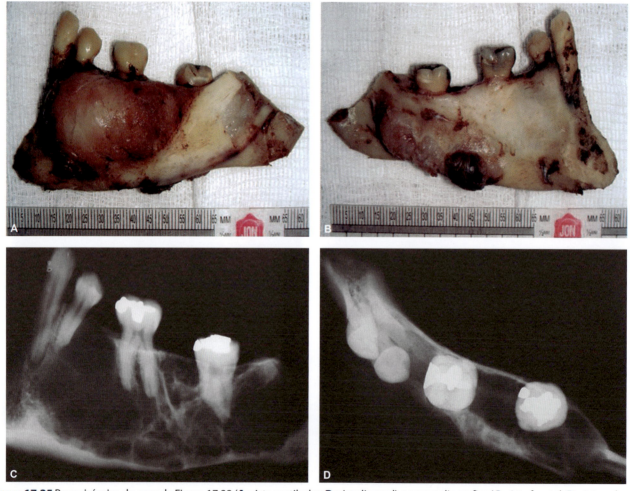

Figura 17.35 Peça cirúrgica do caso da Figura 17.33 (**A.** vista vestibular; **B.** vista lingual) e suas radiografias (**C.** vista frontal; **D.** vista oclusal).

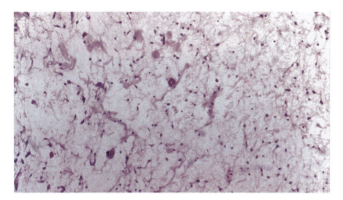

Figura 17.36 Histopatologia do mixoma com células fusiformes em um estroma intercelular abundante.

o qual é estabelecido pela presença de células estreladas ou fusiformes em um estroma mixoide abundante, com quantidade variável de fibras colágenas (Figura 17.36).

O tratamento cirúrgico varia, e, embora as taxas de recidiva possam chegar aos 25%, o prognóstico do mixoma odontogênico é considerado bom.

CEMENTOBLASTOMA

Cementoblastoma é um tumor odontogênico relativamente raro caracterizado pela formação de tecido semelhante a cemento que é depositado em íntima relação com a raiz de um dente.

A grande maioria dos casos afeta os molares e pré-molares da mandíbula de pacientes com menos de 30 anos de idade de ambos os gêneros. Expansão das corticais ósseas vestibular e lingual é em geral observada e um achado clínico característico é a presença de dor, descrita pelo paciente como semelhante à dor de dente. O crescimento é lento, mas o tumor pode atingir grandes dimensões se não tratado, podendo provocar deslocamento das raízes de dentes adjacentes.

O tratamento consiste na extração do dente afetado, cuja raiz está em continuidade direta com o tumor. O exame macroscópico consiste em massa calcificada com tamanho médio de 2 cm, aderida à raiz de um dente (Figuras 17.37 e 17.38). Microscopicamente, colunas radiadas de material semelhante a cemento revestidas por cementoblastos são observadas. A remoção incompleta do tumor leva à recorrência.

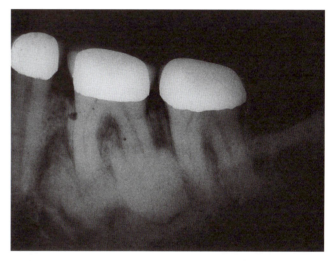

Figura 17.37 Cementoblastoma associado às raízes do primeiro molar inferior.

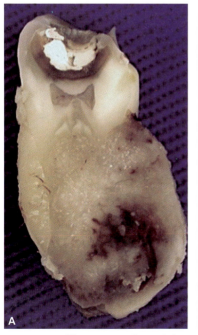
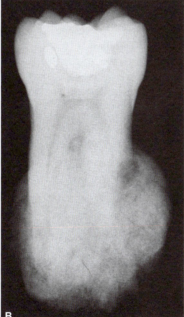
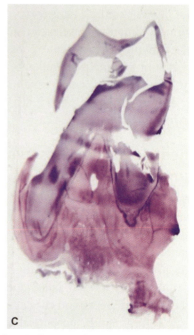

Figura 17.38 Peça cirúrgica do cementoblastoma (**A**), sua radiografia (**B**) e histopatologia (**C**).

FIBROMA CEMENTO-OSSIFICANTE

O fibroma cemento-ossificante é um tipo distinto de fibroma ossificante que acomete as áreas de suporte de dentes na maxila e na mandíbula e sua origem odontogênica foi recentemente proposta na nova classificação de tumores de cabeça e pescoço da OMS de 2017. Por ser uma lesão fibro-óssea, será discutido no tópico Fibroma ossificante no Capítulo 20, *Principais Lesões Ósseas Não Tumorais*.

Concluindo, os tumores odontogênicos são neoplasias principalmente benignas que podem ter comportamento localmente invasivo. O cirurgião bucomaxilofacial deve estar atento aos achados clínicos e radiográficos, e realizar uma biopsia incisional para a determinação do diagnóstico final através da avaliação histopatológica por patologistas orais e maxilofaciais experientes. Vale ressaltar a importância da interação do cirurgião bucomaxilofacial com o patologista oral e maxilofacial na forma de discussão de casos clínicos, principalmente quanto às novas classificações, como ocorreu recentemente na classificação da OMS de 2017.

TRATAMENTO DOS PRINCIPAIS TUMORES ODONTOGÊNICOS BENIGNOS

O tratamento dos tumores odontogênicos sempre suscitou grandes discussões entre cirurgiões e patologistas a respeito da melhor forma de tratamento, obtendo-se com isso o mínimo de mutilação possível do paciente sem comprometer o bom prognóstico.

Na verdade, à medida que se conhece melhor a etiopatogenia desses tumores, bem como o seu comportamento clínico, tamanho, localização anatômica, idade e condições sistêmicas do paciente, consegue-se escolher a técnica que obterá melhor resultado para aquele tipo de tumor; não existindo, assim, uma única técnica para qualquer tumor. Devemos individualizar os casos, atentos à máxima que diz que "cada caso é um caso".

Tratamento cirúrgico conservador e tratamento cirúrgico radical

Entende-se por cirurgia conservadora os procedimentos cirúrgicos em que se obtém a remoção da lesão no limite com o tecido ósseo sadio, preservando-se ou não possíveis dentes envolvidos.

As três principais modalidades do tratamento cirúrgico dos tumores dos ossos maxilomandibulares são: (1) a enucleação (por dissecção ou curetagem), (2) a ressecção marginal (segmentar) ou parcial e (3) a ressecção composta.

Muitos tumores benignos se comportam de forma pouco agressiva e, portanto, podem ser tratados de maneira conservadora, com enucleação, curetagem, ou ambas. Nesses casos, observa-se apenas a remoção da lesão sem comprometimento importante das margens ósseas adjacentes (Figura 17.39).

Outros tumores benignos que apresentem comportamento mais agressivo devem requerer a excisão com margens de tecido sadio periférico para assim diminuir as chances de recorrência (Figura 17.40). A ressecção marginal (segmentar/bloco) ou a parcial deve ser usada para a remoção dessas lesões. A indicação entre estas duas está relacionada com o tamanho da lesão e o grau de comprometimento das estruturas ósseas dos maxilares.

Cirurgia radical é definida como sendo todos os procedimentos cirúrgicos realizados visando-se remover a lesão com tecidos sadios em toda a sua periferia. A ressecção composta está indicada para tumores malignos. Esses tumores requerem uma intervenção mais radical, com margens mais amplas de tecido não envolvido. A cirurgia pode incluir a remoção dos tecidos moles adjacentes e a dissecção dos linfonodos (esvaziamento cervical). A radioterapia, a quimioterapia, ou ambas, isoladamente ou em associação à cirurgia, podem ser utilizadas.

Técnicas cirúrgicas utilizadas no tratamento conservador

Enucleação por dissecção

Quando o cirurgião consegue remover a lesão por inteiro mediante a dissecção da cápsula fibrosa que envolve a maioria dos tumores odontogênicos benignos, obtendo assim um plano de clivagem (Figura 17.41).

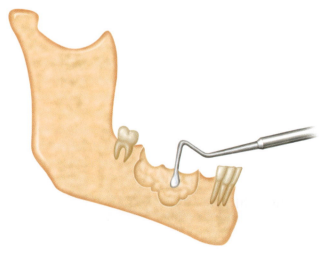

Figura 17.39 Técnica cirúrgica conservadora. Remove-se apenas a lesão sem comprometimento das margens ósseas adjacentes.

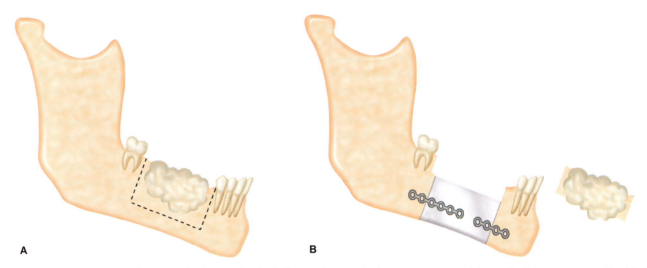

Figura 17.40 Tipos comuns de ressecção da mandíbula. **A.** Ressecção marginal segmentar ou em bloco: não interrompe a continuidade da mandíbula. **B.** Ressecções parciais da mandíbula: interrompem a continuidade da mandíbula.

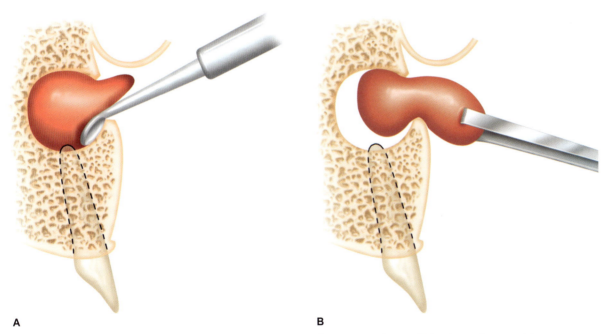

Figura 17.41 Enucleação por dissecção. **A.** Lesão sendo separada do osso. **B.** Lesão sendo removida.

A maioria dos tumores que apresentam bom comportamento biológico em relação a recidiva podem ser tratados com enucleação ou curetagem, ou a associação destas técnicas. São exemplos os odontomas, fibromas ameloblásticos, fibrodontomas ameloblásticos, cistos odontogênicos calcificantes, tumores odontogênicos adenomatoides, cementoblastomas e fibromas cemento-ossificantes centrais.

Enucleação por curetagem

Técnica empregada quando não é possível a dissecção do tumor no seu plano de clivagem. Utilizam-se curetas para a raspagem do tumor em contato com o osso sadio (Figura 17.42). Esta técnica está indicada em muitos casos onde ocorre ruptura da cápsula e a mesma necessita ser removida em fragmentos. Pode ser utilizada isoladamente ou em associação a outras técnicas.

A técnica de enucleação ou a técnica por curetagem dos tumores dos maxilares não é diferente da descrita para os cistos. Contudo, procedimentos adicionais, podem-se fazer necessários como a secção de grandes tecidos tumorais calcificados, utilizando-se brocas, por exemplo no caso de odontomas e cementoblastomas. Nesses casos, são utilizados os princípios básicos discutidos para a odontossecção, vistos no Capítulo 8, *Cirurgia para Extração e Aproveitamento de Dentes Inclusos*, e discutidos no Capítulo 9, *Complicações em Endodontia*, para remoção dos dentes impactados.

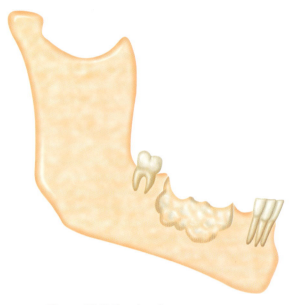

Figura 17.42 Enucleação por curetagem.

Combinação da enucleação por dissecção com posterior curetagem óssea

Técnica realizada quando o cirurgião suspeita que sua dissecção não foi perfeita, ou quando a lesão apresenta um potencial maior para recidiva. Nesta técnica utiliza-se cureta ou broca para remover de 1 a 2 mm de osso em torno da periferia da lesão.

Marsupialização e descompressão

Os autores não recomendam sua utilização em tumores odontogênicos, pois estas técnicas apenas esvaziam o conteúdo líquido ou semissólido de alguns tumores odontogênicos, não os removendo por completo.

Essas técnicas são de uso extremamente restrito para os tumores e, por isso mesmo, não devem ser utilizadas como tratamento definitivo (Figura 17.43). Esta é uma técnica de escolha no tratamento dos cistos (ver Capítulo 18, *Cirurgia dos Cistos Odontogênicos e Não Odontogênicos*).

Procedimentos adjuvantes

É importante ressaltar que alguns cirurgiões utilizam recursos adjuvantes associados às técnicas descritas, como crioterapia, aplicação da solução de Carnoy (descrita no *Capítulo 18*) e eletrocauterização na loja óssea remanescente, com a finalidade de eliminar ou paralisar a multiplicação celular de possíveis remanescentes tumorais na loja óssea.

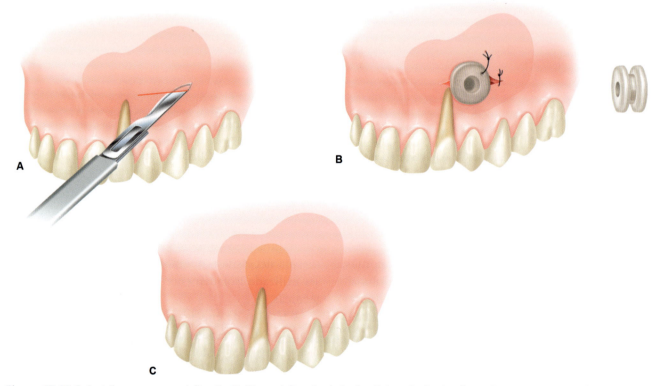

Figura 17.43 A. Incisão para marsupialização. **B.** Marsupialização da lesão. **C.** Instalação do obturador para manter a descompressão. Técnica não recomendada para o tratamento dos tumores odontogênicos.

Técnicas cirúrgicas utilizadas no tratamento radical

Quando se está diante do tratamento de uma lesão agressiva, por determinação histopatológica ou por seu comportamento clínico, ou sua consistência é tal que sua total remoção por enucleação, curetagem, ou ambas, se torna difícil, a remoção pode ser facilitada pela ressecção da lesão com margens ósseas adequadas (Quadro 17.1). São exemplos de lesões odontogênicas tratadas dessa forma: ameloblastoma; mixomas odontogênicos; tumor odontogênico epitelial calcificante e tumor odontogênico escamoso.

Como princípio geral, a lesão ressecada deveria incluir em torno de 1 cm de margens ósseas saudáveis ao redor dos limites radiográficos da lesão. Se isso puder ser alcançado mantendo intacta a margem inferior da mandíbula, a ressecção marginal ou segmentar ou em bloco é o método de preferência (Figura 17.44). A reconstrução, então, pode limitar-se à substituição da estrutura óssea perdida.

A ressecção parcial está indicada quando a lesão estiver envolvendo a margem inferior da mandíbula, sendo necessário incluir toda a espessura da mandíbula, o que leva à interrupção da sua continuidade (Figura 17.45). A reconstrução fica mais difícil neste tipo de técnica, pois os fragmentos mandibulares remanescentes devem ser mantidos em uma adequada relação de posição entre si, para permitir a restauração da função e da simetria óssea. A utilização de placas de reconstrução mandibular está indicada nestes casos como forma de restaurar os limites e favorecer a reconstrução do osso.

A técnica cirúrgica para ressecção marginal ou segmentar é bem direta. Um retalho mucoperiosteal de espessura total deve ser preparado e separado do osso que será removido. Serras ou brocas cirúrgicas movidas com motor a ar são, então, usadas para seccionar o osso nos locais planejados, e, finalmente, remove-se o segmento. Sempre que lançar mão da ressecção marginal ou

Quadro 17.1 Técnicas cirúrgicas utilizadas no tratamento radical.	
Ressecção segmentar em bloco ou marginal	Consiste na remoção de parte de tecidos sadios do osso envolvido pela lesão em toda a sua periferia, em um monobloco, preservando-se a estrutura basilar (Figura 17.44)
Ressecção parcial	Técnica que visa à remoção da lesão com osso sadio na periferia, incluindo-se a basilar mandibular, removendo-se um segmento de espessura total do maxilar, causando descontinuidade do osso (Figura 17.45)
Ressecção total	Consiste na ressecção do tumor por remoção completa do osso envolvido, por exemplo, a remoção total da maxila ou mandíbula
Ressecção composta	É uma técnica cirúrgica agressiva indicada comumente para tumores malignos. Consiste na ressecção do tumor com osso, tecidos moles adjacentes e esvaziamento dos linfonodos adjacentes

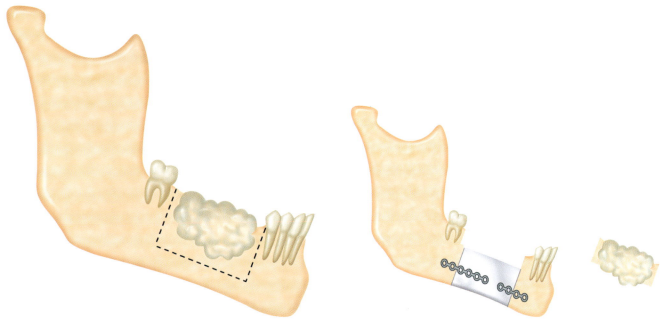

Figura 17.44 Ressecção segmentar em bloco ou marginal. Preservação da margem inferior da mandíbula.

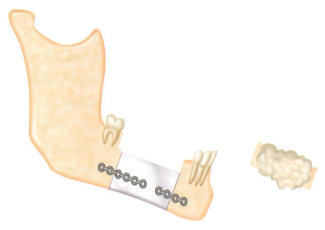

Figura 17.45 Ressecção parcial. Perda da continuidade do osso.

parcial, o cirurgião deve determinar se a lesão alcançou e perfurou as corticais ósseas, causando assim a invasão dos tecidos moles adjacentes. Nesses casos, pode tornar-se necessário sacrificar uma camada de tecido mole para erradicar o tumor. A reconstrução imediata é mais difícil, pois pode não haver tecido mole remanescente suficiente para fazer o fechamento sobre os enxertos ósseos.

O objetivo do tratamento cirúrgico dos tumores não se restringe a apenas remover a lesão patológica e erradicação da doença, mas também a sua reconstrução e a restauração funcional do paciente. Dessa maneira, os procedimentos de reconstrução devem ser planejados e previstos *antes* da realização da cirurgia inicial.

CASOS CLÍNICOS

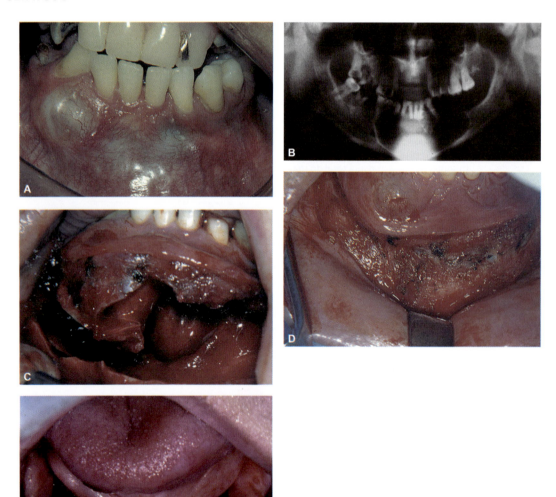

Figura 17.46 Caso clínico 1. Ameloblastoma, tratado com ressecção segmentar/bloco ou marginal. **A.** Aspecto clínico da lesão. **B.** Aspecto radiográfico. **C.** Incisão. **D.** Ressecção segmentar. **E.** Sutura. (*Continua*)

Capítulo 17 • Cirurgia dos Tumores Odontogênicos 439

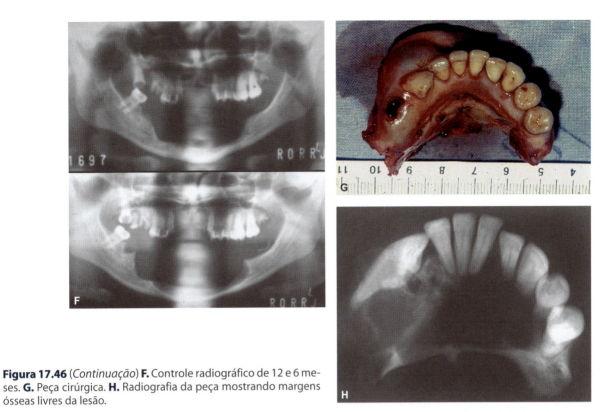

Figura 17.46 (*Continuação*) **F.** Controle radiográfico de 12 e 6 meses. **G.** Peça cirúrgica. **H.** Radiografia da peça mostrando margens ósseas livres da lesão.

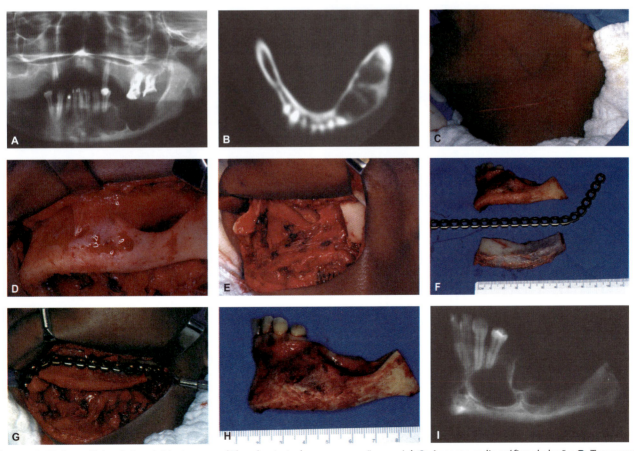

Figura 17.47 Caso clínico 2. Ameloblastoma multilocular, tratado por ressecção parcial. **A.** Aspecto radiográfico da lesão. **B.** Tomografia computadorizada. **C.** Incisão submandibular. **D.** Área mandibular a ser ressecada. **E.** Cotos ósseos após ressecção parcial. **F.** Peça cirúrgica (*acima*), enxerto de crista ilíaca (*abaixo*) e placa de reconstrução (*no meio*). **G.** Enxerto fixado com placa de reconstrução. **H.** Peça cirúrgica. **I.** Radiografia da peça mostrando margens ósseas livres.

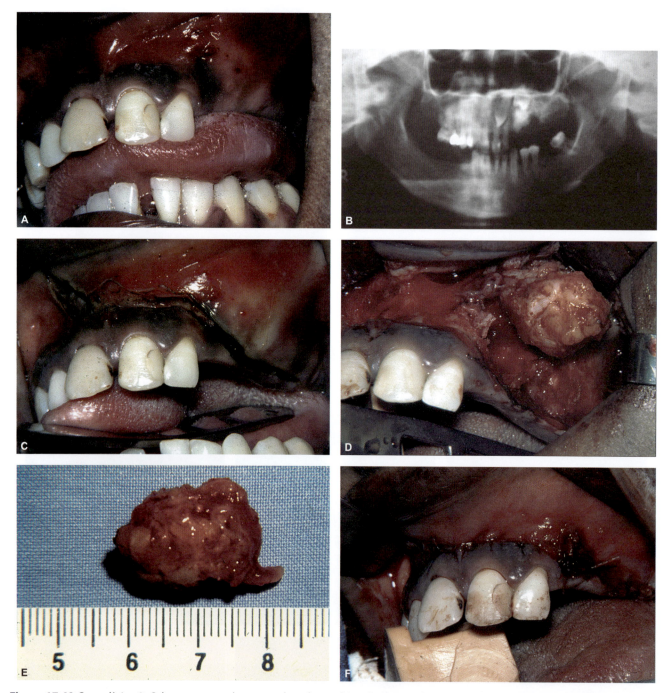

Figura 17.48 Caso clínico 3. Odontoma complexo, tratado pela combinação de enucleação por dissecção com curetagem. **A.** Aspecto clínico intraoral. **B.** Aspecto radiográfico do odontoma complexo. **C.** Incisão com bisturi elétrico. **D.** Dissecção do odontoma complexo. **E.** Peça cirúrgica. **F.** Sutura da ferida cirúrgica.

Capítulo 17 • Cirurgia dos Tumores Odontogênicos   441

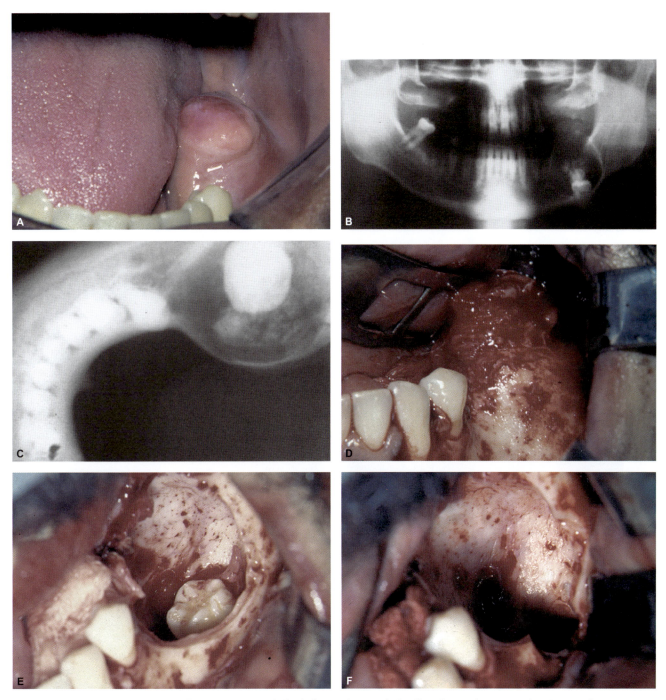

Figura 17.49 Caso clínico 4. Tumor odontogênico epitelial calcificante (tumor de Pindborg), tratado por enucleação com dissecção, associada à curetagem. **A.** Aspecto clínico intraoral. **B.** Aspecto radiográfico do tumor de Pindborg. **C.** Expansão da cortical lingual. **D.** Incisão e descolamento do mucoperiósteo. **E.** Enucleação por dissecção da lesão. **F.** Curetagem da loja óssea. (*Continua*)

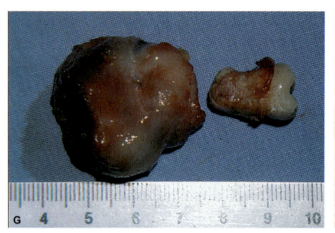
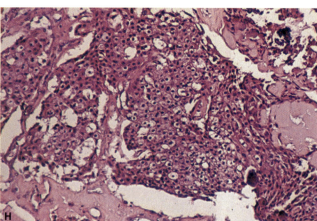
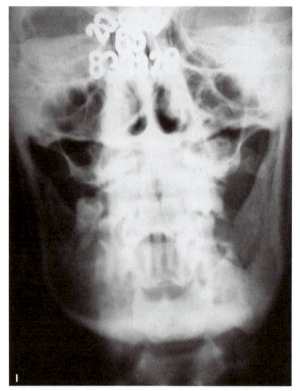

Figura 17.49 (*Continuação*) **G.** Peça cirúrgica. **H.** Histopatologia do tumor de Pindborg. **I.** Controle radiográfico de 5 anos.

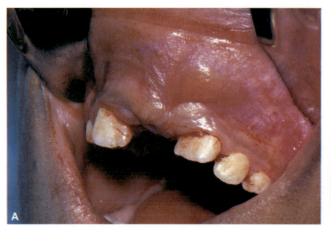
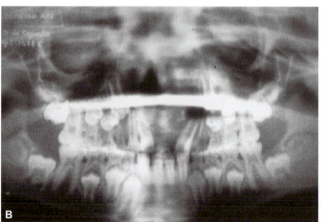

Figura 17.50 Caso clínico 5. Cisto odontogênico calcificante, tratado por enucleação com dissecção seguida de curetagem da loja óssea remanescente. **A.** Aspecto clínico intraoral. **B.** Radiografia panorâmica evidenciando área radiotransparente bem delimitada contendo material radiopaco no seu interior. (*Continua*)

Capítulo 17 • Cirurgia dos Tumores Odontogênicos 443

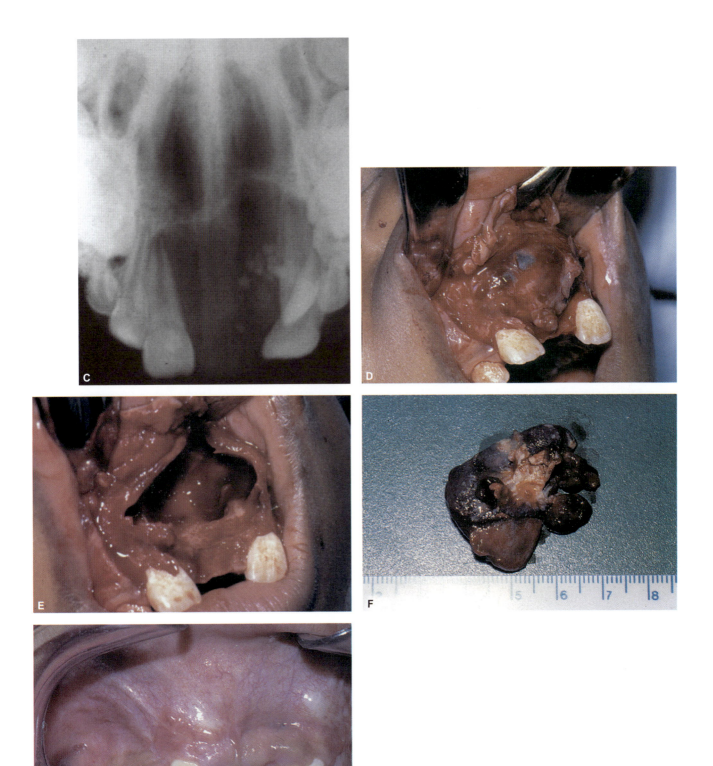

Figura 17.50 (*Continuação*) **C.** Aspecto radiográfico do cisto na radiografia oclusal. **D.** Curetagem da lesão. **E.** Loja óssea vazia após curetagem. **F.** Peça cirúrgica. **G.** Controle clínico radiográfico com 1 ano de pós-operatório.

BIBLIOGRAFIA

Abrahams JM, McClure SA. Pediatric odontogenic tumors. Oral Maxillofac Surg Clin North Am. 2016; 28(1):45-58.

Barros RE, Dominquez FV, Cabrim RC. Myxoma of the jaws. Oral Surg. 1969; 27:225-36.

Buchner A, Sciubba M. Peripherial epithelial odontogenic tumors: a Review. Oral Surg 1987; 63:688-97.

Buchner A, Vered M. Ameloblastic fibroma: a stage in the development of a hamartomatous odontoma or a true neoplasm? Critical analysis of 162 previously reported cases plus 10 new cases. Oral Surg Oral Med Oral Pathol Oral Radiol. 2013; 116(5):598-606.

Budnick SD. Compound and complex odontomas. Oral Surg. 1976; 42:501-6.

Eversole LR. Odontogenic fibroma, including amyloid and ossifying variants. Head Neck Pathol. 2011; 5(4):335-43.

Franklin CD, Pindborg JJ. The calcifying epithelial odontogenic tumor: A review and analysis of 113 cases. Oral Surg. 1976; 42: 753-65.

Gorlin RJ, Goldman HM. Thoma's oral pathology. 6th ed. St Louis: Mosby, 1970. p. 861-920.

Kaugars GE, Miller ME, Abbey. Odontomas. Oral Surg. 1989; 67: 172-6.

Kramer IRM, Pindborg JJ, Shear M. The WHO histological typing of odontogenic tumors. Cancer. 1992; 70:2988-94.

Leon JE *et al*. Clinicopathological and immunohistochemical study of 39 cases of adenomatoid odontogenic tumour: a multicentric study. Oral Oncol. 2005 Sep;41(8):835-42.

Martínez-Mata G *et al*. Odontogenic myxoma: clinico-pathological, immunohistochemical and ultrastructural findings of a multicentric series. Oral Oncol. 2008; 44(6):601-7.

Mosqueda-Taylor A *et al*. Odontogenic tumors in Mexico: a collaborative retrospective study of 349 cases. Oral Surg Oral Med Oral Pathol Oral Radiol Endod. 1997; 84(6):672-5.

Peltola J, Magusson B, Happonen RP, Borrman H. Odontogenic myxoma – A radiographic study of 21 tumors. Br J Oral Maxillofac Surg. 1994; 32:298-302.

Philipsen HP *et al*. Adenomatoid odontogenic tumor: biologic profile based on 499 cases. J Oral Pathol Med. 1991; 20:149-58.

Philipsen HP *et al*. An updated clinical and epidemiological profile of the adenomatoid odontogenic tumour: a collaborative retrospective study. J Oral Pathol Med. 2007; 36(7):383-93.

Philipsen HP, Reichart PA, Praetorius F. Mixed odontogenic tumours and odontomas. Considerations on interrelationship. Review of the literature and presentation of 134 new cases of odontomas. Oral Oncol. 1997; 33(2):86-99.

Philipsen HP, Reichart PA. Adenomatoid odontogenic tumour: facts and figures. Oral Oncol. 1999; 35(2):125-31.

Philipsen HP, Reichart PA. Classification of odontogenic tumours. A historical review. J Oral Pathol Med. 2006; 35(9):525-9.

Philipsen HP, Reichart PA. Unicystic ameloblastoma. A review of 193 cases from the literature. Oral Oncol. 1998; 34(5):317-25.

Pindborg JJ. Calcifying epithelial odontogenic tumors. Acta Pathol Microbiol Sand. 1956; p. 111-71.

Reegezi JA, Kerr DA. Odontogenic tumors: analisis of 706 cases. J Oral Surg. 1978; 36:771-8.

Reichart PA, Philipsen HP, Sonner S. Ameloblastoma: biological profile of 3677 cases. Eur J Cancer B Oral Oncol. 1995; 31B(2):86-99.

Robinson L, Martinez MG. Unicystic ameloblastoma: a prognostically distinct entity. Cancer. 1977; 40:2278-85.

Sampaio RK, Moreira LC. Tumores odontogênicos. Cadernos de Revisão de Doenças da Boca. Rio de Janeiro: Revinter, 1992. p. 87.

Sampaio RK. Frequência de tumores odontogênicos na disciplina de patologia oral da F.O. da UFRJ. Ciência e Cultura. 1977; 29:143.

Thoma KH, Goldman HM. Odontogenic tumors. Oral Surg. 1946; 32:763-91.

Waldron CA, El Moffy SK. A histological study of 116 ameloblastomas with special references to the desmoplastic variant. Oral Surg. 1987; 63:441-51.

Wood NK, Goaz PW. Differential diagnosis of oral and maxillofacial lesion. 5th ed. St. Louis: Mosby, 1997. p. 238-509.

Wright JM, Odell EW, Speight PM, Takata T. Odontogenic tumors, WHO 2005: where do we go from here? Head Neck Pathol. 2014; 8(4):373-82.

18 Cirurgia dos Cistos Odontogênicos e Não Odontogênicos

Renato Kobler Sampaio • Roberto Prado • Martha Salim • Danielle Castex Conde

INTRODUÇÃO

A palavra cisto se origina do grego *kystis* que significa "bexiga". A denominação "quisto" também é utilizada, porém não está de acordo com a origem grega da palavra.

A definição de cisto varia. Os dicionários comuns costumam definir cisto como um saco cujo conteúdo é gasoso, líquido ou semissólido. Já nos livros de texto de patologia, cisto é definido como uma cavidade patológica revestida por epitélio, cujo conteúdo é líquido ou semissólido (Figuras 18.1 a 18.3).

Considerando este conceito, o cisto é uma lesão que difere das neoplasias, merecendo uma classificação separada.

Quando é formulada a classificação de um grupo de lesões, podem-se adotar vários critérios que possibilitem agrupá-las.

As classificações podem ser feitas considerando-se a etiopatogenia, o aspecto clínico, o aspecto radiológico (nas lesões intraósseas) e o aspecto histopatológico.

Os cistos se constituem em um grupo de lesões que podem preencher estas características. Por exemplo, o cisto radicular, considerando sua etiologia, é um cisto odontogênico inflamatório; considerando o seu aspecto clínico é uma lesão que está relacionada com a raiz de um dente ou na região apical ou na região lateral, sendo que o denominado cisto residual ocorre exatamente quando está localizado no local em que houve extração de um dente. Finalmente, considerando seu aspecto histopatológico, é um cisto odontogênico não ceratinizado.

Todos os cistos odontogênicos apresentam referência à sua localização anatômica, exceto o cisto odontogênico glandular (cisto sialo-odontogênico), que é uma lesão que foi descrita em 1987 e tem muito poucos casos relatados na literatura. Este cisto possuía, além destas, a denominação de cisto odontogênico mucoepidermoide, que levava à confusão com carcinoma mucoepidermoide central; por este motivo, esta denominação não tem sido mais utilizada.

O ceratocisto odontogênico, que tem seu diagnóstico feito pelo exame histopatológico, também apresenta referência à sua localização, quando foram descritos quatro tipos de ceratocistos odontogênicos: de substituição, envolvimento (circunjacente), colateral e estranho.

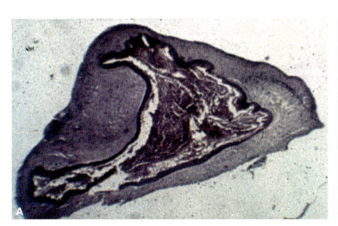 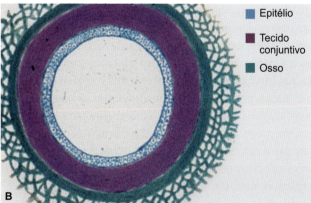

Figura 18.1 A. Aspecto histopatológico de um cisto. **B.** Esquema do cisto, mostrando cápsula de tecido conjuntivo fibroso e epitélio do cisto.

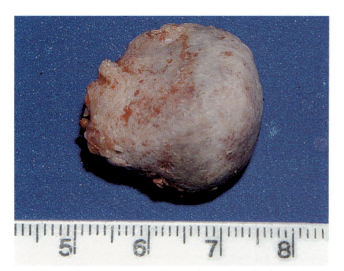

Figura 18.2 Macroscopia de cisto residual.

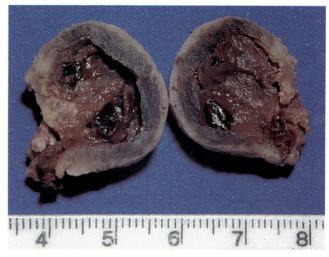

Figura 18.3 Macroscopia do cisto residual seccionado no meio.

Se os cistos odontogênicos forem grupados considerando a imagem radiográfica, constataremos que a maioria se apresenta como uma lesão radiolúcida unilocular de limites bem definidos de forma arredondada ou ovoide. Apenas três cistos podem, em raras ocasiões, apresentar imagem radiolúcida multiloculada: o ceratocisto odontogênico, o cisto odontogênico glandular; e o cisto periodontal lateral do tipo botrioide. Deve-se ressaltar, entretanto, que estes três tipos, na maioria dos casos, possuem imagem radiográfica unilocular.

Provavelmente uma das primeiras classificações de cistos foi feita em 1914, contudo a primeira classificação mais precisa, em que termos antiquados foram descartados, se baseou na origem do epitélio do cisto e ocorreu em 1945.

Foi a partir desta classificação que os cistos foram divididos em dois grupos, considerando a origem do epitélio cístico. Estes grupos eram: cistos odontogênicos e cistos não odontogênicos, que receberam a denominação de cistos fissurais.

Diversas classificações se sucederam, até que a Organização Mundial da Saúde (OMS), em 1971, com a colaboração de patologistas orais de diferentes países, publicou uma classificação que passou a ser adotada e serviu de base para outras classificações que a sucederam (Quadro 18.1).

Em 1992, reunindo sugestões de vários especialistas, a OMS publicou uma nova classificação de cistos, em que novas lesões, entre 1971 e 1991, foram descritas e incluídas, e apenas um cisto foi eliminado desta nova classificação: o cisto glóbulo-maxilar (Quadro 18.2).

Comparando-se as duas classificações constataremos que a denominação cisto primordial foi substituída por ceratocisto odontogênico. O cisto gengival passou a apresentar dois tipos: do recém-nascido e do adulto, e foram acrescentados o cisto periodontal lateral e o cisto odontogênico glandular.

Quadro 18.1 Classificação dos cistos pela Organização Mundial da Saúde (1971).

Cisto de desenvolvimento

Odontogênico

- Cisto primordial (ceratocisto)
- Cisto gengival
- Cisto de erupção
- Cisto dentígero (folicular)

Não odontogênico

- Cisto do ducto nasopalatino (canal incisivo)
- Cisto glóbulo-maxilar
- Cisto nasolabial (nasoalveolar)

Cisto inflamatório

- Cisto radicular

Quadro 18.2 Classificação dos cistos pela Organização Mundial da Saúde (1992).

Cisto de desenvolvimento

Odontogênico

- Ceratocisto odontogênico (cisto primordial)
- Cisto dentígero (folicular)
- Cisto de erupção
- Cisto periodontal lateral
- Cisto gengival do adulto
- Cisto gengival do recém-nascido (pérolas de Epstein)
- Cisto odontogênico glandular

Não odontogênico

- Cisto do ducto nasopalatino (cisto do canal incisivo)
- Cisto nasolabial (cisto nasoalveolar)

Cisto inflamatório

- Cisto radicular
  - Apical e lateral
  - Residual
- Cisto paradental (colateral inflamatório, mandibular bucal infectado)

Nos cistos inflamatórios houve a subdivisão dos diferentes tipos de cisto radicular com a presença dos tipos apical, lateral e residual, e a inclusão de um novo cisto inflamatório, o cisto paradental.

Acreditamos que algumas considerações devem ser feitas quanto às denominações adotadas.

O cisto dentígero permaneceu com esta denominação, sendo que "folicular" aparece como segunda opção. "Folicular" deveria ser a primeira opção, pois é mais coerente. Quando nos referimos a "folículo" fica mais fácil se associar à localização próxima da coroa do dente, enquanto "dentígero" não especifica uma localização anatômica.

Quanto ao "cisto gengival do recém-nascido", novamente podemos criticar sua utilização, pois anatomicamente a gengiva só existe quando os dentes estão presentes, o que não acontece no recém-nascido. Seria mais adequado denominá-lo "cisto da mucosa alveolar do recém-nascido".

O cisto odontogênico glandular é a única lesão que não tem relação com uma localização anatômica, o que ocorre com todos os outros cistos. Além disso, quanto à denominação sialo-odontogênico, além de não ter uma localização, apresenta um segundo problema, pois "sialo" está relacionado com saliva, o que não é o caso.

Em 2005 a Organização Mundial da Saúde publicou uma nova classificação de tumores odontogênicos, mas não apresentou uma classificação para os cistos odontogênicos.

Esta classificação dos tumores odontogênicos incluiu o ceratocisto odontogênico com a denominação de tumor odontogênico ceratocístico e passou a denominar o cisto odontogênico calcificante como tumor odontogênico cístico calcificante.

Recentemente (2017) a OMS divulgou uma nova classificação para os tumores da cabeça e do pescoço em que voltou a incluir a classificação dos cistos odontogênicos e não odontogênicos (Quadro 18.3). A principal modificação

---

> **Quadro 18.3 Classificação dos cistos pela Organização Mundial da Saúde (2017).**
>
> **Cistos odontogênicos de origem inflamatória**
> - Cisto radicular
> - Cistos colaterais inflamatórios
>
> **Cistos odontogênicos e não odontogênicos de origem de desenvolvimento**
> - Cisto dentígero
> - Ceratocisto odontogênico
> - Cisto periodontal lateral e cisto odontogênico botrioide
> - Cisto gengival
> - Cisto odontogênico glandular
> - Cisto odontogênico calcificante
> - Cisto odontogênico ortoceratinizado
> - Cisto do ducto nasopalatino

foi a reinclusão do ceratocisto odontogênico e do cisto odontogênico calcificante como cistos odontogênicos de desenvolvimento. Foi considerado que, na maioria dos casos, essas lesões se comportam clinicamente como lesões não neoplásicas e são tratadas como cistos. Assim sendo, eles devem ser assim considerados até que existam mais evidências definitivas para serem reclassificados como neoplasias.

CISTO DENTÍGERO (CISTO FOLICULAR)

O cisto dentígero, que também recebe a denominação de cisto folicular, e a menos conhecida, de cisto coronário, é um cisto que se desenvolve associado à coroa de um dente incluso, pelo acúmulo de líquido entre o epitélio reduzido do esmalte e o esmalte dentário, sendo muito raro na dentição decídua.

É o segundo cisto odontogênico mais comum, cuja patogênese ainda é discutida. Seu desenvolvimento ocorre principalmente após o término da formação do esmalte, em que o acúmulo de líquido separaria o epitélio da coroa do dente por um mecanismo ainda desconhecido e seu crescimento se faria por osmose. A coroa do dente penetra no interior da cavidade cística (Figura 18.4).

Uma segunda teoria sugere que poderia ocorrer uma degeneração do retículo estrelado do órgão do esmalte ainda durante a odontogênese, quando o dente apresentaria, além da lesão cística, hipoplasia de esmalte.

Uma terceira teoria propõe que possa haver uma relação entre o dente permanente e seu antecessor decíduo. Haveria a formação de um cisto radicular no dente decíduo e a coroa de dente permanente penetraria no interior da cavidade cística. Contra esta teoria temos a raridade da presença de cisto radicular associado à dentição decídua. Uma variante desta teoria admite que a inflamação na região periapical de um dente decíduo, devido à necrose da polpa, poderia induzir a formação de um cisto dentígero inflamatório no dente permanente, principalmente nos pré-molares inferiores (Figuras 18.5 e 18.6).

Os homens são mais afetados do que as mulheres e parece que os brancos apresentam maior número de casos, principalmente na segunda e quarta décadas de vida. O terceiro molar inferior é o dente mais envolvido, totalizando 75% dos casos. Outras localizações comuns em ordem decrescente são: canino superior, terceiros molares superiores e pré-molares inferiores.

Clinicamente é assintomático, pode se desenvolver causando aumento de volume na região, com expansão do osso, e, havendo infecção, a sintomatologia ocorrerá.

Como na maioria dos casos não causa dor, sua presença é diagnosticada pelo exame radiográfico, na região onde há permanência prolongada de um dente decíduo ou ausência clínica de um molar permanente.

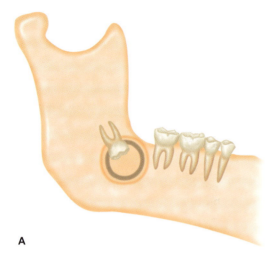
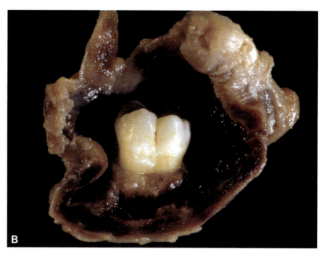

Figura 18.4 A. Esquema – cisto dentígero **B.** Macroscopia de cisto dentígero. A coroa do dente está no interior da cavidade cística.

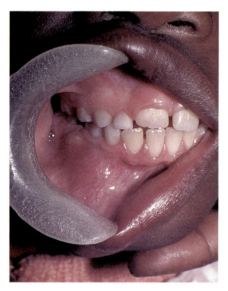

Figura 18.5 Aspecto clínico de um cisto dentígero inflamatório em pré-molar inferior com expansão de cortical.

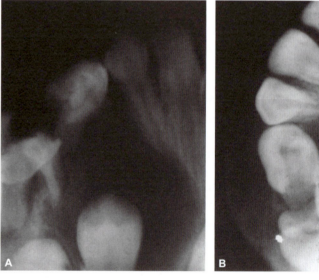

Figura 18.6 Radiografias periapical (**A**) e oclusal (**B**), observando-se a expansão da cortical óssea.

No exame radiográfico observa-se uma área radiolúcida unilocular, de limites bem-definidos, exceto se o local estiver infectado, associada à coroa do dente, que poderá estar deslocado pela pressão do líquido cístico, principalmente o terceiro molar inferior e o canino superior. Os dentes permanentes adjacentes podem estar com as raízes deslocadas ou reabsorvidas, sendo este cisto odontogênico o que mais frequentemente causa reabsorção radicular, relacionada com a capacidade que o folículo dentário possui de permitir a reabsorção radicular do antecessor decíduo (Figura 18.7).

Três aspectos radiográficos podem ser observados. Na maioria dos casos a coroa do dente está no centro da área radiolúcida (central). Outra imagem que se observa é a localização da área radiolúcida lateralmente à coroa do dente (lateral) e, mais raramente, ela pode se estender nos lados mesial e distal das raízes do dente (circunferencial) (Figuras 18.8 a 18.10).

O diagnóstico diferencial de um cisto dentígero deve ser feito com outras lesões radiolúcidas de origem odontogênica, como: ameloblastoma unicístico, tumor odontogênico adenomatoide, fibroma ameloblástico e ceratocisto odontogênico tipo envolvimento (circunjacente).

Entretanto, a principal diferença deve ser estabelecida com o folículo dentário normal. Alguns critérios são sugeridos, como: o diâmetro da área radiolúcida ao redor da coroa do dente envolvido deve ter pelo menos 3 mm.

Na ausência de sintomatologia, uma maneira de se estabelecer o diagnóstico é fazer uma nova radiografia em um intervalo de 6 meses e observar se o dente está sendo deslocado ou a imagem radiográfica está aumentando (Figuras 18.11 e 18.12).

Capítulo 18 • Cirurgia dos Cistos Odontogênicos e Não Odontogênicos 449

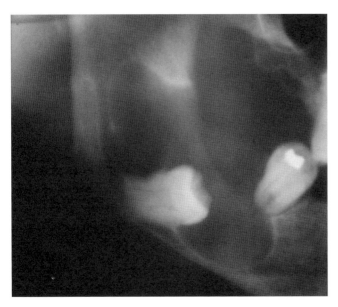

Figura 18.7 Cisto dentígero em terceiro molar inferior, com deslocamento do dente e reabsorção radicular no dente adjacente.

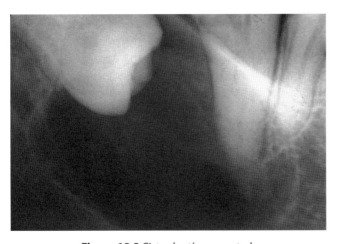

Figura 18.8 Cisto dentígero central.

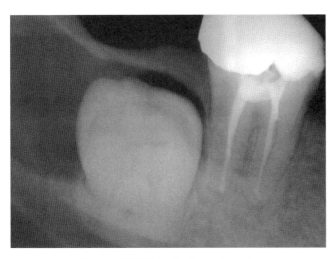

Figura 18.9 Cisto dentígero lateral.

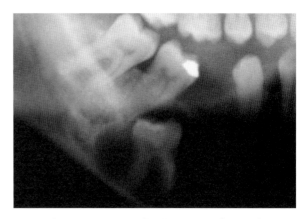

Figura 18.10 Cisto dentígero circunferencial.

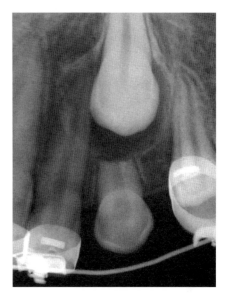

Figura 18.11 Canino com o folículo dilatado. Aspecto ainda normal.

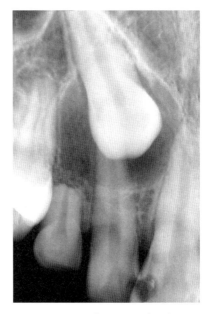

Figura 18.12 Canino associado a cisto dentígero. Espaço maior que 3 mm e deslocamento do dente.

No aspecto histopatológico o cisto dentígero apresenta a cavidade cística revestida por epitélio escamoso estratificado não ceratinizado, com duas a dez células de espessura achatadas ou cuboides. Entretanto, havendo presença de inflamação e dependendo da sua intensidade, o revestimento epitelial pode estar hiperplasiado, atrofiado ou ulcerado.

Ocasionalmente podem ser observadas células mucosas e ciliadas no limitante epitelial. A cápsula fibrosa é fina, podendo ser observadas células inflamatórias e pequenas ilhas de epitélio odontogênico, que não devem ser confundidas com proliferação ameloblástica (Figura 18.13).

Quanto à relação do cisto dentígero com o ameloblastoma alguns autores aceitam a possibilidade de um ameloblastoma se originar de um cisto dentígero, porém outros acreditam que a lesão é um ameloblastoma unicístico.

O tratamento do cisto dentígero é cirúrgico, variando da remoção do dente e do cisto ao aproveitamento do dente, por meio da técnica de descompressão, que tem sido muito utilizada pelo cirurgião bucomaxilofacial.

O prognóstico é excelente, porém, nos raros casos de desenvolvimento de um carcinoma de células escamosas, há necessidade de um tratamento mais agressivo. Considerando-se estas possibilidades, após a remoção parcial ou total de um cisto dentígero o material obrigatoriamente deve ser submetido a exame histopatológico.

CISTO DE ERUPÇÃO (HEMATOMA DE ERUPÇÃO)

Os autores consideram o cisto de erupção como uma variante do cisto dentígero, sendo o correspondente extraósseo do cisto dentígero. Contudo é uma lesão muito pouco estudada, por apresentar a possibilidade de ser rompida durante a mastigação. O trabalho clássico desta condição é de 1973, e nele se constata que afeta tanto a dentição decídua quanto a permanente, o que não acontece com o cisto dentígero, que é extremamente raro na dentição decídua.

Podemos questionar se realmente deve ser considerado como uma variação do cisto dentígero ou se é uma condição que não apresenta esta relação.

Clinicamente é observado principalmente em pacientes na primeira década de vida, manifestando-se como uma tumefação mole, flutuante, em geral indolor, a menos que esteja infectado, localizado na mucosa alveolar, com cor normal ou azulada, quando recebe a denominação de hematoma de erupção, devido à hemorragia (Figura 18.14).

A patogenia do cisto de erupção não é conhecida, porém a possibilidade de tecido fibroso denso na região e o traumatismo têm sido sugeridos como responsáveis pelo seu desenvolvimento.

Não apresenta imagem radiográfica, pois se localiza sobre a coroa de um dente que não está no interior do osso.

Histologicamente, como o material examinado é obtido por cirurgia que permita a exposição da coroa do dente, observa-se na superfície epitélio pavimentoso estratificado da mucosa oral, vindo a seguir tecido conjuntivo fibroso de espessura variada, com discreto infiltrado de células inflamatórias crônicas, e na profundidade o revestimento epitelial do cisto que se origina do epitélio reduzido do esmalte, sendo não ceratinizado, com poucas camadas de células. O epitélio pode estar mais espessado quando a inflamação for mais acentuada.

Deve ser ressaltado que entre o epitélio da mucosa e o epitélio da cavidade cística não se observa cortical óssea (Figura 18.15).

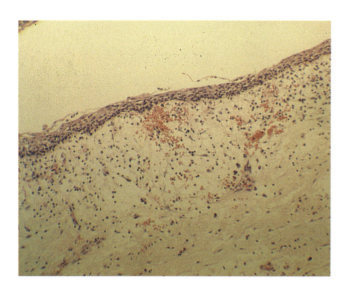

Figura 18.13 Histologia do cisto dentígero. Epitélio não ceratinizado fino e cápsula fibrosa.

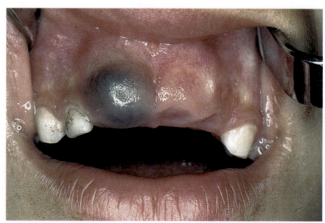

Figura 18.14 Cisto de erupção de cor azulada (hematoma de erupção).

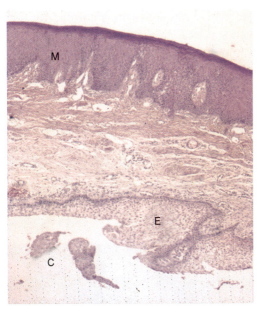

Figura 18.15 Histologia do cisto de erupção. *M* – epitélio da mucosa oral; *E* – epitélio escamoso estratificado do cisto; *C* – cavidade cística. Não se observa osso entre os epitélios.

O tratamento é cirúrgico, feito por marsupialização da lesão, e o prognóstico é ótimo, pois com a exposição clínica da coroa o dente faz erupção.

CISTO PERIODONTAL LATERAL E CISTO ODONTOGÊNICO BOTRIOIDE

O cisto periodontal lateral é um cisto de desenvolvimento que, pela sua denominação, se localiza lateralmente ou entre as raízes de dentes com vitalidade pulpar. Podemos encontrar nesta relação anatômica outros cistos odontogênicos, como o cisto radicular lateral e o ceratocisto odontogênico colateral, o que causa confusão com o cisto periodontal lateral.

O seu diagnóstico, portanto, é feito excluindo-se as outras lesões e considerando-se seu aspecto histopatológico.

O cisto aparece em aproximadamente 1% dos casos de lesões císticas e pode ocorrer em diferentes idades, com o pico de incidência entre a sexta e a sétima década de vida. Os homens são um pouco mais afetados do que as mulheres; sua localização mais frequente é na mandíbula, região de pré-molares e caninos, seguida pela região de incisivos, na maxila. Ocorrências multifocais já foram relatadas.

Clinicamente são assintomáticos, em geral descobertos em um exame radiográfico de rotina e, ocasionalmente, há um aumento na região vestibular da gengiva, devendo então ser feito diagnóstico diferencial com o cisto gengival do adulto. Os dentes da região apresentam vitalidade pulpar, contudo pode acontecer que um dente esteja com necrose pulpar, devido a um processo de cárie, que não deve ser relacionado com o desenvolvimento do cisto periodontal lateral. Nestes casos é fundamental a característica histológica da lesão para ser feito o diagnóstico final.

Radiograficamente, em sua quase totalidade, os casos apresentam uma nova área radiolúcida unilocular bem delimitada de 1 cm, entre a crista alveolar e o ápice radicular, lateralmente à raiz do dente. Ocasionalmente, causa divergência nas raízes, porém raramente há reabsorção radicular. Em ocasiões muito raras pode manifestar-se como uma lesão multilocular, quando recebe a denominação de cisto odontogênico botrioide (Figura 18.16).

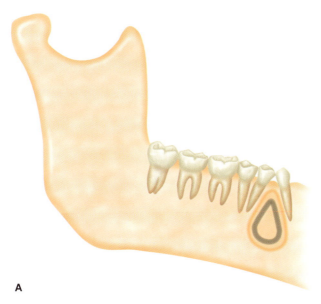
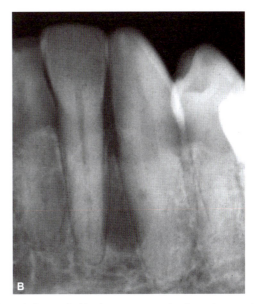

Figura 18.16 A. Esquema de cisto periodontal lateral. **B.** Cisto periodontal lateral. Área radiolúcida entre o incisivo lateral e o canino, que tinham vitalidade pulpar.

Como foi ressaltado, há controvérsias quanto à utilização da denominação cisto periodontal lateral, o que dificulta o entendimento de sua patogenia.

O conceito da OMS é de que se origine de remanescentes da lâmina dentária e não dos restos epiteliais de Malassez ou do epitélio reduzido do esmalte, pois no aspecto histológico a presença de células claras observadas no cisto periodontal lateral não é observada no cisto radicular ou no cisto dentígero, que têm origem nos restos epiteliais de Malassez e no epitélio reduzido do esmalte, respectivamente.

A maioria dos autores concorda com que o cisto periodontal lateral apresenta histogênese comum com o cisto gengival do adulto, sendo o cisto gengival do adulto a manifestação extraóssea da lesão.

Histologicamente, é constituído por epitélio não ceratinizado, com poucas camadas de células, presença de células claras ricas em glicogênio e, ocasionalmente, espessamento focal de células epiteliais em forma de placas. Na cápsula de tecido conjuntivo adjacente pode-se observar hialinização (Figura 18.17).

O tratamento é cirúrgico, com remoção do cisto e preservação dos dentes, não havendo recorrência.

Uma variante do cisto periodontal lateral é a rara forma policística, que tem características histológicas semelhantes porém é localmente mais agressiva e pode recidivar. Esta lesão, que foi descrita pela primeira vez em 1973, recebeu a denominação de cisto odontogênico botrioide. Apresenta as mesmas características clínicas, mesma preferência de localização, de faixa etária e de sexo. É assintomática, e radiograficamente pode ser unilocular e principalmente multilocular (Figura 18.18). Sua denominação está relacionada com o aspecto macroscópico semelhante a "cacho de uva" e histologicamente é sempre uma lesão com várias cavidades císticas, revestidas por poucas camadas de células, presença de espessamento do epitélio tipo placas e células claras (Figura 18.19). O tratamento é cirúrgico, porém pode recidivar quando não for removida totalmente.

CISTO GENGIVAL DO ADULTO

O cisto gengival do adulto é uma lesão muito rara, com menos de 1% dos casos de lesões císticas, sendo considerado pela maioria dos autores como correspondente extraósseo do cisto periodontal lateral.

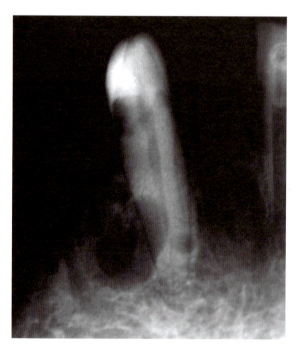

Figura 18.18 Cisto odontogênico botrioide. Imagem radiográfica de lesão multilocular próxima de dente com vitalidade pulpar.

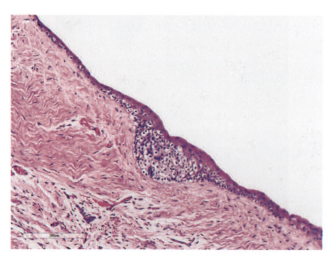

Figura 18.17 Aspecto histopatológico do cisto periodontal lateral. Cisto revestido por epitélio escamoso estratificado não ceratinizado e formação de placa epitelial com células claras.

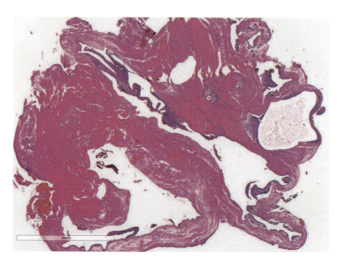

Figura 18.19 Histopatologia do cisto odontogênico botrioide. Várias cavidades císticas revestidas por epitélio escamoso não ceratinizado.

Afeta principalmente pacientes na quinta e sexta décadas de vida, na região de pré-molares e caninos inferiores, quase exclusivamente na gengiva inserida pelo lado vestibular. Quando ocorre na maxila, a gengiva vestibular dos incisivos, pré-molares e caninos é a localização mais frequente. Possui discreta predileção pelo sexo feminino.

É de crescimento lento, indolor, com menos de 1 cm de diâmetro, de coloração normal ou azulada, de consistência mole e flutuante, com superfície lisa (Figura 18.20).

Não apresenta imagem radiográfica, sendo que nos casos em que tenha aumentado de tamanho suficientemente para se aproximar da superfície óssea pode ocorrer pequena erosão superficial.

Há discussão quanto à sua origem, tendo sido sugeridas implantação traumática do epitélio da mucosa, degeneração cística de projeção do epitélio da superfície e, a mais aceita, de que está relacionada a restos da lâmina dentária (restos de Serres), os mesmos envolvidos no desenvolvimento do cisto periodontal lateral, indicando que são duas lesões que apresentam a mesma origem, uma localizada no interior do osso e a outra localizada superficialmente nos tecidos moles.

No exame histopatológico, observa-se uma cavidade que pode apresentar um epitélio fino, com uma ou até cinco camadas de células cúbicas ou achatadas, muitas vezes com espessamento localizado do epitélio com formação de placas e, como no cisto periodontal lateral, pode-se encontrar células claras. Lesões policísticas são raras, mas ocasionalmente aparecem casos descritos como cisto odontogênico botrioide gengival. O tecido conjuntivo adjacente não apresenta células inflamatórias (Figura 18.21).

O tratamento é cirúrgico conservador, não havendo recidivas.

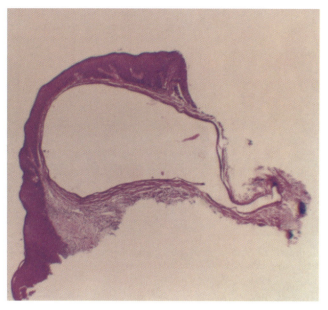

Figura 18.21 Histologia do cisto gengival do adulto. Epitélio da mucosa e cavidade cística revestida por epitélio não ceratinizado com poucas camadas de células.

CISTO GENGIVAL DO RECÉM-NASCIDO (CISTO ALVEOLAR DO RECÉM-NASCIDO)

O cisto gengival do recém-nascido é uma pequena formação superficial que ocorre na mucosa alveolar do recém-nascido, aparecendo com muita frequência logo após o nascimento e raramente é observado após 3 meses de vida.

Sua denominação, apesar de consagrada na literatura, não é correta, pois não existe gengiva no recém-nascido. Seria mais adequada a denominação cisto da mucosa alveolar do recém-nascido.

Durante algum tempo houve confusão com formações de aspecto semelhante que se desenvolvem no palato do recém-nascido, as quais receberam a denominação de "pérolas de Epstein" e "nódulos de Bohn".

Estas condições são reconhecidas atualmente como cistos do palato do recém-nascido, não tendo nenhuma relação com o cisto da mucosa alveolar do recém-nascido.

As pérolas de Epstein se localizam na linha média do palato, provavelmente se desenvolvendo de restos epiteliais retidos na linha de fusão dos processos palatinos, e os nódulos de Bohn ocorrem no palato duro próximo do palato mole, e acredita-se que tenham origem em glândulas salivares menores.

Clinicamente o cisto alveolar do recém-nascido é muito comum, apresenta-se como numerosas pápulas de cor amarelada ou branca, de 1 a 3 mm de tamanho, ocorrendo com muito mais frequência na mucosa alveolar da maxila, algumas vezes confundido com um dente natal ou neonatal (Figura 18.22).

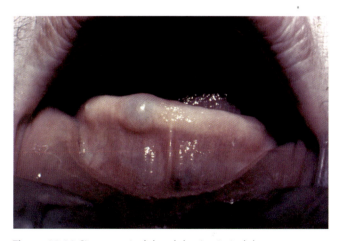

Figura 18.20 Cisto gengival do adulto. Lesão indolor com aspecto de "bolha".

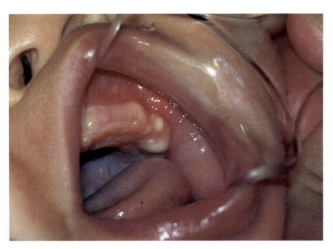

Figura 18.22 Cisto gengival do recém-nascido. Lesão de cor amarelada na mucosa alveolar.

Como envolvem espontaneamente o rompimento superficial do epitélio, raramente são encontrados após 3 meses de vida e não necessitam de tratamento.

Quanto à sua origem, há concordância que estas lesões se originam de remanescentes da lâmina dentária.

Ao exame histológico, os cistos são bem delimitados, apresentando um revestimento de epitélio escamoso estratificado fino, com paraceratose, e a cavidade é preenchida por ceratina, responsável pela cor amarelada ou esbranquiçada apresentada clinicamente.

CISTO ODONTOGÊNICO GLANDULAR (CISTO SIALO-ODONTOGÊNICO)

O cisto odontogênico glandular é um tipo de cisto odontogênico de desenvolvimento incomum, representando menos de 0,5% de todos os cistos odontogênicos. É o cisto odontogênico mais recentemente reconhecido. Essa lesão rara teve seu primeiro caso descrito em 1987 quando foram relatados dois cistos mandibulares multiloculares que eram semelhantes aos cistos odontogênicos botrioides, entretanto, com um elemento glandular no seu revestimento epitelial. A partir de então, propuseram o termo "cisto sialo-odontogênico", atribuindo sua possível etiologia às glândulas salivares. Mais tarde, essa lesão foi estabelecida como uma entidade distinta e denominada "cisto odontogênico glandular". Em 1992, este cisto teve seu reconhecimento pela OMS, sendo aceito como sinônimo o termo cisto sialo-odontogênico.

O cisto odontogênico glandular é mais comum em adultos de meia-idade, com média de 48 anos, apresentando pico de ocorrência na quinta e sétima décadas de vida. Apresenta predileção pela região anterior da mandíbula e muitas lesões atravessam a linha média.

Os pequenos cistos são geralmente assintomáticos; entretanto, as lesões maiores podem se apresentar clinicamente como um aumento de volume na face, geralmente de crescimento lento e indolor. Porém, se houver compressão de feixes nervosos podem ocorrer dor e parestesia (Figura 18.23).

O exame radiográfico do cisto odontogênico glandular exibe uma lesão radiolúcida unilocular ou multilocular, com bordas bem definidas, podendo variar de uma pequena lesão com menos de 1 cm de diâmetro, até grandes lesões destrutivas que podem envolver a maior parte da maxila ou da mandíbula. Pode ser observado reabsorção ou deslocamento radicular e perda da integridade das corticais ósseas (Figura 18.24).

Histologicamente, é revestido por epitélio escamoso estratificado de espessura variada, sendo que as células superficiais, que limitam a cavidade, tendem a ser cuboidais ou colunares. Ocasionalmente são observadas extensões citoplasmáticas ciliares ou filiformes. É característica desta lesão a presença de pequenas estruturas microcísticas no epitélio, que contêm um material levemente eosinofílico, geralmente limitadas por células cúbicas, dando uma aparência glandular. As células mucosas podem ou não estar presentes dentro do epitélio, e em áreas focais, as células do revestimento epitelial podem formar nódulos esféricos, similares aos encontrados nos cistos periodontais laterais. Algumas lesões se caracterizam histologicamente por uma estrutura policística (Figura 18.25).

Alguns autores afirmam que as várias características histológicas similares com as do cisto periodontal lateral e do cisto odontogênico botrioide, além de estudos imuno-histoquímicos recentes, reforçam a sua origem odontogênica.

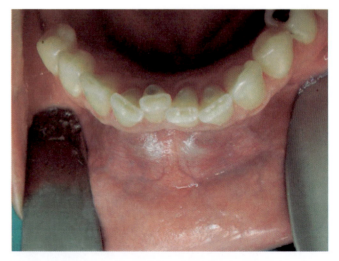

Figura 18.23 Cisto odontogênico glandular. Aumento de volume na região anterior da mandíbula, provocando apagamento de fundo de vestíbulo.

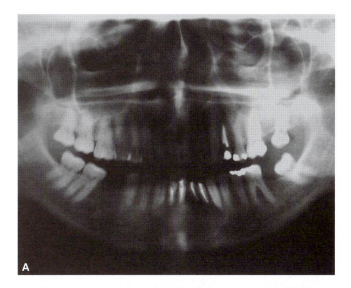
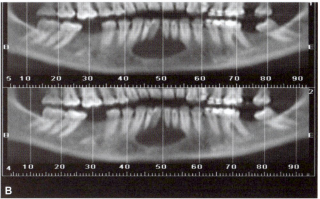

Figura 18.24 Cisto odontogênico glandular. **A.** Radiografia panorâmica do caso observado da Figura 18.23, mostrando lesão radiolúcida unilocular localizada na região periapical dos incisivos inferiores, sem comprometer a basilar da mandíbula. **B.** Tomografia computadorizada do mesmo caso.

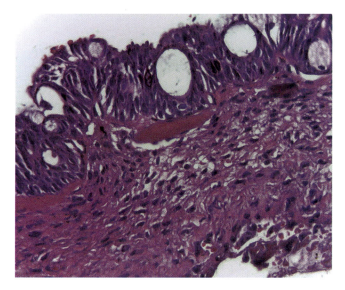

Figura 18.25 Aspecto histopatológico do cisto odontogênico glandular mostrando as projeções papilares na superfície, além dos microcistos intraepiteliais revestidos por células cúbicas.

Várias características histológicas do cisto odontogênico glandular se sobrepõem às características do carcinoma mucoepidermoide central de baixo grau, devendo ser cuidadosamente diferenciados para não haver erro de diagnóstico. Em alguns campos microscópicos essas duas lesões podem ser idênticas; entretanto, o exame de vários cortes geralmente permite a diferenciação entre essas duas lesões. Essa semelhança histológica é tão impressionante que já foi sugerido que o nome apropriado para esta lesão fosse cisto odontogênico mucoepidermoide. Compreensivelmente essa denominação não encontrou suporte, pois poderia agravar a confusão entre o cisto odontogênico glandular e o tumor de glândula salivar.

Como a lesão é considerada localmente agressiva, o tratamento varia de ressecção marginal a curetagem e enucleação, pois em alguns casos há recorrência.

CISTO RADICULAR (CISTO PERIODONTAL APICAL, CISTO PERIAPICAL)

O cisto radicular é um cisto odontogênico inflamatório que se origina dos restos epiteliais odontogênicos (restos epiteliais de Malassez) associado à necrose da polpa do dente envolvido. Acreditamos que a denominação cisto radicular é mais adequada, pois cisto periapical e cisto periodontal apical não se enquadrariam nas lesões que se localizassem na superfície lateral da raiz. Se fosse utilizada a denominação cisto periodontal lateral para os cistos radiculares laterais haveria confusão com o cisto periodontal lateral, que já é uma lesão reconhecida pelos patologistas orais, e que não tem relação com necrose pulpar.

O cisto radicular e o cisto residual, considerado um cisto radicular que permanece após a extração do dente envolvido, constituem as lesões císticas mais frequentes de ocorrer, atingindo aproximadamente 60% dos casos.

Ocorrem em diferentes faixas etárias e são muito raros na primeira década de vida, incidindo principalmente na terceira, quarta e quinta décadas, sendo um pouco mais frequentes nos homens.

A baixa frequência na primeira década é justificada por ser muito raro o desenvolvimento de cisto radicular nos dentes decíduos (Figura 18.26).

Quanto à localização, é mais comum na maxila (60%) do que na mandíbula, e os dentes anteriores são mais afetados do que os posteriores.

Clinicamente são assintomáticos, exceto nos casos em que ocorre agudização do processo inflamatório. Podem crescer lentamente, causando abaulamento do osso, que se torna fino, permitindo que, ao ser feita a palpação, apresente crepitação. Quando houver rompimento da

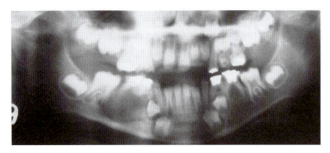

Figura 18.26 Cisto radicular em molar decíduo. Ausência do pré-molar; no exame histopatológico o epitélio era pavimentoso estratificado não ceratinizado.

cortical e o cisto se localizar nos tecidos moles, apresentará flutuação. Na maxila, o aumento pode ser na região vestibular ou palatina, porém, na mandíbula, raramente é pelo lado lingual.

A mucosa que recobre este crescimento é normal, podendo ocasionalmente aparecer uma fístula quando estiver abscedado.

O exame radiográfico é fundamental para auxiliar o diagnóstico do cisto radicular. O cisto radicular aparece como uma lesão radiolúcida unilocular na região periapical do dente que apresenta necrose da polpa e, ocasionalmente, na superfície lateral da raiz associado a um canal lateral do dente com necrose pulpar, sendo denominado cisto radicular lateral.

Nesta localização, lateral à raiz, quando ocorre entre o incisivo e o canino superiores, provoca um afastamento das raízes destes dentes. Antes de o cisto glóbulo-maxilar ser eliminado da classificação dos cistos, muitos casos de cisto radicular lateral foram diagnosticados erradamente como sendo "cistos glóbulo-maxilares" (Figuras 18.27 a 18.32).

O teste de vitalidade pulpar do dente relacionado com a lesão será importante para estabelecer uma relação entre a necrose pulpar e a presença da lesão radiolúcida na raiz dentária. Entretanto, motivo de grande controvérsia, principalmente entre os endodontistas, é estabelecer um diagnóstico diferencial entre o cisto radicular e o granuloma periapical, pois isto influenciará o tratamento a ser executado. O tamanho da área radiolúcida é utilizado na tentativa de se estabelecer esta diferença.

A maioria dos autores acredita que é impossível em 100% dos casos fazer a diferença radiográfica entre as duas condições, principalmente distinguir o pequeno cisto radicular do pequeno granuloma periapical.

Se for levada em consideração uma das teorias de formação do cisto radicular, que seria o seu desenvolvimento pela proliferação das células dos restos epiteliais de Malassez em um granuloma periapical preexistente, fica mais fácil de se constatar esta dificuldade.

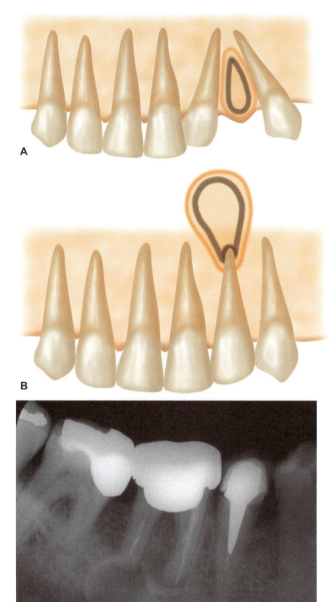

Figura 18.27 A. Esquema – cisto radicular lateral. **B.** Esquema – cisto radicular apical. **C.** Cisto radicular em molar inferior.

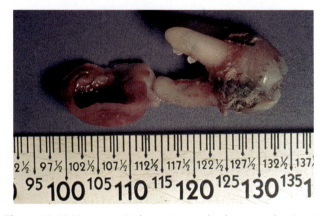

Figura 18.28 Macroscopia de um cisto radicular em molar. A cavidade aberta mostra a raiz fora da cavidade cística.

Diversos trabalhos têm estudado o tamanho da imagem radiográfica observada e a avaliação histológica da lesão removida. Eles têm indicado que, quanto maior for o tamanho, aumenta a possibilidade de ser um cisto radicular. Lesões com menos de 8 mm, principalmente com menos de 4 mm de diâmetro, em 70 a 86% dos casos foram diagnosticadas como granulomas periapicais e, em 8% ou menos, lesões deste tamanho foram diagnosticadas como cistos radiculares. Ao contrário, quanto maior fosse o diâmetro da imagem radiográfica estudada, aumentava o número de cistos radiculares no exame histopatológico. Lesões com mais de 10 mm eram, em 70% dos casos, cistos radiculares. Deve ser ressaltado que, mesmo lesões com mais de 10 mm, em 30% dos casos, histologicamente, eram granulomas periapicais.

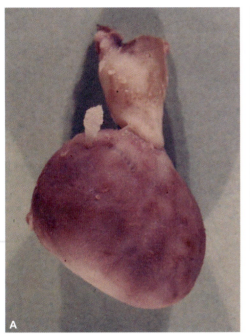
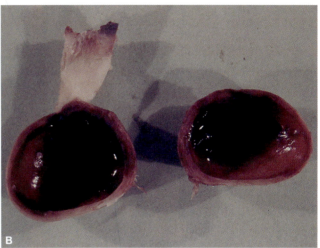

Figura 18.29 Macroscopia de um cisto radicular. **A.** Lesão inteira. **B.** Lesão após a secção no laboratório. Notar a raiz fora da cavidade.

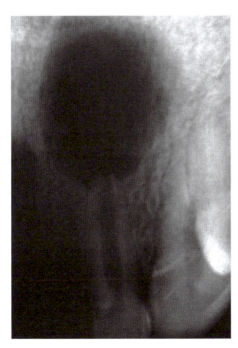

Figura 18.30 Cisto radicular. Lesão radiolúcida arredondada, associada a incisivo com canal radicular amplo. Deve ter ocorrido necrose pulpar quando o paciente era muito jovem.

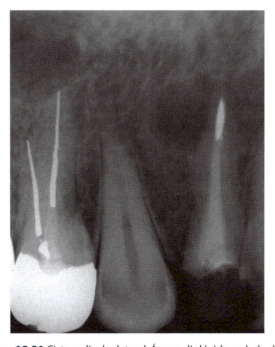

Figura 18.31 Cisto radicular lateral. Área radiolúcida no lado distal da raiz do lateral, provavelmente havia canal colateral.

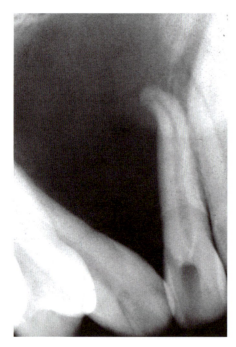

Figura 18.32 Cisto radicular lateral. Imagem radiográfica tipo "pera invertida", que era denominado "cisto glóbulo-maxilar".

Outros métodos mais elaborados têm sido utilizados, tais como eletroforese, utilização de injeção de contraste, citologia do material obtido por aspiração, ressonância magnética e tomografia computadorizada.

Em nossa opinião, estes métodos são mais complexos e de custos mais elevados, para se justificar sua utilização.

A punção aspirativa com agulha de calibre grosso deve ser realizada em todas as lesões radiolúcidas dos maxilares antes da realização da biopsia. A saída de líquido com este procedimento sugere lesão cística ou neoplasia com degeneração cística. No cisto radicular, como na maioria dos cistos dos maxilares, excetuando-se o ceratocisto odontogênico, o líquido obtido neste procedimento é amarelo (Figura 18.33). Quando ocorre hemorragia durante este procedimento, esta cor amarela característica pode não ser observada (Figura 18.34). Entretanto, a cor não fica vermelho vivo, como observado nas punções de hemangiomas intraósseos ou no cisto ósseo traumático, em que pode ser observada pequena quantidade de sangue na punção.

A patogenia do cisto radicular é controvertida, e geralmente o conceito de que as células epiteliais dos restos de Malassez no ligamento periodontal estão relacionadas com o revestimento do cisto é aceito. Contudo, como estas células epiteliais são estimuladas a proliferar, e como o cisto aumenta de tamanho, ainda há discussão.

Histologicamente o cisto é limitado por um epitélio pavimentoso estratificado não ceratinizado, em que há variação no seu aspecto, dependendo ou não de processos inflamatórios. Ocasionalmente células mucosas e ciliadas podem ser observadas, bem como formações hialinas denominadas corpúsculos de Rushton (Figuras 18.35 a 18.37).

Quando o cisto é removido com o dente, pode ser avaliado se há ou não a penetração da raiz no interior da cavidade cística. Esta possibilidade fez com que, em

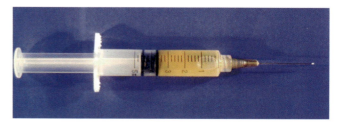

Figura 18.33 Seringa com líquido amarelo obtido pela punção aspirativa de um cisto radicular.

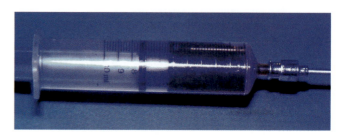

Figura 18.34 Seringa com líquido avermelhado obtido através da punção aspirativa de um cisto radicular, em que ocorreu hemorragia durante este procedimento.

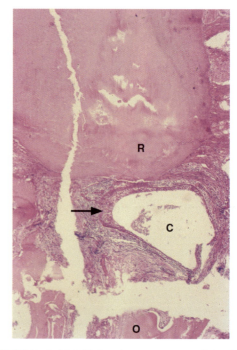

Figura 18.35 Corte histológico de um pequeno cisto. *R* – Raiz do dente. *C* – Cavidade cística; a *seta* indica o revestimento epitelial. *O* – Osso alveolar.

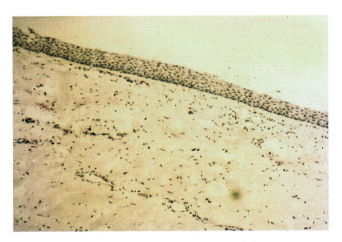

Figura 18.36 Histologia do cisto radicular. Cavidade cística revestida por epitélio pavimentoso estratificado não ceratinizado.

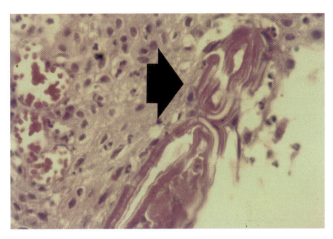

Figura 18.37 Revestimento epitelial de um cisto radicular. A *seta* indica o corpúsculo de Rushton.

1980, fosse sugerida a existência de um cisto com a raiz penetrando na cavidade cística, que recebeu a denominação de "cisto baía".

Importa ressaltar que pesquisas feitas mediante cortes seriados de cistos radiculares removidos por enucleação, sem a raiz do dente, indicaram que o revestimento epitelial era incompleto em aproximadamente 50% dos casos em que havia infiltrado inflamatório, e, mesmo nos casos não infectados, o revestimento epitelial era incompleto em 45% deles.

Esta característica justifica os casos em que uma biopsia incisional de uma lesão, que clinicamente é um cisto radicular, ao ser examinado o material no microscópio, não constata a presença do revestimento epitelial naquela área examinada. Isto é válido para qualquer tipo de cisto.

Na cápsula fibrosa pode haver células inflamatórias crônicas ou neutrófilos, no caso de formação de pus, bem como cristais de colesterol, associado a células gigantes multinucleadas de corpo estranho. Estes cristais de colesterol são frequentes no interior da cavidade cística (Figura 18.38).

O tratamento do cisto radicular também é discutido. Alguns defendem o tratamento endodôntico, sem cirurgia, apesar de a maioria dos autores recomendar tratamento endodôntico, com cirurgia, e, no caso de não ser possível manter o dente, extração do dente e remoção cirúrgica do cisto.

O prognóstico é excelente, não havendo recidiva. Quando há remoção do dente e não se remove o cisto, esta lesão se constitui em um cisto residual.

O cisto residual é um cisto radicular que permanece após a extração do dente associado. O cisto residual pode ocorrer em qualquer localização onde se desenvolve um cisto radicular, porém costuma afetar pacientes em uma faixa etária mais alta, que já tenham tido dentes extraídos.

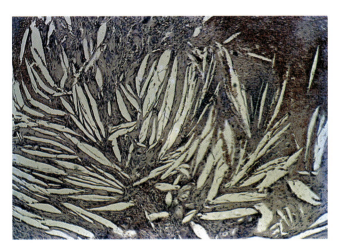

Figura 18.38 Imagem histológica dos cristais de colesterol.

Clinicamente, é de crescimento lento, assintomático, podendo ser apenas descoberto em exame radiográfico de rotina ou causar aumento de volume na região. Havendo infecção secundária, a dor pode estar presente, bem como haver formação de fístula.

No exame radiográfico apresenta área radiolúcida unilocular arredondada ou ovoide, de limites bem definidos, a não ser que esteja infectado, podendo-se constatar, nos casos de maior tamanho, expansão de cortical óssea (Figuras 18.39 e 18.40).

Histologicamente é semelhante ao cisto radicular, apresentando cavidade revestida por epitélio escamoso estratificado não ceratinizado, com poucas camadas de células, cápsula fibrosa com presença ou não de células inflamatórias.

O exame histopatológico é importante para afastar a possibilidade de um ceratocisto odontogênico ou um ameloblastoma unicístico.

O tratamento é cirúrgico, o prognóstico excelente, não havendo recidiva.

CISTOS COLATERAIS INFLAMATÓRIOS

Os primeiros relatos desta lesão foram feitos em 1930, sendo este descrito como "cisto marginal ao dente siso". Em 1970, os termos "cisto periodontal inflamatório ou cisto colateral inflamatório" foram introduzidos. Em 1976, o termo "cisto paradental" foi utilizado pela primeira vez.

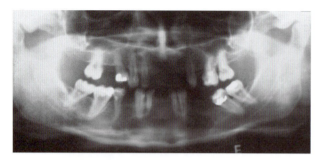

Figura 18.39 Radiografia panorâmica de um cisto residual na região anterior da mandíbula.

A classificação da OMS de 1992 incluiu pela primeira vez o cisto paradental, sendo definido como um cisto inflamatório ocorrendo na lateral da raiz de um dente com vitalidade de polpa, como resultado de um processo inflamatório na bolsa periodontal (Figuras 18.41).

Em 1983, foi descrita uma lesão que é similar ao cisto paradental, mas que ocorre em primeiros e segundos molares mandibulares de crianças, sendo denominada cisto mandibular bucal infectado, recentemente, denominado cisto da bifurcação vestibular. Alguns autores propuseram também a denominação de cisto paradental juvenil.

A mais recente classificação da OMS (2017) denominou estas duas lesões como cistos colaterais inflamatórios, definindo-os como cistos que se originam na região vestibular de dentes parcialmente erupcionados como resultado de inflamação do tecido pericoronário, sendo subdivididos em: cisto paradentário, envolvendo um terceiro molar inferior, e cisto da bifurcação vestibular mandibular, envolvendo o primeiro ou o segundo molar inferior.

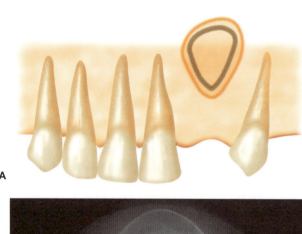

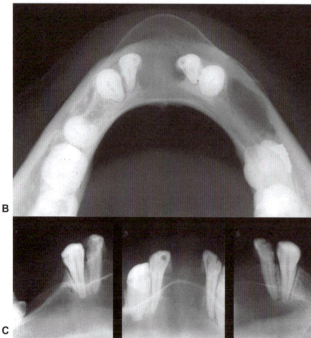

Figura 18.40 A. Esquema – cisto residual. **B** e **C.** Radiografias oclusal e periapicais do caso observado na Figura 18.39. Observar expansão da cortical óssea.

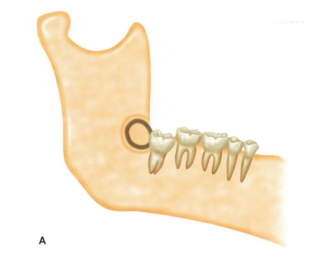

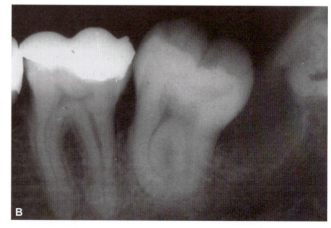

Figura 18.41 A. Esquema – cisto paradental. **B.** Cisto colateral inflamatório. Área radiolúcida lateralmente à coroa do molar.

Três possibilidades para sua patogenia foram sugeridas. A primeira possibilidade seria uma bolsa periodontal profunda, que se dilataria, formando um cisto. A segunda seria a proliferação de células dos restos epiteliais de Malassez, por extensão da inflamação da pericoronarite. A terceira possibilidade seria uma origem do epitélio reduzido do esmalte. Entretanto, estudos mais recentes sugerem que estes cistos se originem do epitélio sucular ou epitélio juncional.

Alguns cistos da bifurcação vestibular têm sido associados a extensões cervicais de esmalte. A presença de uma projeção de esmalte na junção cemento-esmalte pode promover má adaptação do sulco gengival, favorecendo problemas periodontais e penetração de inflamação. Isto pode explicar a frequente localização vestibular deste cisto. Além disso, alguns autores afirmam que, nos casos dos pacientes jovens, nas lesões associadas com os primeiros ou segundos molares, o estímulo inicial penetraria pela solução de continuidade da mucosa alveolar, ocasionada pela erupção das cúspides vestibulares, já que são essas as primeiras a romperem, o que também explicaria a predileção pela localização vestibular.

Mais de 60% dos cistos colaterais inflamatórios envolvem os terceiros molares mandibulares, com uma história de pericoronarite recorrente, e afetam principalmente os homens na terceira década de vida. As lesões ocorrem mais na vestibular e distovestibular e cobrem a superfície radicular, geralmente envolvendo a bifurcação. A localização precisa da lesão depende do ângulo de impactação do dente associado. Os cistos tendem a estar na mesial em impactações mesioanguladas, na vestibular em impactações verticais e na distal, em impactações distoanguladas. Aumento de volume e dor não são características proeminentes e o dente envolvido está sempre vital. Os cistos paradentais são geralmente de crescimento lento e autolimitados.

Os cistos da bifurcação vestibular mandibular tipicamente afetam os primeiros e segundos molares permanentes inferiores, em crianças de 5 a 13 anos de idade. Casos bilaterais têm sido relatados. Sensibilidade leve a moderada pode estar relacionada com a face vestibular do primeiro ou segundo molar mandibular, os quais podem estar em erupção. Pode ocorrer aumento de volume e saída de secreção com gosto desagradável. Uma sonda periodontal geralmente mostra uma bolsa periodontal na face vestibular do dente associado. O dente está sempre vital, permitindo a exclusão do cisto radicular lateral.

Radiograficamente, as lesões são muitas vezes sobrepostas às superfícies vestibulares das raízes como uma radiolucidez bem demarcada, às vezes com margem esclerótica. Em todos os tipos de cistos colaterais inflamatórios, o espaço do ligamento periodontal não é aumentado e a lâmina dura está intacta ao redor das raízes (Figura 18.42).

Ao exame radiográfico, o principal diagnóstico diferencial do cisto paradental é com o cisto dentígero, especialmente o tipo lateral. Entretanto, alguns autores afirmaram que o termo cisto dentígero deveria ser reservado para os casos em que o dente envolvido se encontra totalmente incluso.

Muitos casos de cisto da bifurcação vestibular mandibular podem estar associados a periostite proliferativa da cortical óssea vestibular sobrejacente.

Ao exame histopatológico os cistos colaterais inflamatórios são indistinguíveis dos cistos radiculares. Os cistos são revestidos por epitélio escamoso estratificado, não ceratinizado, o qual pode estar hiperplásico e apresentar espongiose. Um intenso infiltrado inflamatório crônico e agudo está presente, associado com o epitélio hiperplásico e com a cápsula fibrosa adjacente. Como no cisto radicular, depósitos de hemossiderina ou acúmulo de cristais de colesterol podem ser observados.

Da mesma forma o diagnóstico diferencial com o cisto dentígero inflamado pode ser impossível de ser realizado histologicamente, pois é difícil distinguir quando o processo inflamatório é de natureza primária ou secundária. Portanto, o diagnóstico histopatológico isoladamente deste cisto é impossível de ser feito, não pela sua complexidade, mas pelo fato de haver a necessidade da união dos achados radiográficos, clínicos (idade, história de pericoronarite recorrente e vitalidade pulpar do dente), com os achados histopatológicos.

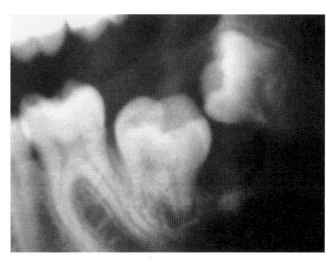

Figura 18.42 Cisto colateral inflamatório. Área radiolúcida lateralmente à raiz do dente. Os dentes tinham vitalidade pulpar.

O tratamento depende do dente ao qual a lesão está relacionada. Os cistos paradentais associados com terceiros molares são geralmente removidos com o dente, mas para os cistos da bifurcação vestibular mandibular, a enucleação do cisto sem remoção do dente associado é o tratamento de escolha.

CERATOCISTO ODONTOGÊNICO

O conhecimento dos cistos dos maxilares tem despertado grandes debates e pesquisas ao longo do tempo, no sentido de determinar a melhor forma de tratamento, porém o ceratocisto odontogênico tem suscitado um especial interesse, devido ao seu comportamento clínico, que o torna distinto dos demais cistos dos maxilares, tendo um alto índice de recidiva, quando tratado de forma similar aos demais cistos dos maxilares.

O termo ceratocisto odontogênico foi introduzido por Philipsen em 1956, mas foram Pindborg e Hansen, em 1963, que descreveram as principais características desse cisto, abrangendo dessa forma qualquer cisto dos maxilares contendo ceratina. Assim sendo, outros tipos de cistos, como os cistos dentígeros, cistos radiculares residuais, entre outros, foram erroneamente incluídos nesta categoria.

Em 1971 a OMS utilizou como sinonímia de ceratocisto odontogênico o termo "cisto primordial", porém esse termo é confuso e controverso. Em classificações antigas, o cisto primordial era considerado um cisto que ocorre em lugar de um dente devido à degeneração cística do órgão do esmalte antes do desenvolvimento de tecido calcificado. Entretanto, posteriormente, foi mostrado que os cistos primordiais eram, microscopicamente, ceratocistos odontogênicos. Assim, os cistos primordiais devem ser considerados somente como uma das muitas formas clínicas de ceratocistos odontogênicos e desde a Classificação da OMS de 1992 o termo cisto primordial tem sido pouco utilizado.

Uma das mais importantes mudanças na classificação da OMS de 2005 foi na nomenclatura do ceratocisto odontogênico para tumor odontogênico ceratocístico; portanto, esta lesão passou a ser definida como um tumor benigno, de origem odontogênica, intraósseo, podendo ser uni ou multicístico.

A última classificação da OMS (2017) considerou que as evidências atuais são insuficientes para considerar esta lesão como uma neoplasia e decidiram pelo retorno da denominação "ceratocisto odontogênico" e a sua reinclusão dentro do grupo dos cistos odontogênicos de desenvolvimento até que evidências definitivas sejam apresentadas para considerá-lo lesão neoplásica.

O ceratocisto odontogênico é o terceiro tipo de cisto mais comum dos maxilares. A maioria dos autores concorda que esta lesão seja originada dos restos da lâmina dentária. Pode ocorrer desde a primeira até a nona década de vida, com um pico de incidência entre a segunda e a terceira década de vida e um segundo pico entre os 50 e 70 anos de idade. Algumas séries de casos têm mostrado preponderância no gênero masculino. A mandíbula é mais afetada que a maxila, ocorrendo principalmente na região posterior.

Normalmente é assintomático, descoberto em exames radiográficos; entretanto grandes lesões podem estar associadas com dor, tumefação e drenagem, geralmente quando relacionada a infecção secundária. Entretanto, na maioria dos casos, mesmo em lesões de grandes dimensões, não ocorrem sintomas devido à tendência dessas lesões em crescer no sentido anteroposterior, por entre os espaços medulares do osso, sem causar expansão óssea óbvia. Ocasionalmente os ceratocistos odontogênicos podem expandir as corticais ósseas e até perfurá-las.

Radiograficamente as lesões são radiolúcidas, uni ou multiloculares, bem definidas e regulares ou festonadas (Figuras 18.43 e 18.44). Esta forma de contorno dos ceratocistos é difícil de ser interpretada com base na expansão unicêntrica hidrostática sozinha, sugerindo um modelo multicêntrico de crescimento causado pela proliferação de grupos locais de células epiteliais.

Os cistos podem deslocar os dentes adjacentes, particularmente quando inclusos, mas geralmente não produzem reabsorção radicular (Figura 18.45). Eles podem deslocar o feixe neurovascular. Um dente incluso pode estar relacionado com a lesão em 25 a 40% dos casos. Lesões grandes, particularmente as localizadas na região posterior da mandíbula, costumam apresentar aspecto multilocular. As lesões multiloculares lembram o aspecto radiográfico do ameloblastoma.

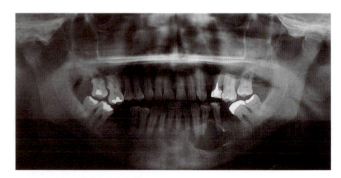

Figura 18.43 Ceratocisto odontogênico. Lesão radiolúcida unilocular com bordas festonadas. Notar deslocamento radicular.

Main (1970 e 1985) descreveu quatro variedades radiográficas de ceratocisto odontogênico (Figura 18.46):

- *Substituição*: que se forma no lugar de um dente normal da série
- *Envolvimento*: que envolve um dente adjacente não erupcionado. Acredita-se que quando os ceratocistos ocorrem na área de formação do dente, podem impedir a sua erupção, o que frequentemente resulta em uma aparência radiográfica semelhante à do cisto dentígero. Quando este cisto é examinado macroscopicamente, observa-se que ele não envolve a coroa dental e nem possui ligação ao colo do dente. No entanto, alguns autores afirmam que, em algumas ocasiões, o ceratocisto envolve a coroa do dente incluso e o revestimento cístico é aderido ao colo do dente com uma verdadeira relação. Esses autores sugerem que isto ocorra devido à erupção do dente na cavidade cística preexistente, da mesma forma que o faria para a cavidade bucal
- *Estranho*: que ocorre no ramo mandibular ou em regiões em que não existem dentes
- *Colateral*: que ocorre adjacente às raízes dentárias, geralmente na região de pré-molares inferiores, sendo radiograficamente indistinguível do cisto periodontal lateral.

O ceratocisto odontogênico tipicamente apresenta uma parede fina e friável, que geralmente é difícil de ser enucleada do osso em um único fragmento (Figura 18.47). A cavidade cística é preenchida por um líquido esbranquiçado que lembra um aspecto de "cera derretida"; esse material, ao exame microscópico, consiste

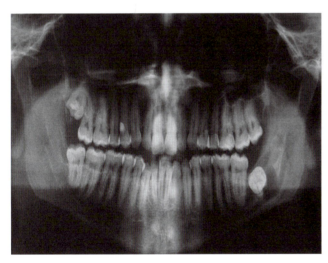

Figura 18.44 Ceratocisto odontogênico. Lesão radiolúcida unilocular com bordas festonadas associada a um terceiro molar incluso.

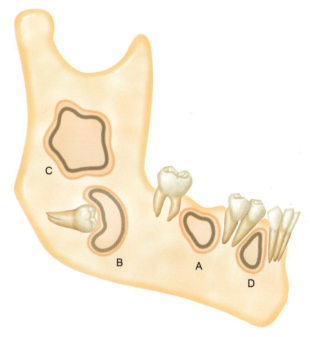

Figura 18.46 Classificação dos ceratocistos odontogênicos segundo Main. **A.** Substituição. **B.** Envolvimento. **C.** Estranho. **D.** Colateral.

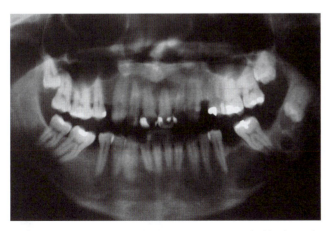

Figura 18.45 Ceratocisto odontogênico. Lesão radiolúcida multilocular associada a um terceiro molar incluso e em íntimo contato com dentes erupcionados, sem causar reabsorção radicular.

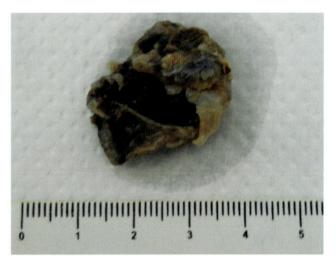

Figura 18.47 Ceratocisto odontogênico. Aspecto macroscópico da lesão mostrada na Figura 18.43.

em ceratina (Figura 18.48). Microscopicamente, o ceratocisto apresenta um epitélio ceratinizado de espessura uniforme, geralmente com 5 a 8 camadas de células. A camada basal apresenta as células cuboidais ou colunares, com núcleos hipercromáticos e dispostas em paliçada. A camada mais superficial do epitélio é formada por paraceratina, frequentemente apresentando uma aparência corrugada ou ondulada. Ocasionalmente podem ser observadas áreas de ortoceratina além da paraceratina. Outros cistos odontogênicos, incluindo os cistos dentígero, radicular e residual, podem ocasionalmente conter ceratinização; entretanto, o padrão histológico específico do ceratocisto odontogênico o distingue de todos os demais (Figura 18.49).

A interface epitelioconjuntival apresenta-se normalmente reta, sem cristas epiteliais, e em muitas áreas percebe-se o epitélio claramente separado do tecido conjuntivo (Figura 18.50). A cápsula fibrosa geralmente apresenta-se sem inflamação.

Havendo inflamação pode ocorrer hiperplasia do epitélio com presença de cristas epiteliais e, ocasionalmente, ausência de ceratinização; portanto, os aspectos histológicos característicos do ceratocisto odontogênico podem estar ausentes. Sendo assim, um diagnóstico de ceratocisto odontogênico não pode ser confirmado, a não ser que as características desta lesão sejam observadas em outros cortes histológicos.

O ceratocisto odontogênico pode aparecer como múltiplos cistos, sendo nestes casos necessária a investigação da síndrome do carcinoma nevoide basocelular (síndrome de Gorlin ou síndrome de Gorlin-Goltz). Esta síndrome é uma condição hereditária autossômica dominante que exibe alta penetrância e expressividade variada. Além do ceratocisto odontogênico, que é considerado uma das mais comuns características desta síndrome, diversos carcinomas basocelulares nevoides na pele, defeitos congênitos esqueléticos como costela bífida, pequenas depressões plantares e palmares, lesões oculares e no sistema nervoso central, e características faciais muito típicas como protuberância frontal, hipertelorismo ocular e discreto prognatismo mandibular também podem ser encontrados nesta condição. Existe uma grande variedade de expressividade da síndrome e nenhum dos componentes sozinho está presente em todos os pacientes. A maioria dos pacientes portadores desta síndrome apresenta uma idade significativamente mais baixa do que os pacientes com ceratocistos não portadores da síndrome, sendo que em muitos casos o primeiro ceratocisto é removido antes dos 19 anos de idade.

A maioria dos relatos da literatura mostram uma taxa muito maior de recidiva do ceratocisto odontogênico em relação aos demais cistos odontogênicos. Esse alto índice

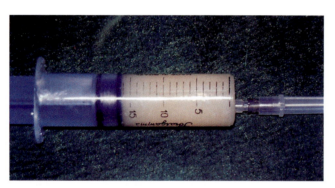

Figura 18.48 Líquido esbranquiçado obtido pela punção aspirativa de um ceratocisto odontogênico.

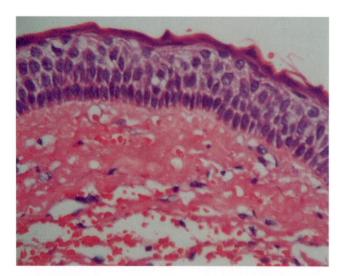

Figura 18.49 Aspecto microscópico do ceratocisto odontogênico. Notar a camada basal formada por células colunares, em paliçada e com núcleo hipercromático. A camada superficial é formada de paraceratina corrugada.

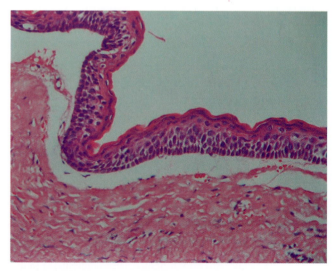

Figura 18.50 Aspecto microscópico do ceratocisto odontogênico. Notar a separação entre o epitélio e a cápsula fibrosa.

de recidiva tem sido motivo de muita discussão no que concerne à melhor forma de tratamento. Alguns cirurgiões têm preferido tratamentos radicais como forma de evitar as recidivas, porém estas modalidades de tratamento podem incorrer em grandes mutilações do paciente. Em virtude disso, outras correntes de cirurgiões têm preferido tratamentos mais conservadores, mesmo que estes procedimentos impliquem mais de uma intervenção cirúrgica.

CISTO ODONTOGÊNICO ORTOCERATINIZADO

Esta lesão foi originalmente considerada uma variante ortoceratinizada do ceratocisto odontogênico; entretanto, este cisto odontogênico com ortoceratinização não apresenta as demais características histológicas do ceratocisto como, por exemplo, a camada basal de células cúbicas ou colunares, com núcleo hipercromático e em paliçada. Portanto, atualmente este cisto é considerado como uma lesão diferente, inclusive com uma taxa de recorrência menor do que a do ceratocisto.

A classificação da OMS de 2017 considerou o cisto odontogênico ortoceratinizado como uma lesão distinta, sendo definido como um cisto odontogênico de desenvolvimento, com provável origem nos remanescentes da lâmina dentária, sendo revestido inteiro ou parcialmente por epitélio estratificado ortoceratinizado.

Sua incidência ainda é incerta, mas provavelmente totaliza cerca de 1% de todos os cistos odontogênicos. Pode ocorrer em uma ampla faixa etária, porém com pico de incidência na terceira e na quarta década de vida e com predileção pelos homens.

A localização mais frequentemente acometida é a região posterior da mandíbula. Casos múltiplos ou bilaterais já foram relatados.

As lesões podem se apresentar clinicamente como aumentos indolores, porém alguns casos somente são diagnosticados em exames radiográficos por outras razões.

Radiograficamente apresenta imagem radiolúcida bem definida, unilocular, frequentemente com margem esclerótica. Ocasionalmente podem ocorrer casos multiloculares. Aproximadamente metade dos casos estão associados a dentes inclusos, lembrando o aspecto de cisto dentígero.

Histologicamente mostra uma cápsula fibrosa fina e não inflamada. O epitélio de revestimento geralmente tem de 5 a 8 células de espessura, sem apresentar cristas. A superfície apresenta ortoceratinização, com camada granular proeminente. Diferentemente dos ceratocistos odontogênicos, a camada de ceratina não é corrugada. A camada basal é formada por células achatadas ou cúbicas, sem mostrar paliçada e hipercromatismo nuclear.

O tratamento de escolha é a enucleação. A recorrência é relatada em menos de 2% dos casos.

CISTO ODONTOGÊNICO CALCIFICANTE (CISTO DE GORLIN)

A lesão foi descrita com este nome em 1962, apesar de outros casos que foram relatados com o mesmo aspecto histopatológico terem sido chamados de tumor cístico ceratinizante e ameloblastoma ceratinizante. Após 1962, encontramos outras denominações, como tumor odontogênico calcificante de células fantasmas e tumor dentinogênico de células fantasmas.

O cisto odontogênico calcificante é uma lesão odontogênica extremamente controvertida por apresentar grande variação no seu aspecto histológico, embora em todas as variantes ocorra a presença das denominadas "células fantasmas".

Considerando-se a complexidade desta lesão, a OMS, em 1992, ainda que tenha aceito o cisto odontogênico calcificante com todas as suas variantes como um tumor odontogênico, admitiu que futuras pesquisas poderiam fornecer critérios mais seguros para a classificação de tais variantes e para a inclusão da variante cística na classificação de cisto odontogênico, permanecendo na categoria de tumores odontogênicos apenas as variantes neoplásicas.

Desta forma, seria muito mais lógico, principalmente considerando-se o tratamento desta lesão, a sua divisão em duas condições diferentes.

A classificação da OMS de 2005 categorizou esta lesão como um tumor odontogênico, o qual foi subdividido em três categorias: tumor odontogênico cístico calcificante, tumor dentinogênico de células fantasmas e carcinoma odontogênico de células fantasmas.

A classificação atual da OMS (2017) considerou a variante cística um cisto odontogênico de desenvolvimento e não mais uma neoplasia cística e retornou com a antiga denominação de cisto odontogênico calcificante. Portanto, abordaremos neste capítulo o cisto odontogênico calcificante, enquanto o tumor dentinogênico de células fantasmas já foi abordado no Capítulo 17, *Cirurgia dos Tumores Odontogênicos*.

O cisto odontogênico calcificante é uma lesão rara, totalizando 1% de todos os cistos odontogênicos. Sua origem parece estar relacionada com a lâmina dentária. É predominantemente uma lesão intraóssea, porém aproximadamente 10% de casos relatados são lesões extraósseas. Esta lesão afeta igualmente ambos os sexos, ocorrendo com a mesma frequência na mandíbula e maxila; entretanto, em cerca de 65% dos casos, é encontrada na região de canino e incisivos. Em 23% dos casos, está associada a um dente incluso e, em 11%, pode estar associada a um odontoma.

Com relação à idade, esta lesão pode ocorrer em uma ampla faixa etária, com média de idade em torno dos 30 anos, sendo que nas lesões associadas a odontomas o pico de incidência é na segunda década de vida.

Clinicamente o cisto odontogênico calcificante é de crescimento lento e indolor, sendo que as formas extraósseas apresentam-se como crescimentos sésseis na gengiva, ou pedunculados, semelhantes a outras condições que possam ocorrer nesta região, como o fibroma ossificante periférico ou o granuloma periférico de células gigantes.

A lesão intraóssea na maioria das vezes é descoberta no exame radiográfico e se apresenta como uma lesão radiolúcida unilocular, embora ocasionalmente possa ser multilocular. Em aproximadamente metade dos casos observam-se imagens radiopacas que variam de pequenas formações a grandes massas radiopacas, no caso de haver associação com odontoma. Pode causar afastamento ou reabsorção radicular dos dentes da região (Figuras 18.51 e 18.52).

No exame histopatológico observa-se cavidade cística revestida por epitélio com espessura variável e cápsula fibrosa. O epitélio apresenta a camada basal composta por células cúbicas ou colunares, enquanto as camadas acima são compostas por células dispostas frouxamente; porém, a presença de células epiteliais com ceratinização abundante sem núcleo e com contorno celular preservado é fundamental para o diagnóstico, sendo estas células denominadas "células fantasmas". Comumente as células podem apresentar calcificações ou se fusionarem, formando massa de material amorfo. Presença de calcificação considerada como dentinoide (dentina displásica) pode fazer parte do aspecto histológico (Figura 18.53). Em aproximadamente 20% dos casos tecido dentário calcificado, lembrando um odontoma, é encontrado. Ocasionalmente áreas similares a um fibroma ameloblástico, fibro-odontoma ameloblástico ou tumor odontogênico adenomatoide podem ser observadas.

Quanto ao tratamento, a cirurgia conservadora é a mais indicada, sendo a recorrência rara.

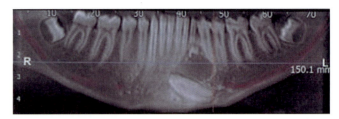

Figura 18.52 Lesão radiolúcida apresentando áreas de radiopacidade (calcificações) associadas ao canino incluso.

CISTO DO DUCTO NASOPALATINO (CISTO DO CANAL INCISIVO)

O cisto do ducto nasopalatino é o cisto não odontogênico mais comum da cavidade oral, ocorrendo em 1% de toda a população. Sua origem parece estar relacionada com remanescentes do ducto nasopalatino, uma

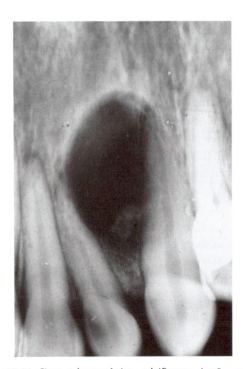

Figura 18.51 Cisto odontogênico calcificante. Lesão unilocular com calcificação no seu interior e afastamento das raízes dentárias.

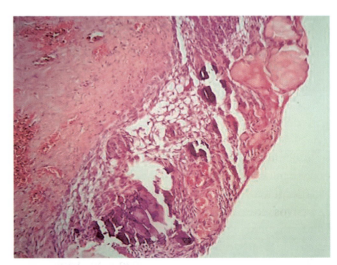

Figura 18.53 Histopatologia do cisto odontogênico calcificante. Observar "células fantasmas" e calcificações no revestimento epitelial.

estrutura embriológica que conecta a cavidade oral e a cavidade nasal na região do canal incisivo. Em alguns mamíferos o ducto nasopalatino permanece evidente e promove a comunicação entre as cavidades oral e nasal. Nos humanos, este ducto normalmente se degenera, porém pode deixar remanescentes epiteliais dentro do canal incisivo. Esses remanescentes epiteliais podem proliferar para formar um cisto na região anterior do palato, na linha mediana, o cisto do ducto nasopalatino.

Os fatores etiológicos para este cisto ainda são especulativos. Trauma ou infecção deste ducto e retenção de muco de glândulas mucosas adjacentes já foram mencionados como esses possíveis fatores. Embora a patogênese deste cisto ainda seja incerta, provavelmente ela representa uma degeneração cística espontânea dos remanescentes do ducto nasopalatino. Parece possível que a ocorrência deste cisto, como em outros cistos dos maxilares, pode ter algum determinante genético.

Este cisto pode ocorrer em qualquer idade; porém, é mais comum da quarta à sexta década de vida. Apesar de ser considerado um cisto de desenvolvimento, este cisto é raro na primeira década de vida. Predileção pelo sexo masculino tem sido relatada na maioria dos estudos.

Muitas lesões são assintomáticas e descobertas em radiografias de rotina; entretanto, quando os sintomas estão presentes, os mais comuns incluem aumento de volume da região anterior do palato, drenagem e dor. Quando ocorre aumento de volume, pode ocorrer flutuação. A mucosa de superfície apresenta-se de cor normal, porém, se o cisto estiver muito superficial, uma coloração azulada pode ser observada. Alguns cistos são diagnosticados após a dificuldade em usar próteses dentárias.

O exame radiográfico mostra uma lesão radiolúcida bem circunscrita localizada na região anterior da maxila, próximo ou na linha média, entre os incisivos centrais superiores. Reabsorção radicular raramente é notada. A maioria das lesões são redondas ou ovais, com bordas escleróticas. Alguns cistos podem ter uma forma de "pera invertida" (Figura 18.54), provavelmente decorrente da resistência das raízes dos dentes adjacentes. Outros casos podem mostrar a clássica imagem de "coração", devido à sobreposição da espinha nasal anterior ou devido à chanfradura causada pelo septo nasal (Figura 18.55).

O diâmetro radiográfico do ducto nasopalatino pode variar, sendo que a maioria dos cistos apresenta-se com 1 a 2,5 cm de diâmetro; entretanto, casos maiores e mais agressivos, com mais de 5 cm e com destruição de tábua óssea vestibular e palatina, já foram relatados. Raramente este cisto causa reabsorção radicular e expansão óssea.

Pode ser difícil diferenciar um pequeno cisto do ducto nasopalatino de um forame incisivo aumentado. É aceito que o diâmetro de 6 mm é o limite superior para

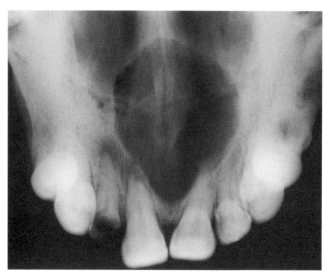

Figura 18.54 Cisto do ducto nasopalatino. Radiografia oclusal mostrando lesão radiolúcida unilocular com aspecto de "pera invertida" entre os incisivos centrais superiores.

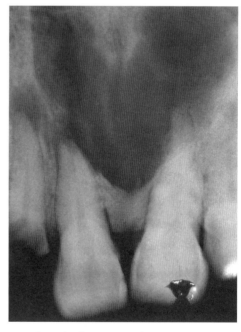

Figura 18.55 Cisto do ducto nasopalatino. Radiografia periapical da lesão mostrada na Figura 18.54. A sobreposição da espinha nasal anterior levou à imagem de "coração".

ser considerado como um forame incisivo normal. Portanto, imagens radiolúcidas com 6 mm ou menos devem ser consideradas como forame incisivo, a menos que apresentem sintomas (Figura 18.56).

Uma tomografia computadorizada tipo *cone beam* é útil para o planejamento da enucleação cirúrgica da lesão cística.

Em raras situações o cisto do ducto nasopalatino ocorre totalmente em tecido mole sobre o osso palatino, provocando aumento de volume na região de papila

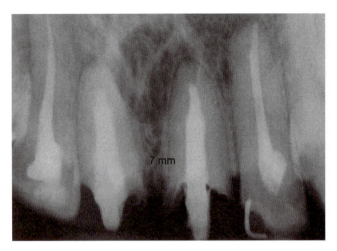

Figura 18.56 Pequeno cisto do ducto nasopalatino (7 mm).

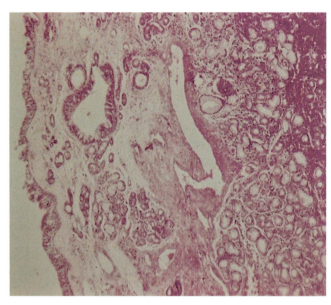

Figura 18.57 Aspecto histopatológico do cisto do ducto nasopalatino. O cisto é revestido por epitélio pseudoestratificado cilíndrico ciliado, com presença de glândulas mucosas na cápsula fibrosa.

incisiva, podendo ter cor normal ou ligeiramente azulada, sem demonstrar imagem radiográfica. Nestes casos, a lesão é denominada cisto da papila incisiva.

O teste de vitalidade dos incisivos centrais superiores é importante, pois cistos radiculares podem estar associados a estes elementos dentários, simulando radiograficamente o cisto do ducto nasopalatino. Outra forma de fazer esse diagnóstico diferencial é observando a lâmina dura ao redor dos ápices dentários, que no caso do cisto do ducto nasopalatino deve estar íntegra. Além disso, outros cistos, neoplasias benignas e malignas podem ocorrer nesta região e, portanto, uma biopsia incisional é recomendada.

O exame histopatológico deste cisto mostra uma cavidade revestida por epitélio que pode variar em epitélio escamoso estratificado, epitélio pseudoestratificado colunar, epitélio colunar simples e epitélio cuboidal simples. Frequentemente observa-se mais de um tipo de epitélio no mesmo cisto, sendo raro encontrar cistos do ducto nasopalatino revestidos inteiramente por um único tipo de epitélio. Cílios e células caliciformes também podem estar presentes. Devido à origem do cisto do ducto nasopalatino ser de remanescentes epiteliais presentes dentro do canal incisivo, é comum serem observados na parede deste cisto grandes feixes nervosos, grandes artérias e veias. A explicação para isso é que o nervo nasopalatino e vasos que passam pelo canal incisivo são incluídos na parede dos cistos ou são removidos com o cisto durante a enucleação cirúrgica. Além disso, em alguns casos também são observadas na parede cística glândulas mucosas, tecido adiposo e ilhas de cartilagem hialina. Um infiltrado inflamatório predominantemente crônico, composto por linfócitos, plasmócitos e histiócitos, é frequentemente observado (Figura 18.57).

O tratamento de escolha é a enucleação e a recorrência é rara.

CISTO NASOLABIAL (CISTO NASOALVEOLAR, CISTO DE KLESTADT)

O cisto nasolabial é um cisto não odontogênico de desenvolvimento raro, que ocorre no lábio superior, lateral à linha média. Casos de cistos bilaterais já foram relatados, porém são raros. Esta lesão representa apenas 0,7% do total dos cistos da região oral e maxilofacial e 2,5% de todos os cistos não odontogênicos. Este cisto tradicionalmente é considerado como um cisto dos maxilares, embora deva ser considerado como um cisto de tecido mole. Por esse motivo, já que o alvéolo não está envolvido, o termo nasolabial é preferível em relação ao termo nasoalveolar.

A patogênese deste cisto é incerta; entretanto, existem duas teorias. A primeira teoria considera o cisto nasolabial como um cisto "fissural", sendo originado do aprisionamento de remanescentes epiteliais ao longo da linha de fusão entre os processos maxilar, nasal mediano e nasal lateral. A segunda teoria sugere que este cisto se origine de epitélio ectópico do ducto nasolacrimal devido aos seus aspectos histológicos e localizações similares. A segunda teoria é mais aceita pois, atualmente, é questionado se há verdadeira fusão de processos nessa região e também devido ao fato de o ducto nasolacrimal ser revestido por um epitélio colunar pseudoestratificado, que é o tipo de epitélio geralmente encontrado revestindo os cistos nasolabiais.

Clinicamente este cisto se manifesta geralmente como um aumento de volume de evolução lenta, geralmente flutuante à palpação, localizado no lábio superior, lateral à linha mediana, resultando na elevação da asa do nariz, elevação da mucosa do vestíbulo nasal e no apagamento do fundo de vestíbulo da região anterior da maxila (Figura 18.58). Ocasionalmente esse aumento de volume pode provocar obstrução nasal e dificultar o uso de próteses. Geralmente a lesão é indolor, a menos que ocorra infecção secundária.

O cisto nasolabial ocorre com mais frequência entre a quarta e a quinta década de vida e tem predileção pelas mulheres.

Não é observada imagem radiográfica, já que esta lesão se localiza em tecidos moles, apesar de em alguns casos ser observada, durante a cirurgia, discreta reabsorção óssea devido à pressão da lesão. Tomografia computadorizada e ressonância magnética podem auxiliar no diagnóstico e planejamento cirúrgico (Figura 18.59).

O exame histopatológico evidencia uma cavidade cística revestida por epitélio pseudoestratificado colunar, frequentemente com a presença de cílios e células caliciformes. Áreas com epitélio cuboidal e metaplasia escamosa não são raras. A parede cística é composta por tecido conjuntivo fibroso com músculo esquelético adjacente, e ocasionalmente, podem estar presentes glândulas seromucosas. Um infiltrado inflamatório pode ser observado em lesões infectadas secundariamente (Figura 18.60).

Enucleação completa da lesão é o tratamento de escolha. A recorrência é rara.

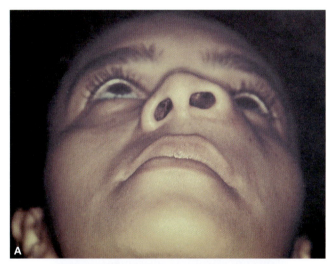

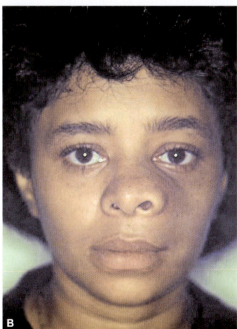

Figura 18.58 Cisto nasolabial. **A.** Exame clínico evidenciando elevação da asa do nariz. **B.** Exame clínico evidenciando elevação da asa do nariz e apagamento do sulco nasogeniano.

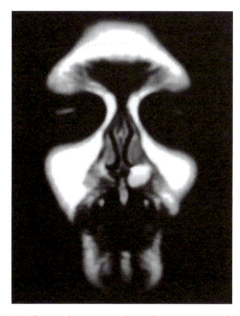

Figura 18.59 Ressonância magnética do caso mostrado na Figura 18.58, evidenciando lesão bem circunscrita em lábio superior do lado esquerdo.

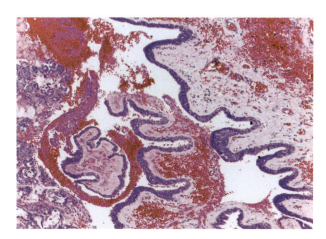

Figura 18.60 Aspecto histopatológico do cisto nasolabial mostrando o revestimento de epitélio pseudoestratificado colunar e glândulas mucosas na cápsula fibrosa.

CISTO PALATINO MEDIANO (CISTO PALATAL MEDIANO)

O cisto palatino mediano é considerado um cisto fissural raro que se desenvolve de epitélio que fica aprisionado ao longo da linha de fusão entre processos palatinos laterais da maxila. Entretanto, existe um questionamento sobre a real existência deste cisto ou se ele deve ser considerado um cisto do ducto nasopalatino localizado mais posteriormente.

Os autores que defendem a existência deste cisto o descrevem clinicamente como um aumento de volume firme ou flutuante na linha média do palato duro, posterior à papila palatina, geralmente assintomático, sendo mais comum em adultos jovens. Radiografias oclusais mostram uma imagem radiolúcida, ovoide ou circular, bem circunscrita na linha média do palato duro, sem comunicação com o canal incisivo ou associação com dente não vital. Ao exame microscópico, o cisto apresenta-se revestido por epitélio escamoso estratificado, podendo ser observado epitélio colunar pseudoestratificado ciliado. Um processo inflamatório crônico pode ser observado na cápsula cística. Este cisto é tratado por enucleação cirúrgica e recorrências não são esperadas.

CISTO GLÓBULO-MAXILAR

O cisto glóbulo-maxilar foi originalmente descrito como um cisto fissural que se originaria de epitélio aprisionado durante a fusão da porção globular do processo nasal mediano com o processo maxilar. Entretanto, este conceito não tem sido mais aceito devido ao conhecimento de que a porção globular do processo nasal mediano é primariamente unida ao processo maxilar, não havendo fusão nesta região. Lesões radiolúcidas uniloculares, geralmente com o aspecto de "pera invertida", localizada entre os incisivos laterais e caninos, muitas vezes levando a divergência das raízes destes dentes, antes denominadas cisto glóbulo-maxilar, quando analisados histologicamente apresentam características que permitem o diagnóstico de cisto radicular, cisto residual, granuloma periapical, ceratocisto odontogênico, tumor odontogênico adenomatoide ou cisto periodontal lateral. Nas raras vezes em que se observa um revestimento epitelial colunar pseudoestratificado ciliado, esta apresentação pode ser explicada pela proximidade com o revestimento epitelial do seio maxilar. Além disso, epitélio respiratório também pode ser observado em cistos radiculares, cistos dentígeros e cistos odontogênicos glandulares localizados em outras regiões.

Portanto, o termo cisto glóbulo-maxilar deve ser abandonado, pois apenas faz referência à localização onde diversas lesões císticas ou tumorais podem ocorrer, não sendo uma lesão distinta.

Concluindo, quando uma lesão radiolúcida unilocular é encontrada na região entre os incisivos laterais e caninos superiores, ela deve ser inicialmente considerada como de origem odontogênica e o diagnóstico definitivo deve ser obtido através do exame histopatológico.

TRATAMENTO DOS CISTOS ODONTOGÊNICOS

Seria muito difícil propor um tratamento adequado para os cistos odontogênicos, se não fossem entendidos os mecanismos pelos quais os cistos se formam, aumentam de tamanho e se desenvolvem.

Atualmente, com o conhecimento bem determinado sobre a tendência de recidiva apresentada pelos ceratocistos, seu tratamento tem suscitado muita controvérsia entre os cirurgiões bucomaxilofaciais.

As principais formas de tratamento cirúrgico dos cistos odontogênicos são: marsupialização; enucleação; enucleação com curetagem grave associada a aplicação da solução de Carnoy e fechamento primário; enucleação com tamponamento e curativo aberto; marsupialização com enucleação posterior; ressecção em bloco (mandibulectomias ou maxilarectomias parciais); e enucleação com crioterapia.

Marsupialização

Marsupialização, também chamada de fenestração ou técnica de Partsh ou exteriorização cística, é aquela na qual o cisto é exposto através de uma abertura, tornando a cavidade cística revestida pelo cisto contínua à cavidade bucal ou com estruturas adjacentes.

Normalmente remove-se um fragmento do cisto contendo mucosa bucal, periósteo, osso e cisto, que é encaminhado para confirmação diagnóstica em exame histopatológico.

Dependendo da localização, instala-se um obturador, para impedir a cicatrização do cisto e seu contínuo desenvolvimento.

A essência da marsupialização é promover a descompressão do cisto, aliviando sua pressão intracística através de uma comunicação do cisto com o meio bucal, criando condições para que haja neoformação óssea e consequente diminuição do cisto (Figuras 18.61 e 18.62).

Nesses casos, curativos com gaze vaselinada ou embebida em antissépticos são realizados e trocados periodicamente até a epitelização da cavidade cirúrgica (Figuras 18.63 a 18.65).

Enucleação

A enucleação consiste na remoção total da lesão em um único tempo cirúrgico. Pode ser realizada por dissecção ou por curetagem.

Capítulo 18 • Cirurgia dos Cistos Odontogênicos e Não Odontogênicos   471

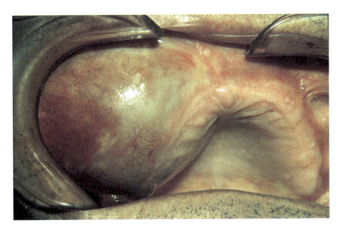

Figura 18.61 Cisto residual na maxila. Observar expansão da mucosa oral.

Na maioria das vezes, a enucleação por dissecção é realizada quando a membrana cística é firme e densa, fibrosa, permitindo a remoção da lesão como um todo.

 Vídeo 18.1 A. Radiografia periapical mostrando lesão radiolúcida em região periapical dos dentes 21, 22 e 23. **B.** Tomografia *cone-beam* corte axial. Observar extensão da lesão. **C.** Radiografia panorâmica. **D.** Aspecto clínico intraoral. **E.** Incisão em L. **F.** Descolamento mucoperiosteal. **G.** Aspiração do conteúdo cístico da lesão. **H.** Remoção da cortical óssea vestibular. **I** e **J.** Enucleação da lesão cística. **K** e **L.** Enucleação por dissecção. **M.** Leito cirúrgico. **N.** Observar apicetomia dos dentes 21 e 22. **O.** Peça cirúrgica removida. **P.** Sutura.

A enucleação por curetagem é realizada quando a membrana do cisto está friável, por ser muito fina ou estar inflamada.

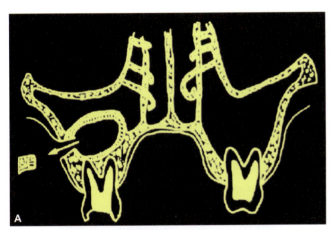

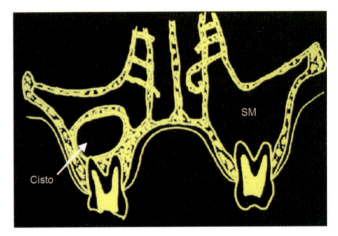

Figura 18.63 Esquema representativo de cisto residual na maxila. (Esquema gentilmente cedido pelo Dr. Paulo Pinho Medeiros.)

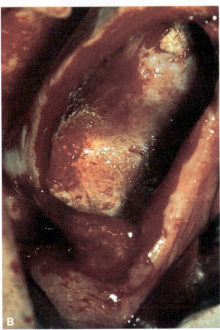

Figura 18.62 A. Esquema representativo de marsupialização na maxila; mucosa oral, periósteo, osso e parte do cisto são removidos, permitindo a descompressão cística. **B.** Marsupialização realizada na maxila em um grande cisto residual. Observar que a loja cística está revestida pelo epitélio cístico. (Esquema gentilmente cedido pelo Dr. Paulo Pinho Medeiros.)

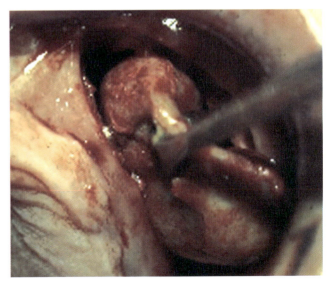

Figura 18.64 Enucleação por dissecção em cisto residual na maxila.

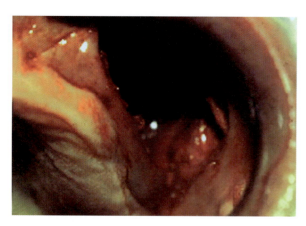

Figura 18.65 Loja óssea livre da lesão cística.

A cicatrização dar-se-á por fechamento primário da ferida cirúrgica, quando o reposicionamento do retalho é realizado no seu leito normal, ou por segunda intenção, quando a cavidade cística permanece aberta após a curetagem (enucleação com tamponamento e curativo aberto).

Marsupialização com enucleação posterior

Técnica utilizada para grandes cistos. Primeiro marsupializa-se o cisto para obter a diminuição do cisto e, quando este atinge um tamanho em que a enucleação se torna exequível, ela é então realizada (Figuras 18.66 a 18.88).

Ressecção em bloco

Também denominada de excisão em bloco ou excisão marginal, consiste na remoção da lesão com margem de tecido ósseo sadio de 0,5 até 1,5 cm, incluindo parte da mucosa de recobrimento da lesão.

O exame histopatológico irá determinar se os limites ósseos estão livres da lesão. Na ressecção em bloco a basilar óssea é preservada, dando continuidade ao osso.

Esta técnica nos parece muito radical para tratar cistos odontogênicos, porém os poucos autores que advogam o uso desta técnica indicam seu emprego apenas em ceratocistos, principalmente naqueles que romperam os limites do periósteo e acometeram tecidos moles.

Recomendamos que o tratamento dos cistos odontogênicos, à exceção dos ceratocistos, seja realizado por enucleação e/ou marsupialização com enucleação posterior sem a aplicação da solução de Carnoy. Pequenos cistos podem ser enucleados, enquanto os cistos maiores podem ser marsupializados e, posteriormente, 3 a 6 meses após a marsupialização, enucleados.

A maioria dos autores acredita que os ceratocistos possam ser tratados em duas fases: marsupialização com posterior enucleação ou enucleação com curetagem grave da loja óssea, com ou sem aplicação da solução de Carnoy ou crioterapia.

Vários autores defendem que a enucleação é o tratamento de escolha, não sendo recomendada a marsupialização para este tipo de cisto. Em função de tamanha controvérsia, discutiremos o tratamento dos ceratocistos com maiores detalhes.

Acreditamos que, de uma forma em geral, o tratamento primário do ceratocisto odontogênico, após prévio diagnóstico com biopsia e exame histopatológico, deva incluir enucleação do cisto seguida de mecanismos de curetagem com ou sem a aplicação da solução de Carnoy por três minutos.

Jean-Baptiste Carnoy era um biólogo belga que viveu entre 1836 e 1899 e trabalhava com fixação de tecidos para exame histológico e propôs a seguinte fórmula para a solução que leva o seu nome (Stedman, 1990):

- Álcool (6 mℓ)
- Clorofórmio (3 mℓ)
- Ácido acético (1 mℓ).

Dorland (1981) definiu a solução de Carnoy como um ácido fixador usado para estudo de núcleos de células e cromossomos, relatando a seguinte fórmula:

Álcool (3 partes). Ácido acético glacial (1 parte).
Ácido pícrico saturado (5 partes).
Formaldeído a 40% (5 partes).

Chow (1998) tratou 68 de 70 pacientes por enucleação da lesão, aplicou solução de Carnoy em 23 casos e apresentou duas recorrências. Afirma ainda o autor que, em geral, a modalidade de tratamento do ceratocisto odontogênico em seu departamento é por enucleação seguida de aplicação da solução de Carnoy, com a seguinte fórmula:

Álcool absoluto (6 mℓ). Clorofórmio (3 mℓ).
Ácido acético glacial (1 mℓ). Cloreto férrico (1 g).

Tal modalidade de tratamento é baseada no conhecimento de que as recorrências se dão devido à presença de cistos satélites na linha de união do cisto com o osso.

Thoma (1963) utilizou a solução de Carnoy para tratamento de granulomas centrais de células gigantes na tentativa de obter a certeza de que possíveis células remanescentes na periferia da loja óssea seriam então fixadas pela solução, o que as tornaria inviáveis, diminuindo seu índice de recidiva, além de possuir propriedades hemostáticas. A fórmula proposta por Thoma, e que é de nossa preferência, foi a seguinte:

Álcool absoluto (6 mℓ). Clorofórmio (3 mℓ).
Ácido acético glacial (1 mℓ). Cloreto férrico (1 g).

Dammer *et al.* (1997) relataram as seguintes complicações devido à aplicação da solução de Carnoy: infecção, hipoestesia do nervo alveolar inferior e paralisia temporária do nervo facial.

Entretanto, cabe ser lembrado que os casos devem ser analisados individualmente, no que tange ao planejamento do tratamento.

Bradley e Fisher (1975) descreveram um caso de ceratocisto odontogênico tratado por criocirurgia com enucleação da lesão, afirmando que as lesões extensas envolvendo os tecidos moles deveriam ser removidas por ressecção em bloco, juntamente com os tecidos moles relacionados. Lesões "localmente invasivas", provocando pequenas perfurações na cortical óssea, deveriam ter a enucleação conjugada com a criocirurgia.

A razão para taxas de recidiva tão elevadas, variando de 5 a 62%, permanece obscura. A parede delgada de tecido conjuntivo friável do cisto pode fazer com que sejam deixados para trás, após a remoção, pequenos fragmentos de epitélio ou cistos satélites. É possível que pequenos remanescentes da lâmina dentária estejam presentes no osso adjacente à lesão primária. Também tem sido proposto que as recidivas estão relacionadas com proliferação cística da camada basal do epitélio oral suprajacente. As qualidades biológicas verdadeiras do epitélio cístico também têm sido mencionadas. O índice mitótico das células epiteliais de revestimento do ceratocisto tem sido mostrado como maior do que o de outros cistos odontogênicos, com valores aproximando-se daqueles vistos no componente epitelial do ameloblastoma ou lâmina dental em crescimento ativo (Shear, 1983).

O acompanhamento é, portanto, um componente importante do tratamento global desta lesão, de tal modo que quaisquer cistos recorrentes podem ser detectados precocemente. A maioria das recidivas torna-se clinicamente evidente ao cabo de 5 anos de tratamento, embora, em uma grande série, as recidivas tenham sido identificadas oito ou mais anos após o tratamento.

Os estudos apontam que, em pacientes com ceratocistos múltiplos, há uma taxa significativamente mais elevada de recidiva do que naqueles com ceratocistos solitários: 35 e 10%, respectivamente. Nestas circunstâncias, é necessário afastar a presença da síndrome do carcinoma de células basais. Aproximadamente 7% de pacientes com ceratocistos odontogênicos múltiplos são afetados por esta síndrome (Gorling, Sedano, 1973; Gusterson et al., 1980; e McClatchey et al., 1975).

Prado (1993), em tese de mestrado avaliando tratamento de 29 ceratocistos, observou que enucleação com curetagem grave e fechamento primário foi a técnica mais empregada pelos cirurgiões e que, para considerar o paciente curado, devemos fazer controles radiográficos de 10 anos, porém até os 5 primeiros anos é quando ocorre o pico de recidiva.

Em uma recente revisão sistemática e metanálise com relação ao tratamento dos ceratocistos odontogênicos foi concluído que a ressecção radical continua sendo a opção terapêutica com o menor índice de recorrência (8,4%), entretanto, a morbidade causada por este tipo de cirurgia não justifica sua indicação na maioria dos casos, devendo ser reservada para lesões com múltiplas recorrências. Nesta revisão, que incluiu 2.287 casos de ceratocistos odontogênicos de um total de 35 estudos, a enucleação com posterior aplicação de solução de Carnoy obteve o segundo índice de recorrência mais baixo (11,5%), seguido de enucleação mais crioterapia com nitrogênio líquido (14,5%), descompressão seguida de enucleação (14,6%), enucleação mais curetagem (17,4%), apenas enucleação (23,1%) e apenas marsupialização (32,3%).

Nos últimos anos alguns trabalhos têm mostrado a modificação do epitélio do ceratocisto odontogênico após marsupialização ou descompressão. Ao exame microscópico o epitélio perde os aspectos característicos do ceratocisto, além de tornar-se mais espesso. A cápsula fibrosa torna-se também mais espessa, menos friável, facilitando a sua remoção pela enucleação. Esta modificação histológica parece ter relação com o menor índice de recidiva após a marsupialização ou descompressão com a enucleação posterior. Esta modificação histológica não tem sido observada em todos nos cistos satélites quando estes estão presentes, o que ratifica a necessidade da enucleação posterior a marsupialização ou descompressão.

CASO CLÍNICO 1

Cisto radicular tratado por enucleação com curetagem da loja óssea e fechamento primário (Figuras 18.66 a 18.75).

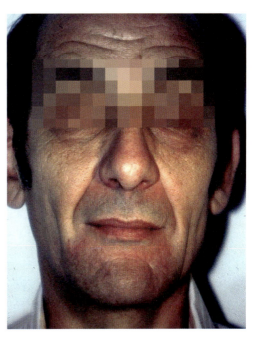

Figura 18.66 Foto clínica de paciente com cisto radicular na sínfise mandibular. Notar ausência de assimetria.

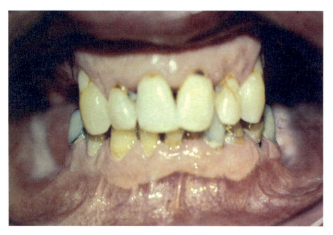

Figura 18.67 Aspecto clínico da mucosa vestibular mandibular normal.

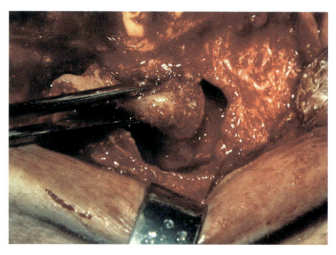

Figura 18.70 Enucleação do cisto por dissecção.

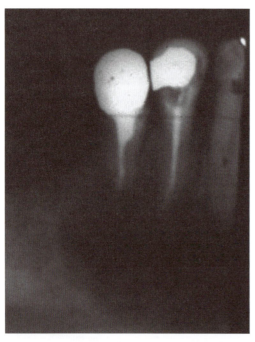

Figura 18.68 Radiografia periapical com pré-molares apresentando tratamento endodôntico associado a lesão radiotransparente bem delimitada.

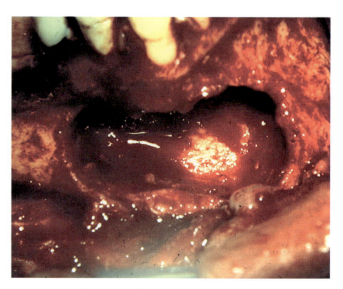

Figura 18.71 Loja óssea livre do cisto.

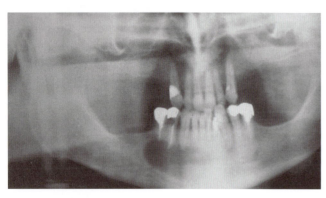

Figura 18.69 Radiografia panorâmica, apresentando lesão radiotransparente bem delimitada associada a vários dentes.

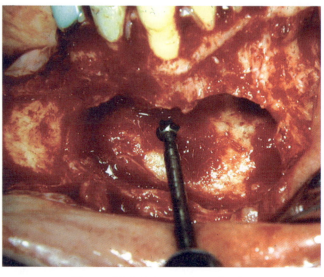

Figura 18.72 Apicectomia realizada.

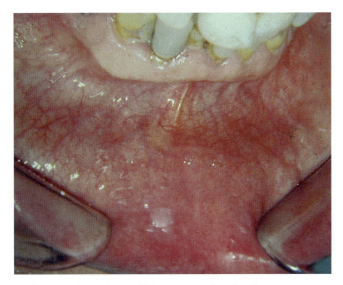

Figura 18.73 Aspecto clínico com 60 dias de pós-operatório.

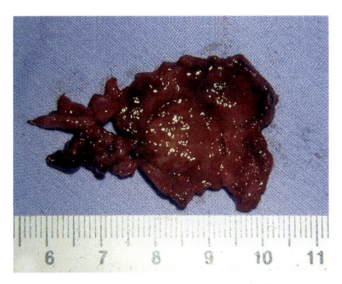

Figura 18.74 Peça cirúrgica de cisto radicular.

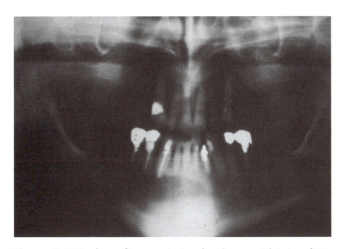

Figura 18.75 Radiografia panorâmica do pós-operatório imediato com tratamento endodôntico dos dentes 43, 44 e 45.

CASO CLÍNICO 2

Cisto dentígero, em que o paciente apresentava diplopia, obstrução da fossa nasal direita e assimetria facial devido ao grande tamanho da lesão.

O paciente foi tratado por marsupialização e instalação do obturador de acrílico por 6 meses, sendo enucleado após esse intervalo (Figuras 18.76 a 18.88).

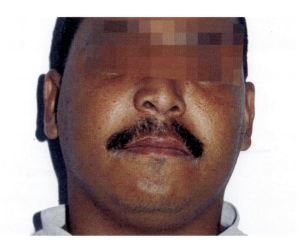

Figura 18.76 Aspecto clínico de paciente portador de cisto dentígero, notar assimetria facial direita e desvio nasal.

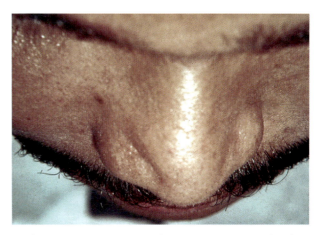

Figura 18.77 Foto superoinferior. Notar assimetria facial.

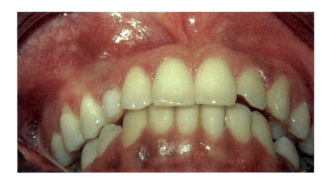

Figura 18.78 Aspecto clínico intraoral, com expansão da mucosa oral vestibular direita, apagando o fundo de vestíbulo.

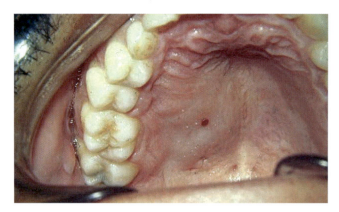

Figura 18.79 Expansão palatina.

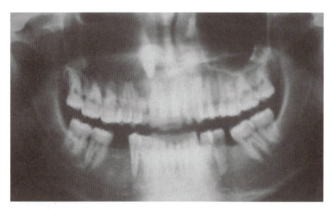

Figura 18.80 Radiografia panorâmica, apresentando canino e dente extranumerário incluso associados a lesão radiotransparente bem delimitada, com expansão para a fossa nasal direita, soalho orbital e seio maxilar direito.

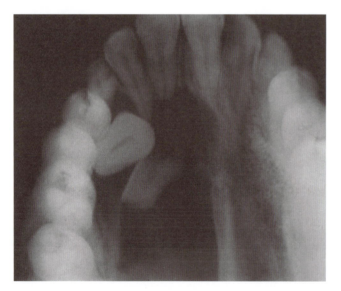

Figura 18.81 Radiografia oblíquo-oclusal apresentando canino e dente extranumerário incluso associados à lesão.

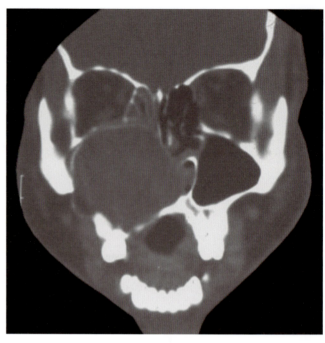

Figura 18.82 Tomografia computadorizada evidenciando expansão do cisto para órbita, seio maxilar e fossa nasal direita.

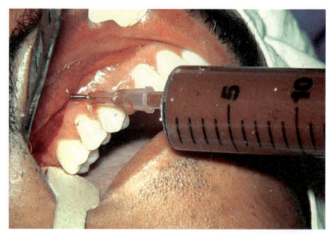

Figura 18.83 Punção do líquido cístico.

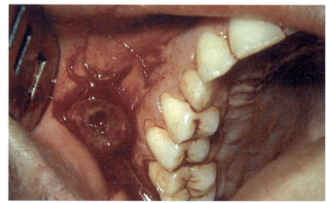

Figura 18.84 Marsupialização com instalação de obturador de acrílico para descompressão.

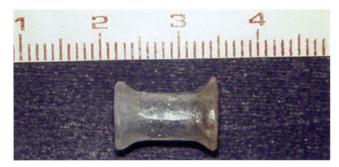

Figura 18.85 Obturador de acrílico.

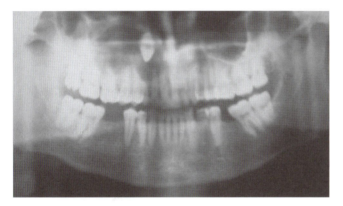

Figura 18.86 Radiografia panorâmica após 6 meses de descompressão. Observar acentuada diminuição do cisto.

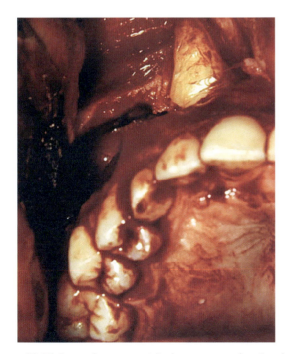

Figura 18.87 Segundo tempo cirúrgico para enucleação cística com extrações dos dentes inclusos.

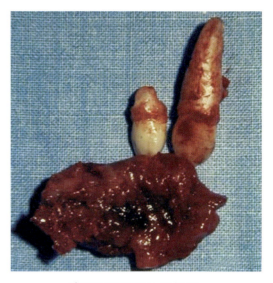

Figura 18.88 Peça cirúrgica.

CASO CLÍNICO 3

Paciente de 6 anos de idade portador da síndrome de Gorlin-Goltz apresentando três ceratocistos odontogênicos, área de terceiros molares inferiores direito e esquerdo e área do canino superior direito.

Todos os cistos foram tratados pela técnica de enucleação com curetagem grave e fechamento primário (Figuras 18.89 a 18.106).

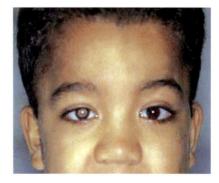

Figura 18.89 Foto clínica de paciente portador da síndrome de Gorling-Goltz. Paciente de 6 anos de idade. Observar crânio aumentado de tamanho e distopia ocular.

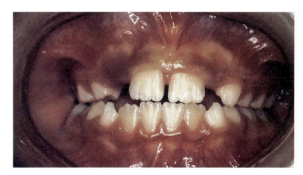

Figura 18.90 Aspecto clínico intraoral. Oclusão do tipo classe III.

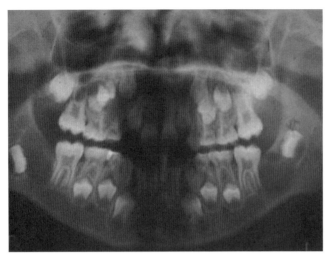

Figura 18.91 Radiografia panorâmica apresentando cistos nas áreas dos dentes 13, 37 e 47.

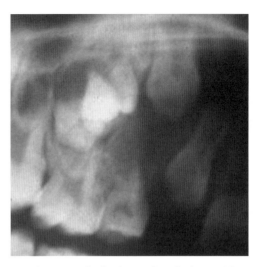

Figura 18.92 Aproximação do cisto na área do dente 13 (ceratocisto).

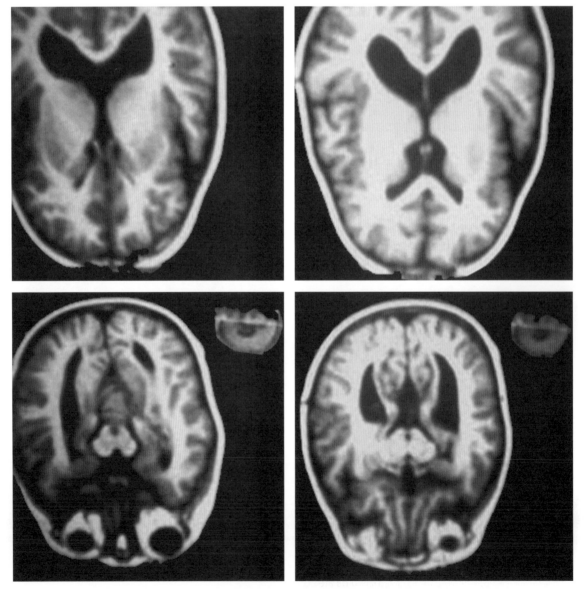

Figura 18.93 Tomografia computadorizada apresentando calcificação da foice cerebral.

Capítulo 18 • Cirurgia dos Cistos Odontogênicos e Não Odontogênicos 479

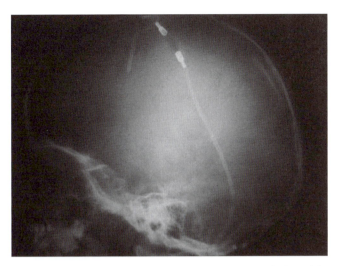

Figura 18.94 Radiografia de perfil absoluto revelando hidrocefalia e dispositivo para descompressão craniana desconectado.

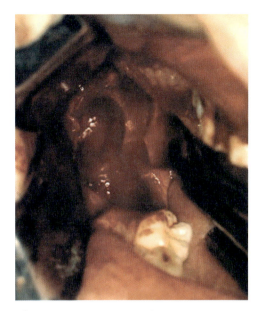

Figura 18.97 Loja óssea após grave curetagem.

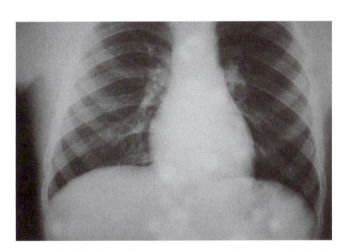

Figura 18.95 Radiografia de tórax para pesquisa de costela bífida.

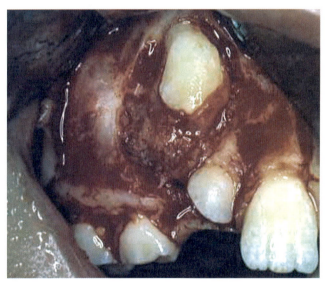

Figura 18.98 Ceratocisto da área do elemento 13.

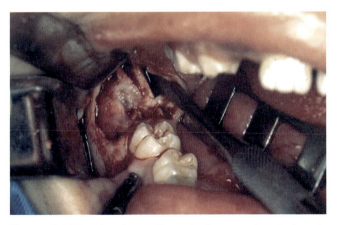

Figura 18.96 Enucleação por dissecção do ceratocisto da área do elemento 47.

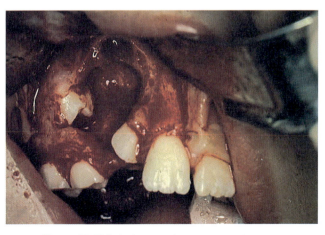

Figura 18.99 Loja óssea após curetagem rigorosa.

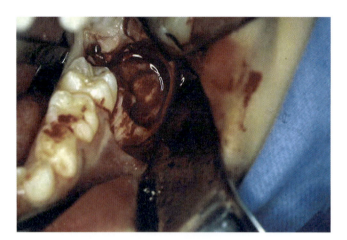

Figura 18.100 Ceratocisto da área do elemento 37.

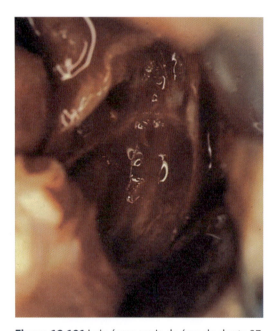

Figura 18.101 Loja óssea vazia da área do dente 37.

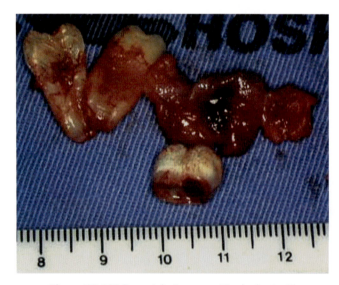

Figura 18.102 Peça cirúrgica na região do dente 47.

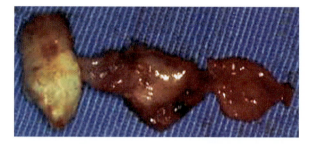

Figura 18.103 Peça cirúrgica na região do dente 13.

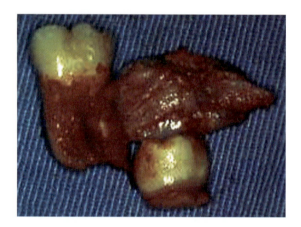

Figura 18.104 Peça cirúrgica na região do dente 37.

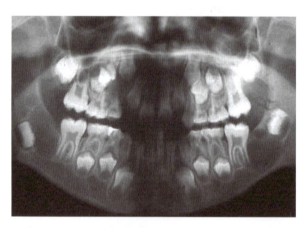

Figura 18.105 Radiografia panorâmica pré-operatória.

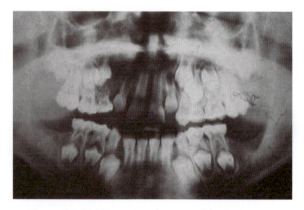

Figura 18.106 Controle pós-operatório de 6 meses.

CASO CLÍNICO 4

Paciente de 5 anos de idade, portadora da síndrome de Gorlin-Goltz, apresentando extenso ceratocisto na região anterior da mandíbula. Tratada com marsupialização e enucleação 8 meses após a marsupialização (Figuras 18.107 a 18.119).

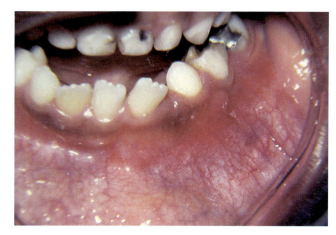

Figura 18.109 Aspecto intraoral. Paciente com expansão da mucosa vestibular.

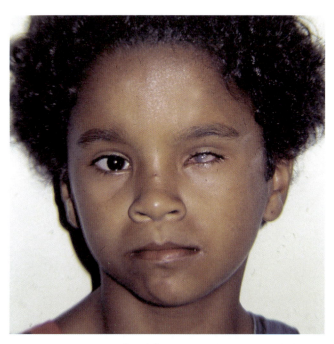

Figura 18.107 Aspecto facial de paciente de 5 anos de idade com síndrome de Gorling-Goltz. Observar aspecto craniano exagerado e distopia ocular.

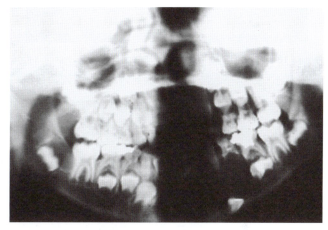

Figura 18.110 Radiografia panorâmica evidenciando extenso ceratocisto na região anterior da mandíbula, associado ao canino permanente.

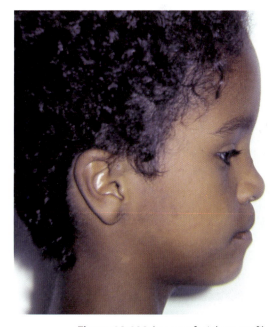

Figura 18.108 Aspecto facial em perfil.

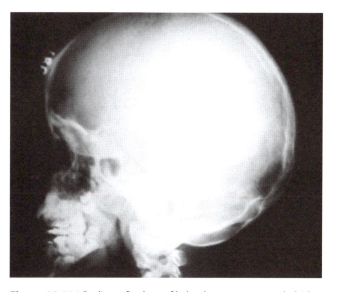

Figura 18.111 Radiografia de perfil absoluto apresentando hidrocefalia.

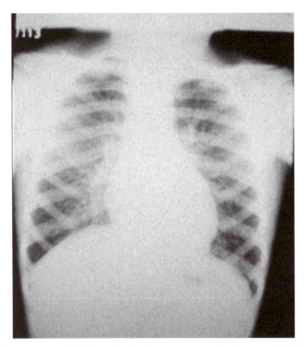

Figura 18.112 Radiografia de tórax para pesquisa de costela bífida.

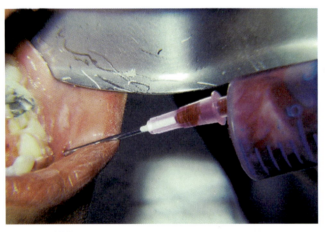

Figura 18.113 Punção do cisto. Líquido cístico espesso e branco sugestivo de ceratocisto.

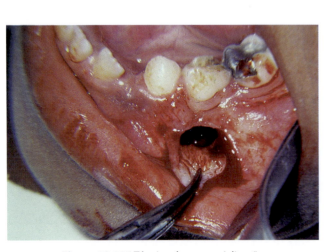

Figura 18.114 Técnica de marsupialização.

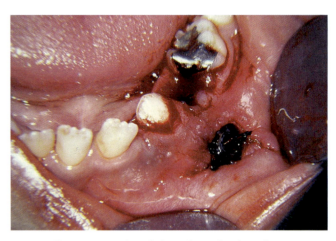

Figura 18.115 Instalado o obturador de acrílico.

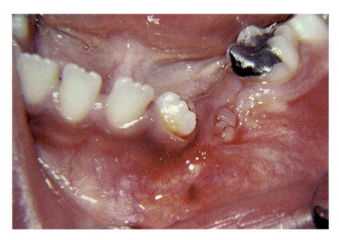

Figura 18.116 Observar aspecto clínico 6 meses após a marsupialização: diminuição do ceratocisto, momento escolhido para o segundo tempo cirúrgico para enucleação total da lesão.

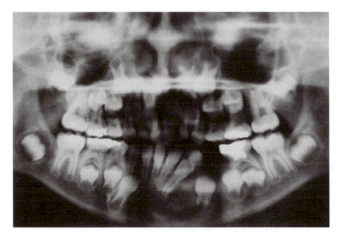

Figura 18.117 Radiografia panorâmica 6 meses após a marsupialização com grande neoformação óssea.

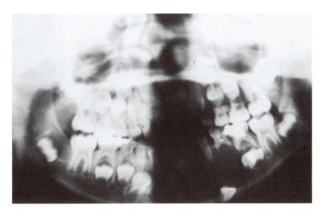

Figura 18.118 Radiografia panorâmica pré-operatória inicial.

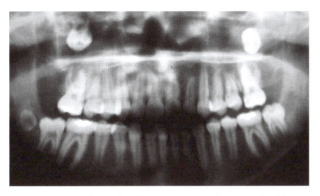

Figura 18.119 Radiografia PO com 10 anos de controle. Observar novos ceratocistos na maxila à direita e à esquerda.

CASO CLÍNICO 5

Paciente portador de ceratocisto de tipo radiográfico estranho na área de mandíbula. Tratado por acesso cirúrgico extraoral, com enucleação, curetagem grave e fechamento primário (Figuras 18.120 a 18.128).

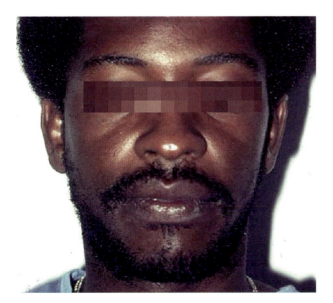

Figura 18.120 Aspecto clínico de paciente portador de ceratocisto do tipo estranho no ramo mandibular.

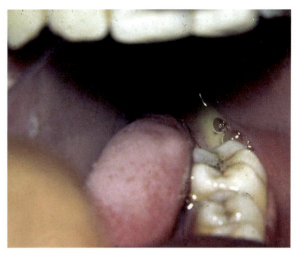

Figura 18.121 Aspecto intraoral, com drenagem espontânea do líquido cístico.

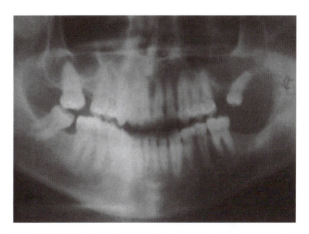

Figura 18.122 Radiografia panorâmica mostrando ceratocisto estranho no ramo mandibular esquerdo.

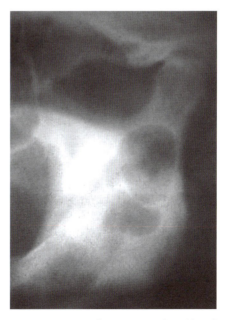

Figura 18.123 Aproximação da imagem radiográfica do ceratocisto do tipo estranho.

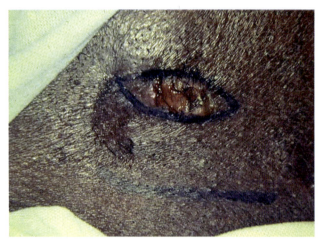

Figura 18.124 Incisão cirúrgica extraoral.

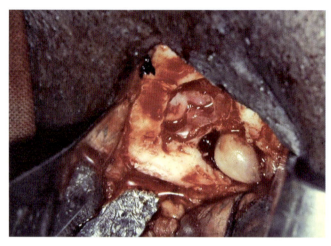

Figura 18.126 Enucleação do ceratocisto.

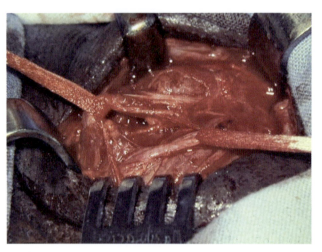

Figura 18.125 Dissecção dos vasos faciais.

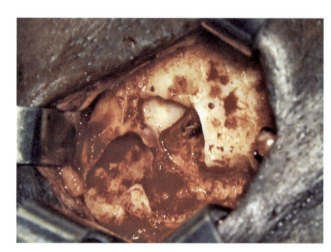

Figura 18.127 Loja óssea após grave curetagem.

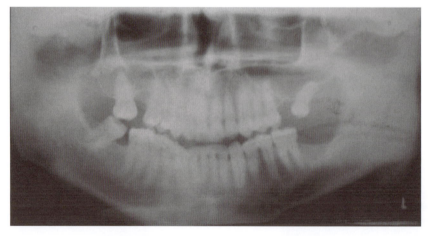

Figura 18.128 Controle radiográfico de 9 anos.

CASO CLÍNICO 6

Paciente portador de ceratocisto em região de mandíbula. Tratado por enucleação com curetagem grave e aplicação da solução de Carnoy com fechamento primário (Figuras 18.129 a 18.139).

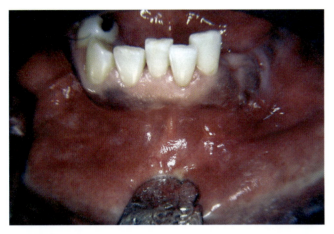

Figura 18.129 Aspecto clínico de ceratocisto na região anterior da mandíbula; notar expansão da mucosa vestibular.

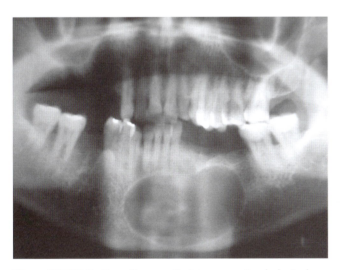

Figura 18.130 Radiografia panorâmica apresentando lesão bem delimitada na região anterior da mandíbula.

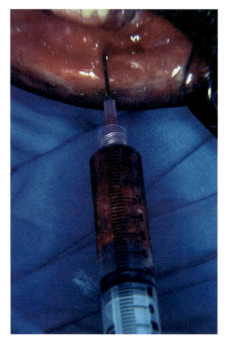

Figura 18.131 Punção do líquido cístico.

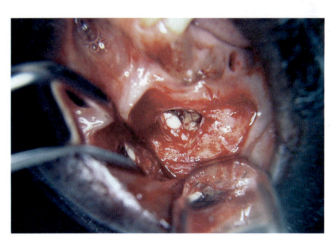

Figura 18.132 Biopsia incisional.

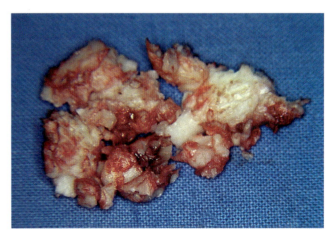

Figura 18.133 Material coletado para biopsia e exame histopatológico.

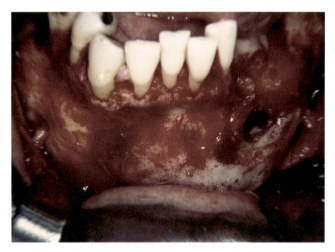

Figura 18.134 Acesso cirúrgico para enucleação do cisto.

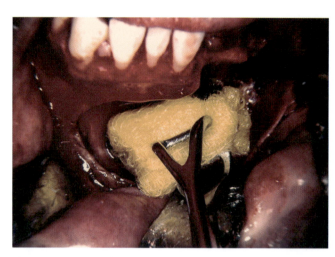

Figura 18.137 Aplicação da solução de Carnoy por três minutos na loja óssea vazia.

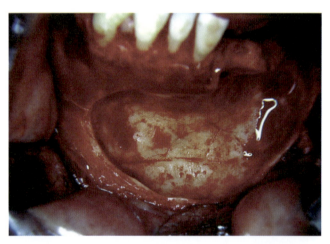

Figura 18.135 Loja óssea vazia após grave curetagem.

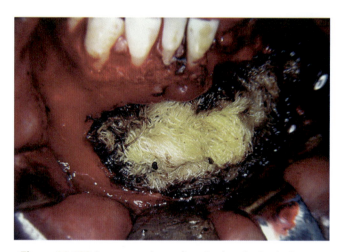

Figura 18.138 Aspecto após a aplicação da solução de Carnoy.

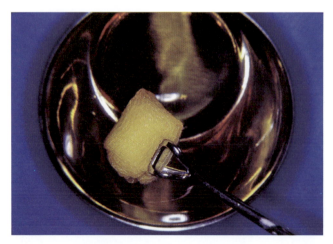

Figura 18.136 Solução de Carnoy.

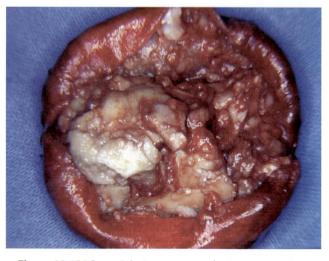

Figura 18.139 Peça cirúrgica correspondente ao ceratocisto.

BIBLIOGRAFIA

Ackerman G, Cohen MA, Altim R. The paradental cyst: a clinico-pathologic study of 50 cases. Oral Surg Oral Med Oral Pathol. 1987; 64:308-12.

Ahlfors E *et al*. The odontogenia keratocysts. A benign cystic tumor? J Oral Maxillofac Surg. 1984; 42(1):10-9.

Allmendinger A, Gabe M, Destian S. Median palatine cyst. J Radiol Case Rep. 2009; 3(7):7-10.

Al-Moraissi EA, Dahan AA, Alwadeai MS *et al*. What surgical treatment has the lowest recurrence rate following the management of keratocystic odontogenic umor? A large systematic review and meta-analysis. Journal of Cranio-Maxillo-Facial Surgery. 2017; 45:131-44.

Al-Talabani NG, Smith CJ. Experimental dentigerous cysts and enamel hypoplasia: their possible significance in explaining the pathogenesis of human dentigerous cysts. J Oral Pathol. 1980; 9:82-91.

Altini M, Cohen M. The follicular primordial cyst – odontogenic keratocyst. Int J Oral Surg. 1982; 11:175-82.

Amberkar VS, Jahagirdar A, Muiib A. Glandular odontogenic cyst: report of an unusual bilateral occurrence. Indian J Dent Res. 2011; 22:364.

Areen RG *et al*. Squamous cell carcinoma developing in an odontogenia keratocyst. Arch Otolaryngol. 1981; 107(9):568-9.

August M, Faquin WC, Troulis MJ, Kaban LB. Dedifferentiation of odontogenic keratocyst epithelium after cyst decompression. J Oral Maxillofac Surg. 2003; 61:678-83.

Balercia L *et al*. Cheratocisti. Minerva Stomatol. 1983; 32:521-8.

Barnes L, Eveson JW, Reichart P, Sidransky D. World Health Organization Classification of tumours. Pathology & genetics. Head and neck tumours. Lyon: IARC Press, 2005. pp. 283-327.

Bell RC, Chauvin PJ, Tyler MT. Gingival cyst of the adult: a review and a report of eight cases. J Canad Dent Assoc. 1997; 63:533-5.

Bennett CG *et al*. Multiple keratocysts syndrome: report of case. ASDCJ Dent Child. 1978; 45(6):477-82.

Boffano P, Cassarino E, Zavattero E, Campisi P, Garzino, Demo P. Surgical treatment of glandular odontogenic cysts. J Craniofac Surg. 2010; 21:776-80.

Borello ED. Queratoquistes. La Trib Odontol. 1976; 60:10-2.

Borg G, Persson G, Thilander H. A study of odontogenic cysts with special reference to comparisons between keratinizing and non-keratinizing cysts. Sven Tandlak 1974; 67(6): 311-25. Apud Shear M. Cysts of the oral regions. 2. ed. Bristol: John Wrigth & Sons Ltd. 1983. pp. 4-34.

Borgonovo AE, Reo P, Grossi GB, Maiorana C. Paradental cyst of the first molar: report of a rare case with bilateral presentation and review of the literature. J Indian Soc Pedod Prev Dent. 2012; 30(4):343-8.

Bradley PF, Fisher AD. The cryosurgery of bone. An experimental and clinical assessment. Br J Oral Surg. 1975; 13:111-27.

Bramley PA. Treatment of cyst of the jaws. Proc R Soc Med. 1971; 64:547-50.

_____. The odontogenic keratocyst an approach to treatment. Int J Oral Surg. 1974; 3:337-41.

Brannon RB. The odontogenic keratocyst. A clinicopathologic study of 312 cases. Part I. Clinical Features Oral Surg. 1976; 42(1):54-72.

_____. The odontogenic keratocyst. A clinicopathologic study of 312 cases. Part II. Histologic features. Oral Surg. 1977; 43(2): 233-55.

Browne RM. Personal communication, 1968. Apud Main DMG. The enlargement of epithelial jaw cysts. Odontol Rev. 1970; 21:29-49.

_____. The odontogenic keratocyst. Clinical aspects. Br Dent J. 1970; 128(3):225-31.

_____. The odontogenic keratocyst: histological features and their correlation with clinical behaviour. Br Dent J. 1971; 131(21): 249-59.

_____. The pathogenesis of odontogenic cysts: a review. J Oral Pathol. 1975; 4(1):31-46.

Browne RM, Gough NG. Malignant change in the epithelium lining of odontogenic cysts. Cancer. 1972; 29(5):1199-207.

Buchner A. The central (intraosseous) calcifying odontogenic cyst: an analysis of 215 cases. J Oral Maxillofac. 1991; 49:330-9.

Cataldo E, Berkman MD. Cyst of the oral mucosa in newborn. Am J Dis Child. 1968; 116:44.

Cano J, Benito DM, Montáns J, Rodríguez-Vázquez JF, Campo J, Colmenero C. Glandular odontogenic cyst: Two high-risk cases treated with conservative approaches. Journal of Cranio-Maxillo-Facial Surgery. 2012; 40:131-6.

Chandran S, Marudhamuthu K, Riaz R, Balasubramaniam. Odontogenic keratocysts in Gorlin-Goltz syndrome: a case report. Journal of International Oral Health. 2015; 7(1):76-9.

Chavez JA, Richter K. Glandular odontogenic cyst of the mandible. J Oral Maxillofac Surg. 1999; 57:461-4.

Chow HT. Odontogenic keratocyst, a clinical experience in Singapore. Oral Surg Oral Med Oral Pathol. 1998; 86(5):573-7.

Cohen MA, Shear M. Histological comparison parakeratinised and orthokeratinised primordial cysts (Keratocysts). J Dent Assoc S Afr. 1980; 35(3):161-5.

Colgan CM, Henry J, Napier SS, Cowan CG. Paradendal cysts: a role for food impaction in the pathogenesis? A review of cases from northern Ireland. British Journal of the Oral and Maxillofacial Surgery. 2002; 40:163-9.

Costa I, De Castro AL. Estudo epidemiológico do cisto paradental em pacientes na faixa etária de 17 a 23 anos. Rev Assoc Paul Cir Dent. 2005; 59(4):283-7.

Craig GT. The paradental cyst, a specific inflammatory odontogenic cyst. Br dent J. 1976; 141:9-14.

Crowley TE *et al*. Odontogenic keratocysts: a clinical and histologic comparison of the parakeratin and orthokeratin variants. J Oral Maxillofac Surg. 1992; 50(1):22-6.

Dabbs David J Schweitzer RJ, Schweitzer LE, Mantz F. Squamous cell carcinoma arising in recurrent odontogenic keratocyst: case report and literature review. Head Neck. 1994; 16(4):375-8.

Daley TD Wysocki GP, Pringle GA. Relative incidence of odontogenic tumors and oral and jaw cysts in a canadian population. Oral Surg Oral Med Oral Pathol. 1994; 77(3):276-80.

Dammer R, Niederdellmann H, Dammer P, Nuebler-Moritz M. Conservative or radical treatment of keratocysts: a retrospective review. Br J Oral Maxillofacial Surg. 1997; 35:46-8.

Dammer U, Driemel O, Mohren W, Giedl C, Reichert TE. Globulomaxillary cysts-do they really exist? Clin Oral Investig. 2014; 18(1): 239-46.

Donatsky O, Hjörting-Hansen E, Philipsen HP, Fejerskov O. Clinical, radiologic and histopathologic aspects of 13 cases of nevoid basal cell carcinoma syndrome. Int J Oral Surg. 1976; 5:19-28.

Donatsky O, Hyorting-Hansen E. Recurrence of the odontogenic keratocyst in 13 patients with the nevoid basal cell carcinoma syndrome – a 6 year follow up. Int J Oral Surg. 1980; 9:173-9.

Donoff RB *et al*. Collagenolytic activity in keratocysts. J of Oral Surg. 1972; 30(12):879-84.

Dorland's Illustrated medical dictionary. 26. ed. Saunders Company, 1981. 1218 p.

Ebling H. Cistos e tumores odontogênicos, 2. ed. Porto Alegre: Comissão Central de Publicações da Universidade Federal do Rio Grande do Sul, 1970. pp. 55-8.

El-Naggar AK, Chan JKC, Grandis JR, Takata T, Slootweg PJ. WHO Classification of head and neck tumors. 4th ed. Lyon: IARC Press, 2017. pp. 203-60.

El Magboul K, Duggal MS, Pedlar J. Mandibular infected bucal cyst or a paradental cyst? Report of case. Brith Dental Journal. 1993; 175:330-2.

Emerson TG *et al*. Involvement of soft tissue by odontogenic keratocysts (primordial cysts). Br J Oral Surg. 1972; 9:181-5.

Eversole LR *et al*. Agressive growth and neoplastic potential of odontogenic cysts with special reference to central epidermoid and mucoepidermoid carcinoma. Cancer. 1975; 35(1):270-82.

Fantasia JE. Lateral periodontal cyst. An analysis of 46 cases. Oral Surg Oral Med Oral Pathol. 1979; 48:237-42.

Fireman SM. The odontogenic keratocyst. Oral Health. 1975; 65(7):12-5.

Forssell K *et al*. An analysis of the recurrence of odontogenic keratocysts. Proc Finn Dent Soc. 1974; 70(4):135-40.

Forssell K. The primordial cyst. A clinical and radiographic study. Proc Finn Dent Soc. 1980; 76(3):129-74.

Forssell K, Sainis P. Clinicopathological study of keratinized cysts of the jaws. Proc Finn Dent Soc. 1979; 75 (3):36-45.

Foss RD, Fielding CG. Glandular odontogenic cyst. Head Neck Pathol 2007; 1:102-3.

Fowler CB, Brannon RB. The paradental cyst: a clinicopathologic study of six new cases and review of the literature. J Oral maxilofac Surg. 1989; 47:243-8.

Fowler CB, Brannon RB, Kessler HP, Castle JT, Kahn MA. Glandular odontogenic cyst: analysis of 46 cases with special emphasis on microscopic criteria for diagnosis. Head and Neck Pathol. 2011; 5:364-75.

Frame JW, Wake MJC. Computerised axial tomography in the assessment of mandibular keratocysts. Br Dent J. 1982; 153(3):93-6.

Freire Filho FWV, Tavares RN, Silveira, MMF. Cisto Paradentário – Revisão de literatura. BCI. 2001; 8(32):307-12.

Gardner AF. The odontogenic cyst as a potential carcinoma: a clinicopathologic appraisal. J Am Dental Assoc. 1969; 78:746-55.

Gorling RJ *et al*. Sindromes de la cabeza y del cuello. Barcelona: Litografia Fisán, 1978. pp. 499-505.

Graziane M. Cirurgia bucomaxilofacial. 7 ed. Rio de Janeiro: Guanabara Koogan, 1986. pp. 364-7.

Gryfe A, Gryfe J. Isolated odontogenic keratocyst. CMA Journal, 1977; 117(12):1392-4.

Gusterson B *et al*. Primary culture of a primordial cyst from a case of Gorlin's syndrome. Br J Oral Surg. 1980; 17:129-34.

Hiroshi Y *et al*. Squamous cell carcinoma arising in associaton with an orthokeratinized odontogenic keratocyst. J Oral Maxillofac Surg. 1996; 54:647-51.

Hjorting-Hansen E *et al*. A study of odontogenic cysts with special reference to location of keratocysts. Br J Oral Surg. 1969; 7:15-23.

Hodgkinson DJ *et al*. Keratocysts of the jaw – clinicopathologic study of 79 patients. Cancer. 1978; 41(3):803-13.

Hong SP, Ellis GL, Hartman KS. Calcifying odontogenic cyst. A review of ninety two cases. Oral Surg. 1991; 72:56-64.

Kaplan I, Gal G, Anavi Y, Manor R, Calderon S. Glandular odontogenic cyst: treatment and recurrence. J Oral Maxillofac Surg. 2005; 63:435-41.

Karel GH. Development of a keratocyst in the facial soft tissues. J Oral Maxillofac Surg. 1985; 43(8):614-6.

Kargahi N, Kalantari M. Non-syndromic multiple odontogenic keratocyst: a case report. J Dent Shiraz Univ Med Sci. 2013; 14(3): 151-4.

Kazunori Y *et al*. Morphologic analysis of odontogenic cysts with computed tomography. Oral Surg Oral Med Oral Pathol. 1997; 83(6):712-8.

Killey HC *et al*. Benign cystic lesions of the jaws. Their diagnosis and treatment. 3. ed. Edinburgh and London: Churchill Livingstone, 1977. pp. 63-73.

Kramer IRH, Pindborg JJ, Shear M. World Health Organization International Histological Classification of tumours. Histological typing of odontogenic tumours. 2. ed. Washington: Sringer-Verlag, 1992. pp. 34-42.

Kramer IRM, Pindborg JJ, Shear M. The who histological typing of odontogenic tumours. Cancer. 1992; 70:2888-994.

Kreidler JF, Raubenheimer EJ, van Heerden WF. A retrospective analysis of 367 lesion of the jaw. J Cranio Maxillofac Surg. 1993; 21:339-41.

Krishnamurthy A, Sherlin HJ, Ramalingam K, Natesan A, Premkumar P, Ramani P, Chandrasekar T. Glandular odontogenic cyst: report of two cases and review of literature. Head and Neck Pathol. 2009; 3:153-8.

Kruger GO. Cirurgia bucal e maxilofacial. 5. ed. Rio de Janeiro: Guanabara Koogan, 1984. pp. 181-5.

Lacaita MG, Capodiferro S, Favia G, Santarelli A, Lo Muzio L. Infected paradental cysts in children: a clinicopathological study of 15 cases. Journal of Oral and Maxillofacial Surgery. 2006; 44:112-5.

Lim AAT, Peck RHL. Paradental cyst, or mandibular infected buccal cyst? Report of a case. J Oral Maxillofac Surg. 2002; 60:825-7.

Lund VJ. Odontogenic keratocyst of the maxilla: a case report. Br J Oral Surg. 1985; 23:210-5.

MacDonald-Jankowski DS. Glandular odontogenic cyst: systematic review. DentoMaxillofac Radiol. 2010; 39:127-39.

Main DMG. The enlargement of epithelial jaw cysts. Odontol Rev. 1970; 21:29-49.

_____. Epithelial jaw cysts: a clinicopathological reappraisal. Br J Oral Surg. 1970; 8:114-25.

_____. Epithelial jaw cysts: 10 years of the WHO classification. J of Oral Pathol 1985; 14 (1):1-7.

Manabu M *et al*. Cystic lesions of maxillo mandibular region. AJR. 1996; 166:943-9.

Marker P *et al*. Treatment of large odontogenic keratocysts by decompression and later cystectomy. Oral Surg Oral Med Oral Pathol. 1996; 82(2):122-31.

Marques IM, Teles JCB. Cisto odontogênico ceratinizante (ceratocisto ou cisto primordial): considerações sobre problemas cirúrgicos. Rev Bras Odontol. 1979; 36(3):9-20.

Manzini M, Deon C, Corte LD, Bertotto JC, Abreu LB. Glandular odontogenic cyst: an uncommon entity. Braz J Otorhinolaryngol. 2009; 75(2):320.

McClatchey K *et al*. Odontogenic keratocysts and nevoid basal cell carcinoma syndrome. Arch Otolaryngol. 1975; 101(10):613-6.

McIvor J. The Radiological features of odontogenic keratocysts. Br J Oral Surg. 1972; 10:116-25.

Meara JG Li KK, Shah SS, Cunningham MJ. Odontogenic keratocysts in the pediatric population. Arch Otolaryngol Head Neck Surg. 1996; 122(7):725-8.

Morais HHA, Vasconcellos RJH, Santos TS, Queiroz LMG, da Silveira EJD. Glandular odontogenic cyst: case report and review of diagnostic criteria. Journal of Cranio-Maxillo-Facial Surgery. 2012; 40(2):e46-50.

Moreilon MC, Schoeder ME. Numerical frequency of epithelial abnormalities, particulary microkeratocysts in developing human oral mucosa. Oral Surg Oral Med Oral Pathol. 1982; 53:44-55.

Moskow BS & Weinstein MM. Further observations of the gingival cyst. Three case reports. J Periodontol. 1975; 46(3):178-81.

Narain S. Nasolabial cyst: Clinical presentation and diferential diagnosis. J Maxillofac Oral Surg. 2015; 14(1):S7-10.

Natkin E, Oswald RJ, Carmes LJ. The relationship of lesion size to diagnosis, incidence and treatment of periapical cysts and granulomas. Oral Surg Oral Med Oral Pathol. 1984; 57:82-94.

Nedleman G. Odontogenic keratocyst report with unusual clinical manifestation. J Dent. 1974; 22:36-8.

Neto PJO, Avelar RL, de Souza Andrade ESS, Raimundo RC, Gomes ACA, Filho JRL. Surgical treatment of an extensive glandular odontogenic cyst: a case report. Rev. Cir. Traumatol. Buco-Maxilofac. Camaragibe. 2009; 9(4):59-66.

Neville Brad W *et al.* Odontogenic keratocysts of the midline maxillary region. J Oral Maxillofac Surg. 1997; 55:340-4.

Neville BW, Damm DD, Allen CM, Chi AC. Oral and maxillofacial pathology. 4 ed. Missouri: Elsevier, 2015. pp. 632-51.

Nohl FSA *et al.* Odontogenic keratocyst as periradicular radiolucency in the anterior mandible. Oral Surg Oral Med Oral Pathol. 1996; 81(1):103-9.

Nxumald TN, Shear M. Gingival cysts in adults. J Oral Pathol. 1992; 21:309-13.

Oliveira JX, Santos KCP, Nunes FD, Hiraki KRN, Sales MAO, Cavalcanti MGP, Marcucci M. Odontogenic glandular cyst: a case report. J Oral Sci. 2009; 51:467-70.

Olson RE *et al.* Odontogenic keratocyst treated by the partsah operation and delayed enucleation: Report of a Case. J Am Dent Assoc. 1977; 94(2):321-5.

Padayachee A, Van Wyk CW. Two cysts lesion with fractures of both the botryoid odontogenic cyst and central mucoepidermoid tumor: sialo-odontogenic cyst? J Oral Pathol. 1987; 16: 499-504.

Panders AK, Hadders HN. Solitary Keratocysts of the Jaws. J Oral Surg. 1969; 27(12):931-8.

Pandeshwar P, Jayanthi K, Mahesh D. Gorlin-Goltz Syndrome: case report. Case Reports in Dentistry. 2012; 1-4.

Payne TF. An analysis of the odontogenic keratocyst. Oral Surg. 1972; 33(4):538-46.

Perumal CJ. An unusually large destructive nasopalatine duct cyst: A case report. J Maxillofac Oral Surg. 2013; 12(1):100-4.

Philipsen HP, Reichart PA, Ogawa I, Suei Y, Takata T. The Inflammatory paradental cyst: a critical review of 342 cases from a literature survey, including 17 new cases from the author's files. J Oral Pathol Med. 2004; 33:147-55.

Pindborg JJ *et al.* Histological typing of odontogenic tumors, jaw cysts and allied lesions. International Histological Classification of Tumors. nº 5. Geneva: WHO, 1971.

Pindborg JJ, Hansen J. Studies on odontogenic cysts epithelium: clinical and roentgenologic aspects of odontogenic keratocysts. Acta Pathol Microbiol Scand. (A) 1963; 58:283-94.

Prabhu S, Rekha K, Kumar GS. Glandular odontogenic cyst mimicking central mucoepidermoid carcinoma. J Oral Maxillofac Pathol. 2010; 14(1):12-5.

Prado R. Avaliação dos resultados no tratamento cirúrgico do ceratocisto odontogênico. Orientador: Paulo Pinho de Medeiros. Tese de Mestrado pela UFRJ, 1993.

Praetorius F, Hjørting-Hansen E, Gorlin RJ, Vickers RA. Calcifying odontogenic cyst. Range, variations and neoplastic potential. Acta Odontol Scand. 1981; 39:227-40.

Ralph ACA *et al.* The management of keratocysts. J Max Fac Surg. 1981; 9:228-36.

Ramachadran DN, Pajarola G, Schroeder ME. Types and incidence of human periapical lesions obtained with extracted teeth. Oral Surg Oral Med Oral Pathol. 1996; 81:93-102.

Ramer M, Montazem A, Lane SL, Lumerman M. Glandular odontogenic cyst. Report of a case and review of literature. Oral Surg Oral Med Oral Pathol. 1997; 84:54-7.

Rao JB, KA JK, Kumar BP. Glandular odontogenic cyst involving the posterior part of maxillary sinus, a rare entity. J Maxillofac Oral Surg. 2010; 9(1):72-5.

Regezi JA, Sciubba JJ. Patologia bucal – correlações clinicopatológicas. 6. ed. Rio de Janeiro: Elsevier, 2012. pp. 246-61.

Robinson HBG. Primordial cyst versus keratocyst. Oral Surg. 1985; 40(3):362-4.

Robinson HBG. Classification of cysts of the jaws. Oral Surg Oral Med Oral Pathol. 1945; 31:370-5.

Rud J, Pindborg JJ. Odontogenic keratocysts: a follow-up study of 21 cases. J Oral Surg. 1969; 27(5):323-30.

Salehinejad J, Sagha S, Mahmoodabadi Zare-Mahmoodabadi R, Ghazi N, Kermani H. Glandular odontogenic cyst of the posterior maxilla. Archives of Irarian Medice. 2011; 14(6):416-8.

Sampaio RK. Classificação dos cistos orais e paraorais. Rev Bras de Odontol. 1981; 38:5-14.

Sankar D, Muthusubramanian V, Nathan JA, Nutalapati RS, Jose YM, Kumar YN Aggressive nasopalatine duct cyst with complete destruction of palatine bone. J Pharm Bioallied Sci 2016; 8(1): S185-8.

Sant'Ana MF. Cisto ceratinizado – diagnóstico e tratamento. Rev da Faculd de Odontol de Porto Alegre. 1984; 26:77-84.

Sapp JP, Eversole LR, Wysocki GP. Patologia bucomaxilofacial contemporânea. 2 ed. São Paulo: Santos, 2012. pp. 45-69.

Sato M, Morita K, Kabasawa Y, Harada H. Bilateral nasolabial cyst: a case report. Journal of Medical Case Reports. 2016; 10:246.

Seward MH. Eruption cyst: an analysis of its clinical features. J Oral Surg. 1973; 31-5.

Shafer WG *et al.* A textbook of oral pathology. 4. ed. Philadelphia: WB Saunders Company, 1983. pp. 271-3.

Shaffetter K *et al.* Proliferation kinetics-study of the growth of keratocysts. Morphofuncional explanation for recurrences. J Cranio Maxillofac Ling. 1989; 17(5):226-33.

Shaw W, Smith M, Hill F. Inflammatory follicular cysts. J Dental Child. 1980; 47:97-101.

Shear M, Speight PM. Cistos da região bucomaxilofacial. 4. ed. São Paulo: Santos, 2011:1-143.

Shear M. Cysts of the Jaws: recent advances. J Oral Pathol. 1985; 14(1):43-59.

Shear M. Developmental odontogenic cysts. An update. J Oral Pathol Med. 1994; 23:1-11.

Shylaja S, Balaji K, Krishna A. Nasopalatine duct cyst: report of a case with review of literature. Indian J Otolaryngol Head Neck Surg. 2013; 65(4):385-8.

Silva TA, Batista AC, Camarini ET, Lara VS, Consolaro A. Paradental cyst mimicking a radicular cyst on the adjacent tooth: case report and review of terminology. J Endodontics. 2003; 29(1):73-6.

Smith I, Shear M. Radiological features of mandibular primordial cysts (keratocysts). J Maxillofac Surg. 1978; 6(2):147-54.

Soskolne WA, Shear M. Observation on the pathogenesis of primordial cysts. Br Dent J. 1967; 123(3):321-6.

Stedman. Dicionário médico. 25 ed. Williams & Wilkins, 1990. pp. 319, 490.

Stenman G *et al.* In vitro growth characteristias of human odontogenic keratocysts and dentigerous cysts. J Oral Pathol. 1986; 15(3):143-5.

Stoelinga PJW *et al.* The incidence, multiple presentation and recurrence of aggressive cysts of the jaws. J Cranio Max Fac Surg. 1988; 16:184-95.

Stoelinga PJW, Peters JH. A Note on the origin of keratocysts of the jaws. Int J Oral Surg. 1973; 2:37-44.

Stoelinga PJW. Studies on the dental lamina as related to its role in the etiology of cysts and tumors. J Oral Pathol. 1976; 5(2):65-73.

Stoneman DW, Worth HM. The mandibular infected buccal cyst-molar area. Dent Radiogr Phatogr. 1983; 56(1):1-14.

Sumida AE, Pagnocelli RM, De Oliveira MG *et al.* Cisto paradental inflamatório – relato de um caso clinico. Revista Odonto Ciência. 2001; 16(33):201-5.

Telles DC, Castro WH, Gomez RS, Souto GR, Mesquita RA. Morphometric evaluation of keratocystic odontogenic tumor before and after marsupialization. Braz Oral Res. 2013, 27(6):496-502.

Thoma KH. Oral surgery. 4ª ed. Saint Louis, 1963.

Toida M. So called calcifying odontogenic cyst. Oral Surg. 1998; 27:49-52.

Toller PA. Epithelial discontinuities in cyst of the jaw. Br Dental J 1966; 120:74-8.

Toller PA. Origin and growth of cysts of the jaws. Ann Roy Coll Surg Eng. 1967; 40:306-36.

Vaquero DL, Cossío PI, Feria MA, Gutiérrez JH, García AGP, Pérez JLG. Glandular odontogenic cyst: differential diagnosis and management of maxillary cyst lesions. Rev Esp Cir Oral y Maxilofac. 2009; 31(1):57-62.

Vedtofte P, Dabelsteen E. Blood group antigens A and B in ameloblastomas, odontogenic keratocysts and non-keratinizing cysts. Scand J Dent Res. 1975; 83(22):96-102.

Vedtofte P, Praetorius F. Recurrence of the odontogenic keratocyst in relation to clinical and histological features. Int J Oral Surg. 1979; 8:412-20.

Voorsmit RACA et al. The management of keratocysts. J Maxillofac Surg. 1981; 9(4):228-36.

Waltron RE. The residual radicular cyst: Does it exist? Oral Surg Oral Med Oral Pathol. 1996; 82:471.

Weathers DR. Unusual multilocular cysts of the jaw (botryoid odontogenic cysts). Oral Surg Oral Med Oral Pathol. 1973; 36:235-41.

Webb DJ, Brockbank J. Treatment of the odontogenic keratocyst by combined enucleation and cryosurgery. Int J Oral Surg. 1984; 13:506-10.

Williams TP. Surgical management of the odontogenic keratocyst: aggressive approach. J Oral Maxillofac Surg. 1994; 52:964-6.

Wilson DF, Ross AS. Ultrastructure of odontogenic keratocysts. Oral Surg. 1978; 45(6):887-93.

Woo SBW. Oral pathology. A comprehensive atlas and text. Philadelphia: Elsevier, 2012. pp. 320-38.

Wood NK, Goaz PW. Differential diagnosis of oral and maxillofacial lesion. 5 ed. St. Louis: Mosby, 1997. pp. 252-333.

Wright JM. The odontogenic keratocyst: orthokeratinized variant. Oral Surg. 1981; 51(6):609-18.

Wysocki GP, Brannon RB, Gardner DG, Sapp P. Histogenesis of the lateral periodontal cyst and gingival cyst of the adult. Oral Surg Oral Med Oral Pathol. 1980; 50:327-34.

Wu YH, Wang YP, Kok SH, Chang JY. Unilateral nasopalatine duct cyst. J Formos Med Assoc. 2015; 114(11):1142-4.

Yadavalli G, Chauhan DS. Glandular odontogenic cyst of maxilla. Journal of Clinical Imaging Science. 2011; 1(3):1-3.

Zachariades N et al. Odontogenic keratocysts review of the literature and report of sixteen cases. J Oral Maxillofac Surg. 1985; 43(3):177-82.

Zachariades N et al. Squamous cell carcinoma developing in an odontogenic keratocyst. Arch Anat Cytol Path. 1995; 43(5-6):350-3.

19 Cirurgia das Glândulas Salivares

Renato Kobler Sampaio • Renata Lopes Sampaio • Martha Salim • Danielle Castex Conde • Roberto Prado • Ramon Gavassoni

INTRODUÇÃO

As glândulas salivares são estruturas que se localizam exclusivamente na região da cabeça e do pescoço, sendo divididas em glândulas salivares maiores (parótida, submandibular e sublingual) e glândulas salivares menores, que são encontradas na região da mucosa oral ou submucosa, com exceção da gengiva e da porção anterior do palato duro.

Estas glândulas produzem uma secreção conhecida com a denominação de saliva, que provavelmente se originou da palavra grega *sialon*. Entretanto, a saliva é uma secreção constituída a partir do conjunto de glândulas salivares, juntamente com outros elementos oriundos da mucosa oral.

Filogeneticamente estas glândulas estão ausentes nos peixes e nos cetáceos, ocorrem regularmente nos anfíbios, répteis e vertebrados. Estão muito desenvolvidas nos mamíferos, principalmente nos ruminantes, e há produção de cerca de 50 ℓ de saliva diariamente.

No homem é produzida em quantidade que varia de 0,5 a 1 ℓ por dia, e normalmente varia durante as 24 horas, sendo menor sua secreção durante a noite, ficando desta maneira diminuída a ação de limpeza da saliva sobre os dentes.

As glândulas salivares maiores são responsáveis pela produção de 85% da saliva, sendo que 70% são originados da submandibular, 25% da parótida e 5% da sublingual.

Com relação à idade, a mais alta produção ocorre entre os 6 e os 14 anos, e, após os 20 anos, ocorre diminuição, que se faz mais notada depois dos 60 anos.

Quanto ao sexo, os homens produzem um pouco mais de saliva do que as mulheres.

Vários outros fatores influem no aumento da saliva, como: dieta, mastigação, hábitos, tabagismo e estímulos olfatórios.

A saliva produzida pela parótida é bastante fluida, possuindo muita amilase, a secreção da submandibular é mista, enquanto a sublingual e as menores produzem saliva, principalmente mucosa.

A saliva exerce diversas funções, além das já bem conhecidas na formação do bolo alimentar e lubrificação.

Como são encontrados na saliva células do sangue e epiteliais, imunoglobulinas (IgA secretora), íons e enzimas como a lisozima, outras propriedades, como a maturação e a remineralização do esmalte, ação anti-infecção e reparação tecidual da mucosa oral, têm sido relacionadas com ela.

As variações do fluxo salivar podem atingir determinados níveis, que passam a ser considerados como anormais.

O aumento da secreção é denominado hipersialia, sialorreia, sialismo, ptialismo e ptialorreia. Entre os fatores capazes de influenciar este aumento, os mais frequentes são os relacionados com a inflamação aguda da cavidade oral, como os casos de estomatite herpética, estomatite aftosa e eritema multiforme. Envenenamento pelo mercúrio, pênfigo, epilepsia, náuseas e gravidez também estão relacionados com a sialorreia, bem como ela tem sido observada em pacientes com distúrbios neurológicos, retardo mental e esquizofrenia.

Alguns medicamentos denominados sialagogos ou ptialagogos podem estimular o fluxo salivar.

O decréscimo de secreção salivar é comumente denominado de xerostomia, porém esta denominação é incorreta, pois xerostomia significa "boca seca" e não diminuição do fluxo salivar. Seria mais adequado denominar de hipossialia, hipoptialismo, reservando assialia para os casos de ausência de saliva.

A diminuição do fluxo salivar raramente está relacionada com ausência congênita de uma ou mais glândulas salivares maiores, porém determinadas condições gerais ou locais podem ser responsabilizadas pela hipossialia. Parotidite epidêmica, sarcoidose, lúpus eritematoso e síndrome de Sjögren (síndrome *sicca*) estão entre as condições gerais, e a radioterapia para lesões cancerosas da cabeça e do pescoço e a presença de sialolitíase em glândula salivar maior podem ser citadas como condições locais.

A diminuição da secreção salivar, dependendo de sua intensidade, pode aumentar a suscetibilidade às infecções, entre elas aumento do índice de cárie e doença periodontal.

Alguns medicamentos conhecidos como antissialagogos ou antiptialagogos podem diminuir o fluxo salivar, causando xerostomia; entre eles podemos citar os anti-histamínicos, os antidepressivos, os anti-hipertensivos e os anticolinérgicos.

A determinação da variação do fluxo salivar é denominada de sialometria e deve medir tanto a quantidade de saliva estimulada como a não estimulada.

A dosagem bioquímica da saliva pode ser utilizada como método auxiliar para avaliação de alterações dos componentes da saliva, principalmente os níveis de sódio e potássio.

Cada glândula salivar é constituída por um parênquima derivado do ectoderma em um estroma de tecido conjuntivo.

A unidade funcional é denominada adenômero, consistindo em unidades secretoras e um sistema de ductos, e tecido conjuntivo constituído de cápsula e septos que dividem os grupos de unidades secretoras, fornecendo vasos sanguíneos e linfáticos e estruturas nervosas para a glândula.

O sistema ductal do adenômero é composto por numerosos ductos, que vão se unindo a ductos de maior diâmetro até atingirem a cavidade oral, drenando o material produzido pelas unidades secretoras.

As unidades secretoras terminais são assim denominadas em lugar do termo ácino (do latim *acinus*; significando amora ou uva) utilizado para outras glândulas, pois as glândulas salivares possuem unidades secretoras com grande diversidade de tamanho, forma e número de células.

As células de unidades secretoras terminais podem ser do tipo serosa, mucosa ou dos dois tipos de células. O outro tipo de célula, denominada mioepitelial, localiza-se ao redor das unidades secretoras, embora não apresente esta característica.

As células serosas não são serosas puras, por isso alguns autores as denominam "seromucosas". As células mucosas apresentam organelas para produção de grandes cadeias de carboidratos.

As células mioepiteliais têm estruturas típicas de fibras musculares lisas, são difíceis de serem identificadas pelo microscópio comum, geralmente existindo uma célula mioepitelial para cada unidade secretora.

Os três pares de glândulas salivares maiores estão localizados fora da cavidade oral propriamente dita, e são constituídos por numerosas unidades secretoras terminais, com um estroma bem desenvolvido, apresentando ductos excretores longos que levam a secreção para o interior da cavidade oral.

A parótida, constituída por unidades secretoras terminais serosas, tem o formato de uma pirâmide invertida, ocupa a região parotideomassetérica, está estreitamente relacionada com o nervo facial, a artéria carótida externa, a veia maxilar e com numerosos nódulos linfáticos. Seu ducto excretor terminal mede cerca de 5 a 7 cm de comprimento e 3 mm de diâmetro e é denominado ducto de Stenon ou Stensen, terminando na mucosa oral, no centro da papila parótida, na altura do segundo molar superior, após atravessar o músculo masseter.

A submandibular é uma glândula mista, em que predominam unidades secretoras serosas, e está localizada na região submandibular próximo ao ângulo. Seu formato é irregular, semelhante a uma noz, estando intimamente relacionada com os músculos milo-hióideo e pterigóideo medial, e com ramos da artéria e veia faciais. Seu ducto excretor mede cerca de 5 a 6 cm de comprimento e 2 a 3 mm de diâmetro, é denominado ducto de Warthon e termina no soalho bucal, ao lado do freio lingual.

A sublingual é uma glândula predominantemente mucosa, com muitas unidades secretoras terminais serosas, diferindo das duas anteriores por ser considerada como um órgão composto, formado por massa glandular maior e uma série de 10 a 30 glândulas menores unidas por tecido conjuntivo, localizadas na mucosa do soalho da boca, sobre o músculo milo-hióideo. São vários os ductos excretores terminais (ductos de Rivinus) no soalho da boca, próximos ao freio lingual, e que podem unir-se formando um ducto excretor principal (ducto de Bartholin).

Quanto às glândulas salivares menores, há aproximadamente 750 destas estruturas desprovidas de cápsula e seus ductos se comunicam diretamente com a mucosa, para onde drenam, sendo que algumas vezes ácinos desprovidos de ductos excretores desembocam diretamente na mucosa. As principais são: labiais, bucais, linguais anteriores, linguais posteriores, linguais das tonsilas e palatinas.

Os métodos de diagnóstico de uma alteração de glândulas salivares envolvem, além da avaliação do fluxo e dos componentes da saliva, a inspeção e a palpação destas estruturas. Algumas condições poderão ser evidenciadas apenas pelo exame visual, como nos casos de mucocele ou rânula, porém, com lesão de origem provavelmente neoplásica, estes exames não serão suficientes, sendo obrigatória a biopsia incisional.

Na bioquímica da saliva, que apresenta certo grau de dificuldade para ser executada, é particularmente significativo o aumento do potássio, característica de muitas sialadenoses, especialmente as hormonais.

Vários métodos radiológicos e não radiológicos estão disponíveis para avaliação e diagnóstico das patologias das glândulas salivares. A ultrassonografia é o exame não radiológico mais utilizado para avaliação do parênquima das glândulas salivares maiores. No entanto, para que os ductos salivares possam ser avaliados eles necessitam estar preenchidos, seja pela obstrução de um sialólito, uma estenose, pela administração oral de substâncias estimulantes do fluxo salivar, como o ácido ascórbico, e pela injeção de um agente de contraste dentro do ducto salivar.

Um outro método de imagem não radiológico que vem sendo utilizado para visualização dos ductos salivares é a sialoendoscopia minimamente invasiva.

Meio auxiliar de diagnóstico para as alterações patológicas das glândulas salivares muito utilizado e ainda útil é o exame radiológico. As radiografias convencionais podem contribuir de maneira efetiva para o diagnóstico de casos de sialolitíase, em que a formação dos sialólitos tenha quantidade de material calcificado suficiente para ser identificado radiograficamente.

A utilização de radiografia feita em pacientes nos quais foi injetado pelo canal excretor da glândula material que apresente a propriedade de ser observado como radiopaco (sialografia) ainda tem sua indicação, por ser uma técnica mais econômica do que a tomografia computadorizada ou a ressonância magnética.

Classicamente três imagens radiográficas são descritas: "árvore seca", no caso de glândula normal em que o ducto principal e os acessórios são preenchidos, não havendo preenchimento da parte funcional; "árvore florida", no caso de sialadenose, devido ao preenchimento da parte funcional pelo contraste; e o aspecto de "contas de colar", que pode ser observado na sialadenite crônica, devido a dilatação e estenose do ducto da glândula (Figuras 19.1 a 19.3). A sialografia também é útil na investigação de pacientes com sintomas de doença obstrutiva.

Estudos recentes têm demonstrado que a tomografia computadorizada *cone-beam* é um método adequado e preciso para visualização dos ductos salivares previamente preenchidos com agentes radiopacos, com a vantagem de ter custo menor que a tomografia computadorizada convencional ou a ressonância magnética e exposição à radiação comparável à da sialografia convencional, além de mostrar mais detalhes do que este último método.

No exame citopatológico, a técnica da punção aspirativa com agulha fina (PAAF) é uma ferramenta muito útil para o diagnóstico das neoplasias de cabeça e pescoço, especialmente para as neoplasias de glândulas salivares. Na maioria dos pacientes uma interpretação cuidadosa dos achados citomorfológicos leva a um

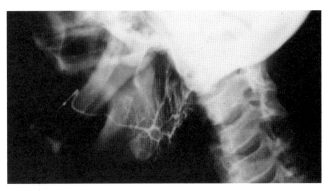

Figura 19.1 Sialografia de uma glândula salivar normal apresentando aspecto de "árvore seca".

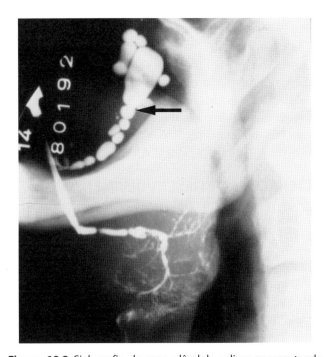

Figura 19.2 Sialografia de uma glândula salivar apresentando sialadenite crônica. A imagem é de dilatação e estenose do ducto excretor, com aspecto de "colar de contas". A *seta* indica material que extravasou no interior da cavidade oral.

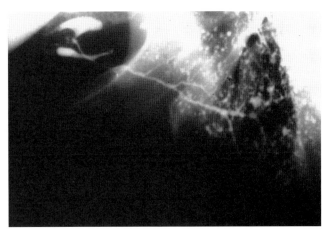

Figura 19.3 Sialografia de um caso de sialadenose mostrando aspecto de "árvore florida".

diagnóstico preciso, permitindo a realização de abordagens conservadoras em pacientes com lesões benignas. No entanto, em alguns dos casos deixa dúvida quanto à verdadeira característica da condição. A acurácia da PAAF no diagnóstico dos tumores de glândulas salivares chega próximo de 80%, sendo mais precisa para lesões benignas.

A biopsia incisional, em se tratando de alterações que se localizam superficialmente, também é fácil de ser feita e fornece mais material para o patologista oral, devendo ser realizada em caso de dúvida no diagnóstico após a PAAF ou quando há suspeita de doença sistêmica associada ou malignidade de origem não salivar.

Biopsias de glândulas salivares menores do lábio são comumente utilizadas, junto com outros parâmetros clínicos e laboratoriais, para diagnóstico da síndrome de Sjögren. Um ou mais focos de 50 linfócitos por 4 mm² de tecido glandular favorecem este diagnóstico.

As lesões das glândulas salivares podem ter diferentes etiologias. Podem ser alterações de desenvolvimento, alterações inflamatórias, lesões císticas e pseudocísticas, lesões obstrutivas, neoplásicas e idiopáticas.

ALTERAÇÕES DE DESENVOLVIMENTO

As alterações de desenvolvimento são grupadas em alterações aberrantes, agenesias, hipoplasia e malformação de toda a glândula, de parte da glândula salivar ou do sistema de ductos.

Alterações aberrantes da glândula salivar são condições que se caracterizam pela presença de glândulas em locais onde não são normalmente encontradas, como na região cervical e nos nódulos linfáticos.

A agenesia de uma ou de todas as glândulas salivares é extremamente rara; hipoplasia e malformação, apesar de raras, ocasionalmente são observadas.

As sialadenoses podem ter diferentes causas, entre elas as hormonais, as relacionadas com má nutrição e as relacionadas com substâncias químicas. Os critérios clínicos para estabelecer o diagnóstico são complexos e incluem: história clínica, que revela aumento lento, em geral simétrico, principalmente afetando a parótida; bioquímica da saliva, com aumento de potássio e diminuição de sódio; sialografia, que pode apresentar o aspecto de "árvore florida"; e esfregaço celular.

ALTERAÇÕES INFLAMATÓRIAS

As sialadenites são condições mais frequentes de ocorrer nas glândulas salivares. Alguns autores acreditam que, para cada 100 casos de sialadenites, ocorram 10 casos de sialadenoses, cinco casos de sialolitíase e apenas dois de sialadenoma (tumores de glândulas salivares).

De uma maneira geral, as alterações inflamatórias das glândulas salivares maiores ou menores frequentemente se manifestam como tumefação dolorosa da glândula e diminuição de sua função (hipossialia).

A sialografia pode auxiliar nos casos de inflamação crônica, apresentando imagem de "colar de contas" no ducto, porém é contraindicada para os casos de inflamação aguda e não tem valor para o diagnóstico.

As sialadenites estão principalmente relacionadas com infecções bacterianas e virais, e mais raramente podem ter origem alérgica. Entre as infecções virais, está a caxumba (parotidite epidêmica), uma infecção produzida pelo paramixovírus, que era muito comum antes da vacina que foi desenvolvida em 1967, mas apresentou uma queda acentuada com a difusão da imunização por meio de campanhas após 1980.

A maioria das infecções bacterianas se origina de uma obstrução no ducto ou pela diminuição do fluxo salivar, permitindo a penetração de bactérias pelo ducto. Esta obstrução do ducto pode estar relacionada com a sialolitíase ou compressão do ducto por um tumor que se desenvolva próximo. A diminuição da secreção, além da relacionada com determinados medicamentos, pode também acontecer em casos de acentuada desidratação.

Uma das causas mais comuns de sialadenite, em que se observa a associação da diminuição da ingestão de líquidos com a medicação, é a cirurgia recente (especialmente a abdominal). Neste caso, o paciente pode apresentar uma parotidite ("caxumba cirúrgica") quando recebe atropina e é mantido sem alimentação e ingestão de líquidos no período pós-cirurgia.

LESÕES OBSTRUTIVAS

A sialolitíase é a formação de calcificação no interior do ducto de glândulas salivares e, mais raramente, de calcificação na própria glândula. Forma-se pela deposição de sais de cálcio envolvendo células epiteliais descamadas, bactérias, material orgânico ou corpos estranhos. É uma condição local, não tendo nenhuma relação com alterações sistêmicas associadas ao metabolismo do cálcio ou do fósforo.

O sialólito pode ter a forma arredondada, ovoide ou alongada, medir de poucos milímetros a vários centímetros, sendo sua superfície lisa ou rugosa e sua coloração amarelada (Figuras 19.4 a 19.8). Mais da metade dos sialólitos tem diâmetro entre 2,1 e 10 mm, e apenas 7,6% apresentam secção maior que 15 mm.

Apresenta a seguinte composição química: fosfato de cálcio, 74,5%; carbonato de cálcio, 11%; sais solúveis, 6,2%; substância orgânica, 6,2%; e água, 2,2%.

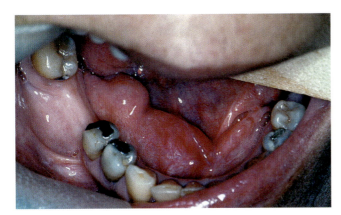

Figura 19.4 Aumento de volume no soalho da boca relacionado com sialolitíase no ducto da glândula submandibular.

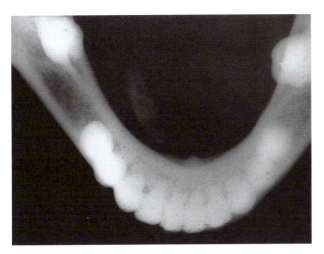

Figura 19.5 Radiografia oclusal do caso observado na Figura 19.4, com presença do cálculo salivar.

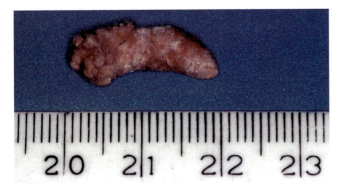

Figura 19.6 Cálculo salivar removido do paciente da Figura 19.4. Apresentava 2 cm e tinha superfície irregular.

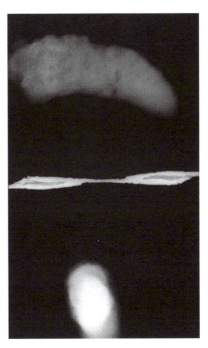

Figura 19.7 Radiografia do cálculo removido. Na parte superior, imagem no sentido longitudinal e, na parte inferior, radiografia do cálculo no sentido vertical.

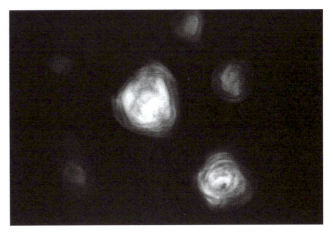

Figura 19.8 Radiografia de vários cálculos removidos do ducto da glândula submandibular de um mesmo paciente. Observar a formação concêntrica.

A incidência anual de cálculos salivares varia de 1 a cada 15.000 até 1 a cada 30.000 indivíduos, sendo mais comum em pacientes acima dos 40 anos de idade e rara em crianças. Estudos recentes têm demonstrado uma distribuição equilibrada entre homens e mulheres. Pode ocorrer mais de um cálculo na mesma glândula, porém raramente é bilateral.

A glândula mais afetada é a submandibular, em aproximadamente 75% dos casos, sendo que a parótida e a sublingual são as menos afetadas, principalmente a sublingual (Figuras 19.9 a 19.12). Ocasionalmente, pode ocorrer em glândulas salivares acessórias.

O maior envolvimento da glândula submandibular parece ser devido ao trajeto de seu ducto ser mais longo e irregular, bem como ao elevado teor de mucina encontrado na saliva secretada, que confere uma consistência mais mucosa, facilitando a formação do sialólito (Figuras 19.13 e 19.14).

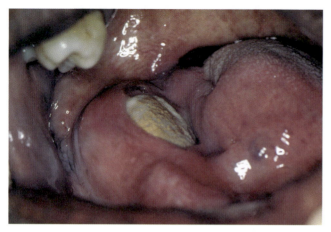

Figura 19.9 Imagem clínica de um grande cálculo salivar que tinha uma parte exposta na cavidade oral, apresentando superfície irregular e coloração amarelada. (Caso operado pelo Dr. Ítalo Honorato Alfredo Galdelmann – Universidade Federal do Rio de Janeiro [UFRJ].)

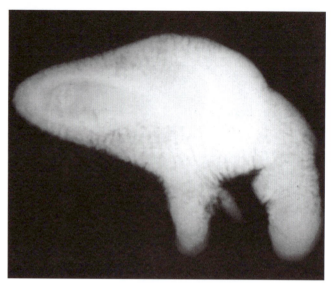

Figura 19.12 Radiografia do sialólito.

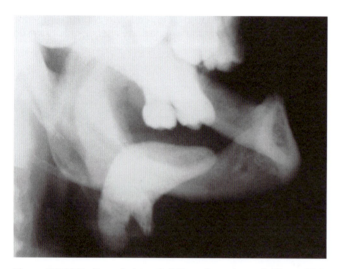

Figura 19.10 Radiografia lateral oblíqua do paciente da Figura 19.9.

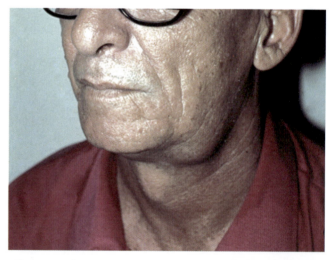

Figura 19.13 Aumento de volume da glândula submandibular.

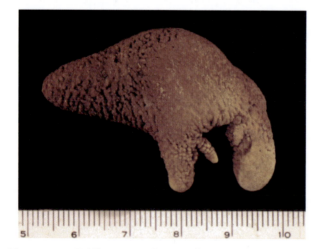

Figura 19.11 Sialólito removido. Superfície áspera e cor amarela.

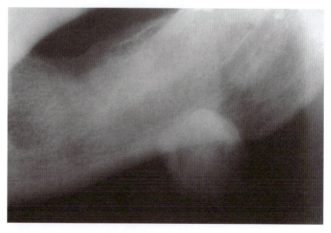

Figura 19.14 Radiografia lateral oblíqua do paciente da Figura 19.13. Observar calcificação arredondada.

Clinicamente os pacientes se queixam de dor de intensidade variada na região da glândula afetada, principalmente durante ou após as refeições. A obstrução do ducto impede a saída do fluxo salivar, o que leva ao aumento da região bem como à sintomatologia dolorosa. Em algumas ocasiões não há sintomatologia, e apenas a palpação detecta o cálculo. Quando são maiores e se localizam na proximidade da saída do ducto podem ser palpados clinicamente.

O exame radiográfico serve de auxílio para o diagnóstico de sialólitos que tenham se desenvolvido suficientemente para apresentar imagem radiográfica, e a radiografia oclusal é mais eficiente para demonstrar sua presença.

Ultrassonografia, tomografia computadorizada e sialografia também podem ser utilizadas, sendo que alguns fazem restrição à utilização desta última, pois pode empurrar o cálculo de menor tamanho para a direção da glândula.

No exame histopatológico o sialólito apresenta laminações concêntricas, mostrando sua formação lamelar. Quando o ducto também for removido, costuma apresentar metaplasia escamosa e a glândula associada costuma ter infiltrado inflamatório agudo ou crônico (Figura 19.15).

Quanto ao tratamento, os cálculos menores e localizados mais próximo da saída do ducto podem ser removidos por emprego de massagem, que faz com que se desloquem no sentido da cavidade oral. Não havendo esta possibilidade, a remoção cirúrgica está indicada e, estando presente alterações inflamatórias significativas, a glândula também é removida.

CISTOS E PSEUDOCISTOS

Cisto verdadeiro em glândula salivar maior é uma alteração rara de ser observada. Os poucos casos relatados são de lesões pequenas, com 1 cm ou menos de diâmetro, localizadas no corpo da parótida ou submandibular. Em geral são limitados por epitélio escamoso estratificado (cisto do ducto salivar, cisto de retenção ou sialocisto).

Uma alteração que ocorre com frequência relacionada com glândula salivar acessória é o extravasamento de muco, que recebe a denominação de mucocele ou cisto de extravasamento mucoso.

Várias etiologias têm sido propostas para justificar o desenvolvimento da mucocele. Uma delas está relacionada com o traumatismo, que causaria o rompimento do ducto excretor, ficando o muco localizado no tecido conjuntivo da região. A outra etiologia admite que possa ocorrer a retenção do muco no interior do ducto excretor, ficando a saliva retida por haver uma obstrução do ducto.

Considerando-se as duas teorias, teríamos uma condição em que haveria muco em uma cavidade, porém não se observaria revestimento epitelial, não configurando a imagem histológica clássica de um verdadeiro cisto. Esta lesão seria um pseudocisto. Haveria outra condição em que o muco poderia estar retido no interior do ducto e envolvido por epitélio do ducto, sendo, portanto, caracterizado histologicamente como um cisto verdadeiro.

Como não há nenhuma diferença clínica entre as duas situações, apenas o diagnóstico produzido no exame histopatológico, clinicamente, quando há retenção de muco, a denominação mucocele é utilizada.

A mucocele afeta ambos os sexos, ocorrendo em pacientes brancos jovens, especialmente na segunda e terceira décadas de vida. Quanto à localização, o lábio inferior é muito mais envolvido com aproximadamente 80% dos casos, porém também pode ocorrer na mucosa jugal, língua (Figura 19.16) e soalho da boca. Raramente ocorre no lábio superior, local frequente de tumores de glândula salivar acessória.

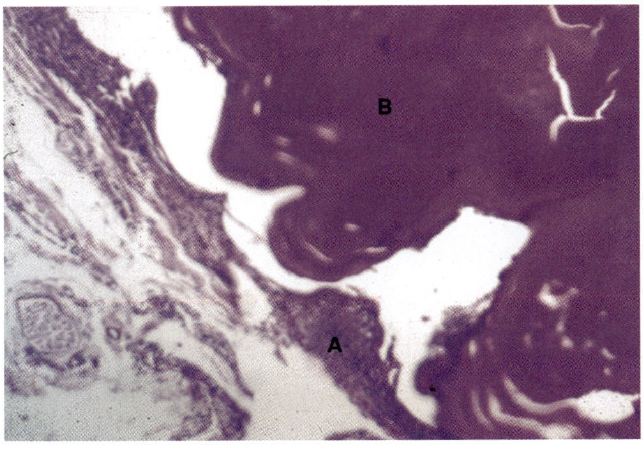

Figura 19.15 Histopatologia de um sialólito de glândula salivar acessória. Epitélio do ducto (**A**) e calcificação no interior do ducto (**B**).

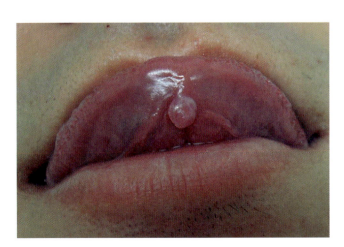

Figura 19.16 Mucocele em ventre de língua.

A história de trauma muitas vezes não é relatada pelo paciente, porém se considerarmos a grande frequência no lábio inferior, que é facilmente traumatizado, esta negativa pode ser questionada.

Clinicamente é uma lesão bem delimitada, elevada, indolor, na maioria das vezes flutuante; se houver localização mais profunda pode ser firme à palpação. Esta possibilidade de ser superficial ou profunda pode ter relação com o aspecto clínico, pois a imagem clássica é a de uma lesão azulada, aspecto que não será observado quando for mais profundo (Figuras 19.17 e 19.18). A cor azulada também está relacionada com a presença de vasos e mesmo de hemorragia na lesão.

O tempo de evolução varia de dias até meses, algumas vezes com episódios de rompimento e drenagem, para novamente apresentar sua imagem inicial.

Geralmente são lesões pequenas, variando de 5 mm a 10 mm, porém podem atingir 20 mm de diâmetro. Costumam ser isoladas, em raras ocasiões são múltiplas, não devendo ser confundidas nestes casos com lesões vesiculobolhosas (Figura 19.19).

No exame histopatológico, a mucocele de extravasamento é observada em 90% dos casos. Evidencia-se uma cavidade contendo muco circundada por tecido de granulação com muitos neutrófilos e histiócitos. Frequentemente a glândula salivar acessória está presente, com infiltrado inflamatório e ducto dilatado (Figuras 19.20 e 19.21).

Havendo revestimento epitelial, a mucina não aparece espalhada no tecido, consequentemente não ocorre reação inflamatória. O diagnóstico de cisto de retenção (mucocele de retenção) é feito neste caso (Figura 19.22).

O tratamento é cirúrgico, sendo recomendada a remoção das glândulas acessórias adjacentes. O prognóstico é bom, apesar de haver algumas recidivas.

Opções não cirúrgicas também devem ser consideradas, especialmente em crianças. Dentre os métodos conservadores temos criocirurgia, injeção intralesional de esteroides, injeção intralesional de OK-432, aplicação de *laser* CO_2 e micromarsupialização.

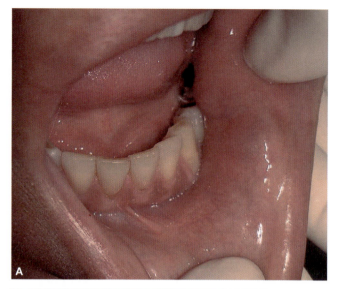
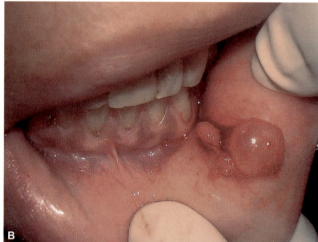
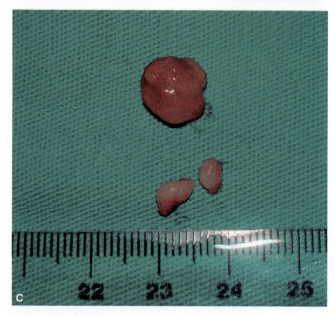

Figura 19.18 Mucocele em mucosa labial inferior. **A.** Aspecto clínico. **B.** Aspecto após incisão cirúrgica da mucosa superficial. Observar a lesão encapsulada e glândulas salivares acessórias. **C.** Aspecto macroscópico da lesão e das glândulas salivares acessórias.

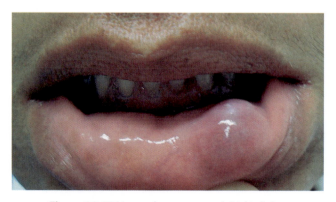

Figura 19.17 Mucocele em mucosa labial inferior.

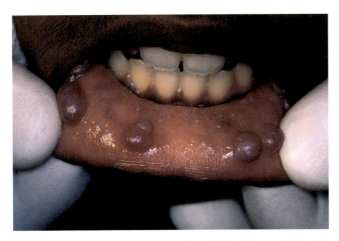

Figura 19.19 Paciente apresentando múltiplas mucoceles no lábio inferior. (Caso operado na residência em Cirurgia Bucomaxilofacial do Hospital Universitário Pedro Ernesto [HUPE]/Universidade do Estado do Rio de Janeiro [UERJ].)

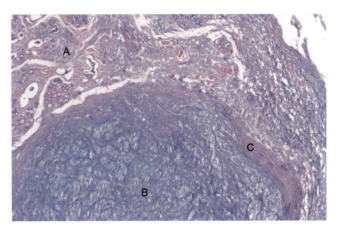

Figura 19.21 Histopatologia de uma mucocele sem revestimento epitelial. Glândula salivar acessória (**A**); cavidade contendo muco (**B**); limitante da cavidade constituído de tecido de granulação (**C**) corante azul de Astrablau).

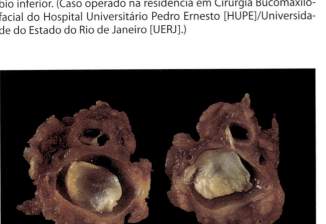

Figura 19.20 Mucocele removida cirurgicamente aberta no meio. Na parte central, cavidade contendo muco.

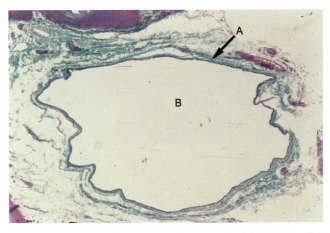

Figura 19.22 Mucocele com revestimento epitelial. Epitélio cúbico do ducto glandular (**A**) e cavidade vazia (**B**) (corante tricômico de Gomory).

A micromarsupialização consiste na drenagem do conteúdo salivar acumulado e estabelecimento de um novo canal epitelizado por meio do fio de sutura. É um procedimento rápido (aproximadamente 3 min), que pode ser realizado com anestesia tópica somente.

Quando uma mucocele se desenvolve no soalho da boca recebe a denominação de rânula. Tal denominação está relacionada com o aspecto clínico da lesão, comparada com o ventre de rã (rânula é derivado do latim *rana*, que significa rã). Alguns autores utilizam esta denominação para outras condições, como cisto dermoide ou lipoma do soalho da boca. Sua etiologia está relacionada a extravasamento de muco que se origina principalmente da glândula sublingual, porém também pode ter relação com a glândula submandibular e com as glândulas salivares menores.

A rânula pode ocorrer em idades diferentes, contudo em 70% dos casos afeta pacientes na primeira e segunda décadas de vida, com ligeiro predomínio nas mulheres.

Clinicamente se manifesta como uma tumefação frequentemente azulada, flutuante, que pode ou não apresentar sintomatologia, com tempo de evolução variando de dias a meses, algumas vezes acompanhado de remissão e exacerbação do quadro clínico. A cor dependerá se a lesão é superficial ou profunda, bem como a relação com presença de vasos e hemorragia (Figuras 19.23 e 19.24).

Geralmente se localiza ao lado da linha mediana, o que não acontece em alguns casos. O tamanho varia, porém a limitação do espaço existente no soalho da boca geralmente não permite que a lesão cruze a linha mediana.

Uma variante desta condição ocorre quando o muco extravasado ganha profundidade e aparece um crescimento na região cervical que pode ou não vir associado a um crescimento no soalho da boca. Neste caso, é denominada de rânula penetrante. Nestes casos, quando não

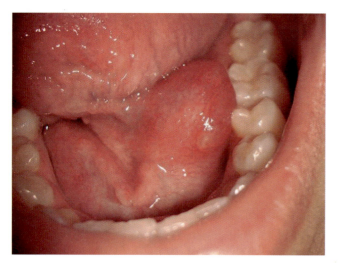

Figura 19.23 Rânula apresentando coloração normal.

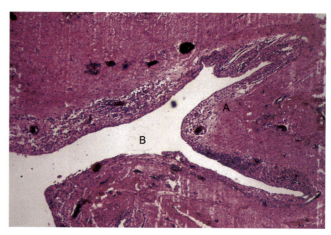

Figura 19.25 Histopatologia de uma rânula. Presença de limitante de tecido de granulação com vários capilares (**A**) e cavidade vazia (**B**) (corante hematoxilina-eosina).

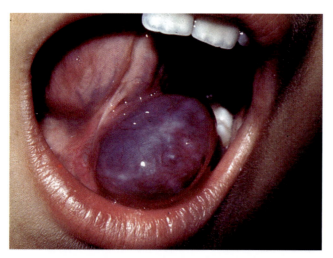

Figura 19.24 Rânula com acentuada cor azul-arroxeada. Grande quantidade de vasos e hemorragia interna foram observadas no exame histopatológico.

há lesão visível no soalho, o diagnóstico de rânula pode não ser feito clinicamente e exames de imagem podem auxiliar a determinar a origem da lesão.

O aspecto histopatológico é igual ao da mucocele de outras regiões, sendo que na quase totalidade dos casos o muco está circundado por tecido de granulação, caracterizando uma lesão de extravasamento. É comum a presença de vasos sanguíneos e hemorragia (Figura 19.25).

Nos raros casos em que pode ser observado o limitante epitelial, este é de tipo cúbico.

O tratamento é cirúrgico, com excisão da rânula e glândula sublingual associada, ainda que outras tentativas terapêuticas esporadicamente tenham sido citadas, como injeção intralesional de OK-432, preparo de estreptococcos ou toxina botulínica.

As taxas de recidiva variam de acordo com o tratamento instituído: incisão e drenagem (71 a 100%); Excisão da rânula somente (0 a 25%); apenas marsupialização (61 a 89%); excisão da rânula e da glândula sublingual associada (0 a 2%).

NEOPLASIAS

Os tumores de glândulas salivares constituem um grupo de lesões que apresentam grande interesse para a cirurgia bucomaxilofacial, por não ocorrerem em outras regiões do organismo. A classificação dos tumores de glândulas salivares sofre frequentes modificações, que se baseiam fundamentalmente no aspecto histopatológico.

Recentemente (2017), a Organização Mundial da Saúde (OMS) publicou a nova classificação dos tumores de glândulas salivares (Quadro 19.1). Nesta nova classificação constatamos algumas modificações com relação às classificações anteriores. Entre essas mudanças, o sialoblastoma, que na primeira classificação da OMS, em 1991, tinha sido considerado como um tumor benigno, e depois como um tumor maligno em 2005, passou a ser considerado como um tumor de potencial de malignidade incerto. Além disso, novas lesões foram incluídas como: carcinoma intraductal, carcinoma epitelial-mioepitelial e carcinoma secretor, enquanto outras foram excluídas como: linfadenocarcinoma sebáceo, cistadenocarcinoma, cistadenocarcinoma cribriforme de baixo grau, adenocarcinoma mucinoso e adenoma pleomórfico metastatizante.

A incidência anual de tumores de glândulas salivares no mundo varia de 0,4 a 6,5%, sendo estes tumores responsáveis por 2 a 6% de todas as neoplasias da cabeça e do pescoço.

A maior frequência de tumores de glândulas salivares ocorre na sexta e sétima décadas de vida, sendo que o adenoma pleomórfico e o carcinoma mucoepidermoide

Quadro 19.1 Classificação dos tumores de glândulas salivares (OMS, 2017).

Tumores benignos

- Adenoma pleomórfico
- Mioepitelioma
- Adenoma de células basais
- Tumor de Warthin
- Oncocitoma
- Linfadenoma
- Cistadenoma
- Cistadenoma papilífero
- Papilomas ductais
- Adenomas sebáceos
- Adenoma canalicular
- Outros adenomas ductais

Tumores malignos

- Carcinoma adenoide cístico
- Carcinoma de células acinares
- Adenocarcinoma polimorfo
- Carcinoma de células claras
- Adenocarcinoma de células basais
- Carcinoma intraductal
- Adenocarcinoma sem outras especificações (SOE)
- Carcinoma do ducto salivar
- Carcinoma mioepitelial
- Carcinoma epitelial-mioepitelial
- Carcinoma ex-adenoma pleomórfico
- Carcinoma secretor
- Adenocarcinoma sebáceo
- Carcinossarcoma
- Carcinoma pobremente diferenciado
  - Carcinoma indiferenciado
  - Carcinoma neuroendócrino de grandes células
  - Carcinoma neuroendócrino de pequenas células
- Carcinoma linfoepitelial
- Carcinoma de células escamosas
- Carcinoma oncocítico

Tumor com potencial de malignidade incerto

- Sialoblastoma

ocorrem mais na terceira e quarta décadas. De maneira geral, as mulheres são mais afetadas. Em crianças a neoplasia maligna mais comum é o carcinoma mucoepidermoide.

Na maioria das grandes revisões da literatura, o adenoma pleomórfico é o tumor benigno mais frequente, enquanto o carcinoma mucoepidermoide é o mais frequente entre os tumores malignos. Os tumores malignos são mais comuns nas glândulas salivares menores. Os tumores originados da glândula sublingual em geral são malignos.

Apesar de estudos sobre a oncogênese dos tumores de glândulas salivares serem limitados, alguns fatores de risco têm sido identificados, tais como tabagismo, radiação ionizante, vírus e algumas substâncias químicas, como o asbesto, níquel e cromo. A inflamação crônica das glândulas salivares não é claramente definida como um fator de risco. Uma dieta oral rica em frutas e vegetais, especialmente os ricos em vitamina C, e com um baixo consumo de alimentos com alto índice de colesterol, pode ser efetiva na prevenção dos tumores de glândulas salivares.

A graduação microscópica dos carcinomas de glândulas salivares tem um grande valor prognóstico, geralmente ocorrendo uma correlação entre o grau histológico e o estágio clínico. Com relação ao estadiamento, são de fundamental importância o tamanho do tumor e a ocorrência de invasão local para partes moles, osso, nervo e pele. Esta extensão local é estabelecida por evidências clínicas ou macroscópicas, sendo que a evidência apenas microscópica de invasão não é suficiente para efeito de estadiamento.

Neoplasias benignas

Adenoma pleomórfico (tumor misto benigno)

O adenoma pleomórfico é o tumor de glândula salivar mais comum. É um tumor com aspectos citomorfológicos e arquiteturais variáveis, sendo a identificação dos componentes epiteliais, mioepiteliais e mesenquimais essenciais para o diagnóstico. Esta neoplasia se origina das células de reserva do ducto intercalado que se diferenciam em células ductais e mioepiteliais, sendo este último tipo celular o responsável pelas modificações no estroma.

A glândula mais frequentemente acometida é a parótida e a localização intraoral mais comum é o palato. Nas glândulas salivares maiores geralmente são tumores encapsulados, porém esta característica frequentemente não é observada nas glândulas salivares menores, podendo levar a uma suspeita errônea de malignidade (Figuras 19.26 a 19.28).

Os adenomas pleomórficos geralmente são solitários, porém em raros casos foram observados outros tumores em glândulas diferentes. A associação com outro tumor pode ocorrer, especialmente com o tumor de Warthin, porém já foram descritas associações com carcinoma mucoepidermoide, adenocarcinoma de células acinares e carcinoma adenoide cístico.

Ocorre na maioria das vezes em pacientes da terceira à sexta década de vida, podendo afetar pacientes mais jovens, inclusive crianças, sendo o tumor de glândula salivar mais comum na infância. As mulheres são um pouco mais afetadas.

É uma lesão de crescimento lento, indolor, geralmente nodular, de consistência firme, podendo crescer bastante, atingindo tamanho acentuado, principalmente na parótida. Contudo, o envolvimento do nervo facial é raro, bem como a ulceração.

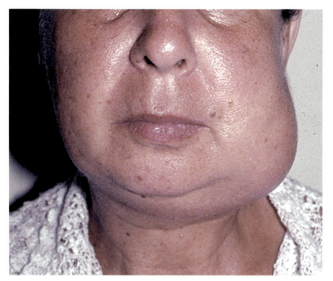

Figura 19.26 Adenoma pleomórfico na glândula parótida.

O adenoma pleomórfico das glândulas salivares menores não atinge grandes proporções. Excetuando-se no palato, onde pode parecer estar aderido ao osso, apesar de não ser invasivo, nos outros locais o adenoma pleomórfico de glândulas salivares menores é móvel e pode ser palpado com facilidade, evidenciando consistência firme.

Macroscopicamente, o tumor se apresenta como massa bem circunscrita arredondada ou ovoide, de superfície irregular que, quando cortada, apresenta superfície pardo-clara ou acinzentada, podendo ou não ter características cartilaginosas e degenerações císticas (Figuras 19.29 a 19.31).

Ao exame microscópico, o adenoma pleomórfico apresenta variações entre tumores diferentes ou em diferentes áreas de um mesmo tumor, daí a denominação pleomórfico. Esta denominação não tem relação com atipias

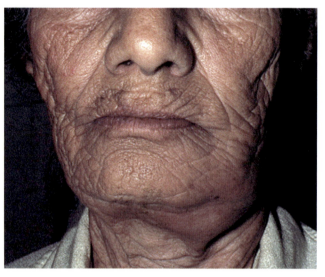

Figura 19.27 Adenoma pleomórfico na glândula submandibular.

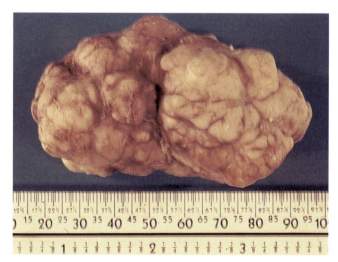

Figura 19.29 Peça cirúrgica de um adenoma pleomórfico com 8 cm no seu maior tamanho. Superfície lobular.

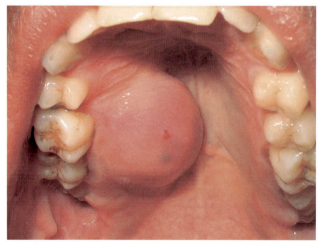

Figura 19.28 Adenoma pleomórfico do palato, relacionado com glândula salivar acessória.

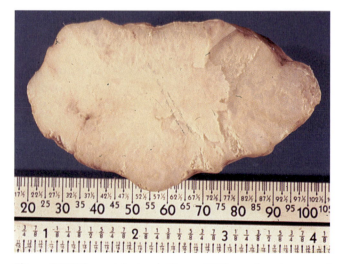

Figura 19.30 Peça cirúrgica da Figura 19.29, seccionada, na qual se observa estrutura homogênea.

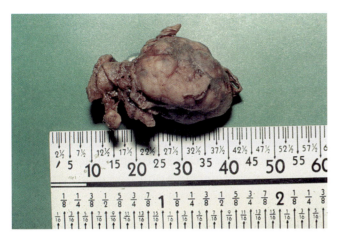

Figura 19.31 Peça cirúrgica de um adenoma pleomórfico com 3 cm. Observar cápsula fibrosa.

celulares e as células neoplásicas apresentam núcleo uniforme e raras mitoses. Este tumor é composto por células epiteliais ductais, células mioepiteliais e componente estromal em proporções variadas. As células estão distribuídas em cordões, ilhas e estruturas tubulares, com material hialino no seu interior. As células mioepiteliais podem apresentar aspecto oval, fusiforme, epitelioide, de células claras e plasmocitoide. As mudanças no componente mesenquimal parecem ser produzidas pelas células mioepiteliais, podendo ser do tipo mixomatoso, quando ocorre acúmulo de material mucoide entre as células tumorais, condroide, quando ocorre degeneração vacuolar ao redor das células nas áreas mixomatosas, do tipo hialino, lipomatoso e/ou osteoide (Figuras 19.32 e 19.33).

O tratamento é cirúrgico, variando a maneira de remoção da lesão. O prognóstico é bom, porém, não tendo sido feita a remoção de todo o tumor, pode ocorrer recidiva.

Tumor de Warthin (cistadenoma papilífero linfomatoso)

É a segunda neoplasia mais comum das glândulas salivares, representando cerca de 5 a 15% de todos os casos de tumores de glândulas salivares, sendo quase que exclusivo da glândula parótida. Ocorrência multicêntrica ou bilateral são características observadas com mais frequência do que nos outros tumores de glândula salivar. Este tumor possui predileção pelo sexo masculino e afeta principalmente indivíduos entre a sexta e sétima década de vida. O tumor de Warthin tem sido associado a tabagismo. A exposição à radiação também tem sido sugerida como fator associado à oncogênese deste tumor; além disso, a relação do tumor de Warthin com o vírus Epstein-Barr (EBV) e algumas doenças autoimunes também tem sido relatada.

Clinicamente o tumor se apresenta como um aumento de volume indolor e flutuante. Macroscopicamente, ao ser cortado, podem ser observados cistos em número e tamanho variáveis com projeções papilares. Os espaços císticos frequentemente contêm fluido mucoide ou um material pastoso brancacento ou marrom.

No exame microscópico é caracterizado por numerosos espaços císticos, com projeções papilares revestidas por camada dupla de células epiteliais oncocíticas e um estroma de tecido linfoide.

A excisão cirúrgica completa é o tratamento de escolha e a recorrência é rara.

Adenoma de células basais

O adenoma de células basais é um tumor raro que representa cerca de 1 a 3% de todos os tumores de glândulas salivares. Este tumor é mais frequente em adultos mais velhos, principalmente entre 57 e 70 anos de idade, e apresenta uma leve predileção pelas mulheres.

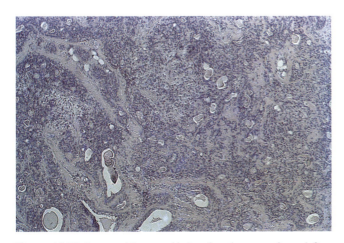

Figura 19.32 Aspecto histopatológico do adenoma pleomórfico, mostrando variação em diferentes áreas. Epitélio formando ilhas e cordões, e também estruturas ductiformes, com material eosinófílico no seu interior (coloração hematoxilina-eosina).

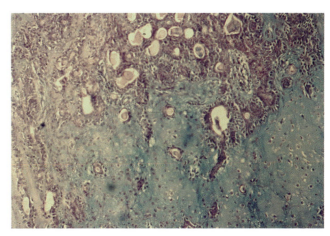

Figura 19.33 Epitélio semelhante a ductos e formando aglomerados. Material semelhante à cartilagem devido a material hialino (coloração azul de Astrablau).

O adenoma de células basais é mais comum nas glândulas salivares maiores, sendo encontrado com maior frequência na parótida. Geralmente se manifesta como um nódulo ou tumoração única, bem delimitada, móvel e de crescimento lento. O exame microscópico mostra um tumor encapsulado ou bem circunscrito, sendo o subtipo sólido o mais comum. Neste subtipo são observadas ilhas de células epiteliais de aparência basaloide, responsável pela denominação desta neoplasia, com as células periféricas cúbicas a colunares, dispostas em paliçada.

O prognóstico é muito bom após a remoção cirúrgica, com baixo índice de recorrência.

Adenoma canalicular

O adenoma canalicular ocorre principalmente entre a quarta e a sétima década de vida e raramente ocorre antes dos 50 anos de idade, acometendo mais os homens. É um tumor das glândulas salivares menores, com forte predileção pelo lábio superior (80% dos casos), seguido pela mucosa jugal. O tumor se manifesta como aumento de volume indolor, de evolução lenta, apresentando à palpação consistência firme ou flutuante, podendo ter a mucosa que reveste a lesão com a coloração normal ou ligeiramente azulada.

Macroscopicamente, se apresenta como uma tumoração bem circunscrita, amarronzada ou amarelada.

Ao microscópio, apresenta células cuboidais ou colunares arranjadas em cordões que se anastomosam em um estroma vascular e pouco celularizado.

O prognóstico é excelente, sendo a excisão local o tratamento de escolha. A recorrência é rara.

Oncocitoma

O oncocitoma é uma neoplasia incomum, correspondendo a cerca de 2% dos tumores de glândulas salivares. A maioria dos casos ocorre na parótida, principalmente entre a sexta e a oitava década de vida, com média de idade de 64 anos. Não há predileção por sexo. Clinicamente se manifestam como um aumento de volume, de crescimento lento e indolor. Na macroscopia são nódulos únicos e encapsulados vermelho-amarronzados. Ao exame histopatológico o tumor é composto predominantemente pelos oncócitos, que são células epiteliais grandes com citoplasma eosinofílico granular, resultado de um acúmulo de mitocôndrias. A excisão cirúrgica é o tratamento de escolha e a recorrência é rara.

Cistadenoma

É raro, totalizando cerca de 4% dos tumores de glândulas salivares, sendo mais frequente em parótida quando acomete glândulas salivares maiores e em lábio e em mucosa jugal quando em glândula salivar menor, podendo ser confundido clinicamente com a mucocele nestas localizações. As lesões de glândulas salivares maiores apresentam-se como tumorações indolores e de crescimento lento. O cistadenoma é mais comum nas mulheres e entre a quinta e sétima década de vida.

Macroscopicamente os tumores são multicísticos, com proliferação intraluminal evidente. Histologicamente, observam-se múltiplos espaços císticos. O lúmen cístico geralmente apresenta projeções papilares revestidas por células colunares ou cúbicas.

Papiloma ductal

Os papilomas ductais são proliferações epiteliais para o lúmen ductal e, dependendo do seu padrão de crescimento, podem ser subclassificados em papiloma intraductal ou papiloma ductal invertido. São consideradas lesões raras que ocorrem mais em adultos, sem predileção por sexo. A etiologia permanece desconhecida, porém, suas associações ao trauma e ao vírus do papiloma humano (HPV) já foram relatadas. Ocorre com mais frequência nas glândulas salivares menores, principalmente no lábio inferior, seguido pela mucosa jugal, soalho de boca, palato e língua. Clinicamente manifestam-se como nódulos submucosos indolores com evolução que varia de poucas semanas a alguns anos. Microscopicamente, o papiloma intraductal apresenta-se bem circunscrito, com projeções papilares luminais amplas. O papiloma ductal invertido apresenta uma proliferação endofítica de células escamosas não encapsulada.

Sialadenoma papilífero

É uma lesão rara que afeta principalmente adultos, com um pico de incidência na oitava década de vida, sem predileção por sexo. Processo inflamatório e sialolitíase já foram associados como possíveis causas. A maioria dos casos ocorre nas glândulas salivares menores, principalmente no palato duro e na mucosa jugal. Clinicamente se manifesta como uma lesão exofítica, muitas vezes tendo um diagnóstico clínico de papiloma escamoso oral.

Macroscopicamente, o sialadenoma papilífero é geralmente polipoide e pedunculado, com uma superfície verrucosa, e aos cortes podem ser observados espaços císticos.

Ao exame histopatológico, a superfície mostra projeções papilares que são revestidas por epitélio escamoso que é contíguo com uma proliferação papilomatosa do epitélio ductal encontrado abaixo da superfície e que se estende para o tecido conjuntivo mais profundo para formar espaços císticos.

A excisão cirúrgica é o tratamento de escolha e a recorrência é extremamente rara.

Neoplasias malignas

De maneira geral todos os tumores malignos de glândula salivar são formas de adenocarcinoma. Entretanto, os adenocarcinomas de glândulas salivares apresentam diferenças de outros adenocarcinomas que ocorrem em outras regiões do corpo.

Seu comportamento clínico varia de lesão com baixo poder de agressividade até lesão com grande agressividade. São lesões pouco comuns, que afetam mais frequentemente as glândulas salivares maiores, principalmente as parótidas, porém, se for considerada uma relação entre as neoplasias malignas e benignas, proporcionalmente, as malignas são mais comuns nas glândulas salivares menores, representando aproximadamente 50% de todas lesões. Cerca de 15 a 32% dos tumores de parótida e 41 a 45% dos tumores de glândulas submandibulares são malignos.

O diagnóstico dos adenocarcinomas de glândulas salivares é feito no exame histopatológico, e a característica histológica do tumor será importante para orientar o tipo de tratamento que será utilizado.

Todo aumento de volume indolor de glândulas salivares deve ser avaliado, especialmente quando não há sinais de inflamação.

Carcinoma mucoepidermoide

Esta neoplasia é a forma de lesão maligna mais frequente de ocorrer nas glândulas salivares, afetando tanto as glândulas salivares maiores, principalmente a parótida, como as glândulas salivares menores, onde a região do palato está envolvida em mais de 50% dos casos. O carcinoma mucoepidermoide pode ocorrer no interior dos ossos maxilares, principalmente na região posterior da mandíbula, porém, é raro.

Origina-se de células epiteliais dos ductos excretores; pode ocorrer em diferentes faixas etárias, se estendendo desde a segunda até a sétima década de vida. Apesar de ser raro na primeira década de vida, o carcinoma mucoepidermoide é a neoplasia maligna de glândula salivar mais comum em crianças e adultos jovens.

Apresenta muitas vezes crescimento lento, que pode ser assintomático, e a queixa principal do paciente se refere ao aumento de volume, que, à palpação, pode apresentar flutuação. Na sua forma mais agressiva pode ocorrer dor, inclusive paralisia do nervo facial nos casos na parótida. Nas glândulas salivares menores, normalmente apresenta-se como um aumento de volume assintomático, podendo ser flutuante à palpação e ter uma coloração azulada, e pode ser confundido clinicamente com mucocele.

Seu aspecto clínico também varia, em função do grau de agressividade apresentado ao nível histopatológico. Quando classificado como de baixo grau, não apresenta ulceração, sendo confundido com um adenoma pleomórfico e, se houver formação de muitas áreas císticas, pode simular mucocele. Na forma agressiva a ulceração pode ocorrer, e a palpação indicará fixação nos tecidos adjacentes (Figura 19.34).

Macroscopicamente, as lesões menos agressivas podem ser parcialmente encapsuladas, inclusive pode ser observada formação cística contendo material viscoso, o que não acontece quando a neoplasia é de alto grau de malignidade.

No exame histológico a presença de três tipos de células será fundamental para a classificação em baixo grau de malignidade, grau intermediário e alto grau de malignidade. Estes tipos celulares são as células mucosas, intermediárias e escamosas; além disso, essa classificação também considera o padrão de crescimento sólido e cístico.

Nos tumores de baixo grau, predominam células mucosas e padrão de crescimento cístico, enquanto nos tumores de alto grau predominam células escamosas, crescimento predominantemente sólido, além de serem observados frequentemente anaplasia nuclear, necrose, aumento do número de mitoses e invasão perineural, linfovascular e óssea (Figuras 19.35 e 19.36). Os tumores de grau intermediário apresentam crescimento cístico, mas em menor quantidade do que nos tumores de baixo grau; as células intermediárias normalmente predominam e as atipias celulares podem ou não estar presentes.

O tratamento é cirúrgico, com ou sem esvaziamento dos nódulos linfáticos, e eventual radioterapia. A recidiva é encontrada em alguns casos. O percentual de sobrevida em 10 anos para carcinomas mucoepidermoide de graus baixo, intermediário e alto é, respectivamente, 90%, 70% e 25%.

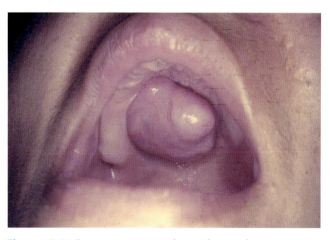

Figura 19.34 Carcinoma mucoepidermoide no palato com aspecto de adenoma pleomórfico.

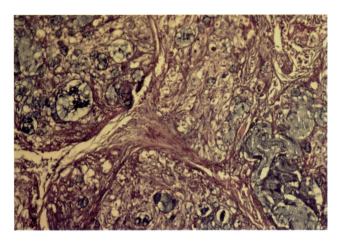

Figura 19.35 Histopatologia do carcinoma mucoepidermoide. Células mucosas e células epidermoides (coloração azul de Astrablau).

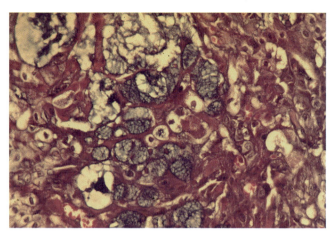

Figura 19.36 Carcinoma mucoepidermoide com células mucosas e células epidermoides apresentando atipia celular (coloração azul de Astrablau).

Carcinoma adenoide cístico

Este tumor representa menos de 10% das neoplasias de glândulas salivares, sendo a média de idade dos pacientes no momento do diagnóstico cerca de 57 anos, e apresenta discreta predileção pelas mulheres. Podem ocorrer em ambas as glândulas salivares maiores e menores, com ligeira predileção pelas glândulas salivares maiores, sendo a parótida, seguida da glândula submandibular, os locais mais acometidos. Entre as glândulas salivares menores, o palato é a região mais acometida. Os pacientes afetados apresentam aumento de volume, de crescimento lento, que pode estar associado a parestesia ou dor. Os tumores que acometem o palato podem apresentar ulceração e podem mostrar evidências radiográficas de destruição óssea.

Ao exame microscópico, o carcinoma adenoide cístico é composto por proliferação de células mioepiteliais e ductais que podem apresentar padrões de crescimento cribriforme, tubular e sólido.

A excisão cirúrgica com ou sem radioterapia é o tratamento de escolha. A taxa de sobrevida em 10 anos é de 50 a 70%. Metástases a distância ocorrem em mais de 50% dos casos, mais comumente nos pulmões, nos ossos, no fígado e no cérebro. Em geral os tumores com predomínio dos padrões cribriforme e tubular são menos agressivos do que o padrão sólido.

Adenocarcinoma polimorfo

Esse tumor já foi inicialmente denominado adenocarcinoma polimorfo de baixo grau, porém, devido ao comportamento agressivo em alguns casos, na última classificação da OMS (2017), o termo "baixo grau" foi abandonado. É quase que exclusivo das glândulas salivares menores e é o segundo tumor maligno de glândula salivar mais comum intraoral. Cerca de 60% dos casos ocorrem no palato, podendo ocorrer também na mucosa jugal, na região retromolar, no lábio superior e na língua. Apresenta predileção pelas mulheres e acomete mais pacientes entre a sexta e a oitava década de vida, com média de idade de 59 anos.

Clinicamente se manifesta como um aumento de volume indolor com tempo de evolução variável. Ocasionalmente podem ser observados sangramento e ulceração na mucosa de revestimento.

Microscopicamente, o adenocarcinoma polimorfo não é encapsulado e apresenta células tumorais com aspecto uniforme, porém com diversidade na configuração morfológica e um padrão de crescimento infiltrativo. Em geral o prognóstico é bom.

TRATAMENTO CIRÚRGICO DAS PATOLOGIAS DE GLÂNDULAS SALIVARES

Para se chegar a um diagnóstico é importante que se tenha conhecimento das patologias das glândulas salivares e se realize adequado exame clínico e exames por imagem. Cada patologia deverá ser tratada conforme suas características e seu comportamento clínico.

Mucocele

A mucocele deve ser tratada por meio de excisão local da lesão e remoção da glândula salivar envolvida. A incisão deverá ser realizada apenas em mucosa superficial à lesão e, então, separada mediante divulsão local com tesoura cirúrgica de ponta romba ou uma pinça hemostática delicada. Deve-se ter o cuidado para não romper a lesão, pois assim tornam-se mais difíceis a identificação e a remoção de toda a lesão e da glândula salivar acessória associada (Figuras 19.37 e 19.38).

Capítulo 19 • Cirurgia das Glândulas Salivares 507

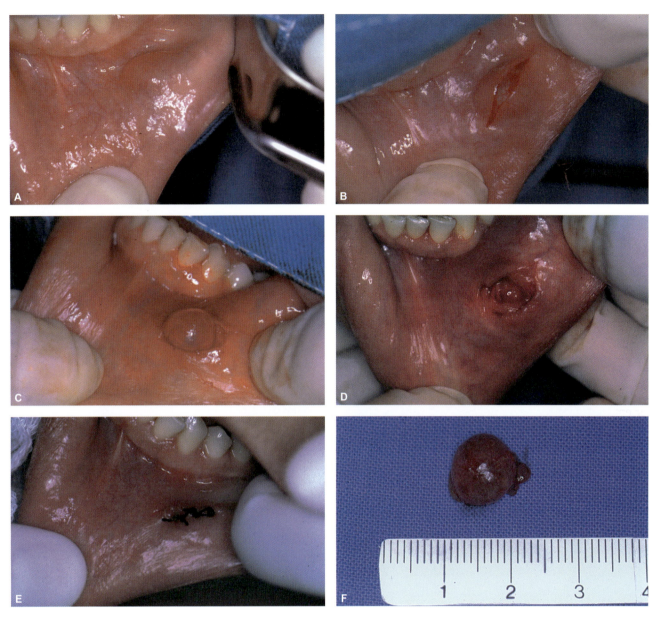

Figura 19.37 A. Mucocele em lábio inferior. **B.** Incisão superficial em mucosa. **C.** Lesão divulsionada. **D.** Leito cirúrgico. Observar que a glândula salivar acessória foi removida. **E.** Sutura local com pontos isolados. **F.** Mucocele removida associada à glândula acessória.

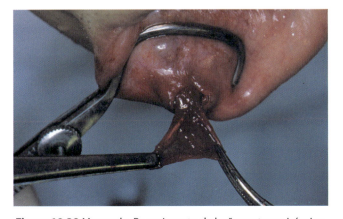

Figura 19.38 Mucocele. Rompimento da lesão no transcirúrgico.

Rânula

O tratamento da rânula difere entre vários autores, já tendo sido descrita a realização de simples excisão e drenagem; marsupialização; excisão da lesão, podendo estar associada ou não à remoção da glândula salivar adjacente; utilização de soluções esclerosantes e até mesmo tratamento à base de radiação.

A marsupialização é uma técnica muito utilizada e que apresenta pouca morbidade e, se corretamente confeccionada, pode apresentar baixos índices de recidiva. Esta técnica é realizada sob anestesia local, em nível ambulatorial.

A técnica de marsupialização consta da remoção de uma tampa de mucosa e de tecido superficial da rânula, drenando a saliva armazenada em seu interior. Para a manutenção da abertura da marsupialização pode-se realizar sutura das bordas da loja cirúrgica. Recomenda-se a interposição de gaze na loja da rânula após o procedimento de marsupialização. Esta gaze deverá estar preferencialmente umidificada em pomada antibiótica, sendo mantida em posição por 7 dias, devendo ser trocada neste período ou removida caso não seja necessária à sua manutenção (Figuras 19.39 a 19.47).

 Vídeo 19.1 Técnica de marsupialização.

A remoção da rânula e da glândula salivar associada é um procedimento cirúrgico mais invasivo e tecnicamente requer maior habilidade do cirurgião. As rânulas em soalho bucal requerem cirurgia delicada e preferencialmente realizada sob anestesia geral. Este tratamento é o mais seguro pela ausência de recidivas da lesão, porém pode apresentar várias complicações trans e pós-cirúrgicas, como hemorragias, lesão do nervo lingual e lesão do ducto da glândula submandibular (Figura 19.42).

Alguns autores relatam recidivas mesmo após a remoção cirúrgica da glândula sublingual associada, procedendo então à remoção da glândula submandibular do mesmo lado para tratamento definitivo.

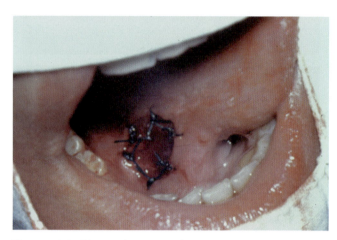

Figura 19.40 Técnica de marsupialização associada à sutura dos bordos da lesão.

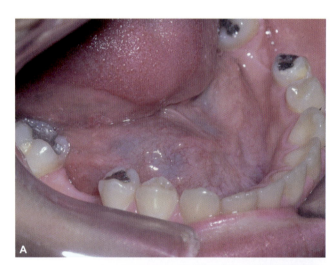

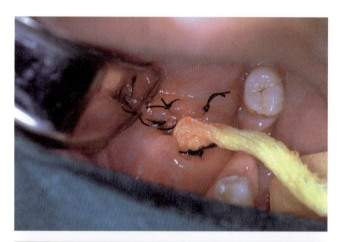

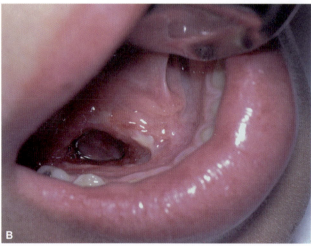

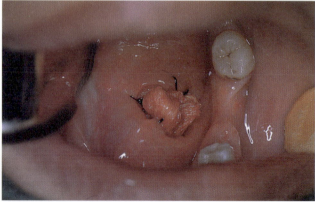

Figura 19.39 A. Rânula em soalho bucal. **B.** Técnica de marsupialização para tratamento da rânula.

Figura 19.41 Técnica de marsupialização associada à sutura dos bordos da lesão e colocação de gaze umidificada com pomada antibiótica.

A explicação para esse fato pode estar em variações anatômicas do sistema de ductos das glândulas sublinguais (ductos de Rivinus e ducto de Bartholin). O ducto de Bartholin pode drenar diretamente no assoalho bucal próximo à papila sublingual ou drenar no ducto de Warthon. Nessa última conformação, em caso de uma excisão cirúrgica da glândula sublingual, caso não seja observada e suturada a comunicação do ducto de Bartholin ao de Warthon, poderá ocorrer extravasamento de conteúdo salivar da glândula submandibular no soalho bucal.

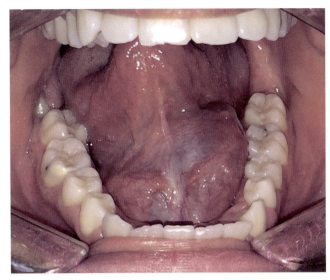

Figura 19.43 Rânula em soalho bucal à esquerda.

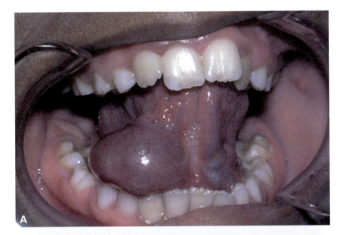

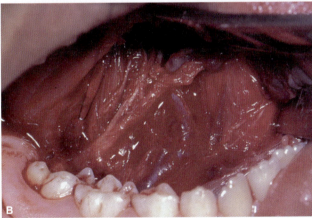

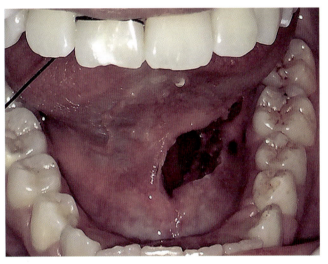

Figura 19.44 Técnica de marsupialização para tratamento da rânula.

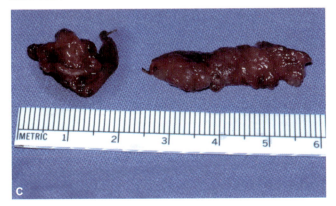

Figura 19.42 A. Rânula intrabucal, para a qual foi proposto tratamento cirúrgico com remoção da lesão e da glândula sublingual. **B.** Cirurgia para retirada da rânula e da glândula sublingual. **C.** Rânula intrabucal e glândula sublingual.

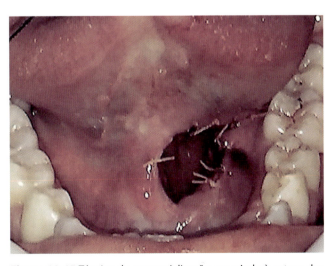

Figura 19.45 Técnica de marsupialização associada à sutura dos bordos da lesão.

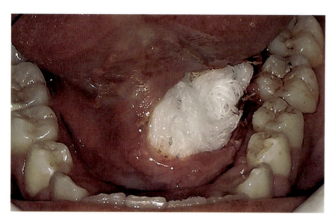

Figura 19.46 Técnica de marsupialização associada à sutura dos bordos da lesão e colocação de gaze umidificada com pomada antibiótica.

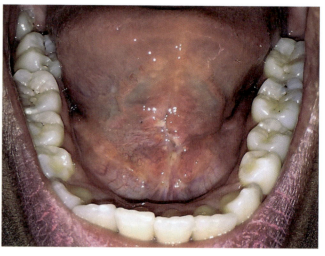

Figura 19.47 Aspecto pós-operatório de marsupialização de rânula associada à sutura dos bordos da lesão.

Sialolitíase

A glândula submandibular é a mais acometida por este processo. Durante o exame clínico de um paciente com suspeita de sialolitíase deve-se evidenciar adequadamente a posição do sialólito. Os sialólitos podem estar posicionados no ducto da glândula salivar ou no interior do parênquima glandular. A avaliação radiográfica é útil para auxiliar sua localização, porém o exame clínico por palpação será decisivo nesta determinação.

Os sialólitos, posicionados intraductalmente, evidenciados mediante exame clínico por palpação e exame radiográfico, poderão ser removidos cirurgicamente através do acesso ao ducto. Antes de iniciar a cirurgia é prudente realizar sutura em massa na região posterior ao sialólito, para que durante a manipulação cirúrgica não se corra o risco de deslocamento do sialólito para regiões posteriores do ducto ou até mesmo para dentro da glândula submandibular. Realiza-se incisão linear em mucosa de soalho bucal, paralela ao trajeto do ducto da glândula submandibular. Deve-se fazer divulsão romba até o ducto e, então, pode-se evidenciar o sialólito por transparência dentro do ducto. Para acessar o sialólito faz-se uma pequena incisão, também paralela ao trajeto do ducto, de tamanho suficiente para a sua remoção. Remove-se então o sialólito e realiza-se sutura superficial na mucosa (Figura 19.48). Não há necessidade de sutura do ducto, visto que a manipulação excessiva pode causar-lhe danos. Nos casos em que há necessidade de maior incisão no ducto, pode-se realizar uma delicada sutura deste com fio reabsorvível (Vicryl™ 5-0 ou 6-0).

Os sialólitos intraglandulares geralmente estão associados a sialadenites crônicas e, para estes, está indicada a remoção da glândula salivar envolvida (Figura 19.49).

Outra modalidade de tratamento relatada mais recentemente é a utilização de litotripsia com o ultrassom, sendo relatadas como vantagens desta técnica que, em alguns casos, a cirurgia convencional e a remoção da glândula afetada podem ser evitadas, evitando também as complicações associadas às técnicas cirúrgicas, como paralisias transitórias ou permanentes do nervo facial.

O objetivo da técnica de litotripsia é quebrar os sialólitos em múltiplos fragmentos menores que 2 mm, reestabelecendo o fluxo salivar e permitindo que os mesmos sejam expelidos pelo óstio do ducto salivar ou possibilitar a remoção pela sialoendoscopia.

A remoção cirúrgica dos cálculos salivares ainda se mostra soberana como terapia de tratamento adotada para sialólitos localizados no ducto da glândula submandibular. Os métodos não invasivos de tratamento, mesmo que bem empregados, dependem muitas vezes de complementação cirúrgica para finalização dos casos.

Para se alcançarem resultados satisfatórios e desejáveis, devem ser considerados critérios importantes, como idade, condições sistêmicas do paciente, presença ou não de processo inflamatório ou infeccioso, o tamanho, o número e a localização do sialólito para a escolha e a determinação do tratamento a ser empregado.

EXCISÃO DAS LESÕES TUMORAIS DE GLÂNDULAS SALIVARES

O tratamento cirúrgico das lesões tumorais será diretamente determinado pelo comportamento clínico da lesão. As lesões encapsuladas são mais facilmente removidas por dissecção cirúrgica e apresentam poucas recidivas. As lesões parcialmente encapsuladas ou as não

Capítulo 19 • Cirurgia das Glândulas Salivares 511

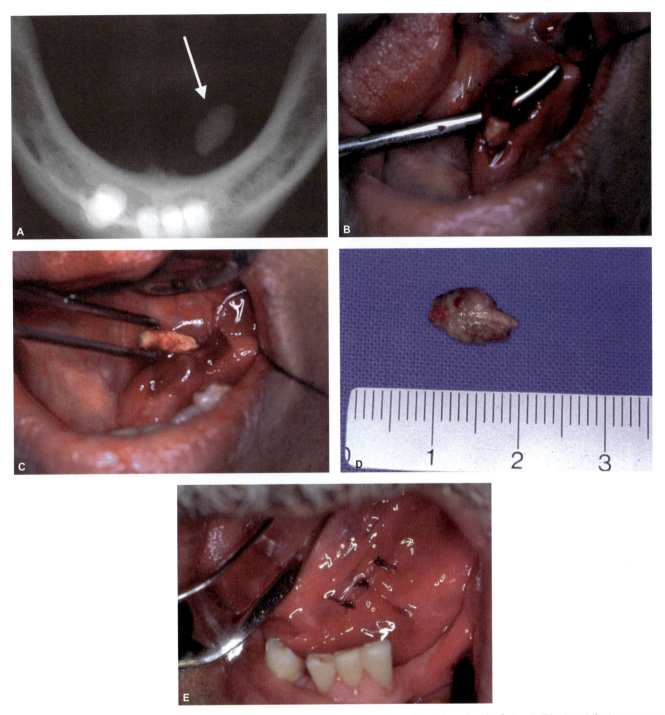

Figura 19.48 A. Sialólito em ducto de glândula submandibular evidenciado pela radiografia oclusal inferior. **B.** Técnica cirúrgica para remoção do sialólito intraductal. Observar o sialólito por transparência dentro do ducto. **C.** Sialólito sendo removido. **D.** Sialólito removido. **E.** Sutura da mucosa superficial.

encapsuladas devem ser removidas com margem de tecido normal adjacente para que se tenha certeza da sua completa remoção. As lesões benignas deverão ser tratadas de forma mais conservadora que as lesões malignas.

O tumor benigno mais comum é o adenoma pleomórfico (Figura 19.50), e o tumor maligno mais frequente é o carcinoma mucoepidermoide (Figura 19.51). Outros tumores malignos de glândula salivar são muito menos frequentes de ocorrer e apresentam maior importância para os especialistas em tratamento de câncer, fugindo ao escopo da cirurgia bucomaxilofacial. Não podemos deixar de ressaltar que a atuação do cirurgião bucomaxilofacial se fará no tratamento das mucoceles e rânulas, na sialolitíase, no adenoma pleomórfico e em biopsias incisionais que possam contribuir para o diagnóstico de uma lesão.

512 Cirurgia Bucomaxilofacial | Diagnóstico e Tratamento

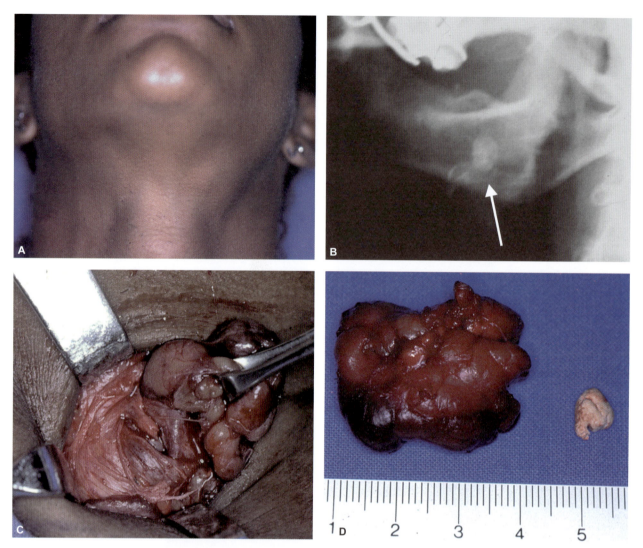

Figura 19.49 A. Sialólito intraglandular associado a sialadenite crônica. Observar aumento de volume da glândula submandibular (lado esquerdo). **B.** Radiografia lateral oblíqua de mandíbula. Observar imagem radiopaca do sialólito, estando a imagem sobreposta ao osso mandibular. **C.** A técnica cirúrgica para remoção da glândula submandibular deve ser realizada por acesso submandibular (acesso de Risdon). **D.** Glândula submandibular removida e sialólito retirado de dentro do seu interior. (Caso operado na residência em Cirurgia Bucomaxilofacial do HUPE/UERJ.)

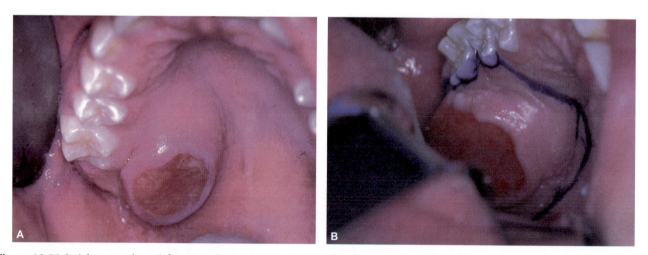

Figura 19.50 A. Adenoma pleomórfico em palato. A área ulcerada se deve à realização prévia de biopsia incisional. **B.** Remoção da lesão com margem de tecido normal adjacente. Apesar de se tratar de uma lesão benigna, o adenoma pleomórfico não apresenta cápsula bem definida, devendo-se remover uma pequena área de tecido normal para evitar recidivas locais. *(Continua)*

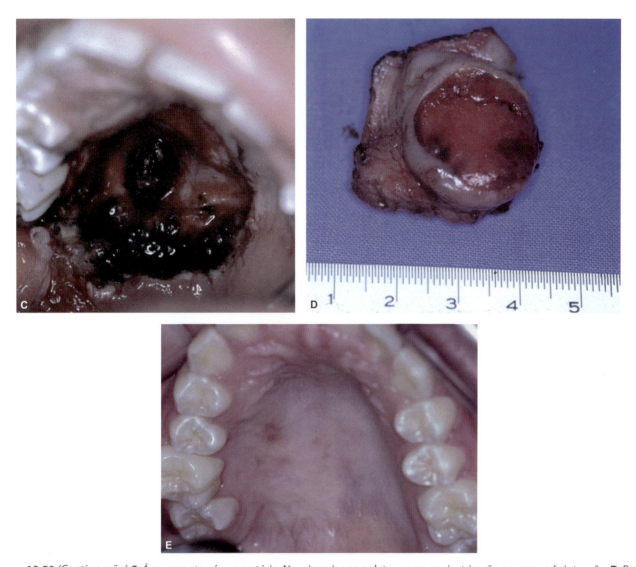

Figura 19.50 *(Continuação)* **C.** Área cruenta pós-operatória. Nas cirurgias no palato espera-se cicatrização por segunda intenção. **D.** Peça cirúrgica removida. **E.** Pós-operatório tardio. Observar completa epitelização local. (Caso operado pelo Dr. Maurício Andrade na residência em Cirurgia Bucomaxilofacial do HUPE/UERJ.).

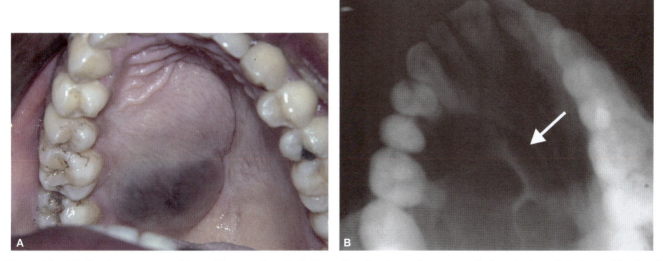

Figura 19.51 A. Carcinoma mucoepidermoide em palato. **B.** Radiografia oclusal superior mostrando área de destruição óssea. *(Continua)*

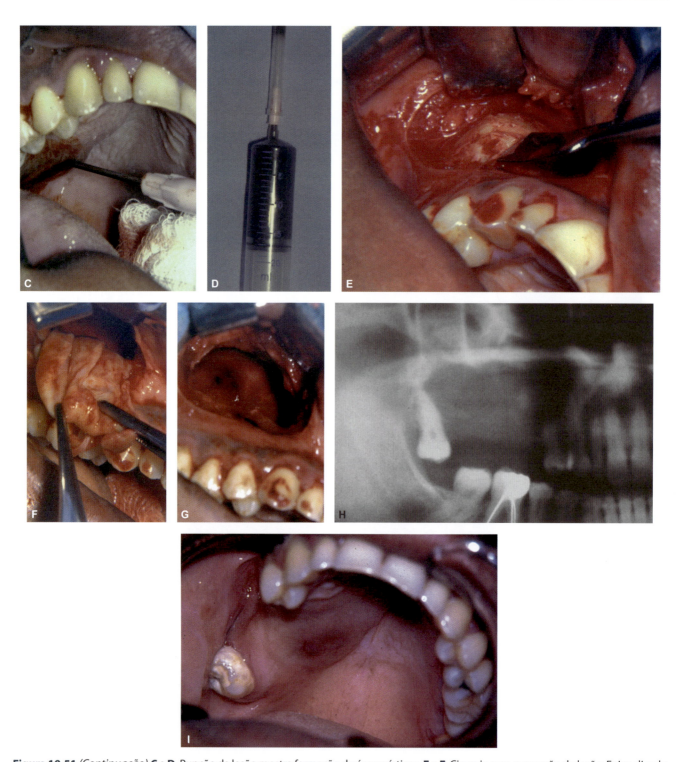

Figura 19.51 *(Continuação)* **C** e **D.** Punção da lesão mostra formação de áreas císticas. **E** e **F.** Cirurgia para ressecção da lesão. Foi realizada enucleação com curetagem grave. **G.** Loja cirúrgica imediata. **H.** Radiografia pós-operatória. **I.** Pós-operatório imediato.

BIBLIOGRAFIA

Abdel-Wahed N, Amer ME, Abo-Taleb NS. Assessment of the role of cone-beam computed sialography in diagnosing salivary gland lesions. Imaging Sci Dent. 2013; 43(1):17-23.

Abidul-Aziz D, Adil E. Ranula excision. Operative Techniques in Otolaryngology. 2105; 26:21-7.

Albisoul NM, Obeidat FO, Altaher RN, Jubouri SA, Hadidy AM. Recurrent right sublingual ranula, concomitante with ipsilateral submandibular salivar gland aplasia. International Journal of Surgery Case Reports. 2013; 4:229-31.

Araujo A, Gabrielli MFR, Medeiros PJ. Aspectos atuais da cirurgia e traumatologia bucomaxilofacial. São Paulo: Santos, 2007.

Auclair PL, Goode RK, Ellis GL. Mucoepidermoid carcinoma of intraoral salivary glands. Cancer. 1992; 69:2021-30.

Barnes L, Eveson JW, Reichar TP, Sidransky D. World Health Organization Classification of tumours. Pathology & genetics. Head and neck tumours. Lyon: IARC Press, 2005. pp. 210-81.

Bezerra AR, Sampaio RKS, Oliveira KC. Rânula – Aspectos clínicos e histopatológicos de 15 casos. Rev Bras Odontol. 1999; 56:298-302.

Bradley PJ, McGurk M. Incidence of salivary gland neoplasms in a defined UK population. British Journal of Oral and Maxillofacial Surgery. 2013; 51:399-403.

Chau MN, Radden BG. A clinical pathological study of 53 intra-oral pleomorphic adenomas. Int J Oral Maxillofacial Surg. 1989; 18:158-62.

Chen C, Guo P, Chen X. Recurrent sublingual ranula or saliva leakage from submandibular gland? Anatomical consideration of the ductal system of the sublingual gland. J Oral Maxilofacial Surg 2015; 73:675.e1:675.e7.

Chi AC1, Lambert PR 3rd, Richardson MS, Neville BW. Oral mucoceles: a clinicopathologic review of 1,824 cases, including unusual variants. J Oral Maxillofac Surg. 2011; 69(4):1086-93.

Combes J, Karavidas K, McGurk M. Intraoral removal of a proximal submandibular stones – an alternative to sialadenectomy? Int J Oral Maxillofac Surg. 2009; 38:813-6.

Dalgic A, Karakoc O, Aydin U, Hidir Y, Gamsizkan M, Karahatay S, Gerek M. Minor salivary gland neoplasms. The Journal of Craniofacial Surgery. 2014; 25:e289-91.

Desmots F, Chossegros C, Salles F, Gallucci A, Moulin G, Varoquaux A. Lithotripsy for salivary stones with prospective US assessment on our first 25 consecutive patients. Journal of Cranio-Maxillo-Facial Surgery. 2014; 42:577-82.

Ellis GL, Avclair PL. Atlas of tumor pathology. Tumors of the salivary glands. Barthesda. Armed Forces Institute of Pathology. 1996; pp. 27-9.

El-Naggar AK, Chan JKC, Grandis Jr., Takata T, Slootweg PJ. WHO Classification of Head and Neck Tumors. 4. ed. Lyon: IARC, 2017. pp. 160-202.

Eveson JW, Cawson RA. Salivary gland tumors. A review of 2.410 cases with particular reference to histological types, site age and sex distribution. J Pathol. 1985; 146:51-8.

Foletti J, Chossegros C, Salles F, Guyot L. Transoral approach for Stensen's duct lithiasis. The Laryngoscope. 2011; 121:1893-5.

Graziane M. Cirurgia bucomaxilofacial. Rio de Janeiro: Guanabara Koogan, 1999.

Gregori C. Cirurgia bucodentoalveolar. Rio de Janeiro: Sarvier, 1996.

Gudmundsson JK, Ajan A, Abtahi J. The accuracy of fine-needle aspiration cytology for diagnosis of parotid gland masses: a clinicopathological study of 114 patients. J Appl Oral Sci. 2016; 24(6):561-7.

Hick J, Flastz C. Mucoepidermoid carcinoma of salivary in children and adolescents. Oral Oncol. 2000; 36:454-60.

Howe GL. Cirurgia oral menor. São Paulo: Santos, 1984.

Hupp JR, Ellis E, Tucker M. R. Cirurgia oral e maxilofacial contemporânea. 6. ed. Mosby/Elsevier, 2014.

Jansen JL et al. Minor salivary gland calculi: a clinicopathologic study of forty-seven new cases. Oral Surg Oral Med Oral Pathol. 1979; 47:44-50.

Katchburiaw E, Arana Victor. Histologia e embriologia oral. 1. ed. São Paulo: Panamericana, 1999. pp. 119-50.

Kechagias N, Ntomouchtsis A, Valeri R, Patrikidou A, Kitikidou K, Xirou P et al. Fine-needle aspiration cytology of salivar gland tumours: a 10-year retrospective analysis. Oral Maxillofac Surg. 2012; 16:35-40.

Kopec T, Szyfter W, Wierzbicka M. Sialoendoscopy and combined approach for the management of salivar gland stones. Eur Arch Otorhinolaryngol. 2013; 270:219-23.

Kraaij S, Karagozoglu KH, Kenter YAG, Pijpe J, Gilijamse M, Brand HS. Systemic diseases and the risk of developing salivar stones: a case control study. Oral Surg Oral Med Oral Pathol Oral Radiol. 2015; 119:539-43.

Kroll T, May A, Wittekindt C, Kahling C, Sharma SJ, Howaldt H, Klussmann JP, Streckbein P. Cone bean computed tomography (CBCT) sialography – na adjunct to salivary gland ultrasonography in the evaluation of recurrent salivar gland swelling. Oral Surg Oral Med Oral Pathol Oral Radiol. 2015; 120:771-5.

Kruger GO. Cirurgia bucal e maxilofacial. Rio de Janeiro: Guanabara Koogan, 1984.

Loyola AM, Araújo VC, Sousa SOM, Araújo NS. Minor salivary gland tumor: a retrospective study of 164 cases in a Brazilian population. Oral Oncol Eur J Cancer. 1995; 31:197-201.

Luksic I, Virag M, Manojlovic S, Macan D. Salivary gland tumours: 25 years of experience from a single instituition in Croatia. Journal of Cranio-Maxillo-Facial Surgery 2012; 40:e75-e81.

Miloro M, Larsen PE, Ghali GE, Peter DW. Princípios de cirurgia bucomaxilofacial de Peterson. 2 ed. Santos, 2009.

Mohan M, Tahlan A, Mundi I, Punia RPS, Dass A. Non-neoplasic salivary gland lesions: a 15-year study. Eur Arch Otorhinolaryngol. 2011; 268:1187-90.

Mortazavi H, Baharvand M, Alirezaei S, Noor-Mohammadi R. Combination therapy in a large lower lip mucocele: a non-invasive recommended technique. Dental Hypotheses. 2014; 5:127-9.

Neville BW, Damm DD, Allen CM, Chi AC. Oral and maxillofacial pathology. 4 ed. Missouri: Elsevier, 2015. pp. 422-72.

Oliveira KC, Bezerra AR, Sampaio RK. Mucocele – aspectos clínicos, histológicos e de tratamento. Revista Brasileira de Odontologia. 2000; 57:46-50.

Perez DLC et al. Tumores de glândulas salivares na infância e adolescência: Revisão de literatura. Acta Oncol Brasileira. 2002; 22:315-25.

Peterson LJ, Ellis E et al. Cirurgia oral e maxilofacial contemporânea. 3 ed. Rio de Janeiro: Guanabara Koogan, 2000.

Piazetta CM, Torres-Pereira C, Amenábar JM. Micromarsupialization as an alternative treatment for mucocele in pediatric dentistry. International Journal of Pediatric Dentistry. 2012; 22:318-23.

Pires FR, Alves FA, Almeida OP, Kowalski LP. Carcinoma mucoepidermoide de cabeça e pescoço: estudo clínico-patológico de 173 casos. Revista Brasileira Otorrinolaringol. 2002; 68:679-84.

Rauch S, Seifert G, Gorlin RJ. Diseases of the salivary glands. In: Gorlin RJ, Goldman HM. Thoma's oral pathology. 6. ed. V.II. St. Louis: Mosby, 1970. pp. 963-1070.

Reddy SS1, Rakesh N, Raghav N, Devaraju D, Bijjal SG. Sialography: report of 3 cases. Indian J Dent Res. 2009; 20(4):499-502.

Sampaio RK. Mucocele: aspectos clínicos e histopatológicos. Revista Brasileira de Odontologia. 1972; 176:222-30.

Sapp JP, Eversole LR, Wysocki GP. Patologia bucomaxilofacial contemporânea. 2 ed. São Paulo: Santos, 2012. pp. 330-65.

Seifert G, Sobin LH. Histological typing of salivary gland tumors. World Health Organization International Histological Classification of tumors. 2 ed. New York: Springer Verlag, 1991.

Seifert G, Sobin LH. The World Health Organization's International Histological Classification of Salivary Gland Tumours: a commentary on the second edition. Cancer. 1992; 70:379-85.

Shafer W, Hine MK, Levy BM. Patologia bucal. 3. ed. Rio de Janeiro: Interamericana, 1979. pp. 184-205.

Silva WP, Stramandinoli-Zanicotti RT, Schussel JL, Ramos GH, Ioshi SO, Sassi LM. Accuracy, sensitivity and specificity of fine needle aspiration biopsy for salivary gland tumors: a retrospective study from 2006 to 2011. Asian Pac J Cancer Prev. 2016; 17(11):4973-6.

Soames JV, Southam. Patologia oral. 4. ed. Rio de Janeiro: Guanabara Koogan, 2008. pp. 199-214.

Tandler B, Phillips CJ. Structure of serous cells in salivary gland. Microscopy Research and Technique. 1993; 26:49-54.

Waldron CA, El-Mofty SK, Gnepp DR. Tumors of the intraoral minor salivary glands: A demographic and histologic study of 426 cases. Oral Surg Oral Med Oral Pathol. 1988; 66:323-33.

Woo SB. Oral pathology: a comprenhensive atlas and text. Philadelphia: Elsevier Saunders, 2012. pp. 264-319.

20 Principais Lesões Ósseas Não Tumorais

Renato Kobler Sampaio • Sergio Gonçalves • Roberto Prado • Mário José Romañach

INTRODUÇÃO

O osso é um tecido vivo em constante formação e reabsorção, ainda que haja variações com o decorrer da vida. Ele é formado principalmente por tecido ósseo, apresentando também a formação de elementos do sangue (medula hematopoética) e um revestimento de tecido conjuntivo (periósteo). Origina-se do mesênquima, sendo uma forma especial de tecido conjuntivo, cuja substância fundamental é calcificada, com um sistema canalicular em suas células, o que torna possível a comunicação entre elas e os vasos sanguíneos.

O osso apresenta várias enzimas, principalmente a fosfatase ácida, que serve de indicativo para quando ocorre aumento de reabsorção óssea. Determinadas substâncias podem influenciar a função osteoblástica como: vitaminas A e D, corticosteroides, paratormônio e hormônio estrogênio.

Três tipos de células são identificados no tecido ósseo: os osteoblastos, os osteócitos e os osteoclastos. Os osteoblastos formam a matriz proteica, que ao calcificar-se torna essas células fixas, denominadas osteócitos. Os osteócitos são responsáveis pela vitalidade do tecido ósseo, e quando não são observados no exame microscópico, indicam um processo de necrose óssea. Os osteoclastos são células grandes multinucleadas, responsáveis pela reabsorção óssea e se localizam em lacunas denominadas lacunas de Howship. Um quarto tipo de células, os fibroblastos, é encontrado na periferia, em uma lâmina de tecido conjuntivo muito aderente denominada periósteo.

A parte externa do osso, denominada cortical, é composta de osso compacto, e a parte mais interna é constituída de osso esponjoso. No tecido ósseo esponjoso encontramos as trabéculas ósseas, nas quais os espaços são muito mais volumosos que os do osso compacto, que são preenchidos pela medula óssea, e recobrindo esses espaços existe uma fina lâmina de tecido conjuntivo denominada endósteo.

O osso tem funções importantes no organismo humano, como a proteção de órgãos nobres no tórax, no crânio e na face, além da proteção da medula hematopoética; no metabolismo mineral, já que nele está depositada a maior quantidade de cálcio, fósforo e magnésio; e principalmente a função de sustentação pela coluna vertebral, ossos longos das pernas e dos braços, e na cabeça pela mandíbula, que é o único osso móvel desta região.

A patologia dos ossos gnáticos é uma parte da patologia oral que merece atenção especial, considerando sua amplitude. Sua classificação apresenta diferenças, considerando os aspectos clínico, radiográfico, histológico e a forma de tratamento. Podemos encontrar doenças ósseas no capítulo de alterações de desenvolvimento como a displasia cleidocraniana, as disostoses e as fendas maxilar e palatina.

No que concerne às infecções que podem afetar os ossos, nenhuma outra região do organismo se apresenta tão vulnerável. A localização dos dentes implantados nos alvéolos é um fator de grande importância para a possibilidade de haver infecções seja pela polpa ou pelo periodonto. Além disto, existem as manifestações de outras infecções relacionadas com microrganismos específicos, como a sífilis e a tuberculose.

A ação de agentes físicos e químicos é de interesse para a cirurgia bucomaxilofacial, incluindo as fraturas por trauma e as osteomielites de origem química com ênfase especial atualmente para os medicamentos antirreabsortivos, incluindo bisfosfonatos. As manifestações nos ossos gnáticos de condições de natureza sistêmica como a doença de Paget, a osteogênese imperfeita e o hiperparatireoidismo devem ser consideradas, pincipalmente por ter a participação de profissionais da medicina.

Nos ossos gnáticos podemos encontrar os tumores ósseos que afetam outras regiões do organismo como o osteoma, o condroma, o osteossarcoma e o condrossarcoma, bem como os tumores metastáticos, e o grupo de tumores que só ocorre nos ossos gnáticos, os tumores odontogênicos.

Pela presença de epitélio intraósseo que também é exclusivo dessa região, o desenvolvimento de lesões císticas odontogênicas e não odontogênicas pode ocorrer.

Existem lesões que estão na classificação de 2017 da Organização Mundial da Saúde (OMS), no grupo de tumores maxilofaciais odontogênicos e ósseos, que são denominados "lesões fibro-ósseas e osteocondromatosas", como fibroma ossificante, cementoma gigantiforme familial, displasia fibrosa, displasia cemento-óssea, osteocondroma; e "lesões de células gigantes e cistos ósseos", como granuloma central de células gigantes, granuloma periférico de células gigantes, querubismo, cisto ósseo aneurismático e cisto ósseo simples. Neste capítulo serão discutidas as lesões mais importantes desses dois grupos citados.

LESÕES FIBRO-ÓSSEAS

As lesões fibro-ósseas dos ossos gnáticos representam diferentes processos patológicos caracterizados pela substituição do osso normal por tecido fibroso contendo material mineralizado neoformado. Estas lesões possuem diferentes etiologias, comportamentos biológicos e normalmente demonstram aparências microscópicas muito similares, sendo designadas pelo termo descritivo "lesão fibro-óssea benigna". Entretanto, o tratamento adequado depende do estabelecimento de um diagnóstico definitivo, o qual requer a correlação entre as características clínicas, radiográficas e microscópicas.

Displasia fibrosa

A displasia fibrosa é uma proliferação intramedular benigna de trabéculas ósseas irregulares entremeadas por tecido fibroso que acomete principalmente apenas um osso (monostótica), mas também pode afetar múltiplos ossos do corpo (poliostótica) ou ossos cranianos adjacentes (craniofacial). Sua etiologia tem sido atribuída a uma mutação esporádica do gene *GNAS-1* localizado no cromossomo 20 que codifica a subunidade α-estimulatória do polipeptídio 1 da proteína G (proteína ligante do nucleotídio guanina), levando ao aumento de cAMP e afetando a proliferação e a diferenciação dos pré-osteoblastos, melanócitos e células endócrinas.

A forma monostótica não mostra predileção por gênero, sendo cerca de seis vezes mais comum que a forma poliostótica, a qual mostra predileção por pacientes do gênero feminino em uma proporção de 3:1. A displasia fibrosa ocorre preferencialmente no fêmur, nos ossos gnáticos, nas costelas e nos ossos cranianos. Nos ossos gnáticos, a displasia fibrosa ocorre mais comumente na maxila do que na mandíbula, e pode envolver ossos adjacentes como o zigomático e o esfenoide. As crianças e os adultos jovens são acometidos pela displasia fibrosa, geralmente por um aumento de volume de crescimento progressivo, assintomático e que causa assimetria facial. Deslocamento de dentes, má-oclusão e eventual reabsorção dentária são características observadas. Além disso, o envolvimento de seios maxilares, órbita e osso temporal pode levar a obstrução nasal, alterações visuais e perda da audição. Dores faciais e de cabeça podem estar presentes.

A característica radiográfica em geral observada na displasia fibrosa é o padrão levemente radiopaco do trabeculado ósseo chamado "vidro despolido", presente em lesões mistas radiolúcidas e radiopacas, expansivas e mal delimitadas, nas quais não conseguimos definir os limites com o osso normal adjacente (Figuras 20.1 a 20.3). Esta aparência corresponde ao estágio maduro da displasia fibrosa, enquanto lesões em estágios iniciais podem mostrar aparência exclusivamente radiolúcida, semelhante ao

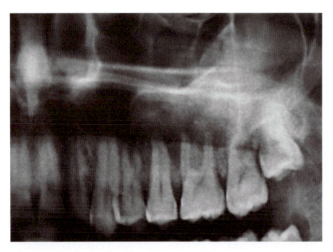

Figura 20.1 Displasia fibrosa monostótica com aspecto radiográfico de lesão mista mal delimitada, localizada na região posterior da maxila. (Caso cedido pelo Serviço de Estomatologia da FO/UFRJ.)

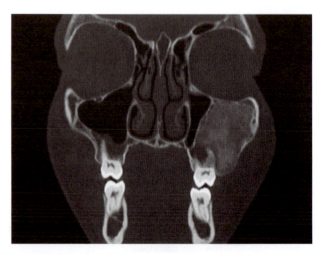

Figura 20.2 Displasia fibrosa monostótica mostrando imagem de densidade mista na maxila esquerda. (Caso cedido pela Dra. Maria Aparecida de Albuquerque Cavalcante e pelo Dr. Ítalo Honorato Alfredo Gandelmann – HUCFF/UFRJ.)

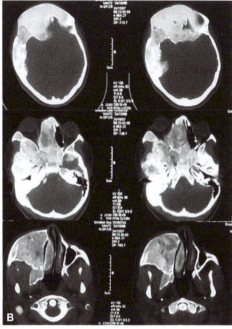

Figura 20.3 Displasia fibrosa craniofacial com envolvimento de múltiplos ossos do crânio e assimetria facial. **A.** Exame físico extraoral. **B.** Tomografia computadorizada. (Caso cedido pelo Dr. Roman Carlos – Centro Clínico de Cabeza y Cuello – Guatemala.)

observado em lesões císticas. O deslocamento superior do canal mandibular, o estreitamento do espaço correspondente ao ligamento periodontal e o apagamento da lâmina dura são características radiográficas adicionais que sugerem a possibilidade de displasia fibrosa.

A displasia fibrosa poliostótica geralmente mostra sinais e sintomas relacionados ao acometimento dos ossos longos, como dor, deformidade e fratura óssea (Figura 20.4), e pode estar associada a múltiplas pigmentações cutâneas "café com leite", um processo denominado síndrome de Jaffe-Lichtenstein. A displasia fibrosa poliostótica associada a pigmentações "café com leite" irregulares e endocrinopatias como precocidade sexual, adenoma pituitário ou hipertireoidismo representa o quadro da síndrome de McCune-Albright. A displasia fibrosa associada a mixomas intramusculares constitui a síndrome de Mazabraud.

Microscopicamente, a displasia fibrosa mostra um padrão monótono de tecido fibroso com células fusiformes de aparência frouxa em meio a trabéculas ósseas neoformadas, de formato irregular ou curvilíneo, mostrando ausência de uma rima de osteoblastos (Figura 20.5).

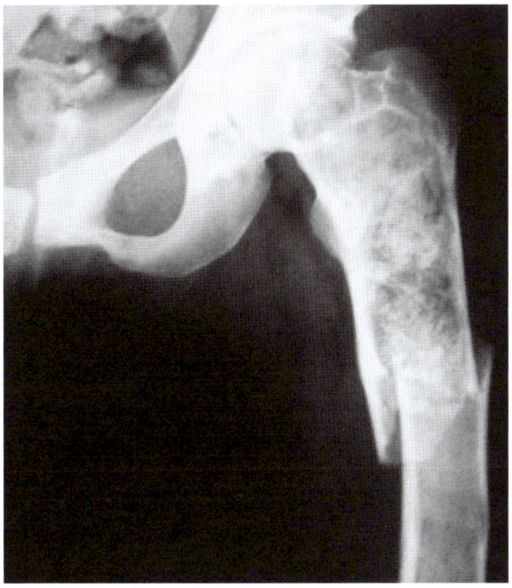

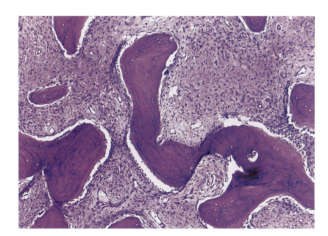

Figura 20.4 Displasia fibrosa poliostótica com fratura patológica do fêmur. (Caso cedido pelo Dr. Roman Carlos – Centro Clínico de Cabeza y Cuello – Guatemala.)

Figura 20.5 Histopatologia da displasia fibrosa. Fendas são observadas entre as trabéculas ósseas curvilíneas e o tecido conjuntivo circundante.

A maioria dos casos de displasia fibrosa tende a se estabilizar de acordo com a maturação esquelética. Pacientes com deformidades estéticas e funcionais importantes podem ser submetidos a cirurgias cosméticas para obtenção de contornos aceitáveis, sem a tentativa de remover toda a lesão, e devem ser orientados quanto à possibilidade de novo crescimento da lesão após a cirurgia. A cirurgia imediata deve ser adiada em um primeiro momento em virtude da possibilidade de estabilização da lesão. Alguns autores têm descrito o uso de bisfosfonatos no tratamento dessas lesões, principalmente o pamidronato intravenoso, melhorando a resistência óssea. Raramente, osteossarcomas podem se desenvolver em displasia fibrosas, independente de terem sido previamente irradiados.

Quando for feita a opção pela intervenção cirúrgica, com o intuito de se proporcionar um remodelamento ao contorno facial do paciente visando à melhora estética, temos que ter em mente que a lesão não deverá ser toda removida. De acordo com a extensão da lesão, acessos cirúrgicos extensos podem ser necessários para que se obtenha boa visualização da área a ser remodelada (Figura 20.6).

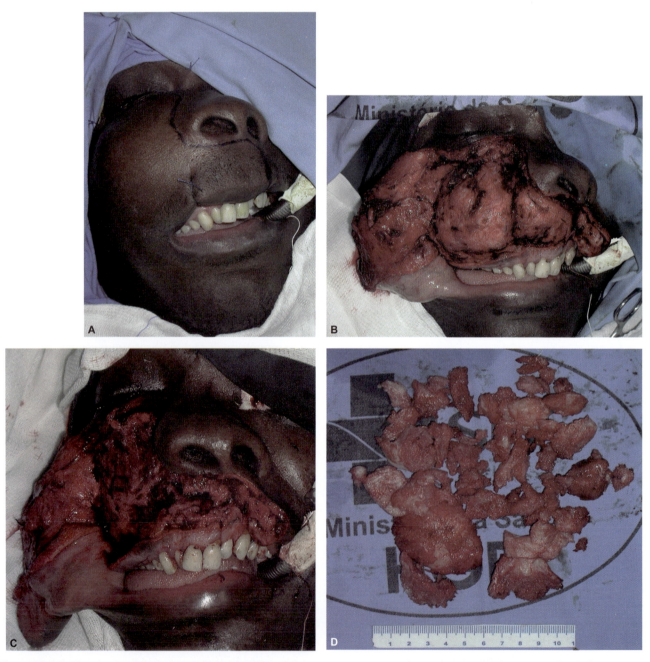

Figura 20.6 A. Planejamento de acesso cirúrgico de Weber-Ferguson para exposição da porção anterior de terço médio da face. Verificar fio de sutura no lábio superior direito para hemostasia. **B.** Exposição cirúrgica de terço médio direito da face do paciente. **C.** Leito cirúrgico após realização de osteoplastia com finalidade estética. **D.** Fragmentos ósseos removidos durante a osteoplastia.

Displasia cemento-óssea

Displasia cemento-óssea representa um processo idiopático relativamente comum na prática odontológica, caracterizado pela substituição do osso localizado próximo às regiões periapicais da maxila e da mandíbula por um tecido fibroso contendo osso metaplásico. Admite-se que a displasia cemento-óssea tenha origem a partir do ligamento periodontal.

Três subtipos de displasia cemento-óssea são definidos de acordo com as suas características clínicas e radiográficas: focal, periapical e florida.

A displasia cemento-óssea focal acomete apenas um sítio, geralmente localizado na região posterior da mandíbula de pacientes em torno da 3ª a 6ª décadas de vida. A maioria das lesões é assintomática, menor que 2 cm e constitui um achado radiográfico ocasional. A displasia cemento-óssea periapical é caracterizada por uma ou múltiplas lesões localizadas na região periapical dos dentes anteriores mandibulares de mulheres melanodermas de meia-idade. Geralmente os dentes associados possuem vitalidade pulpar e ausência de restaurações. Assim como as lesões focais, as displasias cemento-ósseas periapicais geralmente representam um achado radiográfico. Displasias cemento-ósseas floridas representam o envolvimento multifocal, ocorrendo em geral bilateralmente na mandíbula ou nos quatro quadrantes. Essa forma também mostra predileção por mulheres melanodermas de meia-idade ou mais velhas. Outras características como dor persistente de intensidade variável e fístula alveolar podem ser observadas em associação com infecção concomitante, eventualmente produzindo a formação de sequestro ósseo exposto na cavidade oral.

Os três subtipos de displasia cemento-óssea apresentam características radiográficas semelhantes. As lesões são inicialmente radiolúcidas e com o tempo tornam-se progressivamente radiopacas. Em geral apresentam aparência mista radiolúcida e radiopaca, como uma lesão bem delimitada por um halo radiolúcido que separa a lesão do osso circundante e das raízes adjacentes (Figuras 20.7 a 20.9).

Displasias cemento-ósseas apresentam-se microscopicamente como múltiplos fragmentos de tecido fibroso celularizado que mostra quantidades variáveis de material osteoide irregular de aspecto trançado ou formação de massas maiores calcificadas semelhantes a cemento. A displasia cemento-óssea pode ser microscopicamente indistinguível da displasia fibrosa ou fibroma cemento-ossificante, e o diagnóstico final em geral é estabelecido correlacionando as características clínicas, radiográficas e microscópicas.

O tratamento geralmente não é necessário. O paciente assintomático deve ser orientado em consultas de controle, incluindo profilaxia e reforço de higiene

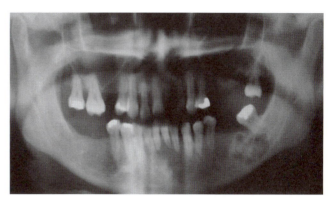

Figura 20.7 Displasia cemento-óssea focal localizada na região posterior da mandíbula. (Caso cedido pelo Dr. Roman Carlos – Centro Clínico de Cabeza y Cuello – Guatemala.)

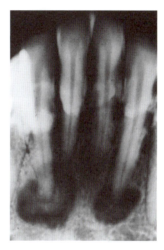

Figura 20.8 Displasia cemento-óssea periapical com lesões radiolúcidas bem delimitadas nos ápices dos dentes anteriores vitais, contendo focos radiopacos em seu interior.

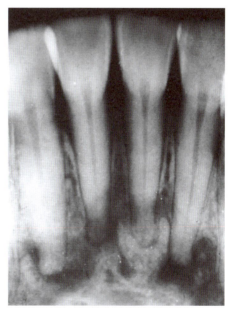

Figura 20.9 Displasia cemento-óssea periapical com focos radiopacos mais evidentes.

oral. Em alguns pacientes, a displasia óssea pode causar sintomas como infecção associada a massas ósseas escleróticas, as quais podem sofrer exposição na cavidade oral (Figuras 20.10 e 20.11). Idealmente, procedimentos como biopsias, extrações dentárias eletivas e utilização de implantes dentários devem ser evitados em áreas próximas às displasias cemento-ósseas, especialmente havendo sintomas. Quando expostos na cavidade oral, os sequestros ósseos devem ser removidos cirurgicamente, em geral associados a um quadro de osteomielite crônica.

Quando o paciente deixa de ser assintomático e passa a apresentar alterações como mobilidade de um ou mais dentes (Figura 20.12) ou quadros de repetição de

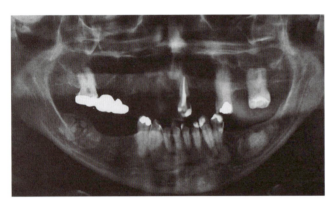

Figura 20.10 Paciente com displasia cemento-óssea florida apresentando dor no rebordo alveolar inferior posterior do lado direito. (Caso cedido pela Dra. Maria Aparecida de Albuquerque Cavalcante e pelo Dr. Ítalo Honorato Alfredo Gandelmann – HUCFF/UFRJ.)

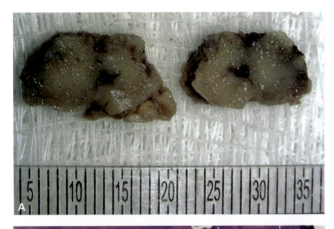

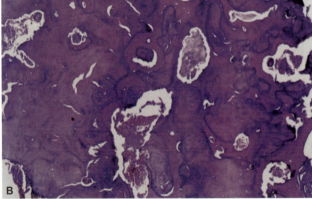

Figura 20.11 Peça cirúrgica da displasia cemento-óssea florida da Figura 20.9 (**A**) e sua histopatologia (**B**), que mostra tecido ósseo não vital associado a colônias bacterianas.

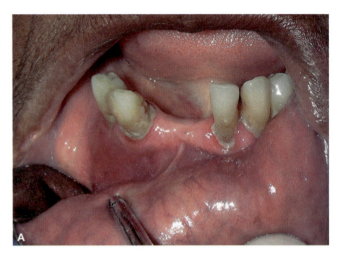

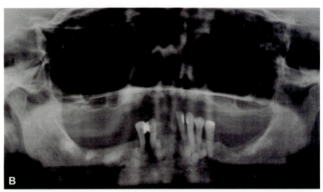

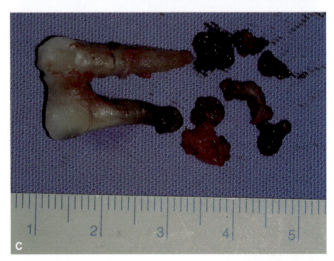

Figura 20.12 A. Paciente apresentando doença periodontal e dentes com mobilidade unidos por resina. **B.** Radiograficamente diagnosticado como displasia cemento-óssea florida. **C.** O tratamento efetuado foi retalho mucoperiósteo com exodontia dos dentes 43 e 44, que apresentavam mobilidade, e remoção dos sequestros ósseos associados.

infecção (Figura 20.13), o tratamento cirúrgico está indicado. Devemos remover os dentes associados e executar osteoplastia para melhor contorno e saúde bucal.

Fibroma ossificante

Fibromas ossificantes são neoplasias benignas bem-delimitadas, compostas por tecido fibroso e material mineralizado, que consiste em uma mistura de trabéculas ósseas e esférulas semelhantes a cemento. A provável origem dos fibromas ossificantes tem sido atribuída às células do ligamento periodontal e atualmente considera-se que três variantes devam ser reconhecidas: o fibroma ossificante de origem odontogênica, também chamado fibroma cemento-ossificante, além de duas variantes do fibroma ossificante juvenil; o fibroma ossificante juvenil trabecular e o fibroma ossificante juvenil psamomatoide.

Embora os mecanismos exatos ainda não sejam conhecidos, admite-se que uma mutação no gene *HRPT2* tenha papel fundamental na formação deste tumor. Múltiplos fibromas ossificantes na maxila e na mandíbula podem fazer parte da síndrome do hiperparatireoidismo-tumores

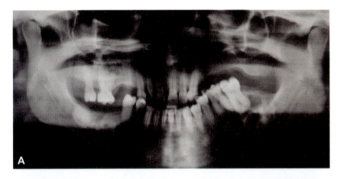
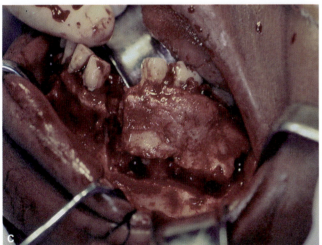
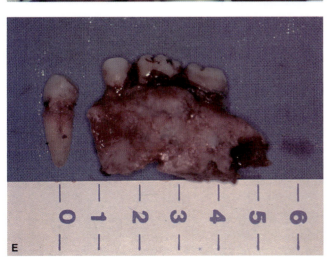
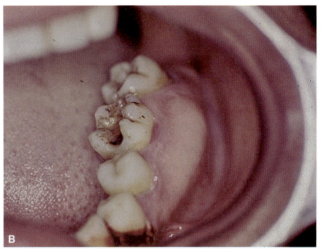
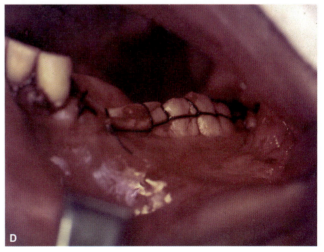

Figura 20.13 A. Displasia cemento-óssea florida responsável por dores na região de molares inferiores de paciente que já havia passado por vários quadros de infecção localizada. (Paciente do curso de mestrado em Cirurgia Buco-Maxilo-Facial [CBMF] da UFRJ, coordenado pelo Prof. Dr. Ítalo Gandelmann – HUCFF/UFRJ.) **B.** Aspecto intraoral com expansão da cortical vestibular e deslocamento dentário. **C.** Remoção de bloco ósseo contendo os dentes envolvidos. **D.** Pós-operatório imediato apresentando novo contorno para facilitar reabilitação protética. **E.** Peça cirúrgica.

dos maxilares que inclui adenoma ou carcinoma das paratireoides, fibromas ossificantes dos maxilares, cistos renais e tumores de Wilms.

Os fibromas cemento-ossificantes são clinicamente caracterizados como aumentos de volume que produzem grande expansão de corticais ósseas na ausência de sintomas, localizados preferencialmente na região posterior da mandíbula de mulheres entre a 2ª e 4ª décadas de vida, com idade média de 35 anos. As características radiográficas incluem desde uma lesão unilocular exclusivamente radiolúcida até uma lesão mista radiolúcido-radiopaca bem-delimitada por um fino halo radiolúcido. A reabsorção de raízes e o deslocamento dos dentes adjacentes podem ser observados. Fibromas cemento-ossificantes mandibulares mostram uma característica marcante de abaulamento para baixo da cortical basal da mandíbula (Figuras 20.14 a 20.16).

O fibroma cemento-ossificante mostra grandes fragmentos que são facilmente removidos durante a cirurgia devido a tecido fibroso entre a lesão e a cortical óssea normal. Essa característica de demarcação do fibroma cemento-ossificante pode ajudar na sua diferenciação microscópica com a displasia fibrosa.

O fibroma ossificante juvenil em geral acomete pacientes mais jovens, mostrando comportamento mais agressivo e maiores índices de recidiva. O fibroma ossificante juvenil trabecular em geral acomete a maxila de pacientes em torno dos 10 anos de idade. O fibroma ossificante juvenil psamomatoide acomete preferencialmente as paredes ósseas dos ossos frontais, periorbitais e etmoidais de pacientes em torno dos 20 anos (Figuras 20.17 e 20.18).

O tratamento dos fibromas cemento-ossificantes é a remoção cirúrgica conservadora. O tumor geralmente é bem circunscrito e facilmente enucleado (Figura 20.19). Lesões grandes podem precisar de ressecções extensas. O prognóstico é considerado bom e a recidiva é incomum. Não existe evidência de transformação maligna.

Quando a lesão for extensa (Figura 20.20A) o planejamento cirúrgico pode envolver uma intervenção mais extensa que, a princípio, pode dar a impressão de ser uma cirurgia radical com grande mutilação. O acesso cirúrgico extenso se faz necessário tão somente para que se obtenha uma boa visualização do tumor. Manobras como estar pronto para acessar a artéria carótida externa, em caso de grande hemorragia, também não podem ser desprezadas (Figura 20.20B a D). Importante ressaltar que, conforme descrito antes, a cortical que recobre a lesão é extremamente delgada (Figura 20.20E) e fácil de ser destacada, dando acesso à lesão que é facilmente removida devido ao tecido fibroso existente entre a cortical e a lesão. A recuperação do paciente ocorre sem maiores problemas e, às vezes, podemos ter uma depressão consequente da falta da lesão que provocava grande abaulamento (Figura 20.20F a H).

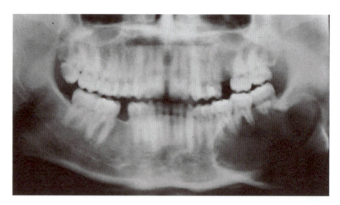

Figura 20.14 Fibroma cemento-ossificante central. Lesão predominantemente radiolúcida bem-delimitada localizada na região posterior da mandíbula, com abaulamento da cortical basal.

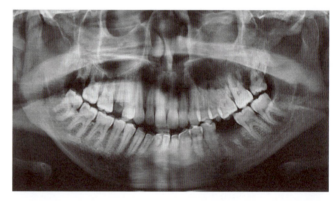

Figura 20.15 Fibroma cemento-ossificante central. Lesão mista radiolúcido-radiopaca, bem-delimitada, na região posterior da maxila esquerda. (Caso cedido pelo Serviço de Estomatologia – FO/UFRJ.)

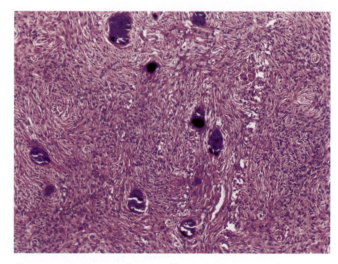

Figura 20.16 Histopatologia do fibroma cemento-ossificante central da Figura 20.15.

Capítulo 20 • Principais Lesões Ósseas Não Tumorais   525

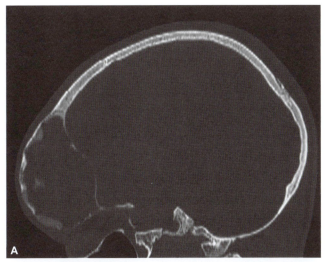

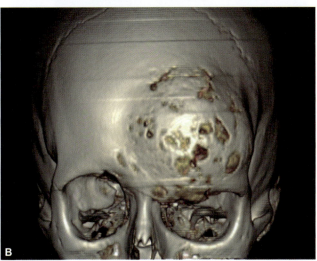

Figura 20.17 Fibroma ossificante juvenil psamomatoide localizado no osso frontal esquerdo (tomografia computadorizada – [**A**] corte sagital e [**B**] reconstrução 3D). (Caso operado pelo Dr. Paulo Roberto Bartholo – HEAPN.)

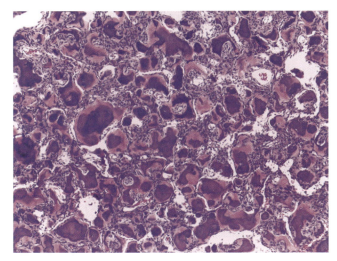

Figura 20.18 Histopatologia do fibroma ossificante juvenil psamomatoide da Figura 20.17. As calcificações mostram formato concêntrico.

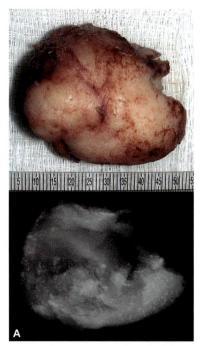

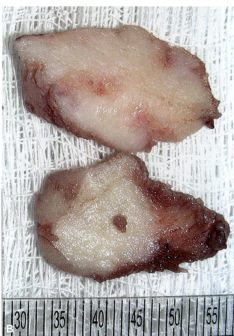

Figura 20.19 A. Peça cirúrgica do caso da Figura 20.15 e sua radiografia mostrando focos radiopacos em seu interior. **B.** A superfície de corte mostra aspecto liso e homogêneo, com coloração esbranquiçada.

Querubismo

Querubismo é uma doença familiar herdada por um traço autossômico dominante, caracterizada pela expansão simétrica dos ossos gnáticos, resultando em uma expressão facial típica. Geralmente o diagnóstico é realizado nos primeiros anos de vida e as lesões podem crescer progressivamente até a puberdade, podendo, a partir daí, estabilizar ou mesmo regredir de tamanho.

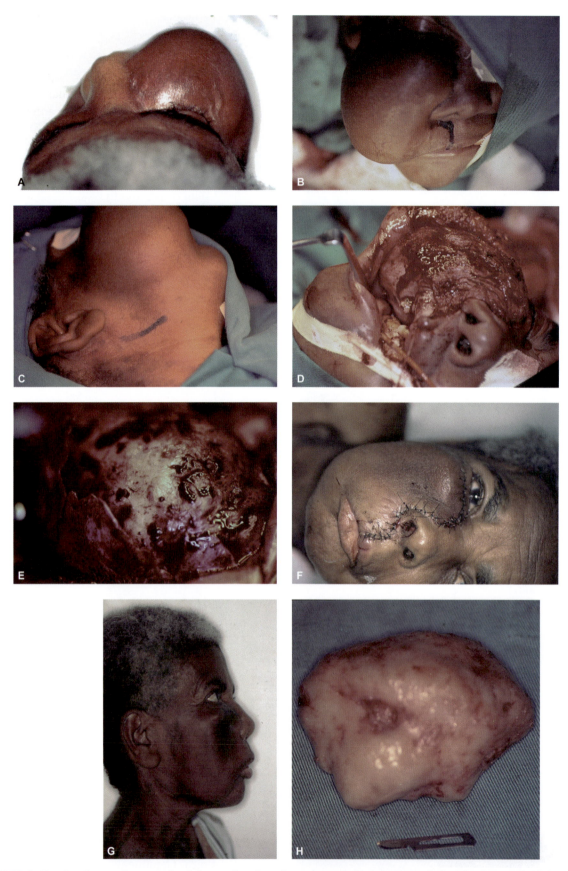

Figura 20.20 A. Detalhe da grande expansão deformando a face da paciente. **B.** Planejamento da incisão. Acesso de Weber-Ferguson para grande exposição de região anterior de terço médio da face. **C.** Marcação para provável acesso a artéria carótida externa em caso de hemorragia de grande artéria, como artéria maxilar. **D.** Exposição da lesão após descolamento do retalho. **E.** Detalhe da cortical, bem delgada, sendo descolada da lesão. **F.** Pós-operatório – 1 semana após cirurgia. **G.** Pós-operatório – 30 dias após cirurgia. **H.** Peça cirúrgica.

Tipicamente, lesões radiolúcidas multiloculares simétricas apresentam-se bilateralmente nas regiões posteriores da mandíbula e da maxila, de modo que os olhos do paciente sejam orientados para cima, dando uma aparência similar à descrita para os anjos querubins das pinturas renascentistas. Outras consequências incluem aumentos de volume no rebordo alveolar que causam atraso na erupção dentária e deslocamento ou perda de dentes. Alterações visuais ou na fonação também são relatadas, assim como linfadenopatia cervical (Figuras 20.21 a 20.23).

Biopsia não é necessária, sendo o diagnóstico estabelecido por meio da história do paciente e de suas características clínicas e radiográficas típicas. Cirurgias devem ser indicadas por motivos cosméticos, especialmente em casos que não mostrem regressão após a puberdade.

Granuloma central de células gigantes

O granuloma central de células gigantes é uma lesão benigna osteolítica que pode ser agressiva, caracterizada pela presença de células gigantes tipo osteoclastos em um estroma vascular contendo células mononucleares. A lesão é mais frequente nas regiões anteriores dos ossos gnáticos, particularmente na mandíbula de pacientes do gênero feminino nas primeiras décadas de vida.

Geralmente se apresenta como lesões radiolúcidas uniloculares ou multiloculares bem definidas e assintomáticas que produzem expansão de corticais ósseas sem reabsorção de raízes dentárias. O crescimento é lento e, quando apresentam grandes dimensões, em geral as lesões são multiloculares. Em cerca de 30% dos casos, um comportamento agressivo pode ser notado caracterizado por dor, reabsorção e deslocamento de dentes, perfuração de corticais e invasão dos tecidos moles adjacentes (Figura 20.24).

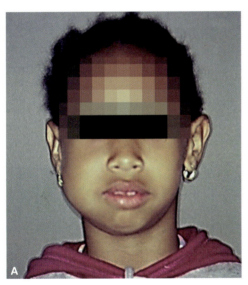
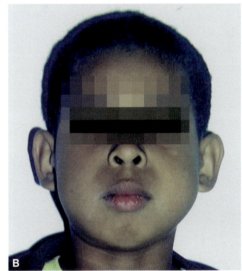

Figura 20.21 Assimetria facial assintomática em primos de 7 (**A**) e 11 anos (**B**) com querubismo. (Caso **A** cedido pelo Dr. Henrique Martins – HUPE/UERJ.)

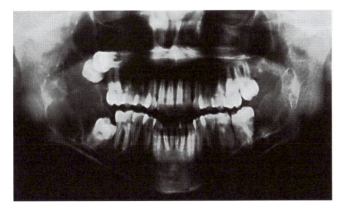

Figura 20.22 Querubismo mostrando lesões radiolúcidas multiloculares bilaterais. (Radiografia cedida pelo Dr. Rubens Raymundo Júnior – RORRJ.)

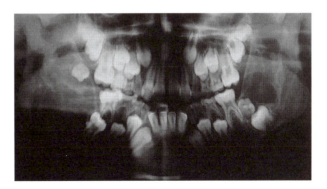

Figura 20.23 Querubismo mostrando lesões radiolúcidas multiloculares exuberantes e bilaterais localizadas nas regiões posteriores da mandíbula, com deslocamento dentário. (Radiografia cedida pelo Dr. Rubens Raymundo Júnior – RORRJ e pelo Dr. Ricardo Lopes da Cruz – INTO.)

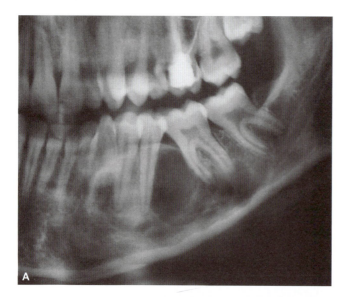

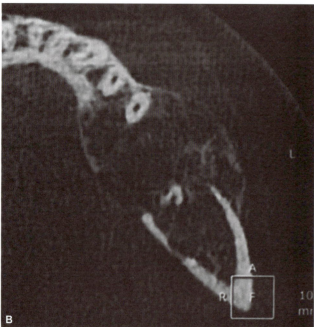

Figura 20.24 Granuloma central de células com aparência radiolúcida multilocular localizada em corpo mandibular esquerdo (**A**), mostrando deslocamento dentário, expansão e rompimento de corticais ósseas (**B**). (Caso cedido pela Dra. Maria Aparecida de Albuquerque Cavalcante e pelo Dr. Ítalo Honorato Alfredo Gandelmann – HUCFF/UFRJ.)

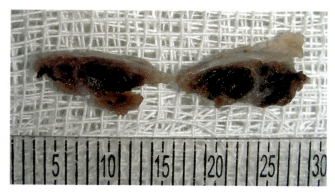

Figura 20.25 Fragmento removido após biopsia incisional do caso da Figura 20.24, mostrando superfície de corte irregular e de coloração amarronzada.

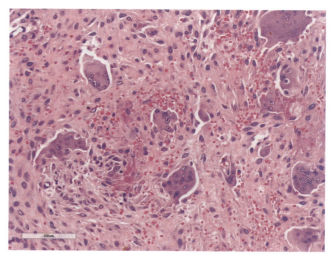

Figura 20.26 Histopatologia do granuloma central de células gigantes. Células gigantes multinucleadas dispersas em um estroma com células mononucleares e hemorragia.

Macroscopicamente, observa-se fragmento de tecido mole de coloração vermelho-amarronzada, devido ao seu conteúdo hemorrágico (Figura 20.25). Até o momento não existem critérios microscópicos que possibilitem diferenciar os granulomas centrais de células gigantes agressivos daqueles que se comportam de maneira menos agressiva. As características microscópicas são similares àquelas encontradas em outras doenças, como o tumor marrom do hiperparatireoidismo, o cisto ósseo aneurismático e o querubismo (Figura 20.26). Portanto, frente a um diagnóstico microscópico de granuloma central de células gigantes, o cirurgião bucomaxilofacial deve sempre descartar clinicamente a possibilidade de tumor marrom do hiperparatireoidismo mediante solicitação de exame de sangue para avaliar os níveis de paratormônio. Cisto ósseo aneurismático e querubismo são facilmente excluídos por correlação das características clínicas e radiográficas do paciente. Quando múltiplas lesões centrais de células gigantes afetam o mesmo paciente, devemos considerar a possibilidade de associação com síndromes como a síndrome de Noonan, a síndrome de Leopard ou a neurofibromatose tipo 1.

A maioria das lesões centrais de células gigantes responde bem ao tratamento por curetagem. Durante a cirurgia para curetagem é comum haver considerável perda sanguínea devido ao seu grande conteúdo hemorrágico (Figura 20.27). Tratamento com injeções intralesionais com corticosteroides, calcitonina e interferona ou a administração sistêmica com o antirreabsortivo

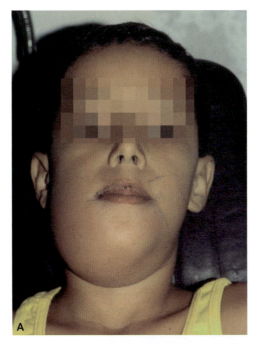
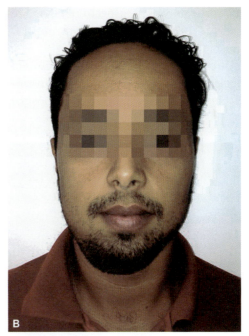
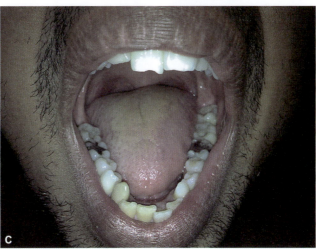

Figura 20.27 A. Pré-operatório de paciente com 10 anos de idade. **B.** Controle de 15 anos de pós-operatório (na cirurgia foram realizadas enucleação e curetagem de lesão grave). **C.** Aspecto intraoral após 15 anos. Não há recidiva, porém ainda existe pequena deformidade consequente ao grande abaulamento das corticais.

inibidor do ligante RANK denosumabe têm se mostrado boas opções para diminuir o tamanho da lesão antes da cirurgia definitiva. Lesões clinicamente mais agressivas ou associadas a síndromes podem ter maiores taxas de recorrência e são em geral tratadas por ressecção.

Cisto ósseo aneurismático

O cisto ósseo aneurismático consiste em uma lesão intraóssea expansiva que apresenta espaços preenchidos por sangue separados por septos fibrosos, contendo células gigantes multinucleadas e osso reacional. Sua etiologia ainda é considerada incerta, embora autores tenham sugerido que cistos ósseos aneurismáticos se originem a partir de trauma, malformação vascular ou de lesão preexistente (p. ex., lesão central de células gigantes ou displasia fibrosa) que causa extravasamento hemorrágico. Alterações nos cromossomos 17p e 16q têm sido descritas no esqueleto extracranial, indicando a possibilidade de origem neoplásica.

Cistos ósseos aneurismáticos afetam preferencialmente ossos longos e coluna vertebral com cerca de 1 a 3% de todos os casos localizados nos ossos gnáticos. Acometem em geral a região posterior da mandíbula de pacientes com menos de 30 anos de idade, como uma lesão expansiva e assintomática que pode provocar deslocamento e reabsorção de dentes adjacentes. Radiograficamente, observa-se uma lesão unilocular ou multilocular com margens difusas ou bem definidas, com adelgaçamento de corticais ósseas e aspecto radiográfico balonizante. Cerca de 10% dos casos podem mostrar uma aparência mista radiolúcido-radiopaca.

O tratamento do cisto ósseo aneurismático consiste em curetagem ou enucleação. Durante o ato cirúrgico um sangramento abundante pode ocorrer e sugere o diagnóstico presuntivo (Figuras 20.28 a 20.31). Algumas vezes pode ser utilizado o procedimento de embolização. As chances de recorrência aumentam quando lesões coexistentes são removidas de maneira incompleta ou quando ocorre extensão do cisto ósseo aneurismático para os tecidos moles adjacentes. O prognóstico em geral é favorável.

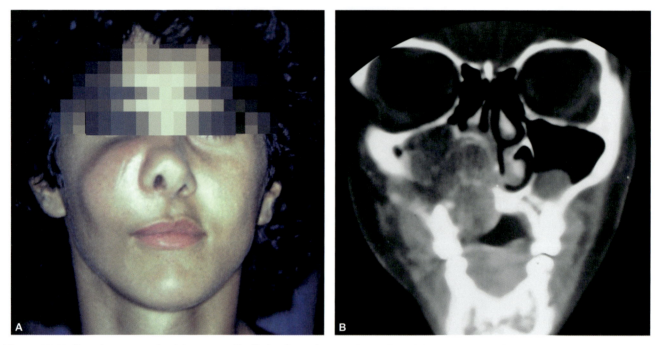

Figura 20.28 Cisto ósseo aneurismático na maxila direita de paciente assintomática (**A**) e sua tomografia computadorizada mostrando extensão para a cavidade nasal (**B**). (Caso operado pelo Dr. Paulo José Medeiros – HUPE/UERJ.)

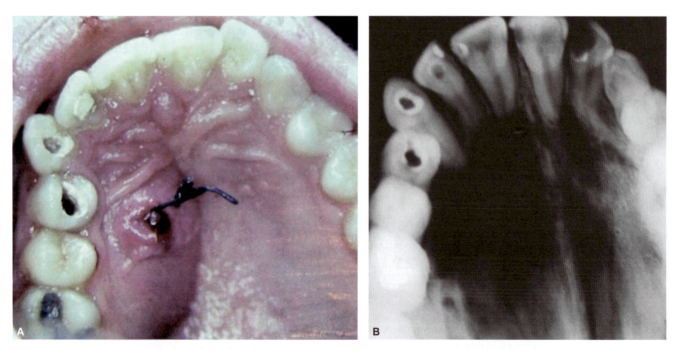

Figura 20.29 Aspecto intraoral (**A**) e radiografia oclusal (**B**) do cisto ósseo aneurismático da Figura 20.28, mostrando aumento de volume no palato duro com extensa imagem radiolúcida próxima aos ápices de dentes com acesso endodôntico. Observa-se úlcera central causada por tentativa prévia de drenagem de suposto abscesso, o qual resultou em sangramento abundante.

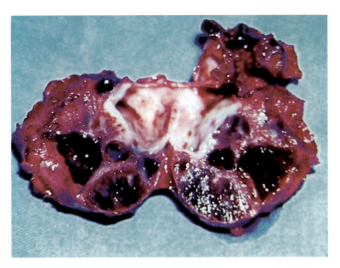

Figura 20.30 Peça cirúrgica do cisto ósseo aneurismático da Figura 20.28 com espaços preenchidos por sangue.

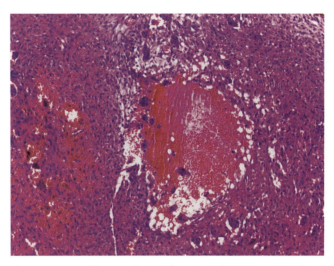

Figura 20.31 Histopatologia do cisto ósseo aneurismático. Cavidade contendo hemácias e circundada por tecido conjuntivo com células gigantes multinucleadas.

Cisto ósseo simples

O cisto ósseo simples, também conhecido como cisto ósseo traumático ou cisto ósseo hemorrágico, é uma cavidade óssea com ausência de revestimento epitelial (pseudocisto), que pode estar preenchido por pequena quantidade de sangue ou fluido seroso. A etiologia do cisto ósseo simples ainda não está bem estabelecida. A origem mais aceita é a de um evento traumático que causa hemorragia intramedular, na qual ocorre falha na organização de um trombo ou na substituição por tecido ósseo. Entretanto, a incidência de trauma nos pacientes com cisto ósseo simples não parece ser maior do que a população em geral. Assim, outros distúrbios hemorrágicos e ósseos são citados como possíveis fatores etiológicos, como hemofilia, púrpura trombocitopênica idiopática e osteogênese imperfeita.

Cisto ósseo simples é observado mais comumente como uma lesão solitária nos ossos longos de pacientes na segunda década de vida, sem predileção por gênero. Nos ossos gnáticos, a mandíbula é preferencialmente acometida pelo cisto ósseo simples, principalmente as regiões de pré-molares e molares, embora casos na região anterior não sejam incomuns. Em geral identificado como um achado radiográfico devido à ausência de sinais e sintomas, o cisto ósseo simples pode mostrar aumento de volume assintomático ou com discreta dor ou parestesia em até 20% dos casos. Os dentes associados geralmente são vitais e a história de trauma é raramente relatada pelos pacientes.

A principal aparência radiográfica do cisto ósseo simples é a de uma imagem radiolúcida unilocular, bem delimitada por margens festoneadas e corticalizadas que se insinuam entre as raízes dos dentes adjacentes, mostrando ausência de expansão óssea e adelgaçamento de corticais ósseas (Figuras 20.32 a 20.34). O tamanho é variável e reabsorção radicular não é observada

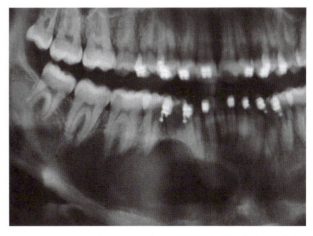

Figura 20.32 Cisto ósseo simples. Lesão radiolúcida bem-delimitada em corpo mandibular de paciente jovem. (Caso cedido pelo Dr. João Manoel Mota – HUCFF/UFRJ.)

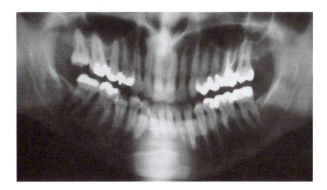

Figura 20.33 Cisto ósseo simples exuberante em mandíbula que se projeta entre as raízes dos dentes adjacentes.

na maioria dos casos. Ocasionalmente, cistos ósseos simples têm sido descritos com grande tamanho e expansão importante de corticais ósseas, sendo diferenciados radiograficamente de cistos e tumores odontogênicos agressivos (Figura 20.35).

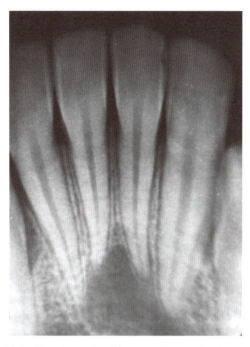

Figura 20.34 Cisto ósseo simples em região anterior da mandíbula.

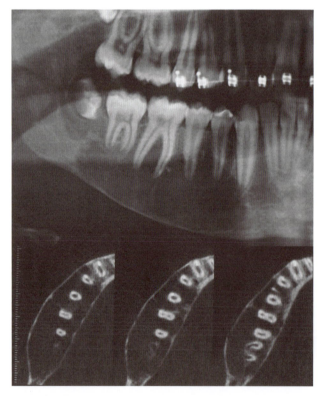

Figura 20.35 Cisto ósseo simples com expansão de corticais ósseas. (Caso cedido pelo Dr. Rubem Costa Araújo – HUCFF/UFRJ.)

Recentemente, casos isolados de cisto ósseo simples com apresentação múltipla bilateral em mandíbula também têm sido descritos e incluídos no diagnóstico diferencial radiográfico de pacientes com múltiplos queratocistos odontogênicos, portadores da síndrome dos múltiplos carcinomas nevoides basocelulares (Figura 20.36). É importante ressaltar que cistos ósseos simples podem estar associados a outras lesões fibro-ósseas, como por exemplo a displasia cemento-óssea.

O diagnóstico do cisto ósseo simples geralmente é estabelecido pela associação das características clínicas e radiográficas em conjunto com os achados transcirúrgicos, os quais em geral mostram cavidade vazia com paredes ósseas lisas e brilhantes (Figura 20.37), tornando-se

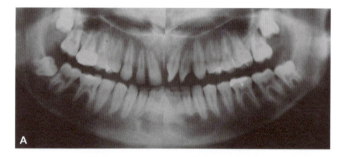

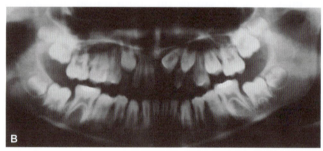

Figura 20.36 Cistos ósseos simples bilaterais em mandíbula (**A**) e o mesmo paciente, 4 anos antes, sem lesões (**B**).

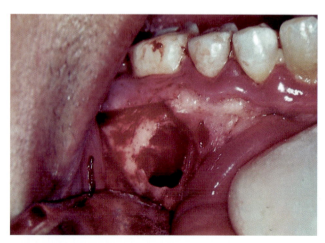

Figura 20.37 Aspecto transcirúrgico do cisto ósseo simples mostrando cavidade vazia. (Caso operado pelo Dr. Henrique Martins – HUPE/UERJ.)

difícil a obtenção de material para exame histopatológico, e algumas vezes contendo pequena quantidade de material sanguinolento.

O tratamento consiste na exploração cirúrgica com curetagem do material aderido às paredes da cavidade, o qual deve ser submetido à avaliação microscópica. Em geral é possível observar neoformação óssea em exames radiográficos de controle nos primeiros 6 meses após a exploração cirúrgica. O prognóstico é bom, recidivas ou persistência da lesão são incomuns.

Alguns pontos devem ser observados no planejamento cirúrgico para que se obtenha sucesso na intervenção e nenhuma ou mínima sequela. Estas observações valem para o planejamento do tratamento de um cisto ósseo simples ou cisto ósseo traumático, conforme abordado neste ponto do capítulo, assim como para o planejamento cirúrgico da maioria das lesões.

No exame das imagens já podemos mensurar e localizar a lesão, visando estabelecer um diagnóstico mais preciso possível, tal qual descrito nas Figuras 20.32 a 20.34. Na Figura 20.38A podemos observar a intimidade da lesão com o forame mentoniano, que deverá ser identificado, dissecado e preservado (Figura 20.38A e B). Na exploração cirúrgica do cisto ósseo simples encontramos uma cavidade vazia, conforme descrito anteriormente. Importante notar que, como se trata de uma lesão sem agressividade, um pseudocisto, as estruturas anatômicas nobres têm que ser obrigatoriamente preservadas, tal qual o nervo mentoniano neste caso (Figura 20.38C). Casos específicos podem requerer um estudo por imagem mais detalhado e preciso e, nestes casos a tomografia computadorizada (TC) *cone-beam* desempenha importante papel com absoluta precisão (Figura 20.39).

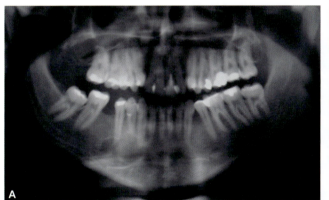
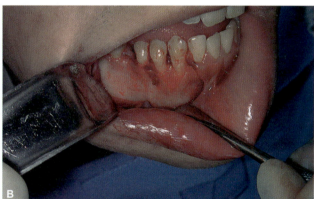
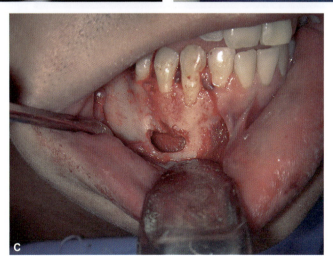

Figura 20.38 A. Cisto ósseo simples em corpo de mandíbula. Observar que envolve região do forame mentoniano. **B.** Acesso cirúrgico em papilas e sulco gengival com incisão relaxante. Descolamento mostrando, dissecando e protegendo o forame mentoniano. **C.** Aspecto da loja óssea vazia em que se observa o nervo mentoniano preservado no canto inferior da abertura da cavidade.

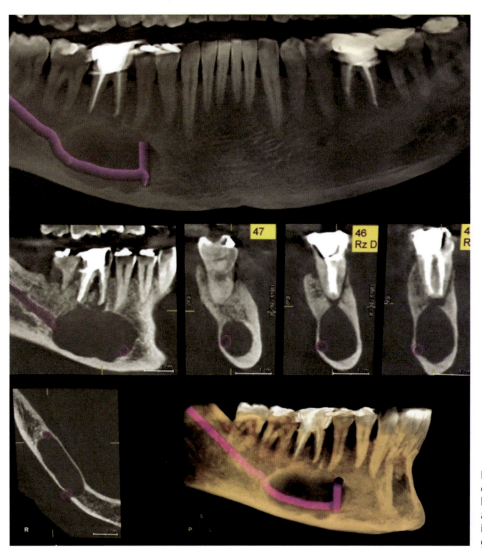

Figura 20.39 Imagem de tomografia computadorizada na qual é possível localizar e mensurar qualquer lesão, assim como localizar o nervo alveolar inferior e o nervo mentoniano emergindo do forame mentoniano.

BIBLIOGRAFIA

Allon DM, Anavi Y, Calderon S. Central giant cell lesion of the jaw: nonsurgical treatment with calcitonina nasal spray. Oral Surg Oral Med Oral Pathol Oral Radiol Endod. 2009; 107(6):811-8.

Cortell-Ballester I, Figueiredo R, Berini-Aytés L, Gay-Escoda C. Traumatic bone cyst: a retrospective study of 21 cases. Med Oral Patol Oral Cir Bucal. 2009; 14(5):E239-43.

De Lange J, Van den Akker HP. Clinical and radiological features of central giant-cell lesions of the jaw. Oral Surg Oral Med Oral Pathol Oral Radiol Endod. 2005; 99(4):464-70.

El-Mofty S. Psammomatoid and trabecular juvenile ossifying fibroma of the craniofacial skeleton: two distinct clinicopathologic entities. Oral Surg Oral Med Oral Pathol Oral Radiol Endod. 2002; 93(3):296-304.

El-Mofty SK. Fibro-osseous lesions of the craniofacial skeleton: an update. Head Neck Pathol. 2014; 8(4):432-44.

El-Naggar AK, Chan JKC, Grandis JR, Takata T, Slootweg PJ (Eds). World Health Organization Classificaton of Head and Neck Tumours. 4th edition. IARC Press: Lyon, 2017.

Eversole R, Su L, El Mofty S. Benign fibro-osseous lesions of the craniofacial complex. A review. Head Neck Pathol. 2008; 2(3):177-202.

Flanagan AM, Speight PM. Giant cell lesions of the craniofacial bones. Head Neck Pathol. 2014; 8(4):445-53.

Kahn A, Chaushu G, Ginene L, Vered M. Age and expression of CD163 and colony-stimulating factor 1 receptor (CD115) are associated with the biological behavior of central giant cell granuloma. J Oral Maxillofac Surg. 2017. pii: S0278-2391(17)30003-4. doi: 10.1016/j.joms.2017.01.001. [Epub ahead of print.]

Meng XM, Yu SF, Yu GY. Clinicopathologic study of 24 cases of cherubism. Int J Oral Maxillofac Surg. 2005; 34(4):350-6.

Noffke CE, Raubenheimer EJ, MacDonald D. Fibro-osseous disease: harmonizing terminology with biology. Oral Surg Oral Med Oral Pathol Oral Radiol. 2012; 114(3):388-92.

Omami G, Mathew R, Gianoli D, Lurie A. Enormous aneurysmal bone cyst of the mandible: case report and radiologic-pathologic correlation. Oral Surg Oral Med Oral Pathol Oral Radiol. 2012; 114(1):e75-9.

Peñarrocha M, Bonet J, Mínguez JM, Bagán JV, Vera F, Mínguez I. Cherubism: a clinical, radiographic, and histopathologic comparison of 7 cases. J Oral Maxillofac Surg. 2006; 64(6):924-30.

Raubenheimer EJ, Noffke CE, Boy SC. Osseous dysplasia with gross jaw expansion: a review of 18 lesions. Head Neck Pathol. 2016; 10(4):437-43.

Santos JN, Vieira, TSLS, Gois FDM, Vasconcelos SJA, Azevedo RA. Displasia fibrosa: osteoplastia com acesso Weber-Ferguson. Rev Cir Traumatol Buco-Max-Fac. 2010; 10(2):73-9.

Speight PM, Carlos R. Mini-symposium: head and neck pathology. Maxillofacial fibro-osseous lesion. A Cur Diagn Pathol. 2006; 12:1-10.

Tsodoulos S, Ilia A, Antoniades K, Angelopoulos C. Cherubism: a case report of a three-generation inheritance and literature review. J Oral Maxillofac Surg. 2014; 72(2):405.e1-9.

21 Noções Básicas de Cirurgia Hospitalar | Atendimento Inicial ao Politraumatizado

Adriana Raymundo Bezerra

ODONTOLOGIA HOSPITALAR

O conceito de atendimento odontológico hospitalar surgiu em 1901 quando a Associação Dentária Americana (ADA) criou o 1º departamento de Odontologia dentro do Hospital Geral da Filadélfia. Em 1922, a ADA propôs a criação de um serviço de Odontologia Hospitalar (OH) que só foi aprovado em 1948. No Brasil, a OH foi legitimada em 2004 com a criação da Associação Brasileira de Odontologia Hospitalar. Alguns projetos de lei (PL) e portarias contribuíram para que em 2015 o Conselho Federal de Odontologia (CFO), por meio da *Resolução CFO – 162/2015*, publicada em Diário Oficial da União em 16/11/2015, reconhecesse o exercício da *Odontologia Hospitalar* e, mediante a *Resolução CFO – 163/2015*, determinasse a função do cirurgião-dentista habilitado em OH (Quadro 21.1). Algumas resoluções, portarias e projetos de lei mais significativos foram:

- *PL – 3.504/2000*: determinou a obrigatoriedade de os hospitais com mais de cem leitos contarem com cirurgiões-dentistas em seus corpos clínicos
- *PL – 2.776/2008*: estabeleceu a obrigatoriedade da presença de profissionais de Odontologia nas unidades de terapia intensiva (UTIs)
- *Resolução da Diretoria Colegiada (RDC) nº 7/2010 da Agência Nacional de Vigilância Sanitária (Anvisa) de 24/2/2010*: – incluiu a assistência odontológica à beira do leito dentre os requisitos mínimos para funcionamento das UTIs
- *Portaria nº 1.032 de 5/5/2010 do Ministério da Saúde*: acrescentou na tabela do SUS o código 04.14.02.041-3 (tratamento odontológico para pacientes com necessidades especiais) para *procedimentos odontológicos realizados em ambiente hospitalar*, sob anestesia geral ou sedação, em usuário que apresentasse uma ou mais limitações temporárias ou permanentes, de ordem intelectual, física, sensorial e/ou emocional que o impeça de ser submetido a uma situação odontológica convencional.

Segundo a *Resolução CFO 162/2015*, a OH é uma área da Odontologia que atua em pacientes que necessitam de atendimento em ambiente hospitalar, internados ou não, ou em assistência domiciliar (*home care*). Tem como objetivos: promoção da saúde, prevenção, diagnóstico e

---

Quadro 21.1 Funções do cirurgião-dentista habilitado em Odontologia Hospitalar segundo a Resolução do Conselho Federal de Odontologia (CFO – 163/2015).

- Atuar em equipes multiprofissionais, interdisciplinares e transdisciplinares na promoção da saúde baseada em evidências científicas, de cidadania, de ética e de humanização
- Ter competência e habilidade para prestar assistência odontológica aos pacientes críticos
- Ter competência e habilidade para prestar assistência odontológica aos pacientes em regime de internação, ambulatorial, domiciliar, urgência e emergência
- Saber atuar em caso de emergência médica (suporte básico de vida)
- Atuar na dinâmica de trabalho institucional, reconhecendo-se como agente desse processo
- Aplicar o conhecimento adquirido na clínica propedêutica, no diagnóstico, nas indicações e no uso de evidências científicas na atenção em Odontologia Hospitalar
- Incrementar e estimular pesquisas que permitam o uso de novas tecnologias, métodos e fármacos no âmbito da Odontologia Hospitalar
- Atuar integrando-se em programas de promoção, manutenção, prevenção, proteção e recuperação da saúde em ambiente hospitalar

tratamento de doenças orofaciais, de manifestações bucais de doenças sistêmicas ou de consequências de seus respectivos tratamentos.

A atuação do cirurgião-dentista (CD) em âmbito hospitalar requer conhecimentos gerais específicos além de ampla vivência e experiência em trabalho de equipe de saúde multidisciplinar e multiprofissional em situações simples e complexas. A Odontologia não muda, mas há a necessidade de adaptar-se às condições preexistentes, tanto do paciente quanto da estrutura física disponível.

A equipe de OH realiza atendimento clínico-odontológico a pacientes internados ou com necessidade de internação em nível ambulatorial, no leito hospitalar, em unidade de tratamento intensivo (UTI) e em centro cirúrgico. A atuação do CD em pacientes internados é extremamente diversificada: segue desde a orientação de higiene, reembasamento de próteses, exodontias, diagnóstico e tratamento de lesões bucais e complicações decorrentes de tratamentos de doenças sistêmicas complexas até tratamentos complexos cirúrgicos em pacientes politraumatizados. É necessário *saber solicitar e interpretar* diversos exames complementares hematológicos, bioquímicos, de imagem, bem como realizar biopsias, citologia esfoliativa, biopsia por aspiração por agulha fina, tanto no leito como em centro cirúrgico.

Dependendo do perfil de cada hospital, o CD deve ser capaz de atender a demanda de pacientes e realizar procedimentos diagnósticos e terapêuticos específicos para cada grupo de pacientes. Os perfis são:

- *Hospital-maternidade*: o CD poderá atuar em palestras para orientações odontológicas a gestantes, bem como cuidados odontológicos à gestante e ao recém-nascido (prevenção e tratamento)
- *Pronto-socorro*: atendimento de traumatismo dentário, trauma bucomaxilofacial, tratamento de infecções de origem odontogênica, cistos e tumores da boca, diagnóstico e tratamento da dor orofacial
- *UTI*: orientação à equipe de enfermagem quanto à higiene bucal dos pacientes e às vezes, realização da mesma para evitar pneumonia nosocomial (hospitalar) principalmente em pacientes intubados; diagnosticar e tratar lesões bucais e complicações da cavidade bucal decorrentes da intubação (úlceras traumáticas), da radioterapia (mucosite, osteorradionecrose, xerostomia) e da quimioterapia (osteonecrose por bifosfonatos, candidíase, herpes)
- *Hospital oncológico*: preparar a cavidade bucal para receber a radioterapia e a quimioterapia, removendo possíveis focos de infecção e realizando protocolos para prevenção de mucosite, cárie de radiação e lesões fúngicas como candidíase.

Sempre que possível o CD deve atender o paciente internado no leito ou em consultório odontológico dentro do hospital, realizando diagnóstico e tratamento de problemas odontológicos que possam afetar sistemicamente o paciente, como remoção de possíveis focos infecciosos, remoção de próteses totais ou parciais mal adaptadas que possam causar trauma ou hiperplasias na mucosa; resolução de fraturas de restaurações que incomodem ou machuquem o paciente, acesso endodôntico em pacientes com dor de dente (pulpite), tratamento de apertamento ou bruxismo, colocação de materiais de preenchimento em cavidades abertas para evitar dor, fraturas e acúmulo de placa no local, diagnóstico e, sempre que possível, tratamento de eventuais lesões bucais e prevenção e tratamento da disfunção temporomandibular (DTM).

Atendimento de pacientes na UTI

A presença do CD como membro da equipe de UTIs é recomendada pela RDC nº 7 da Anvisa. A avaliação odontológica deve ser feita com um rigoroso exame assim que o paciente é admitido na UTI e alterações devidamente anotadas no prontuário médico. Após elaboramos o plano de tratamento, discutimos com a equipe interdisciplinar, definimos a frequência da higiene bucal, quem a fará e como será executada.

Estudos demonstram que 45% dos adultos sadios e 70% dos pacientes com redução do nível de consciência apresentam aspiração de secreção da orofaringe durante o sono. Após 48 horas da admissão na UTI, 100% dos pacientes possuem a orofaringe colonizada por bacilos gram-negativos, frequentes agentes etiológicos de pneumonias nosocomiais. Para prevenir uma boa parcela dessas pneumonias devemos monitorar o fluxo salivar, a presença do biofilme lingual visível e a condição periodontal de pacientes críticos em UTIs.

A cavidade oral do paciente crítico está sujeita a alterações da microbiota e imunidade pelo uso de sondas nasogástricas, endotraqueais, sondas enterais e sondas de aspiração que causam uma xerostomia secundária, alterando a microbiota e a imunidade local, favorecendo a quebra de barreiras e a entrada de microrganismos (Figura 21.1). Se um paciente crítico não tem o periodonto saudável, a quantidade de bactérias bucais e a gravidade da doença periodontal está associada a aumento da incidência de bacteriemia. Controlando a doença periodontal e diminuindo o nível de bactérias bucais podemos *reduzir em até 40% a incidência de pneumonias* em pacientes em UTIs. Além de tubos e sondas, fatores como o uso de corticoides, antibióticos, permanência em ambiente hospitalar, idade e o nível de higiene bucal podem alterar a microbiota local.

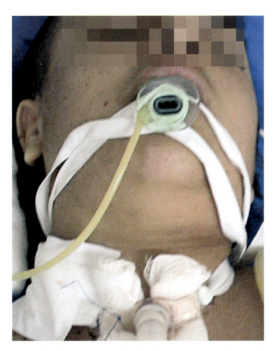

Figura 21.1 Paciente em unidade de tratamento intensivo com cânula de Guedel, sonda orogástrica e traqueostomia.

No paciente saudável há um equilíbrio entre a microbiota e a resistência do hospedeiro. Pacientes hospitalizados podem ter alterações que mudem sua imunocompetência, aumentando as chances de infecções, além do risco aumentado de infecções oportunistas como candidíase bucal e herpes simples.

Nos pacientes internados em UTIs devemos retirar próteses removíveis e realizar limpeza mecânica dos dentes para remoção da placa bacteriana da região posterior para a anterior com creme dental de preferência sem lauril sulfato de sódio (evitar inibição de antissépticos). Deve ser feita limpeza do dorso da língua com escova ou raspador lingual para remoção da saburra lingual, aplicação de solução oral de clorexidina a 0,12% em toda mucosa da cavidade bucal e limpeza da pele do rosto com clorexidina aquosa, tomando-se cuidado com olhos e ouvidos. Em pacientes sedados podemos usar o gel de clorexidina a 2% 3 vezes/dia (maior atividade microbicida). Apesar de a clorexidina exercer um controle químico satisfatório, a remoção mecânica demonstra superioridade a médio e longo prazos. O ideal é que os dispositivos de higiene bucal sejam descartáveis ou que as escovas possam ser esterilizadas.

A prioridade é a eliminação e o controle de focos infecciosos e, quando possível ou necessário, o restabelecimento da função na cavidade bucal. Além da higiene bucal, procedimentos odontológicos de maior urgência devem ser realizados ainda na primeira consulta, especialmente em situações que possam comprometer o controle da infecção do paciente crítico.

As alterações bucais mais comuns em pacientes em UTI são a cárie, as infecções gengivais e periodontais associadas ao acúmulo de biofilme, além de lesões traumáticas associadas ao uso de medicamentos e disfunção da articulação temporomandibular (ATM) (Quadro 21.2). A infecção é uma complicação frequente e de elevada mortalidade nos pacientes internados em UTI. A boca possui cerca de metade da microbiota do corpo humano; logo, medidas como controle rigoroso da higiene e condição bucal estável são essenciais para prevenir infecções locais e pneumonias nosocomiais. Essas pneumonias ocorrem por invasão bacteriana no trato respiratório inferior por meio de aspiração de secreção presente na orofaringe.

O atendimento odontológico em pacientes críticos deve ter como objetivos:

- Implementar a rotina de higienização bucal individualizada e feita por equipe interprofissional
- Controlar o biofilme, reduzindo a colonização da orofaringe e da traqueia e o risco de pneumonias nosocomiais
- Hidratar os tecidos intrabucais (saliva artificial) e peribucais (hidratante labial como a glicerina, a manteiga de cacau, o dexpantenol 5% ou os ácidos graxos essenciais)
- Detectar focos infecciosos, leões de mucosa, corpos estranhos, dor em região orofacial ou dificuldade de movimentar os maxilares
- Dar conforto e bem-estar ao paciente.

O uso de *laser* de baixa potência em OH para prevenção e tratamento de mucosite pode reduzir o uso de narcóticos e antibióticos injetáveis, alimentação parenteral,

Quadro 21.2 Condições comuns encontradas em pacientes internados em unidades de terapia intensiva.

Lesões traumáticas

- Úlcera traumática
- Granuloma piogênico

Lesões associadas ao uso de medicamentos

- Hiperplasia gengival medicamentosa – uso de difenil-hidantoína (anticonvulsivante), ciclosporina (imunossupressor) e nifedipino (anti-hipertensivo)
- Lesões por quimioterapia antineoplásica – mucosite, xerostomia (predispondo à candidíase bucal, cárie, sialoadenite bacteriana e doença periodontal), infecções e sangramentos associados a trombocitopenia

Disfunção da ATM – predisposta por:

- Modificação postural por intubação prolongada
- Pacientes com alterações motoras
- Uso de colar cervical

ATM: articulação temporomandibular.

dias de hospitalização e custos hospitalares. *Laser* em UTI também pode ser usado para reduzir a sintomatologia e o tempo de cura do herpes simples e de outras estomatites virais, de aftas recorrentes e de lesões de origem traumática decorrentes de intubações.

ANESTESIA GERAL

A anestesia geral é um estado reversível de inconsciência produzido por agentes anestésicos com abolição da sensibilidade dolorosa em todo o corpo. A administração desses agentes provoca depressão descendente do sistema nervoso central. Os anestésicos utilizados em anestesia geral podem ser administrados por via inalatória, oral, intravenosa, intramuscular ou retal, sendo as vias intravenosa e inalatória as mais utilizadas.

A anestesia geral deve ser bem indicada e o paciente ter sido bem preparado, pois existem pequenas cirurgias, mas não existe uma anestesia geral pequena. Acidentes graves acontecem em qualquer tipo de cirurgia, não sendo exclusivos de intervenções complexas. São indicações da anestesia geral:

- Intervenções cirúrgicas em pacientes não cooperadores (crianças, pacientes psiquiátricos, com deficiência mental ou ausência de coordenação motora)
- Cirurgias muito extensas ou demoradas
- Processos infecciosos que impossibilitem a anestesia local.

A intubação, isto é, a introdução de um tubo (normalmente de plástico ou borracha) na traqueia para anestesia geral pode ser realizada por via orotraqueal, nasotraqueal, submentoniana ou por meio de traqueostomia. A escolha do tipo de intubação dependerá da intervenção cirúrgica que será realizada. Cirurgias em que a cavidade nasal será manipulada, como em reduções de fraturas nasais ou naso-orbitoetmoidais, têm indicação de intubação orotraqueal (Figura 21.2). Aquelas em que a cavidade bucal será abordada ou casos em que a oclusão dentária será avaliada no transoperatório deverão receber intubação nasotraqueal (Figura 21.3). Para pacientes politraumatizados em que o nariz e a cavidade bucal serão manipulados, a indicação é a intubação submentoniana (Figura 21.4). A traqueostomia deve ser reservada para pacientes graves, baleados ou aqueles em que o edema facial e cervical possa obstruir as vias respiratórias (Figura 21.5).

Depois de decidido que a intervenção cirúrgica será realizada sob anestesia geral, o cirurgião requisitará exames pré-operatórios de rotina. Estes serão avaliados pelo cirurgião e depois pelo anestesista, em uma

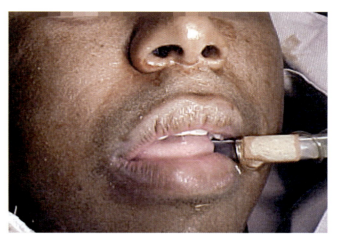

Figura 21.2 Paciente com intubação orotraqueal.

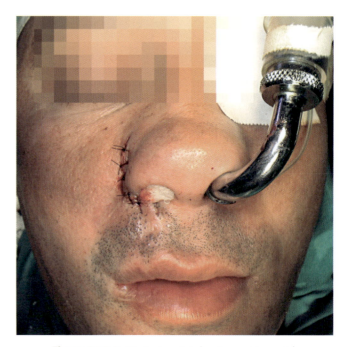

Figura 21.3 Paciente com intubação nasotraqueal.

consulta denominada *visita pré-anestésica*. Esta consulta tem o objetivo de reduzir a morbidade e a mortalidade operatória, sendo avaliados:

- *Porte do paciente*: o anestesista verifica o peso e a altura do paciente para que ele tenha referências para calcular a dose de anestésico e outros medicamentos a serem administrados, a hidratação e a reposição de eletrólitos
- *Largura do pescoço*: pacientes com pescoço largo e curto podem sofrer obstrução respiratória durante o decúbito
- *Grau de mobilidade cervical*: o pescoço deve ser avaliado, bem como os movimentos de flexão, extensão e rotação cervical. Hipomobilidade muitas vezes dificulta a intubação

- *Trismo*: a abertura de boca média em adultos saudáveis varia de 40 a 50 mm. Quando a abertura está muito reduzida, chamamos de trismo e este pode ser antálgico ou mecânico. Trismos causados por dor (antálgicos) não constituem problemas, pois o paciente ao ser anestesiado relaxará, e a abertura bucal se aproximará do normal. Entretanto, redução da abertura bucal mecânica, como em pacientes com anquilose temporomandibular, espondilite anquilosante, doença de Still (artrite reumatoide juvenil), fraturas do processo coronoide ou arco zigomático dificultam a intubação. Nestes casos o anestesista pode se precaver e solicitar um broncoscopista na sala operatória para auxiliar na intubação (mediante utilização de um broncofibroscópio) ou utilizar um laringoscópio com câmera acoplada (Figuras 21.6 a 21.8)

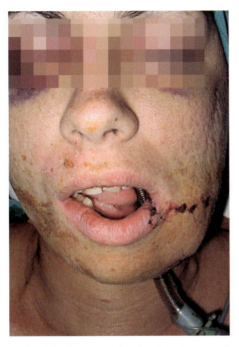

Figura 21.4 Paciente com intubação submentoniana.

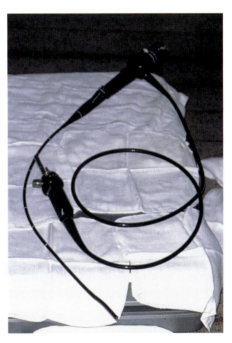

Figura 21.6 Broncofibroscópio.

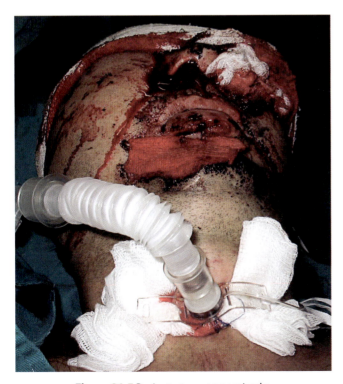

Figura 21.5 Paciente traqueostomizado.

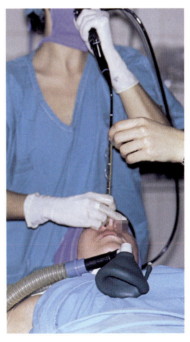

Figura 21.7 Intubação com auxílio de broncofibroscópio.

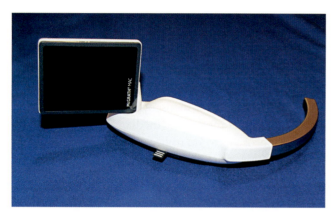

Figura 21.8 Laringoscópio com câmera acoplada.

- *Classificação de Mallampati*: além de verificar a abertura de boca do paciente, o anestesista utiliza comumente a classificação de Mallampati para prever o grau de dificuldade ou facilidade de intubação do paciente. Em 1985 Mallampati *et al.* demonstraram que indivíduos nos quais, em posição sentada, era possível observar a úvula e os pilares amigdalianos com a abertura máxima da boca e a língua protraída, a intubação traqueal era fácil; e aqueles pacientes em que apenas o palato mole era visível, provavelmente sua intubação seria difícil. Em 1987 Samsoon e Young propuseram a distinção em 4 classes para o teste de Mallampati (Figura 21.9):
  - Classe I: palato mole, fauce, úvula e pilares amigdalianos visíveis
  - Classe II: palato mole, fauce e úvula visíveis
  - Classe III: palato mole e base da úvula visíveis
  - Classe IV: palato mole totalmente não visível
- *Mobilidade dentária*: se esta for elevada, o anestesista consultará o dentista sobre a viabilidade de *splintagem* do dente em questão ou mesmo a sua extração prévia à intervenção cirúrgica. Este procedimento visa à redução de possíveis complicações como a avulsão dentária seguida de deglutição ou broncoaspiração do elemento dentário
- *Uso de próteses*: próteses removíveis devem ser retiradas antes de o paciente ir para o centro cirúrgico, para evitar traumatismos durante a intubação ou broncoaspiração de pequenas peças protéticas
- *História médica e história anestésica*: além da anamnese feita de rotina, o paciente deve ser questionado sobre situações em que ele tenha sido submetido a algum procedimento sob anestesia local ou geral. A pergunta deve ser estendida a familiares diretos do paciente (pai, mãe, irmãos e avós), pois algumas condições, como a hipertermia maligna, são hereditárias
- *Sinais vitais*: pressão arterial sistêmica, frequência cardíaca, frequência ventilatória e temperatura corporal são aferidas pelo anestesista para que ele tenha parâmetros a serem usados no dia da cirurgia
- *Exames pré-operatórios*: irão variar de acordo com as condições do paciente e a rotina do hospital:
  - Pacientes saudáveis e com idade inferior a 40 anos: podem ser operados apenas com exames laboratoriais, que, dependendo do anestesista, podem variar desde um hemograma e coagulograma completos, glicemia, ureia, creatinina, tempo e atividade de protrombina (TAP) e tempo e atividade de tromboplastina (TPT) até um simples hematócrito
  - Pacientes saudáveis com idade superior a 40 anos, pacientes com alguma doença ou fumantes independentemente da idade: além dos exames laboratoriais já descritos, deverão realizar radiografias de tórax em PA (posteroanterior) e perfil, eletrocardiograma e risco cirúrgico. Dependendo da condição o clínico ou o cardiologista podem solicitar exames específicos (ecocardiograma, eletroencefalograma, teste de esforço, cintigrafia miocárdica, dentre outros).

Depois que o paciente foi avaliado pelo cirurgião e pelo anestesista, foi liberado para o procedimento proposto, está internado e já assinou o termo de consentimento livre e esclarecido (caso seja maior de 18 anos

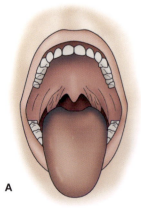
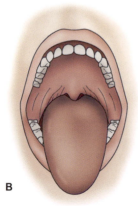
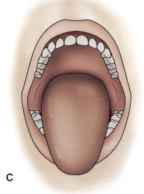
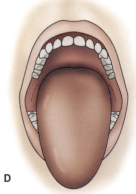

Figura 21.9 Classificação de Mallampati. **A.** Classe I. **B.** Classe II. **C.** Classe III. **D.** Classe IV.

e capaz), ele é orientado a ingerir um benzodiazepínico antes de ir para o centro cirúrgico. Caso o paciente esteja muito ansioso ou estressado podemos prescrever um comprimido também na véspera à noite para que ele durma melhor. Em geral é prescrito midazolam 7,5 mg por via oral para reduzir a ansiedade e a dor do cateterismo venoso, facilitando a indução anestésica, além de causar amnésia anterógrada, ou seja, o paciente não lembra do que aconteceu. O paciente também é orientado a permanecer em dieta zero (jejum) por 6 a 8 horas antes do início da anestesia. Crianças requerem jejum de 6 horas e, sempre que possível, devem ser operadas no primeiro horário.

Pacientes vítimas de trauma podem ter espasmo do piloro e os alimentos ficarem retidos por até 48 horas no estômago (o piloro contrai-se e o bolo alimentar não consegue passar para o intestino). Caso esses pacientes necessitem de intervenção cirúrgica sob anestesia geral nessas 48 horas, realiza-se lavagem gástrica, ou mais comumente, indução e intubação rápidas para evitar um episódio de vômito seguido de broncoaspiração.

Após todos estes cuidados, o paciente está pronto para ser submetido à anestesia geral. Nesta, além dos agentes anestésicos, outras substâncias (narcóticos, neurolépticos e bloqueadores musculares) são utilizadas para que a anestesia seja eficaz.

Estágios da anestesia geral

Os estágios da anestesia geral são:

- *Amnésia*: inicia-se na indução da anestesia e continua pela perda de consciência. O limiar da dor se abaixa neste estágio
- *Delírio*: é um estágio rápido em que as pupilas frequentemente estão dilatadas, a respiração é irregular com períodos de apneia e a excitação promove reações físicas que são potencialmente lesantes a estímulos, como vômito, laringospasmo, hipertensão, taquicardia e movimentação descontrolada
- *Anestesia cirúrgica*: é o objetivo da anestesia. A respiração torna-se regular, ocorrendo miose (contração das pupilas). É considerada adequada quando o estímulo doloroso não deflagra reflexos somáticos ou respostas autônomas (hipertensão e taquicardia)
- *Superdosagem*: a respiração torna-se rasa ou ausente, ocorre midríase (dilatação das pupilas) fotorreagente e hipotensão, que pode evoluir para um colapso circulatório. Esta fase não é desejada, mas, caso ocorra, a anestesia deve ser superficializada imediatamente.

O monitoramento dos planos anestésicos é realizado por meio dos sinais vitais do paciente. O plano de anestesia cirúrgica é mantido até o final da cirurgia quando o paciente é superficializado para que possa ser despertado e extubado. Depois de extubado o paciente é encaminhado à sala de recuperação pós-anestésica, onde permanecerá monitorado, recebendo cuidados de enfermagem, até estar apto a ser levado com segurança para seu quarto ou enfermaria.

AMBIENTE CIRÚRGICO

Cirurgias realizadas em ambiente hospitalar nem sempre são aquelas em que a intervenção cirúrgica é extensa, mas sim aquelas em que determinadas circunstâncias como o estado do paciente, lesões associadas, necessidade de anestesia geral, transfusão sanguínea, exames especializados ou cuidados especiais de enfermagem são necessários, requerendo hospitalização do paciente.

A realização de cirurgias necessita de um ambiente cirúrgico, isto é, um local com todos os recursos necessários para a intervenção cirúrgica, tais como sala de operações, equipamentos, materiais e instrumentais cirúrgicos.

Uma sala de operações deverá ser construída, de modo que sua limpeza e desinfecção sejam facilmente realizadas. Não deve possuir móveis, cortinas ou mesmo armários. Estes, se necessários, deverão ser embutidos. As paredes e pisos devem ser revestidos de material de fácil limpeza e os cantos arredondados para evitar acúmulo de sujeiras, otimizando a limpeza. As portas devem permitir que a sala permaneça fechada, evitando-se contaminação por poeiras, correntes de ar ou entrada de insetos. Caso a porta não seja de vidro, deve ter alguma área com vidro transparente ou em uma das paredes para possibilitar a comunicação entre profissionais sem que seja necessário abrir a porta. Uma sala de cirurgia além da área destinada à intervenção cirúrgica propriamente dita deve possuir uma dependência para o preparo do cirurgião, de seus assistentes e da instrumentadora (lavagem das mãos e dos antebraços) e uma outra sala para esterilização do instrumental e materiais cirúrgicos que deve ser dividida em área contaminada (local para o expurgo) e área limpa (material estéril).

Um ambiente cirúrgico deve ter equipamentos básicos para realização de qualquer procedimento. Dentro da sala cirúrgica deve haver uma mesa de operações e outra para os instrumentais e materiais a serem utilizados na cirurgia, um ou dois refletores com lâmpada cialítica, motor cirúrgico (pode ser elétrico ou conectado a um cilindro de nitrogênio ou ar comprimido), sistema de oxigênio, aparelhagem de anestesia, porta-resíduos, *hamper* (cesta para colocar os campos cirúrgicos e compressas usados para posterior lavagem e esterilização), bomba aspiradora (bomba a vácuo) e bisturi elétrico (Figuras 21.10 a 21.13).

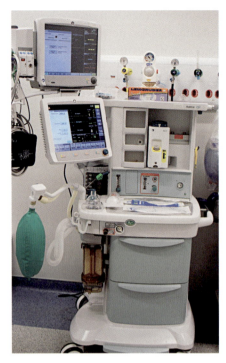

Figura 21.10 Equipamentos de anestesia.

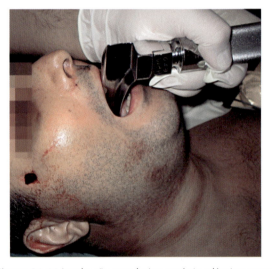

Figura 21.11 Intubação com laringoscópio e lâmina curva.

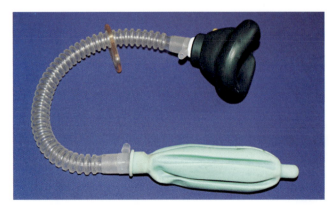

Figura 21.12 Dispositivo para ventilação pediátrica.

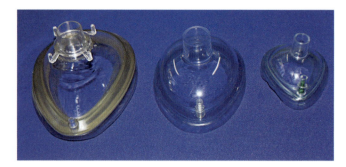

Figura 21.13 Máscaras para ventilação.

Os materiais e instrumentais cirúrgicos usados em cirurgia bucomaxilofacial fazem parte do ambiente cirúrgico. Materiais para realização de osteossíntese (fixação do osso) como placas, parafusos e fios de aço; para colocação de implantes, enxertos aloplásticos e materiais comuns a outros tipos de cirurgia como fios de sutura, gaze, sondas, ataduras, seringas de irrigação, dentre outros, devem estar presentes na sala de cirurgia.

Os instrumentais cirúrgicos podem ser acondicionados em caixas metálicas, sendo uma caixa básica que contém pinças, descoladores, afastadores, tesouras, cinzéis, martelo, curetas, limas ósseas e porta-agulhas, comuns à maioria dos procedimentos cirúrgicos e caixas específicas, em que são colocados os instrumentais que serão necessários à intervenção proposta (p. ex., fórceps de Rowe para redução de uma fratura da maxila) (Figuras 21.14 a 21.16).

Condutas na sala operatória

Intervenções cirúrgicas exigem um conjunto de métodos de assepsia (destruição completa de todos os microrganismos) e antissepsia (destruição de grande parte dos microrganismos) que devem ser feitos de rotina em qualquer cirurgia. A completa assepsia é um ideal que dificilmente conseguimos alcançar, devido à dúvida quanto à assepsia da pele e da mucosa a serem incisadas. Entretanto, devemos sempre buscar o máximo de assepsia possível para minimizar as infecções das feridas. As roupas de rua são substituídas por roupas próprias do centro cirúrgico (calça comprida, camisa de manga curta, propé, gorro, máscara e óculos) e os materiais e instrumentais esterilizados.

Depois de o paciente ter sido anestesiado e intubado, é colocado na posição mais adequada para a cirurgia, assim como os refletores são ligados e posicionados. O paciente normalmente é colocado em decúbito dorsal (deitado horizontalmente sobre o dorso), podendo também ser colocado em proclive ou posição de Trendelenburg (decúbito dorsal com a cabeça em um nível inferior ao dos pés), decúbito ventral (deitado de barriga para baixo), decúbito lateral direito ou esquerdo e posição de Trendelenburg invertida (decúbito dorsal com a cabeça em um nível superior ao dos pés). A placa de bisturi elétrico é posta no paciente e antissepsia do campo operatório é realizada. Esta é feita na pele primeiramente com PVP-I (polivinilpirrolidona iodo) degermante ou sabão de clorexidina a 2% ou a 4% e depois com iodo tópico (em pacientes não alérgicos) ou clorexidina alcoólica a 0,5%.

O cirurgião, assistente e instrumentadora escovam as mãos, antebraços e se paramentam. A escovação é feita com água, escova estéril e sabão detergente à base de clorexidina ou PVP-I degermante. Inicia-se pelas unhas seguindo para os dedos, palma e dorso das mãos e depois o antebraço, nesta ordem. Cada área deve ser escovada por no mínimo 10 a 15 segundos. A remoção do sabão ou PVP-I é feita com água corrente dos dedos em direção ao antebraço. Compressas de pano estéreis são usadas para secagem das mãos e antebraços. Uma enfermeira ou auxiliar de enfermagem ajuda o cirurgião, assistente e instrumentadora a vestir o avental longo e de mangas compridas esterilizado (capote cirúrgico). As luvas cirúrgicas são calçadas de maneira antisséptica (sequência da escovação, colocação de capotes e luvas cirúrgicas já apresentados no Capítulo 1, *Conceitos de Biossegurança em Cirurgia Bucomaxilofacial*).

A partir deste momento, apenas o campo operatório, os materiais e os instrumentais esterilizados podem ser tocados pelo cirurgião e pela sua equipe. O paciente é totalmente coberto por campos estéreis, à exceção da área a ser operada, e a cadeia asséptica deve ser mantida até o final da cirurgia.

Antes da incisão, tampona-se a orofaringe do paciente com uma gaze para tamponamento ou com uma compressa cortada (Figura 21.17). Este procedimento é essencial para evitarmos que o paciente degluta ou broncoaspire líquidos, materiais, instrumentais, fragmentos de fio e osso. Devem ser evitadas gazes soltas para tamponamento da orofaringe para que não sejam esquecidas no local ou deslocadas inferiormente. O tamponamento só é removido depois de terminada a cirurgia, antes de o paciente ser

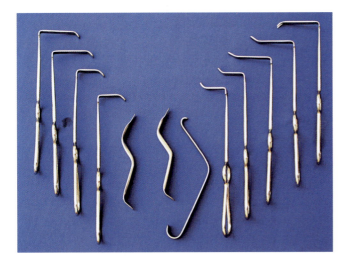

Figura 21.14 Afastadores para cirurgia.

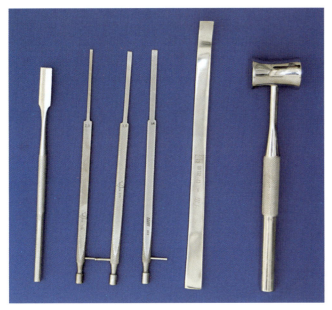

Figura 21.15 Cinzéis e martelo.

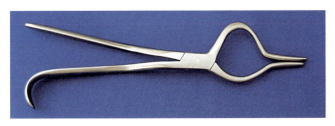

Figura 21.16 Fórceps de Rowe.

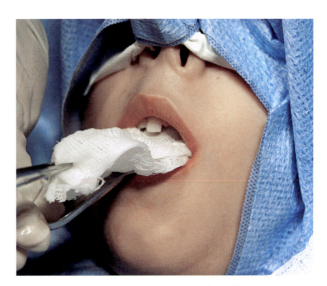

Figura 21.17 Tamponamento da orofaringe.

despertado da anestesia. Antes da antissepsia da pele da face, os olhos do paciente são fechados com Micropore® ou Tegaderm®. Caso seja necessário abordar a órbita, faz-se a antissepsia ainda com Micropore®, depois retira-se o Micropore® e realiza-se a tarsorrafia (sutura para fechamento das pálpebras) com fio náilon 6-0 para evitar ressecamento e lesão de córnea, além da proteção contra traumatismos produzidos por instrumentos (Figura 21.18).

Os locais a serem incisados na pele ou mucosa são infiltrados com uma solução anestésica de ropivacaína (Naropin®) ou de bupivacaína 0,25% com epinefrina 1:200.000 (para se obter hemostasia, reduzir a dor do paciente no pós-operatório, além de auxiliar a anestesia geral, pois menos quantidade de fármacos é necessária no transoperatório). Em pacientes cardiopatas dá-se preferência à ropivacaína por não ser cardiotóxica como a bupivacaína. Esperam-se 5 a 10 minutos e inicia-se o procedimento cirúrgico.

Depois de terminada a cirurgia e o paciente ter sido extubado, ele é levado para a sala de recuperação pós-anestésica munido de seu prontuário devidamente preenchido, assim como as folhas de descrição da cirurgia e da prescrição pós-operatória. A folha de prescrição deve conter os itens descritos a seguir.

Condutas após operação
Dieta
A dieta varia de acordo com a condição geral do paciente e com o tipo de cirurgia realizado, podendo ser administrada por via parenteral (intravenosa) ou enteral (por via oral ou por cateter).

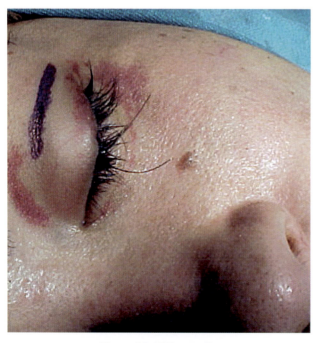

Figura 21.18 Tarsorrafia.

A nutrição parenteral raramente é utilizada em cirurgia bucomaxilofacial. Por meio dela administramos água, eletrólitos, proteínas e substâncias calóricas. A nutrição parenteral total (NPT) está indicada em pós-operatórios com previsão de jejum por mais de 5 dias, em pacientes com sepse abdominal, doenças inflamatórias intestinais, síndrome do intestino curto, afecções pancreáticas e fístulas digestivas.

Quando a ingesta oral não é satisfatória, podemos realizar a nutrição enteral por meio de um cateter, sendo o nasogástrico (sonda de Dobhoff) o mais utilizado. Várias fórmulas líquidas, homogeneizadas e fracionadas estão disponíveis no mercado para suporte nutricional, embora o preparo caseiro orientado por uma nutricionista também possa ser feito.

A maioria dos pacientes de cirurgia bucomaxilofacial pode se alimentar por via oral. Após as 8 horas de jejum pós-operatório, a dieta deve ser líquida restrita, isto é, com poucos resíduos. Esta visa hidratar o paciente, devendo ser fracionada e balanceada para não causar diarreia. Afinal, ele está há mais de 16 horas em dieta zero (6 a 8 horas de jejum pré-operatório + 8 horas de jejum pós-operatório + tempo de anestesia e cirurgia).

No dia seguinte à cirurgia, a dieta será líquida completa e fracionada (alimentos que facilitem o trabalho do sistema digestório por aporte nutricional com líquidos espessos, inclusive leite). Após essa dieta, se o paciente não apresentar dificuldades ou contraindicações para mastigar (redução de fraturas de mandíbula ou maxila) e deglutir, administra-se uma dieta pastosa. Esta favorece a digestão (poucos resíduos e fibra vegetal modificada) e tem valor nutricional equivalente ao da dieta normal.

A dieta semipastosa ou leve pode ser indicada para pacientes cuja digestão esteja prejudicada por causas mecânicas, caracterizando-se por uma dieta fracionada, com alimentos semissólidos cozidos e com poucos resíduos. Pacientes com condições de mastigação têm como dieta de transição a dieta branda (alimentos cozidos, poucos resíduos e condimentos). Pacientes com condições normais no processo digestório podem ter uma dieta normal (dieta livre), desde que compatível com o processo de recuperação.

Em suma, no período pós-operatório, a dieta deve ser em pequenas porções e fracionada, isto é, desjejum, colação, almoço, lanche, jantar e ceia. Os alimentos não devem ser muito quentes, muito frios ou condimentados, para serem mais bem aceitos e tolerados pelo paciente. A higiene oral deve ser feita antes e após as refeições, pois um gosto desagradável na boca altera o paladar, restringindo a ingesta de alimentos (Quadro 21.3).

Quadro 21.3 Modelo de prescrição pós-operatória para uma redução de fratura de mandíbula por acesso intraoral em uma paciente saudável de 30 anos e 70 kg.

Nome do paciente: _____ Prontuário: _____ Quarto: _____

Especialidade: _____

Data: _____ Horário: _____

1. Dieta zero até às 16 h. Após dieta oral líquida restrita.
2. Soro glicosado 5% 1.500 mℓ IV em 24 h
3. Soro fisiológico 0,9% 1.000 mℓ IV em 24 h
4. Amoxicilina/clavulanato de potássio 1 g IV de 8/8 h
5. Dexametasona 4 mg IV de 8/8 h
6. Dipirona monoidratada 1 g IV 4/4 h
7. Cloridrato de tramadol 50 mg IV 6/6 h
8. Ondansetrona 4 mg IV de 12/12 h
9. Omeprazol 40 mg IV pela manhã
10. Sinais vitais de 6/6 h
11. Cabeceira do leito elevada a 30°
12. Compressas frias na hemiface direita 20 min em cada hora nas primeiras 24 h
13. Lubrificar os lábios com vaselina pastosa a cada 2 h
14. Estimular higiene oral

_____
Assinatura do profissional e carimbo

IV: via intravenosa.

Controle hidreletrolítico

A reposição de água e eletrólitos em pacientes que não estejam alimentando-se normalmente deve ser feita. Para tal, são necessárias noções de balanço hidreletrolítico. Em um pós-operatório normal, isto é, sem febre, hemorragia ou outras intercorrências, um adulto precisa por dia (24 horas) em média entre 2.000 e 3.000 mℓ (mililitros) de volume, 50 a 100 mEq (miliequivalentes) de sódio e 50 a 70 mEq de potássio. Como a maioria dos pacientes submetidos a cirurgias orais ou bucomaxilofaciais tem a dieta zero liberada em até 8 horas após a extubação, a reposição hidreletrolítica é feita por 24 horas. Após esse período, o paciente muitas vezes tem alta hospitalar, ou quando permanece internado, alimenta-se por via oral.

Medicação

Antibióticos

Segundo Santos *et al.* (1998), o uso profilático de antibióticos tem se mostrado eficaz, sendo capaz de reduzir significativamente as taxas de infecção pós-operatória. Para cada cirurgia é necessário que se pese o risco/benefício do uso de profilaxia antibiótica. Se o risco de infecção foi muito pequeno (menor que 5%), o risco de reações adversas relacionadas à antibioticoprofilaxia (anafilaxia, efeitos colaterais, colite pseudomembranosa) pode ser maior.

A escolha do antibiótico é feita de acordo com sua eficácia contra os patógenos mais comumente implicados em infecções. Para atingir seu objetivo, o antibiótico deve manter concentração elevada no sangue e no tecido durante todo o procedimento cirúrgico, que constitui o período crítico de maior suscetibilidade local à infecção.

A primeira dose do antibiótico deve ser aplicada antes da cirurgia, o mais próximo possível do seu início, de forma a permitir pico de concentração sérica e tecidual máximo no momento da incisão. A antibioticoprofilaxia não deve ser iniciada muitas horas ou dias antes da cirurgia, pois além de fugir de seu objetivo, provoca desequilíbrio da microbiota normal, a qual constitui parte do mecanismo de defesa contra infecções pós-operatórias. Caso ocorra atraso no início da cirurgia, uma nova dose deve ser aplicada. Habitualmente o antibiótico é administrado em *bolus* intravenoso durante a indução anestésica. A dose utilizada na primeira aplicação deve ser maior que as doses subsequentes, geralmente a dose máxima possível, e independe da função renal.

Após a primeira aplicação, doses menores do que as iniciais devem ser repetidas para manter o nível elevado de antibiótico durante toda a cirurgia, até o fechamento da pele ou da mucosa. O intervalo de aplicação deverá ser de 2 vezes e meia a meia-vida do antibiótico. Caso haja sangramento superior a 1 litro, dose adicional deverá ser feita. O esquema de doses subsequentes à primeira dose deve ser corrigido em pacientes com insuficiência renal. Caso o paciente já esteja em uso de antibiótico para tratamento de infecção em outro sítio antes da cirurgia, deve ser avaliado se o mesmo é indicado para profilaxia na cirurgia em questão. Caso o seja, o pico de concentração sérica deve ser alcançado no início da cirurgia, e os intervalos de aplicação devem ser adequados durante a mesma. Se o antibiótico em uso não for o indicado para a profilaxia, deverá ser mantido na sua posologia anterior e adicionado o adequado, com esquema de aplicação apropriado.

O tempo de utilização do antibiótico deve ser curto, isto é, apenas durante o ato cirúrgico ou, no máximo, por 24 horas. Terminado o ato cirúrgico, caso seja mantida a profilaxia antibiótica, os intervalos entre as aplicações deverão ser iguais aos usados no tratamento. Estudos controlados provam que o uso prolongado, quando comparado ao de curta duração, não traz vantagem alguma. Além de implicar vários riscos para o paciente, pode mascarar, sem tratar efetivamente, as infecções que venham a ocorrer no pós-operatório.

A manutenção da antibioticoprofilaxia até a retirada de drenos e/ou cateteres não reduz o percentual de infecções e aumenta a colonização por *S. epidermis* e *Pseudomonas aeruginosa*, geralmente resistentes aos esquemas profiláticos. Os esquemas de antibioticoprofilaxia recomendados para cirurgia de cabeça e pescoço e cirurgia bucomaxilofacial estão descritos no Quadro 21.4.

Anti-inflamatórios

Anti-inflamatórios esteroidais e não esteroidais podem ser utilizados nos períodos pré e pós-operatórios para controle do edema e do processo inflamatório. Em cirurgias nas quais o edema pós-operatório é esperado, utilizamos corticoides na indução anestésica, podendo ou não mantê-los por 24 horas. Habitualmente administram-se, na indução anestésica, 250 a 500 mg de metilprednisolona ou 8 a 12 mg de dexametasona, ambas por via intravenosa. Dependendo da cirurgia, mantemos 125 a 250 mg de metilprednisolona a cada 6 ou 8 horas, por 24 horas, ou 4 mg de dexametasona a cada 8 horas, por 24 horas, por via intravenosa. Caso o paciente receba alta após as 24 horas, podemos manter o corticoide ou não no pós-operatório, a depender do edema esperado.

Anti-inflamatórios não hormonais também podem ser utilizados, como o tenoxicam (Tilatil®) 20 mg por via intravenosa a cada 12 horas ou 40 mg em dose única (24 horas). Após a alta hospitalar, que muitas vezes ocorre no dia seguinte à cirurgia, o controle da dor é mantido por analgésicos e, por vezes, com anti-inflamatórios não hormonais por via oral.

Analgésicos

O controle da dor em cirurgias de grande porte (pacientes politraumatizados, submetidos a cirurgia ortognática ou remoção de tumores e reconstruções faciais) é feito por analgésicos regulares. Utilizamos 500 mg a 2 g de dipirona monoidratada por via intravenosa a cada 4 horas e soluções contendo dolantina ou mais comumente cloridrato de tramadol (Tramal®) 50 mg por via intravenosa ou subcutânea a cada 6 horas. Cirurgias em que o pós-operatório não seja muito "doloroso", pode-se manter a dipirona regular e o Tramal® apenas em caso de dor (SOS), até de 6/6 h.

Protetores gástricos

Antiácidos como o cloridrato de ranitidina são utilizados no pós-operatório para redução da acidez e do volume das secreções gástricas, prevenindo a úlcera de estresse. São mantidos nas primeiras 24 horas ou enquanto o paciente permanecer internado. Comumente prescreve-se o cloridrato de ranitidina (Antak®) 50 mg por via intravenosa a cada 8 horas. Outra classe de protetores gástricos que pode ser usada são os inibidores da bomba de prótons como o omeprazol (20 a 40 mg), o pantoprazol (20 a 40 mg) e o

Quadro 21.4 Esquemas de antibioticoprofilaxia recomendados em cirurgia de cabeça e pescoço.			
Antibiótico	Dose inicial na indução anestésica	Doses adicionais durante a cirurgia	Doses adicionais após a cirurgia
Acessos em pele Cefazolina IV	2 g	1 g a cada 4 h	1 g a cada 8 h por 24 h
Acessos em pele Cefalotina IV	2 g	1 g a cada 2 h	1 g a cada 6 h por 24 h
Acessos em mucosa Amoxicilina/clavulanato IV	1,5 g	1 g a cada 3 h	1 g a cada 8 h por 24 h
Acessos em mucosa Clindamicina IV	600 a 900 mg	Não é necessário (até 6 h)	600 mg a cada 6 h por 24 h

IV: via intravenosa.

lansoprazol (15 a 30 mg). Estes podem ser administrados preferencialmente pela manhã em dose única diária ou a cada 12 horas (omeprazol e pantoprazol).

Antieméticos

Pacientes em recuperação pós-anestésica comumente referem enjoos e vômito. Para controlar esse efeito indesejável, que pode ser agravado pela broncoaspiração e por desenvolvimento de uma pneumonia, antieméticos devem ser utilizados no pós-operatório imediato. Pode ser utilizado o cloridrato de metoclopramida (Plasil®) 10 mg por via intravenosa a cada 8 horas nas primeiras 24 horas ou, mais frequentemente, a ondansetrona (Zofran®) 4 a 8 mg por via intravenosa em dose única ou até de 12/12 horas.

Outros medicamentos

Pacientes que façam uso regular de algum medicamento, se este não interferir com a anestesia ou com o procedimento cirúrgico, deve ser mantido no pré e pós-operatório.

Cuidados gerais

Além de dieta, controle hidreletrolítico e medicação, devem estar prescritas, sempre que necessário, outras recomendações, como:

- *Cabeceira do leito*: deve ser mantida elevada (30 a 45°) nas primeiras 24 a 48 horas. Esta posição previne broncoaspiração no caso de vômitos, reduz a formação de edema e facilita a ventilação
- *Sinais vitais*: devem ser aferidos a cada 6 ou 8 horas em cirurgias e pós-operatórios sem intercorrências. Caso haja alguma complicação, como febre, poderá ser solicitada curva térmica a cada 4 horas ou até mesmo de 2/2 horas
- *Aspiração da cavidade bucal*: pacientes submetidos a cirurgias com acessos cirúrgicos intraorais, muitas vezes requerem aspiração de saliva e sangue, principalmente nas primeiras 12 horas de pós-operatório (neste período o paciente pode estar sonolento e não ter recuperado todos os seus reflexos) se saírem da cirurgia com bloqueio intermaxilar
- *Compressas frias*: são realizadas nas primeiras 24 a 48 horas com intuito de controlar o edema pós-operatório e auxiliar na analgesia (as primeiras 12 horas são as mais críticas)
- *Lubrificação dos lábios*: deve ser feita no mínimo de 2 a 3 vezes/dia para evitar ressecamento e feridas labiais. Pode ser usada vaselina, manteiga de cacau ou outras pomadas como Iruxol® ou Kollagenase®
- *Higiene oral*: o paciente deve ser estimulado a fazê-la, porém, quando impossibilitado, a equipe de enfermagem ficará encarregada de realizá-la

- *Cuidados específicos*: variam de acordo com a cirurgia, podendo ser cuidados com traqueostomia, troca de curativos, manutenção de drenos de sistema fechado ativos, aferição da glicemia em pacientes diabéticos e administração de insulina de acordo com esquema, dentre outros (Quadro 21.5). Os cuidados devem sempre estar prescritos.

ATENDIMENTO PRÉ-HOSPITALAR AO PACIENTE TRAUMATIZADO

O trauma é um problema mundial e segundo o Relatório de Acidentes de Trânsito nº 358 da Organização Mundial da Saúde, anualmente, ele mata aproximadamente 5,8 milhões de pessoas no mundo, quase 16.000 pessoas por dia. Os acidentes de trânsito são a causa mais frequente de mortes (1,24 milhão), seguido do suicídio (844 mil) e do homicídio (600 mil).

O trauma é a principal causa de morte em pessoas entre 1 e 44 anos de idade. Mais de 70% das mortes entre as idades de 15 e 24 anos, e mais de 40% das mortes entre 1 e 14 anos devem-se a traumas. Somente na 5ª década de vida o câncer e as doenças cardiovasculares se comparam ao trauma como uma das principais causas de morte.

A cabeça é a região do corpo mais afetada em pacientes com trauma multissistêmico (70% acidentes automobilísticos). O traumatismo cranioencefálico contribui para morte em 50% de todas as vítimas de trauma e, dos que sobrevivem a lesões moderadas a graves, cerca de 50 a 90% apresentam déficit neurológico permanente.

Os socorristas de atendimento pré-hospitalar pouco podem fazer para aumentar a sobrevida de um paciente com câncer, mas em pacientes traumatizados podem fazer a diferença entre a vida e a morte, entre a invalidez temporária e a invalidez grave e permanente, ou entre uma vida de produtividade e uma vida de dependência.

Um acidente pode ser definido como um acontecimento casual, fortuito, inesperado, resultante de causas desconhecidas. Um trauma nem sempre é um acidente,

Quadro 21.5 Esquema de administração de insulina de acordo com a glicemia.	
Glicemia mg/dℓ	Insulina
< 180	0 U
181 a 240	4 U
241 a 300	8 U
301 a 360	12 U

dℓ: decilitros; mg: miligramas; U: unidades.

pois geralmente ele é um evento resultante do descuido, do desconhecimento e da ignorância e que, na maioria das vezes, poderia ter sido evitado.

O atendimento ao paciente vítima de trauma tem três fases: *fase pré-evento* (antes da lesão), *fase do evento* (momento no qual a energia nociva é liberada) e *fase pós-evento* (as consequências do trauma). Dependendo da fase de atuação, podemos realizar uma prevenção: *primária* (evitar o trauma antes que ele ocorra), *secundária* (prevenir a progressão da lesão uma vez que ela já ocorreu) e *terciária* (reduzir a ocorrência de morte e invalidez a longo prazo).

A fase pré-evento corresponde às circunstâncias que levaram à lesão. Nesta fase há esforço para se evitar o evento, educando o público, instituindo e aplicando leis de boas práticas no trânsito e melhorando o equipamento de segurança dos veículos. Atualmente estima-se que a população mundial seja de cerca de 7,3 bilhões de pessoas distribuídas em 193 países. Infelizmente, apenas 15% de todos os países possuem leis de segurança no trânsito e que nem sempre são seguidas pela população.

Dirigir com atenção, evitar falar ao telefone celular ou enviar mensagens, respeitar os limites de velocidade, usar equipamentos de segurança adequadamente, não conduzir veículo estando alcoolizado e possuir um veículo com padrões mínimos de segurança podem reduzir as colisões e seus efeitos de maneira significativa (Quadro 21.6).

A fase do evento, ou seja, o momento exato do trauma, começa no momento do impacto entre um objeto em movimento (p. ex., carro) e um segundo objeto (p. ex., poste). Esta colisão normalmente gera três impactos. O impacto de dois objetos, o impacto dos passageiros dentro do veículo e o impacto dos órgãos vitais dentro dos passageiros. Dependendo da energia despendida, da densidade do objeto e da área de contato, pode ser formada uma cavitação temporária ou permanente.

Enquanto a cavidade permanente é a parte visível da destruição tecidual, podendo ser observada pelo examinador, a cavidade transitória ocorre no momento do trauma, mas devido à elasticidade dos tecidos, parte ou todo o conteúdo retornam à posição anterior, o que torna difícil para o examinador muitas vezes detectá-la, por isso a importância de se saber a dinâmica do trauma (Figuras 21.19 e 21.20).

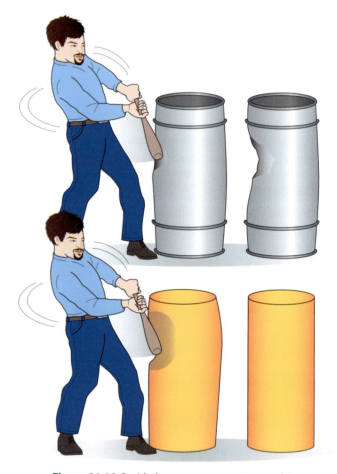

Figura 21.19 Cavidades permanente e temporária.

Quadro 21.6 Medidas de prevenção em acidentes.

Medidas preventivas	Prevenção se realizada	Países que possuem legislação × população mundial
Uso de capacete apropriado (fechado e com viseira)	Redução do risco de morte em 40%, do risco de lesões graves em 70%, dos traumas na cabeça em 300%	44 países (17% da população mundial)
Uso de cinto de segurança	Redução de 45 a 50% do risco de morte	105 países (67% população)
Uso de assento infantil	Redução de morte em lactentes de 90%, em crianças pequenas de 54 a 80%	53 países (1,2 bilhão de pessoas)
Não conduzir veículos alcoolizado	Em 30 a 50% dos acidentes o motorista estava alcoolizado	34 países (2,1 bilhões de pessoas)
Itens de segurança dos veículos	Redução de morte e sequelas permanentes	80% dos veículos vendidos no mundo não cumprem padrões mínimos de segurança

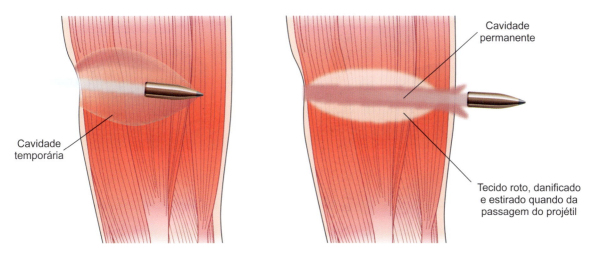

Figura 21.20 Cavidades temporária e permanente.

As lesões ocorridas após o trauma também dependerão do uso correto de equipamentos de segurança, como cintos de segurança, *airbags* e encostos da cabeça ajustados individualmente. Caso estes itens não sejam utilizados ou sejam colocados e ajustados de maneira inadequada, dependendo da direção do impacto (colisão frontal, lateral, traseira ou capotamento), teremos diferentes órgãos acometidos (Figuras 21.21 a 21.26).

A fase pós-evento engloba as consequências do trauma. Após o trauma, a primeira fase da morte ocorre entre os primeiros minutos até 1 hora do acidente, muitas vezes ocorrendo mesmo diante de socorristas treinados. A segunda fase da morte se dá em poucas horas após o evento e geralmente pode ser prevenida com um adequado socorro pré-hospitalar e hospitalar. A terceira fase da morte ocorre dias ou semanas após o trauma.

Dependendo do órgão acometido inicialmente, a progressão desde a morte de células até a morte do organismo pode ser rápida ou lenta. Pode demorar de 4 a 6 minutos ou 2 a 3 semanas até que o dano causado promova hipoxia ou hipoperfusão nos primeiros minutos de pós-trauma até a morte do doente. As ações iniciais do socorrista podem salvar vidas e o conceito inicial de *Golden hour* ou a *Hora de ouro*, agora é entendido como *Golden time* ou *Período de ouro*, pois nem

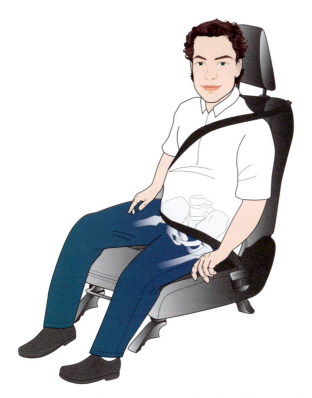

Figura 21.21 Cinto de segurança ajustado adequadamente sobre a crista ilíaca.

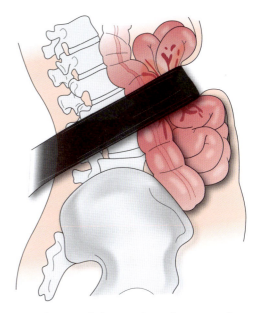

Figura 21.22 Ruptura de baço após acidente quando o cinto de segurança está indevidamente colocado sobre o abdome.

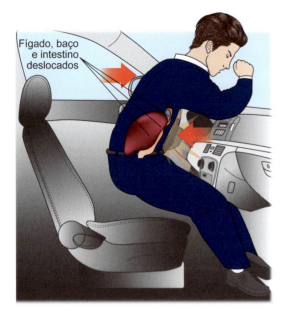

Figura 21.23 Vítima sem cinto deslocada para cima, colidindo a cabeça no para-brisa e o tórax no volante. Risco de lesão cervical e pneumotórax.

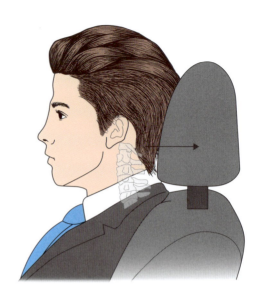

Figura 21.25 Encosto da cabeça posicionado adequadamente.

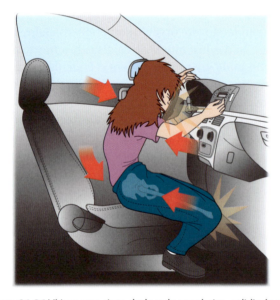

Figura 21.24 Vítima sem cinto deslocada para baixo, colidindo a cabeça no volante e as pernas no painel do carro. Risco de fraturas faciais, pneumotórax e hemorragia maciça por fratura de fêmur e bacia.

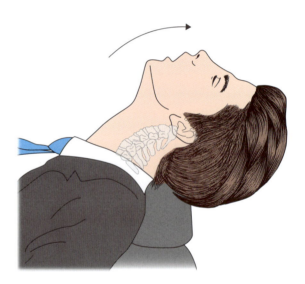

Figura 21.26 Encosto da cabeça mal posicionado, favorecendo a lesão por chicote da coluna.

todos os doentes têm uma hora para que alterações graves possam ser corrigidas. Alguns órgãos são capazes de sobreviver com metabolismo anaeróbico por mais tempo (pele e tecido muscular – 4 a 6 horas) do que outros (cérebro, coração e pulmões – 4 a 6 minutos). As etapas para atendimento ao paciente politraumatizado incluem: preparação, triagem, exame primário (ABCDE), reanimação, exame secundário (da cabeça ao dedo do pé), monitoramento e reavaliação contínuos até a fase dos cuidados definitivos.

Preparação pré-hospitalar

Na fase de preparação pré-hospitalar, deve-se avisar o hospital que irá receber o paciente e dar ênfase ao ABCDE da vida. A permanência no local do acidente deve ser abreviada e devemos obter informações relevantes à triagem hospitalar. Para tal, é importante determinar o mecanismo da lesão para poder avaliar a intensidade das lesões e buscar traumas específicos.

Ao socorrer um ou mais indivíduos vítimas de trauma, o primeiro passo que devemos tomar é a *avaliação da cena*. Observar se há segurança para todos da equipe de resgate e a vítima ou existem riscos como: vias muito movimentadas com risco de atropelamento; violência – atirador ou agressor no local; risco de exposição a materiais perigosos ou risco de desabamento.

Após a certificação de que a cena é segura, os socorristas devem tomar *medidas de precaução padrão*, ou seja, usar dispositivos de proteção enquanto atendem os pacientes como luvas, máscaras ou protetores faciais, óculos de proteção e aventais. Caso haja múltiplas vítimas, deve-se realizar uma triagem e classificar os pacientes de acordo com a necessidade de cuidados e chances de sobrevivência (Quadro 21.7).

Avaliação primária | ABCDE

Cena segura e medidas de precaução padrão adotadas, iniciamos a avaliação primária da vítima de trauma. A *impressão geral* de seu estado deve durar de *15 a 30 segundos*. Feita a avaliação iniciamos o ABCDE (sigla em inglês) da vida:

- A (*airways patency*): tratamento da via respiratória e estabilização da coluna cervical
- B (*breathing control*): ventilação (respiração)
- C (*circulatory and hemorragic control*): circulação e controle da hemorragia
- D (*disability*): incapacidade (disfunção neurológica)
- E (*exposure*): exposição e proteção do ambiente.

Etapa A | Tratamento da via respiratória e estabilização da coluna cervical

A via respiratória deve estar pérvia, isto é, aberta e limpa, sem sinais de obstrução. Deve-se aspirar sangue, secreções e remover corpos estranhos como fragmentos de próteses, dentes ou restaurações. Caso a via respiratória esteja comprometida, podemos inicialmente realizar *métodos manuais* como elevação do mento ou tração da mandíbula para melhorar a glossoptose (queda da língua) (Figuras 21.27 e 21.28). Caso necessário poderemos usar *métodos mecânicos* para manter a via respiratória patente como o uso de cânulas orofaríngeas (p. ex., cânula de Guedel em pacientes sem reflexo do vômito) ou cânulas nasofaríngeas (em pacientes conscientes e com reflexo do vômito preservado) (Figuras 21.29 e 21.30). Caso esses métodos não sejam suficientes poderemos usar *dispositivos supraglóticos* (Kingtube, Combitube, máscara laríngea), realizar a *intubação endotraqueal* (preferencialmente com laringoscópio com câmera de vídeo acoplada) ou, mais raramente, utilizar *métodos transtraqueais* (cricotireoidostomia) (Figuras 21.31 a 21.33).

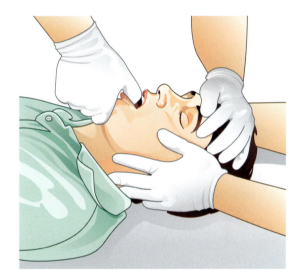

Figura 21.27 Elevação manual do mento.

Quadro 21.7 Classificação de atendimento em acidentes com múltiplas vítimas.	
Imediato	Vítimas com ferimentos críticos que exigem mínimo de tempo para atendimento e com boas chances de sobrevivência (p. ex., comprometimento de via respiratória ou hemorragia externa maciça)
Pode aguardar	Vítimas com ferimentos debilitantes, mas sem risco imediato para salvar a vida ou o membro (p. ex., fratura de osso longo)
Leve	Feridos com pequenas lesões, que conseguem caminhar e não têm necessidade de tratamento imediato
Expectante	Vítimas com ferimentos tão graves que a chance de sobrevida é mínima (p. ex., feridos com 90% de queimadura corporal de espessura total e lesão pulmonar térmica)
Mortos	Vítimas sem resposta, sem pulso e sem respiração. Em grandes catástrofes, dificilmente os recursos possibilitam tentativa de reanimação

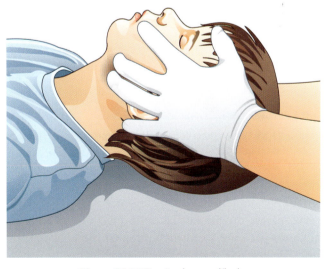

Figura 21.28 Tração da mandíbula.

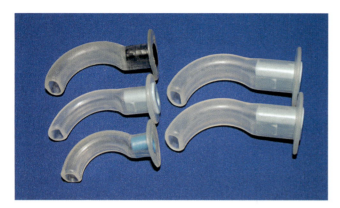

Figura 21.29 Cânulas orofaríngeas (Guedel) de diferentes tamanhos.

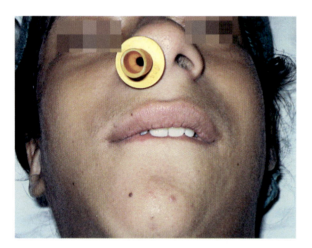

Figura 21.30 Cânula nasofaríngea posicionada.

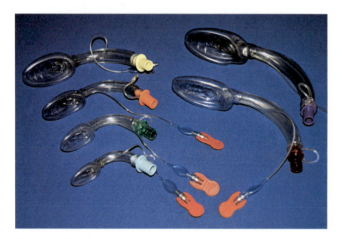

Figura 21.31 Dispositivos supraglóticos – máscaras laríngeas de diferentes tamanhos.

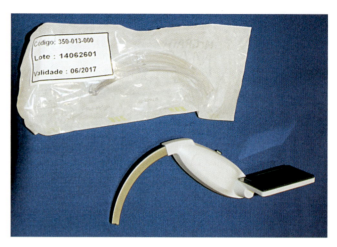

Figura 21.32 Laringoscópio com câmera acoplada e lâmina descartável.

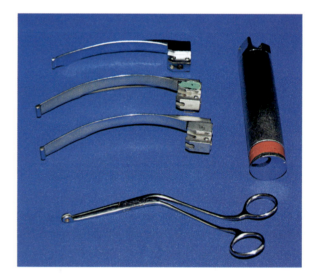

Figura 21.33 Laringoscópio, lâminas curvas e pinça Magill.

Ao mesmo tempo que se consegue uma via respiratória segura, precisamos garantir que a cabeça e o pescoço do paciente sejam mantidos em posição neutra, inicialmente por métodos manuais e depois, se necessário, com a colocação de um *colar cervical* que deve ser apoiado sobre o peito, coluna torácica posterior, clavícula e músculo trapézio. Preferencialmente o colar cervical deve conter uma abertura na região anterior caso seja necessária a traqueostomia no paciente (Figura 21.34).

A posição neutra da coluna difere em crianças pequenas e adultos. Crianças pequenas têm a cabeça proporcionalmente maior do que o tórax e, portanto, deve-se colocar um coxim (2 a 3 centímetros) embaixo dos ombros (costas) para evitar hiperflexão da coluna, ou colocá-las em pranchas apropriadas para coluna cervical em que há uma cavidade para conter a cabeça da criança (Figuras 21.35 e 21.36). Já em adultos, o coxim deve ser colocado embaixo do pescoço para evitar hiperextensão da coluna, uma vez que o tórax é mais volumoso (Figura 21.37 e 21.38).

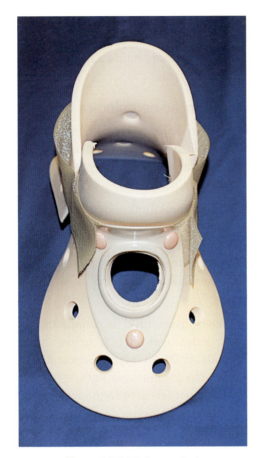

Figura 21.34 Colar cervical.

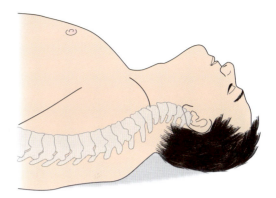

Figura 21.37 Adulto com coluna em hiperextensão.

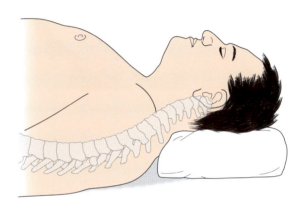

Figura 21.38 Adulto com coluna em posição neutra devido a coxim sob a cabeça.

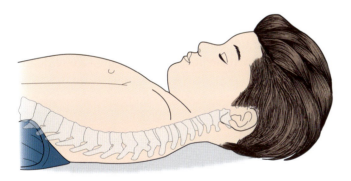

Figura 21.35 Criança com coluna em hiperflexão.

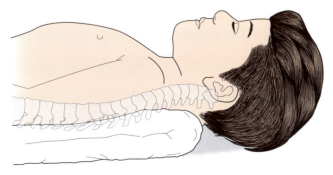

Figura 21.36 Criança com coluna em posição neutra por aposição de coxim sob os ombros.

Etapa B | Ventilação

A ventilação é o processo de inspiração e expiração, enquanto a respiração é o processo fisiológico de troca de gases entre as artérias e os alvéolos. A frequência ventilatória normal é entre 12 e 20 ivpm (incursões ventilatórias por minuto). Precisamos verificar a qualidade e a quantidade da ventilação do paciente. Caso ele não esteja ventilando (apneia), realizamos uma ventilação assistida com máscara facial associada a um balão dotado de válvula unidirecional com oxigênio.

Etapa C | Circulação e controle da hemorragia (perfusão e sangramento)

A hemorragia externa deve ser identificada e controlada. Caso ela não seja controlada as chances de óbito são grandes. A hemorragia pode ser oriunda de um capilar, uma veia ou uma artéria. O controle da hemorragia é prioritário e cada hemácia é importante. A hemorragia externa, preferencialmente, pode ser controlada por aplicação de *pressão direta no local* e manutenção da pressão com curativo compressivo (Figura 21.39). Durante muitos anos o uso de torniquetes foi contraindicado, sendo utilizado apenas como "último recurso" para controlar

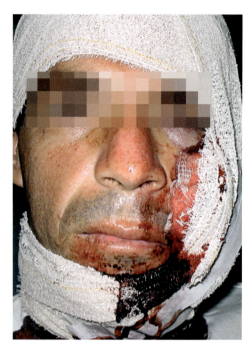

Figura 21.39 Curativo compressivo para auxiliar no controle da hemostasia.

hemorragias. Atualmente os estudos provaram que os torniquetes se mostraram muito eficazes no controle da hemorragia grave, devendo ser utilizados quando a pressão direta ou o curativo compressivo não conseguem controlar a hemorragia de uma extremidade. No mercado existem muitos modelos de torniquetes fabricados para este fim. Sangramentos nasais (rinorragia) podem ser contidos realizando um adequado tamponamento nasal anterior (Figura 21.40). Caso haja insucesso, será necessário tamponamento nasal posterior complementado com anterior.

Quando a hemorragia é interna e maciça (tórax, abdome, espaço retroperitoneal e ossos longos) o tratamento pré-hospitalar consiste em transportar rapidamente o doente para um centro de trauma. Pode ser colocada uma calça pneumática antichoque e, dependendo das outras lesões sofridas, realizar a reposição rápida de fluido intravenoso aquecido (já dentro da ambulância, no caminho para o hospital).

Para avaliarmos a perfusão sanguínea, precisamos verificar o pulso, a cor, a temperatura e a umidade da pele. O pulso deve estar presente, cheio e regular. Pulsos ausentes, irregulares ou fracos podem indicar choque e sangramento ativo. A pele em indivíduos brancos deve estar rosada. Pele pálida sugere perfusão deficiente e pele azulada, oxigenação incompleta. Uma temperatura fria da pele pode revelar perfusão diminuída. A pele deve estar seca (boa perfusão) e não úmida (choque e perfusão diminuída). Para avaliar o tempo de enchimento capilar, pressionamos o leito ungueal e depois soltamos. A coloração deve retornar em cerca de 2 segundos. Caso demore muito a retornar, indica que a perfusão está deficiente.

Etapa D | Disfunção neurológica

A função cerebral deve ser avaliada para se determinar o nível de consciência e inferir o potencial de hipoxia. A redução do nível de consciência deve alertar o socorrista para quatro possibilidades:

- Oxigenação cerebral diminuída (hipoxia ou hipoperfusão)
- Lesão do sistema nervoso central
- Intoxicação por drogas ou álcool
- Distúrbio metabólico (diabetes, convulsão, parada cardíaca).

Para se determinar o nível de consciência em indivíduos adultos, podemos usar três recursos: a avaliação das pupilas, a escala AVDI e a escala de coma de Glasgow.

As pupilas são examinadas para verificar se estão simétricas (isocóricas), arredondadas e fotorreagentes. Em adultos, o diâmetro de descanso da pupila é em torno de 3 a 5 milímetros. Uma diferença maior que 1 milímetro entre elas não é normal, embora algumas pessoas apresentem anisocoria (pupilas de tamanho desiguais) congênita ou adquirida. Entretanto, desconhecendo o paciente, para toda vítima de trauma com anisocoria, deve-se considerar que a lesão foi originada por um trauma agudo. Para avaliar se as pupilas estão fotorreagentes, coloca-se uma fonte de luz

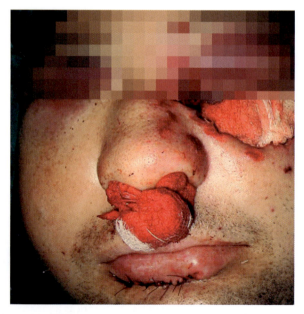

Figura 21.40 Hemostasia com curativo compressivo e tamponamento nasal anterior.

em um olho e a pupila do mesmo lado deve contrair (miose), assim como a pupila contralateral. Pupilas que permanecem dilatadas (em midríase) e pupilas desiguais em um paciente inconsciente podem indicar: aumento da pressão intracraniana, compressão do terceiro nervo craniano (nervo oculomotor) por edema cerebral ou hematoma intracraniano de grande extensão (Figura 21.41).

No *sistema AVDI* para avaliação neurológica, *A* – significa alerta, *V* – responde a estímulo verbal, *D* – reage à dor e *I* – inconsciente. Apesar de muito usada no passado, esta avaliação não é tão específica quanto a escala de coma de Glasgow, pois quando o doente responde ao estímulo doloroso, esse sistema não especifica como (localiza, retira, decortica ou descerebra).

A *escala de coma de Glasgow* é um método simples, rápido, prático e eficaz para determinar a função cerebral e o nível de consciência do traumatizado. Nela, avaliamos três parâmetros: abertura ocular, melhor resposta verbal e melhor resposta motora (Quadro 21.8). Em função da resposta, atribuímos uma pontuação que vai de 3 a 15. Escores menores que 8 sugerem lesão grave, indicativa de intubação; escores entre 9 e 12,

Quadro 21.8 Escala de coma de Glasgow.

Critérios	Pontos
Abertura dos olhos	
Abertura espontânea dos olhos	4
Abertura dos olhos após comando	3
Abertura dos olhos ao estímulo de dor	2
Nenhuma abertura dos olhos	1
Melhor resposta verbal	
Responde apropriadamente (orientado)	5
Responde de modo confuso	4
Respostas inapropriadas	3
Faz barulhos ininteligíveis	2
Nenhuma resposta verbal	1
Melhor resposta motora	
Obedece a comandos	6
Localiza estímulos de dor	5
Retira à dor	4
Flexão anormal à dor (decorticado)	3
Extensão anormal à dor (descerebrado)	2
Nenhuma resposta motora	1
Total	

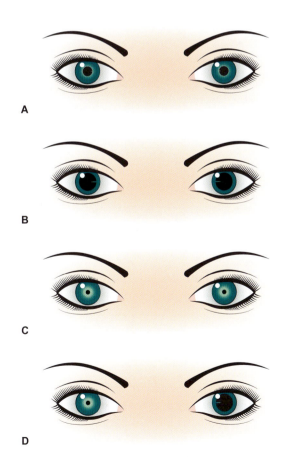

Figura 21.41 Avaliação das pupilas. **A.** Isocóricas (iguais). **B.** Dilatadas (midríase). **C.** Contraídas (miose). **D.** Anisocóricas (desiguais).

lesão moderada; e pontuação de 13 a 15, lesão mínima. Quando o doente é intubado, ao lado do seu escore acrescentamos a letra "T" (tubo).

Para avaliação neurológica em crianças e lactentes usamos a *escala de Glasgow pediátrica* (Quadro 21.9) ou para melhor avaliação do trauma sofrido, podemos usar um *escore de trauma pediátrico*, que é mais completo e possibilita predizer a gravidade da lesão e o potencial de mortalidade. Um escore abaixo de 8 indica que a criança deve ser levada a um centro de trauma pediátrico o mais rápido possível. Nesta escala consideram-se seis parâmetros: o tamanho do doente, a via respiratória, o nível de consciência, a pressão arterial sistólica, a presença de fraturas e as condições da pele (Quadro 21.10).

Idosos e bebês têm proteção da cabeça diminuída. Bebês até 2 anos de idade não têm fusão dos ossos (fontanelas abertas), reduzindo a proteção óssea; e em pacientes idosos, devido ao envelhecimento, o couro cabeludo fica mais fino e a calvície reduz a proteção da cabeça.

Quadro 21.9 Escala de coma de Glasgow pediátrica.

Atividade	Escore	Lactentes	Escore	Criança
Abertura dos olhos	4	Abre espontaneamente	4	Abre espontaneamente
	3	Abre para fala ou som	3	Abre para fala
	2	Abre sob estímulos dolorosos	2	Abre sob estímulos dolorosos
	1	Sem resposta	1	Sem resposta
Melhor resposta verbal	5	Arrulhos, murmúrios	5	Conversa orientada
	4	Choro nervoso	4	Conversa confusa
	3	Chora à dor	3	Gritos, palavras inadequadas
	2	Geme à dor	2	Gemidos, palavras/sons incompreensíveis
	1	Sem resposta	1	Sem resposta
Melhor resposta motora	6	Movimento espontâneo normal	6	Obedece a comandos verbais
	5	Localiza a dor	5	Localiza a dor
	4	Se esquiva da dor	4	Se esquiva da dor
	3	Flexão anormal (decorticação)	3	Flexão anormal (decorticação)
	2	Extensão anormal (descerebração)	2	Extensão anormal (descerebração)
	1	Sem resposta (flácida)	1	Sem resposta (flácida)

Quadro 21.10 Escore de trauma em pacientes pediátricos.

Componente	+ 2	+ 1	− 1
Tamanho	Criança/adolescente > 20 kg	Criança pequena 11 a 20 kg	Bebê < 10 kg
Via respiratória	Alerta	Assistido, máscara, cânula de O_2	Intubado: tubo endotraqueal, cricotireoidostomia
Nível de consciência	Normal	Obtuso, perda da consciência	Coma, sem resposta
Pressão arterial sistólica	90 mmHg. Boa pulsação, perfusão periférica	51 a 90 mmHg. Pulso da carótida, femoral palpável	< 50 mmHg. Fraco ou sem pulso
Fratura	Nenhuma vista ou suspeita	Fratura única fechada em qualquer lugar	Fraturas expostas ou múltiplas
Pele	Sem ferimento visível	Contusão, abrasão, laceração < 7 cm não pela fáscia	Perda de tecido, qualquer ferimento por tiro de arma ou facada pela fáscia

Pacientes com traumatismo cranioencefálico muitas vezes são de difícil tratamento, com risco de morte e invalidez elevados (Figura 21.42). A lesão cerebral pode ser primária (trauma direto ao cérebro, como contusões, hemorragias e lacerações) ou secundária (processos de lesão contínua devido ao trauma primário, como os sangramentos intracranianos, efeito em massa e herniação cerebral).

O crânio é mais fino nas regiões temporal e etmoidal, predispondo essas regiões a fraturas. Três membranas separadas, as meninges, cobrem o cérebro, sendo a mais externa a dura-máter, junto à tábua interna do crânio; a intermediária, a aracnoide; e a pia-máter que reveste o cérebro.

Impactos de baixa velocidade no osso temporal podem causar ruptura da artéria meníngea média, e o sangramento arterial pode se acumular entre o crânio e a dura-máter, causando um *hematoma epidural* (Figura 21.43), que corresponde a 2% de todas as lesões cerebrais traumáticas. Este é causa de 20% dos óbitos, podendo ser suspeitado por queixa de *cefaleia intensa* e, ao exame clínico, detecção de *midríase ipsolateral* (do mesmo lado do trauma) e *hemiparesia ou hemiplegia contralateral*. O paciente que inicialmente estava lúcido começa a ter alteração do nível de consciência, podendo ficar inconsciente. A este intervalo chamamos de *intervalo lúcido* e podemos confirmar o hematoma realizando uma tomografia computadorizada do crânio.

Caso o sangramento continue profuso e não seja devidamente tratado, poderá levar à herniação fatal do cérebro e o doente falecer (Figura 21.44).

Traumas que lesem as veias localizadas abaixo da dura-máter geram um *hematoma subdural* (Figura 21.45). Este pode ocasionar déficits neurológicos focais imediatamente após o trauma, dias ou até meses depois, sendo seu diagnóstico mais difícil. O paciente pode queixar-se de cefaleia, disartria (dificuldade na produção de fonemas), distúrbios visuais, alterações da personalidade, hemiparesia ou hemiplegia e alterações do nível de consciência. Ele é causado por impactos mais violentos em que as veias subdurais são rompidas.

Etapa E | Exposição e proteção do ambiente

Nesta etapa, removemos toda a roupa do paciente para detectar possíveis lesões embaixo da roupa (Figura 21.46). Após a avaliação, cobrimos o corpo do paciente para conservar o calor, protegendo-o de uma possível

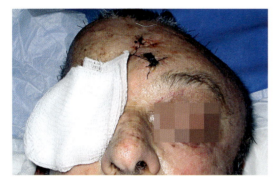

Figura 21.42 Traumatismo cranioencefálico.

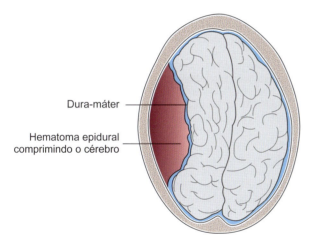

Figura 21.43 Hematoma epidural.

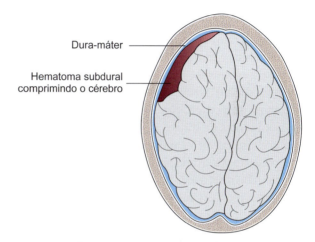

Figura 21.45 Hematoma subdural.

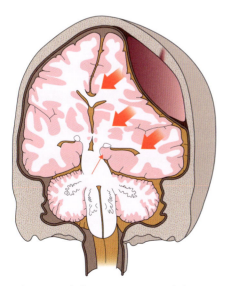

Figura 21.44 Aumento do hematoma causando herniação cerebral.

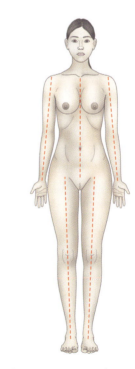

Figura 21.46 Locais em que a roupa deve ser cortada para exposição corporal.

hipotermia. Ao colocá-lo na ambulância para transporte precisamos garantir que a mesma esteja aquecida, o que geralmente torna a temperatura desconfortável para o socorrista. Pacientes com hipotermia importante (temperatura central abaixo de 35°) podem desencadear problemas na cascata da coagulação e o paciente aumentar o sangramento devido à restrição da atividade das enzimas envolvidas na função plaquetária e por meio de alterações endoteliais e no sistema fibrinolítico.

Após vencidas as 5 etapas da avaliação primária, já na ambulância, no caminho do hospital, monitoramos o paciente para verificar sinais vitais e, sempre que possível, refazemos o ABCDE, principalmente em doentes graves que, de um momento para outro, podem piorar sua condição inicial. Quando disponível na ambulância monitoramos o paciente com: oxímetro de pulso, eletrocardiógrafo, aparelhos de pressão com mensuração automática e monitoramento do dióxido de carbono ao final da expiração. Essa fase chamamos de reanimação e a filosofia é "tratar à medida que encontrar".

Com a vítima monitorada e o ABCDE checado, sem riscos iminentes de morte, iniciamos a *avaliação secundária* no hospital ou a caminho dele. A avaliação secundária consiste na avaliação da cabeça aos pés (cabeça e couro cabeludo, face, pescoço, tórax, abdome, pelve – períneo e reto, órgãos genitais –, dorso, sistema musculoesquelético e extremidades), colocação de "sondas e dedos" em todos os orifícios e, quando possível, realizamos um exame neurológico completo, radiografias, testes laboratoriais e testes específicos.

Anotamos o histórico do doente, caso ele possa fornecer, ou com familiares ou amigos para passar as informações principais ao hospital. As letras da palavra *SAMPLE* são usadas como processo mnemônico para gravar as informações principais a serem obtidas e repassadas à equipe de emergência:

- *Sintomas*: qual a queixa do doente – dor? dormência? dificuldade respiratória?
- *Alergias*: a medicamentos, alimentos ou corantes?
- *Medicamentos*: de uso regular, inclusive vitaminas, fitoterápicos e suplementos? Passado médico e cirurgias prévias?
- *Líquidos e alimentos ingeridos (última refeição)*: caso precisem de cirurgia, estômago cheio aumenta o risco de aspiração durante a indução anestésica
- *Eventos*: quais eventos precederam a lesão?

A comunicação com o hospital a que o doente está sendo levado deverá ser feita assim que possível para que haja tempo da equipe de emergência providenciar os cuidados necessários. Devem ser fornecidas as seguintes informações: sexo e idade estimada do paciente,

mecanismo da lesão, lesões com risco de morte e localização das mesmas, intervenções que já foram realizadas e resposta do doente ao tratamento oferecido, além do tempo estimado de chegada ao hospital. Sempre que possível, além das informações verbais, é realizado um relatório de atendimento pré-hospitalar por escrito com detalhes do atendimento e possíveis mudanças ocorridas desde o primeiro contato por rádio até o momento da chegada do paciente ao hospital a ser entregue à equipe médica de emergência. A partir desse momento o atendimento é realizado no hospital. Procedimentos e exames específicos poderão ser feitos e o tratamento definitivo então é realizado.

BIBLIOGRAFIA

Aziz MF, Abrons RO, Cattano D, Bayman EO, Swanson DE, Hagberg CA et al. First-attempt intubation success of video laryngoscopy in patients with anticipated difficult direct laryngoscopy: a multicenter randomized controlled trial comparing the c-mac d-blade versus the glidescope in a mixed provider and diverse patient population. Anesth Analg. 2016; 122(3):740-50.

Banerjee PK1, Jain AL, Behera B. Submandibular intubation as an alternative for intraoperative airway management in maxillofacial fractures – our institutional experience. Indian J Anaesth. 2016; 60(8):573-7.

Bauer P, Charpentier C, Bouchet C, Nace L, Raffy F, Gaconnet N. Parenteral with enteral nutrition in the critically ill. Intensive Care Med. 2000; 26(7):893-900.

Benzinelli LM. A odontologia hospitalar nos hospitais públicos vinculados a secretaria do estado da saúde de São Paulo [dissertação de doutorado]. São Paulo: Universidade de São Paulo; 2014.

Chapple LA, Chapman MJ, Lange K, Deane AM, Heyland DK. Nutrition support practices in critically ill head-injured patients: a global perspective. Crit Care. 2016; 20:6.

Cheong Y, Kang SS, Kim M, Son HJ, Park J, Kim JM. Submental intubation in patients with complex maxillofacial injuries. J Lifestyle Med. 2016; 6(2):68-71.

De Jonghe B, Appere-De-Vechi C, Fournier M, Tran B, Merrer J, Melchior JC et al. A prospective survey of nutritional support practices in intensive care unit patients: what is prescribed? What is delivered? Crit Care Med. 2001; 29(1):8-12.

De Jongh-Kampherbeek EH, Remijnse-Meester TA, van Meeteren NL. Dietetic care for patients after maxillofacial trauma. Ned Tijdschr Tandheelkd. 1997; 104(11):448-50.

Disconzi L, Teichmann L, Domingues L et al. Nutrição em cirurgia bucomaxilofacial. In: Cirurgia e traumatologia bucomaxilofacial. Rio de Janeiro: Revinter, 1990. pp. 417-22.

Godoi APT, Francesco AR, Duarte A, Kemp APT, Silva-Lovato CH. Hospital odontology in Brazil. A general vision. Rev Odontol UNESP. 2009; 38(2):105-9.

Graziani M. Anestesia geral. In: Graziani M. Cirurgia bucomaxilofacial. Rio de Janeiro: Guanabara Koogan, 1995. pp. 123-40.

Graziani M. Generalidades. In: Graziani M. Cirurgia bucomaxilofacial. Rio de Janeiro: Guanabara Koogan, 1995. pp. 1-8.

Graziani M. Instalação cirúrgica e Instrumental. In: Graziani M. cirurgia bucomaxilofacial. Rio de Janeiro: Guanabara Koogan, 1995. pp. 9-26.

Hoffer LJ, Bistrian BR. Nutrition in critical illness: a current conundrum. F1000Res. 2016; 5:25-31.

Hoyert DL, Jiaquan X; for U.S. Department of Health and Human Services, Centers for Disease Control and Prevention, National Center for Health Statics, National Vital Statistics System. National vital statistic report. Deaths: Preliminary data for 2011. http://www.cdc.gov/nchs/data/nvsr/nvsr61/nvrs61_06.pdf. Published October 12, 2012. Acesso em 2/1/2012.

Hughes P, Bradrick JP, Yowler CJ. Nutrição para o paciente de Cirurgia bucomaxilofacial. In: Trauma bucomaxilofacial. Fonseca R, Barber H, Frost D, Powers M. 4. ed. Rio de Janeiro: Elsevier, 2015. pp. 30-47.

Hupp JR, Ellis III E, Tucker MR. Cirurgia oral e maxilofacial contemporânea. 5 ed. Rio de Janeiro: Mosby Elsevier; 2009.

Kemper M, Weissman C, Hyman AI. Caloric requirements and supply in critically ill surgical patients. Crit Care Med. 1992; 20(3):344-8.

Lewis SR, Butler AR, Parker J, Cook TM, Smith AF. Videolaryngoscopy versus direct laryngoscopy for adult patients requiring tracheal intubation. Cochrane Database Syst Rev. 2016; 15:11.

Mallampati SR, Gatt SP, Gugino LD, Desai SP, Waraksa B, Freiberger D et al. A clinical sign to predict difficult tracheal intubation: a prospective study. Can Anaesth Soc J. 1985; 32(4):429-34.

Martinez R. Injury control: a primer for physicians. Ann Emerg Med. 1990; 19:72-7.

Mattevi GS, Figueiredo DR, Patrício ZM, Rath IBS. A participação do cirurgião-dentista em equipe de saúde multidisciplinar na atenção à saúde da criança no contexto hospitalar. Ciência e Saúde Coletiva. 2011; 16(10):4229-36. Members States in United Nations. http://www.un.org/en/member-states/index.html. Acesso em 27/12/2016.

Morais TM, Silva A. Fundamentos da odontologia em ambiente hospitalar/UTI. 1. ed. Rio de Janeiro: Elsevier, 2015.

National Association of Emergency Medical Technicians. PHTLS: atendimento pré-hospitalar ao traumatizado. 8. ed. Burlington: Jones & Bartlett Learning, 2017.

Nwoku AL, Al-Balawi SA, Al-Zahrani. A modified method of submental oroendotracheal intubation. Saudi Med J. 2002; 23(1):73-6.

Resolução do Conselho Federal de Odontologia – CFO nº 162 de 03/11/2015. http://www.normaslegais.com.br/legislacao/Resolucao-cfo-162-2015.htm. Acesso em 27/12/2016.

Resolução do Conselho Federal de Odontologia – CFO nº 163 de 09/11/2015. http://cromg.org.br/wp-content/uploads/2015/12/Resolução-CFO-163-15.pdf. Acesso em 27/12/2016.

Salibian H, Jain S, Gabriel D, Azocar RJ. Conversion of an oral to nasal orotracheal intubation using an endotracheal tube exchanger. Anesth Analg. 2002; 95(6):1822.

São Paulo. Secretaria de Saúde. Manual de odontologia hospitalar. São Paulo: Grupo Técnico de Odontologia Hospitalar, 2012.

Samsoon GL, Young JR. Difficult tracheal intubation: a retrospective study. Anaesthesia. 1987; 42(5):487-90.

Santos MS, Espanha CA, Marangoni DV. Profilaxia antibiótica. In: Schechter M, Marangoni DV. Doenças infecciosas: conduta diagnóstica e terapêutica. Rio de Janeiro: Guanabara Koogan, 1998. pp. 54-73.

Stechmiller J, Treloar DM, Derrico D, Yarandi H, Guin P. Interruption of enteral feedings in head injured patients. J Neurosci Nurs. 1994; 26(4):224-9.

Vadepally AK, Sinha BR, Subramanya AV, Agarwal A. Quest for an ideal route of intubation for oral and maxillofacial surgical manoeuvres. J Maxillofac Oral Surg. 2016; 15(2):207-16.

Valencia JA, Pimienta K, Cohen D, Benitez D, Romero D, Amaya O et al. A comparison of king vision video laryngoscopy and direct laryngoscopy as performed by residents: a randomized controlled trial. J Clin Anesth. 2016; 35:571-5.

World Health Organization. Global burden of disease: Switzerland, 2008 update.http://www.who.int/healthinfo/global_burden_disease/estimates_regional/en/index.html. Acesso em 2/1/2013.

World Health Organization. Global Status Report On Road Safety 2015. Geneva; 2015.

World Health Organization. Road traffic injuries fact sheet no. 358. http://www.who.int/mediacentre/factsheets/fs358/en/index.html. Reviewed November 2016. Acesso em 27/12/2016.

Zanini AS, Shemas MAF, Narvaez GA. Posicionamento e preparo do paciente para cirurgia. In: Cirurgia e traumatologia bucomaxilofacial. Rio de Janeiro: Revinter, 1990. pp. 7-13.

22 Traumatologia Bucomaxilofacial

Adriana Raymundo Bezerra

FERIDAS E LESÕES DOS TECIDOS MOLES DA FACE

A cabeça e a face comumente são lesionadas em acidentes domésticos, industriais, mordidas por cães e humanos, lesões de guerra e lacerações com objetos cortantes, correspondendo a cerca de 70% de todos os acidentes automobilísticos, domésticos e assaltos.

O tratamento das lesões de tecidos moles faciais é comumente realizado nas emergências dos hospitais e, a menos que essas lesões estejam associadas a concussões cerebrais, fraturas de crânio ou outras lesões graves, mesmo feridas faciais graves, geralmente não constituem ameaça à vida. Portanto, a prioridade inicial deve ser dada aos procedimentos preservadores da vida (ABCDE) – já discutidos no Capítulo 21, *Noções Básicas de Cirurgia Hospitalar | Atendimento Inicial ao Politraumatizado*.

Quando a condição geral do paciente estiver estabilizada e sua vida não mais em perigo, a atenção deve ser direcionada às lesões faciais. São realizados exames clínico e de imagem (radiografias e tomografias) para diagnóstico de possíveis corpos estranhos, fraturas ou lesões associadas e, estando estas hipóteses afastadas, podemos iniciar o tratamento das feridas de tecido mole.

Classificação e tratamento das feridas de tecido mole

As feridas de tecido mole podem ser classificadas em feridas: por laceração (cortantes), feridas contusas, por abrasão, penetrantes, por avulsão, por arma de fogo, por mordedura de animais, por queimaduras, ou constituir uma associação dos tipos mencionados (exemplos: feridas perfurocortantes, feridas cortocontusas).

Dependendo das estruturas lesionadas e da extensão da lesão optaremos pelo tratamento sob anestesia local na sala de emergência ou sob anestesia geral em centro cirúrgico. Crianças, por nem sempre colaborarem em situações de estresse e devido ao uso restrito de anestésico a ser usado em função do baixo peso corporal, geralmente são tratadas adequadamente sob anestesia geral. Os tecidos devem ser unidos de maneira meticulosa e aproximados o melhor possível. Para que um bom fechamento dos tecidos moles seja obtido, alguns "princípios" devem ser seguidos, como: hemostasia adequada, remoção de corpos estranhos, excisão de tecido necrótico (ressecção mínima de laceração facial), reposição anatômica de todos os tecidos moles remanescentes e obliteração de espaços mortos.

Feridas por laceração

As feridas por laceração são resultantes de um rasgamento ou de um corte por objetos afiados como o metal ou o vidro. São as lesões faciais mais frequentes e variam de cortes superficiais de pequena extensão até feridas profundas e complexas. Quando são provocadas por um objeto extremamente afiado, ocorre uma ferida bem delimitada, com margens nítidas, sendo denominada de "inciso".

Embora essas feridas possam estar grosseiramente contaminadas, o fechamento primário precoce dentro de 24 horas é preferível à excisão radical de tecido suspeito e ao tratamento aberto da ferida resultante. O fechamento bem-sucedido das lacerações faciais requer atenção cuidadosa aos detalhes e depende de completa limpeza da ferida, desbridamento e hemostasia adequados, fechamento apropriado da ferida e terapia de suporte.

Limpeza da ferida

Depois de obtida anestesia geral ou local (exemplos: lidocaína a 2% com epinefrina 1:100.000; ou EMLA® para pequenas lacerações em crianças), é necessária a limpeza mecânica da ferida. Todas as feridas devem ser irrigadas exaustivamente com uma solução salina. Uma seringa pode auxiliar na irrigação dentro das feridas; tomando sempre cuidado com os olhos do paciente. Na pele do rosto, em torno da ferida, podemos usar solução degermante à base de clorexidina ou iodo (em pacientes não alérgicos) (Figuras 22.1 e 22.2). Nas lacerações que se estendam para locais cobertos por cabelos ou pelos, estes devem ser tricotomizados. A tricotomia deve ser mínima, preferencialmente realizada com tricotomizadores em vez de lâminas de barbear e *está contraindicada* em locais de referência como sobrancelhas para se evitarem alopecia e defeitos inestéticos. Casos em que sujeira foi impulsionada para a ferida, como em explosões, corpos estranhos ou lesões com graxa, é importante a excisão dos tecidos envolvidos ou a remoção dos corpos estranhos com uma cureta delicada ou com uma lâmina de bisturi (Figura 22.3).

Desbridamento

Após ter sido feita a limpeza da ferida, troca-se o campo cirúrgico e faz-se um desbridamento conservador, removendo tecidos necróticos de 1 a 2 milímetros das margens da ferida para reavivar seus bordos e facilitar a cicatrização após a sutura. A remoção de musculatura necrosada, de mucosa e tecido subcutâneo desvitalizados deve ser realizada de maneira conservadora.

Hemostasia

Nenhuma sutura primária deverá ser feita até que esteja assegurada a hemostasia. Os vasos nos quais o sangramento não foi contido pelo próprio organismo, por meio de vasoconstrição e formação do trombo plaquetário ou após tamponamento com gaze, deverão ser pinçados e ligados com fio absorvível 3-0 ou 4-0 (exemplo: Vicryl™). Os vasos também poderão ser pinçados nas suas extremidades com uma pinça hemostática delicada e cauterizados com eletrocautério (bisturi elétrico).

Fechamento da ferida

Após a limpeza da ferida, seu desbridamento e hemostasia, ela está pronta para ser fechada. O objetivo do fechamento é a boa coaptação das camadas dos tecidos e eliminação dos espaços mortos (Figuras 22.4 e 22.5).

As lacerações da face localizadas paralelamente às linhas de relaxamento da pele permitem cicatrização favorável, enquanto aquelas que cruzam estas linhas em ângulos retos requerem zetaplastia para impedir uma cicatriz deformante.

Quando a ferida atinge a mucosa, esta estrutura deve ser cuidadosamente reaproximada e, se possível, obtido um selamento perfeito através de fios não absorvíveis 4-0.

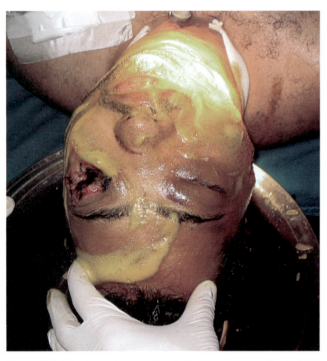

Figura 22.1 Antissepsia ao redor da ferida com solução de PVPI degermante.

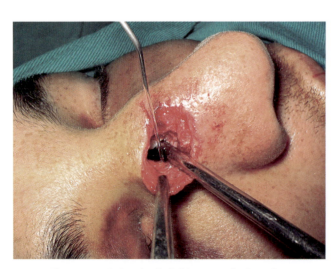

Figura 22.2 Irrigação da ferida com solução salina.

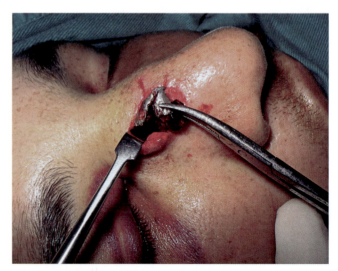

Figura 22.3 Remoção de corpo estranho (projétil de arma de fogo) do nariz.

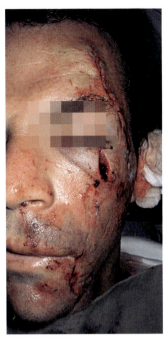

Figura 22.4 Feridas laceradas em regiões: frontal, temporal, geniana e parassinfisária direitas.

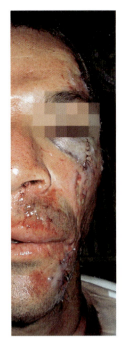

Figura 22.5 Feridas laceradas em regiões: frontal, temporal, geniana e parassinfisária direitas suturadas.

O fechamento de lacerações intrabucais em crianças ou associadas a fraturas de maxila ou mandíbula que requeiram bloqueio maxilomandibular deve ser feito com um fio absorvível como o categute simples ou cromado ou o Vicryl™ 3-0 ou 4-0.

Sempre que possível devemos fechar precocemente as feridas faciais, isto é, até 24 horas do trauma. O fechamento primário tardio (após 24 horas) está indicado em casos com suspeita de contaminação, edema pronunciado que inviabilize o fechamento precoce e ausência de estabilidade hemodinâmica do paciente. Nestes casos, antibioticoterapia sistêmica está indicada, bem como a colocação de gaze estéril sobre a ferida, que deverá ser mantida em posição até que o paciente possa receber o tratamento definitivo sob condições estéreis.

As feridas devem ser reparadas em camadas. Nas feridas laceradas transfixantes, a mucosa deve ser fechada com fio 4-0 que poderá ser absorvível ou não. As camadas profundas de músculo e tecido subcutâneo são fechadas por pontos interrompidos, submersos (nó para a profundidade do tecido) com fio absorvível 4-0, tomando cuidado para se eliminarem todos os espaços mortos. Deve-se tomar cuidado no reparo e reposicionamento anatômico da musculatura, tecido gorduroso e ductos de glândulas salivares. Após suturam-se os tecidos subcutâneos, através de suturas subcuticulares finas justo abaixo da superfície. Estas suturas deverão reaproximar os tecidos subcutâneos, eliminando toda tensão nas margens da pele. O fechamento da pele deve ser realizado com uma agulha cortante (seção triangular), com fio náilon 6-0, através de pontos interrompidos, feitos a mesma distância e profundidade em ambas as margens da ferida e de modo a produzir ligeira eversão dos bordos cutâneos.

A sutura de lacerações extensas e complicadas deve ser iniciada por pontos de reparo como a comissura labial, a asa do nariz ou o canto do olho. Feridas maiores que não apresentem pontos de referência devem receber uma sutura guia no meio da linha de incisão. Cada metade é então suturada em sua parte média e assim sucessivamente, até o fechamento final. Preferencialmente usamos uma agulha cortante para facilitar a passagem da agulha e reduzir o trauma aos tecidos.

Feridas que receberão fechamento secundário devem ser desbridadas para remoção de tecidos desvitalizados ou infectados. O paciente recebe antibiótico sistêmico e se mantém a drenagem da lesão. Curativos úmidos continuados, aplicados aos tecidos lesionados, auxiliam no preparo para o fechamento. As feridas são diariamente observadas e, se tecidos necrosados aparecerem, estes são removidos. Desta forma, eliminamos infecção, reduzimos o endurecimento e o edema, tornando a ferida passível de fechamento tardio em 5 a 10 dias.

Pacientes que apresentem feridas extensas na cavidade bucal devem ter a alimentação oral suspensa, para evitar que alimentos fermentáveis penetrem e contaminem a ferida. A nutrição deverá ser feita através de uma sonda nasogástrica.

Terapia de suporte

Terapia de suporte é realizada para auxiliar no tratamento das feridas e seu sucesso (colocação de drenos, curativos, antibioticoterapia e profilaxia antitetânica).

▶ **Drenos.** As lacerações superficiais não necessitam de drenagem; entretanto, feridas mais profundas, especialmente aquelas que envolvem a cavidade bucal, podem requerer a colocação de um dreno. Este procedimento possibilita a drenagem de exsudatos, impedindo que se acumulem nas estruturas mais profundas. Os drenos podem ser colocados entre os pontos de sutura ou em uma pequena incisão acessória, e deverão ser removidos dentro de 2 a 4 dias (Figura 22.6). Feridas por armas de fogo muitas vezes requerem colocação de drenos rígidos, principalmente aqueles de sistema fechado (tipo Hemovac®) para evitar a formação de espaço morto e consequente infecção.

▶ **Curativos.** Após a sutura coloca-se um curativo para proteção da ferida. Feridas pequenas podem ser cobertas com uma gaze ou Micropore®. As feridas maiores requerem um curativo oclusivo e compressivo. Este deve oferecer suporte aos tecidos e exercer pressão suficiente para evitar hemorragia adicional e o acúmulo de fluidos nas regiões subcutâneas.

Uma tira de gaze é colocada sobre a ferida e são adicionadas compressas de gaze pressionadas por esparadrapo ou Micropore® (Figura 22.7). Podem ser colocadas bandagens para promover pressão moderada na ferida. Os curativos são trocados a cada 48 horas e as suturas, removidas em 5 a 7 dias.

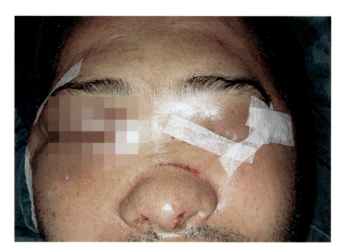

Figura 22.7 Curativos de Micropore® após sutura das feridas.

Prevenção da infecção

O uso de antibióticos em trauma é um assunto controverso no que diz respeito a sua finalidade, se profilática ou terapêutica. A precocidade e qualidade dos primeiros socorros, incluindo antibioticoterapia, quando houver contaminação, e profilaxia de tétano, são fundamentais na prevenção do desenvolvimento de infecção.

A eficácia dos antibióticos em prevenir infecções depende de seu uso antes da inoculação bacteriana, sendo observada ainda alguma ação em diminuir a intensidade da infecção até três horas após a inoculação. O trauma aberto é uma situação desfavorável, porque o antibiótico atinge o local após a contaminação da ferida, além de existirem fatores sistêmicos e locais que diminuem a capacidade de defesa anti-infecciosa. No trauma fechado, pode não haver contaminação externa, porém a lesão tecidual facilita o desenvolvimento de infecção a partir da microbiota local ou distante, por via sistêmica.

Não está definido o tempo limite entre o trauma aberto e a assistência médica para que a infecção se estabeleça, a partir do qual o antibiótico teria finalidade terapêutica. Isto é importante para definir a duração do uso de antibiótico: para profilaxia, 24 horas são adequadas; para tratamento precoce, são necessários 3 a 5 dias. Até que essa situação se defina com clareza a tendência é usar antibióticos por 3 a 5 dias em feridas traumáticas contaminadas. Em atendimentos tardios, com infecção já aparente, o uso de antibiótico, que tem fins terapêuticos, é obrigatório, por tempo que varia de acordo com a extensão e o sítio da lesão, e com a evolução do paciente.

Pequenos traumatismos habitualmente não constituem indicação de antibioticoprofilaxia, apenas cuidados locais meticulosos de limpeza, antissepsia e, quando necessário, desbridamento.

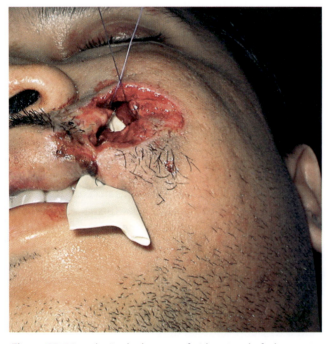

Figura 22.6 Instalação de dreno em ferida antes do fechamento.

Qualquer que seja a causa, está indicado o uso de antibiótico em lesões com grande dano tecidual e contaminação maciça (quedas em vala, corpos estranhos retidos) (Quadro 22.1). Os microrganismos mais comumente envolvidos são *Staphylococcus* spp., *Streptococcus* spp., aeróbios e anaeróbios, *Clostridium* spp. e, raramente, enterobactérias.

Para os pacientes que receberem alta hospitalar no mesmo dia, a medicação poderá ser administrada por via oral (cefalexina 1 g, a cada 6 horas, durante 3 a 5 dias, ou cefadroxila 1 g, a cada 8 horas, por 3 a 5 dias)

Prevenção do tétano em pacientes traumatizados

Como todas as feridas da face são contaminadas e frequentemente causadas por acidentes que forçam detritos para seu interior, sempre deve ser instituída a proteção contra o microrganismo *Clostridium tetani*. Caso o paciente não tenha sido imunizado no passado, deve-se fazer um esquema profilático mais rígido, sendo indispensável em lacerações, feridas penetrantes puntiformes e feridas por projétil de arma de fogo.

O tétano é tão catastrófico e tem mortalidade tão alta que, se houver qualquer possibilidade de uma ferida estar contaminada por este microrganismo, a profilaxia ativa deve ser feita.

A imunização ativa é duradoura e de grande efeito preventivo. Um grande setor da população é imunizado contra o tétano por meio da inoculação do toxoide em três doses subcutâneas de 0,5 mℓ cada. A segunda dose é ministrada 6 semanas após a primeira e 6 a 12 meses antes da terceira. A imunização ativa é efetiva pelo menos por 1 ano, e uma dose de reforço de 0,5 mℓ do toxoide tetânico, administrada dentro dos próximos 10 anos, garantirá um rápido aumento da antitoxina.

O toxoide sozinho é de pouco valor para aqueles pacientes em que não foi feita a imunização ativa por inoculação profilática prévia do toxoide tetânico. Nesses pacientes a imunidade passiva pode ser obtida pela injeção intramuscular (IM) de 250 unidades (U) de globulina antitetânica humana. Imediatamente deve-se fazer a imunização ativa. A profilaxia do tétano pode ser feita de acordo com o seguinte esquema:

- *Grupo I*: pacientes que tenham sido corretamente vacinados contra o tétano e cuja última dose de reforço da vacina tenha sido feita no máximo há 10 anos. Protocolo:
  - Fazer perfeito desbridamento da ferida (retirada de corpos estranhos e tecidos desvitalizados), limpeza e curativo oclusivo
  - Aplicar dose de reforço do toxoide tetânico (dispensável se a última dose de reforço foi aplicada até 5 anos antes)
  - Manter a ferida limpa e com renovação do curativo até a cicatrização
- *Grupo II*: pacientes que nunca foram vacinados, que ignoram a vacinação ou aqueles vacinados cuja última dose de reforço tenha sido feita há mais de 10 anos. Protocolo:
  - Feridas com risco mínimo de tétano: escoriações, pequenos cortes superficiais feitos com material limpo de terra ou sujidade. Protocolo:
    - Fazer perfeita limpeza da ferida e curativos com antissépticos
    - Iniciar vacinação com toxoide tetânico, aplicando a primeira dose, e recomendar o retorno ao posto de saúde ou ao serviço de medicina preventiva para continuação da vacinação básica
    - Manter a ferida limpa
  - Feridas com risco de tétano: feridas com material contaminado como vidros, latas, facas, espinhos, madeiras ou pregos; feridas contusas atingindo o tecido celular subcutâneo; queimaduras e outros ferimentos superficiais ou profundos em que tenha havido contaminação. Protocolo:
    - Desbridamento da ferida, com retirada de tecido desvitalizado, corpos estranhos, limpeza e curativo oclusivo
    - Soro antitetânico IM, após teste de sensibilidade, na dose de 5.000 U (ou imunoglobulina antitetânica, 500 U IM)
    - Iniciar vacinação com toxoide tetânico, aplicando a primeira dose, e encaminhar ao serviço de medicina preventiva para continuar a vacinação
    - Manter a ferida limpa, com renovação do curativo até a cicatrização
  - Feridas com grande risco de tétano: grandes queimaduras, politraumatizados, fraturas expostas; ferimentos por arma de fogo; feridas profundas e extensas contaminadas. Protocolo:
    - Cuidados na ferida, procurando-se limpar e retirar corpos estranhos

Antibiótico	Dose inicial na indução anestésica	Doses adicionais durante a cirurgia	Doses adicionais após a cirurgia
Cefazolina IV	2 g	1 g a cada 4 h	1 g a cada 8 h por 3 a 5 dias
Cefalotina IV	2 g	1 g a cada 2 h	1 g a cada 6 h por 3 a 5 dias

Quadro 22.1 Esquemas de antibioticoterapia recomendados em trauma.

IV: via intravenosa.

- Soro antitetânico por via intravenosa ou intramuscular na dose de 10.000 U a 20.000 U, após teste de sensibilidade (ou imunoglobulina antitetânica, 1.000 U a 3.000 U)
- Penicilina cristalina por via intramuscular ou intravenosa, em dose variável de acordo com a idade do paciente, extensão e gravidade do caso, por 5 dias
- Iniciar vacinação com toxoide tetânico aplicando a primeira dose
- Acompanhar o paciente para surpreender sintomas iniciais do tétano.

Feridas contusas

São lesões produzidas pelo impacto de um objeto rombo sem interromper a continuidade da pele. Acomete a pele e o tecido subcutâneo geralmente causando uma hemorragia subcutânea, autolimitante (Figura 22.8). Depois de aproximadamente 48 horas uma equimose torna-se evidente.

Na maioria das contusões, os tecidos permanecem viáveis, não há sinais de necrose ou esmagamento e, como o trauma é produzido por um objeto sem ponta e sem corte, a pele normalmente não é rompida, evitando-se, assim, a penetração de microrganismos na ferida, contaminação e infecção. Nestes casos, o tratamento consiste em observação, só estando indicada intervenção cirúrgica em situações que necessitem de hemostasia, drenagem de um hematoma ou para suturar alguma laceração superposta.

Feridas por abrasão

Nas feridas provocadas por abrasão, há um desgaste provocado pelo atrito, raspagem ou fricção em uma superfície. A ferida é normalmente superficial e produz uma superfície áspera e sangrante, sendo conhecida como escoriação ou esfolamento (Figura 22.9). Geralmente são muito dolorosas, uma vez que a remoção do epitélio de revestimento deixa as terminações nervosas dos tecidos subcutâneos expostas. O dano tecidual é superficial e geralmente não ocorre necrose, hemorragia ou esmagamento. Entretanto, como as feridas por abrasão são frequentemente causadas por traumas que provocam penetração na ferida de sujeira, partículas ou corpos estranhos, é fundamental que estes sejam removidos, principalmente se forem pigmentados, para se evitar a formação de uma tatuagem traumática inestética.

O tratamento das feridas por abrasão requer a remoção de corpos estranhos, lavagem abundante e aplicação de uma pomada (para manter a ferida úmida, otimizando a epitelização) que, dependendo do caso, pode conter antibiótico ou apenas petrolato. Abrasões maiores, principalmente em couro cabeludo, podem produzir um exsudato e formar uma crosta que retém bactérias, retardando a epitelização. Por isso, após o tratamento da ferida o paciente deve lavar a ferida com água e sabão neutro ao menos 3 vezes/dia. A prescrição de antibióticos sistêmicos raramente se faz necessária.

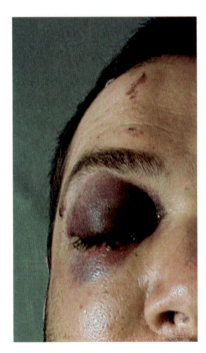

Figura 22.8 Ferida contusa em região periorbital direita e desenvolvimento de hematoma na região.

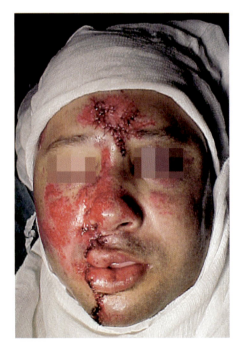

Figura 22.9 Paciente vítima de acidente motociclístico com feridas cortocontusas, laceradas e transfixantes suturadas, e escoriações em região nasal e geniana.

Feridas penetrantes

Feridas penetrantes ou perfurantes são aquelas produzidas por objetos pontiagudos, como facas, quebradores de gelo ou pregos. Geralmente são profundas e frequentemente atingem estruturas como boca, nariz e seios maxilares (Figura 22.10). A maioria dos objetos causadores de lesões na região facial também produz lacerações, de modo que a ferida puntiforme isolada raramente é encontrada. Este tipo de ferida pode levar infecção até estruturas profundas, de difícil acesso, e a possibilidade do tétano sempre está presente.

O tratamento deverá ser conservador e direcionado primariamente para o controle da infecção. A ferida deverá ser extensivamente limpa e irrigada com solução salina com auxílio de seringa com ou sem agulhas para que a solução penetre melhor nos tecidos. Raramente este tipo de ferida está associado à hemorragia ou há necessidade de desbridamento. Esta não deve ser fechada por sutura primária, e sim permanecer aberta, para que cicatrize por segunda intenção. Profilaxia antitetânica deve ser realizada.

 Vídeo 22.1 A. Lesão em face por arma branca. **B.** Tomografia computadorizada em cortes axial e sagital mostrando arma branca. **C.** Remoção da arma branca. **D.** Lesão em face por arma branca; arma branca removida; sutura da região.

Feridas por avulsão

Nas feridas decorrentes de avulsão um fragmento é arrancado parcial ou totalmente da região anatômica de origem (Figuras 22.11 e 22.12).

Nas avulsões parciais, a posição e o tamanho do pedículo determinarão a viabilidade do segmento. Um fragmento solto com um pedículo torcido ou angulado tem melhora imediata da vascularização, se reposicionado com pontos simples de reparo e curativo não compressivo. Em muitas situações, este cuidado imediato será o fator decisivo na sua viabilidade.

Em avulsões superficiais extensas pode-se proporcionar a continuidade epitelial revestindo a ferida aberta por um enxerto cutâneo laminar fino. Esta medida reduz a distorção nos bordos da ferida, facilitando a reparação, para que um enxerto livre de pele total ou um enxerto pediculado possam ser realizados em um segundo tempo cirúrgico.

A realização de um retalho imediato em feridas, principalmente aquelas contaminadas, deve ser evitada ao máximo. Esta conduta pode disseminar a contaminação

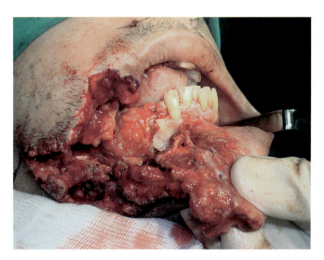

Figura 22.11 Perda de segmento de lábio e região geniana direita.

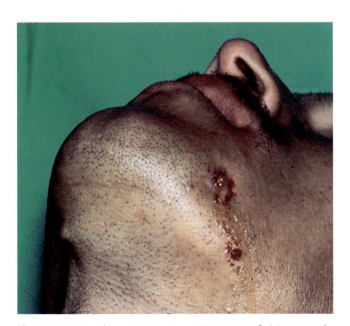

Figura 22.10 Ferida penetrante em região parassinfisária esquerda.

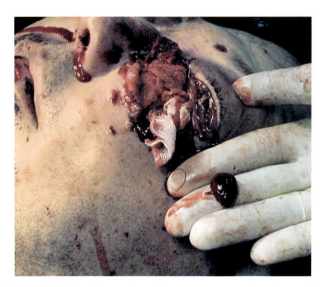

Figura 22.12 Avulsão total do globo ocular esquerdo após projétil de arma de fogo em face e perda de tecido infraorbital.

e comprometer o tecido que seria beneficiado com uma reparação secundária. Se o retalho parcialmente solto tiver uma aparência escura, um curativo de compressão moderada diminuirá a estase venosa, favorecendo a revascularização.

Um fragmento de pele e gordura arrancados totalmente em geral não sobreviverá como um enxerto livre, uma vez que o tecido adiposo subcutâneo age como uma barreira à revascularização. Estes devem ser considerados inviáveis e desprezados, assim como retalhos muito esbranquiçados, de aparência azul-escura ou negro-acinzentada, sem tecido vivo ou sem hemorragia capilar após limpeza das bordas cutâneas com gaze. Tecido muscular desvitalizado (sem força contrátil, coloração muito escura ou claramente isolado do suprimento sanguíneo) também deve ser removido para permitir uma cicatrização adequada. Após tratamento inicial, transcorridos algumas semanas ou meses, pode ser programado um enxerto de pele para cobrir a região (Figuras 22.13 a 22.15).

Ferimentos por arma de fogo

Traumatismos por arma vêm crescendo em número nos últimos anos, como reflexo da violência nos grandes centros. A partir da década de 1980, as mortes por causas não naturais, tais como acidentes de trânsito, agressões físicas, suicídio, armas brancas e armas de fogo cresceram gradativamente e em 2010 a morte por arma de fogo ocupou a segunda causa de morte no Brasil, entre todas as demais, se comparadas com todas as faixas etárias, ficando atrás apenas das doenças cardiovasculares.

De 1979 a 2003, as vítimas de arma de fogo cresceram 461,8% enquanto a população do Brasil cresceu 51,8%. Entre os jovens (de 15 a 24 anos) a mortalidade por arma de fogo passou de 7,9% em 1979 para 34,4% em 2003. Isso significa que um em cada três jovens que morrem no país, morrem por projétil de arma de fogo.

Entre 1980 e 2010, perto de 800 mil cidadãos brasileiros morreram por disparos de algum tipo de arma de fogo, um crescimento de 346,5%. Entre os jovens de 15 a 29 anos esse crescimento foi de 414% nesses 31 anos. Em 2010 morreram no Brasil 38.892 cidadãos vitimados por projétil de arma de fogo, isto é, cerca de *108 mortes por arma de fogo a cada dia do ano.*

No passado acreditava-se que as lesões por arma de fogo fossem estéreis pelo calor gerado durante a lesão, ou que o projétil, ao sair do cano da arma, o deixava estéril.

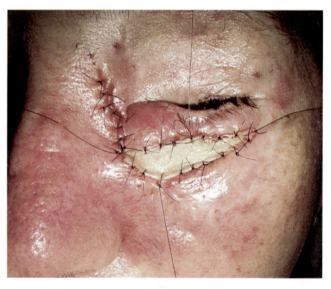

Figura 22.14 Sutura do retalho em região infraorbital após alguns meses do trauma.

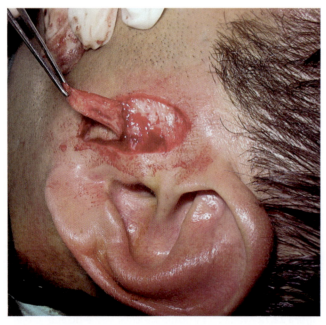

Figura 22.13 Enxerto de pele sendo retirado de região pré-auricular.

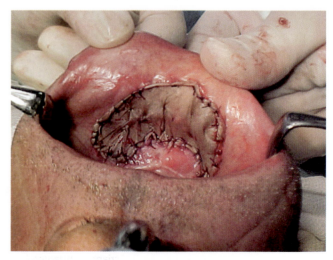

Figura 22.15 Enxerto de pele em região de fundo de vestíbulo oral.

Entretanto, estudos demonstraram que projéteis contaminados previamente assim se mantêm após a colisão. Além disto, fragmentos de pele e tecidos podem carrear bactérias para a lesão.

Os ferimentos provocados por arma de fogo diferenciam-se segundo o tipo de arma, em baixa ou alta velocidade. Fragmentos de projéteis que colidam a uma velocidade abaixo da velocidade do som (340 metros/segundo) são considerados de baixa velocidade. Alguns autores classificam em baixa energia quando o projétil sai do cano da arma de 100 até 500 metros/segundo e outros com velocidade inferior a 600 metros/segundo. Caracteristicamente, há uma equimose ao redor do orifício de entrada de poucos centímetros, mas sem disseminação do dano. É formada uma cavidade temporária sem muitos danos a distância. Quando o disparo é feito a curta distância, pode ser vista uma tatuagem pela pólvora ao redor do orifício de entrada (Figura 22.16).

Armas de fogo que apresentem energia cinética maior podem alcançar 3.000 joules contra 300 a 500 joules de um projétil de baixa velocidade. Podem causar lesões distantes dos sítios atingidos diretamente, com grandes áreas desvitalizadas. Cursam com ondas de choque que geram cavidades temporárias 10 a 15 vezes maiores que o projétil. Estas cavidades rapidamente colapsam, acarretando sucção de ar, partículas, debris e bactérias. São terrenos propícios para gangrena gasosa. O uso de antibiótico está sempre indicado.

Além dos cuidados básicos de limpeza, desbridamento, hemostasia, enfim, todos os princípios a serem seguidos para o tratamento de feridas faciais, em nenhum outro tipo de ferimento facial é tão importante a atenção aos procedimentos emergenciais de proteção à vida. Como estas feridas geralmente são extensas, a primeira atenção deve ser dada ao estado geral do paciente, devendo ser tomadas as medidas preconizadas pelo ATLS (Advanced Trauma Life Support) e pelo BATLS (British Army's Battlefield Advanced Trauma Life Support).

A própria natureza dessas lesões produz condições que tendem a interferir com as vias respiratórias superiores. Se restar qualquer dúvida quanto à eficiência na manutenção das vias respiratórias pela aplicação de métodos conservadores, não devemos hesitar em realizar uma traqueostomia. Como regra geral, o tratamento dos tecidos moles pode ser iniciado logo que os sinais vitais estejam estabilizados.

Sempre que possível, os ferimentos por arma de fogo devem ser tratados por fechamento primário precoce (Figuras 22.17 a 22.20). Entretanto, nem todas as feridas provocadas por projéteis podem ser tratadas precocemente e muitas delas só são detectadas depois que já se estabeleceram edema, necrose e infecção. Talvez em nenhum outro tipo de ferimento seja tão efetivo o fechamento primário tardio, após um período de reparo da ferida. Com adequados cuidados de limpeza, desbridamento, compressas úmidas e controle de infecções, essas feridas podem estar prontas para fechamento em 5 a 10 dias, ou, mais frequentemente, cicatrizarem por segunda intenção (Figuras 22.21 e 22.22).

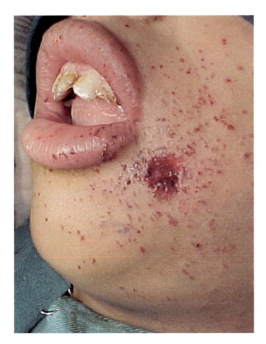

Figura 22.16 Ferida por arma de fogo em criança (tatuagem pela pólvora).

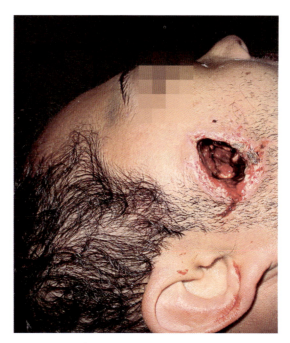

Figura 22.17 Orifício de entrada de projétil de arma de fogo.

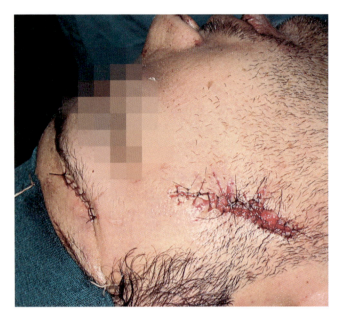

Figura 22.18 Orifício de entrada de projétil de arma de fogo suturado.

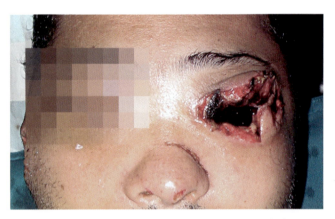

Figura 22.19 Orifício de saída de projétil de arma de fogo.

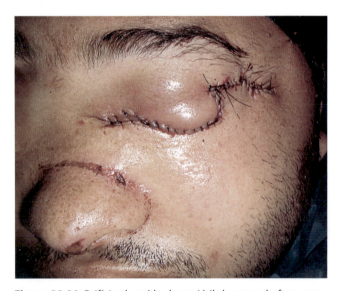

Figura 22.20 Orifício de saída de projétil de arma de fogo suturado.

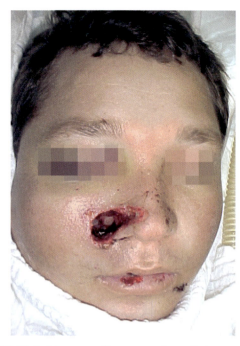

Figura 22.21 Ferida em região nasogeniana direita por arma de fogo.

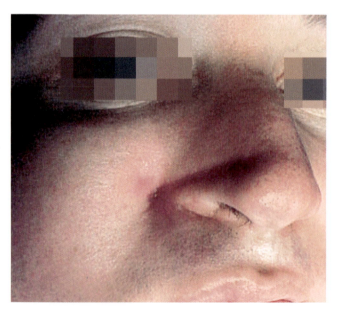

Figura 22.22 Cicatrização por segunda intenção de ferida em região nasogeniana direita por arma de fogo (cuidados locais sem realização de suturas).

Feridas por mordedura de animais

As mordeduras provocadas por mamíferos são, em ordem de frequência, causadas por cães (80 a 90% dos casos), gatos (5 a 15%) e por seres humanos (< 5%). As infecções decorrentes de mordedura são polimicrobianas e envolvem os microrganismos presentes na cavidade bucal do agressor. Nas mordeduras por cães e gatos os principais agentes são *Streptococcus* spp., *Staphylococcus aureus* e anaeróbios. *Pausteurella multocida* pode ser encontrada em mordeduras por cães, entretanto é mais comumente encontrada naquelas produzidas por gatos (mais de 50% dos casos). Na mordedura por ser humano, os agentes mais frequentes são os anaeróbios, incluindo *Bacteroides fragilis*, *Staphylococcus aureus*, *Haemophilus influenzae*, *Staphylococcus coagulase*-negativo, *Streptococcus* spp., *Corynebacterium* spp. e *Eikenella corrodens*.

O risco de infecção em qualquer tipo de mordedura é determinado pela localização da ferida, tipo de lesão, fatores do hospedeiro e tempo de ferimento. O uso de antibióticos está indicado quando algum dos fatores de risco para infecção estiver presente (Quadro 22.2).

O esquema antibiótico recomendado é amoxicilina/clavulanato, na dose de 20 a 40 mg/kg/dia, por via oral (VO), a cada 8 horas. Em pacientes alérgicos a betalactâmicos, as opções são doxicilina, na dose de 100 mg, VO, a cada 12 horas, ou eritromicina para pacientes que não podem usar doxicilina, isto é, crianças com menos de 12 anos, gestantes e puérperas em amamentação. Eritromicina é utilizada na dose de 250 a 500 mg, VO, a cada 6 horas em adultos, ou 20 a 40 mg/kg/dia para crianças. Doxicilina oferece pouca cobertura contra *Pausteurella multocida* e *Eikenella corrodens*. Eritromicina é a medicação menos eficaz. O antibiótico é mantido por 5 dias.

A profilaxia do tétano é realizada como descrito anteriormente. A vacina antirrábica está indicada de acordo com o protocolo descrito no Quadro 22.3.

Todos os pacientes devem ter as feridas exaustivamente lavadas com solução salina, bem como os demais cuidados no tratamento das feridas faciais e, mesmo que imunizados, necessitam de acompanhamento clínico para detecção de possíveis sinais e sintomas da infecção (Figuras 22.23 a 22.25).

Quadro 22.2 Fatores de risco para infecção em mordeduras de mamíferos.

Localização da lesão	Tipo de ferimento
• Mãos ou pés • Próximo às articulações • Face ou pescoço, principalmente em crianças	• Puntiforme • Contundente

Fatores do hospedeiro	Tempo de ferimento
• Infecção pelo HIV • Esplenectomia • Diabetes melito • Doença hepática por alcoolismo crônico • Imunodepressão por doença ou por substância	• Lesão com mais de 8 h

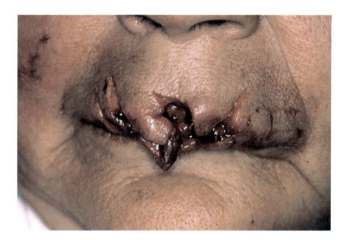

Figura 22.23 Ferida labial por mordedura de animal.

Quadro 22.3 Profilaxia da raiva humana.

Animal	Fatores de risco* ausentes	Fatores de risco* presentes
Clinicamente sadio	Observar o animal até o 10º dia. Em caso de morte ou desaparecimento, administrar uma dose diária da vacina até o 7º dia. Após aplicar doses de reforço no 10º, 20º e 30º dias após a última dose da série	Iniciar o tratamento com uma dose diária da vacina até o 5º dia. Interromper o tratamento e observar até o 10º dia. Em caso de morte ou desaparecimento, aplicar o soro e mais 5 doses da vacina. Reforço no 10º, 20º e 30º dias após a última dose da série
Raivoso ou desconhecido	Iniciar o tratamento com uma dose diária da vacina até o 7º dia. Reforço no 10º, 20º e 30º dias após a última dose da série	Iniciar o soro e dose diária da vacina até o 10º dia. Reforço no 10º, 20º e 30º dias após a última dose da série

Fatores de risco* – descritos no Quadro 22.2.

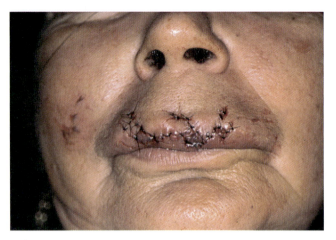

Figura 22.24 Ferida labial por mordedura de animal suturada.

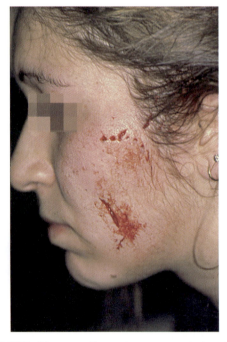

Figura 22.25 Ferida em região geniana por mordedura de animal.

Feridas por queimaduras

Os tecidos moles faciais comumente estão envolvidos em queimaduras. Estas podem ser causadas pelo contato com chamas, líquidos quentes, metais aquecidos, vapor, ácidos, álcalis, raios X, eletricidade, luz solar, luz ultravioleta e gases irritantes.

As queimaduras talvez sejam os traumas mais graves a que o homem está sujeito, podendo apresentar gravidade e extensão diversas. A formação de uma queimadura é similar a fritar um ovo. Quando um ovo é quebrado, inicialmente é líquido e transparente e, à medida que vai fritando, se solidifica e fica opaco. Quando um paciente sofre uma queimadura, as proteínas da pele desnaturam e a lesão da pele pode aparecer imediatamente ou tardiamente devido a tratamento inadequado (como aplicação de gelo) ou como consequência da progressão da queimadura.

A gravidade da queimadura deve ser avaliada pela profundidade dos tecidos atingidos e pela extensão da superfície corporal envolvida. Uma queimadura de espessura total (terceiro grau) apresenta três zonas de lesão: a zona central (*zona de coagulação*) em que há grande destruição tecidual e tecido necrótico, a *zona de estase* (células lesionadas podem se recuperar) e a *zona de hiperemia* (mais afastada, caracterizada por lesões celulares mínimas e aumento do fluxo sanguíneo). Um *erro frequente que ocasiona dano à zona de estase é a aplicação de gelo na pele*, pois apesar de o gelo promover um pouco de analgesia, ele causa vasoconstrição e aumenta a destruição tecidual, piorando a queimadura.

Calcula-se que uma queimadura envolvendo toda a face corresponda a apenas 3 a 9% da superfície corpórea, na dependência de o paciente ser um adulto, uma criança ou um bebê. Estas raramente ocasionam uma reação sistêmica mais séria. Quando a queimadura facial está associada a queimaduras em outras partes do corpo, pode ocorrer o choque hipovolêmico, devido à diminuição do volume sanguíneo (perda de fluidos pela ferida e pelos espaços intersticiais). Além da perda de fluidos e de eletrólitos podemos encontrar destruição dos glóbulos vermelhos, aberrações no metabolismo das proteínas e carboidratos.

O aspecto da ferida varia com a profundidade da queimadura. As *queimaduras superficiais*, historicamente conhecidas como de primeiro grau, precocemente tornam-se esbranquiçadas, surgindo, em seguida, edema e eritema, além de a região ficar dolorida. Podem formar-se pequenas vesículas intraepiteliais. Em alguns dias a superfície epitelial sofre esfoliação, expondo um tecido de granulação saudável.

As *queimaduras de espessura parcial*, conhecidas como de segundo grau, envolvem a epiderme e várias partes da derme subjacente. Rapidamente produzem vesículas e bolhas, separando a epiderme em camadas (descamação mais grave). Têm aspecto úmido e brilhante, podendo ainda ser classificadas em superficial e profunda. Se não tratadas de modo adequado, podem evoluir para queimaduras de espessura total.

As *queimaduras de espessura total*, no passado conhecidas como de terceiro grau, causam destruição completa de todas as camadas da pele. Está presente necrose desde as partes profundas e pode ocorrer supuração. A descamação ocorre em torno de 2 semanas, aparecendo tecido de granulação saudável na base da ferida. Surgem como queimaduras espessas, secas, brancas e rígidas, conhecidas como escaras, e podem ser incapacitantes ou mesmo causar risco à vida.

Nas *queimaduras de espessura total com lesão de tecido profundo* (de quarto grau) todas as camadas de pele, tecido adiposo, músculos, osso e até mesmo órgãos internos são afetados.

O tratamento do paciente queimado consiste em medidas de suporte e cuidados locais. Nas medidas de suporte, devemos incluir prevenção e tratamento do choque; controle da infecção (antibioticoterapia); profilaxia do tétano e controle da dor (muitas vezes com analgesia e sedação sistêmica).

Os cuidados locais com as queimaduras superficiais e de espessura parcial consistem em realizar uma limpeza suave com água esterilizada, desbridar e remover todas as vesículas e o epitélio desvitalizado. Após a limpeza e o desbridamento, opta-se pelo tratamento fechado ou aberto da ferida. No tratamento aberto, a ferida não é coberta e, após 48 horas, uma escara escura, seca e firme surgirá. Esta protegerá a ferida subjacente, e a menos que uma infecção seja instalada, a epitelização ocorrerá.

No método fechado, após terem sido realizados a limpeza e o desbridamento, aplica-se à ferida gaze seca ou vaselinada e recobre-se com um curativo oclusivo, que é mantido em posição por bandagem elástica. Este curativo protege a ferida, previne infecção e alivia a dor. Até a cicatrização ocorrer, apenas trocamos a bandagem externa; os curativos só são feitos em presença de infecção.

O tratamento local das queimaduras de espessura parcial com ou sem lesão de tecido profundo consiste em limpeza, desbridamento, colocação de um curativo que permanece por 10 a 14 dias, remoção de tecido necrótico (após remoção do curativo) e enxertia de pele tão logo seja possível. Se este tipo de ferida não for enxertado haverá cicatrização por granulação e desenvolvimento de uma cicatriz deformante, com fibrose e contratura. Os pacientes com queimaduras de maior gravidade deverão ser hospitalizados e aqueles com queimadura por jato ou chama envolvendo as vias respiratórias superiores deverão receber uma traqueostomia, pois o aparecimento de edema no trato respiratório pode gerar dificuldade respiratória e asfixia.

Considerações gerais

As lesões de tecido mole da face podem ocorrer em zonas específicas, merecendo tratamento e cuidados especializados. São eles:

- As pequenas lacerações da mucosa labial e feridas perfurantes produzidas pelos dentes cicatrizam bem sem sutura
- Nas feridas transfixantes por laceração do lábio, após irrigação, aproxima-se a mucosa, irriga-se novamente e sutura-se o plano muscular (músculo orbicular do lábio). Após identificação do vermelhão do lábio, faz-se uma sutura de referência e fecha-se o restante da ferida
- As lacerações orais que envolvem a região geniana, principalmente as transfixantes, podem ter ocasionado lesão do ducto parotídeo, merecendo investigação mais apurada
- Lesões da glândula parótida são relativamente frequentes em lacerações faciais. Caso uma lesão ductal não seja diagnosticada no momento do trauma, nos primeiros dias pós-trauma será observado um aumento de volume na região da ferida e possível paralisia do lábio superior, devido à lesão do ramo do nervo facial. Se o diagnóstico for feito nas primeiras 48 horas, pode ser realizada intervenção cirúrgica para reparo secundário. Após esse intervalo de tempo, estas lesões devem ser tratadas secundariamente. Caso o paciente desenvolva sialocele, está indicada a punção para remoção da saliva, seguida de curativo compressivo. Este paciente deverá ser acompanhado diariamente e várias punções poderão ser necessárias, sempre seguidas de curativos compressivos para que a porção lesionada seja reparada
- A maioria das pequenas lacerações da língua não requer sutura; entretanto, feridas maiores podem necessitar reparação para otimizar a cicatrização ou para se obter hemostasia. As feridas de língua, principalmente aquelas localizadas na região posterior, devem ser suturadas com fio absorvível; pois sua remoção muitas vezes é difícil, podendo em alguns pacientes provocar ânsia de vômito
- Lacerações faciais extensas frequentemente causam lesão de pequenos ramos do nervo facial (Figura 22.26). A lesão de ramos periféricos finos não requer reparo e sua função retorna espontaneamente. A paralisia do

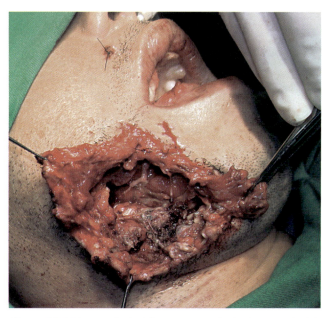

Figura 22.26 Laceração facial extensa com lesão do nervo facial.

nervo facial sem laceração geralmente se deve a contusão do nervo, edema ou hematoma, não requerendo intervenção cirúrgica para reparo
- Lesões dos ramos principais do nervo facial ou proximais a eles devem ser reparadas primariamente através de técnicas microcirúrgicas. Os ramos são anastomosados com auxílio de lentes de aumento ou, se possível, de um microscópio através de fio de náilon, que, dependendo do calibre do ramo lesionado, pode variar de 7-0 a 10-0
- Uma paralisia facial resultante da lesão do nervo, com ou sem reparação primária, não deve ser reparada secundariamente antes de 9 a 12 meses. A função muitas vezes retorna espontaneamente mesmo após um longo período. Sempre que possível esses pacientes devem ser encaminhados para realização de fisioterapia ou fonoterapia por profissionais especializados e capacitados
- Um bom resultado estético em feridas depende de um tratamento adequado no reparo e cuidados a longo prazo como: massagens rotineiras na cicatriz, evitar a formação de crostas e a exposição da ferida e utilizar filtro solar. A revisão de uma cicatriz, caso o paciente esteja insatisfeito com o resultado, pode ser feita após 1 ano da lesão.

FRATURAS FACIAIS

Considerações gerais

A ruptura do tecido ósseo com consequente solução de continuidade denomina-se fratura óssea. O tipo e a extensão de uma fratura de face dependem de vários fatores como a anatomia da região, a direção e a força do impacto. Tamanho, forma, localização e densidade das estruturas ósseas, relação dos ossos com outras estruturas e com cavidades (cavidade craniana, cavidades nasais, seios paranasais e cavidade bucal), linhas de resistência e pilares de sustentação da face são fatores anatômicos importantes a serem considerados ao se estudar a fisiopatologia das fraturas faciais.

A face apresenta linhas de resistência (trajetórias, pilares, arcos e vigas) capazes de receber, absorver e transmitir as forças incididas sobre ela para a base do crânio. Essas áreas caracterizam-se por uma condensação do trabeculado esponjoso, modificando a morfologia dos osteoblastos de acordo com a direção da força (Figuras 22.27 a 22.30).

Além das linhas de resistência, um outro fator que deve ser analisado em uma fratura facial é a direção do seu bisel. O bisel pode complicar o quadro da fratura ou facilitar o trabalho do profissional. Estudando o bisel sobre esse aspecto, podemos classificá-lo em favorável

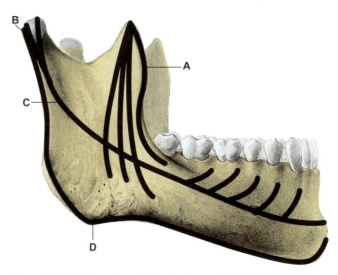

Figura 22.27 Linhas de resistência da mandíbula. **A.** Trajetória coronoidal (temporal). **B.** Trajetória condiliana. **C.** Trajetória alveolar (dental). **D.** Trajetória basilar.

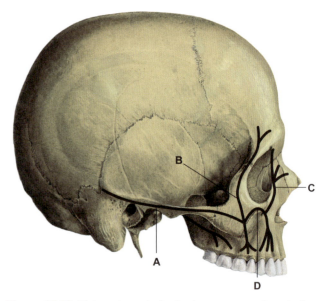

Figura 22.28 Linhas de resistência do segmento fixo da face. **A.** Viga zigomática. **B.** Pilar zigomático. **C.** Pilar canino. **D.** Arco infraorbital.

e desfavorável (Figuras 22.31 e 22.32). Dizemos que um bisel é favorável quando não complica o quadro da fratura, não favorecendo os desvios e deslocamentos, evitando cavalgamentos e impacções, sendo favorável ao tratamento. O bisel é desfavorável (ao tratamento) quando facilita o deslizamento do fragmento menor sobre o fragmento maior, ocasionando o distanciamento entre eles e o deslocamento.

Os desvios estão diretamente relacionados à ação do agente causador da fratura. Quanto maior a força de ação do impacto, maior será a possibilidade do desvio, afastando os fragmentos um do outro. Os

Capítulo 22 • Traumatologia Bucomaxilofacial 575

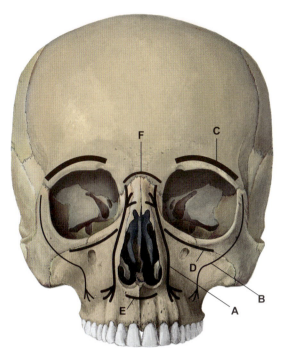

Figura 22.29 Linhas de resistência do segmento fixo da face. **A.** Pilar canino. **B.** Pilar zigomático. **C.** Arco supraorbital. **D.** Arco infraorbital. **E.** Arco infranasal. **F.** Arco supranasal.

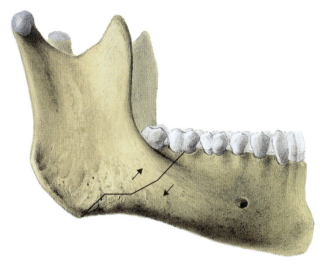

Figura 22.31 Fratura de mandíbula com bisel favorável.

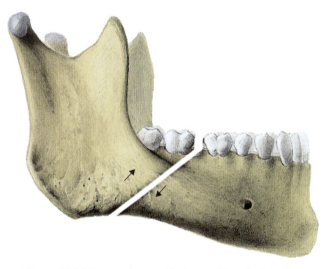

Figura 22.32 Fratura de mandíbula com bisel desfavorável.

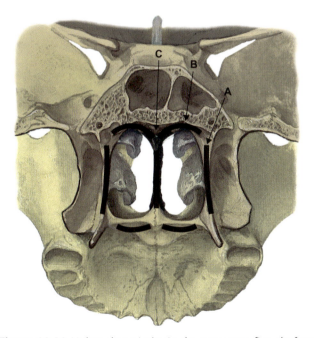

Figura 22.30 Linhas de resistência do segmento fixo da face. **A.** Pilar pterigóideo. **B.** Arco pterigóideo. **C.** Vômer.

desvios favoreçam os deslocamentos promovidos pela ação muscular, e estes podem determinar os cavalgamentos e as impacções.

Os deslocamentos são o resultado direto da ação muscular (Figuras 22.33 e 22.34). Na mandíbula se insere uma musculatura potente de elevação e abaixamento, cujo trabalho é realizado de modo sinérgico. Quando o sinergismo muscular é interrompido devido a uma fratura, a musculatura passa a trabalhar em espaço de tempo descompassado. Uma elevação ou depressão mais rápida do fragmento menor em relação ao maior ocorrerá.

Se o bisel for desfavorável, permitirá o deslizamento do fragmento menor sobre o maior. Se o agente traumático tiver atuado com uma intensidade de força capaz de provocar desvio de fragmentos, os músculos elevadores e depressores da mandíbula, trabalhando em um espaço de tempo diferente, farão com que o fragmento menor se eleve antes do maior. Concomitantemente, a musculatura depressora que se insere na face interna da mandíbula tracionará o fragmento menor para dentro.

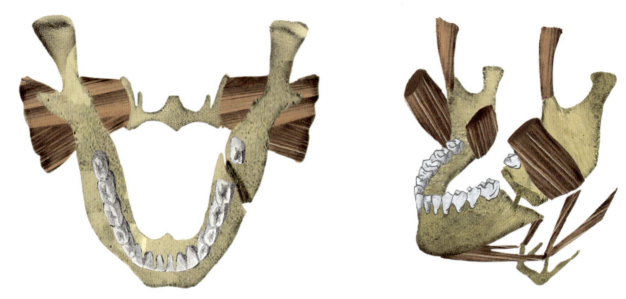

Figura 22.33 Deslocamento da fratura por ação muscular.

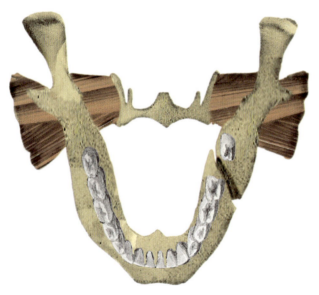

Figura 22.34 Manutenção da fratura em posição (sem deslocamento) por ação muscular.

Com a chegada do fragmento maior, com uma elevação lenta, ele encontrará o fragmento menor em posição diferente da sua, com isso, quando da depressão, ocorrerá o cavalgamento.

No segmento fixo da face, por não existir uma musculatura potente, os fragmentos ósseos fraturados não sofrem cavalgamentos devido à força e aos movimentos musculares. O que pode ocorrer é uma impacção dos fragmentos causada exclusivamente pela ação do agente etiológico do trauma. Quanto maior for a força de impacto, maior será a possibilidade de desvio e consequente impacção.

Classificação das fraturas faciais

As fraturas bucomaxilofaciais podem ser classificadas de acordo com o tipo de agente etiológico, sua ação, quanto ao traço de fratura, amplitude, anatomia da região e modalidade terapêutica a ser empregada.

Quanto ao tipo de agente etiológico

As fraturas são classificadas em *típicas* ou *atípicas*, dependendo do agente etiológico. As fraturas típicas são aquelas oriundas do meio civil, como acidentes comuns, agressões físicas, acidentes de trânsito, acidentes de trabalho, acidentes esportivos, quedas e fraturas patológicas. As fraturas atípicas são aquelas produzidas por armas de fogo, nas quais, além da solução de continuidade óssea, há lesões nos tegumentos e perda de substância dos tecidos moles e duros.

Uma fratura típica pode ser tratada em duas fases. Na fase imediata, prestamos os primeiros socorros ao paciente, sendo realizadas hemostasia, sutura das feridas, medicação, bem como contenção e imobilização provisórias. Na fase mediata, o tratamento é realizado de maneira definitiva. O paciente é submetido à cirurgia para redução, contenção e imobilização das fraturas.

Nas fraturas atípicas, principalmente naquelas com perda de substância, efetuamos o tratamento em três fases. Na fase imediata os primeiros socorros são realizados com intuito de preservar a vida do traumatizado. Na fase mediata, a finalidade é a acomodação dos tecidos duros e moles através de limpeza criteriosa e sutura dos tecidos moles. Se houver possibilidade, procede-se a redução e contenção das fraturas. O tratamento na fase tardia é fundamental e definitivo. Nesta fase, procura-se reconstruir todas as perdas de substâncias que ocorreram no trauma. Além da redução e contenção, são empregados enxertos e implantes, com a finalidade de reparação estética e funcional.

Quanto à ação do agente etiológico

As fraturas faciais também podem ser classificadas, quanto à ação do agente etiológico, em *fraturas por ações diretas*, *indiretas ou por contragolpe*. Nas fraturas diretas, a solução de continuidade óssea ocorre exatamente no local do trauma. As fraturas indiretas são aquelas em que a fratura ocorre um pouco distante do trauma (exemplo: fraturas na região retromolar ocasionadas por um impacto nos molares inferiores). Nas fraturas por contragolpe, a solução de continuidade óssea ocorre na região oposta à ação do agente etiológico. Este tipo de fratura é comum na região condilar, devido a um trauma sofrido na sínfise ou no corpo da mandíbula contralateral (Figura 22.35).

Quanto ao traço de fratura

Quanto ao traço de fratura ela pode ser *simples*, quando apresenta um único traço no local onde ocorreu a solução de continuidade; *dupla*, quando há dois traços; e *cominutiva*, quando é composta de vários traços, indicando múltiplos fragmentos (Figura 22.36).

As fraturas em que os tecidos vizinhos continuam intactos podem ser denominadas de *simples*, mesmo que haja mais de um traço. Podemos ter uma fratura cominutiva simples, isto é, apresentar múltiplos fragmentos, porém estes não estarem expostos aos tecidos vizinhos.

Quando uma fratura fica exposta ao ar exterior através da pele ou da membrana mucosa é considerada *composta*. Assim, toda a fratura que ocorre em área dentada, seja na maxila seja na mandíbula, é considerada composta.

Quanto à amplitude

Em relação à amplitude, as fraturas são divididas em parciais, completas e incompletas (Figura 22.37). *Fratura parcial* é aquela que interessa somente a uma porção do osso. Uma fratura que ocorra somente na porção basilar ou exclusivamente na região dentoalveolar é do tipo parcial. A *fratura completa* atinge toda a extensão do osso e a *fratura incompleta* é aquela que ocorre apenas em uma face do osso, não havendo separação dos fragmentos. Uma fratura incompleta em que apenas um lado do osso se quebra, permanecendo o outro apenas curvado, é denominada *fratura em galho verde*, sendo comum na região de colo de côndilo de pacientes pediátricos.

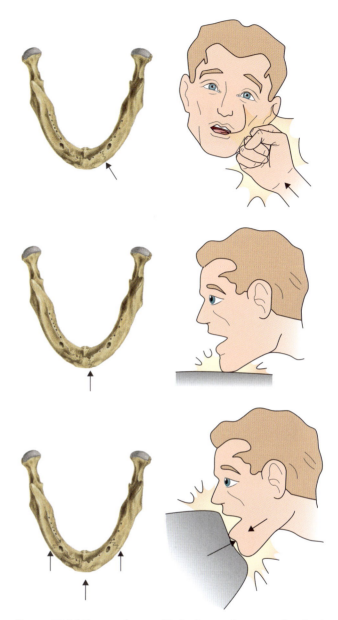

Figura 22.35 Fratura de mandíbula de acordo com a direção do impacto sofrido.

Quanto à região anatômica acometida

Com relação à anatomia, a classificação é feita separadamente entre a mandíbula e os demais ossos pertencentes ao esqueleto fixo da face. Em relação à mandíbula, as fraturas podem ser classificadas em fraturas (Figura 22.38):

- *Do côndilo*: são subdivididas em fraturas do côndilo propriamente dito (fraturas *intracapsulares*), quando ocorrem acima das inserções da cápsula articular e fraturas *subcondilares* (do colo condílico)
- *Do processo coronoide*: fraturas localizadas acima de uma linha imaginária situada entre a borda anterior da mandíbula e a incisura sigmoide
- *Do ramo*: são fraturas posteriores ao ângulo da mandíbula e inferiores ao côndilo e ao processo coronoide

- *Do ângulo*: podem ser definidas como fraturas posteriores ao segundo molar inferior, porém inferiores ao ramo mandibular (região subjacente à inserção do músculo masseter, entre a região do corpo e do ramo)
- *Do corpo*: compreendem a região entre a borda anterior do músculo masseter e uma linha que passa verticalmente na distal do canino inferior (entre o canino inferior e o segundo molar inferior)
- *Da sínfise*: fratura na linha média mandibular. Quando a fratura ocorre entre os caninos inferiores ou entre os forames mentuais (em pacientes edêntulos) é denominada fratura *parassinfisária*
- *Processo alveolar*: fraturas localizadas em região mandibular que suporta as raízes dentárias.

As *fraturas do segmento fixo da face* geralmente são divididas em fraturas parciais, completas, complexas e cominutivas. As fraturas parciais podem acometer várias regiões do segmento fixo da face, mas as principais localizam-se na *maxila*, sendo subdivididas em:

- *Fratura alveolar*: pode envolver qualquer segmento do processo alveolar; geralmente incluem os dentes presentes na região fraturada (Figura 22.39)
- *Fratura da abóbada palatina*: é uma fratura parcial que interessa a parte alveolar da abóbada palatina. Geralmente ocorre em pacientes jovens que sofreram acidentes com instrumento contundente na boca (Figura 22.40)

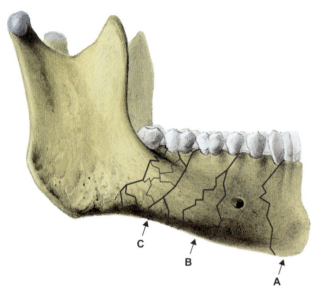

Figura 22.36 Classificação das fraturas quanto ao traço. **A.** Simples. **B.** Dupla. **C.** Cominutiva.

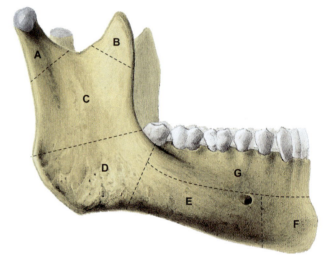

Figura 22.38 Classificação das fraturas de mandíbula quanto à localização anatômica. **A.** Côndilo. **B.** Processo coronoide. **C.** Ramo. **D.** Ângulo. **E.** Corpo. **F.** Parassínfise. **G.** Processo alveolar.

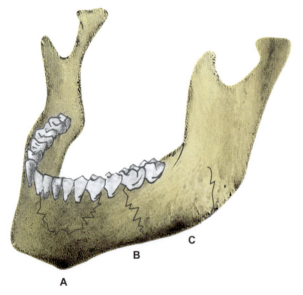

Figura 22.37 Classificação das fraturas quanto à amplitude. **A.** Parcial. **B.** Completa. **C.** Incompleta.

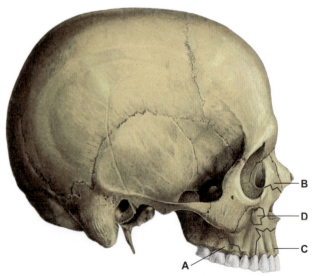

Figura 22.39 Classificação das fraturas de maxila quanto à localização anatômica. **A.** Tuberosidade. **B.** Ramo ascendente da maxila. **C.** Alveolar. **D.** Seio maxilar.

- *Afundamento do seio maxilar*: fratura apenas da parede anterior do seio maxilar. Por não apresentar consequências estéticas ou funcionais, não tem indicação cirúrgica. O único cuidado é o acompanhamento clínico e radiográfico/tomográfico do paciente, pois como o seio maxilar fica preenchido por sangue (*hemossinus* ou *hematossinus*), o que clinicamente pode ser observado por rinorragia, o paciente pode vir a desenvolver um processo infeccioso sinusal (rinossinusite) (Figura 22.39)
- *Fratura do ramo ascendente da maxila*: é uma fratura sem muitos sinais clínicos, exceto uma sutil hemorragia nasal. Muitas vezes não é detectada no exame clínico nem em radiografias (Figura 22.39)
- *Fratura da tuberosidade*: geralmente ocorre durante avulsão dentária de molares superiores isolados em que há pneumatização importante do seio maxilar e um movimento intempestivo ou aplicação de muita força foi feita durante a extração (Figura 22.39). Caso o dente seja extraído juntamente com um fragmento da tuberosidade, deve-se realizar hemostasia e sutura dos tecidos em primeiro plano; uma sutura incompleta poderá propiciar comunicação bucossinusal com posterior fístula e necessidade de fechamento em um segundo tempo cirúrgico. Se o fragmento de tuberosidade for extenso e o dente ainda não tiver sido avulsionado, podemos reduzir e conter a fratura e programar a remoção do dente através de retalho e odontossecção após o período de reparação. Este procedimento evita rompimento da artéria palatina posterior, além de manter uma região de retenção para prótese total superior.

As *fraturas completas do segmento fixo da face* são divididas em fratura vertical ou intermaxilar e fraturas transversais do tipo Le Fort I, II e III. A fratura intermaxilar ou vertical separa os dois ossos maxilares na rafe mediana. É conhecida como fratura de *Lannelongue* (Figura 22.41).

As fraturas transversais foram descritas por Réné Le Fort no final do século 19 e classificadas em:

- *Fratura Le Fort I*: ocorre transversalmente pela maxila, acima das raízes dentárias. O segmento fraturado contém o rebordo alveolar, partes das paredes dos seios maxilares, palato e a parte inferior do processo pterigoide do osso esfenoide. É conhecida como fratura horizontal da maxila, fratura da "arcada flutuante" ou fratura de Guérin por este autor também tê-la descrito (Figura 22.42)

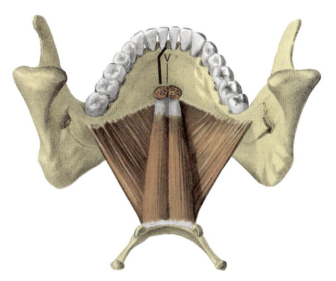

Figura 22.41 Fratura de Lannelongue.

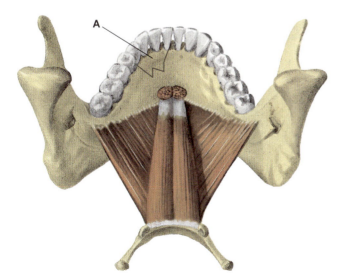

Figura 22.40 Classificação das fraturas de maxila quanto à localização anatômica. **A.** Abóbada palatina.

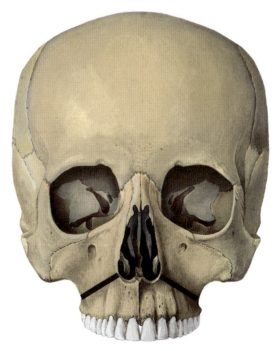

Figura 22.42 Fratura Le Fort I.

- *Fratura Le Fort II*: há fratura dos ossos nasais e do processo frontal da maxila. As fraturas passam lateralmente, pelos ossos lacrimais, rebordo infraorbital, assoalho da órbita e próximo ou através da sutura zigomaticomaxilar. As fraturas continuam para trás, ao longo da parede lateral da maxila, pelas lâminas pterigóideas e pela fossa pterigomaxilar. É conhecida também como fratura piramidal (Figura 22.43)
- *Fratura Le Fort III*: as fraturas geralmente correm pelas suturas zigomaticofrontal, frontomaxilar e nasofrontal, assoalho das órbitas, etmoide e esfenoide. Há completa separação de todas as estruturas do esqueleto facial médio e de seus ligamentos. A face se separa do crânio, por isso, é denominada disjunção craniofacial (Figura 22.44).

As *fraturas complexas* são fraturas associadas, dividindo-se em:

- *Fratura de Walther (4 segmentos)*: é composta por uma fratura do tipo vertical ou intermaxilar, associada a uma fratura Le Fort I (Figura 22.45). Com essas linhas de fratura a face fica dividida em dois fragmentos. Como essa fratura também tem associada uma fratura do tipo Le Fort II ou Le Fort III, a face fica dividida em quatro fragmentos distintos
- *Fratura de Huet*: caracteriza-se por ser um tipo de fratura lateral, em profundidade, que apresenta duas linhas de fratura verticais, unidas por uma horizontal (Figura 22.46). Uma linha de fratura vertical é identificada, a partir da região dos molares, com direção superior, até o assoalho orbital, que é fraturado em sua lâmina papirácea. A outra linha vertical parte da região dos pré-molares, com direção superior, encontrando-se no assoalho da órbita com a linha de fratura horizontal. As duas linhas de fratura verticais são unidas pela linha de fratura horizontal, dentro da cavidade orbital, no assoalho da órbita
- *Fratura de Bessareau*: é uma fratura com as mesmas características da fratura de Huet; entretanto, localiza-se na região anterior da face (Figura 22.47). Apresenta duas linhas de fratura verticais, unidas por uma linha de fratura horizontal. As linhas verticais partem dos caninos, têm direção superior, contornam a abertura piriforme, indo até a raiz do nariz, na sutura frontonasal. Uma linha de fratura horizontal, nessa altura, une as duas linhas de fratura verticais. É uma fratura que interessa em profundidade os ossos da face, estando incluída toda a estrutura do nariz até o osso etmoide
- *Fratura do complexo naso-órbito-etmoidal (NOE)*: é uma fratura da porção central do terço médio da face que compreende a confluência dos ossos entre as órbitas, nariz, maxila e crânio (inclui processo frontal da maxila, lâmina papirácea do osso etmoide, processo angular interno do osso frontal e osso lacrimal).

As fraturas do segmento fixo da face, quando atípicas, isto é, produzidas por armas de fogo, interessam vários ossos, apresentando perda de substância de tecidos duro e mole, razão pela qual são classificadas como lesões maxilofaciais.

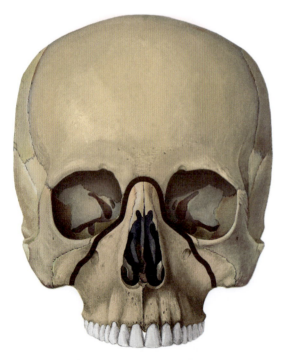

Figura 22.43 Fratura Le Fort II.

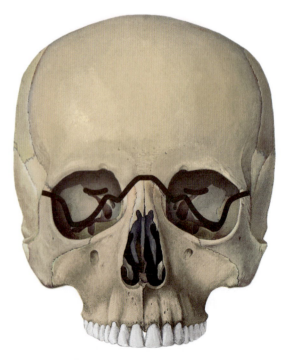

Figura 22.44 Fratura Le Fort III.

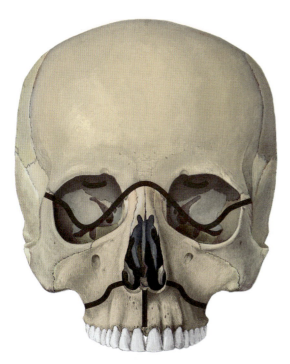

Figura 22.45 Fratura de Walther.

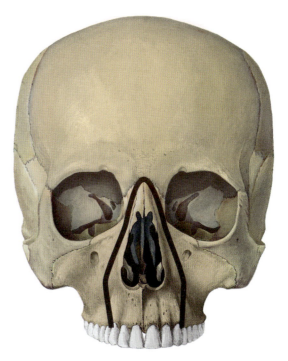

Figura 22.47 Fratura de Bessareau.

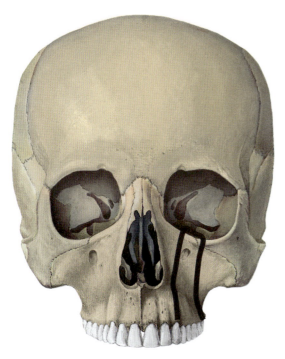

Figura 22.46 Fratura de Huet.

Em 1961, Knight e North classificaram as *fraturas do complexo zigomático* em 6 grupos, de acordo com a direção do deslocamento visto em incidências radiográficas do tipo Water (Figura 22.48):

- *Grupo I*: radiograficamente existia fratura, entretanto, clinicamente, não havia evidência clínica de deslocamento ou este não era significativo
- *Grupo II*: as fraturas eram causadas por um golpe direto sobre o arco zigomático. Este era dobrado para dentro, resultando em uma deformidade angular típica. Havia três linhas de fratura, uma linha no meio do arco zigomático e outras duas, uma em cada lado do arco, produzindo uma fratura com dois fragmentos. Neste grupo, as fraturas envolviam apenas o arco zigomático, sem envolvimento do antro ou da órbita. A maioria dos pacientes tinha trismo; entretanto, não apresentava diplopia
- *Grupo III*: neste grupo, o corpo do zigoma encontra-se fraturado e deslocado para dentro do antro, para trás e ligeiramente para baixo, promovendo um aplainamento da região geniana e um degrau palpável na região infraorbital. Há um ligeiro deslocamento da sutura frontozigomática. Entretanto, apesar de deslocado, o corpo do zigoma não apresentava rotação
- *Grupo IV*: o corpo do zigoma é fraturado e encontra-se deslocado para trás, para dentro e para baixo. Quando o paciente é observado de frente, isto é, em uma vista frontal, o corpo do zigoma apresenta rotação medial. Esta rotação pode ser para fora da proeminência zigomática (*Grupo IV A*) ou para dentro da sutura frontozigomática (*Grupo IV B*). A margem infraorbital nos dois casos está deslocada para baixo
- *Grupo V*: o corpo do zigoma é fraturado e encontra-se rodado lateralmente, além de ser impelido para dentro e para trás. O *grupo V tipo A* apresenta um

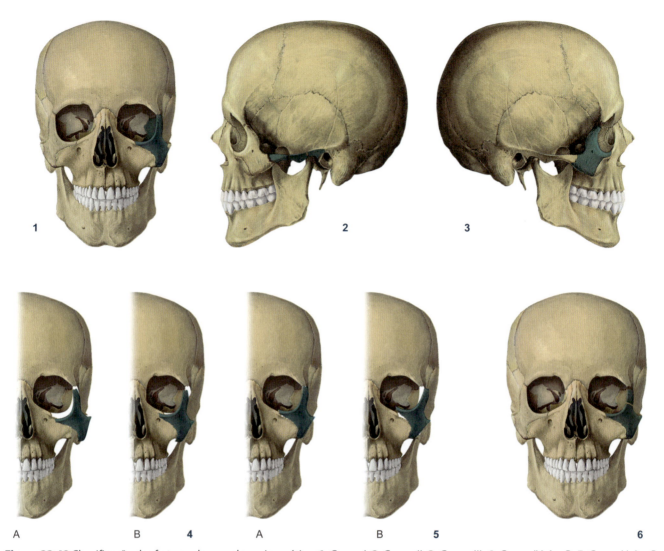

Figura 22.48 Classificação das fraturas do complexo zigomático. **1.** Grupo I; **2.** Grupo II; **3.** Grupo III; **4.** Grupo IV, A e B; **5.** Grupo V, A e B; **6.** Grupo VI.

deslocamento para dentro da proeminência zigomática e para cima na margem infraorbital. O *grupo V tipo B* é identificado por um deslocamento para dentro da proeminência zigomática e para fora na sutura frontozigomática
- *Grupo VI*: neste grupo estão incluídas as fraturas complexas do complexo zigomático. Há linhas adicionais de fratura no segmento principal. Pequenas cominuções no local da fratura não foram consideradas neste grupo.

Em 1990 Manson *et al.* classificaram as fraturas do complexo zigomático de acordo com o padrão de segmentação e deslocamento e, em 1992, Zingg *et al.* classificaram as fraturas em:

- *A1*: fratura isolada do arco zigomático
- *A2*: fratura isolada de órbita lateral
- *A3*: fratura isolada de rebordo alveolar
- *B*: fratura zigomática de monofragmento (fratura tetrapoidal)
- *C*: fratura zigomática de multifragmentos.

As fraturas do nariz podem ser subdivididas em sete grupos (Figura 22.49):

- Fratura isolada de um osso nasal com deslocamento inferolateral
- Separação dos ossos nasais na linha mediana e no processo frontal da maxila. O septo nasal se mantém intacto
- Fratura em *livro aberto*. Além da separação dos ossos nasais na linha mediana e no processo frontal da maxila, o septo nasal fratura-se, ocasionando um "espalhamento" dos ossos nasais. Mais comum em crianças
- Fratura dos dois ossos nasais com deslocamento posteroinferior

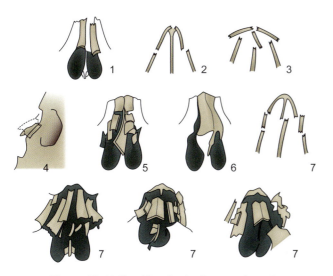

Figura 22.49 Classificação das fraturas de nariz.

- Fratura cominutiva dos ossos nasais e das partes anteriores dos processos frontais da maxila e do septo nasal. Na maioria das vezes ocorre deslocamento para baixo e para trás
- Fratura do septo nasal com separação dos ossos do processo frontal da maxila e elevação do dorso do nariz
- Fratura com esmagamento do nariz e comprometimento do espaço infraorbital.

Quanto à terapêutica

Kazanjian e Converse, ao estudarem as fraturas, tentaram estabelecer uma relação entre o tipo de fratura e a seleção do método e conduta terapêutica, bem como a aparatologia a ser empregada, classificando as fraturas de acordo com a "finalidade terapêutica". Levaram em consideração a presença de elementos dentários em condições de aproveitamento e dividiram as fraturas em classes I, II e III.

As *fraturas classe I* eram aquelas em que o paciente traumatizado apresentava elementos dentários em ambos os lados da fratura. Para este tipo de fratura, o profissional poderia optar por um método fechado, através de uma redução da fratura sem incisão em pele ou mucosa e odontossíntese se não houvesse "fatores complicadores" associados, tais como tempo de fratura aumentado e deslocamento grave dos segmentos fraturados.

As fraturas que apresentassem dentes em condições de aproveitamento somente em um lado do traço de fratura seriam classificadas em *classe II*. Nestes pacientes, seria necessário método aberto.

Os pacientes traumatizados que não apresentassem dentes em ambos os lados do traço da fratura eram classificados em *classe III*. Nestes casos, a conduta deveria ser a cirurgia com dispositivo que promovesse fixação rígida dos fragmentos.

DISPOSITIVOS E TÉCNICAS DE FIXAÇÃO EM CIRURGIA BUCOMAXILOFACIAL

Quando um osso é fraturado o processo de cicatrização se dá em três estágios principais: inflamatório, reparador e de remodelamento.

A *fase inflamatória* inicia-se logo após a fratura e dura alguns dias. Nela o suporte sanguíneo endosteal e periosteal é interrompido, há um influxo de células como macrófagos, leucócitos e plaquetas e um hematoma é formado.

Na *fase reparadora* há formação do calo ósseo e, às vezes, as células do calo são substituídas por osso trabecular, restabelecendo a parte da força do osso antes da fratura.

Na *fase de remodelamento*, gradativamente os osteoclastos vão reabsorvendo o osso medular e os osteoblastos depositando osso compacto, de modo que a forma e a força do osso original vão sendo recuperadas.

Os objetivos do tratamento de uma fratura são o restabelecimento da forma do osso fraturado e da sua função, alívio da dor (pois a mobilidade dos segmentos fraturados provoca dor) e a prevenção de sequelas tardias pela má união óssea ou consolidação em outra posição. Para que uma fratura facial seja estabilizada podemos utilizar métodos de contenção e imobilização provisórios ou definitivos. Os dispositivos empregados na urgência que não oferecem condições ideais de contenção e imobilização, sendo necessária sua substituição quando do atendimento mediato, são denominados aparatologia ou dispositivos provisórios. A aparatologia definitiva promove contenção e imobilização absolutas, promovendo adequada estabilidade às fraturas faciais. Normalmente são colocados em cirurgias abertas, em ambiente hospitalar, sob anestesia geral. Alguns dispositivos dispensam a imobilização, pois produzem fixação rígida dos fragmentos ósseos fraturados.

Métodos e técnicas de contenção e imobilização

Bandagens

São dispositivos simples, de fácil confecção que previnem desvios e deslocamentos das fraturas, fornecendo conforto ao paciente. Podem ser colocados nos serviços de urgência ou no próprio local do acidente. As bandagens podem ser feitas por meio de enfaixamentos, bandagem de crepom (Barton ou Gibson; Figuras 22.50 e 22.51), bandagem de esparadrapo, de couro, gessada, casquete de papelão, gorro de cirurgião e gorro de marinheiro. As bandagens mais usadas são as de Barton,

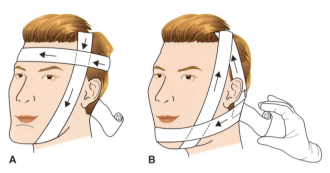

Figura 22.50 Bandagens. **A.** Barton. **B.** Gibson.

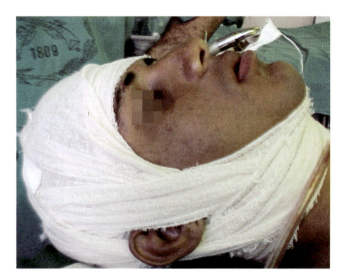

Figura 22.51 Bandagem de Barton.

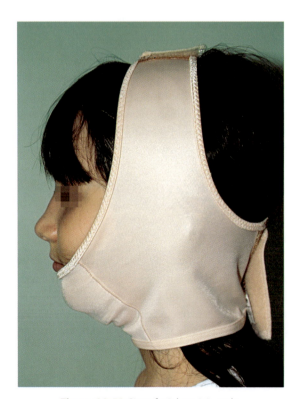

Figura 22.52 Cinta facial posicionada.

para contenção de luxação recidivante da articulação temporomandibular (ATM), e a de Gibson, para auxiliar na contenção do edema facial pós-operatório; entretanto, atualmente preferimos o uso de cintas faciais (Figura 22.52) que são compradas em lojas de material médico, apresentam diferentes modelos e tamanhos, se ajustam mais facilmente e podem ser retiradas e recolocadas pelo próprio paciente para tomar banho.

Goteiras

São dispositivos de contenção dos fragmentos ósseos fraturados, podendo ser usados em pacientes edêntulos (goteira de Gunning) ou dentados (goteira de Stout; goteira sob modelo aliviado de Fonseca e goteira metálica). Como necessitam de modelo das arcadas do paciente e uma fase laboratorial extensa para sua confecção, têm pouco uso nos dias atuais.

Fios de Kirschner

O fio de Kirschner é um fio de aço inoxidável rígido, de forma longitudinal ou transversal que foi muito utilizado para fixação esquelética de uma fratura ou mesmo para contenção de fraturas, como é o caso de fraturas de zigoma (Figura 22.53). Com o advento das placas e dos parafusos, a contenção por fio de Kirschner teve sua indicação reduzida.

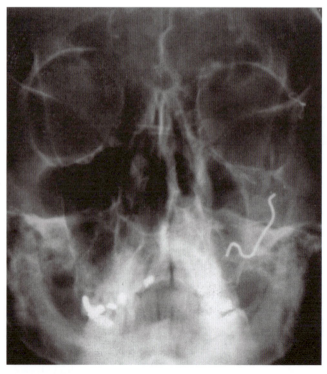

Figura 22.53 Radiografia posteroanterior mentonaso evidenciando alça de sustentação na crista zigomaticomaxilar esquerda com fio de Kirschner.

Cerclagem

A cerclagem consiste na colocação de um fio de aço inoxidável em torno do osso para conter uma fratura ou imobilizá-la. A cerclagem circunferencial foi idealizada por Black e pode ser usada para conter uma fratura mandibular ou estabilizar uma goteira de acrílico no osso (contenção de fragmentos ósseos fraturados em pacientes edêntulos) (Figuras 22.54 a 22.57). É realizada através de um passa-fio e, atualmente, é empregada em casos selecionados, principalmente quando placas e parafusos não estão disponíveis ou quando uma fratura será tratada de forma fechada.

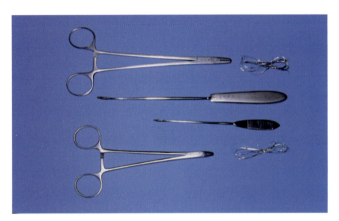

Figura 22.54 Material e instrumental utilizado para cerclagem (porta-agulha para fio de aço, fio de aço e passa-fio).

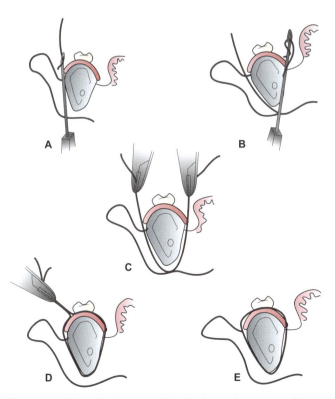

Figura 22.55 Sequência para realização de cerclagem mandibular.

Suspensões esqueléticas

As suspensões esqueléticas eram usadas para fixar goteiras de acrílico na maxila e foram muito empregadas para conter fraturas do tipo Le Fort I, Le Fort II e Le Fort III (Figuras 22.58 a 22.60). Hoje suas indicações são restritas, quando temos disponíveis placas e parafusos.

Odontossínteses

O sucesso no tratamento de pacientes com fraturas mandibulares ou maxilares requer a restauração da oclusão funcional dos dentes. Para que resultados satisfatórios sejam atingidos, a redução deve ser precisa e a

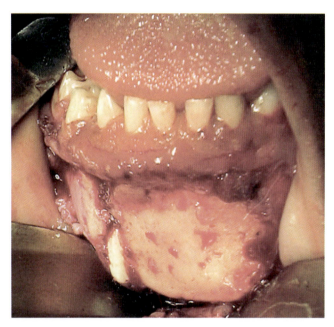

Figura 22.56 Fratura de mandíbula em criança.

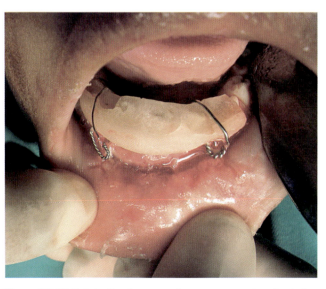

Figura 22.57 Goteira fixada por cerclagem para contenção de fratura mandibular em criança.

fixação, estável. É aconselhável o uso de aparelhos firmes, os quais sejam fixados com segurança aos dentes remanescentes e aos segmentos ósseos.

Ao longo dos anos, inúmeras técnicas de odontossíntese foram descritas, desde 2.500 a.C. por Hipócrates e fixação intermaxilar em 1887 por Gilmer. Com o advento das miniplacas e dos parafusos, as odontossínteses e a fixação intermaxilar tiveram seu uso reduzido, porém não extinto. Determinadas situações na emergência, tratamentos fechados de fraturas de maxila ou mandíbula e bloqueio intermaxilar transoperatório são algumas das indicações para odontossínteses. Para confecção de aparelhos de odontossíntese, necessitaremos de fios de aço inoxidável de espessuras 16, 18, 22, 24, 26, 28 ou tipo aciflex nº 0, 1 e 2; porta-agulha para fio de aço, alicate para cortar fio de aço e alicate de dobras. Apesar de mais de vinte tipos de odontossíntese diferentes (Sauer, Preston, Hamond, Pérola, Dechaume, Winter, Duclos, Hipocrática, Escada, Essig, Oito, Le Blanc, Ivy, Eby, Olivier, Silverman, Bouatroux, William, Clove-hitch, Gilmer, Roseta de Kazanjian, Risdon, Roy Stout), hoje usamos bem pouco este recurso. Quando necessário, a barra de Erich ou uma odontossíntese em anel, como a de Ivy ou Eby, são as mais aplicadas.

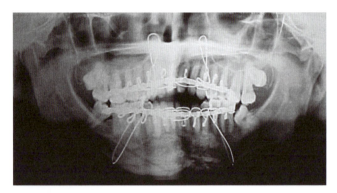

Figura 22.58 Bloqueio maxilomandibular e suspensão esquelética em paciente com fratura cominutiva de mandíbula por projétil de arma de fogo.

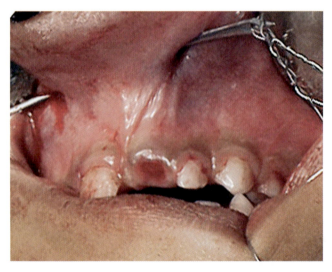

Figura 22.59 Passa-fio sendo usado na maxila para suspensão esquelética.

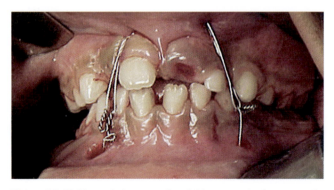

Figura 22.60 Bloqueio intermaxilar rígido por meio de suspensão esquelética e cerclagem mandibular.

Anéis ou alças de Ivy, Eby, Olivier e Silverman

São tipos de odontossíntese em anéis, com a finalidade de estabelecer um bloqueio maxilomandibular. Com fio calibre 28, 10 cm de comprimento, constrói-se um anel de aproximadamente 3 mm de diâmetro. As extremidades do fio são introduzidas no espaço interdentário, de fora para dentro. A face lingual ou palatina dos dois dentes vizinhos é contornada, saindo as pontas pelos espaços interproximais opostos. São unidos por torção no espaço mais próximo à linha mediana (Figura 22.61). O fechamento desta odontossíntese pode ser realizado de diversas formas:

- *Ivy*: uma das pontas do fio passa por baixo do anel, encontra a outra ponta, onde se faz a torção, fechando a odontossíntese
- *Eby*: uma das pontas do fio passa por dentro do anel, encontra a outra ponta, faz-se a torção, fechando a odontossíntese. Em seguida, com o porta-agulha, o fio é aprisionado, dando-se mais uma volta no anel

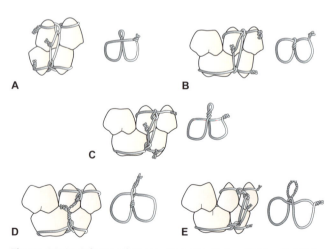

Figura 22.61 Odontossínteses em anéis. **A.** Ivy. **B.** Eby. **C.** Olivier. **D.** Silverman. **E.** Bouatroux.

- *Olivier*: passa o fio vestibular por baixo da alça
- *Silverman*: passa as duas pontas por dentro do anel, não fecha a odontossíntese, deixando para fazê-la com as pontas da odontossíntese da arcada oposta
- *Bouatroux*: é uma modificação do método de Olivier. Bouatroux fez uma torção do fio prévia, reforçando a alça de sustentação, que passou a ter um fio torcido.

Barras de Erich

São barras pré-fabricadas feitas de metal maleável, sendo um método de odontossíntese eficaz, barato, porém trabalhoso para realização e para sua remoção. A barra deve ser cortada exatamente no tamanho da arcada dentária. Na maxila os ganchos (aletas) ficam voltados para cima e na mandíbula, para baixo. A barra é presa aos dentes por fio aciflex nº 0 ou 1, colocados através do espaço interdental e torcidos no sentido horário, ficando uma das pontas por cima e a outra abaixo da barra. Ao torcer o fio é feita uma tração concomitante, de modo que a torção do fio fique na margem inferior da barra na arcada inferior e na margem superior da barra na maxila. Os incisivos não devem ser unidos, ou unidos dois a dois com aciflex nº 0 sem muita torção para evitar extrusão dentária. Após ajustar todos os fios, eles são cortados e virados individualmente no sentido horário, de modo a formar uma pequena alça, que é ajustada para não ficar machucando a mucosa bucal. Depois de fixada nos dentes superiores e inferiores, o paciente é colocado em oclusão e bloqueio intermaxilar é realizado com fio aciflex nº 0 ou com anéis de borracha (Figuras 22.62 e 22.63).

As barras de Erich apresentam uma boa estabilidade global pois são fixadas a vários dentes, podem ser usadas para tratamento de fraturas dentoalveolares (fixação apenas em uma arcada – monomaxilar) e podem ser usadas como coadjuvantes em fraturas mandibulares pois atuam como banda de tensão, mantendo a redução no nível do processo alveolar, enquanto é colocada uma placa na basilar da mandíbula. Entretanto, sua colocação demanda cerca de 40 minutos a 1 hora, existe grande risco de perfuração dos dedos do cirurgião pelos fios de aço usados, os fios podem ocasionar lesões às papilas interdentais e sua remoção também consome tempo e requer bloqueio anestésico nos quatro quadrantes.

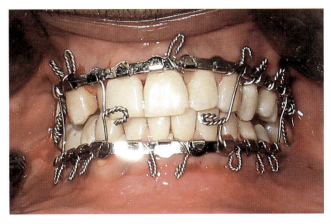

Figura 22.63 Paciente com barra de Erich sob bloqueio maxilomandibular.

Parafusos de fixação intermaxilar

Uma opção de bloqueio maxilomandibular são os parafusos de fixação intermaxilar. Eles são mais usados em pacientes cujas fraturas não possuem muitos segmentos em áreas dentadas. Dependendo do caso aplicam-se 4 a 8 parafusos, fugindo das raízes dentárias e tomando cuidado com estruturas anatômicas como o nervo mental. São colocados através da gengiva, sendo metade na maxila e metade na mandíbula, dispostos de maneira similar. Idealmente aplicamos parafusos autoperfurantes (não requerem broca para perfuração) e autorrosqueantes que apresentam na sua cabeça orifícios por onde os fios de aço são passados para que o bloqueio intermaxilar seja feito (Figuras 22.64 e 22.65). São feitos de titânio e têm diferentes modelos e tamanhos, dependendo do fabricante. Para maxila, podemos usar um parafuso de 8 mm e, para mandíbula, de 12 mm a 15 mm. Esses parafusos podem ser usados para fixação intermaxilar transitória (apenas no transoperatório) ou podem ser deixados para manutenção do bloqueio intermaxilar no pós-operatório e retirados tardiamente sob anestesia local.

Osteossínteses com fios de aço

Consistem na contenção dos fragmentos ósseos fraturados durante cirurgia, realizando uma sutura do osso com fio de aço inoxidável flexível. Nas fraturas maxilares e mandibulares, primeiramente colocamos os dentes em oclusão, realizamos bloqueio intermaxilar e depois procedemos à osteossíntese com fios de aço (Figura 22.66).

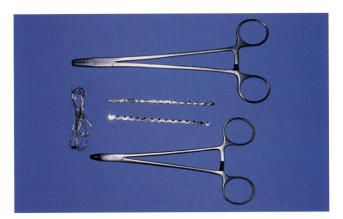

Figura 22.62 Material e instrumental para colocação de barra de Erich.

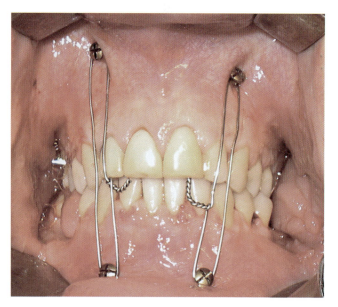

Figura 22.64 Bloqueio intermaxilar com parafusos para tratamento conservador de fratura de mandíbula sem deslocamento.

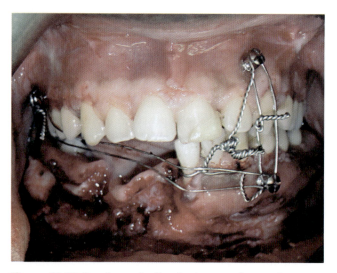

Figura 22.65 Parafusos de fixação intermaxilar usados como coadjuvantes no transoperatório de redução de fratura de mandíbula por projétil de arma de fogo.

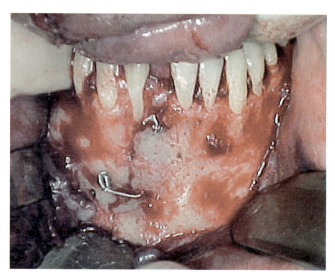

Figura 22.66 Osteossíntese com fios de aço para simplificar fratura de mandíbula, facilitando a colocação de placa e parafusos.

O fio de aço pode ser utilizado para contenção de fraturas faciais e cranianas, entretanto, por não oferecer uma fixação rígida; o paciente deve receber fixação intermaxilar (principalmente em fraturas maxilares ou mandibulares) por até 8 semanas. Fraturas do segmento fixo da face (exceto maxila) são bem tratadas através de osteossínteses com fio de aço; entretanto, o uso de placas e parafusos geralmente é preferível.

Placas e parafusos

As placas e parafusos proporcionam fixação adequada das fraturas faciais, contendo-as e estabilizando-as. Devido a essa excelente fixação, fraturas maxilares e mandibulares muitas vezes não requerem imobilização de função, ou seja, bloqueio intermaxilar. Existem vários fabricantes e vários tipos de placas e parafusos para serem usados de acordo com o tipo de fratura e sua localização. São confeccionados de titânio, biocompatíveis, atóxicos e geralmente não requerem remoção em um segundo tempo cirúrgico. Existem vários sistemas de placas e parafusos (1.0 mm; 1.3 mm; 1.5 mm; 2.0 mm; 2.4 mm; 2.7 mm).

Os sistemas mais delicados (1.0; 1.3 mm e 1.5 mm) estão indicados para fixação de pequenos fragmentos ósseos, ou em áreas delicadas, em que uma placa mais robusta seria visível ou palpável pelo paciente (Figura 22.67). Nesses sistemas geralmente os parafusos são monocorticais e, para fixação de um osso firme, como o da calota craniana, podemos usar parafusos autoperfurantes. Fraturas naso-órbito-etmoidais e fraturas cranianas têm indicação deste tipo de sistema de placas e parafusos. Fraturas de maxila ou do complexo zigomático utilizam frequentemente o sistema 2.0 mm, assim como alguns tipos de fratura de mandíbula (Figura 22.68). Fraturas de mandíbula com perdas de segmento ou extremamente cominuídas em que um enxerto ósseo será programado para um segundo tempo cirúrgico requerem placas e parafusos maiores, como os do sistema 2.4 mm ou 2.7 mm (Figura 22.69). Existem ainda placas do sistema 2 mm e 2.4 mm, em que os parafusos são rosqueados à placa, além de serem presos ao osso (sistema de travamento) (Figuras 22.70 e 22.71). Além das placas e parafusos também podem ser usadas malhas de titânio para reconstrução das paredes orbitais, mais comumente do assoalho orbital e do crânio (Figura 22.72).

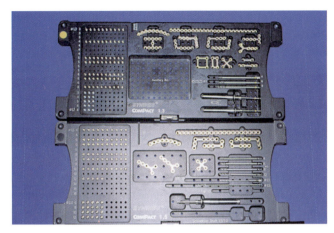

Figura 22.67 Sistema de placas e parafusos de titânio 1.3 mm e 1.5 mm.

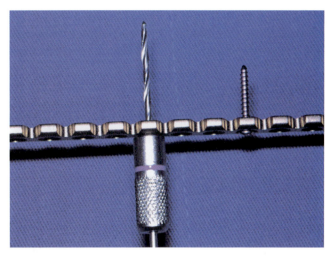

Figura 22.70 Guia de broca rosqueada à placa para auxiliar na perfuração; broca e parafuso com sistema de travamento preso à placa.

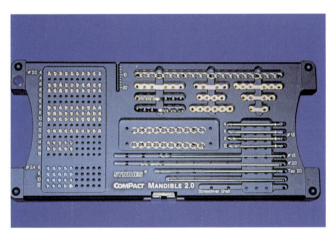

Figura 22.68 Sistema de placas e parafusos de titânio 2.0 mm mandíbula.

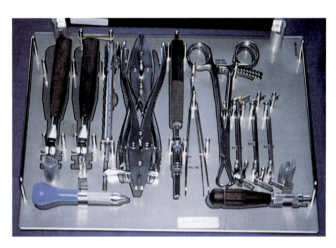

Figura 22.71 Instrumentais para modelagem e colocação de placas e parafusos.

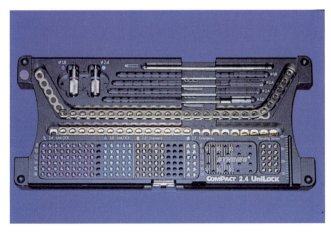

Figura 22.69 *Kit* de placas e parafusos de titânio 2.4 mm com sistema de travamento.

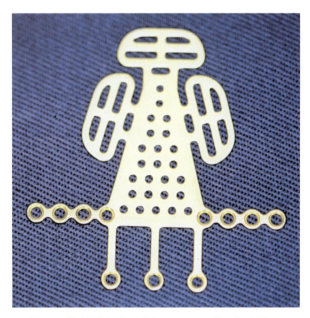

Figura 22.72 Tela de titânio para assoalho de órbita.

Nos dias atuais, a maioria dos pacientes que apresenta fraturas de mandíbula ou do esqueleto fixo da face que serão submetidos a procedimentos cirúrgicos utiliza placas e parafusos. A fixação das fraturas pode ser realizada com placas e parafusos ou apenas com o uso de parafusos. Estes podem ser usados em apenas uma das corticais (monocorticais) ou nas duas (bicorticais). Em fraturas com bisel longo (principalmente na sínfise), podemos usar parafusos do tipo *lag screw* para reduzir e fixar a fratura (Figura 22.73).

Pacientes pediátricos requerem algumas vezes remoção das placas e parafusos para que estas não interfiram no crescimento e desenvolvimento do esqueleto facial. Uma alternativa é a colocação de placas e parafusos feitos de produtos biodegradáveis (absorvíveis). São confeccionados de um polímero ou copolímero biodegradável do ácido poliláctico, glicólico ou polilactina, não sendo bem identificados em radiografias convencionais por não serem radiopacos. Sua degradação pode ser monitorada por ultrassom. Procedimentos craniofaciais em pacientes pediátricos, pacientes magros em que placas e parafusos podem provocar um contorno inestético, também apresentam indicação de placas e parafusos absorvíveis. Entretanto, seu uso restrito em mandíbula e em fraturas com grandes perdas teciduais, seu custo elevado e algumas complicações potenciais como reação de corpo estranho, edema dos tecidos moles e osteólise podem limitar seu uso.

Aparelhos de comando externo

Os aparelhos de comando externo estabelecem fixação esquelética, entretanto impossibilitam o paciente de desempenhar suas atividades (Figura 22.74). É uma aparelhagem complexa, que movimenta os fragmentos fraturados sem, contudo, atuar diretamente no foco da fratura. Foram muito usados para tratamento de diversas fraturas faciais, porém, deixaram de ser usadas após a disponibilização do sistema de fixação rígida com placas e parafusos. Em casos muito restritos podem ser usados ainda.

Materiais para enxerto

Pacientes que apresentam defeitos ósseos por perda de substância decorrente de feridas por armas de fogo ou de fraturas cominutivas requerem reconstrução óssea. Sempre que possível, preferimos enxerto ósseo autógeno por ser o único material de enxerto com propriedades osteogênicas. Pode ser usado em bloco, quando se pretende corrigir defeitos ósseos em espessura, ou particulado, para corrigir fenestrações e pequenos defeitos. Quando realizados em bloco, o enxerto pode ser livre, quando este é removido do sítio doador e transplantado diretamente para o leito receptor, ou microvascularizado, quando vasos sanguíneos (veias e artérias) são levados junto ao enxerto e anastomosados em vasos no leito receptor (Figuras 22.75 a 22.79).

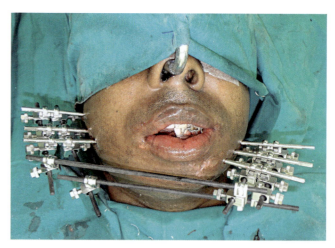

Figura 22.74 Fixador externo usado em paciente baleado na face.

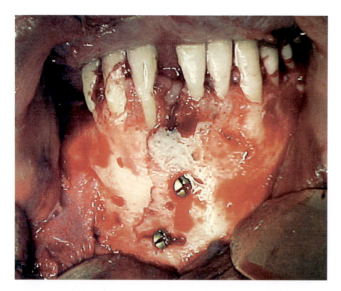

Figura 22.73 Parafusos tipo *lag screw* para fixação de fratura sinfisária.

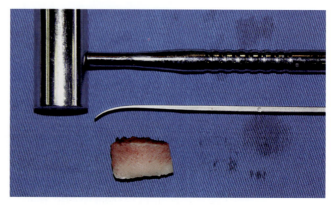

Figura 22.75 Enxerto livre de sínfise.

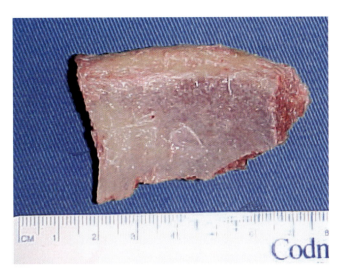

Figura 22.76 Enxerto livre de ilíaco.

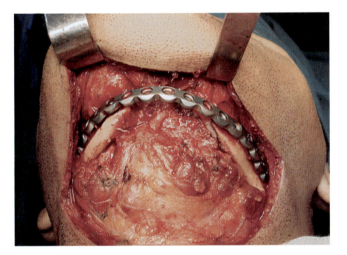

Figura 22.77 Fratura de mandíbula fixada antes de receber o enxerto.

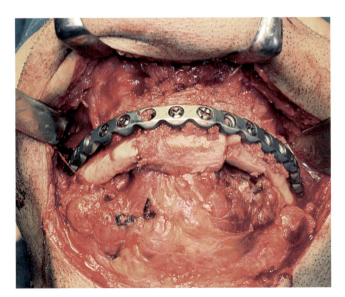

Figura 22.78 Fratura de mandíbula fixada com enxerto de ilíaco posicionado.

Quando o defeito ósseo é pequeno, não exige função sobre o enxerto a ser colocado, e quando ainda existe algum osso no local, podemos utilizar enxertos do tipo aloplástico. Materiais aloplásticos são produtos sintéticos e biocompatíveis que estão disponíveis no mercado em grande variedade de texturas, tamanhos e formas. Podem ser absorvíveis ou não e são osteocondutores, isto é, formam um arcabouço para deposição e proliferação celulares com atividade osteoblástica (produzindo novo osso).

Dentre os materiais aloplásticos existentes no mercado o Medpor®, polietileno de alta densidade, é o que utilizamos com maior frequência para correções de pequenos defeitos estéticos, principalmente na região orbital ou do complexo zigomático. Existem em vários tamanhos e formatos, devendo, sempre que possível, ser fixado ao osso subjacente por meio de parafusos ou fios de sutura (Figuras 22.80 e 22.81).

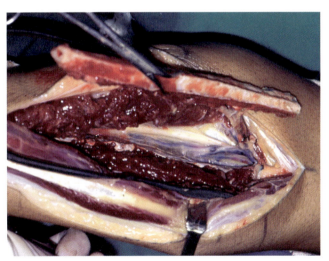

Figura 22.79 Enxerto microvascularizado de fíbula.

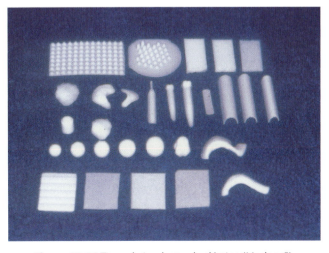

Figura 22.80 Tipos de implante aloplástico (Medpor®).

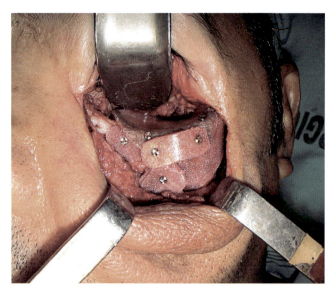

Figura 22.81 Implante aloplástico (Medpor®) reconstruindo região de zigoma e órbita.

A utilização de hidroxiapatita, osso liofilizado (desidratado a 60° centígrados e sob vácuo) ou aloenxertos, como osso desmineralizado, seco e congelado é maior em implantodontia do que na traumatologia bucomaxilofacial.

FRATURAS DE MANDÍBULA

A mandíbula, embora seja uma estrutura forte, está sujeita a lesões devido ao seu posicionamento, sendo um local frequente de fraturas faciais. Dependendo da população estudada e do tipo de trauma, é o primeiro ou segundo osso da face mais fraturado. E como frequentemente ela é fraturada em mais de um local, é difícil determinar precisamente qual a região da mandíbula é a mais atingida.

As fraturas mandibulares são causadas por traumatismo direto resultante de acidentes automobilísticos, motociclísticos, esportivos (principalmente as lutas como boxe e jiu-jítsu), agressões físicas e quedas. Entretanto, lesões produzidas por animais, armas de fogo ou consequentes a uma extração dentária de um molar impactado ou de dentes localizados próximo à basilar da mandíbula também podem produzir fraturas mandibulares.

Além das fraturas produzidas por uma força direta no sítio fraturado, forças indiretas, como, por exemplo, um golpe no lado oposto da mandíbula ou um golpe em um ponto distante do local da fratura também podem gerar descontinuidade do osso. Impactos por contragolpe são responsáveis pela maioria das fraturas do colo condílico.

Contração muscular iniciada por estímulos elétricos induzidos acidentalmente ou intencionalmente, como eletrochoques usados em terapia psiquiátrica e a eletrocussão acidental, podem causar fraturas mandibulares. Doenças ósseas generalizadas (osteogênese imperfeita, osteíte deformante, osteopetrose, osteomalacia, hiperparatireoidismo) ou localizadas (destruição cística ou neoplásica, osteomielite, osteorradionecrose) que causam alterações na forma e na densidade óssea, enfraquecendo sua estrutura, predispõem o paciente à fratura após traumatismos leves ou mesmo durante a mastigação.

Diagnóstico das fraturas de mandíbula

Além dos exames clínico e radiográfico, a história do trauma é essencial, pois, dependendo do tipo, da intensidade e da área traumatizada, poderá ter havido padrões diversos de fratura no local.

O exame clínico deve constar de inspeção para detecção de escoriações, lacerações, hematomas, fraturas dentárias ou de próteses e palpação da mandíbula (Figura 22.82). Esta deve ser feita através de palpação bidigital e bimanual intra e extraoral para verificar mobilidade óssea e crepitações (Figura 22.83). A oclusão

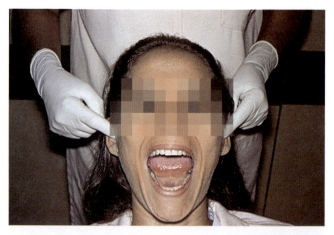

Figura 22.82 Exame clínico: avaliação da função mandibular.

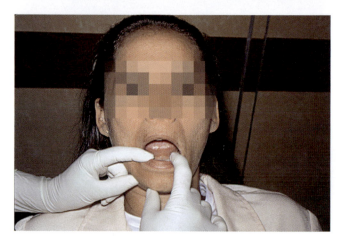

Figura 22.83 Exame clínico: palpação bidigital e bimanual da mandíbula.

deve ser avaliada, bem como a função mandibular. A redução da amplitude nos movimentos mandibulares, assim como o desvio da mandíbula durante a abertura de boca, pode sugerir fratura condilar (desvio para o lado fraturado).

Sinais e sintomas das fraturas de mandíbula

Os sinais e sintomas habituais e eventuais das fraturas de mandíbula, de acordo com a região afetada, estão descritos no Quadro 22.4. Entretanto, alguns outros podem ser observados, como sialorreia, halitose e lesões locais.

Sialorreia, isto é, salivação excessiva, pode ocorrer devido à hiperatividade das glândulas salivares que são estimuladas pela dor e sensibilidade. A incapacidade de deglutir a saliva devido à dor e ao desconforto aumenta também a quantidade de saliva na boca.

O hálito fétido também é comum em fraturas mandibulares, sendo causado por alimentos, coágulos sanguíneos e muco que sofrem putrefação bacteriana, além da dificuldade de higienização bucal pelo paciente.

Lesões locais como escoriações, equimoses, hematomas, fraturas dentárias e avulsões também podem ser observadas (Figuras 22.84 e 22.85). A oclusão dentária deve ser cuidadosamente avaliada, pois má oclusões

prévias ao trauma são frequentes (Figuras 22.86 e 22.87). Pacientes edentados devem ser questionados sobre a existência de próteses dentárias e sua adaptação previamente e após a fratura.

Exame de imagem das fraturas de mandíbula

As fraturas de mandíbula podem ser inicialmente identificadas por radiografias convencionais, entretanto, a tomografia computadorizada é o exame de escolha para diagnóstico e, principalmente, planejamento cirúrgico. Na ausência da tomografia ou como exame inicial, dependendo da região da mandíbula afetada, determinada incidência radiográfica poderá ser indicada:

- *Panorâmica*: possibilita identificação de fraturas em quase toda a mandíbula, exceto a sínfise mandibular que, muitas vezes, aparece superposta à coluna vertebral; entretanto, raramente no Brasil é encontrada nos hospitais, apenas em clínicas odontológicas ou serviços em que exista ambulatório de Odontologia (Figura 22.88)
- *Posteroanterior (PA) de mandíbula*: fornece uma visão geral da mandíbula e sempre deve ser solicitada quando houver suspeita de fratura de mandíbula (Figura 22.89)

Quadro 22.4 Sinais e sintomas possíveis das fraturas mandibulares de acordo com a região acometida.	
Região da mandíbula fraturada	**Sinais e sintomas**
Côndilo – intracapsular	Assimetria facial, crepitação óssea no local da fratura, desvio mandibular para o lado afetado,* dor à função mandibular, edema pré-auricular do lado afetado, limitação dos movimentos mandibulares, má oclusão dentária, trismo
Côndilo – subcondilar	Assimetria facial, aumento da dimensão vertical da face, ausência de lateralidade para o lado sadio, desvio da linha média para o lado afetado, desvio mandibular para o lado afetado, dor à função mandibular, limitação dos movimentos mandibulares, má oclusão dentária, mordida aberta anterior,** trismo
Processo coronoide	Desvio mandibular para o lado afetado,* dor à função mandibular, limitação dos movimentos mandibulares, má oclusão dentária, trismo
Ramo	Assimetria facial, crepitação óssea no local da fratura, má oclusão dentária, parestesia do lábio inferior e mento, trismo
Ângulo	Assimetria facial, crepitação óssea no local da fratura, dor à função mandibular, equimose do fundo de vestíbulo bucal, limitação dos movimentos mandibulares, má oclusão dentária, mobilidade óssea no local da fratura, parestesia do lábio inferior e mento, trismo
Corpo	Assimetria facial, aumento da dimensão vertical da face, crepitação óssea no local da fratura, equimose do fundo de vestíbulo bucal, equimose/hematoma em assoalho bucal, limitação dos movimentos mandibulares, má oclusão dentária, mobilidade dentária, parestesia do lábio inferior e mento
Sínfise	Crepitação óssea no local da fratura, dor à função mandibular, equimose do fundo de vestíbulo bucal, equimose/hematoma em assoalho bucal, má oclusão dentária, mobilidade dentária, obstrução das vias respiratórias***
Processo alveolar	Dor à função mandibular, edema da mucosa adjacente, equimose do fundo de vestíbulo bucal, equimose/hematoma em assoalho bucal, má oclusão dentária, mobilidade dentária

*Durante a abertura bucal. **Mordida aberta é mais frequente em fraturas subcondilares bilaterais. ***Geralmente ocorre em fraturas bilaterais de sínfise ou fraturas com grande cominução. Estas produzem ptose da língua e obstrução das vias respiratórias.

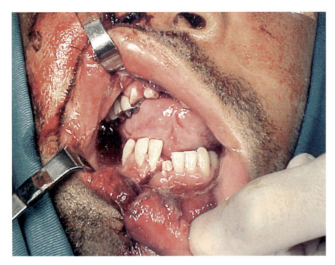

Figura 22.84 Sinais de fratura de mandíbula: desalinhamento dentário.

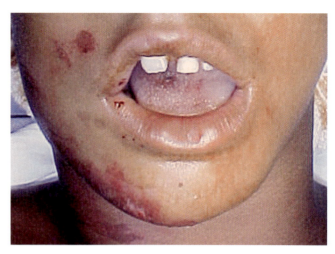

Figura 22.87 Sinais de fratura de mandíbula: escoriações e mordida aberta.

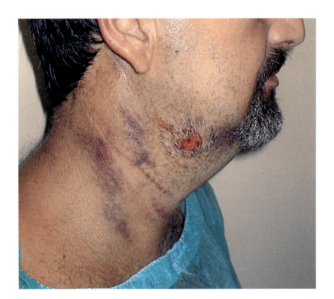

Figura 22.85 Sinais de fratura de mandíbula: hematoma e escoriação.

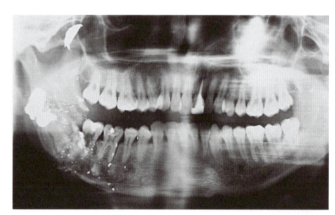

Figura 22.88 Panorâmica evidenciando fratura por projétil de arma de fogo.

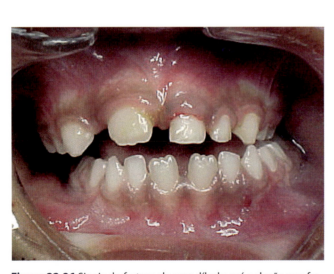

Figura 22.86 Sinais de fratura de mandíbula: má oclusão por fratura de côndilo.

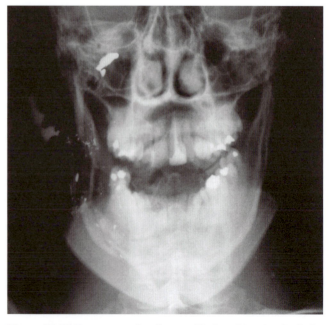

Figura 22.89 Posteroanterior de mandíbula evidenciando deslocamento da fratura por projétil de arma de fogo (mesmo paciente da Figura 22.88).

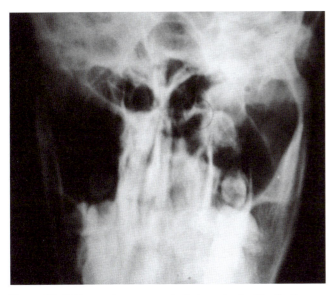

Figura 22.90 Towne demonstrando fratura de côndilo direito com deslocamento para medial.

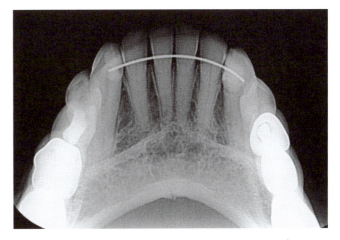

Figura 22.91 Oclusal inferior – avaliação da região sinfisária.

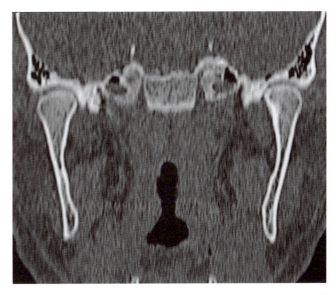

Figura 22.92 Tomografia computadorizada em corte coronal mostrando côndilos íntegros.

- *Anteroposterior (AP) de mandíbula (Towne)*: é indicada quando há suspeita de fratura condilar. Deve ser feita com o paciente sob abertura bucal máxima. Desta forma os côndilos ficam bem evidentes, não havendo superposição com os ossos da base do crânio (Figura 22.90)
- *Transorbital*: são feitas duas incidências (direita e esquerda), oferecendo excelente visibilidade dos côndilos
- *Lateral oblíqua de mandíbula*: também é realizada dos lados direito e esquerdo, auxiliando no diagnóstico de fraturas do processo coronoide, região subcondilar, ramo, ângulo e corpo da mandíbula. Assim como a PA de mandíbula, sempre deve ser solicitada quando houver suspeita de fratura de mandíbula
- *Submentovértex ou axial de Hirtz bem penetrada*: demonstra deslocamentos no arco mandibular
- *Radiografias intraorais*: incidências periapicais auxiliam na avaliação de traumas dentoalveolares. Incidências oclusais ortogonais ou oblíquas de mandíbula permitem avaliação de traumas dentoalveolares e são as melhores incidências para diagnóstico de fraturas sinfisárias (Figura 22.91)
- *Tomografia computadorizada*: são realizados cortes axiais, coronais e sagitais finos (1 a 1,5 mm) e feita a reconstrução tridimensional (em 3D) da mandíbula. É feita janela para osso e para tecidos moles. Sempre devem ser solicitadas (Figuras 22.92 a 22.94).

Tratamento das fraturas mandibulares

Prontas redução e imobilização dos fragmentos devem ser realizadas tão logo permitam as condições gerais do paciente. O tratamento imediato permite a manipulação e a redução dos fragmentos fraturados antes da formação de tecido de granulação e da organização de coágulos entre as extremidades da fratura. O retorno imediato dos fragmentos à sua posição anatômica reduz o tamanho da ferida, promove alívio da dor e possibilita uma redução exata, fixação estável e rápida cicatrização dos tecidos moles e ósseos. Os riscos de infecção, pseudoartrose e hemorragias secundárias ficam muito reduzidos após o tratamento imediato da fratura.

Dependendo da região lesionada, do grau de deslocamento, das condições dentárias, do tempo de fratura, idade do paciente e presença de lesões associadas, o tratamento pode consistir desde acompanhamento clínico e radiográfico com instituição de fisioterapia a reduções abertas sob anestesia geral, instalação de placas e parafusos para fixação adequada da fratura com ou sem bloqueio intermaxilar no pós-operatório. Pacientes com fraturas abertas, muito cominutivas e infectadas podem ser tratadas em um primeiro tempo cirúrgico com fixador externo para estabilizar o processo e depois realizar a reconstrução óssea e dos tecidos moles.

Fraturas intracapsulares

As fraturas intracapsulares do côndilo mandibular são aquelas que ocorrem acima das inserções da cápsula articular. Quando não há comprometimento da oclusão dentária, é instituído tratamento conservador. O paciente é examinado a cada 2 ou 3 dias para avaliação da oclusão. Caso esta se altere no período de observação, podemos colocar barra de Erich na maxila e mandíbula ou, de maneira mais conservadora, colar *bottons* ortodônticos e iniciar o uso de elásticos para guiar a oclusão ou, ainda, apenas controlá-la através de fisioterapia. A fisioterapia sempre deverá ser realizada para evitar a formação exagerada de tecido cicatricial na articulação afetada e consequente desenvolvimento de anquilose temporomandibular. Crianças com menos de 10 anos de idade geralmente são tratadas apenas com fisioterapia e alívio sintomático da dor com o uso de analgésicos e anti-inflamatórios. Adultos, quando necessário, são imobilizados por 1 a 2 semanas, submetidos a dieta líquida ou pastosa e, após este período, institui-se a fisioterapia. As fraturas intracapsulares são mais bem tratadas não cirurgicamente em função da dificuldade em expor a região, impossibilidade de fixação, pois o segmento é muito pequeno, e do risco de desvascularização do segmento proximal quando é feita a dissecção. Caso o segmento fraturado esteja dificultando os movimentos mandibulares mesmo com a fisioterapia, pode ser realizada uma condilectomia do fragmento e fisioterapia exaustiva depois.

Fraturas subcondilares

O côndilo fraturado quase sempre é capaz de manter-se funcional ou ao menos ser induzido a uma remodelação que possibilite função satisfatória. Por esta razão, fraturas subcondilares apresentam limitadas indicações de reposição anatômica exata dos fragmentos deslocados por meio de intervenção cirúrgica.

O tratamento conservador se norteia na imobilização por tempo reduzido (2 semanas), alívio sintomático da dor, dieta líquida ou pastosa e fisioterapia precoce (Figuras 22.95 a 22.97).

Fraturas subcondilares bilaterais ou fratura subcondilar associada a fraturas de outras regiões da mandíbula ou da maxila que interfiram com a oclusão podem

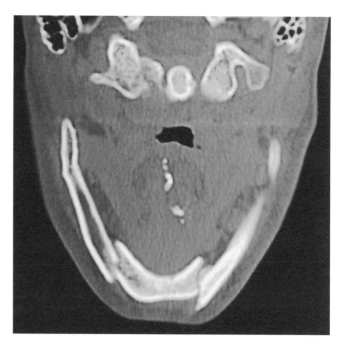

Figura 22.93 Tomografia computadorizada em corte axial mostrando fratura bilateral de mandíbula com deslocamento.

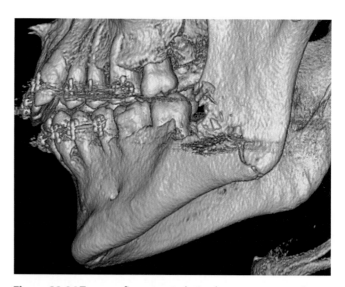

Figura 22.94 Tomografia computadorizada com reconstrução em 3D evidenciando fratura de ângulo mandibular esquerdo.

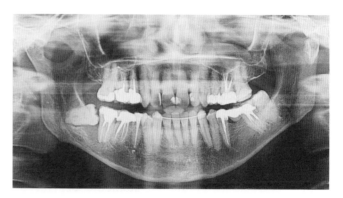

Figura 22.95 Fratura subcondilar esquerda.

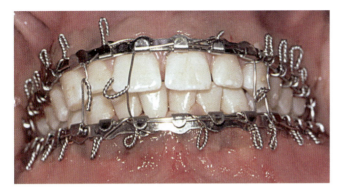

Figura 22.96 Paciente com bloqueio maxilomandibular para tratamento de fratura de côndilo.

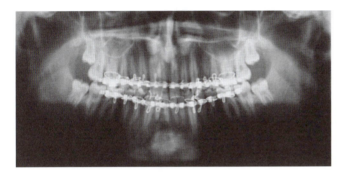

Figura 22.97 Panorâmica evidenciando bloqueio intermaxilar e fratura de côndilo direito.

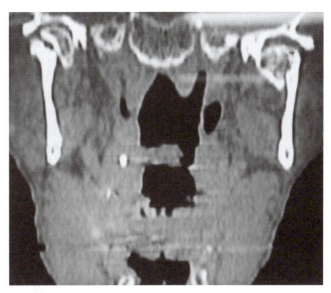

Figura 22.98 Tomografia computadorizada evidenciando fratura bilateral de cabeça condílica com deslocamento para medial.

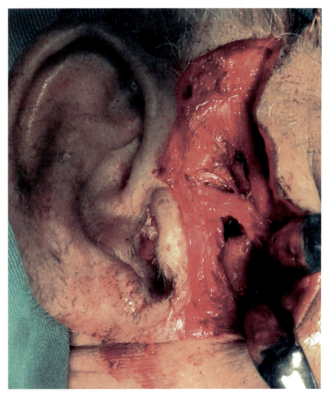

Figura 22.99 Acesso pré-auricular para remoção de fragmento de cabeça condílica (condilectomia) que estava impedindo abertura de boca.

ser tratadas através de redução cirúrgica, estabilização com placas e parafusos e posterior fisioterapia. A redução normalmente é feita por acesso extraoral de Risdon, Hinds, Al-Kayat ou pré-auricular e são usadas duas placas do sistema 2.0 mm ou uma placa do sistema 2.0 mm com sistema de travamento.

Outras situações de fratura subcondilar em que a redução cirúrgica está indicada são: deslocamento do côndilo para a fossa craniana média; fragmento condílico impedindo a redução fechada e a oclusão dentária satisfatória; deslocamento lateral do côndilo e invasão de corpo estranho na cavidade glenoide (geralmente por projétil de arma de fogo). Quando um segmento pequeno é fraturado, deslocado e está limitando os movimentos mandibulares, ele precisa ser fixado ou, raramente, removido para evitar anquilose temporomandibular (Figuras 22.98 a 22.100).

O paciente é imobilizado no transoperatório para auxiliar na redução e, depois, o bloqueio é liberado. Pacientes com fraturas subcondilares sem alteração da oclusão apresentam tratamento similar àquele empregado em fraturas intracapsulares.

Independentemente de o tratamento ser fechado ou aberto, os objetivos no manejo de uma fratura condilar são os mesmos: conseguir uma oclusão dentária adequada e estável, manter a altura vertical da face e a simetria facial, realizar movimentos mandibulares sem dor e com boa amplitude (abertura bucal de pelo menos 40 mm).

Fraturas do processo coronoide

Fraturas isoladas do processo coronoide são extremamente raras e, quando acontecem, geralmente permanecem em posição pelas inserções do músculo temporal. As fraturas do processo coronoide normalmente estão associadas a outras fraturas mandibulares ou à fratura do arco zigomático, uma vez que este protege o processo coronoide de traumatismos diretos, através de fibras do masseter.

Na maioria dos casos o tratamento restringe-se a limitar a atividade da mandíbula, alívio sintomático da dor e dieta branda por 7 a 14 dias. A colocação de barras de Erich ou de parafusos para posterior bloqueio intermaxilar também poderá ser realizada. Em pacientes cuja oclusão esteja muito deslocada ou que apresentem restrição mecânica dos movimentos mandibulares ou trismo acentuado, a cirurgia está indicada. Pelo acesso intraoral é realizada a coronoidectomia (remoção do processo coronoide) e o paciente inicia a fisioterapia intensa precocemente (Figuras 22.101 e 22.102).

Fraturas do ramo mandibular

Assim como o processo coronoide, fraturas isoladas do ramo mandibular também são raras por ele ser protegido lateralmente pelo músculo masseter, mediamente pelo pterigóideo medial e anteriormente pelas fibras inferiores do músculo temporal. Fraturas exclusivas do ramo geralmente estão relacionadas a impactos laterais diretos ou ferimentos por armas de fogo. No entanto, tornam-se mais frequentes se associadas a outras fraturas mandibulares, principalmente fraturas do ângulo, processo coronoide ou côndilo.

Fraturas do ramo transversais, verticais ou oblíquas isoladas geralmente requerem bloqueio intermaxilar e posterior fisioterapia. Pacientes que apresentem deslocamento importante dos segmentos, cominução ou

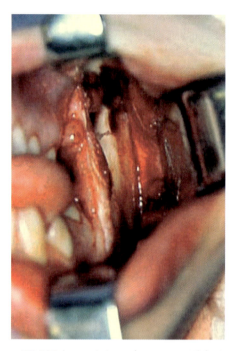

Figura 22.101 Acesso intraoral para coronoidectomia.

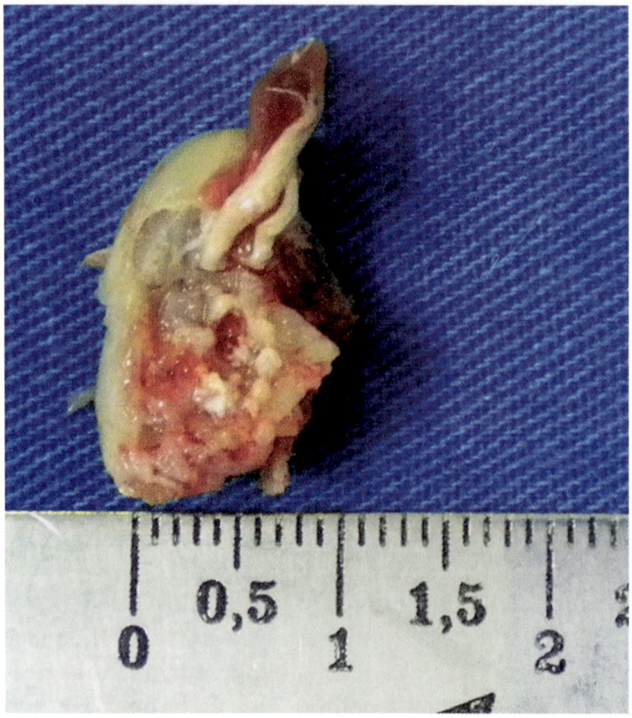

Figura 22.100 Fragmento de cabeça condílica removido.

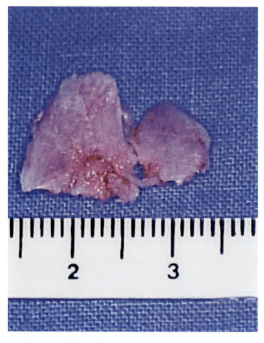

Figura 22.102 Processo coronoide removido.

perda de substância deverão receber intervenção cirúrgica, provavelmente através de acesso extraoral do tipo Risdon e fixação dos segmentos com placas e parafusos (Figura 22.103).

Fraturas do ângulo mandibular

Apesar de o osso na região do ângulo ser mais delgado do que no corpo mandibular, a inserção do masseter na face lateral e do pterigóideo medial na face medial confere proteção ao ângulo, evitando seu deslocamento quando fraturado. Fraturas do ângulo frequentemente estão associadas a fraturas do corpo contralaterais e subcondilares ipsilaterais.

Fraturas do ângulo sem deslocamento ou com pequeno deslocamento podem ser tratadas através de redução fechada e bloqueio intermaxilar por 6 a 8 semanas. As fraturas que apresentem deslocamento ou pacientes que não suportem o tempo de bloqueio maxilomandibular necessário têm indicação de redução cirúrgica, estabilização com placas e parafusos através de acesso intra ou extraoral (Figuras 22.104 a 22.107).

Fraturas do corpo da mandíbula

Fraturas do corpo mandibular geralmente são únicas, embora impactos de alta velocidade possam produzir grandes cominuções e perda de tecido ósseo. Quando o paciente apresenta dentes no segmento proximal e no posterior sem deslocamento pode-se instituir um tratamento conservador, como aquele utilizado nas

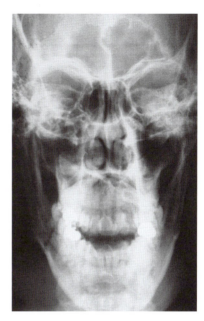

Figura 22.104 Posteroanterior de mandíbula evidenciando fratura de ângulo.

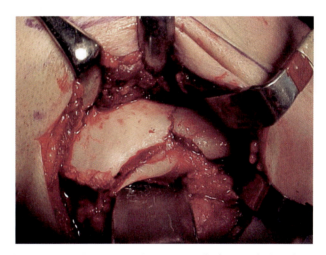

Figura 22.105 Transoperatório mostrando fratura de ângulo antes da redução.

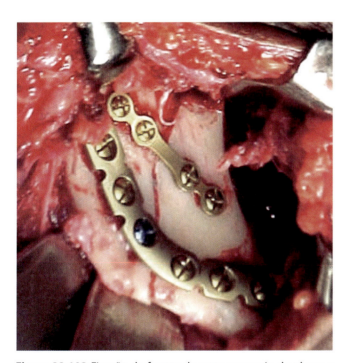

Figura 22.103 Fixação de fratura de ramo por meio de placas e parafusos de titânio.

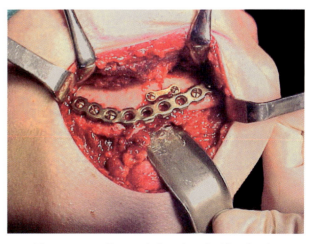

Figura 22.106 Fratura de ângulo reduzida e fixada.

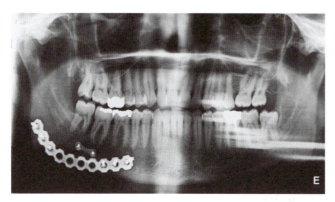

Figura 22.107 Panorâmica pós-operatória – fixação de fratura de ângulo por meio de placas e parafusos de titânio.

fraturas do ângulo. Caso contrário, devemos proceder à redução cirúrgica dos segmentos e fixação com placas e parafusos. Pode ser colocada uma placa do sistema 2.0 mm na basilar e outra mais próxima do processo alveolar, na borda superior da fratura, funcionado como uma banda de tensão. Esta placa superior pode ser substituída pela colocação de uma barra de Erich. Podemos ainda usar uma única placa do sistema 2.4 mm na basilar da mandíbula. O bloqueio intermaxilar nestes casos geralmente é realizado apenas no transoperatório para auxiliar na redução da fratura. Esse bloqueio pode ser realizado com odontossínteses do tipo Ivy, barras de Erich ou, mais comumente, através de parafusos para bloqueio intermaxilar (4 a 8 parafusos) (Figuras 22.108 a 22.110).

Fraturas da sínfise mandibular

Fraturas sinfisárias frequentemente são oblíquas, permitindo um deslocamento telescópico dos segmentos devido à tração desfavorável dos músculos inseridos na superfície interna da mandíbula.

Fraturas sinfisárias, com exceção daquelas que se localizam exatamente na linha média, não respondem bem à redução simples com bloqueio intermaxilar. O tratamento das fraturas sinfisárias é cirúrgico, através de acesso intraoral para redução e fixação dos segmentos com placas e parafusos. Fraturas com bisel longo podem ser tratadas pela técnica de compressão através de dois parafusos do tipo *lag screw* (Figuras 22.111 e 22.112). Quando forem usadas placas e parafusos do sistema 2.0 mm deve-se deixar ao menos 3 parafusos para cada lado da fratura e duas placas devem ser colocadas, uma abaixo das raízes dentárias (acima do forame mentual) e outra abaixo do forame mentual (Figura 22.113). Após sutura da incisão por planos coloca-se um curativo compressivo de Micropore® no mento para evitar ptose do lábio inferior e deiscência da sutura. O bloqueio maxilomandibular é realizado no transoperatório para auxiliar na redução e manter a oclusão.

Fraturas do processo alveolar

Pacientes com fraturas do processo alveolar, limitadas ao osso alveolar, sem envolvimento do osso basal, devem ser tratados respeitando-se todos os princípios do tratamento de traumas dentoalveolares (já abordados neste livro) e sempre mantendo o tecido mole inserido ao segmento. O fragmento fraturado deve ser reduzido e contido por um período de 4 a 6 semanas com imobilização rígida (Figuras 22.114 a 22.116). Durante este período o paciente deverá ter uma dieta branda e fazer uso de medicamentos para alívio da sintomatologia dolorosa. Documentação radiográfica através de incidências periapicais e oclusais bem como acompanhamento de um dentista clínico e um endodontista são fundamentais para o sucesso do tratamento.

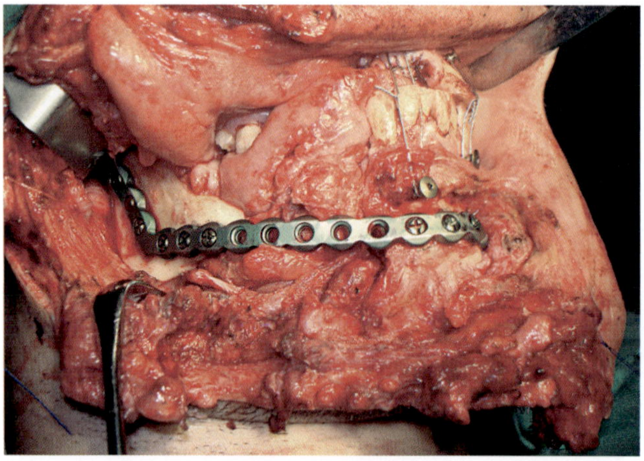

Figura 22.108 Fratura de corpo com perda de segmento, fixação com placa e parafusos e bloqueio intermaxilar.

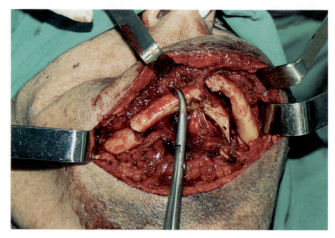

Figura 22.109 Fratura de corpo mandibular direito e fratura em longo bisel de sínfise.

Capítulo 22 • Traumatologia Bucomaxilofacial 601

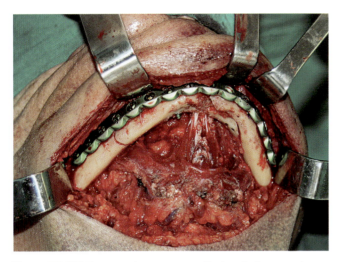

Figura 22.110 Fraturas de corpo mandibular direito e em longo bisel de sínfise reduzidas e fixadas.

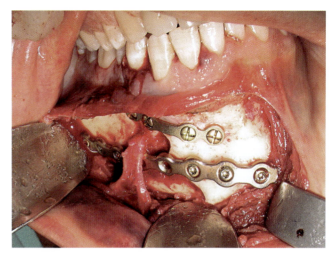

Figura 22.113 Fratura parassinfisária direita fixada com placa abaixo e acima do forame mentual.

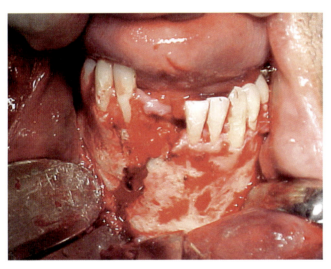

Figura 22.111 Fratura sinfisária no transoperatório.

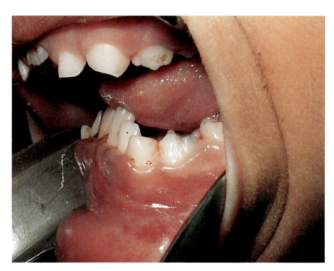

Figura 22.114 Fratura dentoalveolar da região anterior da mandíbula.

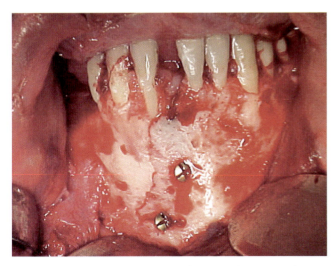

Figura 22.112 Redução e fixação de fratura sinfisária com dois parafusos (técnica compressiva).

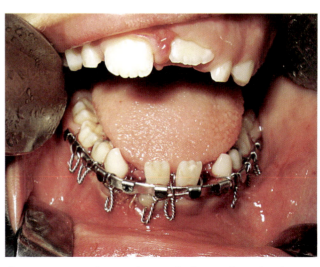

Figura 22.115 Redução e fixação de fratura dentoalveolar com barra de Erich.

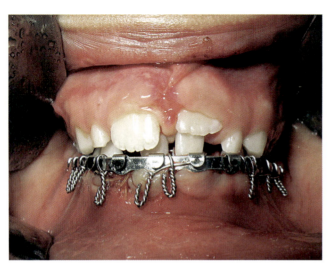

Figura 22.116 Oclusão pós-operatória após redução de fratura dentoalveolar.

Considerações finais

O sucesso no tratamento das fraturas mandibulares, independentemente da sua localização, está na obtenção de oclusão dentária adequada, consolidação óssea, preservação das funções mandibulares, abertura bucal de no mínimo 40 milímetros e recuperação do contorno facial. Quando o sucesso do tratamento puder ser alcançado através da redução fechada seguida de bloqueio intermaxilar ou do tratamento cirúrgico por meio da redução aberta, fixação através de placas e parafusos sem a necessidade de bloqueio maxilomandibular, a decisão deverá ser tomada em conjunto com o paciente. Este deverá ser informado sobre as opções de tratamento, suas vantagens, desvantagens e limitações para que o tratamento possa ser entendido e adequado a ambos.

FRATURAS DE MAXILA

Considerações gerais

As fraturas do terço médio são comumente causadas por um traumatismo grave, direto e rombo. Dentre os acidentes da vida civil, os de trânsito têm sido considerados o principal agente etiológico nas fraturas de maxila, seguidos por agressão física, quedas, acidentes esportivos e, mais raramente, por cistos e tumores (fraturas patológicas).

As fraturas da maxila geralmente são o resultado de um impacto direto no osso, podendo ocorrer fraturas simples do alvéolo dentário ou mesmo fraturas que envolvam maxila, ossos do nariz, seios maxilares, órbita, palato, dentre outros ossos faciais. O deslocamento ósseo, na maioria das vezes, resulta inteiramente das forças traumáticas. A contração muscular não tem papel importante no deslocamento das fraturas maxilares, exceto nas fraturas que se estendem para a região das lâminas pterigóideas. Nesta região, o deslocamento pode se dar em direção inferior e posterior devido à ação dos músculos pterigóideos. Na disjunção craniofacial completa (fratura tipo Le Fort III) associada a fraturas do zigoma a ação do músculo masseter pode ser um fator de deslocamento.

O tipo de lesão sofrida depende da força, direção e localização do golpe. Uma fratura do processo alveolar ou uma fratura transversa da maxila pode ocorrer devido a um impacto que atinja a sua parte inferior. Impactos sofridos em níveis mais altos podem causar uma fratura cominutiva da maxila ou uma fratura piramidal (Le Fort II). Traumatismos de alto impacto sofridos em um nível superior podem ocasionar cominução extensa e disjunção craniofacial.

O deslocamento da maxila geralmente acontece para baixo e para trás, conferindo uma aparência afundada e alongada (*dish-face*) ao terço médio da face. Impactos laterais podem gerar fraturas parciais da maxila ou fraturas alveolares. A fragmentação do rebordo alveolar pode ser causada por forças que venham de baixo para cima e para fora ou por forças sobre a mandíbula transmitidas pelos dentes em todas as direções para fora.

Embora a impacção da maxila não seja frequente, ela pode ser deslocada para cima e para trás, dentro do espaço interorbital, ou para a região da faringe. Se a impacção for firme, não será detectada mobilidade à palpação. Se o deslocamento for grande, mesmo que não haja mobilidade, má oclusão dentária poderá ser observada.

Como já descrito neste livro, podemos classificar as fraturas da maxila em fraturas parciais, completas e complexas. Destas as mais estudadas são as fraturas completas descritas em 1910 por Réné Le Fort (fraturas completas dos tipos Le Fort I, Le Fort II e Le Fort III).

Diagnóstico das fraturas de maxila

O diagnóstico das fraturas de maxila é feito após anamnese dirigida do traumatismo sofrido, exame clínico do paciente por meio de inspeção e palpação e avaliação preferencialmente por tomografia computadorizada da região acometida. Durante a inspeção, deve-se procurar evidências de lesões dos tecidos moles na região do terço médio facial.

Após a inspeção procedemos à palpação bilateral simultânea das margens orbitais, processos nasais, proeminências zigomáticas, cristas zigomaticomaxilares e rebordo alveolar superior, para detectar possíveis irregularidades, degraus, crepitações e fraturas dessas regiões (Figuras 22.117 a 22.119). A crepitação pode aparecer em alguns casos de fratura anterior da maxila, mas sua ausência não garante que a maxila não esteja fraturada.

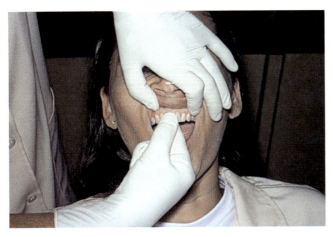

Figura 22.117 Exame clínico: palpação para avaliação da mobilidade da maxila (Le Fort I).

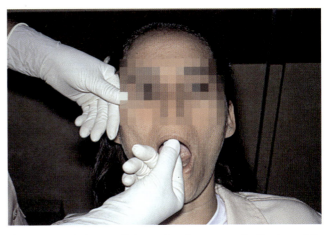

Figura 22.119 Exame clínico: palpação para avaliação da mobilidade da maxila e região frontozigomática (Le Fort III).

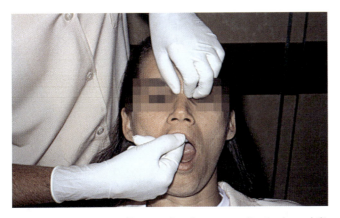

Figura 22.118 Exame clínico: palpação para avaliação da mobilidade da maxila e do terço médio (Le Fort II).

Sinais e sintomas das fraturas de maxila

É comum o paciente relatar desconforto ao falar, alimentar-se ou mesmo ao abrir a boca. Pode haver parestesia da asa do nariz, lábio superior e dentes superiores uni ou bilateralmente, devido à lesão do nervo infraorbital. Clinicamente podemos observar:

- Retrusão do terço médio com achatamento da face (Figura 22.120)
- Má oclusão, mordida aberta com contato prematuro dos dentes posteriores e deslocamento posterior da maxila (Figura 22.121)
- Laceração dos tecidos moles do vestíbulo oral ou do palato
- Epistaxe, hematoma periorbital e equimose subconjuntival (sugerem fraturas do nariz e da maxila)
- *Dish-face* – fraturas com deslocamento em que a face fica "côncava" e o terço médio, alongado
- Rinorreia cerebroespinal (fístula liquórica) – drenagem de um fluido claro pelas narinas e faringe pode significar fratura maxilar grave com deslocamento

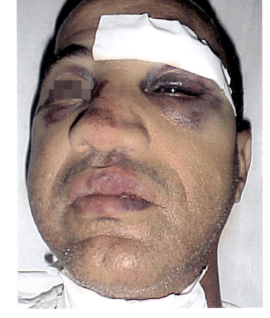

Figura 22.120 Fratura Le Fort III.

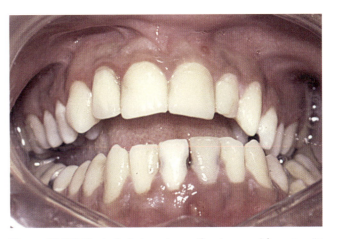

Figura 22.121 Sinais de fratura de maxila e terço médio: retrusão maxilar, promovendo mordida aberta.

craniofacial e lesão da lâmina crivosa do etmoide. O exame químico do fluido e o exame através da glicofita poderão fazer o diagnóstico diferencial entre muco nasal e líquido cefalorraquidiano. Mais comum em fraturas Le Fort II e Le Fort III associadas a fraturas das fossas cranianas anterior e média.

Exame de imagem das fraturas de maxila

As incidências radiográficas são importantes no auxílio diagnóstico de fraturas faciais, embora fraturas da maxila possam ser subestimadas ou mesmo não diagnosticadas através de radiografias. As fraturas do terço médio da face, incluindo a maxila, são mais bem observadas nas tomografias computadorizadas de face e crânio. Exames de imagem para suspeita de fraturas do terço médio da face:

- *Projeção posteroanterior oblíqua da face (Water)*: evidencia as paredes laterais do seio maxilar, seios maxilares, margens infraorbitais e estruturas nasais. A radiopacidade do seio maxilar pode significar a presença de sangue originado de uma ruptura do revestimento da membrana mucosa. Fraturas de maxila podem ser suspeitadas através da diastase na região frontomaxilar ou frontonasal. Ausência de continuidade ou irregularidade na parede lateral do seio maxilar é comum em fraturas transversas (Le Fort I)
- *Perfil de face*: projeções laterais podem evidenciar impacção maxilar
- *Radiografias oclusais oblíquas de maxila*: podem evidenciar separação da sutura intermaxilar, sugerindo uma fratura vertical do tipo Lannelongue. A radiografia oclusal, bem como incidências periapicais podem detectar fraturas dentoalveolares ou fraturas parciais de maxila
- *Tomografia computadorizada*: sempre deve ser solicitada. Cortes axiais, sagitais e coronais finos (1 a 1,5 mm) e reconstruções tridimensionais do terço médio são essenciais para o diagnóstico e o planejamento cirúrgico dessas fraturas (Figuras 22.122 a 22.124).

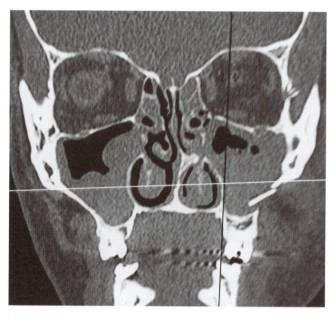

Figura 22.123 Corte coronal de tomografia computadorizada evidenciando fratura de parede anterior da maxila do lado esquerdo.

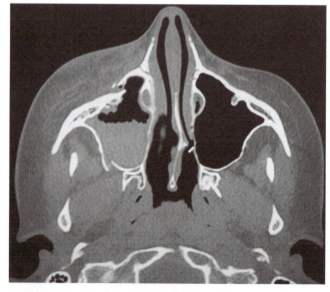

Figura 22.124 Corte axial de tomografia computadorizada evidenciando fratura de parede anterior da maxila do lado direito e hemossínus.

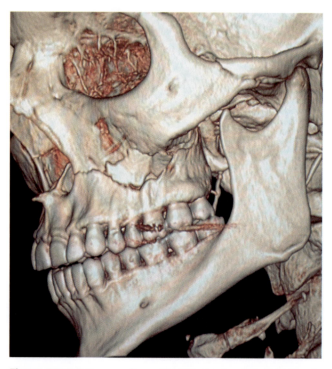

Figura 22.122 Tomografia computadorizada com reconstrução em 3D evidenciando fratura do tipo Le Fort I do lado esquerdo.

Tratamento das fraturas de maxila

Fraturas parciais de maxila são menos frequentes e geralmente estão associadas a traumas de menor intensidade. Podem ser tratadas mediante colocação de placas e parafusos ou apenas redução do segmento fraturado e imobilização com barras de Erich e, se preciso, bloqueio intermaxilar (Figuras 22.125 a 22.127).

As fraturas de maxila comumente estão associadas a outras fraturas do esqueleto facial. Devido à gravidade do trauma, devemos primeiramente estabelecer uma via respiratória satisfatória para respiração e para conter a hemorragia (Figura 22.128). O paciente será avaliado e será feito o planejamento cirúrgico para redução e estabilização das fraturas faciais.

O desenvolvimento da fixação interna rígida facilitou o tratamento das fraturas faciais, principalmente as fraturas complexas em que eram necessários bloqueio intermaxilar e realização de suspensões esqueléticas com fios de aço para se evitarem recidivas e novas impacções maxilares.

Atualmente, fraturas do tipo Le Fort I são tratadas com bloqueio intermaxilar transoperatório, apenas para restabelecimento da oclusão, enquanto as fraturas são reduzidas e estabilizadas com miniplacas de titânio e parafusos através de acesso intraoral circunvestibular superior.

As fraturas do tipo Le Fort II e Le Fort III seguem os mesmos princípios das transversais. O que diferencia é que os pontos a serem reduzidos e fixados com placas e parafusos são outros, além da maxila. Para redução da maxila impactada, podemos utilizar o fórceps de Rowe e o de Hayton-William (Figuras 22.129 a 22.134).

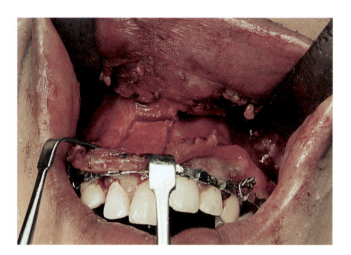

Figura 22.125 Fratura parcial de maxila.

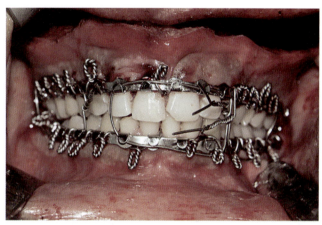

Figura 22.127 Imobilização de fratura parcial de maxila.

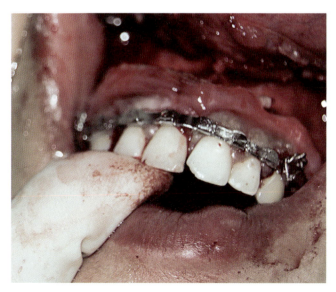

Figura 22.126 Redução de fratura parcial de maxila.

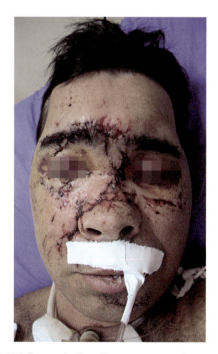

Figura 22.128 Fratura Le Fort III e traqueostomia para manutenção de via respiratória.

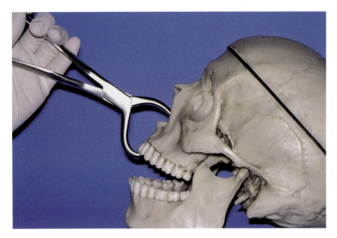

Figura 22.129 Utilização do fórceps de Rowe.

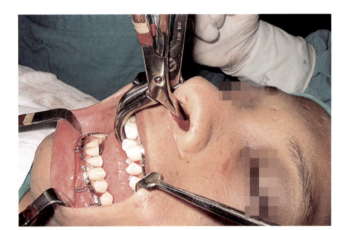

Figura 22.130 Redução de fratura com fórceps de Rowe direito e esquerdo (vista de perfil).

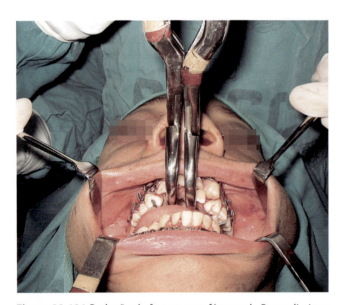

Figura 22.131 Redução de fratura com fórceps de Rowe direito e esquerdo (vista frontal).

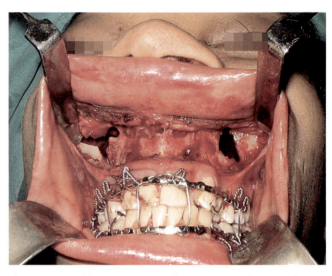

Figura 22.132 Bloqueio intermaxilar transoperatório para fixação de fratura Le Fort II.

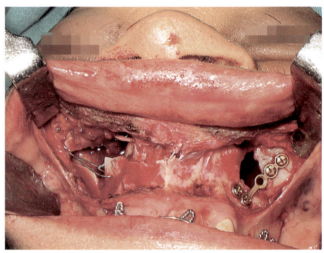

Figura 22.133 Fixação com placa, parafusos e fio de aço de fratura Le Fort II.

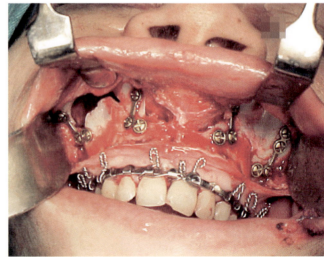

Figura 22.134 Fixação com placas e parafusos de fratura Le Fort I.

O tratamento dos outros ossos fraturados (nariz, zigoma, órbita) é realizado através de redução e fixação como se fossem fraturas isoladas. Fraturas complexas em que a maxila e o nariz estão fraturados muitas vezes exigem troca do tubo orotraqueal e nasotraqueal no transoperatório, realização de uma traqueostomia eletiva ou intubação submentoniana para que o nariz possa ser tamponado e o bloqueio intermaxilar transitório possa ser feito sem interferência do tubo da anestesia geral.

FRATURAS DE NARIZ

A posição proeminente do nariz faz com que ele esteja sempre sujeito a traumas; sendo os ossos nasais os ossos faciais com maior incidência de fraturas isoladas. Uma "fratura do nariz" pode acometer isolada ou conjuntamente ossos nasais, processos frontais da maxila, septo cartilaginoso ou ósseo, espinha nasal anterior e vômer, além de qualquer outra estrutura anatômica óssea ou cartilaginosa do nariz.

Anatomia cirúrgica do nariz

O nariz é formado por uma parte interna e outra externa. O nariz externo tem formato de uma pirâmide, sendo composto por dois ossos nasais, por parte dos dois processos frontais da maxila e por cinco cartilagens principais e duas ou três menores (Figura 22.135). O nariz interno limita a cavidade nasal medialmente pelo septo nasal, superiormente pela lâmina cribriforme do etmoide, inferiormente pelo aspecto superior do palato duro e lateralmente pelos cornetos superior, inferior e médio.

Os dois ossos nasais formam a parte superior da estrutura nasal. Eles articulam-se lateralmente com o processo frontal da maxila e superiormente com o processo nasal do osso frontal. Os ossos nasais articulam-se entre si na linha média. São mais espessos nas suas articulações e em seu terço superior, porém tornam-se mais delgados inferiormente, tornando-se mais suscetíveis a fraturas quando traumatizados.

A parte óssea do septo nasal (formada pelo osso vômer e pela lâmina perpendicular do etmoide) articula-se com a face inferior dos ossos nasais, formando um pilar de sustentação adicional do dorso nasal.

As cartilagens dão forma à metade inferior do nariz. As cartilagens laterais superiores articulam-se com os ossos nasais e com o processo frontal da maxila de maneira semirrígida e mediante ligações menos rígidas com as cartilagens alares maiores (cartilagens laterais inferiores) e com a cartilagem septal.

O septo nasal divide a cavidade nasal e é formado por uma parte óssea (vômer e lâmina perpendicular do etmoide) e outra cartilaginosa (cartilagem septal e duas cartilagens alares maiores). Os tecidos fibrosos entre a borda anterior da cartilagem do septo e o ramo medial da cartilagem alar são denominados septo membranoso ou septo falso, permitindo movimento considerável da ponta do nariz.

O vômer e a lâmina perpendicular do etmoide, ligados à crista nasal do osso palatino e crista nasal da maxila, formam o septo ósseo.

Tipos de fraturas nasais

As fraturas isoladas do nariz podem ser reunidas em dois grandes grupos: as fraturas com afundamento, normalmente causadas por traumas frontais, e as fraturas deslocadas lateralmente. A extensão e a posição do fragmento deslocado dependem da direção e intensidade do impacto, sendo geralmente ocasionadas por forças diretas, vindas de frente, sobre a base ou pelo lado.

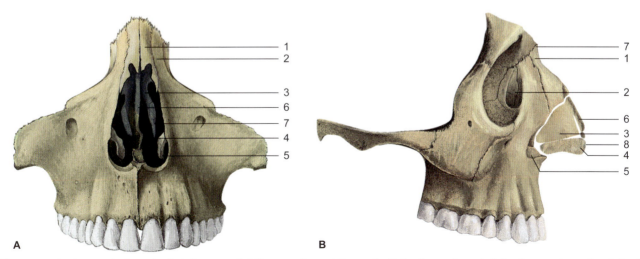

Figura 22.135 Anatomia do nariz. **A.** *1.* Osso nasal. *2.* Processo frontal da maxila. *3.* Cartilagem lateral. *4.* Cartilagem alar maior. *5.* Cartilagem alar menor. *6.* Cartilagem septal. *7.* Cartilagem acessória. **B.** *1.* Osso nasal. *2.* Processo frontal da maxila. *3.* Cartilagem lateral. *4.* Cartilagem alar maior. *5.* Cartilagem alar menor. *6.* Cartilagem septal. *7.* Raiz do nariz. *8.* Ápice nasal.

A fratura nasal mais frequente envolve apenas a extremidade inferior dos ossos nasais, com ligeiro comprometimento do septo nasal, sendo causada por um impacto brando frontal ou lateral. Outro tipo comum de fratura nasal é aquela resultante de um impacto lateral, ocasionando uma depressão do lado que sofreu o impacto e uma "saliência" do lado contralateral, produzindo, assim, uma "curvatura" no nariz. A depressão ocorre por um deslocamento medial, enquanto a proeminência é causada por um deslocamento lateral dos ossos nasais e do processo frontal da maxila.

Em um traumatismo frontal moderado, os dois ossos nasais fraturam-se na junção do processo frontal da maxila. Os ossos nasais deslocam-se posteriormente e, dependendo de qual processo frontal da maxila está mais estável, ele tenderá a deslocar-se medialmente ou lateralmente.

Quando a intensidade do impacto frontal é alta, podem ocorrer fraturas com esmagamento dos ossos nasais, processo frontal da maxila, ossos lacrimais e do septo. Neste tipo de fratura as estruturas são comprimidas e fragmentos pequenos podem ser impulsionados para as regiões orbital e etmoidal. Fraturas nasais cominutivas com dispersão dos fragmentos podem estar associadas à lesão dos canais nasolacrimais, da lâmina perpendicular do etmoide, seios etmoidais, lâmina crivosa e partes orbitais do osso frontal.

Neste tipo de lesão ocorre uma depressão acentuada no dorso nasal e alargamento da base do nariz. A columela e as cartilagens laterais se alteram e a ponta nasal é deslocada superiormente. O septo lesionado geralmente apresenta edema pronunciado, lacerações da mucosa e às vezes um *hematoma submucoso*. O desvio do septo associado ao edema comumente provoca obstrução nasal. Caso haja formação de hematoma submucoso, devemos por vezes drená-lo para *evitar condrólise da cartilagem septal*. Nos impactos frontais graves, em que a lâmina cribriforme do etmoide foi rompida, pode haver drenagem de líquido cerebroespinal.

Diagnóstico das fraturas nasais

O diagnóstico das fraturas nasais deve ser feito com base na história do trauma, nos exames de imagem e, principalmente, na avaliação clínica do paciente, por meio de criteriosa inspeção e palpação cautelosa das estruturas nasais.

Na história clínica devemos perguntar ao paciente ou aos familiares sobre histórias de traumatismos nasais anteriores, cirurgias nasais prévias, alterações de forma e função prévias ao acidente e desvio de septo preexistente para que um diagnóstico equivocado não seja feito em consequência ao trauma recente. A natureza do trauma, isto é, sua etiologia, direção e intensidade também são informações importantes para precisar as prováveis lesões decorrentes desse trauma. Ao ser questionado, o paciente comumente relata que suas principais queixas são hemorragia nasal, dor e edema. Frequentemente refere perda do olfato e dificuldade de aeração nasal.

O exame clínico deve constar de uma inspeção inicial, logo após o traumatismo, e palpação da área traumatizada. A palpação da região traumatizada deve ser realizada com cautela. Podemos encontrar mobilidade dos fragmentos com crepitação e grande sensibilidade. A mobilidade é difícil de ser percebida nos casos de fraturas telescópicas deslocadas e impactadas. O mau posicionamento das estruturas nasais também pode ser evidenciado durante a palpação, principalmente se esta for feita logo após o trauma, antes que o edema se instale (Figuras 22.136 e 22.137).

Sinais e sintomas das fraturas nasais
- Edema nasal e das pálpebras (principalmente algumas horas após o trauma) (Figura 22.138)
- Equimose periorbital
- Hemorragia subconjuntival

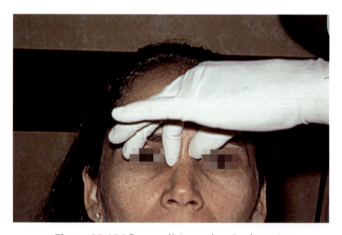

Figura 22.136 Exame clínico: palpação do nariz.

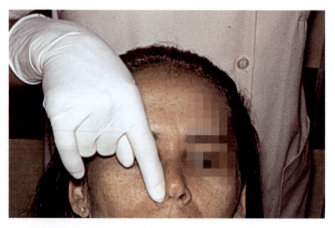

Figura 22.137 Exame clínico: verificação da aeração nasal.

- Hematoma nasal ou submucoso do septo
- Contusões e lacerações da pele e/ou da mucosa nasal
- Deformação da pirâmide nasal
- Deslocamento total do nariz para a linha média
- Alteração do contorno das paredes laterais
- Selamento do dorso nasal e alargamento da base do nariz – principalmente após traumas frontais (Figura 22.139)
- Elevação da ponta nasal com evidenciação exacerbada das narinas
- Contusão ou descoloração do lábio superior ou da área da columela – pode ocorrer em fraturas da espinha nasal anterior e do septo

- Epistaxe (hemorragia nasal) – provocada pela ruptura da mucosa de uma cartilagem ou osso ou de um dos seios maxilares
- Rinorragia cerebroespinal – geralmente associada à fratura da lâmina cribriforme do etmoide ou a uma fratura craniana com rompimento da dura-máter e extensão a um dos seios que drena para a cavidade nasal
- Obstrução nasal – pode ser decorrente de edema, coágulos sanguíneos, edema da mucosa sobre os cornetos, fragmentos deslocados de osso, cartilagem ou mucosa
- Enfisema subcutâneo – pode formar-se em consequência de inúmeras tentativas por parte do paciente de assoar os coágulos sanguíneos para fora do nariz. O ar passa através do mucoperiósteo dilacerado, difundindo-se nos tecidos subcutâneos.

Métodos de imagem para avaliação das fraturas nasais

Os exames de imagem devem ser feitos sempre que há suspeita clínica de fratura e incluem:

- *Projeção superoinferior dos ossos nasais*: um filme oclusal é inserido na cavidade bucal (o suficiente para que o paciente possa segurá-lo entre os dentes anteriores) e o raio incide para baixo, na linha mediana, passando pela base do nariz em um ângulo de 90° com o filme. Esta projeção evidencia fraturas e deslocamentos mediais ou laterais de fragmentos
- *Projeção lateral dos ossos nasais*: devem ser obtidas tomadas dos lados direito e esquerdo. O osso nasal mais próximo do filme fica bem evidenciado nesta incidência. Os tecidos moles, a espinha nasal anterior e o processo frontal da maxila também são bem identificados (Figura 22.140). Em crianças, essa incidência pode ser feita com um filme periapical posicionado paralelamente ao nariz e ao plano sagital e exposição lateral do filme
- *Projeção de Water direta ou reversa*: evidencia bem o septo nasal, o processo frontal da maxila e os ossos nasais. A projeção reversa fornece quase os mesmos detalhes; entretanto, as estruturas aparecem um pouco maiores pela maior distância do filme, estando indicada em pacientes que não podem ser mobilizados (traumas de coluna cervical)
- *Tomografia computadorizada*: da região do terço médio da face permite um detalhamento maior da região, sendo mais fidedigna pois as radiografias, embora auxiliem na detecção das fraturas nasais, não mostram bem o grau de deslocamento, que é a chave para a indicação de redução das fraturas nasais (Figuras 22.141 e 22.142).

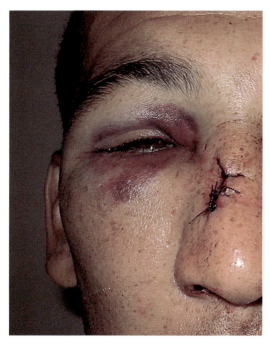

Figura 22.138 Sinais de fratura de nariz: edema nasal e da pálpebra, equimose periorbital, contusão e laceração do dorso nasal.

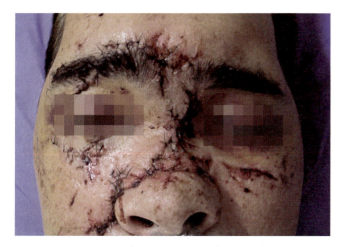

Figura 22.139 Sinais de fratura de nariz: selamento do dorso nasal, alargamento da base do nariz e laceração extensa no dorso nasal.

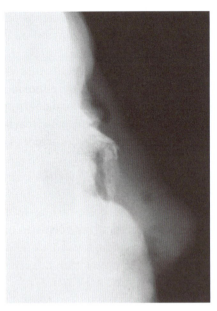

Figura 22.140 Radiografia lateral do nariz evidenciando fratura.

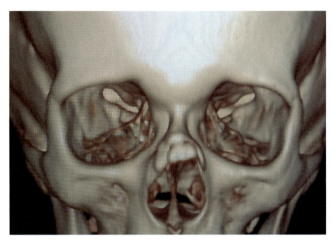

Figura 22.142 Tomografia computadorizada com reconstrução em 3D evidenciando fratura de nariz.

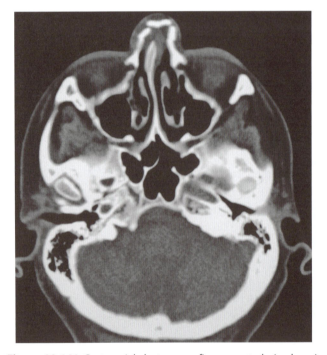

Figura 22.141 Corte axial de tomografia computadorizada evidenciando fratura de nariz.

Tratamento das fraturas nasais

O tratamento das fraturas nasais se baseia na reconstituição estética e funcional, desobstruindo a cavidade nasal para torná-la novamente pérvia e devolvendo o sentido do olfato.

O melhor momento para o tratamento das fraturas nasais é durante as três primeiras horas que se seguem ao trauma, antes que a lesão tenha sido mascarada por edema, hematoma e obstrução das vias respiratórias. Lesões septais e nasais devem ser operadas em até 14 dias para que seja viável a redução fechada, sendo os melhores resultados aqueles obtidos com até 1 semana do trauma. Entretanto, para que bons resultados sejam obtidos, além da redução precoce, anestesia adequada, boa iluminação intranasal, equipamento de sucção e equipamento cirúrgico apropriados são essenciais. Em crianças, mesmo fraturas nasais simples devem ser tratadas sob anestesia geral e intubação orotraqueal.

Adultos que apresentem fraturas isoladas da parede lateral (sem comprometimento do septo nasal) podem ser tratados sob anestesia local. Entretanto, nossa preferência é pela anestesia geral ou local com sedação por fornecer mais conforto ao paciente e ao profissional. Este tem condições de manipular melhor as fraturas e, caso estas não consigam ser adequadamente reduzidas ou estabilizadas pelo método fechado ou o paciente apresente outras fraturas faciais associadas, o cirurgião tem condições de reduzi-las em um mesmo tempo cirúrgico e de maneira mais satisfatória.

A redução fechada pode ser feita com vários instrumentos, dentre eles, o fórceps de Walsham, indicado para redução de fraturas dos ossos nasais e do processo frontal da maxila; e o fórceps de Asch, usado para correção das fraturas do septo nasal (Figura 22.143).

Um bloqueio anestésico deve ser realizado nos nervos infraorbital, supratroclear, infratroclear e etmoidal anterior bilateralmente. Antes de se manipularem as fraturas nasais, devemos realizar uma infiltração de uma solução anestésica, contendo epinefrina a 1:100.000 ou 1:200.000 na mucosa nasal para que o sangramento seja diminuído durante e após a redução das fraturas.

A superfície menor da parte ativa do fórceps de Walsham é inserida no nariz e a parte maior é coberta por um tubo de plástico, borracha ou silicone para proteger a pele e aplicada externamente apreendendo o nariz, superiormente ao canto medial e paralelo ao processo frontal do osso maxilar. Movimentos de rotação com o fórceps para a medial ou para a lateral são realizados para reduzir a fratura nasal, levando o segmento para dentro ou para fora, dependendo do tipo de fratura ocorrida (Figura 22.144).

A base do nariz deve estar presa entre o polegar e o indicador da mão oposta. Estes dedos também conferem estabilidade adicional à cabeça para que se inicie a manipulação da fratura.

O septo nasal é reduzido com um fórceps de Asch. As partes ativas do fórceps são inicialmente introduzidas no assoalho nasal de cada lado do septo (Figura 22.145). É feita uma suave pressão para realinhar a cartilagem septal. O fórceps é girado gradualmente para cima e para frente para prender o septo ao longo da linha da ponte. Tração superior pode ser realizada para elevar a ponte nasal. Para facilitar o tracionamento, o fórceps deve ser invertido.

Após a redução de todos os ossos, cartilagens e tecido mole deslocados, devemos inspecionar o nariz sob iluminação intranasal direta e com auxílio de um espéculo nasal longo. Coágulos sanguíneos e muco são aspirados, preparando as cavidades nasais para adequada imobilização das fraturas.

Após ter sido conferida a redução das fraturas é feita imobilização das mesmas com uma gaze longa do tipo para tamponamento vaginal ou com uma compressa cortada (Figura 22.146). A colocação de várias gazes separadas ou suturadas entre si pode deslocar o septo nasal, além de serem removidas posteriormente com dificuldade. Deve-se suturar um fio tipo linho 0 ou linho 2-0 na extremidade da gaze para tamponamento de cada narina. Este procedimento mantém o tamponamento em posição, evitando deslocamento para a nasofaringe e orofaringe, o que causaria desconforto ao paciente com ligeira obstrução das vias respiratórias e dificuldade de respiração.

A colocação do tamponamento nasal deve ser feita com visão intranasal direta. Uma pinça baioneta ou uma pinça de dissecção longa é usada para introduzir o tampão. Este é colocado com cautela e sempre alternando os lados no momento da introdução. Depois de preenchidas ambas as narinas, o tampão é suturado na pele do

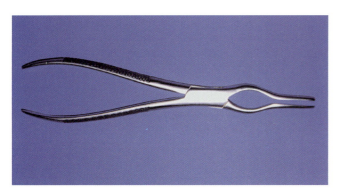

Figura 22.143 Fórceps de Asch.

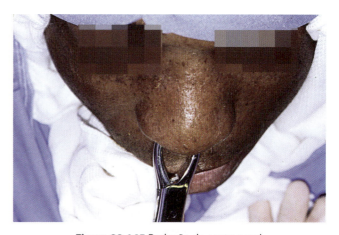

Figura 22.145 Redução do septo nasal.

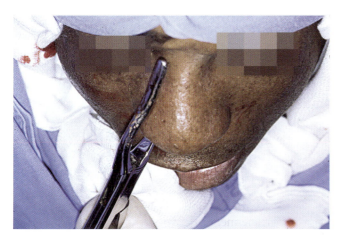

Figura 22.144 Redução do ramo montante (processo frontal da maxila).

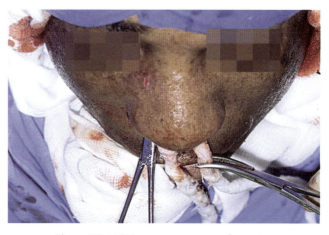

Figura 22.146 Tamponamento nasal anterior.

nariz para ser mantido em posição. O tampão deve estar lubrificado preferencialmente com uma pomada antibiótica. Ele é mantido em posição de 3 a 5 dias. Neste período o paciente fará uso de antibioticoterapia sistêmica para evitar infecção.

A colocação exagerada do tamponamento nasal pode promover um telecanto pós-operatório inestético, em pacientes com fratura do processo frontal da maxila sem deslocamento. O uso de tamponamento nasal deve ser evitado em pacientes com rinorreia cerebroespinal. Estes pacientes podem ter consequências graves causadas por infecção proveniente do tampão, como o desenvolvimento de meningite bacteriana.

Depois de feito o tamponamento, bem como a sua fixação, são feitos curativos externos, com intuito de reduzir o edema pós-operatório, evitar deslocamento dos fragmentos reduzidos e melhorar o suporte dos ossos nasais (Figura 22.147). Os curativos externos podem ser feitos com Micropore®, gazes gessadas ou gesso Paris. Os curativos de gesso Paris e gazes gessadas devem ser removidos no terceiro ou quarto dia pós-operatório, pois com a redução do edema, tendem a ficar "frouxos". Caso seja necessário, o curativo é refeito e removido definitivamente com 7 dias de pós-operatório; quando são realizadas radiografias de controle. Caso o curativo externo seja de Micropore®, as radiografias de controle podem ser feitas logo após a remoção do tamponamento nasal (Figuras 22.148 e 22.149).

Fraturas cominutivas do nariz, fraturas nasais associadas a outras fraturas faciais, como as da órbita e do etmoide, bem como aquelas fraturas isoladas não corrigidas primariamente, antes de sua consolidação, devem ser reparadas por redução aberta, acessos amplos, utilização de enxertia óssea ou de material aloplástico e fixação interna rígida dos fragmentos.

No pós-operatório, caso o paciente saia sem tamponamento nasal, é prescrito um descongestionante nasal com oximetazolina. Caso saia tamponado, antibiótico é mantido até a sua remoção e, após remoção do tampão, o descongestionante pode ser usado.

FRATURAS DO COMPLEXO ZIGOMÁTICO

O zigoma é um osso resistente da face que forma, juntamente com o arco zigomático, o complexo zigomático. Devido à sua posição e ao contorno proeminente,

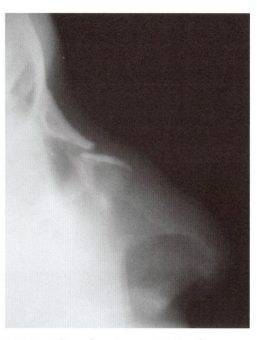

Figura 22.148 Radiografia pré-operatória (perfil para ossos próprios nasais).

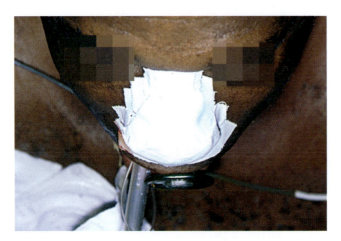

Figura 22.147 Curativo pós-operatório.

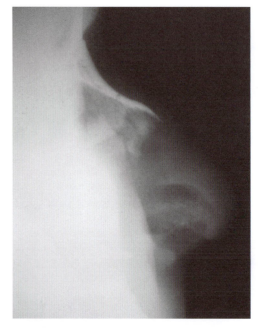

Figura 22.149 Radiografia pós-operatória (perfil para ossos próprios nasais).

está sujeito a traumas que podem produzir fraturas ou disjunções. O corpo do zigoma geralmente permanece intacto após traumas de baixo impacto.

O zigoma tem a forma de um quadrilátero com uma face externa convexa e irregular, uma face interna côncava e quatro processos que se articulam com os ossos frontal, maxilar, temporal e com asa maior do esfenoide (Figura 22.150). Apresenta quatro bordas: borda anterossuperior (integra o rebordo orbital, forma parte da órbita e se articula acima com o osso esfenoide e abaixo com o osso maxilar), borda posterossuperior (forma o contorno da fossa temporal), borda anteroinferior (articula-se com o osso maxilar) e borda posteroinferior (continua para trás com a borda inferior do processo zigomático) (Figura 22.151). A borda posteroinferior também é conhecida como borda massetérica, devido à inserção do músculo masseter. Além do masseter, a superfície do zigoma fornece inserções para os músculos temporal, zigomático maior e menor.

As fraturas do corpo do zigoma são relativamente infrequentes por este ser um osso espesso e sólido. Entretanto, as fraturas do complexo zigomático tendem a ocorrer em pontos fracos, principalmente nas articulações entre o zigoma e os ossos adjacentes. O zigoma fraturado se desloca e impacta. O deslocamento é provocado pelo próprio traumatismo, uma vez que não há forte tração muscular sobre o osso. A magnitude do deslocamento varia de acordo com a gravidade e a direção do impacto sofrido. Os traumatismos frontais e superiores provocam deslocamentos para posterior e inferior. O impacto lateral tende a produzir um

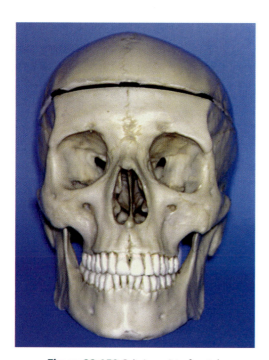

Figura 22.150 Crânio – vista frontal.

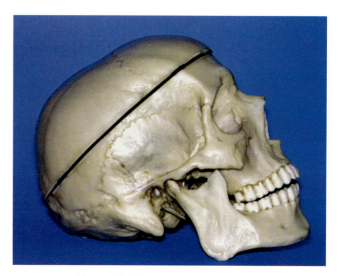

Figura 22.151 Crânio – vista de perfil.

deslocamento posteroinferior e interno (para medial). Algumas vezes pode haver rotação do zigoma para fora, ocasionando um aumento da proeminência zigomática.

O deslocamento do zigoma comumente provoca fraturas múltiplas nas delgadas paredes do seio maxilar e hemorragia para o interior do seio. O deslocamento do zigoma produzirá uma fratura da órbita, uma vez que o zigoma forma o rebordo orbital inferior e lateral e uma grande parte do assoalho da órbita. A cavidade orbital pode ficar aumentada, com consequente enoftalmo e distopia ocular.

Diagnóstico das fraturas do complexo zigomático

O diagnóstico das fraturas do complexo zigomático deve ser feito após anamnese dirigida, exames clínico (que deve constar de inspeção e palpação) e de imagem. Os sinais de fratura são frequentemente mascarados por lesões de tecido mole, como lacerações e por edema facial (Figuras 22.152 a 22.154).

Depois de feita a inspeção, realiza-se a palpação bimanual para comparar as estruturas ósseas da face do lado comprometido com o lado são. Os dois lados da face são palpados simultaneamente e, ao passar os dedos ao redor do rebordo orbital, podem-se palpar fraturas na sutura zigomaticofrontal ou próximo a ela. O arco zigomático também deverá ser palpado para que possíveis irregularidades no seu contorno sejam detectadas. Palpação intraoral das paredes anterior e lateral da maxila poderá evidenciar fraturas das mesmas na junção do processo zigomático. À palpação intraoral, a crista zigomaticomaxilar pode estar ausente ou ser palpado um sulco profundo devido ao deslocamento medial do processo maxilar do zigoma.

Sinais e sintomas das fraturas do complexo zigomático

Dependendo do tipo de fratura e da região lesionada (corpo do zigoma, arco zigomático ou órbita), o paciente apresentará sinais e sintomas característicos.

Sinais e sintomas de fraturas do arco zigomático

- Dor ao movimentar a mandíbula
- Escoriações, edema ou hematoma sobre o local traumatizado
- Depressão no tecido mole na região do arco zigomático afetado
- Limitação da abertura bucal (trismo) e dos movimentos mandibulares. É causada pelo deslocamento posteroinferior do zigoma que colide com o processo coronoide. O trismo pode ocorrer também por espasmo muscular ou aprisionamento de fibras do músculo temporal nos fragmentos fraturados.

Sinais e sintomas de fraturas do zigoma

- Hematoma intraocular
- Equimose ou hematoma periorbital (Figura 22.155)
- Aplainamento da proeminência zigomática (Figura 22.156)
- Desnivelamento no bordo inferior da órbita (Figura 22.157)
- Desnivelamento na região frontozigomática
- Epistaxe pela narina do lado afetado
- Parestesia do nervo infraorbital – a fratura do zigoma pode produzir estiramento, contusão, pinçamento ou secção do nervo. O paciente pode referir diferentes

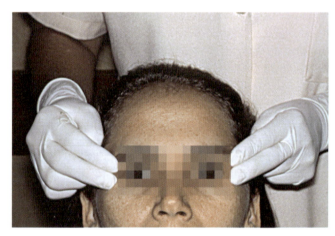

Figura 22.154 Exame clínico: palpação da região frontozigomática.

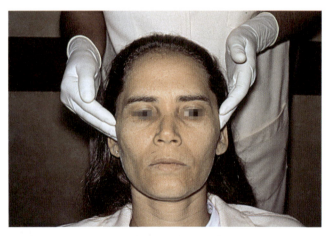

Figura 22.152 Exame clínico: palpação do arco zigomático.

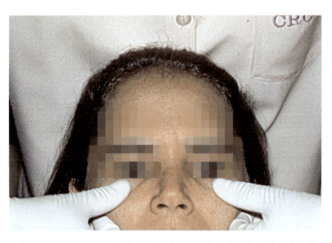

Figura 22.153 Exame clínico: palpação do rebordo infraorbital.

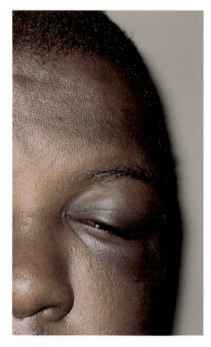

Figura 22.155 Sinais de fratura: hematoma periorbital esquerdo com oclusão da rima palpebral.

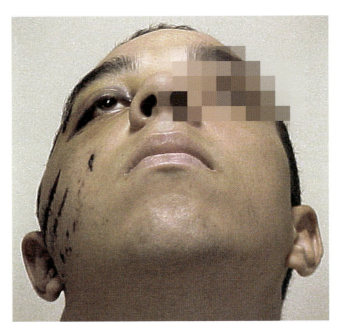

Figura 22.156 Sinais de fratura: aplainamento da proeminência zigomática direita.

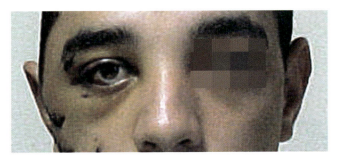

Figura 22.157 Sinais de fratura: enoftalmo, deslocamento lateral e inferior do complexo zigomático direito.

graus de parestesia ou anestesia do lábio superior, asa do nariz, alvéolo e dentes superiores
- Diplopia – pode não ser logo evidente; entretanto, após a remissão do edema, esta e outras alterações visuais podem ser observadas. A diplopia (visão dupla) pode desaparecer espontaneamente, geralmente entre 48 e 72 horas após o trauma. Muitos fatores podem causar diplopia, mas talvez o mais frequente seja o deslocamento do globo ocular para um nível mais baixo e a interferência da ação da musculatura extrínseca do globo ocular, especialmente dos músculos reto inferior e oblíquo inferior
- Oftalmoplegia – limitação dos movimentos oculares. Esta limitação geralmente é causada pelo encarceramento dos músculos reto inferior e oblíquo inferior
- Enfisema da bochecha – pode advir de uma fratura que se estenda para dentro do seio maxilar, possibilitando que o ar penetre no tecido mole. Espirrar ou assoar o nariz aumentam o enfisema.

Sinais e sintomas de fraturas do complexo zigomático com comprometimento do assoalho da órbita

- Diplopia
- Hemorragia subconjuntival
- Hematoma periorbital e intraocular
- Oftalmoplegia – a fratura pode causar limitação dos movimentos oculares por aprisionamento da musculatura do globo ocular ou por comprometimento da nutrição do nervo (isquemia da artéria oftálmica). O extravasamento hemorrágico e o edema também podem comprometer a função muscular
- Enoftalmo – retração do globo ocular que pode ser causada por lipólise ou deslocamento da gordura orbital e aumento da cavidade orbital (Figura 22.158)
- Distopia ocular – ocorre quando há fratura do assoalho orbital ou ruptura da periórbita ocasionando um deslocamento da gordura orbital. O globo ocular fica situado em um nível inferior, quando comparado com o lado sadio (Figura 22.158). Pode ocorrer em fraturas do tipo *blow-out* puras (fratura do assoalho orbital sem comprometimento do zigoma em que fragmentos do assoalho orbital são deslocados inferiormente para dentro do seio maxilar); ou fraturas *blow-out* impuras (quando estão associadas a fraturas do complexo zigomático) (Figura 22.159).

Métodos de imagem das fraturas do complexo zigomático

Os exames de imagem sempre devem ser realizados quando há suspeita clínica de fratura facial. Para avaliar o complexo zigomático podemos solicitar:

- *Projeção posteroanterior (PA) oblíqua da face*: conhecida como posição de Water. Evidencia bem contorno orbital, crista zigomaticomaxilar, sutura frontozigomática e seio maxilar bilateralmente
- *Projeção submentovértex* (submentoniana vertical ou axial de Hirtz): fornece adequada visualização do arco zigomático e da projeção anteroposterior do corpo do zigoma (Figura 22.160). Deve ser realizada com subexposição aos raios X (pouco penetrada) para que o arco zigomático seja bem identificado
- *Posteroanterior mentonaso*: é uma incidência parecida com a de Water, entretanto, o filme é posicionado sem a distância de 4 a 4,5 cm do rosto do paciente (Figura 22.161)
- *Tomografia computadorizada*: exame de imagem de escolha para avaliação de fraturas do complexo zigomático. Permite uma excelente visão espacial quando

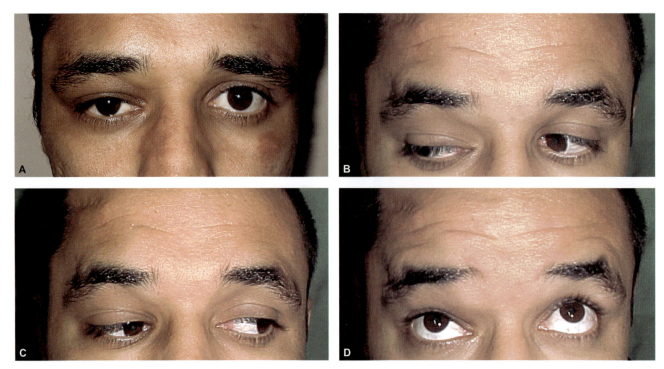

Figura 22.158 A. Distopia ocular e enoftalmo. **B.** Distopia ocular e enoftalmo, porém sem oftalmoplegia (olhar à direita). **C.** Distopia ocular e enoftalmo porém sem oftalmoplegia (olhar à esquerda). **D.** Distopia ocular e enoftalmo porém sem oftalmoplegia (olhar para cima).

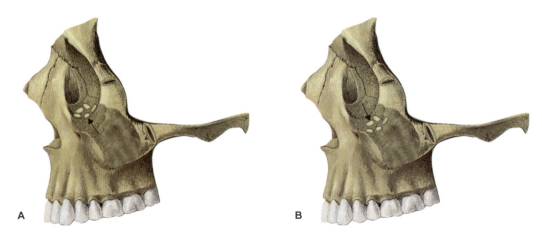

Figura 22.159 Esquema de fratura de órbita. **A.** Blow-in. **B.** Blow-out.

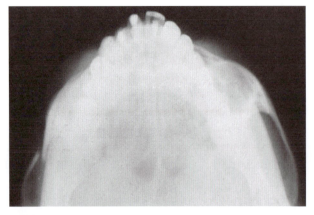

Figura 22.160 Incidência de Hirtz pouco penetrada, evidenciando fratura do arco zigomático.

há deslocamentos e é primordial para avaliação da órbita, principalmente em fraturas do assoalho orbital que, na maioria das vezes, não são identificadas em radiografias convencionais (Figuras 22.162 a 22.165).

Tratamento das fraturas do complexo zigomático

O plano de tratamento deve ser determinado após criterioso exame clínico e de imagem. O tipo de fratura, o grau de fragmentação, a direção e o grau de deslocamento dos fragmentos ósseos, bem como o tempo em que o paciente apresenta a fratura, são fatores importantes na decisão do tratamento a ser instituído.

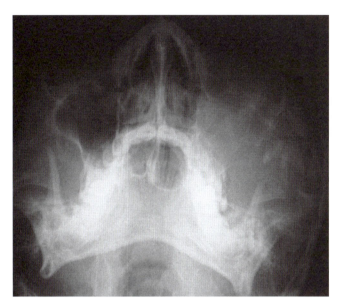

Figura 22.161 Incidência de Water, mostrando fratura do complexo zigomático esquerdo.

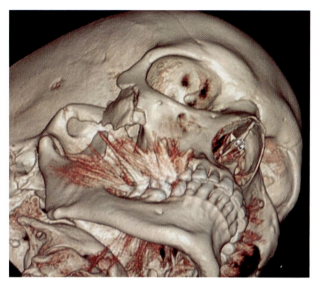

Figura 22.163 Tomografia computadorizada com reconstrução em 3D, evidenciando fratura e afundamento do arco zigomático direito e fratura do processo coronoide ipsilateral.

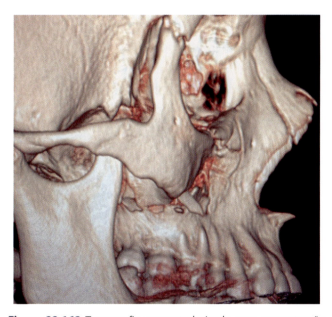

Figura 22.162 Tomografia computadorizada com reconstrução em 3D, evidenciando fratura do zigoma com deslocamento do lado direito.

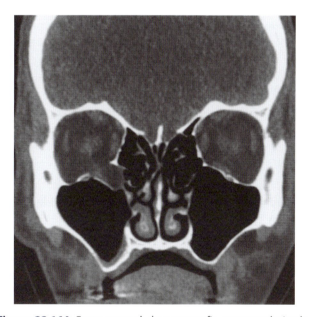

Figura 22.164 Corte coronal de tomografia computadorizada, mostrando fratura de assoalho orbital direito com deslocamento de conteúdo orbital para o seio maxilar (*blow-out*).

O tratamento de uma fratura do complexo zigomático pode variar desde um acompanhamento clínico e radiográfico/tomográfico do paciente sem intervenção cirúrgica a redução cirúrgica da fratura e reconstrução zigomática através de enxertos autógenos ou colocação de materiais aloplásticos.

Um zigoma fraturado com mínimo ou nenhum deslocamento em que não há comprometimento orbital, isto é, ausência de diplopia, oftalmoplegia ou herniamento de gordura orbital para o seio maxilar confirmados pela tomografia, não apresenta indicação cirúrgica, se o paciente não apresenta alterações estéticas ou funcionais. Este deve ser tratado conservadoramente com acompanhamento clínico e radiográfico/tomográfico, medicação para dor e cuidados locais (evitar sol, esforços físicos e apoiar-se sobre a região fraturada).

O tratamento cirúrgico de fraturas do complexo zigomático pode ser feito na emergência do hospital, sob anestesia local, em casos selecionados. Entretanto, fraturas complexas ou mesmo fraturas simples, em nossa opinião, deveriam sempre que possível ser tratadas após detalhado exame clínico e tomográfico, preferencialmente

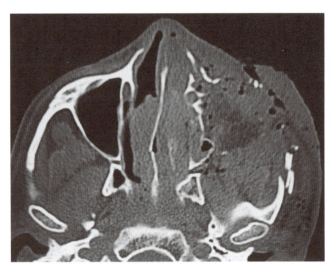

Figura 22.165 Corte axial de tomografia computadorizada, mostrando cominução do complexo zigomático esquerdo.

sob anestesia geral. Alguns dos instrumentos específicos para redução de fraturas de zigoma e arco zigomático são o parafuso de Carroll-Girard, o gancho de Barros e um elevador para arco zigomático (Figura 22.166).

O olho é a estrutura mais importante na região de um traumatismo zigomático, devendo sempre ser examinado por um oftalmologista. Qualquer alteração na visão deveria ser registrada no prontuário e comunicada à família do paciente antes da intervenção cirúrgica.

Fraturas do arco zigomático

O tratamento de uma fratura do arco zigomático está indicado quando há deformidade facial evidente ou quando há interferência na função mandibular (trismo). Na maioria das vezes conseguimos reduzir o arco zigomático sem que acessos extensos sejam necessários e raramente será preciso realizar osteossínteses, através de fios de aço ou miniplacas e parafusos, se a fratura for operada nos primeiros dias do trauma.

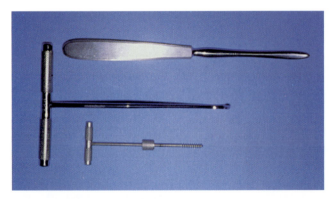

Figura 22.166 Instrumentos para redução do complexo zigomático (parafuso de Carroll-Girard, gancho de Barros e elevador para arco zigomático).

Métodos de redução do arco zigomático

Método de Gillies

O acesso de Gillies, Kilner e Stone, mais conhecido como *método de Gillies*, aproveita a inserção do músculo temporal sobre o arco zigomático. É realizado através de tricotomia da região frontotemporal. São feitas a identificação e a demarcação das artérias temporal superficial e frontal com azul de metileno ou caneta dermográfica (Figura 22.167). Faz-se uma incisão cutânea de 2 a 2,5 cm inclinada em 45° sobre o arco zigomático, evitando-se a artéria temporal superficial. São feitos descolamento da fáscia temporal até o músculo temporal e inserção de um descolador de periósteo tipo Freer ou de um elevador de extremidade curva e romba entre a fáscia do temporal e o músculo temporal até a face interna do arco zigomático (Figuras 22.168 e 22.169). A redução do arco zigomático é realizada por movimentos de rotação e tração. Os dedos da mão oposta controlam a pressão pela palpação digital sobre a pele da região zigomática. Sutura-se a incisão por planos.

Acesso pela região frontozigomática

Esse acesso apenas é usado quando o paciente apresenta outras fraturas faciais, em que já houve a necessidade de exposição da região frontozigomática. Aproveita-se o acesso já realizado e, por meio dele, inserimos um descolador de periósteo ou um elevador rombo e reduzimos a fratura, sem que seja realizado outro acesso no paciente. Sutura-se a incisão por planos.

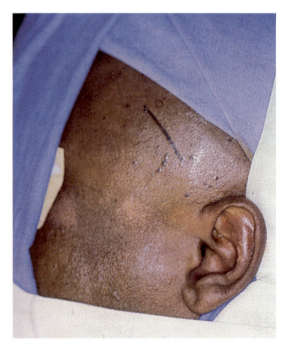

Figura 22.167 Marcação com azul de metileno para acesso de Gillies.

Acesso intraoral

É simples de ser realizado e não deixa cicatrizes inestéticas no paciente. Realiza-se uma incisão intraoral na região de fundo de vestíbulo oral, na área dos molares superiores. Descola-se o mucoperiósteo e insere-se um instrumento rombo como um descolador de periósteo ou um elevador até a região zigomática. Realiza-se pressão para fora e, após redução, movimenta-se o instrumento ao longo da face interna do arco zigomático para checar seu contorno e a adequada redução. Sutura-se a incisão (Figura 22.170).

Acesso direto

É o método de redução mais simples de ser realizado. Pode ser feito através de uma pequena incisão de 0,5 a 1 cm ou mesmo sem incisão por acesso percutâneo. Aplicamos um gancho diretamente por baixo e por dentro da face interna do arco zigomático e tracionamos firmemente o arco para fora (Figura 22.171). Os dedos da mão oposta estabilizam a cabeça do paciente e orientam a redução. Esta redução é realizada na emergência hospitalar, algumas vezes através de uma pinça de campo do tipo Backhaus. Não indicamos este

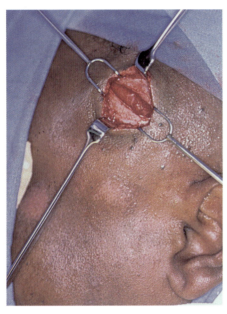

Figura 22.168 Acesso de Gillies descolado.

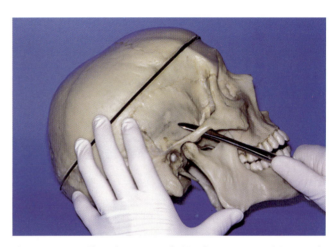

Figura 22.170 Elevador para redução de arco zigomático ou do zigoma posicionado (realizada por acesso intraoral).

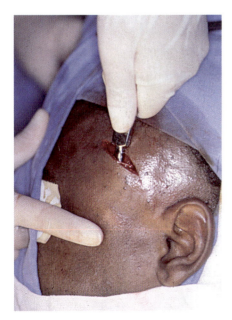

Figura 22.169 Redução de fratura do arco zigomático por meio de elevador introduzido pelo acesso de Gillies.

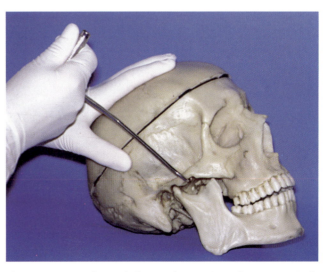

Figura 22.171 Redução de fratura de arco zigomático por meio de gancho de Barros.

instrumental para redução, pois há risco de as extremidades desta pinça fraturarem, o que poderia exigir uma cirurgia para sua remoção.

Quando a fratura do arco zigomático após a redução não permanece estável ou quando esta é cominutiva, cirurgias mais extensas com acessos amplos (acesso coronal) e fixação interna rígida serão necessárias (Figura 22.172).

Fraturas do zigoma

O tratamento de fraturas isoladas do zigoma, em que este não se apresenta cominuído, apenas fraturado e deslocado, pode ser realizado através da aplicação de parafuso de Carroll-Girard sem necessidade de fixação se a fratura ficar estável. Pode ser usado também o gancho de Barros por acesso percutâneo (Figura 22.173).

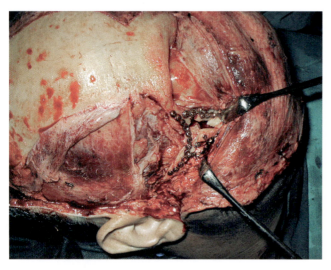

Figura 22.172 Redução de fratura de arco zigomático e zigoma por acesso coronal e fixação com placa e parafusos.

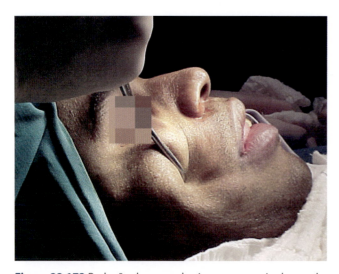

Figura 22.173 Redução de corpo do zigoma por meio de gancho de Barros.

Técnica de Carroll-Girard

Realiza-se uma pequena incisão de aproximadamente 1 a 1,5 cm na pele até o osso. Esta é feita na proeminência zigomática alguns milímetros abaixo de uma linha imaginária que passa perpendicularmente ao canto externo do olho. Após alcançar o osso, descola-se ligeiramente o tecido e perfura-se o osso com uma broca nº 702 ou 703. A broca é cuidadosamente removida e o parafuso de Carroll-Girard é introduzido no osso zigomático através desta perfuração. A cabeça do paciente é estabilizada pelo auxiliar, enquanto o cirurgião traciona o zigoma com uma das mãos, e, com a outra, permanece palpando o rebordo infraorbital para guiar e conferir a redução. Depois de testada a estabilidade da redução, remove-se o parafuso e sutura-se o local.

Em fraturas complexas, cominutivas ou naquelas em que após a redução da fratura esta não ficou estável, osteossínteses preferencialmente com placas e parafusos deverão ser realizadas mediante combinação de alguns acessos cirúrgicos. Para redução cirúrgica de fraturas do zigoma, podemos utilizar o parafuso de Carroll-Girard para auxiliar na movimentação tridimensional e redução associado a um ou mais acessos cirúrgicos (Figura 22.174).

Acesso intraoral

É realizado um acesso tipo Caldwell-Luc, descolado o mucoperiósteo da parede anterior da maxila, crista zigomaticomaxilar e, se preciso for, expomos até o nervo infraorbital. Este muitas vezes encontra-se comprimido pelos fragmentos ósseos, necessitando liberação para descompressão e resolução da parestesia. As fraturas são manipuladas, reduzidas e fixadas por placas e parafusos na crista zigomaticomaxilar (Figura 22.175).

Acesso subpalpebral

Quando há comprometimento orbital ou instabilidade na redução do zigoma, podemos associar uma incisão subpalpebral, subciliar, infraorbital ou transconjuntival para acesso ao rebordo infraorbital e assoalho orbital (Figuras 22.176 a 22.184). Desta maneira, podemos reduzir e fixar fraturas na região infraorbital, além de tratar possíveis oftalmoplegias, distopias, diplopias e enoftalmos.

Acesso à região frontozigomática

É realizada uma incisão sobre a sobrancelha (sem tricotomia prévia) no sentido longitudinal das fibras do músculo orbicular do olho. Descola-se o periósteo do lado interno, reduz-se a fratura e fixa-se a mesma através de placas e parafusos (Figura 22.185). Outra opção é a realização de um acesso à região frontozigomática através de uma incisão para blefaroplastia (Figuras 22.186 e 22.187).

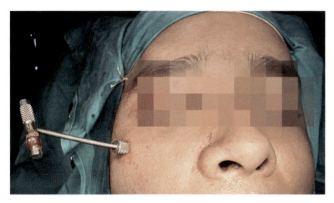

Figura 22.174 Colocação de parafuso de Carroll-Girard e redução de fratura do zigoma.

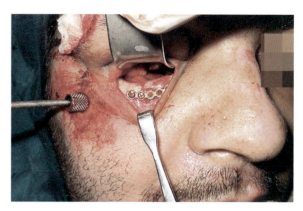

Figura 22.177 Redução de fratura de zigoma com auxílio do parafuso de Carroll-Girard e fixação por miniplaca e parafusos no rebordo infraorbital.

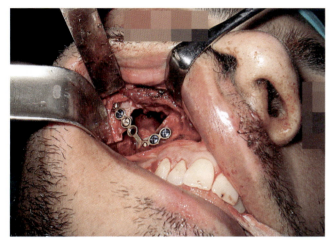

Figura 22.175 Redução de fratura de zigoma e fixação por meio de miniplaca e parafusos de titânio na crista zigomaticomaxilar.

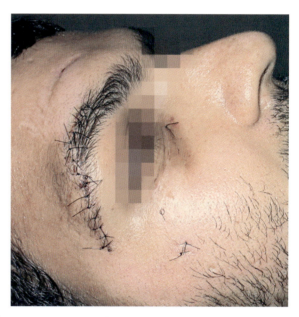

Figura 22.178 Sutura dos acessos: subpalpebral, região frontozigomática e para o parafuso de Carroll-Girard.

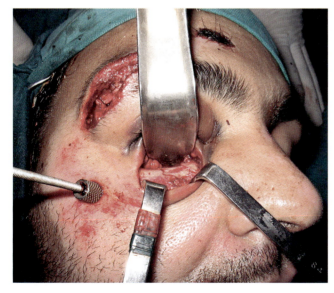

Figura 22.176 Redução de fratura de zigoma com auxílio do parafuso de Carroll-Girard para mobilizar a fratura tridimensionalmente.

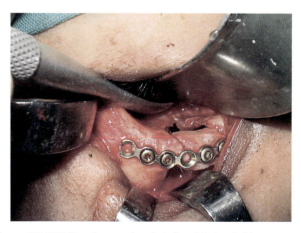

Figura 22.179 Fixação no rebordo infraorbital e defeito no assoalho da órbita.

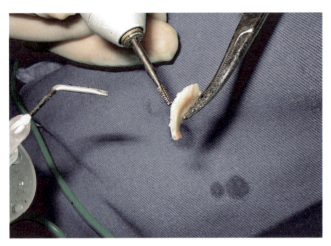

Figura 22.180 Enxerto sendo modelado para colocação em assoalho orbital.

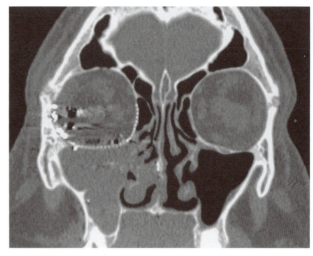

Figura 22.183 Corte coronal de tomografia computadorizada mostrando reconstrução de assoalho orbital direito com tela de titânio.

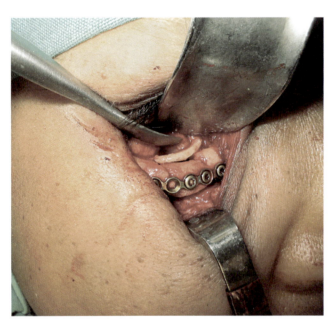

Figura 22.181 Enxerto posicionado em assoalho orbital.

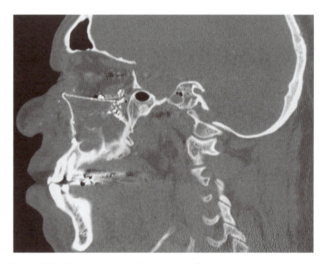

Figura 22.184 Corte sagital de tomografia computadorizada mostrando reconstrução de assoalho orbital com tela de titânio.

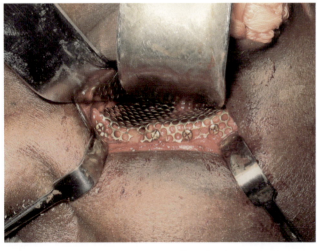

Figura 22.182 Reconstrução de assoalho orbital com tela de titânio.

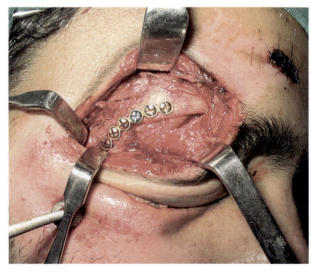

Figura 22.185 Acesso à região frontozigomática e fixação da fratura com placa e parafusos.

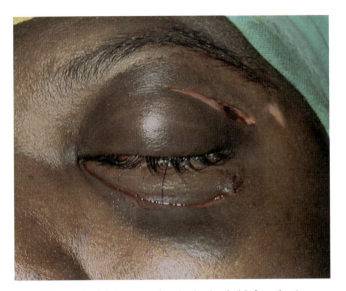

Figura 22.186 Acesso subpalpebral e de blefaroplastia.

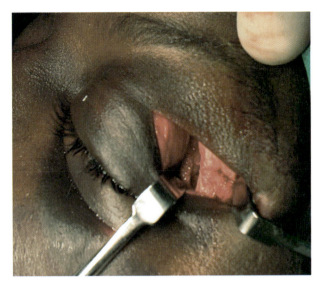

Figura 22.187 Acesso de blefaroplastia para fixação da região frontozigomática.

Fraturas com mais de 5 ou 7 dias apresentam tecido fibroso interposto entre os segmentos ósseos, o que torna muitas vezes necessárias redução cirúrgica e fixação com placas e parafusos, associando-se dois ou mais acessos cirúrgicos. Fraturas com mais de 21 dias comumente necessitam de refratura através de cinzéis e martelo ou mesmo realização de osteotomias com brocas e utilização de enxertos ósseos ou aloplásticos e fixação com placas e parafusos.

FRATURAS DE FACE EM CRIANÇAS

Fraturas de face em crianças são muito menos frequentes do que em adultos, principalmente durante os primeiros 5 anos de vida. Quedas, acidentes automobilísticos, acidentes em parques de diversões, eventos esportivos e ferimentos por animais constituem os principais fatores etiológicos das fraturas faciais em pacientes pediátricos.

Os princípios de tratamento das fraturas faciais independem da idade do paciente. Entretanto, as técnicas cirúrgicas empregadas são muitas vezes modificadas devido a peculiaridades quanto a anatomia, fisiologia e aspectos psicológicos das crianças. O alto potencial osteogênico do periósteo faz com que o processo de reparação óssea se dê em 2 a 3 semanas, sendo fundamental o tratamento das fraturas faciais na primeira semana.

Uma característica importante das lesões faciais em crianças é que elas podem influenciar o crescimento e o desenvolvimento dos ossos da face. A deformidade facial pode advir de um traumatismo na infância, mas pode também ser atribuída ao próprio crescimento da criança, tornando muitas vezes difícil um diagnóstico preciso do fator causal da deformidade.

Os cuidados no diagnóstico e tratamento das lesões associadas são semelhantes àqueles reservados aos adultos; entretanto, devemos investigar possíveis lesões abdominais ou pulmonares em crianças que sofreram um acidente grave, estão conscientes, porém não estão chorando.

Fraturas de mandíbula

Recém-nascidos e crianças com até 2 anos apresentam pouca ou nenhuma ancoragem dentária para fixação intermaxilar. Traumas ocorridos durante o nascimento podem causar fraturas na sínfise. Estas são tratadas através da redução fechada e colocação de uma goteira de Gunning fixada por meio de cerclagem circunferencial por 2 a 3 semanas. A redução aberta deve ser evitada devido ao osso pobremente cortical e aos germes dentários, dificultando ou mesmo impossibilitando a colocação de placas e parafusos. Quando são necessárias, preferencialmente fixamos a fratura com placas e parafusos reabsorvíveis. Fraturas no corpo ou ângulo da mandíbula necessitam de imobilização mandibular. Para tal, podemos usar fixação com material reabsorvível e no transoperatório utilizar parafusos para bloqueio intermaxilar, tomando cuidado com os germes dentários e raízes.

Crianças com idade de 2 a 4 anos apresentam dentes decíduos com raiz suficientemente formada para serem imobilizados através de odontossínteses e bloqueio intermaxilar, ou mesmo a colocação de barras vestibulares. As fraturas podem ser estabilizadas com odontossínteses e cerclagens circunferenciais, embora nem sempre eles suportem ficar bloqueados e, caso necessitem, a instalação de parafusos para bloqueio intermaxilar é mais simples e rápida.

Crianças com 5 a 8 anos de idade apresentam dentição mista, o que dificulta a realização de odontossínteses. Os dentes anteriores têm pouca ou nenhuma raiz, pois se estes forem decíduos, suas raízes estão reabsorvidas e, se permanentes, a formação radicular ainda é incompleta. Os molares permanentes estão iniciando a erupção ou se já na cavidade bucal, não apresentam formação radicular satisfatória para servirem de ancoragem. Podem ser usadas placas e parafusos reabsorvíveis, na dependência do local (evitar raízes e germes dentários), ou realizar imobilização maxilomandibular por 3 semanas com parafusos apropriados.

Pacientes com idade variando dos 9 aos 11 anos podem ser submetidos a colocação de barras de Erich e odontossínteses. Dependendo do caso, podem ser realizadas osteossínteses com fios de aço ou colocação de placas e parafusos (Figura 22.188). Estes devem "fugir" dos germes dentários que nesta faixa etária já se apresentam mais próximos do processo alveolar.

Crianças com fraturas unilaterais ou bilaterais de côndilo, independentemente da idade, são preferencialmente tratadas sem intervenção cirúrgica através de fisioterapia e analgésicos. Quando há má oclusão evidente, imobilização em relação cêntrica é mantida por 2 semanas e seguida de fisioterapia.

Fraturas do terço médio

Fraturas envolvendo o terço médio facial em crianças são extremamente raras e, quando ocorrem, geralmente produzem fratura nasal ou do zigoma.

Fraturas de maxila devem ser tratadas por redução fechada e imobilização intermaxilar. Após 1 semana de trauma a redução cirúrgica muitas vezes é necessária, sendo a porção inferior da maxila lateralmente à abertura piriforme a melhor região para colocação de miniplacas e parafusos. Após 11 ou 12 anos, a colocação de miniplacas no pilar zigomático é possível, pois não há mais germes dentários nesta região. A imobilização intermaxilar, quando é indicada, deve ser feita por fixação esquelética em um nível superior à localização da fratura (Le Fort I, II ou III).

Fraturas de nariz em crianças são mais frequentes do que as demais. Entretanto, ocorrem menos do que deslocamentos e hematomas das cartilagens nasais. Como os ossos nasais das crianças são separados na linha média, fraturas em "livro aberto" ocorrem mais comumente. Os desvios septais e hematomas no septo, comuns em pacientes pediátricos, podem causar obstrução nasal e, se não drenados, condrólise, necrose ou abscesso septal poderão ocorrer. O tratamento das fraturas nasais se assemelha àquele descrito para os adultos, devendo ser reduzidos preferencialmente nos primeiros 5 dias de trauma.

Fraturas do complexo zigomático com deslocamento que precisem de redução cirúrgica são raras. Hematomas devem ser diagnosticados precocemente através de tomografias computadorizadas e, dependendo do caso, drenados ou acompanhados de perto para possível reabsorção (Figuras 22.189 a 22.191). Caso haja necessidade, o tratamento é similar àquele empregado em adultos, exceto pelo acesso de Caldwell-Luc, que está contraindicado em pacientes com menos de 11 anos, devido à posição dos germes dentários.

Independente do tipo de fratura ocorrido, as crianças devem tê-las preferencialmente reduzidas em até 1 semana de trauma. O crescimento e o desenvolvimento facial requerem acompanhamento para que eventuais distúrbios de desenvolvimento, deformidades faciais ou desenvolvimento de anquilose temporomandibular possam ser detectados e tratados precocemente. Caso as placas e parafusos utilizados não sejam de material reabsorvível, devem ser acompanhadas, pois pode haver necessidade de um segundo tempo cirúrgico para sua remoção.

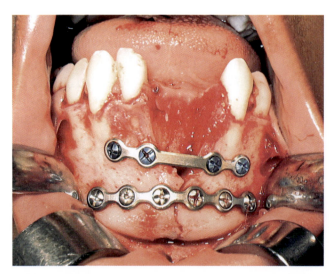

Figura 22.188 Acesso intraoral e fixação de placas e parafusos na fratura sinfisária.

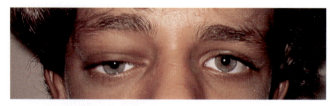

Figura 22.189 Trauma fronto-orbital em criança, causando enoftalmo e distopia do lado direito.

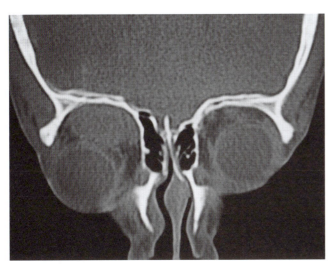

Figura 22.190 Tomografia computadorizada evidenciando hematoma supraorbital direito.

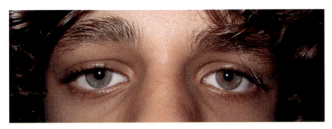

Figura 22.191 Melhora clínica do enoftalmo e distopia após remissão do hematoma.

BIBLIOGRAFIA

Feridas e lesões dos tecidos moles da face

Banks P, Mellor S, Haywood IR, Wilson JSP, Sanders R. Gunshots Wounds. In: Williams JL. Rowe and Williams' maxillofacial injuries. Edinburgh: Churchill Livingstone, 1994. pp. 665-748.

Bernard SL. Reconstruction of burned nose and ear. Clin Plast Surg. 2000; 27(1):97-112.

Chhabra S, Chhabra N, Gaba S. Maxillofacial injuries due to animal bites. J Maxillofac Oral Surg. 2015; 14(2):142-53.

Christensen J, Sawatari Y, Peleg M. High-energy traumatic maxillofacial injury. J Craniofac Surg. 2015; 26(5):1487-91.

Davis PKB, Moss ALH. Soft tissue injuries of the face and scalp. In: Williams JL. Rowe and Williams' maxillofacial injuries. Edinburgh: Churchill Livingstone, 1994. pp. 207-46.

Foster MD, Hudson JW. Contemporary Update on the Treatment of dog bite: injuries to the oral and maxillofacial region. J Oral Maxillofac Surg. 2015; 73:935-42.

Gandham SG, Menon D. Prospective randomized trial comparing traditional suture technique with the dynamic sliding loop suture technique in the closure of skin lacerations. Emerg Med J. 2003; 20(1):33-6.

Garson S. Burned lips. Ann Chir Plast Esthet. 2002; 47(5):547-55.

Grimes WR, Morris DM, Deitch EA. Shotgun wounds involving the head and neck. Am J Surg. 1998; 155(6):776-9.

Michael B. Shvyrkov Oleg O. Yanushevich1. Facial gunshot wound debridement: Debridement of facial soft tissue gunshot wounds. J CranioMaxillofac Surg. 2013; 41(1):8-16.

National Association of Emergency Medical Technicians. Lesões por queimadura. In: PHTLS: atendimento pré-hospitalar ao traumatizado. 8. ed. Burlington: Jones & Bartlett Learning, 2016. pp. 406-28.

Reiss M, Reiss G, Pilling E. Gunshot injuries in the head-neck area – basic principles, diagnosis and management. Schweiz Rundsch Med Prax. 1998; 87(24):832-8.

Santos MS, Marangoni DV, Espanha CA. Antibióticos em feridas traumáticas. In: Doenças infecciosas: conduta diagnóstica e terapêutica. Rio de Janeiro: Guanabara Koogan, 1998. pp. 51-4.

Shira RB. Feridas e lesões dos tecidos moles da face. In: Kruger GO. Cirurgia bucal e maxilofacial. Rio de Janeiro: Guanabara Koogan, 1984. pp. 222-37.

Toranto JD, Levinson H. Trauma de tecidos moles e pele. In: Marcus JR, Erdmann D, Rodriguez ED. O essencial do trauma craniomaxilofacial. 1. ed. São Paulo: Di Livros, 2016. 157-77.

Touzet-Roumazeille S, Jayyosi L, Plenier Y, Guyot E, Guillard T, François C. Prise en charge chirurgicale des morsures animales chez l'enfant. Ann Chir Plast Esthet. 2016; 61(5):560-7.

Tu AH, Girotto JA, Singh N et al. Facial fractures from dog bite injuries. Plast Reconstr Surg. 2002; 109(4):1259-65.

Waiselfisz JJ. Mapa da Violência 2013 – mortes matadas por armas de fogo. 1. ed. Brasília: Flacso Brasil, 2013. 55 p.

Waiselfisz JJ. Mortes matadas por armas de fogo no Brasil – 1979 a 2003. 1 ed. Brasília: Unesco, 2005. 24 p.

Yetiser S, Kahramanyol M. High-velocity gunshot wounds to head and neck: a review of wound ballistics. Mil Med. 1998; 163(5):346-51.

Zaydon TJ, Brown JB. Lesões dos tecidos moles. In: Zaydon TJ, Brown JB. Tratamento imediato dos traumatismos faciais. Rio de Janeiro: Gráfica Muniz SA, 1969. pp. 35-79.

Considerações gerais sobre fraturas faciais

Aksoy E, Unlu E, Sensoz O. A retrospective study on epidemiology and treatment of maxillofacial fractures. J Craniomaxillofac Surg. 2002; 13(6):772-5.

Ali J, Cohen R, Adam R, Gana TJ, Pierre I, Ali E. Attrition of cognitive and trauma management skills after the Advanced Trauma Life Support (ATLS) course. J Trauma. 1996;40(6):860-6.

Campbell 3rd MR, Billica RD, Johnston SL 3rd, Muller MS. Performance of advanced trauma life support procedures in microgravity. Aviat Space Environ Med. 2002; 73(9):907-12.

Castermans A, Jacquemin D. Facial injuries. Classification. Acta Chir Belg. 1991; 91(4):187-91.

Dingman RO, Natvig P. Princípios gerais. In: Dingman RO, Natvig P. Cirurgia das fraturas faciais. São Paulo: Santos, 1995. pp. 43-95.

Follmar KE, Marcus JR, Mukundan K. Classificação das fraturas faciais. In: Marcus JR, Erdmann D, Rodriguez ED. O essencial do trauma craniomaxilofacial. 1. ed. São Paulo: Di Livros, 2016. pp. 15-29.

Furtado JHC. Fraturas bucomaxilofaciais. São Paulo: Pancast, 1995. pp. 123.

Haskell R. Applied surgical anatomy. In: Williams JL. Rowe and Williams' maxillofacial injuries. Edinburgh: Churchill Livingstone, 1994. pp. 1-37.

Hawley A Trauma management on the battlefield: a modern approach. J R Army Med Corps. 1996; 142(3):120-5.

Kazanjiam VH, Converse JM. Tratamiento quirúrgico de los traumatismos de la cara. Buenos Aires: Editorial Mundi, 1952.

Kim J, Kim S, Chung S, Chung YK. Zygomatic arch fracture: a new classification and treatment algorithm with epidemiologic analysis. J Craniofac Surg. 2014; 25(4):1389-92.

Knight JS, North JF. The classification of malar fractures: an analysis of displacement as a guide to treatment. Brit J Plast Surg. 1961; 13(1):325-39.

Lauer AS, Snyder B, Rodriguez E, Adamo A. Classification of orbital floor fractures. J Craniomaxillofac Trauma. 1996; Winter; 2(4):6-11.

Marcus JR, Erdmann D, Rodriguez ED. O essencial do trauma craniomaxilofacial. 1. ed. São Paulo: Di Livros, 2016. 335 p.

Mast G, Ehrenfeld M, Cornelius CP, Litschel R, Tasman AJ. Maxillofacial fractures: midface and internal orbit-Part I: classification and assessment. Facial Plast Surg. 2015; 31(4):351-6.

Motamedi MH. An assessment of maxillofacial fractures: a 5-year study of 237 patients. J Oral Maxillofac Surg. 2002; 13(6):772-5.

[No authors listed] Battlefield advanced trauma life support (BATLS). Chapter 7. Abdominal injuries. J R Army Med Corps. 2002; 148(1):50-5.

Pamerneckas A, Adukauskiene D, Macas A. Multiple trauma: evaluation of patient's condition and local injuries by trauma classifications systems. Kaunas. 2002; 38(7):685-94.

Potter S. BATLS course--9 January 1997. J R Army Med Corps. 1997; 143(3):160.

Qudah MA, Bataineh AB. A retrospective study of selected oral and maxillofacial fractures in a group of Jordanian children. Oral Surg Oral Med Oral Pathol Oral Radiol Endod. 2002; 94(3):310-4.

Rowe NL, Williams JLL, Hobbs JA. Aetiology of injury. In: Williams JL. Rowe and Williams' maxillofacial injuries. Edinburgh: Churchill Livingstone, 1994. pp. 39-49.

Sahni V. Maxillofacial trauma scoring systems. Injury. 2016; 47(7):1388-92.

Williams MJ, Lockey AS, Culshaw MC. Improved trauma management with advanced trauma life support (ATLS) training. J Accid Emerg Med. 1997; 14(2):81-3.

Zingg M, Laedrach K, Chen J, Chowbhury K, Vuillemin T, Sutter F, Raveh J. Classification and treatment of zygomatic fractures: a review of 1,025 cases. J Oral Maxillofac Surg. 1992; 50:778-90.

Aparatologia em cirurgia bucomaxilofacial

Carboni A, Gasparini G, Perugini M et al. Evaluation of homologous bone graft versus biomaterials in aesthetic restoration of the middle third of the face. Minerva Chir. 2002; 57(3):283-7.

Dingman RO, Natvig P. Oclusão e fixação intermaxilar. In: Dingman RO, Natvig P. Cirurgia das fraturas faciais. São Paulo: Santos, 1995. pp. 111-31.

Dorafshar AH, Mundinger GS, Mohan R, Brown EN, Kelamis JA, Bojovic B et al. Comparison of free fibular flaps with reamer-irrigator-aspirator bone grafts for the reconstruction of critical-sized mandibular defects. J Craniofac Surg. 2014; 25(6):1953-8.

Furtado JHC. Aparatologia. In: Furtado JHC. Fraturas bucomaxilofaciais. São Paulo: Pancast, 1995. pp. 45-104.

Gahhos F, Ariyan S. Facial fractures: hippocratic management. Head Neck Surg. 1984; 6(6):1007-13.

Garg V, Giraddi GB, Roy S. Comparison of efficacy of mandible and iliac bone as autogenous bone graft for orbital floor reconstruction. J Maxillofac Oral Surg. 2015; 14(2):291-8.

Goyal M, Jhamb A, Chawla S, Marya K, Dua JS, Yadav S. a comparative evaluation of fixation techniques in anterior mandibular fractures using 2.0 mm monocortical titanium miniplates versus 2.4 mm cortical titanium lag screws. J Maxillofac Oral Surg. 2012; 11(4):442-50.

Heidemann W, Gerlach KL. Imaging of biodegradable osteosynthesis materials by ultrasound. Dentomaxillofac Radiol. 2002; 31(3):155-8.

Kattimani VS, Chakravarthi PS, Prasad LK. Biograft block hydroxyapatite: a ray of hope in the reconstruction of maxillofacial defects. J Craniofac Surg. 2016; 27(1):247-52.

Kronig SA, van der Mooren RJ, Strabbing EM, Stam LH, Tan JA, de Jongh E et al. Pure orbital blowout fractures reconstructed with autogenous bone grafts: functional and aesthetic outcomes. Int J Oral Maxillofac Surg. 2016; 45(4):507-12.

Marcus JR, Erdmann D, Rodriguez ED. O essencial do trauma craniomaxilofacial. 1. ed. São Paulo: Di Livros, 2016. 335 p.

Ng SG, Madill SA, Inkster CF, Maloof AJ, Leatherbarrow B. Medpor porous polyethylene implants in orbital blowout fracture repair. Eye. 2001; 15(Pt 5):578-82.

Ozel B, Findikcioglu K, Sezgin B, Guney K, Barut I, Ozmen S. A new option for the reconstruction of orbital floor defects with heterologous cortical bone. J Craniomaxillofac Surg. 2015; 43(8):1583-8.

Pilling E, Eckelt U, Loukota R, Schneider K, Stadlinger B. Comparative evaluation of ten different condylar base fracture osteosynthesis techniques. Br J Oral Maxillofac Surg. 2010; 48(7):527-31.

Qureshi AA, Reddy UK, Warad NM, Badal S, Jamadar AA, Qurishi N. Intermaxillary fixation screws versus Erich arch bars in mandibular fractures: a comparative study and review of literature. Ann Maxillofac Surg. 2016; 6(1):25-30.

Schubert W, Gear AJ, Lee C et al. Incorporation of titanium mesh in orbital and midface reconstruction. Plast Reconstr Surg. 2002; 110(4):1022-30; discussion 1031-2.

Steinicki EJ, Ousterhout DK. Hydroxyapatite paste (BoneSource) used as onlay implant for supraorbital and malar augmentation. J Craniofac Surg. 1997; 8 (5):367-72.

Sugiura T, Yamamoto K, Murakami K, Sugimura M. A comparative evaluation of osteosynthesis with lag screws, miniplates, or Kirschner wires for mandibular condilar process fractures. J Oral Maxillofac Surg. 2001; 59(10):1161-8; discussion 1169-70.

Totir M, Ciuluvica R, Dinu I, Careba I, Gradinaru S. Biomaterials for orbital fractures repair. J Med Life. 2015; 8(1):41-3.

Yerit KC, Enislidis G, schopper C et al. Fixation of mandibular fractures with biodegradable plates and screws. Oral Surg Oral Med Oral Pathol Oral Radiol Endod. 2002; 94(3):294-300.

Fraturas de mandíbula

Berner T, Essig H, Schumann P, Blumer M, Lanzer M, Rücker M et al. Closed versus open treatment of mandibular condylar process fractures: a meta-analysis of retrospective and prospective studies. J Craniomaxillofac Surg. 2015; 43(8):1404-8.

B-I Berg, Juergens P, Soerensen Y, Savic M, Zeilhofer HF, Schwenzer-Zimmerer K. Traumatology of the facial skeleton in octogenarian patients: a retrospective analysis of 96 cases. J Craniomaxillofac Surg. 2014; 42:870-3.

Boffano P et al. Mandibular trauma: a double-centre study. Int J Oral Maxillofac Surg. 2015; 44(8):998-1004.

Boffano P et al. European maxillofacial trauma (EURMAT) project: a multicentre and prospective study. J Craniomaxillofac Surg. 2015; 43(1):62-70.

Boffano P, Kommers SC, Karagozoglu KH, Forouzanfar T. Aetiology of maxillofacial fractures: are view of published studies during the last 30 years. Br J Oral Maxillofac Surg. 2014; 52:901-6.

Boffano P, Roccia F, Gallesio C, Karagozoglu H, Forouzanfar T. Bicycle-related maxillofacial injuries: a double-center study. Oral Maxillofac Surg. 2013; 116 (3):275-80.

Bradley P, James D, Norman JB. Injuries of the condylar and coronoid process. In: Williams JL. Rowe and Williams' maxillofacial injuries. Edinburgh: Churchill Livingstone, 1994. pp. 405-73.

Chrcanovic BR, Abreu MHNG, Maia BF, Souza LN. 1,454 mandibular fractures: a 3-year study in a hospital in Belo Horizonte, Brazil. J Craniomaxillofac Surg. 2012; 40(2):116-23.

Dimitroulis G. Management of fractured mandibles without the use of intermaxillary wire fixation. J Oral Maxillofac Surg. 2002; 60(12):1435-8; discussion 1439.

Dingman RO, Natvig P. A mandíbula. In: Dingman RO, Natvig P. Cirurgia das fraturas faciais. São Paulo: Santos, 1995. pp. 133-209.

Gadre KS. Incidence and pattern of cranio-maxillofacial injuries: a 22 year retrospective analysis of cases operated at major trauma hospital/centres in Pune, India. J Maxillofac Oral Surg. 2013; 12(4):372-8.

Graziani M. Cirurgias das fraturas maxilares. In: Graziani M. Cirurgia bucomaxilofacial. Rio de Janeiro: Guanabara Koogan, 1995. pp. 509-53.

Haug RH, Assael LA. Outcomes of open versus closed treatment of mandibular subcondylar fractures. J Oral Maxillofac Surg. 2001; 59:370-5.

Heslop IH, Cawood JI, Stoelinga PJW et al. Mandibular fractures: treatment by open reduction and direct skeletal fixation. In: Williams JL. Rowe and Williams' maxillofacial injuries. Edinburgh: Churchill Livingstone, 1994. pp. 341-85.

Hopkins R. Mandibular fractures: treatment by closed reduction and direct skeletal fixation. In: Williams JL. Rowe and Williams' maxillofacial injuries. Edinburgh: Churchill Livingstone, 1994. pp. 283-327.

Jung HW, Lee BS, Kwon YD, Jun choi B, Lee JW, Lee HW *et al*. Retrospective clinical study of mandible fractures. J Korean Assoc Oral Maxillofac Surg. 2014; 40:21-6.

Kelamis JA, Rodriguez ED. Fratura de mandíbula. In: Marcus JR, Erdmann D, Rodriguez ED. O essencial do trauma craniomaxilofacial. 1. ed. São Paulo: Di Livros, 2016. pp. 237-72.

Kruger GO. Fraturas maxilares. In: Kruger GO. Cirurgia bucal e maxilofacial. Rio de Janeiro: Guanabara Koogan, 1984. p. 244-96.

Kyrgidis A *et al*. Incidence, aetiology, treatment outcome and complications of maxillofacial fractures. A retrospective study from Northern Greece. J Craniomaxillofac Surg. 2013; 41:637-43.

Lee JH, Byung K, Jin W. A 4-year retrospective study of facial fractures on Jeju, Korea. J Craniomaxillofac Surg. 2010; 38:192-6.

Marcantonio E, Gabrielli MFR, Gullo N, Scarso Filho J, Marcantonio C. Fraturas mandibulares. In: Zanini SA. Cirurgia e traumatologia bucomaxilofacial. Rio de Janeiro: Revinter, 1990. pp. 151-209.

Matos FP, Arnez MFM, Sverzut CE, Trivellato AE. A retrospective study of mandibular fracture in a 40-mont period. Int J Oral Maxillofac Surg. 2010; 39(1):10-5.

Morris C, Bebeau NP, Brockhoff H, Tandon R, Tiwana P. Mandibular fractures: an analysis of the epidemiology and patterns of injury in 4,143 fractures. J Oral Maxillofac Surg. 2015; 73(5):951. e1-951.e12.

Paes JV, Paes FLS, Valiati R, de Oliveira MG, Pagnoncelli RM. Retrospective study of prevalence of face fractures in southern Brazil. Indian J Dent Res. 2012; 23(1):80-6.

Rshid A, Eyson J, Haider D, van Gijn D, Fan K. Incidence and patterns of mandibular fractures during a 5-year period in a London teaching hospital. Br J Oral Maxillofac Surg. 2013; 51(8):794-8.

Sowray JH. Localized injuries of the teeth and alveolar process. In: Williams JL. Rowe and Williams' maxillofacial injuries. Edinburgh: Churchill Livingstone, 1994. pp. 257-81.

van den Bergh B, Blankestijn J, van der Ploeg T, Tuinzing DB, Forouzanfar T. Conservative treatment of a mandibular condyle fracture: comparing intermaxillary fixation with screws or arch bar. A randomised clinical trial. J Craniomaxillofac Surg. 2015; 43(5):671-6.

Welk A, Sumnig W. Morphometrical examinations of the mandibular ramus for the indication of lag screw osteosynthesis described by Eckelt in mandibular condylar fractures. Anat Anz. 1999; 181(1):69-72.

Zaydon TJ, Brown JB. Traumatismos mandibulares. In: Zaydon TJ, Brown JB. Tratamento imediato dos traumatismos faciais. Rio de Janeiro: Gráfica Muniz, 1969. pp. 115-77.

Fraturas de maxila

Aguiar SA. Fraturas do maxilar. In: Zanini SA. Cirurgia e traumatologia bucomaxilofacial. Rio de Janeiro: Revinter, 1990. pp. 125-49.

Bellamy JL, Mundinger GS, Reddy SK, Flores JM, Rodriguez ED, Dorafshar AH. Le Fort II fractures are associated with death: a comparison of simple and complex midface fractures. J Oral Maxillofac Surg. 2013; 71(9):1556-62.

Bowerman JE. Fractures of the middle third of the facial skeleton. In: Williams JL. Rowe and Williams' maxillofacial injuries. Edinburgh: Churchill Livingstone, 1994. pp. 591-663.

Dingman RO, Natvig P. A maxila. In: Cirurgia das fraturas faciais. Dingman RO, Natvig P. São Paulo: Santos, 1995. pp. 245-66.

Evans GR, Clark N, Manson PN, Leipziger LS. Role of mini and microplate fixation in fractures of the midface and mandible. Ann Plast Surg. 1995; 34(5):453-6.

Hollenbeck ST, Erdmann D. Maxila: padrões de fratura de Le Fort. In: Marcus JR, Erdmann D, Rodriguez ED. O essencial do trauma craniomaxilofacial. 1. ed. São Paulo: Di Livros, 2016. pp. 221-35.

Kruger GO. Fraturas maxilares. In: Kruger GO. Cirurgia bucal e maxilofacial. Rio de Janeiro: Guanabara Koogan, 1984. p. 244-96.

McRae M, Frodel J. Midface fractures. Facial Plast Surg. 2000; 16(2):107-13.

Oliveira-Campos GH, Lauriti L, Yamamoto MK, Júnior RC, Luz JG. Trends in Le Fort Fractures at a South American Trauma Care Center: Characteristics and Management. J Maxillofac Oral Surg. 2016; 15(1):32-7.

Patil RS, Kale TP, Kotrashetti SM, Baliga SD, Prabhu N, Issrani R. Assessment of changing patterns of Le Fort fracture lines using computed tomography scan: an observational study. Acta Odontol Scand. 2014; 72(8):984-8.

Patterson R. The Le Fort fractures: Rene Le Fort and his work in anatomical pathology. Can J Surg. 1991; 34(2):183-4.

Zaydon TJ, Brown JB. Traumatismos do terço médio da face. In: Zaydon TJ, Brown JB. Tratamento imediato dos traumatismos faciais. Rio de Janeiro: Gráfica Muniz, 1969. pp. 209-42.

Fraturas de nariz

Beumer HW, Puscas L. Lesões nasais e septais. In: Marcus JR, Erdmann D, Rodriguez ED. O essencial do trauma craniomaxilofacial. 1 ed. São Paulo: Di Livros; 2016. pp. 189-200.

Breier T, Hemprich A. The surgical correction of the injured nose. A follow up study of 243 cases in 12 years. Rev Stomatol Chir Maxillofac. 1993; 94(2):97-9.

Dingman RO, Natvig P. O nariz. In: Dingman RO, Natvig P. Cirurgia das fraturas faciais. São Paulo: Santos, 1995. pp. 267-94.

Farber SJ, Nguyen DC, Parikh RP, Jang JL, Woo AS. Improving Results in Closed Nasal Reduction: A protocol for reducing secondary deformity. Plast Reconstr Surg. 2017; 139(1):51-9.

Hoffmann JF. An algorithm for the initial management of nasal trauma. Facial Plast Surg. 2015; 31(3):183-93.

Park HK, Lee JY, Song JM, Kim TS, Shin SH. The retrospective study of closed reduction of nasal bone fracture. Maxillofac Plast Reconstr Surg. 2014; 36(6):266-72.

Rohrich RJ, Adams WP Jr. Nasal fracture management: minimizing secondary nasal deformities. Plast Reconstr Surg. 2000; 106(2):266-73.

Sambajon VV, Johns FR, Ochs MW. Management of avulsive injuries of the nasal bones: review of the literature and three case reports. J Craniomaxillofac Trauma. 1998; 4(4):24-31.

Sargent LA, Rogers GF. Nasoethmoid orbital fractures: diagnosis and management. J Craniomaxillofac Trauma. 1999; 5(1):19-27.

Staffel JG. Optimizing treatment of nasal fractures. Laryngoscope. 2002; 112(10):1709-19.

Won Kim S, Pio Hong J, Kee Min W, Wan Seo D, Kyu Chung Y. Accurate, firm stabilization using external pins: a proposal for closed reduction of unfavorable nasal bone fractures and their simple classification. Plast Reconstr Surg. 2002; 110 (5):1240-6; discussion 1247-8.

Wright RJ, Murakami CS, Ambro BT. Pediatric nasal injuries and management. Facial Plast Surg. 2011; 27(5):483-90.

Zaydon TJ, Brown JB. Fraturas nasais. In: Zaydon TJ, Brown JB. Tratamento imediato dos traumatismos faciais. Rio de Janeiro: Gráfica Muniz, 1969. pp. 81-113.

Fraturas do complexo zigomático

Adam AADM, Zhi L, Bing LZ, Zhong Xing WU. Evaluation of treatment of zygomatic bone and zygomatic arch fractures: a retrospective study of 10 years. J Maxillofac Oral Surg. 2012; 11(2):171-6.

Araújo A. Fraturas do zigomático. In: Zanini SA. Cirurgia e traumatologia bucomaxilofacial. Rio de Janeiro: Revinter, 1990. pp. 111-23.

Balakrishnan K, Ebenezer V, Dakir A, Kumar S, Prakash D. Management of tripod fractures (zygomaticomaxillary complex) 1 point and 2 point fixations: a 5 year review. Journal of Pharmacy and Bioallied Sciences. 2015. pp. 242.

Bartoli D, Fadda MT, Battisti A, Cassoni A, Pagnoni M, Riccardi E *et al*. Retrospective analysis of 301 patients with orbital floor fracture. J Cranio Maxill Surg. 2015; 43:244-7.

Çağatay HH, Ekinci M, Pamukcu C, Oba ME, Özcan AA, Karşidağ S. Retrospective analysis of 132 patients with orbital fracture. Ulus Trauma Acil Cerr Derg. 2013; 19(5):449-55.

Courtney DJ. Upper buccal sulcus approach to management of fractures of zygomatic complex: a retrospective study of 50 cases. Br J Oral Maxillofac Surg. 1999; 37(6):464-6.

Dingman RO, Natvig P. O zigoma. In: Dingman RO, Natvig P. Cirurgia das fraturas faciais. São Paulo: Santos, 1995. pp. 211-43.

Eppley BL. Zygomaticomaxillary fractures repair with resorbable plates and screws. J Craniofac Surg. 2000; 11(4):377-85.

Fearmonti RM, Marcus JR. Fraturas orbitais. In: Marcus JR, Erdmann D, Rodriguez ED. O essencial do trauma craniomaxilofacial. 1. ed. São Paulo: Di Livros, 2016. pp. 201-20.

Fiamminghi L, Rugge G. Percutaneous reduction of zygomatic arch fractures by means of an elevator for the lower tooth apices. Minerva Stomatol. 1980; 29(3):189-92.

Gosau M, Schöneich M, Draenert FG, Ettl T, Driemel O, Reichert TE. Retrospective analysis of orbital floor fractures – complications, outcome, and review of literature. Clin Oral Invest. 2011; 15: 305-13.

Griffin JE Jr, Max DP, Frey BS. The use of the C-Arm in reduction of isolated zygomatic arch fractures: a technical overview. J Craniofac Trauma. 1997; 3(1):27-31.

Gruss JS, Hurwitz JJ. Isolated blow-in fracture of the lateral orbit causing globe rupture. Ophthal Plast reconstr Surg. 1990; 6(3):221-4.

Hammer B. Orbital fractures: diagnosis, operative treatment and secondary corrections. Seattle: Hogrefe & Huber Publishers, 1995. pp. 100.

Hwang K, You SH, Sohn IA. Analysis of orbital bone fractures: a 12-year study of 391 patients. J Craniofac Surg. 2009; 20(4):1218-23.

Maliska MCS, Júnior SML, Gil JN. Analysis of 185 maxillofacial fractures in the state of Santa Catarina, Brazil. Braz Oral Res. 2009; 23(3):268-74.

Merten HA, Honig JF. Single lag screw fixation for malar fracture (type B) fixation: reduction of hardware treatment costs. J Craniofac Surg. 1999; 10(3):193-7.

Naran S, Keating J, Natali M, Bykowski M, Smith D, Martin B, Losee JE. The safe and efficacious use of arch bars in patients during primary and mixed dentition: a challenge to conventional teaching. Plast Reconstr Surg. 2014; 133(2):364-6.

Pestana IA, Marcus JR. Fraturas do complexo zigomático-maxilar. In: Marcus JR, Erdmann D, Rodriguez ED. O essencial do trauma craniomaxilofacial. 1. ed. São Paulo: Di Livros, 2016. pp. 273-80.

Rhim CH, Scholz T, Salibian A, Evans GRD. Orbital floor fractures: a retrospective review of 45 cases at a tertiary health care center. Craniomaxillofac Trauma Reconstruc. 2010; 3(1):41-7.

Rowe NL, Williams JLl. Fractures of the zygomatic complex and orbit. In: Williams JLl. Rowe and Williams' maxillofacial injuries. Edinburgh: Churchill Livingstone, 1994. pp. 475-590.

Salentijn EG, Boffano P, Boverhoff J, Van den Bergh B, Forouzanfar T. The epidemiological characteristics of zygomatic complex fractures: a comparison between the surgically and non-surgically treated patients. National Journal of Maxillofacial Surgery. 2013; 4:2-214.

Salentijn EG, Van den Bergh B, Forouzanfar T. A ten-year analysis of midfacial fractures. Journal of Cranio-Maxillo-Facial Surgery. 2013; 41:630-6.

Septa D, Newaskar VP, Agrawal D, Tibra S. Etiology, incidence and patterns of mid-face fractures and associated ocular injuries. J. Maxillofac Oral Surg. 2014; 13(2):115-9.

Siritongtaworn P, Tongsawas S, Siltharm S. Diplopia in facial fractures. J Med Assoc Thai. 2001; 84 (Suppl 2):491-4.

Ungari C, Filiaci F, Riccard E, Rinna C, Iannetti G. Etiology and incidence of zygomatic fracture: a retrospective study related to a series of 642 patients. European Review for Medical and Pharmacological Sciences. 2012; 16:1559-62.

Werner JA, Frenkler JE, Lippert BM, Foiz BJ. Isolated zygomatic arch fracture: report on a modified surgical technique. Plast Reconstr Surg. 2002; 109(3):1085-9.

Zaleckas L, Pečiulienė V, Gendvilienė I, Pūrienė A, Rimkuvienė J. Prevalence and etiology of midfacial fractures: A study of 799 cases. Medicina. 2015; 51:222-7.

Zaydon TJ, Brown JB. Fraturas do malar e do arco zigomático. In: Zaydon TJ, Brown JB. Tratamento imediato dos traumatismos faciais. Rio de Janeiro: Gráfica Muniz, 1969. pp. 179-208.

Fraturas de face em crianças

Al Shetawi AH, Lim CA, Singh YK, Portnof JE, Blumberg SM. Pediatric maxillofacial trauma: a review of 156 patients. J Oral Maxillofac Surg. 2016; 74(7):1420e1-4.

Coon D, Kosztowski M, Mahoney NR, Mundinger GS, Grant MP, Redett RJ. Principles for management of orbital fractures in the pediatric population: a cohort study of 150 patients. Plast Reconstr Surg. 2016; 137(4):1234-40.

Davidson EH, Schuster L, Rottgers SA, Smith DM, Naran S, Goldstein JA, Losee JE. Severe pediatric midface trauma: a prospective study of growth and development. J Craniofac Surg. 2015; 26(5):1523-8.

Defabianis P. TMJ fractures in children: importance of functional activation of muscles in preventing mandibular asymmetries and facial maldevelopment. Funct Orthod. 2002; 19(2):34-42.

DeFazio MV, Fan KL, Avashia YJ, Danton GH, Thaller SR. Fractures of the pediatric zygoma: a review of the clinical trends, management strategies, and outcomes associated with zygomatic fractures in children. J Craniofac Surg. 2013; 24:1891-7.

Dingman RO, Natvig P. Fraturas faciais em crianças. In: Dingman RO, Natvig P. Cirurgia das fraturas faciais. São Paulo: Santos, 1995. pp. 311-27.

Gola R, Cheynet F, Guyot L, Bellot-Samson V, Richard O. Nasal injuries during labor and in early childhood. Etiopathogenesis, consequences and therapeutic options. Rev Stomatol Chir Maxillofac. 2002; 103(1):41-55.

Goldman JL, Ganzel TM, Ewing JE. Priorities in the management of penetrating maxillofacial trauma in pediatric patient. J Craniomaxillofac Trauma. 1996; 2(1):52-5.

Iida S, Matsuaya T. Paediatric maxillofacial fractures: their aetiological characters and fracture patterns. J Craniomaxillofac Surg. 2001; 30(4):237-41.

James D. Maxillofacial injuries in children. In: Williams JL. Rowe and Williams' maxillofacial Injuries. Edinburgh: Churchill Livingstone, 1994. pp. 387-403.

Kolk A, Köhnke R, Saely CH, Ploder O. Are biodegradable osteosyntheses still an option for midface trauma? Longitudinal evaluation of three different PLA-based materials. Biomed Res Int. 2015; 621481.

Koltai PJ, Rabkin D, Hoehn J. Rigid fixation of facial fractures in children. J Craniomaxillofac Trauma. 1995; 1 (2):32-42.

Kurpad SN, Goldstein JA, Cohen AR. Bioresorbable fixation for congenital pediatric craniofacial surgery: a 2-year follow-up. Pediatric Neurosurg. 2000; 33(6):306-10.

Liu C, Legocki AT, Mader NS, Scott AR. Nasal fractures in children and adolescents: mechanisms of injury and efficacy of closed reduction. Int J Pediatr Otorhinolaryngol. 2015; 79(12):2238-42.

Minervini G, Lucchese A, Perillo L, Serpico R, Minervini G. Unilateral superior condylar neck fracture with dislocation in a child treated with an acrylic splint in the upper arch for functional repositioning of the mandible. Cranio. 2016; 11:1-5.

Olsen KD, Carpenter RJ 3rd, Kern EB. Nasal septal injury in children. Diagnosis and management. Arch Otolaryngol. 1980; 106 (6):317-20.

Quang S, Dichamp J, Tomat C, Vazquez MP, Picard A, Kadlub N. Functional treatment of children subcondylar fractures: an axiographic assessment. Rev Stomatol Chir Maxillofac Chir Orale. 2016 Dec; 117(6):372-8.

Ruslin M, Boffano P, ten Brincke YJ, Forouzanfar T, Brand HS. Sport-related maxillo-facial fractures. J Craniofac Surg. 2016; 27(1):e91-4.

Scherick DG, Buchman SR, Petel PP. Pediatric facial fractures: analysis of differences in subspecialty care. Plast Reconstr Surg 1998 Jul; 102 (1):28-31.

Taylan Filinte G, Akan İM, Ayçiçek Çardak GN, Özkaya Mutlu Ö, Aköz T. Dilemma in pediatric mandible fractures: resorbable or metallic plates? Ulus Travma Acil Cerrahi Derg. 2015; 21(6):509-13.

Yu J, Dinsmore R, Mar P, Bhatt K. Pediatric maxillary fractures. J Craniofac Surg. 2011 Jul; 22(4):1247-50.

23 Cirurgia Ortognática | Diagnóstico e Técnicas Cirúrgicas

Roberto Prado • Martha Salim

INTRODUÇÃO

A cirurgia ortognática é uma modalidade da Cirurgia Bucomaxilofacial que trata de pacientes com deformidades esqueléticas e dentárias (dentofaciais). Os objetivos principais da cirurgia ortognática são obter melhora oclusal e funcional, aprimorando a função mastigatória e harmonizando a face dos pacientes submetidos a este procedimento cirúrgico.

As primeiras cirurgias para correção das deformidades dentofaciais foram inicialmente descritas no início do século 20, porém com resultados insatisfatórios em sua grande maioria, devido às técnicas serem realizadas apenas na mandíbula, independentemente do tipo de deformidade esquelética. Com a introdução de novas técnicas de osteotomia do tipo Le Fort I, baseadas nos estudos da revascularização maxilar descritas por William H. Bell, a cirurgia ortognática estava iniciando o seu grande desenvolvimento, em que o reposicionamento maxilar passou a fazer parte, com as osteotomias mandibulares, dos planos de tratamento para correção de deformidades dentofaciais.

A ortodontia tornou-se parte integrante dos planejamentos em cirurgia ortognática, e esta associação tornou muito mais estáveis os resultados finais obtidos no pós-cirúrgico.

A cirurgia ortognática é a modalidade da cirurgia bucomaxilofacial que mais vem se desenvolvendo nos últimos anos. As técnicas cirúrgicas foram se aperfeiçoando e atualmente podemos dispor de técnicas mais rápidas, menos mórbidas e com menores riscos de complicações. Outra grande vantagem é que as técnicas cirúrgicas mais atuais são realizadas quase na sua totalidade por incisões intraorais, evitando-se, assim, cicatrizes faciais indesejáveis.

A cirurgia ortognática pode colaborar, realizando diversos tipos de movimentações cirúrgicas, como avanços ou recuos, rebaixamentos ou elevações dos ossos maxilares, isoladamente ou simultaneamente, de modo a harmonizar a face e proporcionar melhor inter-relação entre os maxilares. Além disso, os constantes avanços em relação ao planejamento dessas cirurgias (veremos na segunda parte deste capítulo) vêm tornando os resultados a cada dia mais previsíveis e seguros.

EXAME CLÍNICO DE PACIENTES COM DEFORMIDADES DENTOFACIAIS

Para a indicação do tratamento cirúrgico, é necessário que se conheçam as características clínicas intra e extrabucais de pacientes com deformidades dentofaciais. O exame clínico facial e intrabucal de pacientes que apresentam deformidades esqueléticas maxilares e mandibulares mostra algumas características clínicas determinantes que, associadas aos exames radiográficos e análises cefalométricas faciais, levam a um diagnóstico definitivo do tipo e da magnitude da deformidade dentofacial.

Avaliação clínica facial

Como o principal objetivo da cirurgia ortognática é a obtenção da morfofuncionalidade do paciente por meio do restabelecimento da oclusão dentária adequada e da estética facial agradável, o exame clínico facial tem uma importância relevante no diagnóstico e plano de tratamento.

A decisão de se operar um paciente com deformidade dentofacial, mandíbula, na maxila ou em ambos os maxilares, na maioria das vezes será determinada pelas características faciais. A estética, arte que regula as leis do "belo", para ser satisfatória no que diz respeito à face do paciente, precisa ser harmônica e relativamente simétrica. É muito importante determinar alterações funcionais como problemas nas articulações temporomandibulares e transtornos respiratórios, que podem interferir nesse planejamento.

Postura do paciente

A avaliação clínica facial deve ser feita com o paciente em pé, com a coluna vertebral ereta, pupilas voltadas para o horizonte e a musculatura facial relaxada. É importante que sejam evitadas posições compensatórias reproduzíveis involuntariamente pelo paciente, principalmente na região perioral.

Harmonia facial

Para que uma face seja harmônica, é necessário que haja proporcionalidade entre os terços superior, médio e inferior (Figura 23.1).

O terço superior é definido como a região da face que vai desde a inserção do couro cabeludo na região frontal até a glabela. Este terço é o mais variável e às vezes pode até não ter cabelos, porém a cirurgia ortognática não se propõe a tratar deformidades cranianas.

O terço médio é o que se estende da glabela até a porção inferior da columela nasal e o terço inferior se inicia na porção inferior da columela nasal até a parte inferior da região mentoniana.

Simetria facial

A análise da simetria facial se faz pela comparação de setores da face do lado esquerdo com o lado direito. Nenhum paciente tem os dois lados da face idênticos, porém assimetrias marcantes devem ser observadas e avaliadas quanto ao seu impacto estético (Figura 23.2).

Avaliação clínica frontal

Deve ser dada mais atenção às assimetrias faciais e deformidades transversas da face, pois o paciente se vê na maioria das vezes de frente (Figura 23.3A).

Nas pessoas normais a parte inferior da íris está alinhada à pálpebra inferior; nos pacientes com deficiência maxilar anteroposterior pode haver exposição em excesso da esclerótica (esclera abaixo da íris).

As projeções malar e paranasal são indicativas de deficiência ou excesso maxilar. A largura da base nasal deve estar próxima da medida correspondente entre os cantos internos dos olhos, alargamento da base nasal, salvo características raciais próprias, pode indicar excesso maxilar, e o seu estreitamento, deficiência maxilar. Os preenchimentos dos sulcos nasogenianos e da região labial superior têm relação direta com a posição anteroposterior da maxila.

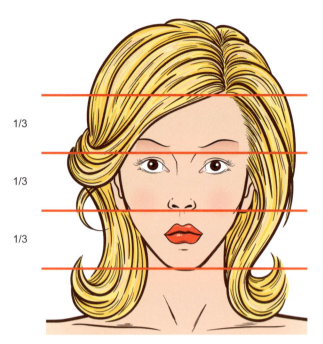

Figura 23.1 Harmonia dos terços faciais.

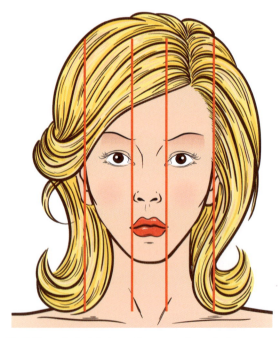

Figura 23.2 Simetria facial. As regiões contralaterais devem ser semelhantes visualmente.

A distância interlabial aumentada ou diminuída é representativa de deformidades verticais. Considera-se normal a distância interlabial de 0 a 3 mm nos homens e de 0 a 4 mm nas mulheres.

A exposição dos incisivos superiores em repouso deve ser de 0 a 3 mm nos homens e de 0 a 4 mm nas mulheres. Esta avaliação é feita medindo-se a distância da borda incisal do incisivo central superior à parte mais

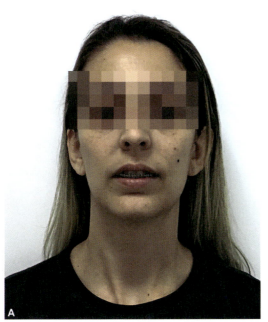
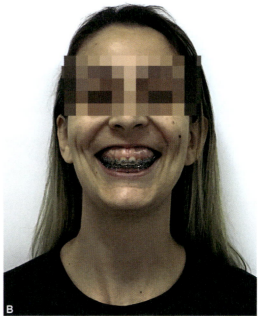

Figura 23.3 Avaliação clínica frontal. **A.** Paciente em repouso. **B.** Paciente sorrindo.

inferior do lábio superior. Exposições iguais a zero não são agradáveis à face, tanto masculina como feminina, principalmente em pacientes jovens.

O sorriso deve ser simétrico e harmônico, entretanto não deve ser avaliado isoladamente como um bom parâmetro para o diagnóstico das deformidades verticais da maxila. A linha do sorriso é definida não só pela posição vertical da maxila, como também pelo comprimento do lábio superior, que deve ter em média 22 mm + ou – 2 mm; forma do lábio que, quando apresenta a forma de "arco de Cupido", expõe mais os dentes anteriores; o tamanho das coroas clínicas dos dentes; e a inserção da musculatura que participa do sorriso. Todos os parâmetros devem ser avaliados para o diagnóstico do sorriso gengival (Figura 23.3B).

A região mentoniana é mais bem avaliada em seu aspecto em perfil. Deve-se atentar no exame em vista frontal para alterações da linha média, avaliando-se tanto as linhas médias dentárias como o alinhamento das linhas medias ósseas.

Avaliação de perfil

O paciente deve estar de perfil, em pé, olhando para frente. A posição natural da cabeça orientada tem sido relatada como a mais adequada para o diagnóstico e o planejamento; esta corresponde a uma *posição* padronizada e reproduzível, com a *cabeça* em uma postura ereta, olhar focado em um ponto distante ao nível dos olhos, o que implica que o eixo visual seja horizontal (Figura 23.4A).

Nesta visão serão observadas principalmente as deformidades anteroposteriores.

A projeção do globo ocular deve estar alinhada aos tecidos moles infraorbitários.

Nas retrusões maxilares, os globos oculares parecem sair das órbitas (pseudoexoftalmia). Nas retrusões maxilares as convexidades das regiões zigomáticas e paranasais apresentam-se achatadas ou planas.

Os ângulos nasolabiais estão alterados; obtusos nas retrusões maxilares, assim como o dorso nasal e o ápice nasal estão para baixo.

A região submentoniana tem papel fundamental, juntamente com o ângulo cervical na análise e determinação de uma cirurgia mandibular. Quando a região submentoniana está mal definida e o ângulo cervical está aberto ou obtuso (maior que 90°), observa-se retrusão mandibular; estes encontram-se longos e menores que 90° nos excessos mandibulares. Duas avaliações em perfil devem ser realizadas: (a) perfil em repouso – os lábios devem estar relaxados, a contração labial é mais bem ilustrada na visão frontal; (b) perfil sorrindo – o perfil sorrindo permite visualizar a angulação dos incisivos superiores, um fator estético importante para avaliação da inclinação e exposição dos incisivos maxilares (Figura 23.4B).

Vistas alternativas

Outras vistas são importantes no diagnóstico de deformidades faciais. A vista inferossuperior pode evidenciar deformidade localizada no terço médio da face, como

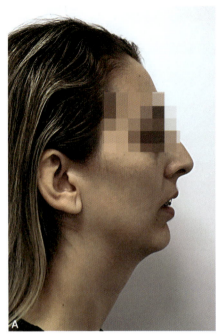
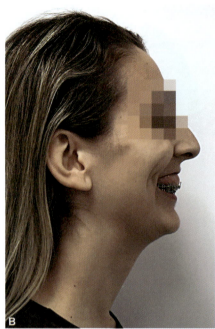

Figura 23.4 Avaliação clínica de perfil. **A.** Paciente em repouso. **B.** Paciente sorrindo. (Ortodontista: Dra. Flávia Machado.)

hipoplasia maxilar. Nesta mesma vista, porém, em hiperextensão, podemos observar o contorno mandibular e assimetrias lateromediais da mandíbula. Quando solicitamos que o paciente abra a boca em hiperextensão do pescoço, podemos avaliar a simetria do arco mandibular (Figura 23.5).

O bloqueio de determinados setores da face, que podem nos influenciar no exame clínico devido a deformidades marcantes, pode auxiliar na detecção da anormalidade de regiões que poderiam estar "mascaradas pela deformidade mais evidente".

Vistas como 45° podem nos dar mais informações em relação ao perfil do paciente (Figura 23.6A).

A vista oblíqua do sorriso revela características do sorriso não obtidas por aqueles meios e ajuda na visualização de ambos os incisivos projetados e da orientação do plano oclusal. Um ponto particular a ser observado é a curvatura inferoposterior do plano oclusal. Nas orientações mais desejáveis, o plano oclusal apresenta-se com a mesma curvatura (Figura 23.6B).

Avaliação intrabucal

O exame da cavidade bucal consiste na avaliação do estado de saúde dental, periodontal e tecidos moles adjacentes, bem como o tamanho e a postura lingual e o padrão de oclusão dentária (Figura 23.7).

Avaliação das articulações temporomandibulares (ATM)

São avaliados nesta etapa disfunções articulares, movimentos mandibulares e grau de abertura da boca (Figura 23.8).

A cirurgia ortognática não produz disfunção das ATM, porém não se pode garantir que possíveis problemas preexistentes, como dores, desvios ou estalidos, possam ser resolvidos após a cirurgia. Esta avaliação é complementada também com exames de imagem (radiografias panorâmicas, tomografias computadorizadas e ressonância nuclear magnética), devendo ser observadas alterações de forma, posição e tamanho. Neste momento inicial do diagnóstico devem ser identificadas e considerada a necessidade de alguma intervenção clínica ou cirúrgica (Figuras 23.9 e 23.10).

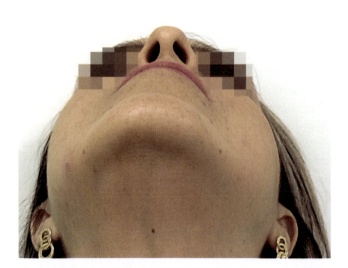

Figura 23.5 Vista inferior. Observar a simetria do arco mandibular com desvio para o lado direito.

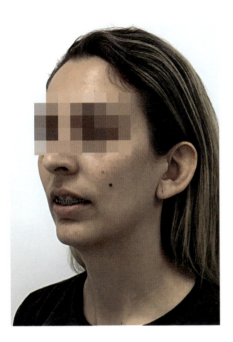

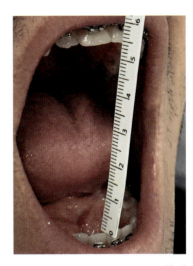

Figura 23.8 Verificação dos movimentos mandibulares com abertura da boca.

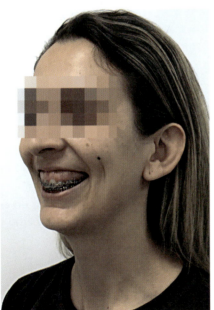

Figura 23.6 Avaliação em 45 graus.

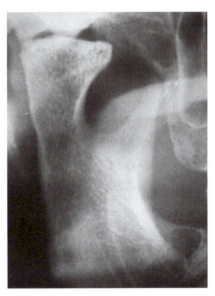

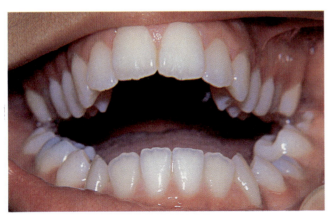

Figura 23.7 Avaliação intrabucal.

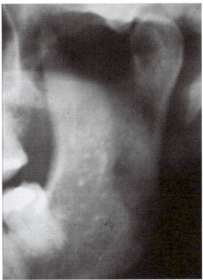

Figura 23.9 Radiografia panorâmica apresentando côndilos mandibulares com formatos diferentes.

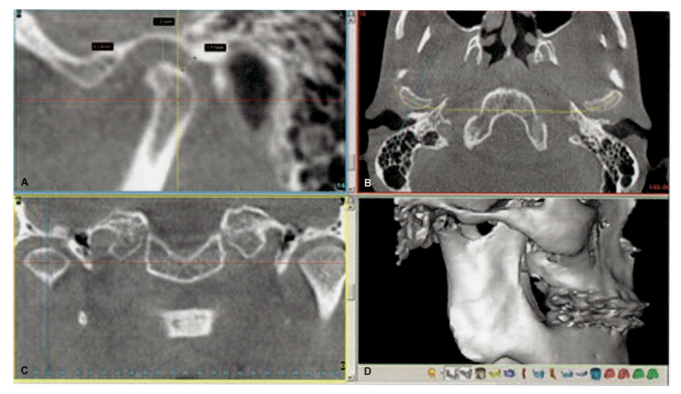

Figura 23.10 Tomografia da articulação temporomandibular. **A.** Corte sagital. **B.** Corte axial. **C.** Corte coronal. **D.** Reconstrução 3D.

Análise das vias respiratórias

A avaliação do volume das vias respiratórias (Figura 23.11) deve ser um procedimento de rotina nos casos de tratamentos que envolvam tratamento ortodôntico e/ou cirúrgico. Muitos planejamentos são orientados pela avaliação clínica de apneia obstrutiva do sono (SAOS) e por exames que quantifiquem este quadro (polissonografia). Deve-se evitar a diminuição deste espaço no planejamento ortocirúrgico. As telerradiografias de perfil da face são frequentemente utilizadas para avaliar a permeabilidade das vias respiratórias superiores, mas apenas proporcionam imagens bidimensionais de estruturas tridimensionais. A utilização da tomografia computorizada de feixe cônico (TCFC) tem contribuído para obtenção de informações importantes acerca das vias respiratórias superiores, uma vez que a avaliação a três dimensões permite a manipulação de imagens nos três planos do espaço, demonstrando ser um instrumento de trabalho útil para a avaliação clínica.

Análise dos modelos de gesso

Na fase inicial determina-se o padrão de oclusão classe I, II ou III, magnitudes de *overjet* e *overbite* (Figura 23.12).

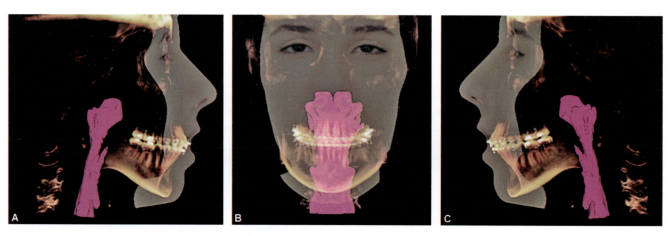

Figura 23.11 Reconstrução tomográfica volumétrica das vias respiratórias. **A** e **C.** Vistas laterais. **B.** Vista frontal.

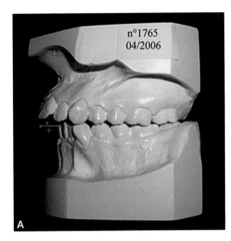 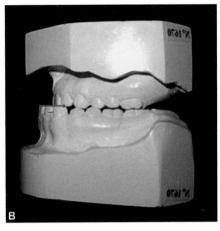 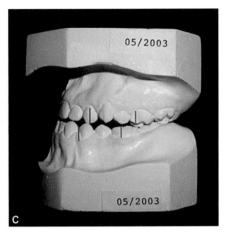

Figura 23.12 A. *Overjet* positivo. **B.** *Overjet* negativo. **C.** Mordida em topo.

Os problemas transversos são também avaliados nos modelos de gesso.

Em uma vista oclusal são avaliadas as formas dos arcos superior e inferior, sua coordenação, número de dentes e discrepâncias transversas.

Muitas vezes, avaliando-se os modelos de gesso de um paciente classe III esquelético, observa-se mordida cruzada posterior, sugerindo vestibularização de molares inferiores. Porém, quando relacionamos os mesmos modelos de gesso, tentando-se obter classe I de caninos, recuando os modelos de gesso, o problema transverso desaparece. Conclui-se que o problema transverso dentário não existia, e sim uma alteração da relação anteroposterior dos maxilares.

O diagnóstico nos modelos de gesso quanto à necessidade de se obter expansão ou contração dos arcos dentários é importante para definir se estes movimentos serão realizados apenas ortodonticamente ou cirurgicamente.

A maioria dos ortodontistas concorda com que os problemas transversos até 4 mm podem ser resolvidos apenas ortodonticamente, com contração de 1 mm no molar superior esquerdo, 1 mm no direito e vestibularização de 1 mm no molar inferior esquerdo e 1 mm no molar direito. Os problemas transversos maiores do que 4 mm e menores do que 7 mm, em média, podem ser tratados concomitantemente com cirurgia para corrigir problemas anteroposteriores da maxila. Já os problemas transversos que sejam maiores do que 7 mm devem ser corrigidos com expansão cirúrgica ortodonticamente assistida antes da correção dos problemas anteroposteriores ou verticais, pois os tecidos moles, principalmente a mucosa palatina, não têm elasticidade para aceitar expansões maiores do que 7 mm. Com isso, caso o paciente apresente problemas transversos graves concomitantes com problemas verticais e/ou anteroposteriores, ele será submetido a dois tempos cirúrgicos: um para correção do problema transverso e outro para os problemas verticais e/ou anteroposteriores.

Estas avaliações são mais bem analisadas em modelos de gesso (Figura 23.13).

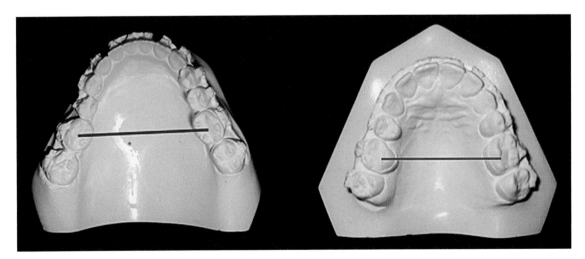

Figura 23.13 Análise de discrepâncias transversas dos modelos.

A curva de Spee é melhor avaliada com os dentes dos modelos de gesso voltados para uma superfície plana (Figura 23.14). A análise da discrepância de Nance e Bolton tem grande importância na decisão de se removerem ou não os dentes. Ela é realizada medindo-se com um compasso de ponta seca o diâmetro mesiodistal dos dentes e o tamanho do arco.

Já a análise de Bolton é importante para os pacientes cirúrgicos. Se somarmos os diâmetros mesiodistais de incisivos e caninos superiores, devem exceder 30% os diâmetros mesiodistais dos incisivos e caninos inferiores. Esta relação possibilita o bom posicionamento entre os dentes anteriores superiores e inferiores (Figura 23.15).

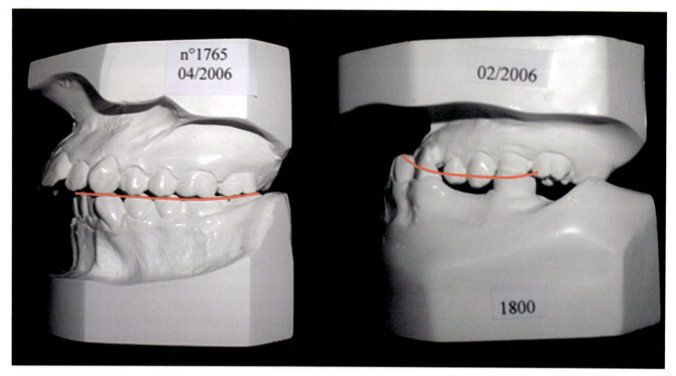

Figura 23.14 Avaliação da curva de Spee.

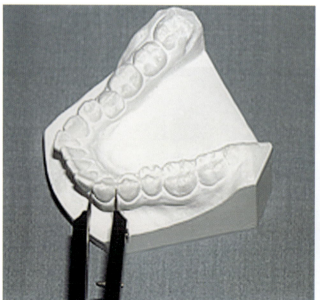
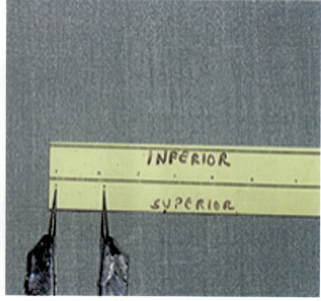

Figura 23.15 Modelos de gesso com análises de Bolton e Nance.

Avaliação por imagem e cefalométrica

Os exames realizados por imagem são solicitados em pelo menos três etapas distintas do tratamento ortocirúrgico.

Primeira etapa | Diagnóstico

▸ **Radiografias periapicais.** As radiografias perapiacais de todas as regiões servem para diagnosticar a presença de cáries, possíveis problemas endodônticos e os aspectos periodontais.

▸ **Radiografias panorâmicas.** A radiografia panorâmica oferece visualização ampla de maxila, seio maxilar, fossas nasais, ATM, principalmente forma e posição dos côndilos e da cavidade glenoide do temporal, ramo e sínfise mandibular, bem como a anatomia do canal mandibular.

▸ **Radiografia cefalométrica de perfil.** Esta técnica deve ser realizada de preferência sempre no mesmo local, pois é de grande importância que seja confeccionada dentro dos mesmos padrões em todas as três etapas a serem descritas, devido à necessidade de compararmos as medidas obtidas no pré e pós-operatório.

Nesta radiografia serão realizados os traçados cefalométricos, medidas de tecidos moles e suas relações dentárias e esqueléticas a fim de complementar o diagnóstico clínico e o plano de tratamento.

▸ **Radiografia cefalométrica em posição posteroanterior (PA).** Esta técnica tem sido preconizada para diagnóstico de algumas assimetrias faciais, principalmente para a realização de análise cefalométrica frontal de Ricketts. As comparações da análise cefalométrica frontal são pouco confiáveis devido à dificuldade de se obter esta radiografia sempre na mesma posição. Pequenas alterações na posição de cabeça ou de ampola do aparelho radiográfico impedem a fidelidade da cefalometria.

▸ **Tomografia computadorizada.** A tomografia computadorizada total da face tem se mostrado imprescindível para o diagnóstico das deformidades ósseas. Análises lineares e 3D auxiliam o melhor planejamento das cirurgias. A utilização do modelo virtual 3D em *softwares* para planejamento em cirurgia ortognática beneficia o cirurgião de maneira que diversas análises cefalométricas em terceira dimensão podem ser realizadas e compartilhadas, os contatos ósseos e as estruturas anatômicas podem ser visualizados no pré-operatório, tornando o tempo de planejamento cirúrgico, o tempo cirúrgico e o número de intercorrências cirúrgicas relacionadas ao planejamento menores em relação ao planejamento convencional. Este tópico será mais detalhadamente abordado ao final deste capítulo.

Segunda etapa | Planejamento pré-cirúrgico

Nesta fase, na maioria das vezes, serão solicitadas tomografias em formato DICOM para planejamento virtual em *softwares* específicos. Estes *softwares* constroem diversas imagens em 3D, como perfil, panorâmicas, PA, além de reconstrução da via respiratória (Figura 23.16).

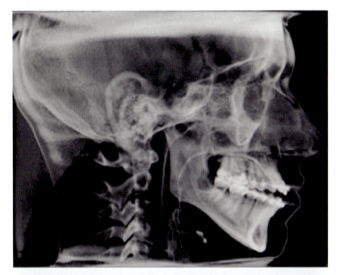
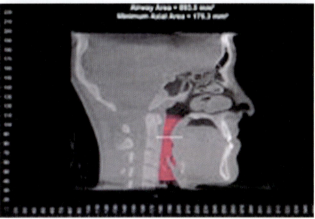
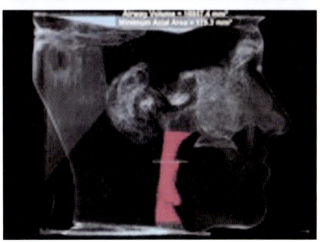

Figura 23.16 Tomografia em 3D em perfil e reconstrução da via respiratória.

▶ **Radiografias convencionais.** Podem ser solicitados caso o cirurgião não utilize os recursos de um planejamento virtual.

▶ **Radiografias panorâmicas.** O cirurgião irá avaliar estruturas anatômicas importantes para sua osteotomia, posição condilar, cavidade glenoide, posição do forame mandibular, canal mandibular, tamanho de sínfise e dentes.

▶ **Radiografia cefalométrica de perfil.** Nela será realizado o traçado preditivo, traçado este que proporcionará reprodução e visualização da cirurgia realizada.

Terceira etapa | Pós-operatória

Nesta etapa serão confeccionadas radiografias panorâmica e cefalométrica de perfil para comparações com as anteriores, superposições de traçados para se observarem as osteotomias, a estabilidade da técnica e se os resultados obtidos estão próximos dos planejados.

Os autores sugerem radiografias de controle pós-operatório com 10 dias de operado, 90 dias e anuais até 5 anos de controle.

Cefalometria

O traçado cefalométrico é a reprodução em papel de acetato transparente de estruturas anatômicas e pontos cefalométricos visualizados na radiografia cefalométrica de perfil que, por meio de medidas lineares e angulares, servirão para decidir qual dos maxilares, ou se ambos, apresentam deformidades, avaliar a magnitude dos movimentos da maxila e da mandíbula, bem como oferecer parâmetros para recolocação dos dentes nas bases ósseas durante o tratamento ortodôntico.

A maioria dos autores concorda com que o relacionamento entre o crânio, a face e a dentição pode ser muito bem avaliado mediante cefalometrias.

Existe uma variedade muito grande de análises cefalométricas, porém observa-se que a maioria dos profissionais não utiliza uma única análise; normalmente o que temos é uma compilação dos dados de várias análises diferentes.

A análise idealizada por Steiner relaciona os maxilares com a base do crânio e os dentes com os respectivos ossos basais, sendo útil no diagnóstico e plano de tratamento ortodôntico-cirúrgico.

Alguns pontos de referência são importantes em uma análise cefalométrica, e torna-se necessário que se conheçam os principais pontos craniométricos e cefalométricos que mais comumente fazem parte de uma análise:

- *Ponto S*: ponto virtual localizado no centro da sela túrcica
- *Ponto N (násio)*: ponto localizado na parte anterior da sutura frontonasal
- *Ponto A*: localizado na parte mais profunda da concavidade subespinal, representando o limite entre a base óssea e a parte alveolar maxilar, anteriormente
- *Ponto B*: localizado na parte mais profunda da concavidade supramentoniana, entre a base óssea e a parte mais alveolar da mandíbula, anteriormente
- *Ponto Go (gônio)*: ponto mais inferior e posterior da mandíbula
- *Ponto Pg (pogônio)*: localizado na parte mais anterior da curvatura mentoniana
- *Ponto Gn (gnátio)*: localizado nas partes mais inferior e posterior da curvatura mentoniana
- *Ponto Me (mentoniano)*: localizado na união das linhas da borda inferior da mandíbula com o contorno interno (lingual) da sínfise mentoniana.

Para avaliação do padrão esquelético, os ângulos mais utilizados são: SNA, SNB, ANB, SND, GoGn-SN e, para análise do padrão dentário, o ângulo do plano oclusal com SN, incisivo superior – NA, incisivo inferior – NA e ângulo interincisal. À distância do incisivo superior, a linha NA e incisivo inferior – linha NB também são utilizados.

Posição anteroposterior da maxila

O ângulo SNA avalia a posição anteroposterior da maxila. O SNA normal é de 82° + ou −2. Valores menores do que 80° indicam retrusão maxilar e maiores do que 84°, excesso anteroposterior maxilar (Figura 23.17).

Posição anteroposterior da mandíbula

O ângulo SNB é um dos indicativos da posição anteroposterior da mandíbula. Seu valor normal é de 80° + ou −2 (Figura 20.18). Valores superiores a 82° sugerem excesso anteroposterior da mandíbula, enquanto valores menores do que 78° sugerem retrognatia mandibular.

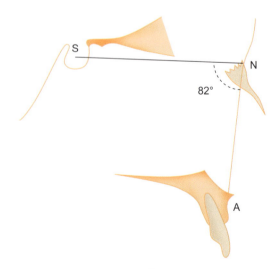

Figura 23.17 Ângulo SNA.

Outro ângulo utilizado é o SND com valor normal de 78°. Quando se apresenta elevado, indica protrusão, e quando diminuído, retrusão mandibular (Figura 23.19).

Relação anteroposterior da maxila com a mandíbula

Um dos principais indicadores da relação anteroposterior da maxila com a mandíbula é o ângulo ANB, que tem como valor considerado normal 2° + ou –2 (Figura 23.20). Ângulos maiores do que 4° indicam retrusão mandibular ou excesso anteroposterior maxilar, enquanto ângulos menores do que 0° indicam retrusão maxilar ou excesso anteroposterior mandibular.

Indicador do crescimento mandibular

O ângulo GOGN-SN é um dos indicadores do crescimento da área condilar. A quantidade de crescimento nessa região é responsável pelo comprimento do ramo mandibular. O valor considerado normal é 32° (Figura 23.21). Os valores aumentados sugerem um ramo curto e um padrão pobre de crescimento; por outro lado, valor baixo indica bom padrão de crescimento.

Posição dos incisivos inferiores

O ângulo dos incisivos inferiores com a linha NB considerado normal em torno de 25° e a distância destes dentes em relação a essa linha NB, que é considerada normal com 4 mm de projeção, servem para avaliar sua posição anteroposterior (Figura 23.22).

Posição dos incisivos superiores

O ângulo formado pelos incisivos superiores com a linha NA, considerado normal com 22°, e a distância desses dentes até a esta mesma linha que deve ser de 4 mm também são referências para o reposicionamento dos incisivos em suas bases ósseas (Figura 23.23).

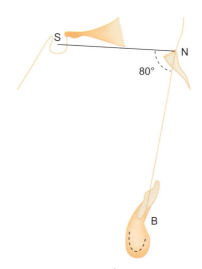

Figura 23.18 Ângulo SNB.

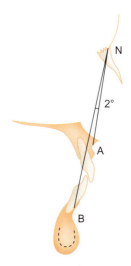

Figura 23.20 Ângulo ANB.

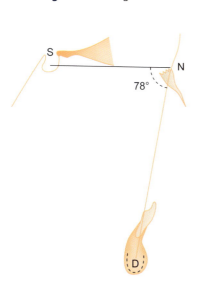

Figura 23.19 Ângulo SND.

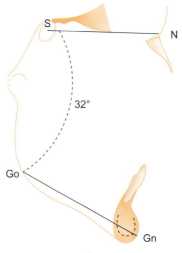

Figura 23.21 Ângulo GoGn-SN.

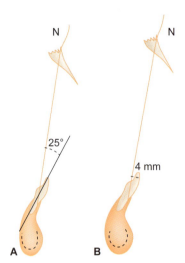

Figura 23.22 A. Ângulo dos incisivos inferiores com a linha NB. **B.** Distância dos incisivos inferiores à linha NB.

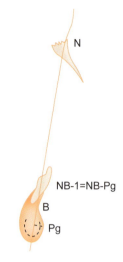

Figura 23.24 Postulado de Holdaway.

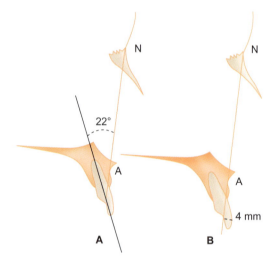

Figura 23.23 A. Ângulo dos incisivos superiores com a linha NA. **B.** Distância dos incisivos superiores com a linha NA.

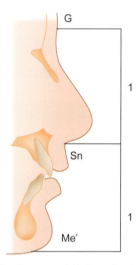

Figura 23.25 Avaliação vertical da face da glabela ao subnasal e do subnasal ao mento, 1:1.

Posição do mento

Uma das medidas utilizadas em cefalometria para se avaliar a posição do mento é por intermédio do postulado de Holdaway, que determina que as distâncias dos incisivos inferiores e do pogônio à linha NB devem ser iguais (Figura 23.24).

Na verdade, a cefalometria é mais um meio auxiliar de diagnóstico, não devendo ser analisada isoladamente. Porém, suas informações são de grande valia, não só para o diagnóstico como também para o plano de tratamento.

Avaliação vertical da face

As proporções faciais são analisadas na radiografia cefalométrica de perfil. Compartimentos específicos da face são comparados à distância da glabela ao subnasal (G-Sn) e do subnasal ao mento em partes moles (Sn-Me'), que deve ser próxima de 1:1 (Figura 23.25).

As medidas do subnasal–estômio (Sn-St) e estômio–mento no tecido mole (Sn-Me') devem estar na relação de 1:2 (Figura 23.26).

A relação da medida subnasal–linha cutaneomucosa (Sn-Lcn) com a medida linha cutaneomucosa–mento de partes moles (Lcm-Me') deve ser de 1:0,9 (Figura 23.27).

DEFORMIDADES MAXILARES

Deficiência anteroposterior

As características clínicas de pacientes que apresentem deficiência anteroposterior de maxila consistem em achatamento da região malar e paranasal, projeção exagerada do globo ocular, ângulo nasolabial obtuso, base nasal afilada e má definição do sulco nasolabiogeniano. Ao exame intraoral, observa-se deformidade oclusal e esquelética do tipo classe III (Figura 23.28).

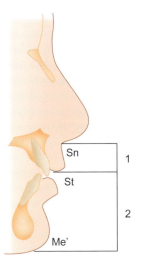

Figura 23.26 Avaliação vertical da face do subnasal ao vermelhão do lábio superior, 1:2.

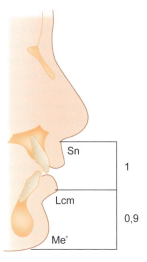

Figura 23.27 Avaliação vertical da face do subnasal à linha cutaneomucosa do lábio inferior, 1:0,9.

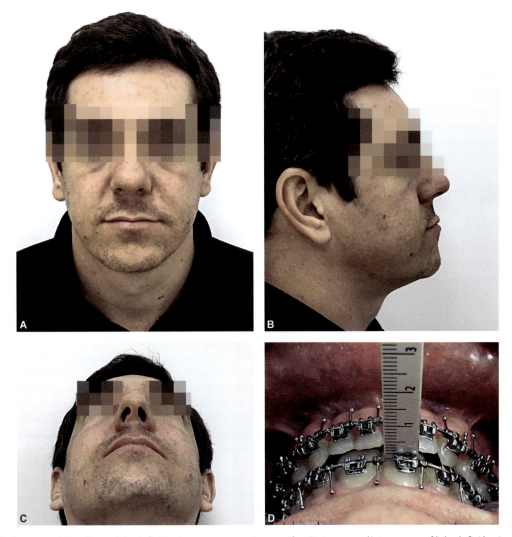

Figura 23.28 A. Aspecto clínico frontal de deficiência anteroposterior maxilar. **B.** Aspecto clínico em perfil de deficiência anteroposterior maxilar. **C.** Vista inferossuperior mostrando deficiência anteroposterior maxilar. **D.** *Overjet* negativo. (Ortodontista: Dra. Daniela Feu.)

A análise cefalométrica mostra o ângulo SNA menor que 80°, ângulo ANB menor ou igual a 0° e os incisivos inferiores verticalizados ou retroinclinados devido à compensação dentária desse tipo de má oclusão.

O tratamento para esse tipo de deformidade é o avanço total da maxila. Nos casos de avanços superiores a 8 mm, opta-se pela colocação de enxertos ósseos ou pela realização de uma cirurgia combinada com avanço maxilar associada ao recuo mandibular (pela técnica de osteotomia vertical ou sagital do ramo). A realização de uma cirurgia combinada dos maxilares aumenta a estabilidade cirúrgica, minimizando os riscos de recidiva e eliminando a necessidade de enxertia óssea, necessária nos grandes avanços maxilares isolados.

Excesso anteroposterior

Os pacientes que apresentam excesso maxilar isolado caracterizam-se por apresentar oclusão do tipo classe II.

As características faciais constam de projeção exagerada da região malar e paranasal, base nasal alargada, ângulo nasolabial agudo e projeção exagerada do lábio superior.

A análise cefalométrica mostra o ângulo SNA maior que 82°. O ângulo ANB pode estar aumentado ou normal. Quando este ângulo estiver normal, em geral indicará uma biprotrusão dentoalveolar.

O tratamento cirúrgico pode ser o recuo maxilar total através da osteotomia Le Fort I ou apenas uma osteotomia anterior da maxila, com remoção de dois pré-molares.

Deformidades verticais da maxila

Deficiência vertical

Pacientes com deficiência vertical de maxila caracterizam-se por aparência de "face envelhecida". Notam-se sulco nasolabial acentuado e deficiência de exposição dos incisivos superiores, tanto em repouso quanto no sorriso. O tipo de má oclusão é em geral classe III (Figura 23.29). Este tipo de deformidade pode estar associado a pacientes com perda precoce dos dentes, em que houve extrema atrofia óssea e perda da dimensão vertical de oclusão.

O tratamento de eleição é a osteotomia total de maxila com interposição de enxerto ósseo autógeno, sendo o enxerto de crista ilíaca o mais utilizado para este fim.

Excesso vertical

Os pacientes apresentam-se clinicamente com aspecto de "face longa" (Figura 23.30). Uma característica muito importante é o excesso de exposição dos incisivos superiores com os lábios em repouso, e durante o sorriso um aspecto de "sorriso gengival".

A mordida aberta anterior é o tipo de má oclusão mais frequentemente associado a este tipo de deformidade, porém em algumas situações o paciente pode apresentar-se com uma oclusão do tipo classe I de Angle.

O tratamento de escolha é a osteotomia do tipo Le Fort I, com reposição superior da maxila. A ostectomia necessária para corrigir o excesso vertical maxilar é mensurável a partir da análise facial e da exposição dos incisivos em repouso (Figura 23.31). Deve-se sempre avaliar outros fatores que podem estar associados à exposição exagerada dos incisivos: lábio curto (Figura 23.32), hipermobilidade labial e presença de coroas clínicas excessivamente curtas.

Deformidades transversas da maxila

Este tipo de deformidade maxilar pode se apresentar como excesso ou deficiência transversa.

O excesso transversal de maxila é um tipo de deformidade rara que se apresenta clinicamente como mordida cruzada bucal superior.

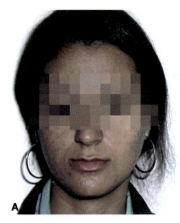 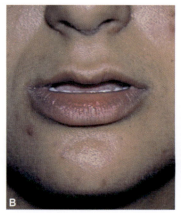 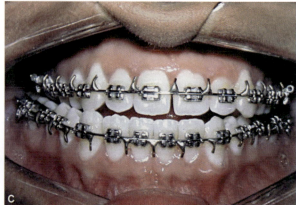

Figura 23.29 A. Aspecto clínico frontal de paciente apresentando deficiência vertical maxilar. **B.** Observar a aparência de face envelhecida. **C.** Oclusão do tipo classe III.

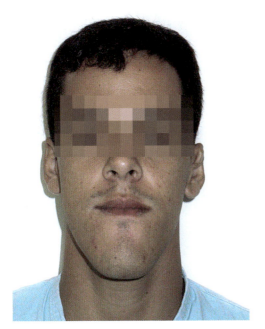

Figura 23.30 Aspecto clínico frontal do tipo "face longa".

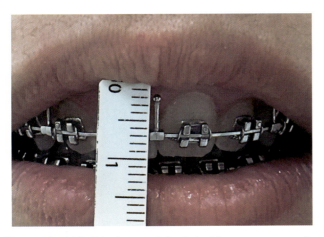

Figura 23.31 Medida da exposição de incisivos em repouso (excesso vertical de maxila).

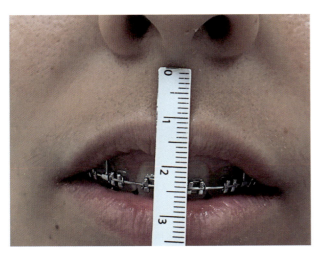

Figura 23.32 Medida do comprimento do lábio superior (presença de lábio curto).

A deficiência transversa de maxila só apresentará características estéticas quando associada a deformidades anteroposteriores. A má oclusão pode ser do tipo classe I, II ou III e está sempre presente a mordida cruzada da arcada superior para a lingual (ver Figura 23.7).

O tratamento cirúrgico para os casos de excesso transversal é a ostectomia mediana da maxila. Para o tratamento de deficiências transversas associadas a outras deformidades maxilares, realiza-se a osteotomia total do tipo Le Fort I associada a osteotomia da linha média para realização da expansão maxilar.

Nos casos em que a atresia maxilar é a única deformidade existente, realiza-se a osteotomia Le Fort I associada a osteotomia da linha média, porém sem realizar a fratura inferior da maxila (*down-fracture*) e a expansão é obtida por intermédio da ativação de um aparelho ortodôntico expansor.

DEFORMIDADES MANDIBULARES

Excesso anteroposterior

O exame facial destes pacientes mostra projeção exagerada do terço inferior da face e do lábio inferior muito à frente do lábio superior. Em uma vista de perfil, o comprimento da região submentoniana está aumentado e o ângulo cervical é de aproximadamente 90° (Figura 23.33A e B).

Ao exame intraoral, observa-se oclusão do tipo classe III (Figura 23.33C).

A análise cefalométrica mostra um ângulo SNB maior que 80° e um ângulo ANB negativo. O ângulo formado pelos incisivos inferiores com a linha NB apresenta-se diminuído, o que é representado clinicamente pela verticalização ou retroinclinação dos incisivos inferiores.

O tratamento de escolha é o recuo mandibular, que pode ser obtido pela técnica de osteotomia vertical do ramo.

Deficiência anteroposterior

À análise facial, observa-se pobre projeção da mandíbula e dos tecidos moles adjacentes. O lábio inferior apresenta-se retraído em relação ao lábio superior. A região submentoniana é curta e o ângulo cervical é obtuso (ângulo aberto) (Figura 23.34). O exame intraoral mostra oclusão do tipo classe II. A análise cefalométrica mostra ângulo SNB menor que 80° e o ângulo ANB maior que 4°.

O tratamento de eleição para esta deformidade é o avanço total da mandíbula pela técnica de osteotomia sagital do ramo. Em situações nas quais esta deficiência é muito grave promovem-se movimentações do complexo maxilomandibular no sentido anti-horário para aumentar a magnitude do avanço do terço inferior da face.

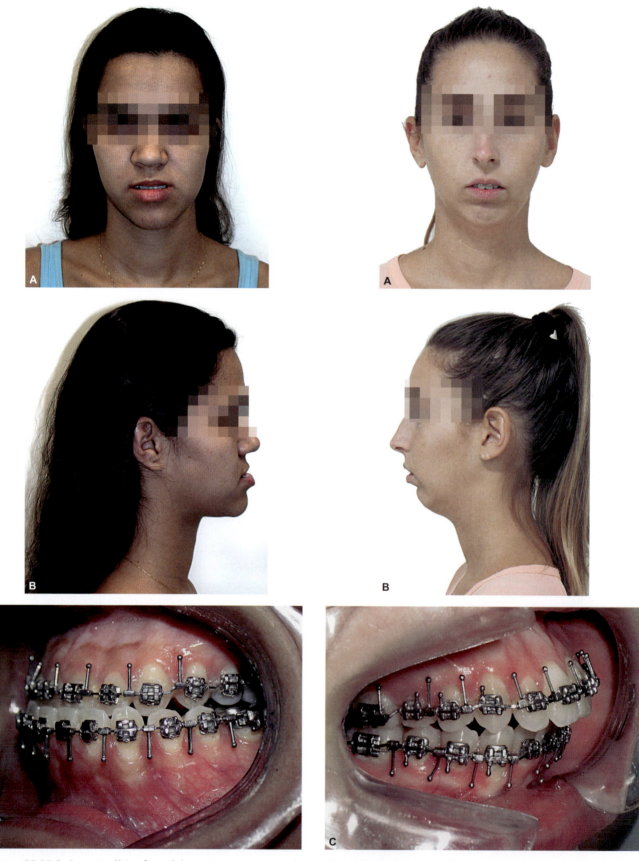

Figura 23.33 A. Aspecto clínico frontal de paciente apresentando excesso anteroposterior de mandíbula. **B.** Observar projeção exagerada do lábio inferior e comprimento da região submandibular. **C.** Oclusão do tipo classe III e laterognatismo.

Figura 23.34 A. Aspecto clínico frontal de paciente apresentando deficiência anteroposterior grave de mandíbula. **B.** Observar região submentoniana curta e ângulo cervical obtuso. **C.** Oclusão do tipo classe II. (Ortodontista: Dra. Daniela Feu.)

TÉCNICAS CIRÚRGICAS

As técnicas cirúrgicas podem ser realizadas na maxila e/ou mandíbula, dependendo diretamente do diagnóstico clínico, do tipo de deformidade esquelética e do plano de tratamento.

Serão descritas a seguir as principais técnicas cirúrgicas maxilares e mandibulares utilizadas em cirurgia ortognática.

Osteotomias maxilares

Osteotomia segmentar anterior da maxila

No início das décadas de 1950 e 1960, uma das técnicas mais utilizadas para a correção de deformidades maxilares era a osteotomia maxilar anterior; nos dias atuais é uma técnica praticamente em desuso e com indicações limitadas apenas às protrusões maxilares.

Este procedimento cirúrgico pode ser realizado para a correção cirúrgica de protrusões maxilares graves que envolvam o segmento maxilar anterior, realizando-se a extração de um pré-molar de cada lado (primeiros ou segundos pré-molares) e retraindo-se cirurgicamente o do segmento anterior da maxila. Um outro emprego para esta técnica cirúrgica é no fechamento cirúrgico de espaços edêntulos (Figura 23.35).

Esta técnica cirúrgica hoje está em desuso, pois este fechamento pode ser realizado apenas por intermédio de mecânica ortodôntica, eliminando-se a necessidade de intervenção cirúrgica.

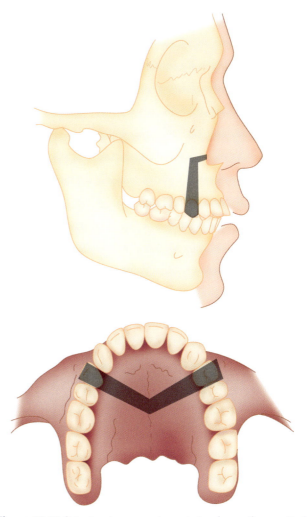

Figura 23.35 Osteotomia segmentar anterior da maxila a partir da extração dos primeiros pré-molares e retrusão do segmento maxilar.

Osteotomia segmentar posterior da maxila

A perda de dentes na região posterior dos maxilares e a não reabilitação oclusal imediata podem levar à extrusão parcial dos dentes antagonistas, ocasionando assim um desnivelamento da curva de Spee e a impossibilidade de reabilitação pela perda do espaço protético.

A osteotomia segmentar posterior da maxila é um tipo de cirurgia utilizado quando se deseja recuperar a dimensão vertical de oclusão que tenha sido perdida pela extrusão do segmento dentoalveolar posterior da maxila e/ou quando se deseja fechar um espaço edêntulo por meio de avanço cirúrgico do segmento dentoalveolar posterior maxilar. Esta é uma das cirurgias que estão mais associadas ao tratamento cirúrgico com finalidade de reabilitação protética (Figuras 23.36 e 23.37). Atualmente pode-se lançar mão de ancoragem ortodôntica rígida por meio de placas e parafusos ou mini-implantes ortodônticos para a correção das condições menos graves de nivelamento dos rebordos alveolares dentados.

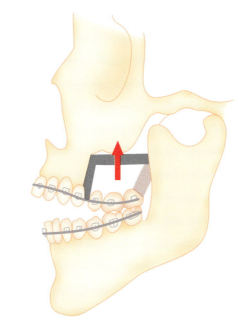

Figura 23.36 Osteotomia segmentar posterior da maxila. Técnica cirúrgica utilizada para nivelamento da curva de Spee nos casos de extrusão dentoalveolar.

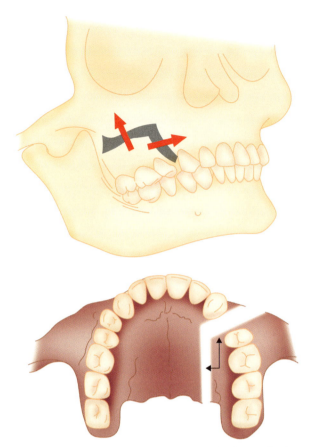

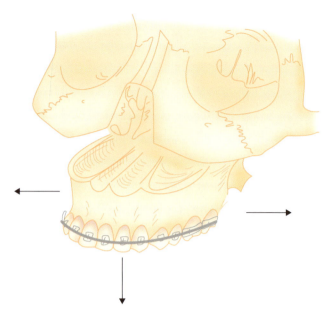

Figura 23.37 Osteotomia segmentar posterior da maxila. Esta osteotomia pode ser utilizada tanto para reposição superior quanto anterior do bloco ósseo dentoalveolar.

Figura 23.39 Osteotomia total maxilar. Após a realização do *down-fracture* e mobilização maxilar, esta pode ser reposicionada anterior, superior, posterior ou inferiormente.

Osteotomia total maxilar ou osteotomia Le Fort I

É uma técnica também conhecida como osteotomia do tipo Le Fort I, e consiste na separação da maxila dos ossos que formam o esqueleto fixo da face (Figura 23.38). Esta técnica permite que sejam realizados movimentos maxilares nos sentidos anteroposteriores, verticais e transversais (Figura 23.39).

O uso da osteotomia do tipo Le Fort I para a correção de deformidade dentofacial foi inicialmente creditada a Wassmund, que descreveu uma técnica realizada em 1927, em que a maxila era parcialmente osteotomizada mas não mobilizada e a má oclusão era corrigida por tração elástica no período de 1 semana. Com os estudos da revascularização maxilar descritos por William H. Bell, esta técnica cirúrgica sofreu vários avanços, como resultado de décadas de aperfeiçoamento, que a tornaram um procedimento versátil, seguro e previsível.

A técnica cirúrgica inicia-se por meio de incisão em fundo de vestíbulo maxilar, que deve-se estender da região do primeiro molar de um lado até a mesma região do lado oposto. Esta incisão não deve ser estendida além da região de primeiro molar, para que não haja prejuízo à vascularização da maxila. Após a incisão, utiliza-se um descolador de periósteo para desinserir todo o mucoperiósteo que recobre a parede anterior e lateral da maxila e mucosa nasal. A mucosa da região posterior ao primeiro molar é desinserida por tunelização subperiosteal da região.

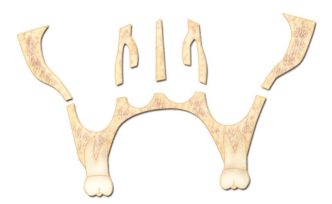

Figura 23.38 Osteotomia total maxilar. A osteotomia do tipo Le Fort I consiste na separação da maxila do terço médio da face mediante osteotomias do septo nasal, paredes médias e laterais do seio maxilar e do processo pterigóideo.

 Vídeo 23.1 Caso 1: incisão em maxila para realizar osteotomia Le Fort I.

 Vídeo 23.2 Caso 2: incisão em maxila para realizar osteotomia Le Fort I.

 Vídeo 23.3 Descolamento mucoperiosteal.

A osteotomia da parede lateral da maxila é realizada com serra recíproca ou instrumento rotatório e broca Carbide 701 ou 702. A linha da osteotomia deve se estender da abertura piriforme até o pilar zigomático maxilar, distando aproximadamente 34 mm da cúspide do canino e 25 mm das cúspides do primeiro molar, para que seja mantido o mínimo de 4 mm de osso acima dos ápices dos dentes nos casos de paciente dentados (Figura 20.36). A osteotomia da parede lateral posterior ao pilar zigomático maxilar é realizada com osteótomo fino tipo "espátula". A separação do septo nasal é executada com um osteótomo contendo guias e a junção do processo pterigoide com a tuberosidade maxilar é separada com osteótomo curvo. A maxila é, então, fraturada inferiormente (*down-fracture*), mobilizada e reposicionada na posição planejada no pré-operatório (Figuras 23.40 a 23.42).

 Vídeo 23.4 Osteotomia da parede lateral da maxila durante a osteotomia Le Fort I com serra.

 Vídeo 23.5 Osteotomia da parede lateral realizada com broca 702.

 Vídeo 23.6 Osteotomia do septo nasal.

 Vídeo 23.7 Caso 1: *down-fracture* da maxila.

 Vídeo 23.8 Caso 1: *down-fracture* da maxila.

 Vídeo 23.9 Mobilização da maxila com fórceps de Rowe.

 Vídeo 23.10 Maxila mobilizada.

Uma vez que a maxila esteja posicionada corretamente, realiza-se então a sua fixação, que no passado era realizada por suspensões esqueléticas, osteossínteses a fio de aço, mas atualmente é realizada através de fixação rígida por meio de miniplacas (Figura 23.43).
Para os casos de rebaixamento inferior da maxila com interposição de enxertia óssea, se faz necessária a colocação de fixação interna rígida com a utilização de quatro miniplacas de titânio, que devem ser dobradas e adaptadas à região dos pilares canino e zigomático. Os enxertos ósseos podem ser retirados de diversos sítios doadores no organismo, podendo ser obtidos de sítios intra ou extrabucais, dependendo diretamente da quantidade de osso que se necessite. Os sítios intraorais proporcionam menor quantidade óssea, sendo limitada, por esse motivo, a sua indicação para uso clínico. Vários outros sítios podem ser escolhidos como doadores, como a calota craniana, a crista ilíaca, a costela, a fíbula,

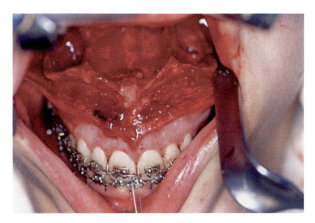
Figura 23.40 Osteotomia total maxilar. Observar o *down-fracture* da maxila.

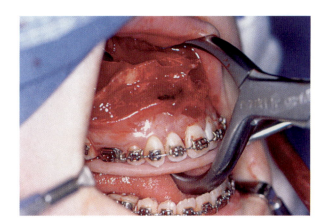
Figura 23.41 Osteotomia total maxilar. Para a mobilização maxilar utiliza-se fórceps de Rowe. Utiliza-se uma goteira de acrílico para proteção da mucosa palatina.

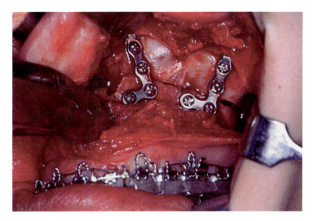
Figura 23.42 Maxila reposicionada como planejado no pré-operatório e fixada por meio de miniplacas de titânio nas regiões de pilar canino e pilar zigomático.

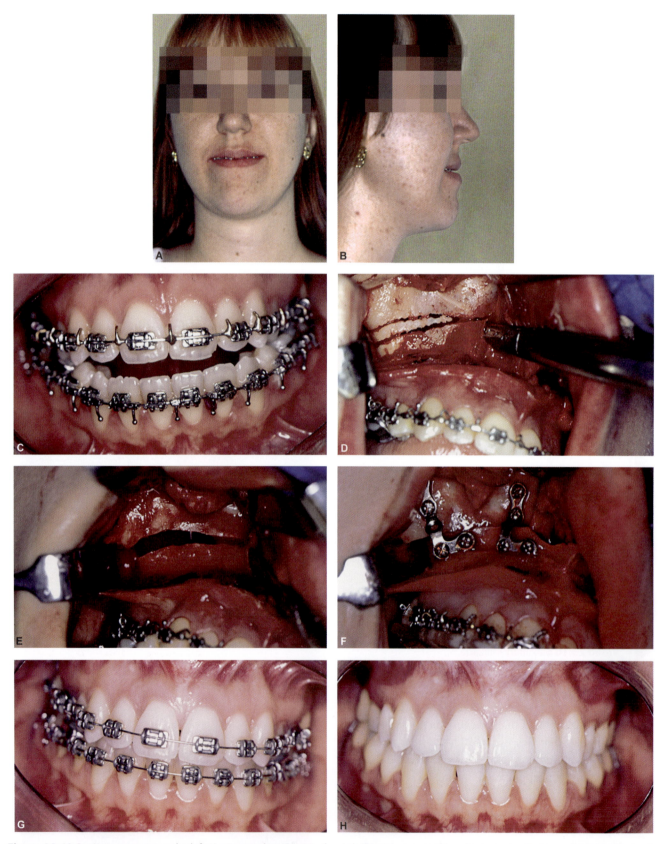

Figura 23.43 *Paciente apresentando deficiência maxilar:* (**A**) vista frontal; (**B**) vista em perfil – observar o achatamento da região malar e paranasal. Vista oclusal após preparo ortodôntico pré-cirúrgico (**C**). *Transcirúrgico de osteotomia total maxilar:* foi realizada reposição superior da região posterior maxilar para o fechamento da mordida aberta anterior e avanço maxilar total (**D**).*Transcirúrgico de osteotomia total maxilar:* observar o *gap* ósseo após a ostectomia da parede lateral da maxila (**E**); estabilização da maxila osteotomizada por meio de miniplacas de titânio (**F**). *Oclusão pós-cirúrgica antes da finalização ortodôntica* (**G**). *Oclusão após finalização do tratamento ortodôntico* (**H**). (*Continua*)

Capítulo 23 • Cirurgia Ortognática | Diagnóstico e Técnicas Cirúrgicas   649

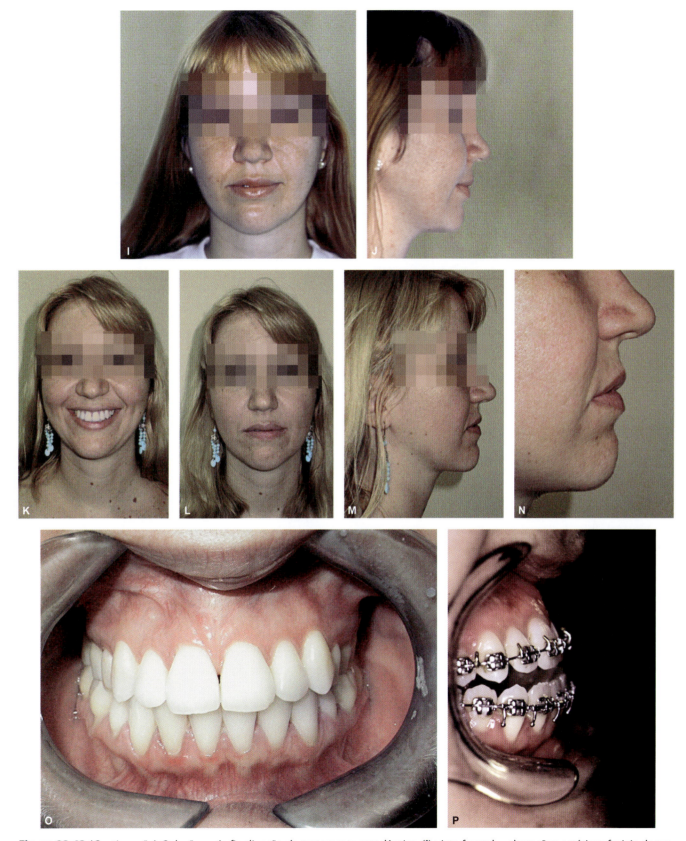

Figura 23.43 *(Continuação) Oclusão após finalização do tratamento ortodôntico*: (**I**) vista frontal – alterações estéticas faciais decorrentes da cirurgia para avanço maxilar; (**J**) vista em perfil – alterações estéticas faciais decorrentes da cirurgia para avanço maxilar. *Alterações estéticas faciais decorrentes da cirurgia para avanço maxilar após 10 anos da cirurgia realizada* (**J**). *Alterações estéticas faciais decorrentes da cirurgia para avanço maxilar após 10 anos da cirurgia realizada*: (**K** e **L**) vista frontal; (**M** e **N**) vista de perfil; (**O**) oclusão; (**P**) oclusão inicial. *(Continua)*

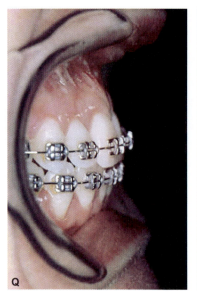 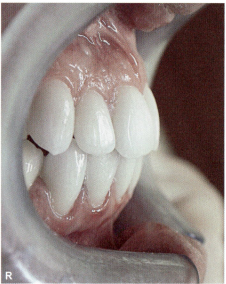

Figura 23.43 *(Continuação) Alterações estéticas faciais decorrentes da cirurgia para avanço maxilar após 10 anos da cirurgia realizada:* **(Q)** oclusão pós-operatória imediata; **(R)** oclusão final após 10 anos de operado. (Serviço de Cirurgia Bucomaxilofacial do Hospital Universitário do Estado do Rio de Janeiro [HUPE-UERJ].)

entre outros, para a obtenção de enxertos ósseos para procedimentos de enxertia em cirurgia ortognática. Nos casos de disjunção cirúrgica assistida, são realizadas todas as osteotomias, incluindo a linha média, porém sem *down-fracture* da maxila.

 Vídeo 23.11 Osteotomia segmentar da maxila (disjunção cirúrgica assistida).

A osteotomia do tipo Le Fort I será realizada sem segmentação quando, com a realização do movimento maxilar desejado (vertical, lateral ou anteroposterior), for possível obter coordenação dentária adequada entre os arcos superior e inferior. A maxila em dois segmentos está indicada quando se observa a necessidade de contração ou expansão do arco superior e a osteotomia deve ser realizada lateralmente à linha média após o *down-fracture* da maxila (Figura 23.44A).

A maxila em três segmentos está indicada nos casos de nivelamento das curvas de Spee acentuadas que não são possíveis de serem realizados apenas com mecânica ortodôntica (Figura 23.44B). A osteotomia segmentar em quatro segmentos está indicada nos casos em que há necessidade de nivelamento e expansão nas regiões anteriores e posteriores da maxila. As osteotomias maxilares em mais de quatro segmentos estão contraindicadas, pela possibilidade de necrose asséptica da maxila.

Deve-se buscar o melhor preparo ortodôntico pré-cirúrgico para que, sempre que possível, possa-se evitar segmentações maxilares, pois, além de simplificar a técnica, diminui as chances de complicações isquêmicas da maxila no pós-operatório.

O tempo médio requerido para a consolidação de uma osteotomia maxilar é, em média, de 4 semanas, mas pode haver variações de acordo com a idade e as condições sistêmicas do paciente.

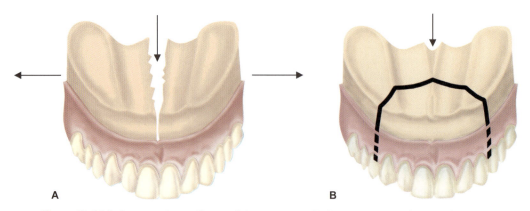

Figura 23.44 A. Osteotomia maxilar em dois segmentos. **B.** Osteotomia maxilar em três segmentos.

Osteotomias mandibulares

As osteotomias podem ser realizadas no corpo ou ramo mandibular mediante diversos tipos diferentes de técnicas cirúrgicas. Nas deformidades mandibulares faz-se necessário a realização de cirurgia com osteotomia para melhor posicionamento oclusal e cefalométrico do terço inferior da face. A indicação do tipo de cirurgia a ser realizado e a magnitude do movimento mandibular devem ser mensuradas previamente por meio de exames clínicos e traçados cefalométricos.

Para o fechamento cirúrgico de espaços protéticos ou nivelamento de curva de Spee foram utilizadas no passado osteotomias subapicais do corpo mandibular, porém, devido à grande morbidade em relação ao feixe vasculonervoso alveolar inferior, estas técnicas estão atualmente em desuso.

Osteotomia subapical anterior

É uma técnica bastante útil para retrusão e nivelamento da curva de Spee do segmento anterior da mandíbula. Nestes casos, os primeiros ou segundos pré-molares são extraídos e os espaços edêntulos fechados cirurgicamente (Figura 23.45). Para os casos de fechamento de espaços protéticos, remove-se uma faixa de osso da região edêntula bilateralmente na mandíbula e retrai-se o fragmento anterior mandibular.

O suprimento sanguíneo deste fragmento osteotomizado será mantido por parte do mucoperiósteo vestibular preservado, e, no lado lingual, pelos músculos genioglosso, milo-hióideo e genio-hióideo.

Osteotomia subapical posterior

É uma técnica que foi utilizada no passado para o fechamento de espaços protéticos na região posterior mandibular e que nos dias atuais está em desuso devido ao risco de necrose asséptica dos segmentos osteotomizados e lesão ao nervo alveolar inferior.

O fechamento dos espaços edêntulos posteriores deve ser obtido por meio de mecânica ortodôntica, confecção de próteses convencionais, ou colocação de próteses sobre implantes osteointegrados.

Mentoplastia | Osteotomia basilar da mandíbula

As mentoplastias são muitas vezes procedimentos cirúrgicos adicionais nas osteotomias maxilares e/ou mandibulares para correções de deformidades dentofaciais, com o objetivo de harmonizar a posição do mento do paciente com o restante da face, tornando ainda melhores os resultados estéticos obtidos pela cirurgia ortognática. As mentoplastias só serão isoladamente indicadas em casos bem selecionados, em que exista a deformidade isolada do mento (Figura 23.46).

As mentoplastias podem ser realizadas para movimentos anteroposteriores, verticais e transversos. O acesso cirúrgico é em fundo de vestíbulo mais em direção ao lábio. A dissecção mucoperiosteal do mento deve ser mínima e terminar antes da borda inferior da mandíbula, evitando o "desnudamento" da sínfise mandibular. As osteotomias devem ser realizadas respeitando-se os ápices dentais inferiores e o nervo mentoniano.

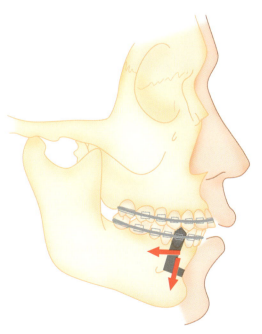

Figura 23.45 Osteotomia subapical anterior.

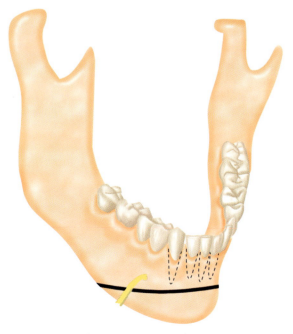

Figura 23.46 Mentoplastia.

A magnitude possível para os avanços ou recuos sem a utilização de enxertos ósseos corresponde à dimensão anteroposterior da sínfise, que é em média de 11 mm. Nos casos de redução vertical do mento, remove-se uma faixa óssea junto à osteotomia (Figura 23.47); e, nos casos de reposição inferior, interpõe-se enxerto ósseo nesta região.

 Vídeo 23.12 Incisão para mentoplastia.

 Vídeo 23.13 Marcações para posicionamento do mento após a osteotomia.

 Vídeo 23.14 Mentoplastia com serra oscilatória.

 Vídeo 23.15 Mentoplastia.

Osteotomias do ramo mandibular

As osteotomias do ramo mandibular podem ser realizadas pelas técnicas sagital, vertical ou osteotomia em L invertido.

Osteotomias para avanços ou recuos mandibulares são necessárias nos casos das deformidades mandibulares, possibilitando melhor relação entre os arcos, e, nos casos em que há perdas dentais, esta relação propiciará uma vantajosa condição para a reabilitação funcional com tratamentos protético-restauradores mais satisfatórios.

Osteotomia sagital do ramo

A osteotomia sagital do ramo é um procedimento cirúrgico muito utilizado em cirurgia ortognática para avanços e recuos mandibulares (Figura 23.48).

Esta técnica foi descrita em 1957 por Trauner e Obwegeser e várias modificações foram realizadas, tanto na osteotomia propriamente dita, quanto na dissecção

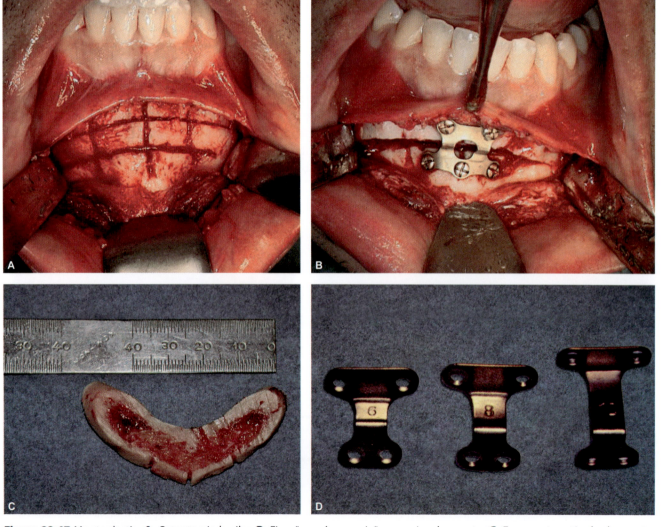

Figura 23.47 Mentoplastia. **A.** Osteotomia basilar. **B.** Fixação após reposição superior do mento. **C.** Fragmento retirado do mento. **D.** Placas pré-moldadas de fixação para mentoplastia.

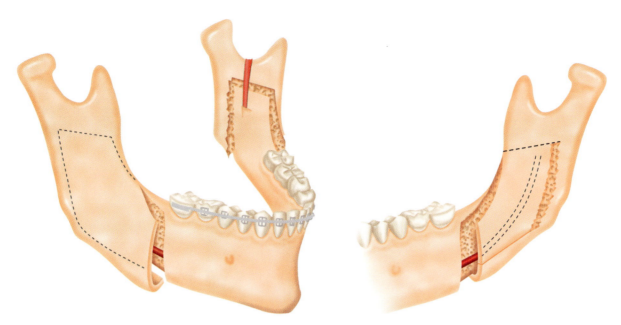

Figura 23.48 Osteotomia sagital do ramo mandibular.

empregada, com o objetivo de tornar este procedimento mais fácil e reduzir suas complicações.

A grande versatilidade deste tipo de cirurgia é que a forma da osteotomia oferece uma ampla área de contato entre os segmentos ósseos, o que permite melhor estabilidade durante a aplicação da fixação rígida, além de melhor cicatrização óssea. Sua indicação mais frequente é no tratamento cirúrgico de deficiências mandibulares, em que é usada para avanços mandibulares. Esta técnica também pode ser indicada para a correção de prognatismos mandibulares, sendo utilizada para o recuo mandibular.

Mesmo sendo uma técnica versátil e muito aplicada, a osteotomia sagital apresenta algumas desvantagens e complicações. A principal delas é a incidência de distúrbios neurossensoriais, relacionada ao nervo alveolar inferior, que variam desde diminuição temporária da sensibilidade do lábio inferior, da gengiva e do mento do lado operado, até anestesia permanente destas regiões.

Para a realização da osteotomia sagital, é necessário que os terceiros molares sejam removidos pelo menos 6 meses antes da cirurgia. Este procedimento visa proporcionar maior quantidade de osso e melhor área de contato ósseo na região osteotomizada, minimizar o risco de fraturas indesejáveis durante a realização da osteotomia e facilitar a colocação de fixação interna rígida.

A técnica cirúrgica inicia-se com uma incisão paralela ao ramo mandibular ao longo da linha oblíqua externa. O mucoperiósteo é desinserido, utilizando-se o descolador de Molt. A exposição da porção medial do ramo deve ser realizada cuidadosamente, para não lesar o feixe vasculonervoso alveolar inferior. É iniciada a osteotomia horizontal com broca 702 ou serra recíproca na cortical lingual do ramo acima da língula mandibular. A osteotomia é continuada pela borda anterior do ramo até a região dos molares inferiores e, neste ponto, inicia-se a osteotomia vertical na face lateral do corpo, que se deve estender até a borda inferior da mandíbula. A osteotomia vertical lateral deve ser realizada em 45° em relação à cortical lateral, pois este bisel facilita a visualização do osso medular, evitando assim que o corte se aprofunde e possa lesar o feixe alveolar inferior (Figura 23.49A).

Os segmentos proximal (segmento que contém o côndilo mandibular) e distal (segmento que contém os dentes) são separados a partir da introdução e movimentação lateral de osteótomos retos (Figura 23.49B e C).

 Vídeo 23.16 Quebra da osteotomia sagital do ramo mandibular.

 Vídeo 23.17 Separação do nervo alveolar inferior dos segmentos osteotomizados.

 Vídeo 23.18 Osteotomia sagital utilizando motor ultrassônico (Piezzo Surgery).

O segmento distal é levado à posição desejada, de acordo com o planejamento pré-operatório. A oclusão é guiada a partir da utilização de goteira de acrílico, confeccionada previamente sobre os modelos de estudo. Após a colocação da goteira, presa ao arco ortodôntico maxilar, realiza-se a imobilização maxilomandibular com fios de aço. A fixação dos segmentos osteotomizados pode ser

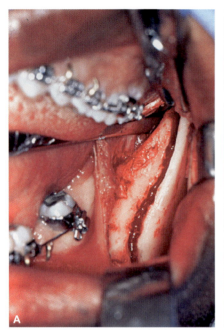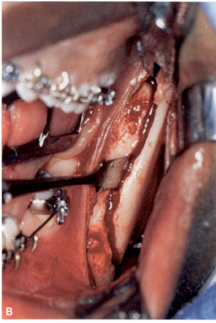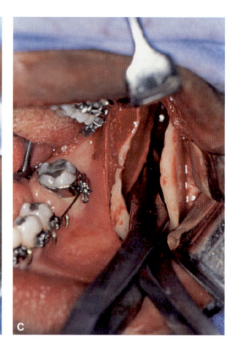

Figura 23.49 A. Osteotomia sagital do ramo mandibular. **B.** Após a realização da osteotomia com brocas cirúrgicas, inicia-se a separação dos fragmentos mesial e distal, introduzindo-se cinzéis que devem ser dirigidos para a face externa do ramo. **C.** Separação dos fragmentos mesial e distal. Observar o feixe vasculonervoso alveolar inferior.

obtida por meio de colocação de miniplacas na basilar da mandíbula, ou pela colocação de parafusos bicorticais de titânio ou pela combinação de ambos (Figura 23.50). Uma fixação interna rígida estável, mediante colocação de miniplacas ou parafusos bicorticais, diminui o tempo de bloqueio maxilomandibular no pós-operatório e habilita uma recuperação pós-operatória mais rápida.

Osteotomia vertical do ramo

É a técnica utilizada para recuos mandibulares, no passado era realizada por via cutânea, mas atualmente vem sendo feita por via intraoral, porém a técnica não é utilizada com frequência (Figura 23.51).

A osteotomia vertical intrabucal do ramo apresenta diversas vantagens, como:

- Rapidez de sua realização quando comparada à técnica sagital do ramo
- Ausência de sínteses ósseas, o que diminui o custo cirúrgico
- Redução do tempo cirúrgico, diminuindo a morbidade e o edema no pós-operatório
- Menor incidência de alterações neurossensoriais do nervo alveolar inferior, quando comparada à técnica sagital do ramo.

A principal desvantagem da osteotomia vertical intraoral do ramo é a necessidade de bloqueio maxilomandibular, devido à não utilização de sínteses ósseas, o que faz com que seja necessária a imobilização dos maxilares para assegurar uma consolidação adequada das osteotomias. Esta técnica permite recuos de até 8 mm. Quando a magnitude da retrusão mandibular excede este valor, há tendência para a colisão do processo coronoide com a face anterior da eminência articular.

A incisão realizada na região da linha oblíqua externa estende-se da metade do ramo até a altura do primeiro molar. A dissecção subperiosteal é iniciada na face anterior do ramo, devendo-se também desinserir o músculo temporal do processo coronoide. Os afastadores de Bauer (específicos para esta técnica cirúrgica) são inseridos na chanfradura sigmoide e chanfradura antigoniana. Utiliza-se também o afastador Merril-Levassuer na parte posterior do ramo, para melhor afastamento e orientação da posição anteroposterior da osteotomia (Figura 23.52).

A osteotomia é realizada com serra oscilatória e iniciada na região posterior à antilíngula, em torno de 5 a 7 mm da borda posterior do ramo mandibular (Figura 23.53A). Esta osteotomia em forma de C estende-se da incisura mandibular até a região do ângulo mandibular.

 Vídeo 23.19 Osteotomia vertical intraoral com serra.

Completada a osteotomia, o segmento proximal pode ser mobilizado com auxílio de descoladores, sendo, então, deslocado lateralmente, e parte do músculo pterigóideo medial é desinserido de sua face interna.

Capítulo 23 • Cirurgia Ortognática | Diagnóstico e Técnicas Cirúrgicas 655

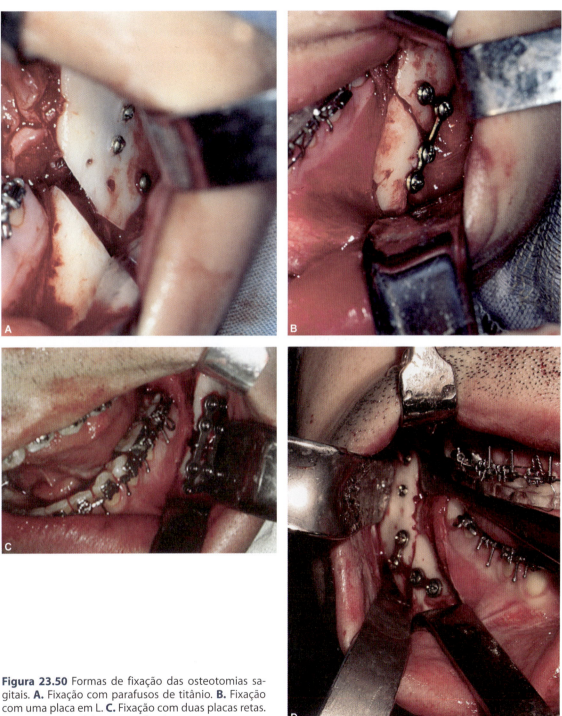

Figura 23.50 Formas de fixação das osteotomias sagitais. **A.** Fixação com parafusos de titânio. **B.** Fixação com uma placa em L. **C.** Fixação com duas placas retas. **D.** Fixação mista (placa e parafuso).

O segmento proximal deve posicionar-se lateral e passivamente ao ramo mandibular (Figura 23.53B). Uma vez a osteotomia completada bilateralmente, é realizado o bloqueio maxilomandibular a fio de aço, utilizando-se como guia a goteira oclusal. A sutura é realizada com fios reabsorvíveis. O bloqueio maxilomandibular a fio de aço é mantido por 4 semanas, sendo, então, substituído por elásticos ortodônticos, e o tempo de bloqueio é diminuído gradualmente.

Osteotomia em L invertido

A principal indicação desta técnica é para os grandes recuos mandibulares (acima de 10 mm).

A via de acesso deve ser transcutânea, utilizando-se para isto o acesso submandibular ou acesso de Risdon. A osteotomia é formada por uma parte horizontal, que se inicia na borda anterior do ramo, passando por cima da língula, e uma parte vertical, que se inicia imediatamente atrás da língula e termina junto ao ângulo mandibular

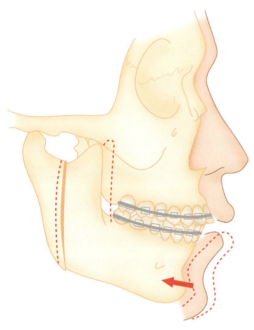

Figura 23.51 Osteotomia vertical do ramo mandibular.

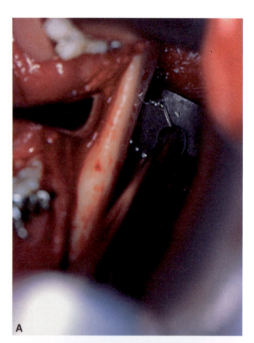

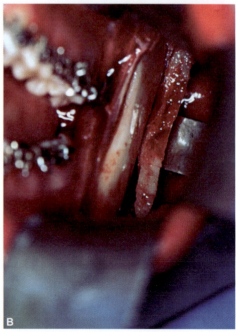

Figura 23.53 A. Osteotomia com serra oscilatória. **B.** Após a realização da osteotomia, o segmento proximal deve se manter posicionado lateral e passivamente ao segmento lateral. Não é realizada fixação óssea neste tipo de osteotomia.

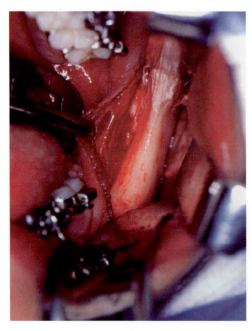

Figura 23.52 Osteotomia vertical do ramo mandibular. Descolamento tecidual com exposição da face externa do ramo mandibular e colocação dos afastadores cirúrgicos.

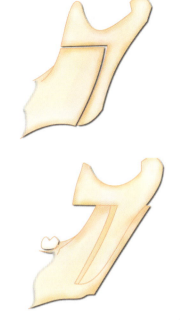

Figura 23.54 Osteotomia em L invertido.

(Figura 23.54). Esta técnica também pode ser utilizada para avanços mandibulares, se enxertos ósseos forem colocados entre as partes osteotomizadas.

Cirurgias maxilares e mandibulares combinadas

É relativamente comum que em alguns casos os pacientes apresentem deformidades combinadas, isto é, com alterações tanto na maxila quanto na mandíbula, principalmente quando a magnitude da discrepância entre os maxilares é exagerada. Em algumas situações para se obter melhor resultado estético e funcional, a realização de osteotomias combinadas com rotações horárias ou anti-horárias do complexo maxilo-mandibular pode ser necessária. Nesses casos está indicada a associação das técnicas cirúrgicas anteriormente mencionadas. Para isto é necessário um correto planejamento, avaliando as características clínicas, cefalométricas e funcionais dos pacientes.

As cirurgias combinadas, apesar de aumentarem o tempo cirúrgico e a área a ser operada, têm como grande vantagem maior estabilidade e menor risco de recidiva provocada pela tensão muscular exagerada de quando um único maxilar é operado (Figuras 23.55 a 23.112).

Para exemplificar consideremos um paciente do tipo classe III com discrepância maxilomandibular menor que 7 mm. Este paciente poderá ser operado em apenas um maxilar, sendo por avanço de maxila ou recuo de mandíbula, dependendo do planejamento, baseado na análise facial e cefalométrica e avaliação das vias respiratórias. Movimentos de recuo maxilar e mandibular são atualmente questionados e devem ser utilizados quando bem planejados a fim de não causar ou maximizar problemas respiratórios futuros, como apneia do sono.

Por outro lado, em casos de grande discrepância (igual ou superior a 10 mm), torna-se mais prudente lançar mão de cirurgias combinadas, com movimentos divididos entre os maxilares, proporcionando assim uma cirurgia mais estável.

CASO CLÍNICO 1 | OSTEOTOMIA LE FORT I ASSOCIADA A MENTOPLASTIA

Paciente: T. A. F.

Idade: 18 anos

Queixa principal: "aparece demais a gengiva, a boca não fecha completamente".

Tempo de preparo ortodôntico pré-cirurgia: 4 meses.

Ortodontista: Dra. Aline Areas.

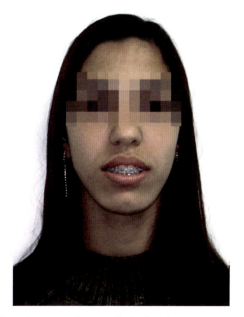

Figura 23.55 Paciente do tipo classe I, com sorriso gengival e face longa.

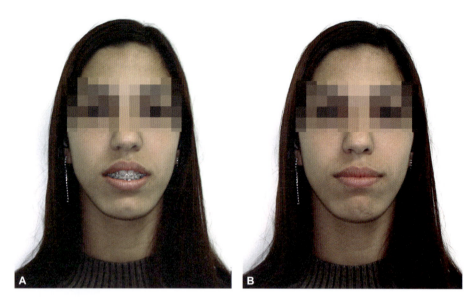

Figura 23.56 Paciente em vista frontal, mostrando lábios relaxados em **A** e com fechamento ativo em **B**.

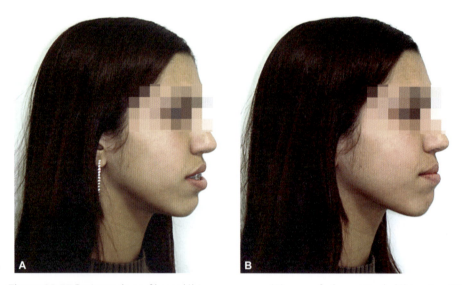

Figura 23.57 Paciente de perfil com lábio em repouso (**A**) e com fechamento do lábio ativo (**B**).

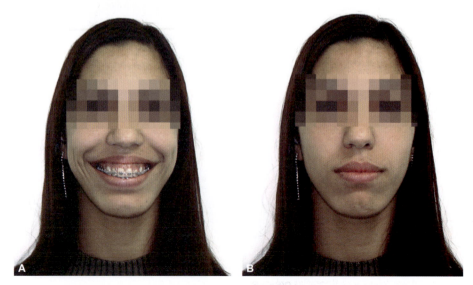

Figura 23.58 Paciente sorrindo (**A**) e com fechamento ativo do lábio (**B**).

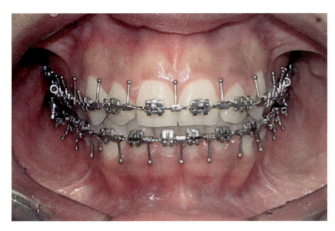
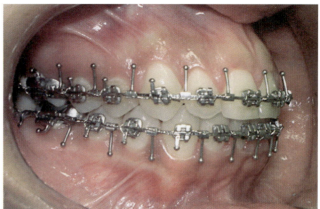
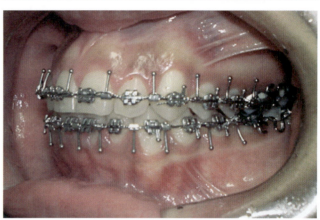

Figura 23.59 Oclusão pré-operatória com padrão classe I. (Ortodontista Dra. Aline Areas.)

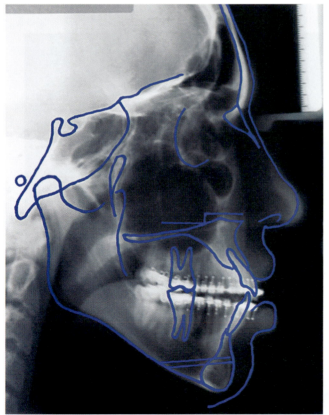
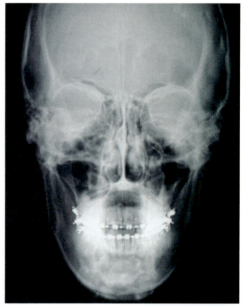
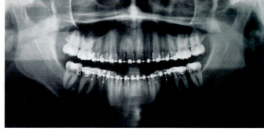

Figura 23.60 Traçado cefalométrico inicial e radiografias pré-operatórias.

660 Cirurgia Bucomaxilofacial | Diagnóstico e Tratamento

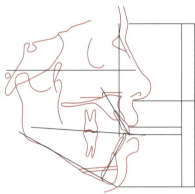

Traçado original

PHF-PO: 6°

LNA: 32°

IMPA: 90°

Exp. do ICS: 9 mm

Dist. interlabial: 10 mm

Altura da sínfise: 48 mm

Figura 23.61 Medidas no traçado de proporcionalidades faciais de Burstonne.

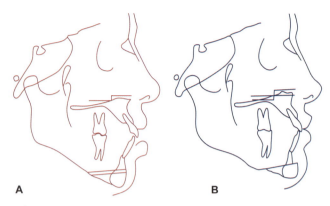

Figura 23.63 Traçado cefalométrico inicial (**A**) e predictivo (**B**).

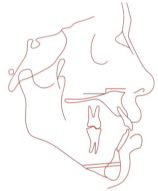

Planejamento

Maxila: reposição superior de 6 mm no ICS

Mandíbula: autorrotação em classe I

Mento: Avança 6 mm
Reduz 4 mm em altura

Figura 23.62 Planejamento no traçado predictivo.

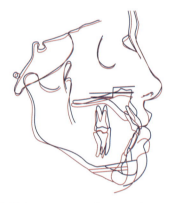

Figura 23.64 Superposição dos traçados inicial e final.

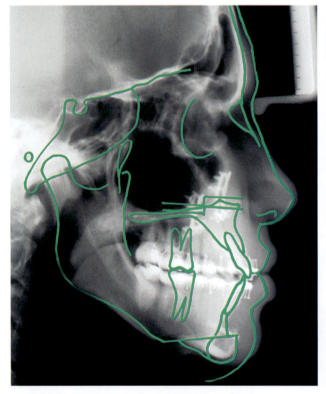

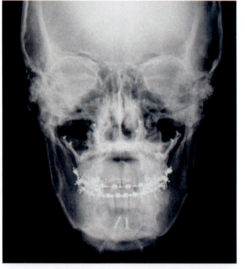

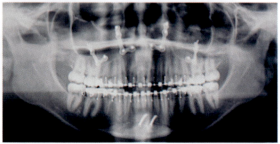

Figura 23.65 Radiografias pós-operatórias e superposição do traçado final com a radiografia cefalométrica de perfil pós-operatório.

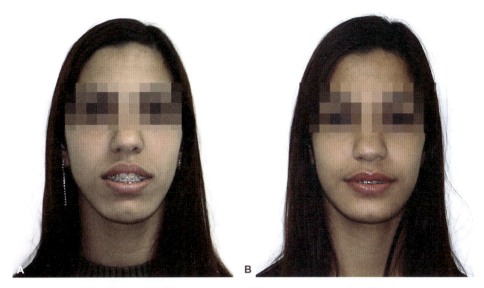

Figura 23.66 Paciente no pré (**A**) e no pós-operatório (**B**).

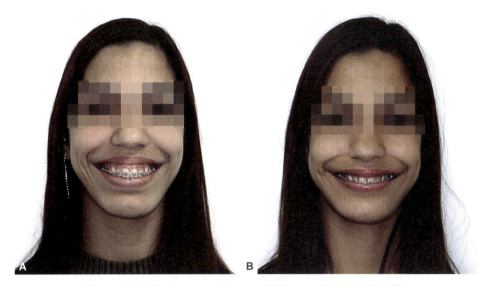

Figura 23.67 Paciente sorrindo no pré (**A**) e no pós-operatório (**B**).

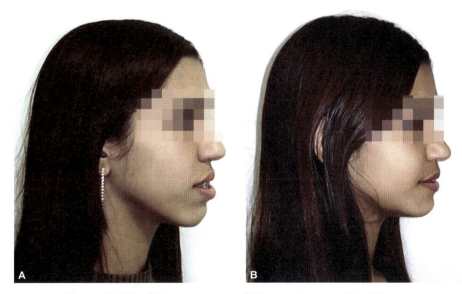

Figura 23.68 Perfil de paciente no pré (**A**) e no pós-operatório (**B**).

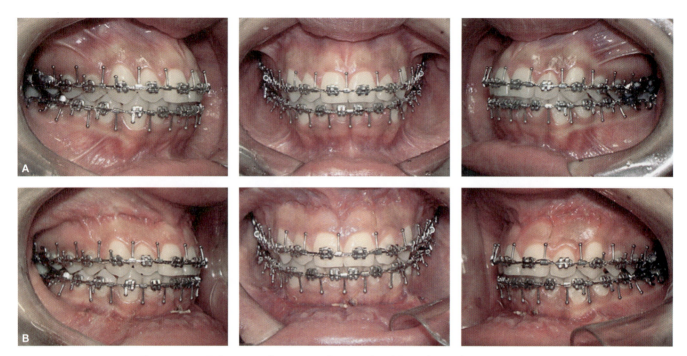

Figura 23.69 Oclusão em classe I no pré-operatório (**A**) e oclusão classe I mantida (**B**).

CASO CLÍNICO 2 | OSTEOTOMIA LE FORT I ASSOCIADA A MENTOPLASTIA

Nivelamento maxilar com recuo assimétrico da mandíbula

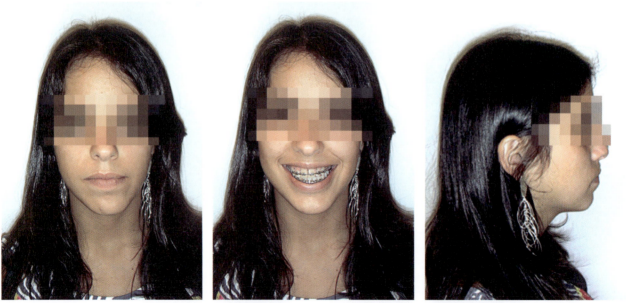

Figura 23.70 Paciente com lateroprognatismo e desnivelamento maxilar. (Ortodontista: Dr. Marco Antonio Almeida; cirurgião: Dr. Roberto Prado.)

Capítulo 23 • Cirurgia Ortognática | Diagnóstico e Técnicas Cirúrgicas   **663**

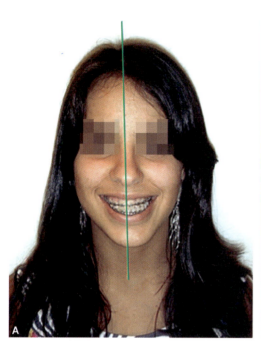 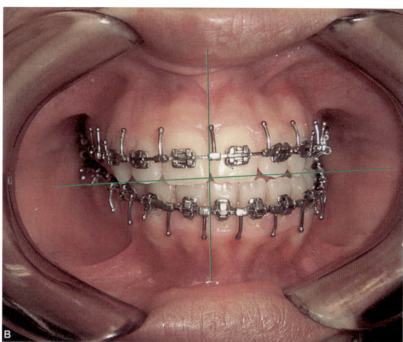

Figura 23.71 Observar o desvio do mento e da linha média dentária inferior em relação à face e a linha média dentária superior. (Ortodontista: Dr. Marco Antônio Almeida.)

Cefalometria computadorizada
Orto's Clínica Odontológica

Data: 11/12/2007

Paciente: L.D.M.
Doutor(a): Dr. Marco Antonio
Idade: 14 anos e 10 meses
Sexo: feminino

Cirurgião: Roberto Prado
Data: 15/01/2008
Planejamento cirúrgico:
Maxila – Nivelamento
Mandíbula – Dir. recuo 4 mm   Esq. Avanço 3 mm

Traçado Predictivo

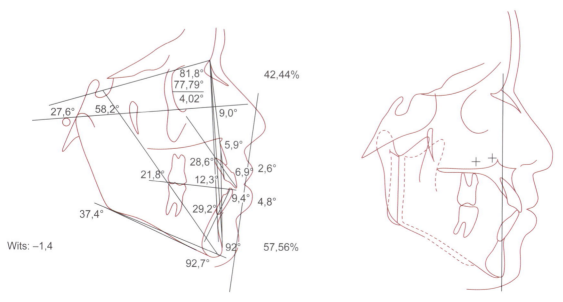

Figura 23.72 Traçados predictivos inicial e final com planejamento cirúrgico.

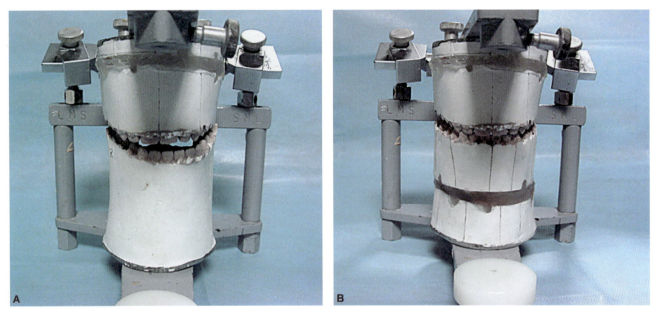

Figura 23.73 Cirurgia de modelo nivelando a maxila. **A.** Maxila nivelada sem operação da mandíbula. **B.** Maxila nivelada após operação da mandíbula.

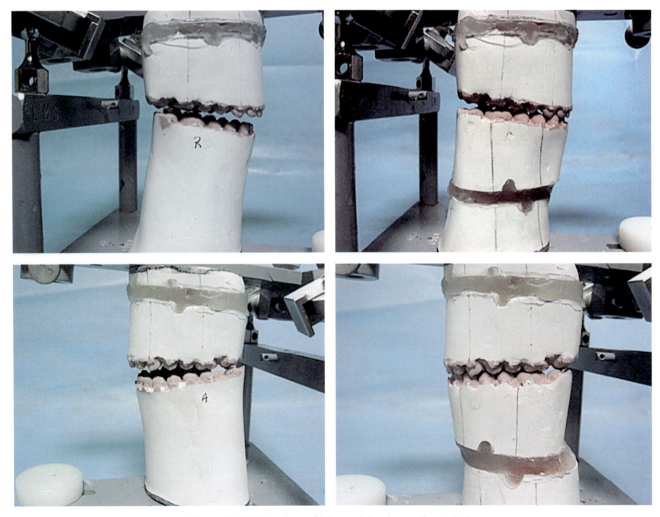

Figura 23.74 Vistas de perfil de modelos de maxila nivelada.

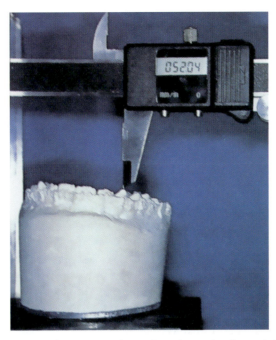

Figura 23.75 Nivelamento sendo confirmado na plataforma de Erikson.

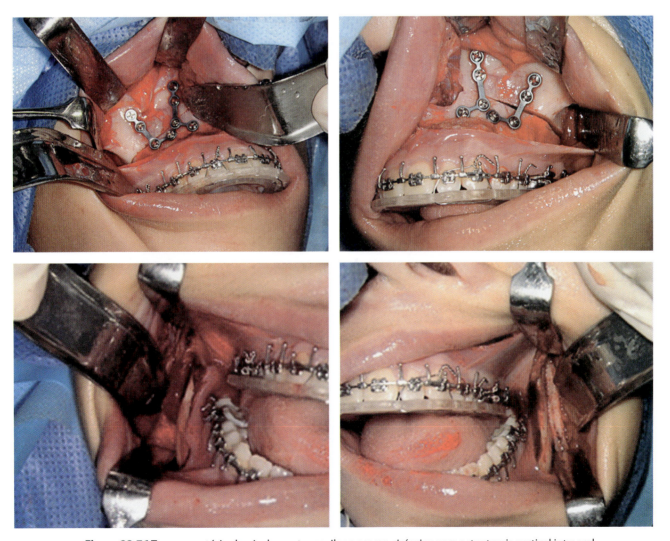

Figura 23.76 Transoperatório do nivelamento maxilar e acesso cirúrgico para osteotomia vertical intraoral.

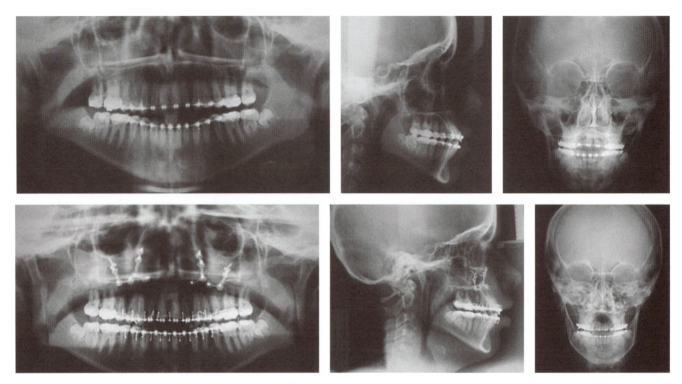

Figura 23.77 Radiografias de paciente no pré e no pós-operatório.

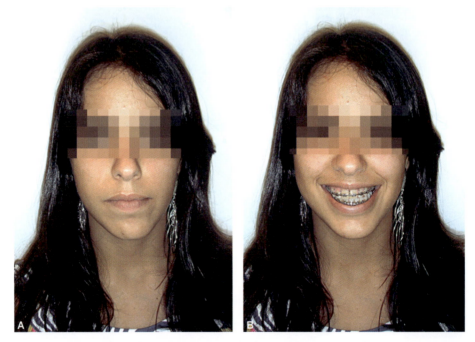

Figura 23.78 Paciente no pré (**A**) e no pós-operatório (**B**).

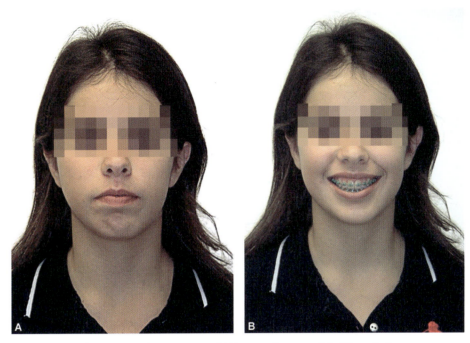

Figura 23.79 Paciente no pré (**A**) e no pós-operatório (**B**) sorrindo.

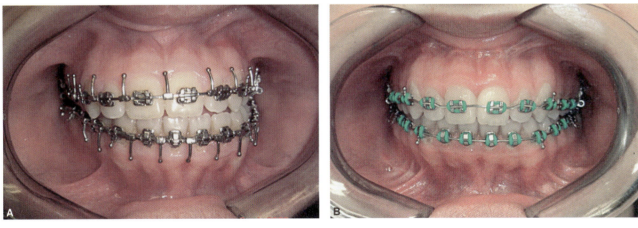

Figura 23.80 Oclusão no pré (**A**) e no pós-operatório (**B**).

CASO CLÍNICO 3 | OSTEOTOMIA LE FORT I, OSTEOTOMIA SAGITAL E MENTOPLASTIA

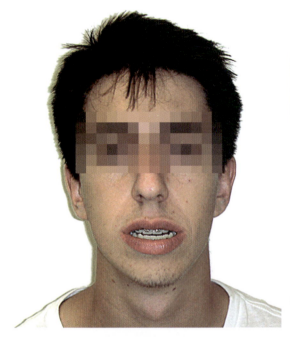
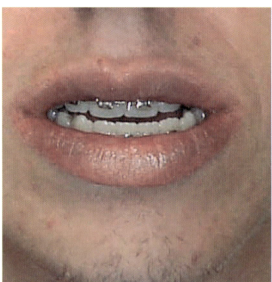

Figura 23.81 Observar incompetência labial excessiva e exposição dos incisivos superiores.

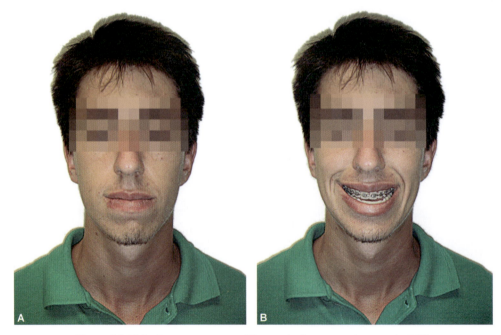

Figura 23.82 Paciente em repouso (**A**) e sorrindo sem sorriso gengival (**B**).

Capítulo 23 • Cirurgia Ortognática | Diagnóstico e Técnicas Cirúrgicas 669

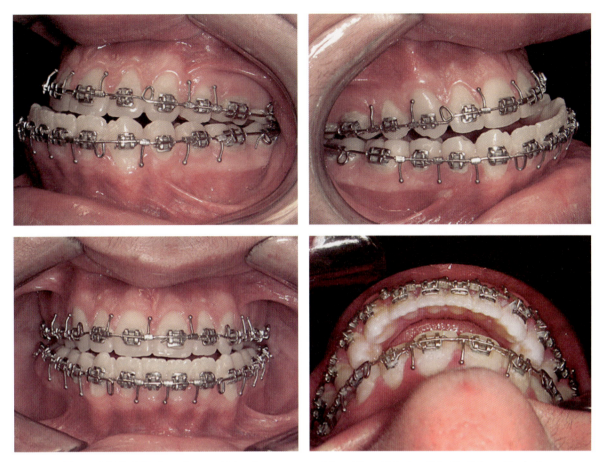

Figura 23.83 Oclusão pré-operatória; observar o *overjet* positivo. (Ortodondista: Dr. Nelson Mucha.)

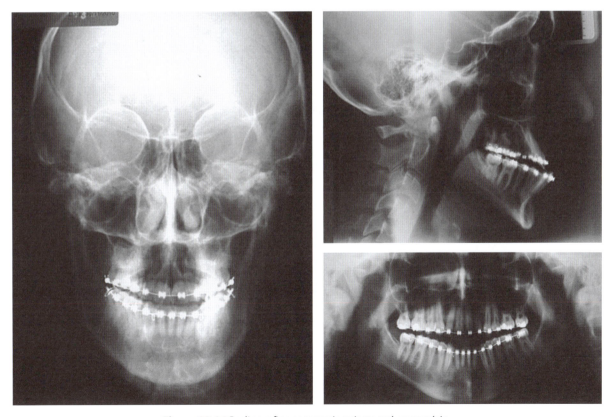

Figura 23.84 Radiografias convencionais no pré-operatório.

Oral Imagem
Cefalometria computadorizada
Análise de Steiner   Data: 30/11/2010

Doutor(o): Roberto Prado
Paciente: V.H.D.P.A.
Idade: 20 anos   Sexo: Masculino

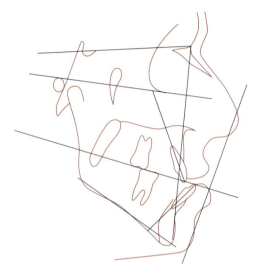

Oral Imagem
Cefalometria computadorizada
Análise de Steiner   Data: 30/11/2010

Ortodontista: José Nelson Mucha
Idade: 20 anos   Sexo: Masculino

	Fatores	Valor obtido	Norma/classif.	Desvios
1	S-N.A	82,21 gr	82,00	
2	S-N.B	81,80 gr	80,00	
3	A-N.B	0,41 gr	2,00	
4	S-N.D	80,00 gr	76,00	
5	1/.SN	106,91 gr	103,00	
6	1/-NA	4,11 mm	4,00	
7	1/.NA	24,70 gr ←	22,00	
8	/1-NB	12,37 min	4,00	
9	/I.NB	41,18 gr	25,00	
10	Pg-NB	0,81 mm		
11	Pg e/I-NB	-11,56		
12	IMPA	101,93 gr ←	93,00	
13	I//I	113,71 gr	131,00	
14	OcLSN	18,87 gr	14,00	
15	Go-Gn.SN	37,46 gr ←	32,00	
16	SE	16,59 mm	22,00	
17	SL	54,86 mm	51,00	
18	Linha de tecido mole	5,72 mm		
19	Discrepância cefalométrica	-19,13		
20	Ângulo facial	92,37 gr	88,00	
21	(Linha S)-Ls	-6,05 mm		
22	(Linha S)-Li	2,54 mm		

Figura 23.85 Medidas cefalométricas.

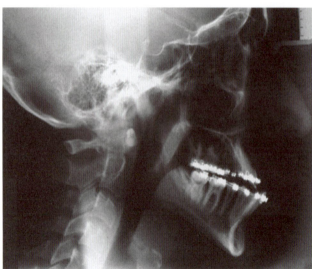

Oral Imagem
Cefalometria computadorizada
Análise de Steiner   Data: 30/11/2010

Doutores: Roberto Prado e José Nelson Mucha
Paciente: V.H.D.P.A.
Idade: 20 anos   Sexo: Masculino

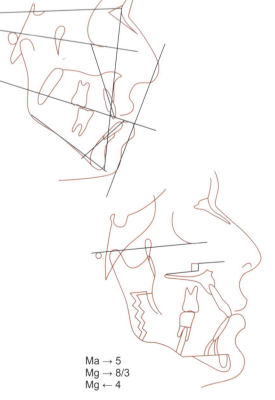

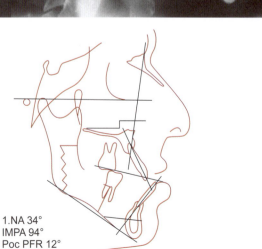

1.NA 34°
IMPA 94°
Poc PFR 12°

Ma → 5
Mg → 8/3
Mg ← 4

Figura 23.86 Traçados cefalométricos no pré-operatório e predictivo.

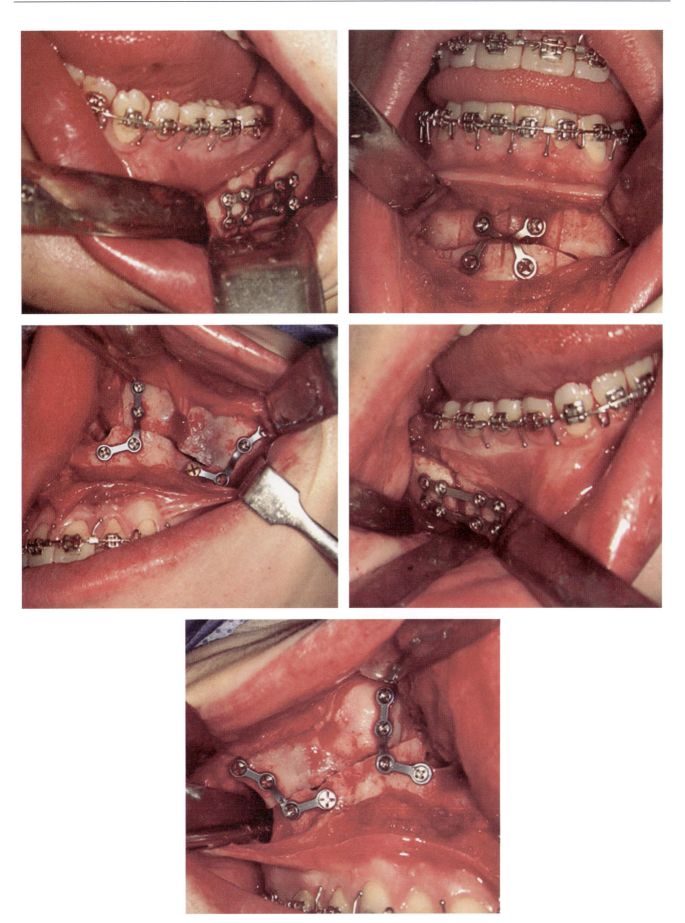

Figura 23.87 Transcirúrgico mostrando aspectos da fixação interna rígida.

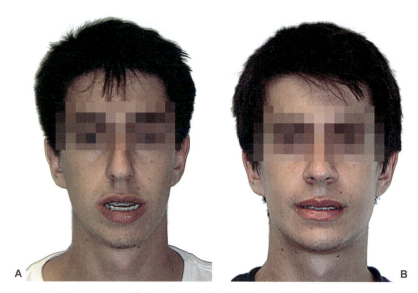
Figura 23.88 Vista frontal de paciente no pré (**A**) e no pós-operatório (**B**).

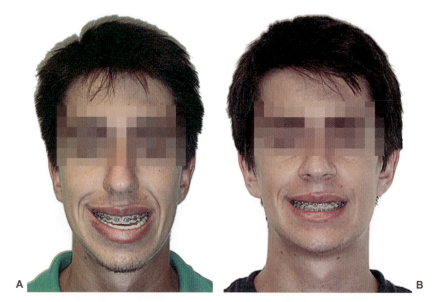
Figura 23.89 Vista frontal de paciente sorrindo no pré (**A**) e no pós-operatório (**B**).

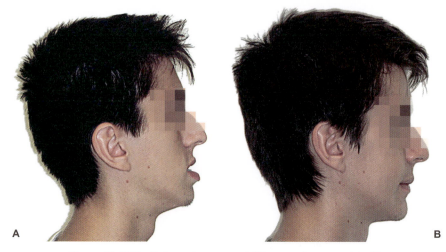
Figura 23.90 Perfil de paciente no pré (**A**) e no pós-operatório (**B**).

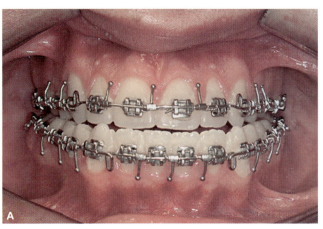
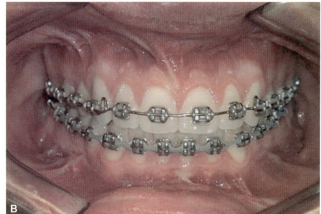
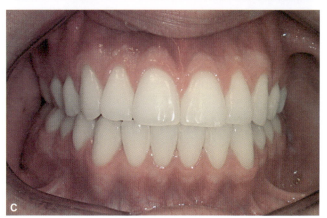

Figura 23.91 Oclusão: vista frontal. **A.** Pré-operatória. **B.** Pós-operatória imediata. **C.** Após finalização ortodôntica.

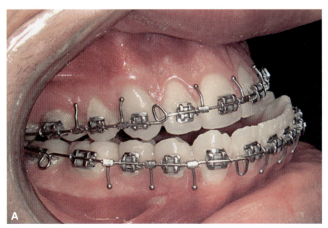
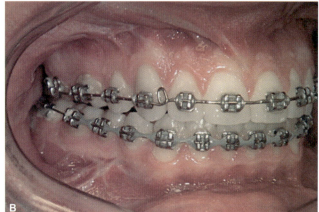
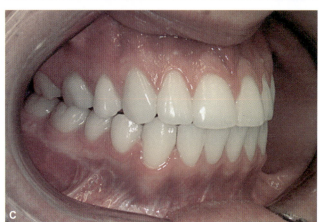

Figura 23.92 Oclusão: perfil direito. **A.** Pré-operatória. **B.** Pós-operatória imediata. **C.** Após finalização ortodôntica.

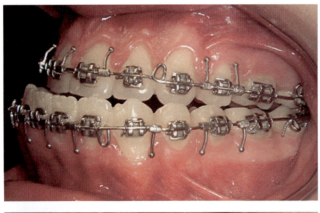
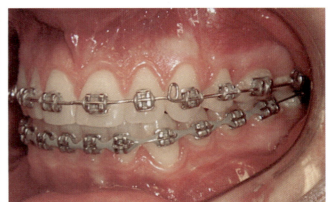
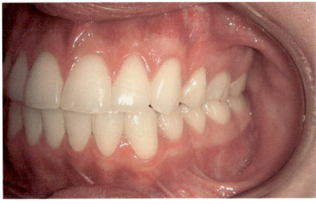

Figura 23.93 Finalização ortodôntica em perfil esquerdo.

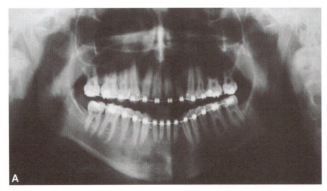
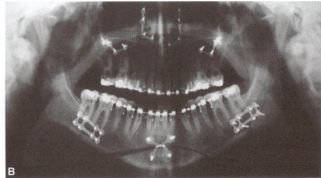

Figura 23.94 Radiografias no pré (**A**) e no pós-operatório (**B**).

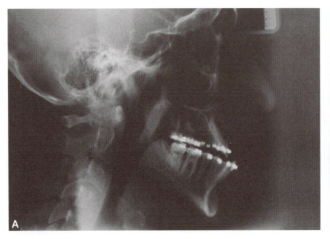
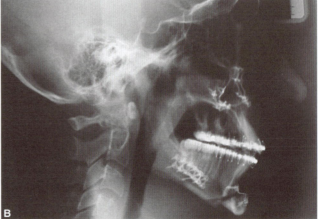

Figura 23.95 Radiografias de perfil no pré (**A**) e no pós-operatório (**B**).

CASO CLÍNICO 4 | OSTEOTOMIA LE FORT I, OSTEOTOMIA SAGITAL E MENTOPLASTIA PARA CORREÇÃO DE ASSIMETRIA

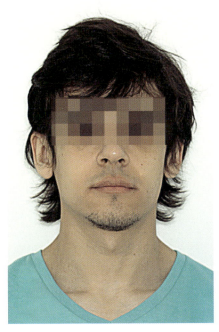

Figura 23.96 Vista frontal mostrando desvio de linha média e assimetria facial.

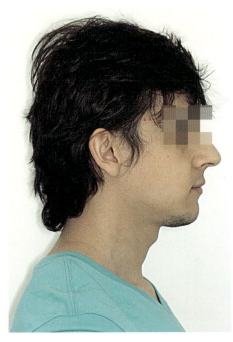

Figura 23.98 Paciente no pré-operatório em perfil direito.

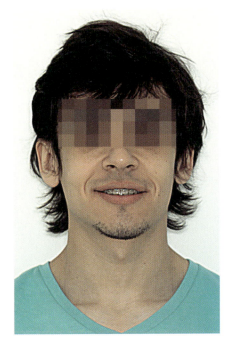

Figura 23.97 Vista frontal de paciente sorrindo.

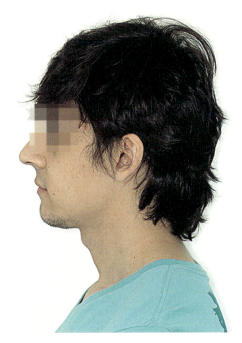

Figura 23.99 Paciente no pré-operatório em perfil esquerdo.

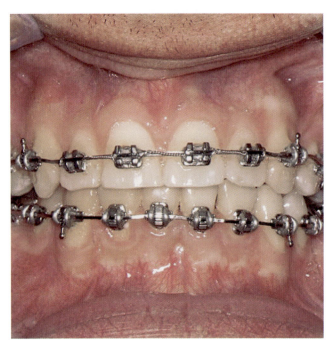

Figura 23.100 Oclusão no pré-operatório; observar desvio de linha média dentária inferior em relação à superior. (Ortodontista: Dr. Marco Antônio Almeida.)

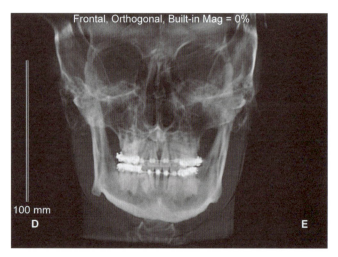

Figura 23.102 Reconstrução em 3D no *software* Dolphin®: PA.

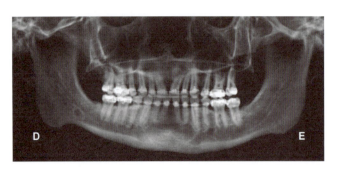

Figura 23.101 Reconstrução em 3D no *software* Dolphin®: panorâmica.

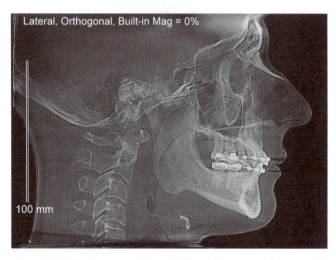

Figura 23.103 Reconstrução em 3D no *software* Dolphin®: perfil.

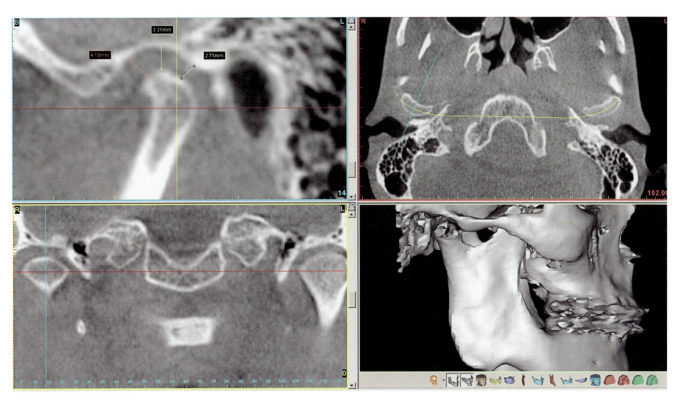

Figura 23.104 Reconstrução em 3D no *software* Dolphin® da articulação temporomandibular direita.

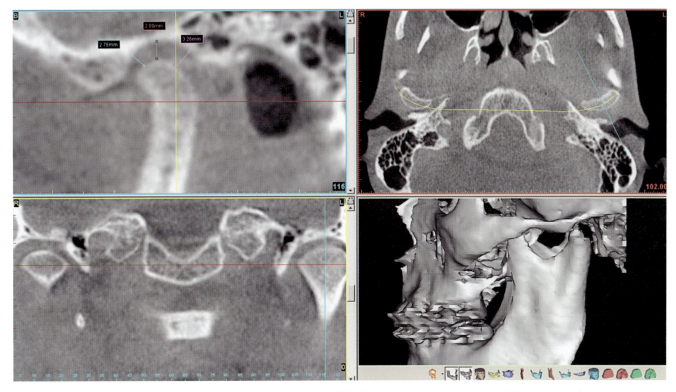

Figura 23.105 Reconstrução em 3D no *software* Dolphin® da articulação temporomandibular esquerda.

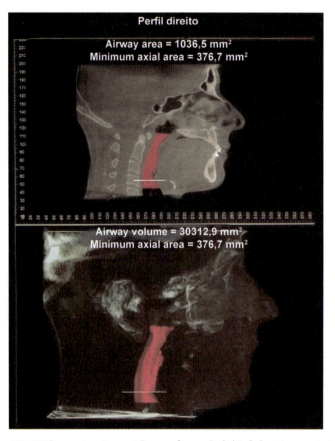

Figura 23.106 Reconstrução em 3D no *software* Dolphin® das vias respiratórias.

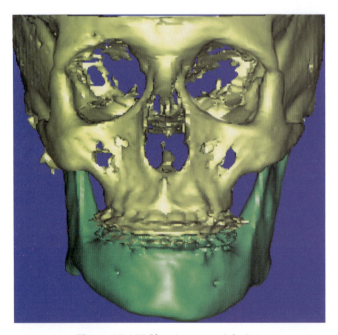

Figura 23.107 Planejamento cirúrgico.

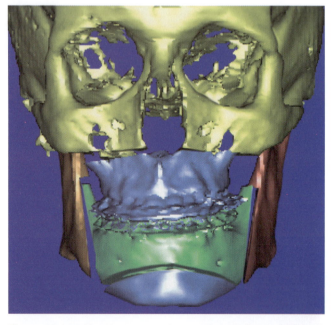

Figura 23.108 Planejamento cirúrgico 3D no *software* Dolphin®, mostrando movimentação e reposicionamento da maxila, da mandíbula e do mento.

Capítulo 23 • Cirurgia Ortognática | Diagnóstico e Técnicas Cirúrgicas 679

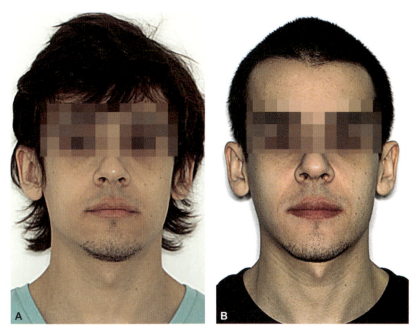

Figura 23.109 Vista frontal de paciente no pré (**A**) e no pós-operatório (**B**).

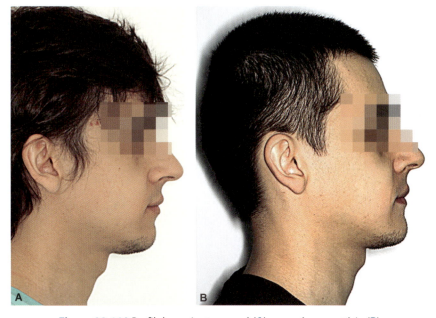

Figura 23.110 Perfil de paciente no pré (**A**) e no pós-operatório (**B**).

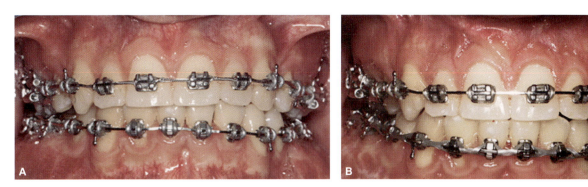

Figura 23.111 A. Oclusão no pré-operatória. **B.** Oclusão pós-operatória imediata.

BIBLIOGRAFIA

Araújo A. Cirurgia Ortognática. São Paulo: Santos, 1999. 374p.

Bell WH. Le Fort I osteotomy for correction of maxillary deformities. J Oral Surg. 1975; 33:60-3, 412.

Bell WH. Revascularization and bone healing after anterior maxillary osteotomy. J Oral Surg. 1969; 27:249, 412-26.

Bell WH. Surgical Correction of Dentofacial Deformities. Philadelphia: W. B. Saunders, 1980; 1:843.

Bell WH, Levy BM. Revascularization and bone healing after posterior maxillary osteotomy. J Oral Surg. 1971; 29:313.

Bittencourt LP, Mucha JN, Medeiros PJ, Silveira GS, Motta AT. The stability of orthosurgical Class II treatment in growing patients. Journal of the World Federation of Orthodontists. 2015; 4:92-105.

Duncan JM, Westwood M. Ridge widening for the thin maxilla. A clinical report. J Oral Maxilofac Implants. 1997; 12:224-7.

Epcker BN, Fish LC. Dentofacial Deformities: Integrated Orthodontic and Surgical Correction. St Louis: Mosby. 1986. vol. 1.

Epcker BN, Schendel SA. Total maxillary surgery. J Oral Surg. 1980; 9:1.

Epcker BN, Stella JP, Fish LC. Dentofacial deformities – Integrated Orthodontic and Surgical Correction. 2. ed. Missouri: Mosby. Company. 1995. Parte I. 568p.

Epcker BN, Wolford LM. Dentofacial Deformities. St Louis: Mosby, 1980. 477p.

Gornic C, Medeiros P. Análise cefalométrica das vias aéreas superiores de pacientes classe III submetidos a tratamento ortocirúrgico. Dental Press Journal of Orthodontics. 2011; 16:82-8.

Júnior NNS. Iniciação à Odontologia Sistêmica. Rio de Janeiro: Pedro Primeiro, 1999; pp. 147-87.

Medeiros PJ. Cirurgias subapicais da mandíbula e segmentares da maxila. In: Araújo A. Cirurgia Ortognática. São Paulo: Santos, 1998; pp. 199-205.

Medeiros PJ, Medeiros PP. Cirurgia Ortognática para Ortodontista. 2. ed. São Paulo: Santos, 2004.

Medeiros PJ, Ritto FG. Accuracy of maxillary positioning after standard and inverted orthognathic sequencing. Oral Surgery, Oral Medicine, Oral Pathology, Oral Radiology and Endodontics. 2014; 117:567-74.

Medeiros PJD. Cirurgia Ortognática para o Ortodontista. 3. ed. São Paulo: Santos, 2013. 339p.

Medeiros PJD, Araujo A, Gabrielli MFR. Aspectos Atuais da Cirurgia e Traumatologa Bucomaxilofacial. 1. ed. São Paulo: Santos, 2007. volume 1. 322p.

Pereira CB, Mundstock CA, Berthold TB. Introdução à Cefalometria Radiográfica. 2 ed. São Paulo: Pancast, 1987. 256p.

Prado R, Salim MAA. Odontologia Integrada. Livro Oficial do 15º Congresso Internacional de Odontologia. Capítulo de Cirurgia Ortognática com finalidade protética. Rio de Janeiro: Pedro Primeiro, 2001; pp. 95-120.

Ritto FG, Medeiros PJ, de Moraes M, Ribeiro DPB. Comparative analysis of two different alar base sutures after Le Fort I osteotomy: randomized double-blind controlled trial. Oral Surgery, Oral Medicine, Oral Pathology, Oral Radiology and Endodontics. 2011; 111:181-9.

24 Protocolo Universal para Simulação Virtual 3D em Cirurgia Ortognática

Fernando Melhem Elias • Bruno Alvarez Quinta Reis •
Felipe Alexander Caldas Afonso

INTRODUÇÃO

O tratamento ortodôntico-cirúrgico contemporâneo das deformidades dentofaciais demanda planejamento e simulação minuciosos para que os resultados sejam otimizados, tanto do ponto de vista funcional como estético, alcançando a expectativa de pacientes e cirurgiões cada vez mais exigentes. Frente a este cenário, característico dos tempos modernos, surge um novo conceito, por que não dizer revolucionário: a simulação virtual tridimensional (3D). Inicialmente tímida e aparentemente inacessível à maioria dos cirurgiões, tanto pela tecnologia envolvida como pelo custo elevado, a técnica vem se tornando cada vez mais popular e não tardará a substituir os métodos tradicionais por completo.

Conceitualmente, os termos planejamento e simulação têm significados diferentes, embora na prática clínica tenham sido por vezes utilizados como sinônimos. Enquanto o planejamento reflete a organização, o estudo e a estruturação de um conjunto de ideias, dados e processos com o objetivo de se alcançar um objetivo futuro; a simulação consiste na experimentação de determinada técnica ou procedimento em um ambiente artificial, que pode assemelhar-se mais ou menos ao ambiente real no qual técnica ou procedimento deverão ser realizados. Assim sendo, os preparativos que antecedem uma cirurgia compreendem tanto fases de planejamento como de simulação, quer sejam realizados de forma tradicional ou em um ambiente virtual.

Há décadas, o planejamento de uma cirurgia ortognática tem sido realizado a partir dos dados clínicos, fotografias, exames radiográficos, traçados cefalométricos e análise dos modelos de gesso, entre outras informações do paciente. A simulação, por sua vez, tradicionalmente, compreende a cirurgia de modelos e a confecção de guias cirúrgicos, utilizados para se auxiliar

a transferência dos resultados da simulação para o paciente, no momento da cirurgia. Certamente, este método constitui uma das maiores evoluções no campo da cirurgia ortognática, possibilitando uma previsibilidade de resultados impossível de ser obtida de outra maneira. Entretanto, os avanços tecnológicos cada vez mais presentes em nosso meio trouxeram inovações que vêm substituindo métodos tradicionais, com muitas vantagens.

Aos poucos parece que a simulação tradicional está sendo ou mesmo já foi substituída pela virtual 3D, e que a incorporação desta no tratamento das deformidades dentofaciais veio de encontro às demandas de pacientes cada vez mais bem informados e de cirurgiões cada vez mais exigentes com os seus próprios resultados.

De maneira geral, a simulação virtual 3D compreende a movimentação das arcadas dentárias e das bases ósseas em um programa de computador, semelhantemente ao que será feito na cirurgia real, a partir de dados obtidos clinicamente e por exames de imagem (Figura 24.1). Uma vez realizada a simulação, os guias cirúrgicos são fabricados mediante técnicas de desenho e manufatura assistidos por computador (CAD-CAM).

VANTAGENS E DESVANTAGENS DA SIMULAÇÃO VIRTUAL 3D

As limitações da simulação tradicional podem ocorrer em 3 fases do processo: no traçado predictivo, na montagem do articulador com o arco facial e na cirurgia de modelos.

O traçado preditivo é realizado sobre traçados cefalométricos obtidos a partir de telerradiografias bidimensionais, motivo pelo qual as medidas lineares e angulares representarão uma média aproximada do que seria encontrado separadamente em cada um dos lados

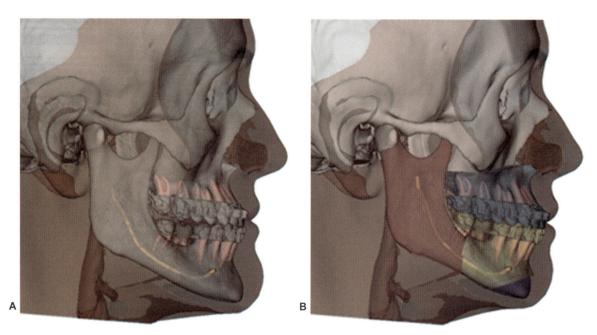

Figura 24.1 Simulação virtual 3D. **A.** Imagem dos tecidos moles, bases ósseas, arcadas dentárias e nervos antes da simulação. **B.** Imagem após a simulação, mostrando as osteotomias, as novas posições das arcadas dentárias e das bases ósseas, e a repercussão favorável nos tecidos moles e perfil facial.

do paciente, caso fosse realizado estudo tridimensional. Portanto, os resultados das simulações do traçado preditivo não poderão ser os únicos parâmetros para as simulações na cirurgia de modelos, uma vez que esta constitui um procedimento tridimensional. Em outras palavras, as repercussões sobre os tecidos moles de movimentos assimétricos não poderão ser previstas acuradamente com os métodos tradicionais (Figura 24.2).

O arco facial foi criado para auxiliar na montagem dos modelos de gesso no articulador semiajustável, posicionando a arcada dentária superior em relação ao chamado plano áxio-orbital e estabelecendo um eixo de rotação mandibular reprodutível para a reabilitação protética oclusal. Acontece que o plano áxio-orbital nem sempre coincide com o plano horizontal verdadeiro, o que pode influenciar no posicionamento vertical dos incisivos na simulação da cirurgia de modelos. Estudos mostram que discrepâncias de 20° na orientação do modelo superior em relação ao plano horizontal poderão acarretar um erro vertical de 4 mm, no caso de avanços de 10 mm, e um erro vertical de 3 mm em avanços de 5 mm. Portanto, a cirurgia de modelos só apresentará acurácia aceitável se a montagem dos modelos no articulador for suficientemente precisa, situação nem sempre possível quando se utiliza o arco facial ou qualquer outro método de transferência (Figura 24.3).

A cirurgia de modelos, por sua vez, pode ser bastante imprecisa na avaliação dos movimentos das bases ósseas e de suas repercussões sobre os tecidos moles. Além disso, por consumir muito tempo, pode fazer com que o cirurgião principal a delegue para membros menos experientes da equipe, resultando em falhas adicionais, uma vez que o posicionamento dos dentes costuma ser obtido por tentativas e erros, que há necessidade de medidas precisas antes e após o corte das bases de gesso e que essas bases devem ser fixadas nas posições desejadas com materiais nem sempre de fácil manuseio ou isentos de distorções (Figura 24.4).

Quanto à simulação virtual 3D, como será apresentado ao longo do capítulo, apresenta as vantagens de permitir a avaliação tridimensional da deformidade, a previsão acurada dos movimentos dentários, a previsão tridimensional aproximada das modificações dos tecidos

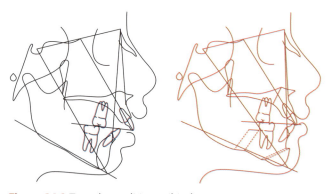

Figura 24.2 Traçado preditivo exibindo os aspectos antes e após planejamento dos movimentos dentários e das bases ósseas. As informações obtidas com esta técnica são bidimensionais e não podem ser utilizadas isoladamente na simulação tridimensional dos movimentos.

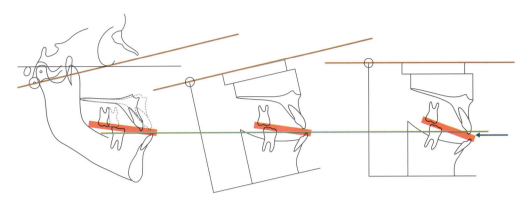

Figura 24.3 Efeito da transferência com o arco facial da posição da maxila em relação à base do crânio (*linha verde*). A haste superior do articulador (paralela ao arco facial) corresponde ao plano áxio-orbital (*linha marrom*), e não ao plano de Frankfurt, coincidente com o plano horizontal verdadeiro (*linha preta*). Se na montagem do articulador houver diferença significativa entre esses dois planos, haverá alteração do plano oclusal (em *vermelho*) e da posição vertical da maxila em movimentos supostamente horizontais (*seta azul*). (Adaptada de Gateno *et al.*, 2001)

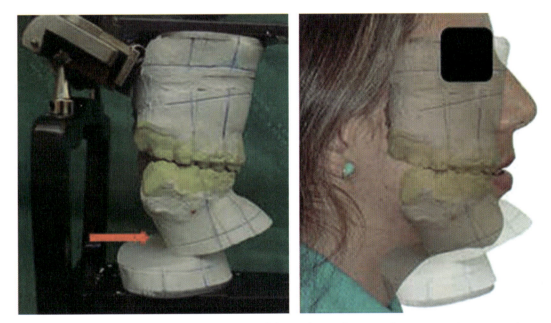

Figura 24.4 Simulação tradicional realizada com cirurgia de modelos. As bases de gesso não correspondem anatomicamente às bases ósseas, podendo sua posição após a simulação causar confusão quanto ao movimento real das bases ósseas no momento da cirurgia. Trata-se, portanto, de uma simulação imprecisa para as bases ósseas.

moles e o posicionamento preciso das bases ósseas, assim como a detecção de interferências, cavalgamentos e espaços entre elas. Ainda, a simulação virtual 3D costuma conferir maior segurança e rapidez ao ato cirúrgico, diminuir os riscos de complicações e as possibilidades de implicações legais (Figura 24.5).

Já em relação ao tempo e dinheiro gastos com a simulação virtual 3D, se um serviço especializado for utilizado para assistir na simulação, haverá economia de ambos, uma vez que todo o trabalho laboratorial poderá ser executado pelo serviço, participando o cirurgião apenas do momento da simulação propriamente dita. Além disso, os recursos financeiros serão utilizados caso a caso, o que poderá representar uma grande economia ao longo do tempo. Caso opte por este modelo, para a segurança de seu paciente e sua própria, deverá o cirurgião escolher um serviço que possua as licenças sanitárias, dos órgãos regulatórios e entidades de classe para realizar os serviços disponibilizados. O planejamento e a simulação constituem procedimentos especializados que só deveriam ser realizados por profissionais efetivamente licenciados para tal, ainda que o trabalho destes aparentemente seja apenas o de assistir ao cirurgião para a consecução dos objetivos pretendidos. Proceder de outra forma pode ser desastroso para todos os envolvidos no processo.

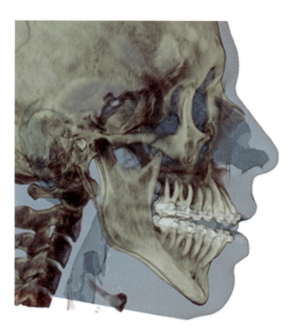 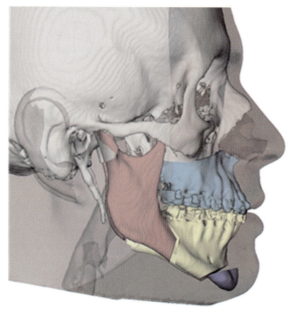

Figura 24.5 Aspectos antes e após a simulação virtual 3D. As osteotomias podem ser visualizadas, assim como as repercussões dos movimentos das bases ósseas sobre os tecidos moles.

Caso a equipe opte por realizar sozinha todas as etapas da simulação virtual 3D, além do aprendizado e treinamento que se farão necessários para utilização das ferramentas, haverá necessidade de aquisição de equipamentos e programas de computador de elevado custo. Além disso, o tempo gasto com o todo o processo será maior do que na simulação tradicional, considerando as etapas trabalhosas de preparo dos dados em ambiente virtual, necessárias antes da simulação propriamente dita. Portanto, acreditamos que as desvantagens mencionadas antes sejam as principais, se não as únicas, quando se compara a simulação virtual 3D à simulação tradicional, realizada com traçados preditivos e cirurgias de modelos.

HISTÓRIA DA SIMULAÇÃO VIRTUAL 3D NO BRASIL

A incorporação da simulação virtual 3D na prática clínica do cirurgião bucomaxilofacial em nosso país é relativamente recente, remontando ao final da década de 2000. Seria injusto atribuir a uma única pessoa, um grupo ou uma instituição a introdução da técnica em nosso meio, pois sabemos de profissionais que na época buscavam reproduzir o que se publicava na literatura internacional. Entretanto, coube ao autor principal deste capítulo, isoladamente, apresentar à comunidade científica local um protocolo ainda desconhecido pela maioria, o da Simulação Cirúrgica Assistida por Computador, em inglês *CASS Protocol (Computer-Aided Surgical Simulation)*.

Para tanto, em 2008 estreitou relações com um dos criadores do método, o Dr. James Xia, durante o Encontro Anual da Associação Americana de Cirurgiões Bucomaxilofaciais, realizado em Seattle – EUA. Em 2009, como professor-assistente da Faculdade de Odontologia da Universidade de São Paulo (FOUSP), visitou em Houston – EUA – o Laboratório de Planejamento Cirúrgico dirigido pelo Dr. Xia, no Departamento de Cirurgia Bucomaxilofacial do Houston Methodist Hospital, chefiado por outro idealizador do protocolo CASS, Dr. Jaime Gateno. Na ocasião, os três cirurgiões concordaram em estabelecer um acordo de cooperação acadêmico-científica entre o Houston Methodist Institute for Academic Medicine e a Universidade de São Paulo (USP). Em 2010, durante o Congresso Paulista de Cirurgia e Traumatologia Bucomaxilofacial (COPAC), realizado em São Paulo – SP, o próprio Dr. Xia proferiu palestra sobre o seu protocolo, cabendo ao seu colaborador local apresentar os primeiros casos realizados no Brasil. Em 2011, o Dr. Xia esteve novamente no Brasil para uma nova rodada de palestras durante o Congresso Brasileiro de Cirurgia e Traumatologia Bucomaxilofacial (COBRAC), realizado em Vitória – ES. Em 2013, durante o COBRAC realizado no Rio de Janeiro – RJ, o protocolo CASS foi viabilizado aos cirurgiões brasileiros, com a presença dos Drs. Xia e Gateno. Nesse ano, o acordo de cooperação entre o Houston Methodist Institute for Academic Medicine e a USP foi assinado, viabilizando um programa de oficial de estágio (*fellowship*) entre as Instituições. Em 2015, o colaborador local, então professor-associado da FOUSP, solicitou sua inclusão como membro do Houston Methodist Research Institute, e recebeu o título equivalente de *Associate Affiliate Member*. Após análise curricular e como resultado da cooperação internacional, a Instituição norte-americana achou por bem conceder também o título de *Adjunct Associate Professor of Oral and Maxillofacial Surgery*, do Houston Methodist Institute for Academic Medicine.

Concomitantemente aos fatos relatados, algo ainda desapontava os que tentavam introduzir o protocolo CASS no Brasil, a baixa aderência pelos cirurgiões locais. Apesar de ser o método de simulação virtual 3D com maior número de publicações científicas e nível de evidência incontestável, a necessidade de aparatos especiais, como dispositivos para registro de mordida, marcadores fiduciais e giroscópio digital, pareceu inibir sua utilização no Brasil. Diante deste cenário, o protocolo CASS foi aos poucos sendo modificado localmente, o que resultou no estabelecimento de um método simplificado, o Protocolo Universal. A publicação embrionária deste protocolo ocorreu em 2014, em revista editada pelo autor principal deste livro, entre outros colegas, a quem devemos o primeiro registro escrito do método, na ocasião ainda sem uma denominação específica.

Em 2014, durante o COPAC realizado em Campinas – SP, foram apresentados dois novos protocolos, o Charlotte, baseado em tomografias de feixe cônico, e o recém-denominado Protocolo Universal. O primeiro deles não foi incorporado por nenhum cirurgião em âmbito nacional, porém o Protocolo Universal despertou o interesse de muitos, sobretudo pelo seu objetivo de popularizar a simulação virtual 3D sem perder a acurácia. O termo "Universal" nasceu da incorporação do conceito de que o programa de computador a ser utilizado para a simulação representa uma etapa do método, e não a sua totalidade. Isto significa que o Protocolo Universal, a exemplo do protocolo CASS, pode ser utilizado em qualquer programa de computador que tenha as ferramentas necessárias à simulação, incluindo *softwares* livres e de código aberto. Certamente, quando programas desenvolvidos para aplicações clínicas são utilizados, a simulação é facilitada por uma interface mais amigável. Outra referência que se aplica ao termo "Universal" é a de que as etapas do protocolo não exigem métodos, equipamentos ou materiais sofisticados, o que explica sua popularização no nosso meio.

Os conceitos do Protocolo Universal têm sido compartilhados com os cirurgiões em diversos cursos, em âmbito nacional e internacional. No Brasil, merecem destaque dois cursos, ambos realizados em 2015, o primeiro deles com a presença do Dr. Xia e o segundo com a presença também do Dr. Gateno (Figura 24.6). Como

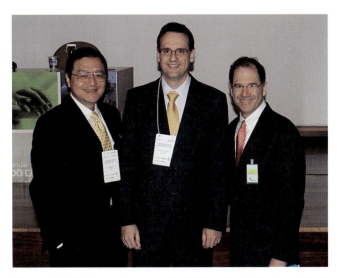

Figura 24.6 Criadores do protocolo CASS no Brasil, Dr. James Xia (à esquerda) e Dr. Jaime Gateno (à direita), em 2015 na I Jornada Internacional de Inovações Técnicas e Simulação Virtual 3D em Cirurgia Ortognática e no Trauma de Face, promovida pelo Dr. Fernando Melhem Elias (centro), em São Paulo – SP.

cientistas, ao tomar conhecimento do Protocolo Universal, ambos sugeriram que a ausência de marcadores fiduciais poderia trazer inacurácia ao método. Na ocasião, possuíamos alguns casos do projeto-piloto, os quais seriam insuficientes para um estudo de acurácia completo. Recentemente, completamos o estudo com número suficiente de casos, o que nos permite afirmar que a acurácia do protocolo é semelhante à do método CASS original. Neste capítulo, alguns exemplos desse estudo serão mencionados, devendo a publicação completa ser reservada para revista internacional especializada.

PROTOCOLOS DE SIMULAÇÃO VIRTUAL 3D

Simultaneamente, diferentes autores procuraram desenvolver técnicas de simulação virtual 3D, em diversas partes do mundo. No Brasil, a escola norte-americana foi preponderante na difusão de seus conceitos, como comentado; entretanto, não se pode esquecer dos pesquisadores europeus, cujos avanços se fizeram notar inclusive no desenvolvimento de programas de computador reconhecidos como referências para simulação e navegação cirúrgica. É o caso de Gwen Swennen, da Bélgica, e de Rolf Ewers, da Áustria. Neste capítulo, descreveremos os protocolos da escola norte-americana, com os quais tivemos contato direto, mas estimulamos o leitor a pesquisar também os desenvolvidos pela escola europeia.

O protocolo CASS compreende a realização de uma tomografia computadorizada (TC) da face e o escaneamento dos modelos de gesso das arcadas dentárias em um tomógrafo ou escâner *laser*. Os modelos digitalizados das arcadas dentárias são então sobrepostos à reconstrução 3D da TC, com base em marcadores fiduciais, utilizando-se um programa de computador. Cria-se assim o chamado crânio composto, um modelo computadorizado que reproduz fielmente as estruturas ósseas e dentárias. O crânio composto, por sua vez, é orientado para a posição neutra da cabeça a partir de dados clínicos obtidos com um giroscópio digital, acoplado ao dispositivo de registro de mordida (*bite-jig*). Ainda no ambiente virtual, a deformidade é quantificada com o auxílio de diversas medições e métodos, incluindo a análise cefalométrica 3D. Então, são realizadas as osteotomias e os movimentos desejados para os dentes e bases ósseas, corrigindo-se as discrepâncias e assimetrias. Finalizada a simulação, os guias cirúrgicos intermediário e final são desenhados e fabricados por técnicas de CAD-CAM (Figuras 24.7 a 24.9).

Com a criação do CASS e comprovação científica de sua acurácia, a simulação virtual 3D passou a ser cada vez mais difundida e aceita. Como consequência, outros autores procuraram desenvolver protocolos próprios de simulação, sob diversas justificativas. Um deles foi o protocolo Charlotte, baseado na utilização de tomografias de feixe cônico e marcadores fiduciais internos, acoplados aos registros de mordida. Este protocolo não foi aceito em nosso país, sendo um dos motivos a necessidade de o cirurgião possuir um tomógrafo de feixes cônicos, idealmente em sua própria clínica (Figura 24.10).

Diante das dificuldades inerentes aos métodos pioneiros de simulação virtual 3D, modificações foram feitas nos protocolos para que a técnica pudesse ser incorporada em nosso país. Foi assim que o Protocolo Universal surgiu, com o apelo de substituir aparatos e recursos tecnológicos do protocolo CASS por soluções simples, entre as quais o posicionamento da cabeça mediante análise das fotografias clínicas e a sobreposição direta dos modelos às tomografias, sem a utilização de marcadores fiduciais. Além disso, a espessura do guia tomográfico e o início da cirurgia pela maxila ou mandíbula foram determinados em função do movimento cirúrgico planejado e da necessidade de abertura mandibular durante as fases da simulação, buscando assim eliminar movimentos imprecisos da simulação 3D, como o da rotação condilar.

O Protocolo Universal constitui uma simplificação do protocolo CASS original, mas com acurácia semelhante. Mais do que uma simplificação, o Protocolo Universal pode ser considerado uma modificação de um método original, com a introdução de vários passos que remontam à metáfora do ovo de Colombo,

utilizada para referir-se a soluções aparentemente difíceis de se chegar, mas que quando reveladas mostram-se, paradoxalmente, óbvias e simples. Conta-se que Cristóvão Colombo, em um banquete comemorativo pela descoberta da América foi perguntado se acreditava que outra pessoa seria capaz de fazer o mesmo, se ele não tivesse feito. Para explicar, ele desafiou os presentes a colocar um ovo de galinha fresco de pé sobre uma das suas extremidades. Como ninguém conseguia descobrir como fazê-lo, Colombo decidiu mostrar a solução: bateu o ovo contra a mesa de leve, quebrando um pouco a casca de uma das pontas (provavelmente a que continha a câmara de ar), de forma que assim ele se achatasse sem vazar e pudesse ficar de pé. O cortesão que havia lhe questionado exclamou que desta forma qualquer um poderia fazer, e Colombo respondeu que, de fato, qualquer um poderia, porém a ninguém tinha ocorrido fazer daquela forma. Acrescentou, ainda, que após ele ter mostrado o caminho para o Novo Mundo, qualquer um poderia segui-lo, mas que havia sido necessário que alguém tivesse a ideia, antes de alguém colocá-la em prática. De maneira análoga, no Protocolo Universal fotografias clínicas padronizadas, em conjunto com a análise do sorriso e algumas poucas medidas clínicas, são utilizadas para posicionar a cabeça no programa de planejamento, de forma ainda mais precisa que o método do giroscópio digital, uma vez que este não prevê o registro da rotação sobre o plano axial (*Yaw*). Também, a criação do crânio composto independe de marcadores fiduciais, podendo a sobreposição dos modelos das arcadas ser realizada diretamente sobre a tomografia. Para tanto, o exame é realizado com a boca levemente aberta, mantendo-se os côndilos no eixo terminal de rotação mandibular. O protocolo traz, ainda, mais precisão ao registrar a posição condilar em diferentes fases da abertura mandibular, possibilitando escolher caso a caso se será mais conveniente iniciar a cirurgia pela maxila ou pela mandíbula. Todas essas modificações, somadas a outras pequenas ideias, como a calibração da posição da mandíbula e dos tecidos moles para se iniciar a simulação, e a confecção de guias cirúrgicos incapazes de serem gerados em programas automatizados, faz do Protocolo Universal uma técnica única, atualmente reproduzida por muitos profissionais em nosso país, a partir de conhecimentos adquiridos em cursos de formação. Em breve, muitos outros estarão utilizando conceitos próprios do Protocolo Universal, sem mesmo saber a origem desses conceitos. Neste momento, o objetivo do protocolo será plenamente alcançado: popularizar a simulação virtual 3D, mantendo-se o máximo de precisão, previsibilidade e acurácia (Quadro 24.1).

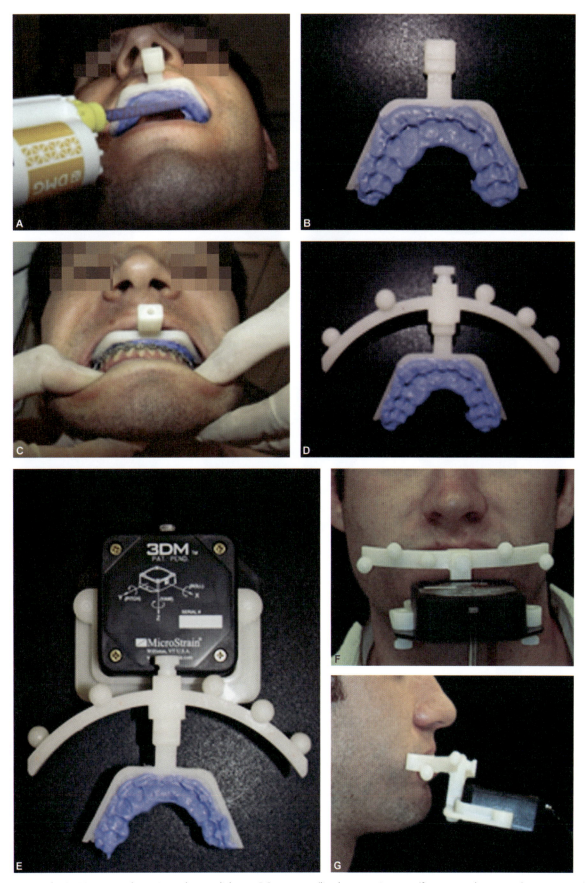

Figura 24.7 Protocolo CASS. Etapas de registro da mordida em RC, com auxílio de um guia específico, e acoplamento do registro oclusal sobre um arco facial com marcadores fiduciais e a um giroscópio digital. Conectado ao um computador o giroscópio irá registrar a aposição espacial da cabeça.

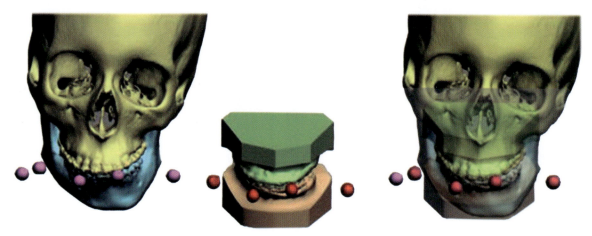

Figura 24.8 Protocolo CASS. Etapas de criação do crânio composto. Na figura da esquerda observa-se a TC do paciente com os marcadores fiduciais. Na figura do centro os modelos das arcadas digitalizados na posição de RC, também com os marcadores fiduciais. Na figura da direita, os marcadores fiduciais presentes junto ao crânio e modelos das arcadas foram superpostos, de maneira a posicionar os dentes dos modelos na posição correta sobre a tomografia.

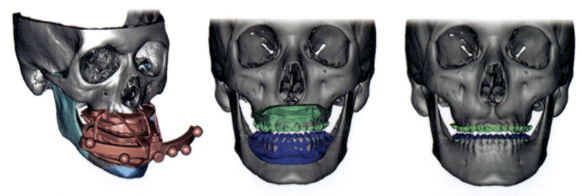

Figura 24.9 Protocolo CASS. Etapas de criação do crânio composto. Sequência de limpeza das imagens até a construção do crânio composto, com as arcadas dentárias digitalizadas em posição.

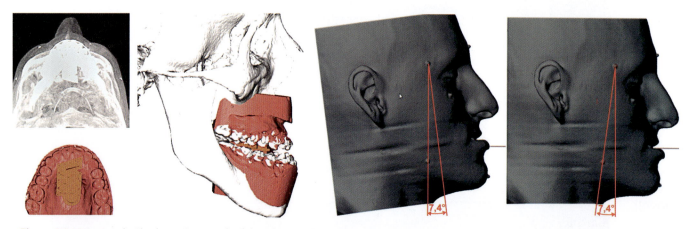

Figura 24.10 Protocolo Charlotte. O marcador fiducial para sobreposição dos modelos de gesso ao crânio localiza-se no palato, no interior de uma lâmina de cera dobrada, que também servirá para o registro da mordida. O ajuste da posição neutra da cabeça é realizado com auxílio de marcadores radiopacos que devem ser colocados paralelos às linhas vertical e horizontal verdadeiras, determinadas por um nivelador *laser*.

Quadro 24.1 Comparação do Protocolo Universal com os protocolos CASS e Charlotte, levando-se em conta a simplificação das etapas e os recursos tecnológicos envolvidos na simulação virtual 3D com os três protocolos.

	CASS	Charlotte	Universal
Marcadores fiduciais	Sim	Sim	Não
Arco facial	Sim	Não	Não
Giroscópio digital	Sim	Não	Não
Bite Jig	Sim	Não	Não
Marcadores cutâneos	Não	Sim	Não
Nivelador *laser*	Não	Sim	Não
Distorção dos lábios	Sim	Não	Não
Escaneamento dos modelos	Tomógrafo Escâner	Tomógrafo	Escâner

ETAPAS DO PROTOCOLO UNIVERSAL

Exame clínico

O exame clínico constitui etapa fundamental para o sucesso da simulação virtual 3D. Para que seja confiável, deve ser padronizado conforme experiência do profissional e necessidades de cada caso. Nesta etapa, especial atenção deve ser dada à exposição dos incisivos em repouso, arco gengival, curva do sorriso, linha média, posição do mento, assimetrias dos ângulos mandibulares, órbitas, nariz, orelhas, projeções zigomáticas, regiões genianas e também à movimentação dos tecidos moles. A Figura 24.11 apresenta um formulário com informações clínicas básicas e padronizadas que deverão ser observadas previamente ao início da simulação virtual, partindo-se do princípio de que o paciente deve ser operado com base na sua aparência clínica e queixas, e não apenas segundo as mensurações obtidas nos programas de planejamento.

Registro fotográfico

O objetivo das fotografias é o de registrar a deformidade e a presença de assimetrias. Por isso, as fotografias deverão ser realizadas na posição neutra da cabeça, orientada pelo cirurgião, de forma padronizada, com a objetiva da câmera posicionada paralelamente ao solo e na altura dos olhos do paciente (Figura 24.12).

Neste momento, vale ressaltar que a posição neutra da cabeça nem sempre corresponde à posição natural da cabeça do paciente, pois na presença de assimetrias ou deformidades dentofaciais graves, o mesmo involuntariamente pode adotar uma postura viciosa para minimizar a percepção destas alterações. Por este motivo, diferentemente da posição natural da cabeça, a posição neutra é obtida com a orientação do cirurgião.

Moldagens e modelos de gesso

Nesta etapa do Protocolo, deverão ser realizadas moldagens do arco superior e inferior e vazados modelos em gesso especial, evitando-se a formação de bolhas ou imperfeições nas superfícies oclusais. Se houver segmentação da maxila ou da mandíbula, estas deverão ser feitas de maneira habitual em modelos duplicados dos originais, obtendo-se a oclusão final desejada.

Os eventuais ajustes oclusais necessários para a obtenção da oclusão final deverão ser feitos nos modelos e, no caso de segmentação, os ajustes realizados também deverão ser reproduzidos no modelo original.

É importante ressaltar que os modelos de gesso devem ser obtidos somente após a finalização do preparo ortodôntico, não devendo ser realizadas mais movimentações ortodônticas após esta etapa.

Moldagens digitais das arcadas também podem ser utilizadas. Entretanto, somos partidários que as mesmas devem ser incorporadas ao protocolo após testes de sua precisão, pois, da mesma forma que as moldagens físicas, elas também podem sofrer distorções.

Registro de mordida

Nesta etapa, um registro de mordida na posição de relação cêntrica (RC) deve ser obtido, podendo ser utilizados cera 7 ou silicona de adição, própria para registro oclusal. O registro deve ser realizado, mantendo-se uma pequena distância entre os dentes superiores e inferiores e com a língua acomodada junto ao material de registro adaptado ao palato (no caso da cera 7). Deve-se remover os excessos de material da face vestibular a fim de evitar distorção na posição dos lábios. A altura e o formato do registro de mordida em cera podem variar de acordo com o tipo de discrepância e de movimentos cirúrgicos necessários para cada caso (Figura 24.13).

Registro da posição neutra da cabeça

O registro da posição neutra da cabeça é obtido com as fotografias frontais, laterais e inferossuperiores do paciente, desde que estas sejam realizadas de maneira padronizada. Este método de registro torna o protocolo Universal mais simples e reprodutível quando comparado aos demais protocolos descritos na literatura, que exigem a utilização de dispositivos específicos para esta função, nem sempre de acesso fácil, como o giroscópio digital do CASS e os marcadores radiopacos e niveladores *laser* do Charlotte.

690 Cirurgia Bucomaxilofacial | Diagnóstico e Tratamento

3D Virtual Plan

Medidas clínicas (quando aplicável)

Maxila

- Desvio da linha média superior..: _____ mm
- Exposição dos incisivos no repouso ....: _____ mm
- Exposição gengival anterior no sorriso máximo............................: _____ mm
- Exposição do 13 no repouso...: _____ mm
- Exposição do 23 no repouso...: _____ mm
- Desnível da maxila (*Cant*) – medido nos caninos........................: _____ mm
- Exposição gengival posterior direita no sorriso máximo ....: _____ mm
- Exposição gengival posterior esquerda no sorriso máximo..........: _____ mm
- Corredor bucal direito no sorriso máximo ....: _____ mm
- Corredor bucal esquerdo no sorriso máximo ....: _____ mm

Mandíbula

- Desvio da linha média inferior:...: _____ mm

Registro de assimetrias:

Maxila

- Projeção anteroposterior na vista inferossuperior com a boca fechada ....: ☐ Sim ☐ Não: _____
- Projeção anteroposterior do 13 e 23 na vista inferossuperior...................: ☐ Sim ☐ Não: _____
- Contorno assimétrico do arco superior ....: ☐ Sim ☐ Não: _____

Mandíbula

- Contorno assimétrico do arco inferior ....: ☐ Sim ☐ Não: _____
- Projeção lateral dos corpos mandibulares ....: ☐ Sim ☐ Não: _____
- Projeção lateral dos ângulos mandibulares ....: ☐ Sim ☐ Não: _____
- Projeção do mento ....: ☐ Sim ☐ Não: _____

Restante da face

- Desnível das órbitas...: ☐ Sim ☐ Não: _____
- Desvio do nariz ....: ☐ Sim ☐ Não: _____
- Desvio do filtro ....: ☐ Sim ☐ Não: _____
- Desnível das orelhas...: ☐ Sim ☐ Não: _____
- Outras: ....: ☐ Sim ☐ Não: _____

Figura 24.11 Formulário com informações clínicas relevantes para se iniciar a simulação virtual 3D, devendo a mesma basear-se sobretudo nos dados clínicos, e não apenas nas imagens visualizadas no programa de computador.

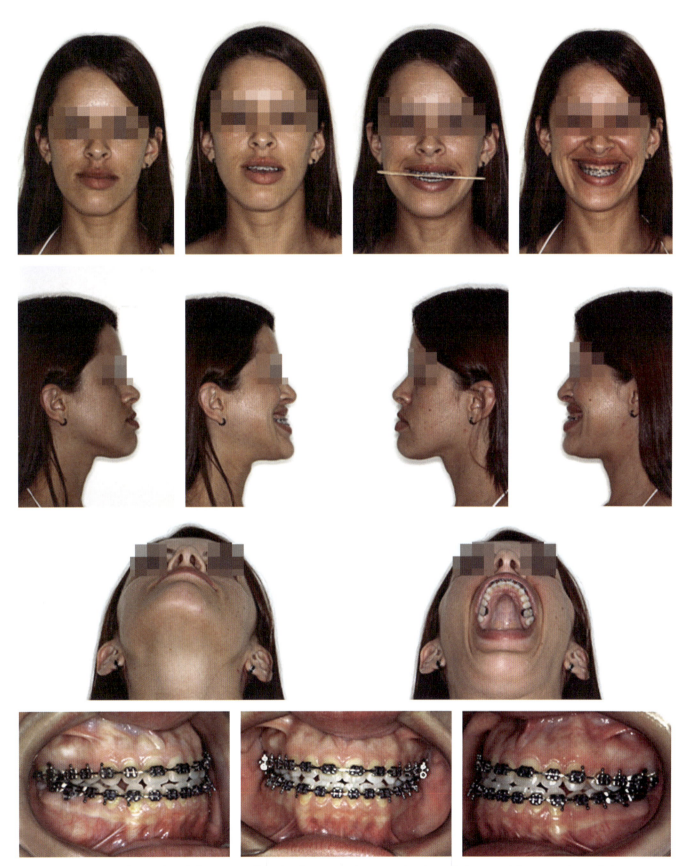

Figura 24.12 Registro fotográfico de frente e perfil, realizado na posição neutra da cabeça. As imagens inferossuperiores são importantes para se avaliarem desvios da linha média e diferenças na projeção dos incisivos e caninos superiores, devendo ser registradas sem rotação lateral da cabeça, a partir da sua posição neutra. As imagens intraorais também devem ser registradas na posição neutra da cabeça, para que assimetrias e alterações do eixo Z possam ser identificadas.

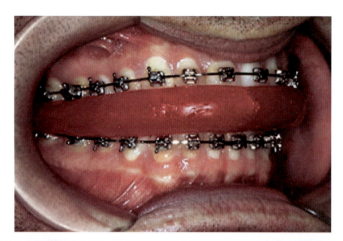

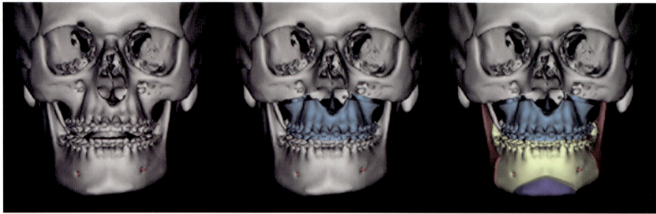

Figura 24.13 Registro de mordida em cera 7, cuja espessura dependerá do movimento planejado. No caso apresentado, há espaço suficiente para o posicionamento inferior da maxila, sem que o movimento induza rotação mandibular. Nessa situação, o guia intermediário poderá ser confeccionado com o máximo de acurácia, pois o movimento impreciso de rotação mandibular não terá ocorrido.

Tomografia computadorizada

A tomografia computadorizada é realizada com o paciente em RC, utilizando o registro de mordida confeccionado previamente, não importando a posição da cabeça no momento da aquisição das imagens, uma vez que a posição neutra da cabeça já foi obtida no registro fotográfico. Isto, por sua vez, elimina a necessidade de utilização do arco facial acoplado ao guia de mordida (*bite jig*) ou qualquer outro dispositivo para a realização da tomografia, evitando distorções dos tecidos moles e aumentando a previsibilidade da predição do perfil facial pós-cirúrgico. Além disso, o processo facilita o trabalho de limpeza e segmentação das imagens obtidas.

Tecnicamente, a tomografia deve ser realizada com cortes finos, de 0,6 a 1,0 mm de espessura, e abranger desde a região frontal, um pouco acima da glabela, até a região do osso hioide, cerca de 2 cm abaixo da mandíbula. Idealmente, as orelhas devem ser incluídas. Apenas a série básica dos cortes axiais necessita ser gravada no formato DICOM (*Digital Imaging and Communications in Medicine*).

Atualmente muito se discute sobre utilização do tomógrafo médico helicoidal (*multislice*) ou o tomógrafo odontológico de feixe cônico (*cone-beam*). Ao passo que o primeiro costuma reproduzir uma imagem com melhor qualidade e ser mais acessível ao paciente por meio de planos de saúde; o odontológico expõe o paciente a uma dose menor de radiação. No protocolo Universal, ambos os tipos podem ser utilizados, dependendo da qualidade das imagens. Entretanto, damos preferência ao helicoidal, considerando que a dose de radiação será eventual, e o exame não deverá ser repetido várias vezes.

Escaneamento dos modelos

Os modelos das arcadas dentárias deverão ser digitalizados utilizando um escâner *laser*, primeiramente com a maxila separada da mandíbula e após em RC, utilizando-se o registro de mordida. Se forem previstas segmentações da maxila e/ou mandíbula, elas deverão ser realizadas em modelo(s) adicional(is), para posterior escaneamento. Caso se tenha certeza de que a TC foi realizada em posição de RC, então, o escaneamento nessa posição não se faz necessário.

Posteriormente, os modelos de gesso são manipulados manualmente para estabelecer uma oclusão final ideal e, então, são escaneados nessa posição de máxima intercuspidação (MIC) (Figura 24.14).

Criação do crânio composto

No planejamento virtual, o crânio composto é obtido a partir da fusão dos modelos das arcadas superior e inferior, digitalizados com a TC do paciente. A criação do crânio composto é necessária porque as superfícies dentárias, principalmente dos dentes com restaurações e aparelhos ortodônticos, são pobremente reproduzidas pela TC ou apresentam-se com artefatos metálicos que dificultam sua utilização no processo de planejamento.

No protocolo Universal, os modelos de gesso escaneados são diretamente sobrepostos nos dentes da TC. Vale salientar a importância de verificação da adaptação dos modelos não apenas no volume 3D, mas principalmente em todos os cortes 2D, axial, sagital e coronal.

O próximo passo para obtenção do crânio composto é a limpeza dos artefatos metálicos e a segmentação de todas as estruturas anatômicas de interesse. Nessa fase, a mandíbula e o terço médio da face devem ser individualizados, o mesmo sendo feito com as raízes dentárias, canais mandibulares e tecido mole. Esta tarefa pode consumir horas de trabalho.

Uma das inovações do protocolo Universal é a preservação do côndilo na posição inicial da TC no crânio composto. Isso possibilita avaliar a diferença entre as posições condilares da TC, RC e MIC durante a simulação 3D, o que proporciona maior controle do posicionamento e rotação condilar durante todas as etapas do planejamento. Ainda, desta forma a limpeza das imagens acaba sendo simplificada, uma vez que o processo de individualização do côndilo e da fossa pode ser trabalhoso. Em casos específicos, como reconstruções com próteses, essa separação será mandatória.

Finalizando esta etapa, os modelos deverão ser cortados acima da região dos bráquetes ortodônticos, substituindo os dentes da TC pelos dentes do modelo digitalizado das arcadas dentárias (Figura 24.15).

Adicionalmente, dependendo do programa de computador utilizado, pode-se sobrepor a fotografia 2D ou 3D do paciente sobre os tecidos moles da TC, tornando o processo virtual um pouco mais realístico.

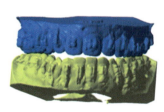
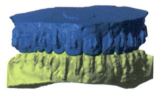
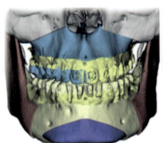
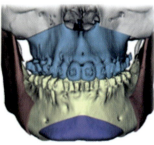

Figura 24.14 Modelos das arcadas dentárias digitalizados nas posições de RC e MIC. A sobreposição dos modelos em MIC aos segmentos maxilar e mandibular da simulação virtual 3D é que determinam a oclusão final.

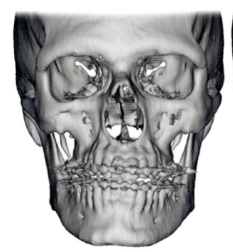
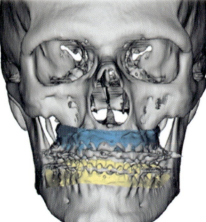
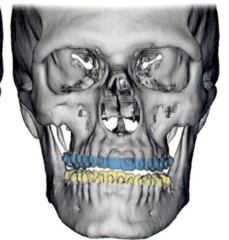

Figura 24.15 Criação do crânio composto. Uma vez sobrepostos à TC, os modelos são recortados acima dos bráquetes, fazendo-se o mesmo com os dentes da TC e removendo-se os excessos de ambas as partes.

Orientação do crânio composto

Uma vez criado, o crânio composto deverá ser orientado para a posição neutra da cabeça (PNC), utilizando o método fotográfico sugerido pelo autor, com base nas fotografias nas vistas frontal, de perfil, em repouso, do sorriso e inferossuperior, mas também nas medidas da posição da linha média e altura dos caninos (Figura 24.16).

Para aumentar a precisão da orientação do crânio para a PNC, o protocolo Universal apresenta algumas vistas fotográficas que auxiliam muito nesta etapa, por exemplo no posicionamento da rotação axial (*Yaw*) em foto inferossuperior com a boca aberta e fechada (Figura 24.17).

Salienta-se aqui a importância de utilizar alguma forma de referência para a linha vertical verdadeira durante as capturas fotográficas, como um pêndulo fixado a um fio resistente ou o giroscópio embutido em câmeras fotográficas profissionais. Deve-se ter maior cuidado neste último, pois o operador deve ter certeza de que a câmera fotográfica esteja bem regulada e bem posicionada. Como o objetivo do protocolo é o de simplificar, a utilização apenas do pêndulo é suficiente.

Quantificação da deformidade

A quantificação da deformidade apresentada pelo paciente é realizada por meio de mensurações específicas e da cefalometria 3D. Diferentes métodos podem ser utilizados com essa finalidade, e cada cirurgião costuma usar sua própria lista de medidas. A descrição minuciosa desta etapa foge do objetivo deste capítulo. Aconselha-se ao leitor que desejar, o aprofundamento na literatura específica sobre cefalometria 3D. Entretanto, vale ressaltar que as deformidades devem ser quantificadas não apenas com base nas imagens de computador e nas medidas lineares e angulares obtidas, mas principalmente levando-se em consideração os dados do exame clínico (Figura 24.18).

Simulação virtual da cirurgia

A simulação cirúrgica inicia-se com a realização das osteotomias desejadas para cada caso em particular, sendo as mais comumente realizadas a osteotomia Le Fort I, com ou sem segmentação; a osteotomia sagital da mandíbula e a mentoplastia.

Nessa fase, o planejamento virtual permite a identificação exata dos locais sobre os quais deverão ser realizadas as osteotomias, levando-se em consideração fatores importantes para se aumentar a segurança do ato cirúrgico, como espessura da mandíbula, posição dos feixes vasculonervosos, cornetos e septo nasal, raízes dentárias, espaços interdentários e forames mentonianos, entre outras estruturas.

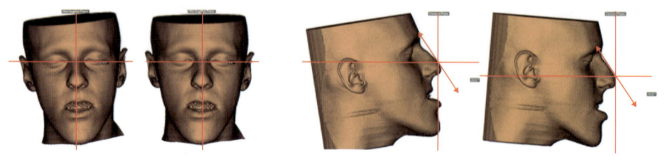

Figura 24.16 Orientação do crânio composto para a posição neutra da cabeça, nas vistas frontal (ajuste do *Roll*) e lateral (ajuste do *Pitch*), realizado em função de medidas angulares tomadas nas fotografias clínicas.

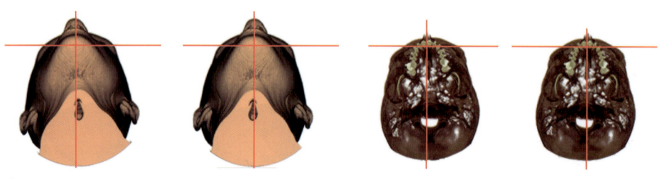

Figura 24.17 Orientação do crânio composto para a posição neutra da cabeça, na vista inferior (ajuste do *Yaw*), realizado com base nas fotografias inferossuperiores com a boca fechada e aberta.

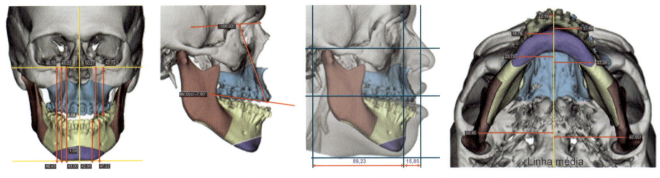

Figura 24.18 Quantificação da deformidade realizada com mensurações lineares e angulares nos planos frontal, lateral e inferior.

Uma vez realizadas as osteotomias, procede-se com os movimentos desejados, de acordo com o estudo clínico e a quantificação da deformidade. Esses movimentos devem obedecer a uma sequência padronizada, sendo a ordem recomendada pelo autor listada a seguir:

- Posicionar a mandíbula em RC
- Corrigir o perfil mole
- Posicionar o segmento distal mandibular em oclusão final (MIC)
- Corrigir a linha média maxilar
- Corrigir a rotação axial (*Yaw*)
- Corrigir o desnível maxilar (*Cant – Roll*)
- Ajustar a posição vertical da maxila (exposição dos incivos)
- Ajustar o plano oclusal (*Pitch*)
- Ajustar a posição anteroposterior (AP)
- Ajustar os segmentos proximais da mandíbula
- Reavaliar e corrigir a rotação axial (*Yaw*)
- Posicionar o mento (linha média, *Roll*, *Yaw*, altura e AP)
- Ajuste fino (opcional)
- Ostectomias para contorno mandibular (opcional).

Independentemente de o cirurgião iniciar a cirurgia real pela mandíbula ou pela maxila, o planejamento virtual deve ser iniciado segundo a posição da maxila, pois a posição do incisivo e a correção do desnível da maxila (*Cant*) são prioritárias para a estética do sorriso.

Atenção especial deve ser dada aos movimentos realizados para ajustar os segmentos proximais da mandíbula, para que os côndilos sejam posicionados adequadamente. Nesse aspecto, a manutenção das imagens pré-operatórias dos côndilos, inovação do protocolo, é de grande valor (Figuras 24.19 e 24.20).

Depois de realizar a sequência preconizada pelo Protocolo Universal, quando o caso necessitar, deve-se fazer a avaliação do formato mandibular. Principalmente em casos assimétricos, os corpos e ângulos mandibulares podem estar desnivelados, tanto na vista frontal quanto na vista de perfil. Para este fim, a técnica de espelhamento pode ser utilizada.

Ainda, em casos complexos que demandem movimentos acentuados e/ou assimétricos, este é o momento para decisão se o paciente necessita de algum tipo de sobrecorreção, com o intuito de se preverem pequenas recidivas. O sentido e a quantidade da sobrecorreção vão depender das características de cada caso em particular.

Ao final do planejamento, se a cirurgia for iniciada pela maxila, o guia intermediário será confeccionado com a maxila operada e a mandíbula em sua posição original. Se a cirurgia for iniciada pela mandíbula, a maxila deverá ser retornada a sua posição original e o guia intermediário confeccionado com a mandíbula operada. Esta ordem é relativamente fácil de ser alterada ao término do planejamento, motivo pelo qual os adeptos do início da cirurgia pela mandíbula não devem se preocupar.

Quando houver interposição dentária entre as arcadas na posição intermediária, no momento da confecção do guia, a mandíbula deverá ser rotacionada até que não se verifique contato dentário. Rotações exageradas podem comprometer a acurácia do planejamento, visto que se trata de um movimento empírico que muitas vezes não pode ser reproduzido no transoperatório, uma vez que a simulação em si não define com acurácia e o eixo de rotação condilar.

A simulação virtual 3D permite visualizar muito além do que é possível com a cirurgia de modelos, pois revela de maneira bastante clara todos os pontos de sobreposição ou afastamento das bases ósseas, prevendo a necessidade de desgastes ou enxertos. Por isso, ao final da sequência de planejamento, deve-se realizar uma revisão minuciosa de todos os movimentos realizados e o ajuste fino dos segmentos ósseos. Quando necessário, alguns movimentos específicos podem ser realizados com a finalidade de simplificar o ato cirúrgico, eliminando-se eventuais interferências ósseas (Figuras 24.21 a 24.26).

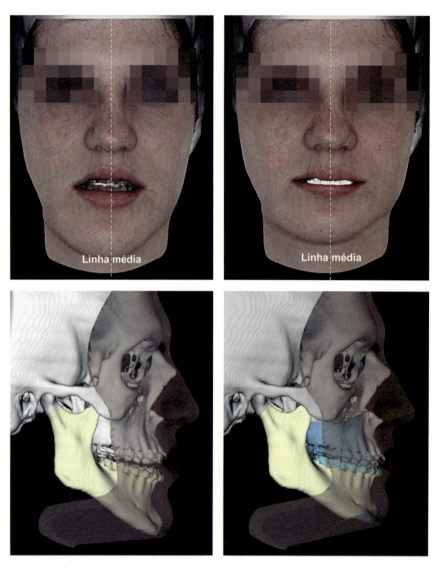

Figura 24.19 Simulação virtual 3D de cirurgia ortognática da maxila e mento. O posicionamento mandibular foi estimado com a manutenção da imagem pré-operatória dos côndilos no crânio composto.

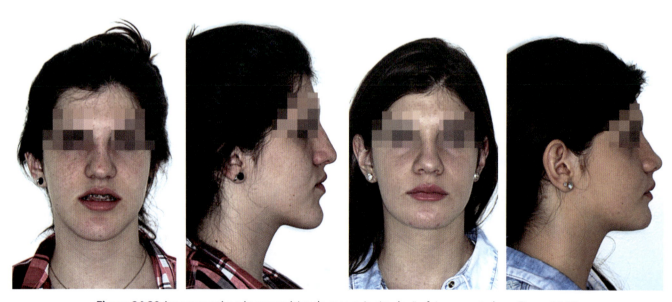

Figura 24.20 Aspectos pré e pós-operatórios de caso cuja simulação foi apresentada na Figura 24.19.

Capítulo 24 • Protocolo Universal para Simulação Virtual 3D em Cirurgia Ortognática **697**

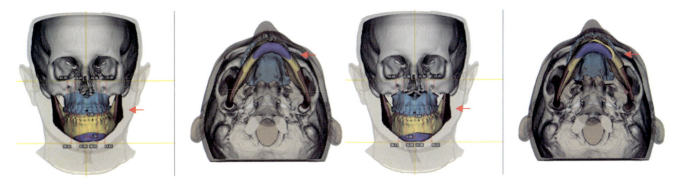

Figura 24.21 Imagens antes e após a simulação virtual 3D, denotando a necessidade de ajustes ou desgastes ósseos para correção de assimetrias (*setas vermelhas*).

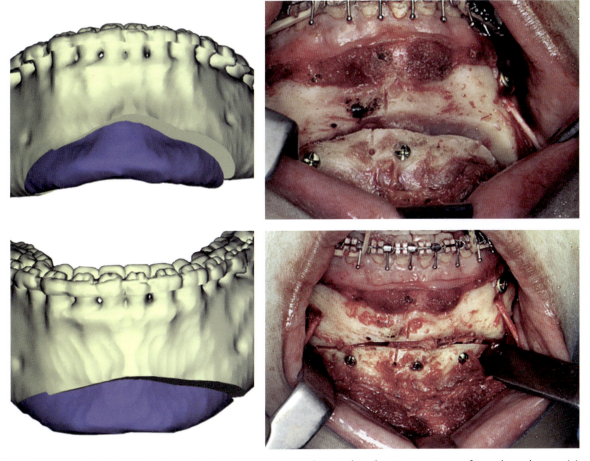

Figura 24.22 Imagens da simulação virtual 3D e do intraoperatório, evidenciando o degrau e os espaços formados pelo reposicionamento das bases ósseas, com necessidade evidente de desgaste e enxerto ósseo, para melhor simetria facial e estabilidade.

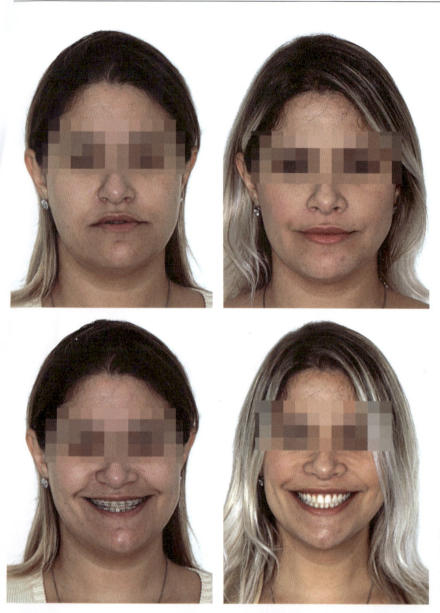

Figura 24.23 Aspectos pré e pós-operatórios, com a correção da assimetria do corpo mandibular. A discreta assimetria dos ângulos, previsível na simulação, é menos perceptível do que a do corpo, devendo a correção desta ser priorizada na simulação virtual.

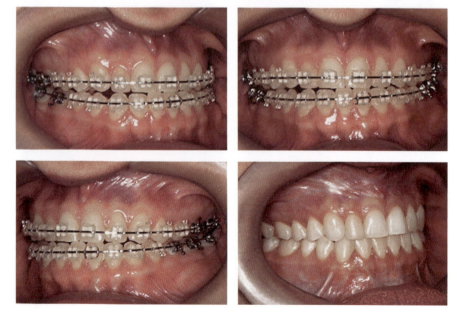

Figura 24.24 Aspectos pré-operatório e após finalização ortodôntica do caso mostrado na figura anterior.

Capítulo 24 • Protocolo Universal para Simulação Virtual 3D em Cirurgia Ortognática 699

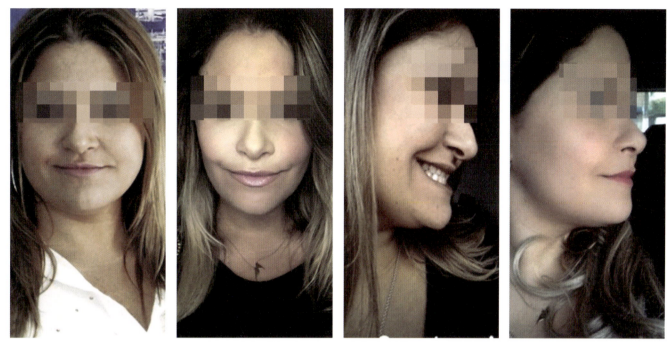

Figura 24.25 Aspectos pré e pós-operatórios registrados pela própria paciente.

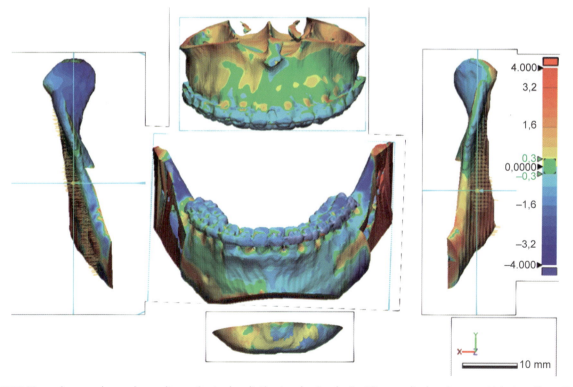

Figura 24.26 Mapa de cores baseado na discrepância das distâncias da simulação 3D e resultado pós-operatório imediato. O método permite avaliar a acurácia da simulação e de sua reprodução no momento da cirurgia.

Fabricação de guias cirúrgicos

Finalizada a simulação, são criados os guias cirúrgicos intermediário e final, os quais são impressos ou fresados. Alguns programas são capazes de gerar guias por processos automatizados, ao passo que outros requerem o desenho assistido por computador, realizado pelo próprio operador.

Antes da cirurgia, deve-se ajustar os guias na boca do paciente, uma vez que pequenos movimentos dentários podem ter ocorrido desde o momento da moldagem. Uma vez ajustados, os guias devem ser esterilizados de acordo com o material utilizado no processo de fabricação (Figura 24.27).

Em certos casos, buscando maior previsibilidade nos resultados pós-operatórios, guias de corte e posicionamento podem ser utilizados, como os especificamente desenhados para mentoplastia (Figuras 24.28 e 24.29).

Finalmente, um relatório cirúrgico completo e detalhado é realizado, para ser utilizado no momento do procedimento cirúrgico. Os aspectos mais importantes que devem ser incluídos neste relatório são as oclusões nas posições de RC, intermediária e final, a relação entre os tecidos ósseos, nas regiões de osteotomias, e uma tabela de movimentos dentários e das bases ósseas.

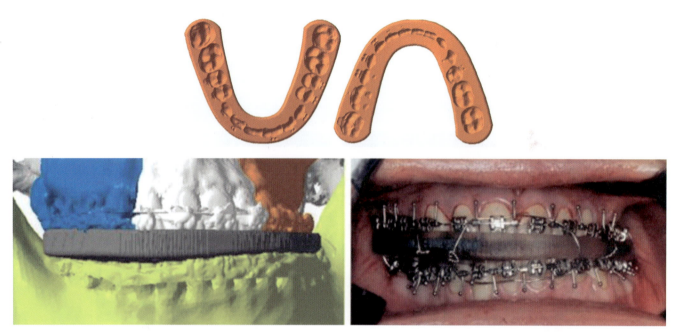

Figura 24.27 Guia cirúrgico desenhado virtualmente e utilizado no momento da cirurgia, após ter sido fabricado em uma impressora 3D.

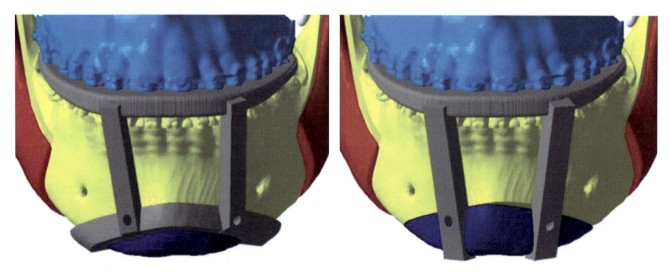

Figura 24.28 Guias cirúrgicos de corte e posicionamento para o mento. Os mesmos furos realizados no mento são utilizados para a fixação de ambos os guias, permitindo o reposicionamento acurado do mento, exatamente como simulado.

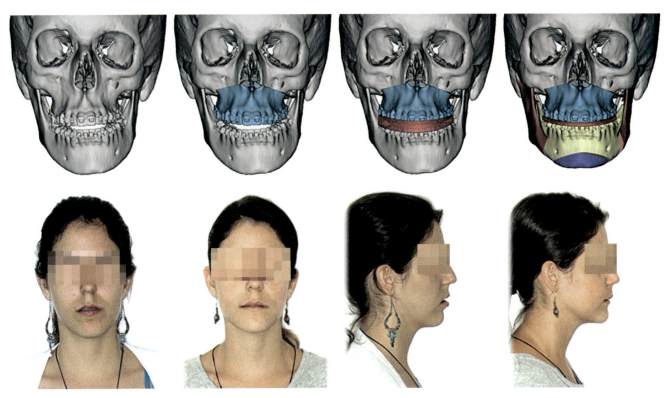

Figura 24.29 Simulação virtual 3D e resultado pós-operatório do mesmo caso ilustrado na Figura 24.22. A utilização de guias de mento possibilita correção acurada da assimetria.

ACURÁCIA DO PROTOCOLO UNIVERSAL DE SIMULAÇÃO VIRTUAL 3D

Para que um novo método seja efetivamente utilizado na prática, é primordial que ele seja validado cientificamente. Na simulação virtual 3D esta validação é realizada sobrepondo-se as imagens da simulação com as da TC pós-operatória, e subsequente mensuração das discrepâncias lineares e angulares de pontos e planos preestabelecidos em ambas as imagens.

Para o Protocolo Universal, um estudo-piloto foi realizado, sendo as discrepâncias observadas em um mapa de cores baseado nas distâncias, e em diferenças lineares e angulares de pontos predeterminados sobre arcadas dentárias no ambiente virtual. Foram estudados 4 pacientes com indicação de cirurgias ortognáticas combinadas. As tomografias do pós-operatório imediato foram sobrepostas às simulações 3D, para análises qualitativa (mapa de cores) e quantitativa (diferenças lineares e angulares). As diferenças médias entre o planejado e o obtido foram de 0,7 mm e 1,3° para maxila, 0,9 mm e 1,1° para a mandíbula, e 1,3 mm e 2,8° para o mento (Quadros 24.2 e 24.3). Esses valores encontram-se dentro dos limites preconizados pela literatura com sendo ótimos (diferenças lineares inferiores a 2 mm e diferenças angulares inferiores a 4°). As maiores diferenças foram observadas no mento, o

Quadro 24.2 Diferença linear (posição) entre a simulação virtual 3D e o pós-operatório.

	X					Y					Z				
	Mediana	Mín.	Máx.	Média	DP	Mediana	Mín.	Máx.	Média	DP	Mediana	Mín.	Máx.	Média	DP
Maxila	0,42	0,07	1,18	0,52	0,55	0,97	0,28	2,11	1,08	0,80	0,48	0,01	0,88	0,46	0,44
Mandíbula	0,57	0,48	1,03	0,66	0,25	0,88	0,76	1,11	0,91	0,15	1,15	0,26	1,30	0,97	0,48
Mento	1,64	0,58	1,71	1,31	0,63	2,32	0,09	3,78	2,06	1,86	0,71	0,00	0,98	0,56	0,51
Ramo direito	0,88	0,33	2,35	1,11	0,87	1,50	0,41	1,74	1,29	0,62	1,00	0,35	1,68	1,01	0,55
Ramo esquerdo	0,75	0,36	1,33	0,80	0,41	0,86	0,71	1,32	0,94	0,27	0,43	0,17	2,22	0,81	0,94
Sobreposição do terço médio	0,33	0,03	1,42	0,53	0,62	0,53	0,13	1,14	0,58	0,43	0,24	0,03	0,49	0,25	0,19

Quadro 24.3 Diferença angular (orientação) entre a simulação virtual 3D e o pós-operatório.

	Ritch					Roll					Yaw				
	Mediana	Mín.	Máx.	Média	DP	Mediana	Mín.	Máx.	Média	DP	Mediana	Mín.	Máx.	Média	DP
Maxila	1,7879	1,0774	2,2061	1,71483	0,5	1,3818	0,0568	2,0488	1,22	0,9	0,8193	0,7327	1,5011	0,97	0,36
Mandíbula	1,1863	0,6989	2,7956	1,46678	1	1,17575	0,1901	2,2341	1,19	0,9	0,4889	0,0876	1,6834	0,69	0,71
Mento	4,0101	1,0656	5,6887	3,58813	2,3	1,3845	1,0651	3,1686	1,87	1,1	2,5866	0,1066	6,2946	3	3,11
Ramo direito	4,05925	1,5712	8,9836	4,66833	3,5	1,10075	0,0245	5,8073	2,01	2,7	3,7677	0,641	9,0315	4,3	3,62
Ramo esquerdo	4,89655	2,2043	8,0054	5,0007	2,5	1,2086	0,5172	6,0152	2,24	2,6	5,7959	4,1774	15,4089	7,79	5,14
Sobreposição do terço médio	0,50355	0,3752	1,0237	0,6015	0,3	0,2065	0,1015	0,4117	0,23	0,1	0,4698	0,3317	2,5364	0,95	1,06

que pode ser explicado pela ausência de guias para este segmento, que foi posicionado em função da técnica e experiência da equipe cirúrgica, composta sempre pelos mesmos membros (FME e BAQR). Os autores concluem que o Protocolo Universal se mostrou acurado para simulação virtual 3D nos casos estudados de cirurgias ortognáticas combinadas. Os dados obtidos foram utilizados para calcular o tamanho da amostra de um estudo mais abrangente, no momento finalizado, em fase de publicação.

CONSIDERAÇÕES FINAIS

A simulação virtual 3D tornou possível a realização sistemática de procedimentos cirúrgicos complexos com elevada previsibilidade, constituindo-se ainda em excelente ferramenta de comunicação para troca de informações entre profissionais e pacientes, assim como ensino, pesquisa e documentação legal.

Para que os benefícios desta tecnologia possam ser utilizados em diferentes centros, um protocolo padronizado se faz necessário, devendo o mesmo apresentar boa reprodutibilidade e valores de acurácia comparáveis aos aceitos na literatura como ideais. Ademais, quanto mais simplificado for o protocolo, maior sua capacidade de popularização. Nesse contexto foi desenvolvido o Protocolo Universal, utilizado atualmente por vários cirurgiões como ferramenta simples, acurada e segura.

BIBLIOGRAFIA

Aboul-Hosn CS, Hernandez-Alfaro F. 3D planning in orthognathic surgery: CAD/CAM surgical splints and prediction of the soft and hard tissues results–our experience in 16 cases. J Cranio-Maxillo-Facial Surgery. 2012; 40(2):162-8.

Baker SB, Goldstein JA, Seruya M. Outcomes in computer-assisted surgical simulation for orthognathic surgery. J Craniofac Surg. 2012; 23:509-13.

Bell WH, Guerrero CA. Distraction osteogenesis of the facial skeleton Inc BD, editor.; 2006.

Bell WH. Modern practice in orthognathic and reconstructive surgery. Philadelphia: Saunders; 1992.

Bobek S, Farrell B, Choi C et al. Virtual surgical planning for orthognathic surgery using digital data transfer and an intraoral fiducial marker: the Charlotte method. J Oral Maxillofac Surg. 73:1143-58.

Cevidanes LHS et al. Superimposition of 3D cone-beam CT models of orthognathic surgery patients. Dentomaxillofac Radiol. 2005; 34(6):369-75.

Elias FM. Planejamento virtual em cirurgia ortognática: uma mudança de paradigma. In: Associação Brasileira de Odontologia; Pinto T, Vasconcellos RJH, Prado R, organizadores. PRO-ODONTO CIRURGIA Programa de Atualização em Odontologia Cirúrgica: Ciclo 8. Porto Alegre: Artmed Panamericana; 2014. p. 123-59. (Sistema de Educação Continuada a Distância; v. 2.)

Ellis E III, Tharanon W, Gambrell K. Accuracy of face-bow transfer: effect on surgical prediction and postsurgical result. J Oral Maxillofac Surg. 1992; 50:562.

Gateno J, Forrest KK, Camp B. A comparison of 3 methods of face-bow transfer recording: implications for orthognathic surgery. J Oral Maxillofac Surg. 2001; 59:635.

Gateno J, Xia J, Teichgraeber JF et al. A new technique for the creation of a computerized composite skull model. J Oral Maxillofac Surg. 2003; p. 222.

Gateno J, Xia J, Teichgraeber JF et al. Clinical feasibility of Computer-Aided Surgical Simulation (CASS) in the treatment of complex cranio-maxillofacial deformities. J Oral Maxillofac Surg. 2007; 728-34.

Hsu SS, Gateno J, Bell RB et al. Accuracy of a computer-aided surgical simulation protocol for orthognathic surgery: a Prospective Multicenter Study. J Oral Maxillofac Surg. 2013; 71:128-42.

Kim H, Jurgen P, Krol Z et al. Clinical applications of computer-aided planning and navigation system for craniomaxillofacial surgery. 2009.

Malis DD, Xia JJ, Gateno J et al. New protocol for 1-stage treatment of temporomandibular joint ankylosis using surgical navigation. J Oral Maxillofac Surg. 2007; 65:1843.

Santler G, Karcher H, Gaggl A et al. Stereolithography versus milled three-dimensional models: comparison of production method, indication, and accuracy. Comput Aided Surg. 1998; 3:248.

Stokbro K, Aagaard E, Torkov P et al. Surgical accuracy of threedimensional virtual planning: a pilot study of bimaxillary orthognathic procedures including maxillary segmentation. Int J Oral Maxillofac Surg. 2016; 45:8-18.

Sun Y, Luebbers HT, Agbaje JO et al. Accuracy of upper jaw positioning with intermediate splint fabrication after virtual planning in bimaxillary orthognathic surgery. J of Craniof Surg. 2013; 24(6):1871-6.

Swennen GR, Mollemans W, De Clercq C *et al.* A cone-beam computed tomography triple scan procedure to obtain a threedimensional augmented virtual skull model appropriate for orthognathic surgery planning. J Craniofac Surg. 2009; 20:297-307.

Swennen GR, Mommaerts MY, Abeloos J *et al.* The use of a wax bite wafer and a double computed tomography scan procedure to obtain a three-dimensional augmented virtual skull model. J Craniofac Surg. 2007; 18:533.

Swennen GR, Schutyser F, Barth EL *et al.* A new method of 3-D cephalometry Part I: the anatomic Cartesian 3-D reference system. J Craniofac Surg. 2006; 17:314.

Swennen GR, Schutyser F. Three-dimensional cephalometry: spiral multisslice vs cone-beam computed tomography. Am J Orthod Dentofacial Orthop. 2006; 130: p. 410.

Troulis MJ, Everett P, Seldin EB *et al.* Development of a three-dimensional treatment planning system based on computed tomographic data. Int J Oral Maxillofac Surg. 2002; 31:349.

Tucker S, Cevidanes LH, Styner M *et al.* Comparison of actual surgical outcomes and 3-dimensional surgical simulations. J Oral Maxillofac Surg. 2010; 68:2412-21.

Xia JJ, Gateno J, Teichgraeber JF *et al.* Accuracy of the computer-aided surgical simulation (CASS) system in the treatment of patients with complex craniomaxillofacial deformity: A pilot study. J Oral Maxillofac Surg. 2007; 65:248.

Xia JJ, Gateno J, Teichgraeber JF. A new clinical protocol to evaluate craniomaxillofacial deformity and to plan surgical correction. J Oral Maxillofac Surg. 2009; 67(10):2093-2106.

Xia JJ, Gateno J, Teichgraeber JF. Three-dimensional computer-aided surgical simulation for maxillofacial surgery. Atlas Oral Maxillofacial Surg Clin N Am. 2005; 25-9.

Xia JJ, Phillips CV, Gateno J *et al.* Cost-effectiveness analysis for computer-aided surgical simulation in complex craniomaxillofacial surgery. J Oral Maxillofac Surg. 2006; 64:1780.

Índice Alfabético

A

Abscesso, 330
– cerebral, 353
Acesso
– cirúrgico
– – ao seio maxilar, 373
– – determinação do, 209
– de Caldwell-Luc, 373
Acidentes
– com material biológico, 26
– de trabalho, 1
Ácido
– épsilon-aminocaproico, 132
– peracético, 25
– tranexâmico, 132
Adenocarcinoma polimorfo, 506
Adenoma
– canalicular, 504
– de células basais, 503, 504
– pleomórfico, 501, 511
Aerossóis, 1
Afastador de Minnesota, 129
Agentes químicos para desinfecção, 18
Água destilada, 81
Agulhas de sutura, 134
Alças
– de Eby, 586
– de Ivy, 586
– de Olivier, 586
– de Silverman, 586
Álcool etílico a 70%, 18
Alcoolismo, 45
Alterações
– de desenvolvimento, 494
– inflamatórias, 494
– plaquetárias, 46
Alvéolo dental, 153
Alveolótomo, 129
Alveoloplastia(s), 281
– primária, 282
– secundária, 282
Ambiente cirúrgico, 541
Ameloblastoma, 420, 421
– extraósseo/periférico, 424
– metastatizante, 424
– unicístico, 422
Amidas, 80, 82
Amnésia, 541
Analgesia preemptiva, 43
Analgésicos, 546
Análise
– da discrepância de
    Nance e Bolton, 636
– das vias respiratórias, 634
– dos modelos de gesso, 634
Anamnese, 34, 377
– aberta, 34
– dirigida, 34

Anatomia
– arterial, 109
– patológica, 382
– venosa, 115
Anéis
– de Eby, 586
– de Ivy, 586
– de Olivier, 586
– de Silverman, 586
Anestesia
– cirúrgica, 541
– geral, 538
– – estágios da, 541
– local, 79
– – complicações durante a, 232
– – desvantagens em relação
    à anestesia geral, 79
– – exigências clínicas para, 88
– – ideal, 80
– – princípios básicos para a, 90
– – vantagens em relação
    à anestesia geral, 79
– tópica para pré-injeção, 89
Anestésicos locais, 84
– classificação dos, 80
– farmacocinética dos, 81
– formas ativas dos, 80
– injetáveis, 80
Angina
– de Ludwig, 350
– *pectoris*, 46
Angiogranuloma, 401
Angioplastias, 46
Anquilose, 274
Ansiedade, redução de, 45
Anti-inflamatórios, 43, 546
Antiácidos, 546
Antiangiogênicos, 47
Antibiograma, 382
Antibióticos, 545
– nas infecções odontogênicas, 345
Antidepressivos tricíclicos, 85
Antieméticos, 547
Antirreabsortivos, 47
Antissepsia, 1, 14
Antrostomia nasal, 373
Aparelho(s)
– de comando externo, 590
– de ultrassom, 17
Arco
– facial, 682
– zigomático, 614
Áreas
– críticas, 1
– não críticas, 1
– semicríticas, 1
Arma de fogo, 568, 569
Artéria(s)
– auricular posterior, 114

– carótida, 109
– facial, 111, 114
– faríngea ascendente, 114
– lingual, 110, 113
– maxilar, 111, 114
– occipital, 114
– temporal superficial, 114
– tireóidea superior, 113
Articaína, 79, 80, 82, 86
Articulação temporomandibular
    (ATM), 57, 632
– radiografias convencionais
    para a, 58
Artigos, 1
– críticos, 1
– não críticos, 2
– semicríticos, 2
Asma, 45
Aspiração
– da cavidade bucal, 547
– de sangue vivo, 389
Assepsia, 2
Assoalho da órbita, 615
Atendimento
– de pacientes na UTI, 536
– odontológico hospitalar, 535
– pré-hospitalar ao paciente
    traumatizado, 547
Atrofia óssea dos maxilares, 303
Aumento ósseo tridimensional com
    instalação imediata de implante, 317
Autoclaves, 21
Avaliação
– clínica, 209
– – dos dentes a serem submetidos
    à exodontia, 147
– – facial, 629
– – frontal, 630
– das articulações temporomandibulares
    (ATM), 632
– de paciente com infecção
    odontogênica, 335
– de perfil, 631
– intrabucal, 632
– por imagem e cefalométrica, 637
– primária ABCDE, 551
– radiográfica, 209
– – dos dentes a serem submetidos à
    exodontia, 147
– vertical da face, 640
Avitene®, 132
Avulsão(ões), 267, 274
– parciais, 567
– superficiais, 567

B

Bandagens, 583
Barras de Erich, 587

706 Cirurgia Bucomaxilofacial | Diagnóstico e Tratamento

Barreiras, 2
Base da lesão, 380
Benzocaína, 80, 82
Betabloqueadores não seletivos
 e epinefrina, 85
Bifosfonatos, 40, 47
Biofilme, 2
Biopsia(s)
– aspirativa, 382, 389, 391, 392
– excisional, 382, 387
– ficha para registro da, 392
– incisional, 382, 383, 494
– intraósseas, 392
– por congelação, 394
– princípios de, 382
Biossegurança, 1
Bisturi, 125, 126
Bloqueio
– de campo, 90
– do nervo, 90
– – alveolar
– – – inferior, 100
– – – superior anterior (ASA), 93
– – – superior médio (ASM), 93
– – – superior posterior (ASP), 92
– – bucal, 102
– – incisivo, 103
– – infraorbital, 94
– – lingual, 103
– – mandibular, 104
– – – com a boca fechada, 106
– – – pela técnica extrabucal, 106
– – maxilar, 98
– – – extrabucal, 99
– – mentoniano, 103
– – nasopalatino, 97
– – palatino maior, 96
Bola de Bichat, 367
Bordos da lesão, 380
Botriomicoma, 401
Brocas cirúrgicas
– de alta rotação, 130
– de baixa rotação, 130
Bupivacaína, 80, 86
Butacaína, 80

C

Calçados, 5
Calor
– seco (estufas), 20
– úmido, 21
Calota craniana, 313
Câmara de sucção, 417
Campo(s)
– cirúrgicos de mesa, 6
– para o paciente, 7
– protetor da caneta de alta rotação, 7
Canino(s), 155, 157
Canudos, 47
Capote cirúrgico, 6
– como vestir o, 12
Carcinoma(s)
– adenoide cístico, 506
– mucoepidermoide, 505, 511
– odontogênicos, 420
Carcinossarcoma odontogênico, 420

Carga imediata
– funcional, 301
– não funcional, 301
Cárie(s) dentária(s), 171
– extensas, 143
Cefaleia intensa, 556
Cefalometria, 638
Cefalosporinas, 347
Celulite, 330
Celulose oxidada regenerada, 132
Cementoblastoma, 433
Centbucridina, 81
Cera para osso, 132
Ceratocisto
– de tipo radiográfico, 483
– em região de mandíbula, 485
– odontogênico, 445, 446, 462, 463
Cerclagem, 585
Ciclo de esterilização
– liberação do vapor, 22
– penetração do vapor, 22
– remoção do ar, 22
– secagem dos artigos, 22
Cimetidina e lidocaína, 85
Cintigrafia, 76
Cinzel, 129
Circulação e controle da hemorragia
 (perfusão e sangramento), 553
Cirrose, 45
Cirurgia(s)
– bucais em pacientes sistemicamente
 comprometidos, 44
– bucomaxilofacial, 62
– com finalidade de
 reabilitação oral, 279
– das glândulas salivares, 491
– dos frênulos e bridectomias, 291
– dos tumores odontogênicos, 419
– maxilares e mandibulares
 combinadas, 657
– ortognática, 629
– piezoelétrica, 323
– pré-protética(s), 279
– – dos tecidos moles, 291
– – dos tecidos ósseos, 281
Cirurgião-dentista, atuação do, 536
Cistadenoma, 504
– papilífero linfomatoso, 503
Cisto(s), 445, 497
– alveolar do recém-nascido, 453
– colaterais inflamatórios, 460
– da bifurcação vestibular, 461
– de erupção, 450
– de Gorlin, 465
– de Klestadt, 468
– dentígero, 447, 450, 475
– do canal incisivo, 466
– do ducto nasopalatino, 466
– folicular, 447
– gengival
– – do adulto, 452
– – do recém-nascido, 447, 453
– glóbulo-maxilar, 470
– inflamatórios, 447
– nasoalveolar, 468
– nasolabial, 468
– odontogênico, 172, 445, 446
– – botrioide, 451

– – calcificante, 465
– – glandular, 447, 454
– – ortoceratinizado, 465
– – tratamento dos, 470
– ósseo
– – aneurismático, 529
– – hemorrágico, 531
– – simples, 531
– – traumático, 531
– palatal mediano, 470
– palatino mediano, 470
– periapical, 455
– periodontal
– – apical, 455
– – lateral, 451
– radicular, 455, 473
– sialo-odontogênico, 454
Citologia esfoliativa, 382, 395
Classificação de Mallampati, 540
Clindamicina, 347
Cloranfenicol, 347
Cloreto de sódio, 81
Cloridrato de ranitidina, 546
Cloroprocaína, 80
Clostridium tetani, 565
Coagulograma, 39
Cocaína, 80
Colágeno, 131
Colar cervical, 552
Compressão, 131
Compressas
– de gelo, 47
– frias, 547
Comunicação bucossinusal, 235,
 358, 360
– complicações bucossinusais,
 diagnóstico de, 360
– recentes, 359
– – tratamento de, 362
Concentrações, 84
Concussão, 264, 273
Condrólise da cartilagem septal, 608
Condutas
– após operação, 544
– na sala operatória, 542
Congestão hepática ou biliar, 45
Contenção, 583
Contra-abertura nasal, 373
Controle
– hidreletrolítico, 545
– pós-operatório em cirurgia bucal, 45
Coronotomia, 207
Corpo adiposo bucal, 367
Corticosteroides, 42
Couro cabeludo, veias do, 116
Coxim adiposo de Bichat, 367
Crânio composto
– criação do, 693
– orientação do, 694
Crescimento mandibular,
 indicador do, 639
Crista ilíaca, 312
Crista milo-hióidea, redução de, 285
Cultura, 382
Cunha, 150
Curativos, 564
Cureta de Lucas, 129
Curva de Spee, 636

D

Dados de identificação do paciente, 34
Dano
– ao nervo alveolar inferior, 249
– ao nervo lingual, 247
DDAVP®, 132
Deficiência
– anteroposterior, 640, 643
– de vitamina K, 46
– vertical, 642
Deformidade(s)
– dentofaciais, 629
– mandibulares, 643
– maxilares, 640
– quantificação da, 694
– transversas da maxila, 642
– verticais da maxila, 642
Degermação, 2
– das mãos para procedimentos críticos, 8
Deglutição, dificuldade de, 338
Delírio, 541
Dente(s)
– associados a lesões patológicas, 145
– envolvidos em traços de fratura, 146
– incluso(s), 112
– – aproveitamento de, 209
– impactados, 145
– mal posicionados, 144
– mandibulares, 157
– – caninos, 157
– – incisivos, 157
– – pré-molares, 158
– – molares, 158
– maxilares, 154
– – canino, 155
– – incisivos, 154
– – molares, 155
– – primeiro pré-molar, 155
– – segundo pré-molar, 155
– sob próteses dentárias, 173
– supranumerários, 145
Dentição decídua, 271
Desbridamento, 562
Descarte de materiais, 25
Descolamento do tecido gengival
ao redor do dente, 151
Descontaminação, 2, 16
Desinfecção, 2, 18
Desinfestação, 2
Deslocamento, 575
– de dente ou raiz
– – para o interior do seio maxilar, 237
– – para espaços anatômicos faciais
potenciais, 237
Desmopressina, 132
Diabetes melito, 46
Diagnóstico
– diferencial, 378
– por imagem, 49, 381
Dibucaína, 81
DICOM (*digital imaging and
communications in medicine*), 50
Diérese, 125
Dieta, 544
– pós-operatória, 47
Diplopia, 615
Disfagia, 338

Disfunção neurológica, 554
Displasia
– cemento-óssea, 521
– fibrosa, 518
Dispneia, 338
Dispositivos supraglóticos, 551
Disritmias, 46
Distopia ocular, 615
Distúrbios hepáticos, 45
Divulsão, 127
Doença(s)
– de von Willebrand, 46
– infecciosas, 45
– periodontal, 171
– – avançada, 144
Dolantina, 87
Dor
– de origem desconhecida, 173
– e edema pós-operatórios, 47
DPOC (doença pulmonar obstrutiva
crônica), 46
Drenos, 564
– de borracha, 342
– de gaze embebidos em substâncias
antissépticas, 342
– de material sintético, 342
– de Penrose, 342
Ducto
– de Bartholin, 509
– de Rivinus, 509
– de Stenon, 492
– de Stensen, 492
– de Warthon, 492, 509

E

Endocardite, 46
Enfisema
– da bochecha, 615
– subcutâneo, 609
Enoftalmo, 615
Enucleação, 470
– por curetagem, 435
– por dissecção, 434
– – e posterior curetagem óssea, 436
Envolvimento dos espaços fasciais, 338
Enxertos
– *bypass*, 46
– ósseos, 301
Enxertos particulados, 313
Epilepsia, 45
Epinefrina, 83, 85, 86
Epistaxe, 609
Epúlide
– da gravidez, 401
– de células gigantes, 406
– fibroide ossificante, 404
– fibrosa, 399
– fissurada, 409
– granulomatosa, 407
– por dentadura, 409
– vascular, 401
Equimoses, 245
Equipamento de proteção
– individual (EPI), 2, 3
– do paciente, 14
Eritromicina, 347
Escala de coma de Glasgow, 555
– pediátrica, 555

Escaneamento dos modelos, 692
Escore de trauma pediátrico, 555
Esfigmomanômetro, 34
Espaço(s)
– bucal, 333
– canino, 332
– faríngeo lateral, 348
– fasciais secundários, 348
– infraorbitário, 332
– pterigomandibular, 335, 348
– retrofaríngeo, 349
– sublingual, 334
– submandibular, 334
– submassetérico, 348
– submentoniano, 333
– temporal, 348
Esponja
– de fibrina, 132
– de gelatina absorvível, 131
Ésteres, 82
– do ácido benzoico, 80
– do ácido paraminobenzoico, 80
Esterilização, 2
– a gás, 23
– pela radiação ionizante, 24
– por ácido peracético, 25
– por luz ultravioleta, 24
– por peróxido de hidrogênio, 24
– por plasma de peróxido
de hidrogênio, 25
Estetoscópio, 36
Estufas, 20, 21
Etidocaína, 81, 82
Exame(s), 75
– cintigrafia, 76
– clínico, 33, 689
– – de pacientes com deformidades
dentofaciais, 629
– complementares, 38
– de imagem, 38
– extrabucal, 37
– extraoral, 272
– físico, 34, 378
– – bucomaxilofacial, 37
– interproximal, 75
– intrabucal, 37
– intraoral, 272
– laboratoriais, 38
– lateral da face (perfil), 75
– mentonaso (Water), 75
– oclusal, 75
– panorâmica, 75
– periapical, 75
– pré-operatórios, 540
– ressonância magnética, 76
– sialografia, 75
– submentovértice (Hirtz), 75
– telerradiografia
– – de perfil, 75
– – frontal ou anteroposterior, 75
– tomografia computadorizada
– – convencional, 75
– – por emissão de fóton único, 76
– – por emissão de pósitrons, 76
– ultrassonografia, 76
Excesso
– anteroposterior, 642, 643
– vertical, 642

708 Cirurgia Bucomaxilofacial | Diagnóstico e Tratamento

Excisão das lesões tumorais de
  glândulas salivares, 510
Exérese, 129
– de hiperplasias, 295
– de tórus palatino e mandibular, 287
Exodontia(s), 143
– complicações em, 231
– contraindicações, 146, 169, 174
– fatores socioeconômicos, 146
– indicações para, 143, 169, 170
– instrumentais para, 149
– múltiplas, 281
– seguida de prótese imediata, 281
Exostose, tratamento de, 286
Expansão
– de crista de rebordo alveolar, 320
– rotatória de crista de
  rebordo alveolar, 321
Exposição e proteção
  do ambiente, 557
Exteriorização cística, 470
Extração
– de caninos, 186
– de dentes
– – antes da radioterapia, 146
– – inclusos em posições
    desfavoráveis, 207
– – irrompidos, 143
– – supranumerários, 190
– de pré-molares inclusos, 187
– de terceiro molar
– – inferior, 180
– – superior, 180

F

Fabricação de guias cirúrgicos, 700
Fascite necrosante cervicofacial, 354
Felipressina, 84, 86
Fenestração, 470
Fenilefrina, 84
Fenol sintético, 19
Fenotiazinas e epinefrina, 85
Feridas
– contusas, 566
– de tecido mole, 561
– e lesões dos tecidos moles
  da face, 561
– fechamento da, 562
– penetrantes, 567
– perfurantes, 567
– por abrasão, 566
– por avulsão, 567
– por laceração, 561
– por mordedura de animais, 570
– por queimaduras, 572
Ferimentos por arma de fogo, 568
Fibroma
– ameloblástico, 429
– cementificante periférico, 404
– cemento-ossificante, 434, 524
– de irritação, 399
– odontogênico, 430
– – periférico, 404
– ossificante, 523
– – periférico, 404
– periférico com calcificação, 404
– traumático, 399, 400

Fio(s)
– de aço, 588
– de Kirschner, 584
– de sutura, 133
Fístulas bucossinusais, 359, 365
Fixação, 381
Fleimão, 330
Flutuação, 381
Formaldeído, 20
Forno de Pasteur, 21
Fragmentos dentários, 144
Fratura(s), 577
– alveolares, 273, 578
– atípicas, 576
– completa, 577
– – do segmento fixo da face, 579
– complexas, 580
– coronárias, 260, 272
– coronorradiculares, 261, 273
– da abóbada palatina, 578
– da mandíbula, 235
– da raiz, 237
– da sínfise, 578, 600
– da tuberosidade, 579
– das corticais do processo alveolar, 234
– de Bessareau, 580
– de face em crianças, 623
– de Huet, 580
– de instrumentos, 247
– de Lannelongue, 579
– de mandíbula, 172, 592
– – diagnóstico das, 592
– – exame de imagem das, 593
– – recém-nascidos e crianças, 623
– – sinais e sintomas das, 593
– – tratamento das, 595
– de maxila, 602
– – diagnóstico das, 602
– – exame de imagem das, 604
– – sinais e sintomas das, 603
– – tratamento das, 605
– de Walther (4 segmentos), 580
– dentais, 145
– do ângulo, 578
– – mandibular, 599
– do arco zigomático, 618
– do complexo
– – naso-órbito-etmoidal, 580
– – zigomático, 581, 582, 612
– – – diagnóstico das, 613
– – – sinais e sintomas das, 614
– – – tratamento das, 616
– do côndilo, 577
– do corpo, 578
– – da mandíbula, 599
– do processo
– – alveolar, 600
– – coronoide, 577, 598
– do ramo, 577
– – ascendente da maxila, 579
– – mandibular, 598
– do segmento fixo da face, 578
– do terço médio, 624
– do zigoma, 620
– em galho verde, 577
– faciais, 574
– – classificação das, 576
– incompleta, 577
– intracapsulares, 577, 596

– Le Fort I, 579
– Le Fort II, 580
– Le Fort III, 580
– nasais, 582, 607
– – diagnóstico das, 608
– – sinais e sintomas das, 608
– – tipos de, 607
– – tratamento das, 610
– parcial, 577
– por ações diretas, indiretas ou por
  contragolpe, 577
– processo alveolar, 578
– quanto à ação do agente etiológico, 577
– quanto à amplitude, 577
– quanto à região anatômica acometida, 577
– quanto ao tipo de agente etiológico, 576
– quanto ao traço de fratura, 577
– radiculares, 263
– subcondilares, 577, 596
– típica, 576
– transversais, 579
Frenectomia lingual, 110
Frenulotomias, 292

G

Gel foam®, 132
Gestação, 46
Glândula(s)
– salivares, 59, 491
– – menores, 492
– – neoplasias de, 500
– – – benignas, 501
– – – malignas, 505
– – tratamento cirúrgico, 506
– sublingual, 492
– submandibular, 492, 495
Glicosímetro, 36
Glutaraldeído, 18
Gorros, 5
Goteiras, 584
Granuloma
– central de células gigantes, 527
– fibroblástico calcificante, 404
– periférico de células gigantes, 406
– piogênico, 401, 402
– reparador de células gigantes, 406
– telangiectásico, 401
Gravidez, 402
Grupo
– A, resíduos biológicos, 29
– B, resíduos químicos, 29
– C, rejeitos radioativos, 29
– D, resíduos comuns, 30
Guias cirúrgicos, 700

H

Hálito fétido, 593
Harmonia facial, 630
Hemangioma capilar lobular, 401
Hematoma, 245
– de erupção, 450
– epidural, 556
– subdural, 557
– submucoso, 608
Hemiparesia, 556
Hemiplegia contralateral, 556

Índice Alfabético **709**

Hemofilia, 46
Hemograma, 39, 382
Hemorragia(s)
– nasal, 609
– transoperatórias, 245
Hemostasia, 130, 392, 562
Hemostáticos de uso sistêmico, 132
Hemostop®, 132
Hepatopatia, 46
Hexilcaína, 80
Higiene oral, 547
Higienização das mãos, 7
Hiperplasia(s), 397, 398
– epitelial, 415
– fibrosa, 399
– – associada à borda de
 dentadura, 409, 410
– – com calcificação, 404
– – focal, 399
– – inflamatória, 295, 409, 413
– inflamatórias, 398
– relacionada com as próteses, 413
Hipertensão arterial, 36, 46
Hipertrofia, 397
Hipoclorito de sódio a 1%, 19
História
– anestésica, 540
– clínica, 377
– da condição atual, 34
– da doença atual, 379
– da lesão, 379
– médica, 34, 540
Hospital oncológico, 536
Hospital-maternidade, 536

I

Identificação do paciente, 34, 377
Imagem digital, 50
Imaginologia, 49
Imobilização, 260, 583
Implante(s)
– convencional, 301
– imediato, 301
– osseointegráveis, 299
– secundário, 301, 302
Implantodontia
– atual, 301
– conceitos básicos de, 299
Imunização, 2
Inalação, 366
Incisão, 125
– em Y, 163
– semilunar, 163
Incisivos, 154, 157
Inervação, 115
Infarto do miocárdio, 46
Infecção(ões), 2
– controle no consultório odontológico, 3
– cruzada, 2
– de progressão rápida, 338
– direta, 2
– e atraso na cicatrização, 249
– odontogênicas, 327
– – complexas, 348
– – complicações das, 350
– – diagnóstico da, 330
– – etiologia das, 328

– – microbiologia das, 327
– – progressão das, 331
– – tratamento da, 339
– – – sucessso no, 355
Infiltração local, 90
Inibidores da monoaminoxidase (MAO)
 e epinefrina, 85
Injeção
– do ligamento periodontal
 (intraligamentar), 91
– intraóssea, 92
– intrasseptal, 92
– supraperiosteal, 91
Injúria crônica, 410
Instilação nasal, 366
Instrumental(is)
– para exodontias, 149
– para sutura, 133
– pré-lavagem do, 16
– secagem e embalagem do, 17
Insuficiência renal, 46
Interação
– com a equipe médica, 38
– de substâncias com soluções
 anestésicas, 85
Intubação, 538
– endotraqueal, 551
Investigação laboratorial, 382
Iodóforos, 20
Ipsilon®, 132
Irrigação do seio maxilar, 366

J

Jaleco, 6
Janela óssea, confecção de, 392

K

Kanakion®, 132

L

Lacerações
– faciais, 573
– orais, 573
Lavagem das mãos, 7
– com escova, 9
Lesão(ões)
– consistência à palpação, 380
– cor da, 380
– da glândula parótida, 573
– das estruturas ósseas, 234
– – de suporte, 260
– de células gigantes, 406
– de dentes adjacentes, 236
– descrição da, 380
– dos tecidos moles, 233
– fibro-ósseas, 518
– formato e tamanho da, 380
– hiperplásica(s)
– – rara, 410
– – na cavidade oral, 398
– limites e contornos da, 380
– localização anatômica da, 380
– número de, 381
– obstrutivas, 494

– ocorridas após o trauma, 549
– ósseas não tumorais, 517
– superfície da, 380
– textura da, 380
– traumáticas do(s) tecido(s)
– – duros do dente e da polpa, 260
– – periodontal, 260
– vasculares, 385
Leucograma, 39
Levonordefrina, 84, 86
Lidocaína, 79, 81, 82, 86
Ligadura, 131
Lima para osso, 130
Limpeza da ferida, 561
Lincomicina, 347
Linfonodos cervicais, exame dos, 381
Localização radiográfica, 209
Lubrificação dos lábios, 547
Luvas, 3, 4
– cirúrgicas, calçamento das, 14
Luxação
– do dente
– – com alavanca, 151
– – com fórceps, 152
– extrusiva, 266, 274
– intrusiva, 265, 273
– lateral, 266, 273
Luz ultravioleta, 24

M

Mandíbula, 592
Marsupialização, 470
– com enucleação posterior, 472
– e descompressão, 436
Martelo, 129
Máscaras, 4
Material(is)
– para enxerto, 590
– aloplástico fixado com malha de titânio
 associado à membrana de plasma rico
 em fibrina (PRF), 314
Mediastinite, 351
Medicina nuclear, 49, 64
Medidas
– de precaução padrão, 551
– de proteção da equipe odontológica, 3
Melanoma, 386
Meningite, 353
Mentonaso (Water), exame, 75
Mentoplastia, 651, 668
– para correção de assimetria, 675
Meperidina, 87
Mepivacaína, 79, 81, 82, 86
Método(s)
– de esterilização, 20
– de Gillies, 618
– de hemostasia, 131
– de imagem
– – das fraturas do complexo
 zigomático, 615
– – para avaliação das fraturas nasais, 609
– de redução do arco zigomático, 618
– transtraqueais, 551
– visuais, 396
Metronidazol, 347
Micromarsupialização, 499
Midazolam, 87

710 Cirurgia Bucomaxilofacial | Diagnóstico e Tratamento

Midríase ipsolateral, 556
Mixoma odontogênico, 431
Mobilidade dentária, 540
Modelos de gesso, 689
Molares, 155, 158
Moldagens, 689
Monitoramento biológico, 25
Mordedura de animais, 570
Mucocele, 497, 506
– de extravasamento, 498

N

Nariz
– anatomia cirúrgica do, 607
– fraturas, 582, 607
– – diagnóstico das, 608
– – sinais e sintomas das, 608
– – tipos de, 607
– – tratamento das, 610
Necrose pulpar, 143
Nervo(s)
– alveolar
– – inferior, 100, 122
– – superior
– – – anterior, 93
– – – médio, 93
– – – posterior, 92
– auriculotemporal, 122
– bucal, 102, 122
– cranianos, 115
– entre as raízes, 112
– incisivo, 103, 123
– infraorbital, 94
– lingual, 103, 124
– mandibular, 104, 106, 120
– massetérico, 122
– maxilar, 98, 99, 117
– mentoniano, 103, 123
– nasopalatino, 97, 119
– oftálmico, 117
– palatino
– – acessório, 119
– – maior, 96, 119
– – menor, 119
– pterigóideo medial, 122
– pterigopalatino, 119
– temporal profundo
– – anterior, 121
– – médio, 122
– – posterior, 122
– temporobucal, 121
– temporomassetérico, 122
– tensor
– – do véu palatino, 122
– – do tímpano, 122
– trigêmeo, 117
Nó cirúrgico, 138
Nódulo fibroso, 399
Norepinefrina, 84

O

Obstrução nasal, 609
Octapressina, 84, 86
Óculos de proteção, 5
Odontectomia parcial intencional, 207
Odontologia hospitalar, 535

Odontoma, 419, 427
Odontossecção, 166
Odontossínteses, 585
Oftalmoplegia, 615
Oncocitoma, 504
Ondas sonoras, 73
Osso, 517
– autógeno, 306
Osteíte periapical, 330
Osteoclastoma, 406
Osteocondução, 305
Osteogênese, 305
Osteoindução, 306
Osteomielite dos maxilares, 354
Osteonecrose dos maxilares relacionada ao
  uso de medicações (ONRMS), 40, 41
Osteossínteses com fios de aço, 587
Osteotomia(s), 165
– basilar da mandíbula, 651
– da parede lateral da maxila, 647
– do ramo mandibular, 652
– do tipo Le Fort I, 646, 650, 668, 675
– – associada a mentoplastia, 657, 662
– em L invertido, 656
– mandibulares, 651
– maxilares, 645
– sagital, 668, 675
– – do ramo, 652
– segmentar da maxila
– – anterior, 645
– – posterior, 645
– subapical
– – anterior, 651
– – posterior, 651
– total maxilar, 646
– vertical do ramo, 654
Óxido nitroso, 88
Oxímetro, 36
Oxycel®, 132

P

Pacientes sistemicamente
  comprometidos, 338
Papiloma ductal, 504
Papilomatose, 416
Parafusos, 588
– de fixação intermaxilar, 587
Paralisia facial, 574
Parótida, 492
Penicilinas, 347
Pericoronarite, 170
Peróxido de hidrogênio, 24
PET (*positron emission tomography*), 72
Pinça goiva, 129
Pinçagem, 131
Piperocaína, 80
Placas, 588
Planejamento
– ortocirúrgico, 209
– pré-cirúrgico, 637
Plano
– apicocoronário, 301
– mesiodistal, 301
– vestibulolingual, 301
Pontos, 638
– A, 638
– B, 638
– GN (gnátio), 638

– GO (gônio), 638
– ME (mentoniano), 638
– N (násio), 638
– PG (pogônio), 638
Posição
– anteroposterior
– – da mandíbula, 638
– – da maxila, 638
– do mento, 640
– dos incisivos
– – inferiores, 639
– – superiores, 639
Postura do paciente, 630
Pré-lavagem do instrumental, 16
Pré-molares, 158
Preparação pré-hospitalar, 550
Preparo
– da boca, 15
– do paciente, 14, 148
– extrabucal, 15
Prescrição pré-operatória, 42
Preservativo do vasoconstritor, 81
Prilocaína, 79, 81, 82, 86
Primeiro pré-molar, 155
Princípio
– de roda e eixo, 150
– do movimento de alavanca, 150
Problemas
– cardíacos, 46
– hematológicos, 46
Procaína, 80, 82
Procedimentos
– críticos, 2
– semicríticos, 2
Processo manual, 17
Profilaxia antibiótica, 43
– contra endocardite bacteriana, 43
– contra infecção de próteses articulares, 43
– em pacientes saudáveis, 44
Pronto-socorro, 536
Propés, 5
Propoxicaína, 80, 82
Prótese(s), 540
– fixa, 299
– ortopédicas, 47
– removível, 300
Protetores gástricos, 546
Provisionalização imediata, 301
Pseudocistos, 497
Pulsação, 381
Punção aspirativa com agulha fina, 391

Q

Queimaduras, 572
– de espessura
– – parcial, 572
– – total, 572
– – – com lesão de tecido profundo, 573
– superficiais, 572
Queixa principal, 34
Querubismo, 525
Quinolina, 81

R

Radiação
– beta, 24

– de fundo, 49
– gama, 24
– ionizante, 24
Radiografia(s)
– cefalométrica
– – de perfil, 637, 638
– – em posição posteroanterior (PA), 637
– convencionais, 638
– – para a articulação temporomandibular, 58
– extraorais, 55
– interproximal, 55
– intraorais, 50
– mentonaso, 56
– oclusal, 55
– panorâmica(s), 53, 62, 75, 637, 638
– periapical(is), 50, 637
– posteroanterior, 56
– submentovértice, 57
– transorbitária, 58
Radiologia, 49
Radioterapia, extração dental antes da, 146
Raízes, 144
Ramo(s)
– alveolar superior
– – anterior, 120
– – médio, 120
– infraorbital, 120
– meníngeo, 118, 121
– orbital, 118
– alveolares superiores posteriores, 119
– colaterais, 121
– terminais do nervo mandibular, 122
Rânula, 499, 507
Razões
– ortodônticas, 144
– protéticas, 145
Reabsorção patológica, 171
Reações sorológicas, 382
Reconstruções ósseas, 305
Região
– mentoniana, 306, 631
– retromolar, 310
– submentoniana, 631
Registro
– da posição neutra da cabeça, 689
– de mordida, 689
– fotográfico, 689
Reinserção do freio, 293
Rejeitos radioativos, 29
Relação anteroposterior da maxila com a mandíbula, 639
Remoção
– da peça cirúrgica, 392
– de hipermobilidade tecidual, 296
– do dente do alvéolo, 153
– dos fios de sutura, 139
Resíduos
– biológicos, 29
– comuns, 30
– de serviços de saúde, 2
– químicos, 29
Respiratória, dificuldade, 338
Ressecção
– composta, 437
– em bloco, 472
– parcial, 437
– segmentar em bloco ou marginal, 437
– total, 437

Ressonância magnética, 38, 49, 72, 76
Retalho(s)
– cirúrgicos, 127, 161
– – confecção de, 392
– – para fechamento de fístulas e comunicações bucossinusais, 367
– deslizante palatino, 369
– em envelope, 162
– em L, 162
– mucoperiosteais, 162
– palatinos, 369
– quadrangular, 162
– rotatório palatino, 369
– trapézio, 162
– três ângulos, 162
– triangular, 162
– vestibulares, 369
Retorno pós-operatório, 48
Revascularização cardíaca, 46
Rinorragia cerebroespinal, 609
Riscos ocupacionais, 2

S

Sal anestésico, 81
Saliva, 491
SAMPLE, mnemônico, 558
Sangue bioquímica do, 382
Sapatilhas, 5
Sarcomas odontogênicos, 420
Secreção salivar, 491, 492
Sedação consciente, 86
– inalatória, 88
– objetivos da, 87
– venosa, 87
Sedativos benzodiazepínicos, 87
Segundo pré-molar, 155
Seio(s)
– da dura-máter, veias dos, 116
– maxilar
– – afundamento do, 579
– – anatomia e desenvolvimento do, 357
– – – irrigação do, 366
Sepse, 2
Septo nasal, 607, 611
Sialadenites, 494
Sialadenoma papilífero, 504
Sialografia, 59, 75, 494
Sialolitíase, 494, 510
Sialólito(s), 494, 497
– intraglandulares, 510
Sialorreia, 593
Simetria facial, 630
Simulação virtual 3D, 694
– em cirurgia ortognática protocolo universal para, 681
– história no Brasil, 684
– protocolo universal, 685
– – acurácia do, 701
– – etapas do, 689
– vantagens e desvantagens da, 681
Sinais vitais, 540
– aferição de, 34
Sindesmotomia, 151
Síndrome
– de Gorlin-Goltz, 477, 481
– de McCune-Albright, 519
Síntese, 132

Siso no palato, 113
Sistema AVDI para avaliação neurológica, 555
Solução(ões)
– anestésicas, 81
– de Carnoy, 436
Sorriso, 631
SPECT (*single photo emission computed tomography*), 72
Subluxação, 264, 273
Substâncias hemostáticas tópicas, 131
Sulfonamidas e ésteres, 85
Superdosagem, 541
Surgicel®, 132
Suspensões esqueléticas, 585
Sutura, 132, 392
– contínua
– – do tipo festonado, 139
– – em U
– – – horizontal, 139
– – – vertical, 139
– – simples, 138
– instrumental para, 133
– intradérmica, 139
– isolada
– – em U
– – – horizontal, 138
– – – vertical, 138
– – em X ou 8, 138
– – simples, 138

T

TCFC (*cone-beam tomography*), 63
Tecido(s)
– de granulação, 398
– de suporte, 280
Técnica(s)
– anestésicas, 89
– básica de sutura, 135
– cirúrgica
– – a retalho, 160, 164
– – *all on four*, 304
– da incisão em Z ou zetaplastia, 292
– da simples secção, 292
– de Akinosi, 106
– de anestesia mandibular, 99
– de Archer, 292
– de aumento ósseo tridimensional em 2 estágios cirúrgicos, 319
– de Carroll-Girard, 620
– de exodontia
– – a fórceps, 151
– – com alavancas, 158
– de Federspiel, 291
– de Gow-Gates, 104
– de injeção maxilar, 90
– de Partsh, 470
– de Ries Centeno, 293
– do pinçamento
– – duplo, 292
– – único, 291
– para exodontia a fórceps para cada elemento dental, 154
– – dentes mandibulares, 157
– – – caninos, 157
– – – incisivos, 157
– – – molares, 158
– – – pré-molares, 158
– – dentes maxilares, 154

712 Cirurgia Bucomaxilofacial | Diagnóstico e Tratamento

– – – canino, 155
– – – incisivos, 154
– – – molares, 155
– – – primeiro pré-molar, 155
– – – segundo pré-molar, 155
Telerradiografia
– de perfil, exame, 75
– frontal ou anteroposterior, 75
Temperatura corpórea, 338
Teoria dos receptores adrenérgicos, 83
Terapia anticoagulante, 46
Terceiros molares inclusos,
  classificação dos, 174
Terminologia utilizada
  em biossegurança, 1
Termocoagulação, 131
Termômetro, 36
Tétano, 565
Tetracaína, 80
Tetraciclina, 347
Tireóidea superior, veia, 116
Tomografia computadorizada, 38, 60, 62,
  637, 692
– convencional, 49, 75
– de feixe cônico, 61, 63
– por emissão
– – de fóton único, 76
– – de pósitrons, 76
Transplante renal, 46
Transtornos neurológicos, 45
Tratamento
– cirúrgico, 33
– ortodôntico otimização do, 173
Traumatismo(s)
– alveolodentário, 255
– por arma, 568
Traumatologia bucomaxilofacial, 561
Trismo, 338, 539
Trombose do seio cavernoso, 351
Tubérculo geniano, redução de, 283
Tuberosidade
– maxilar, 310, 311
– redução da, 289

Tumor(es)
– da gravidez, 401
– de glândulas
  salivares, 500
– – malignos, 505
– de Pindborg, 425
– de Warthin, 503
– gravídico, 403
– hormonal, 401
– misto benigno, 501
– odontogênico(s), 172, 419
– – adenomatoide, 425
– – benignos, 434
– – classificação de, 419
– – epitelial(is)
– – – benignos, 419
– – – calcificante, 425
– – mesenquimais benignos, 419
– – mistos epiteliais e mesenquimais
    benignos, 419
– periférico de células gigantes, 406
– por lesão de dentadura, 409
– por traumatismo
  de dentadura, 409

U

Ultrassom, 73
Ultrassonografia, 49, 73, 76
UTI, 536

V

Vacina(s)
– contra febre amarela, 3
– contra hepatite B, 3
– contra influenza e contra
  pneumococos, 3
– contra tuberculose (BCG), 3
– dupla adulto, difteria e tétano, 3
– tríplice viral, sarampo, rubéola
  e caxumba, 3

Vancomicina, 347
Vasoconstritor(es), 81, 84
– aminas não catecólicas, 83
– catecolaminas, 83
– farmacologia dos, 83
Veia(s), 116
– alveolar(es)
– – inferior, 116
– – superiores, 116
– anterior e posteriores, 116
– cerebelares, 116
– cerebrais, 116
– diploicas, 116
– emissárias, 116
– facial(is), 115, 116
– – comum, 116
– jugular
– – externa, 116
– – interna, 116
– lingual, 116
– maxilar, 116
– occipital, 116
– plexo pterigóideo, 116
– retromandibular, 115, 116
– seios da dura-máter, 116
– superficial, 116
– supraorbital, 116
– temporal, 116
– – superficial, 115
– tireóidea superior, 116
– veias do couro
  cabeludo, 116
Ventilação, 553
Vestibuloplastias, 295
Virulência, 2
Visita pré-anestésica, 538
Vistas alternativas, 631
Vitamina K, 132

Z

Zigoma, 612, 614